实用内科学

梁翠兰等◎编著

吉林科学技术出版社

图书在版编目（CIP）数据

实用内科学 / 梁翠兰等编著. -- 长春 : 吉林科学技术出版社, 2017.6
ISBN 978-7-5578-2717-5

Ⅰ. ①实… Ⅱ. ①梁… Ⅲ. ①内科学 Ⅳ. ①R5

中国版本图书馆CIP数据核字(2017)第159120号

实用内科学

SHIYONG NEIKE XUE

编　　著　梁翠兰等
出 版 人　李　梁
责任编辑　刘建民　韩志刚
封面设计　长春创意广告图文制作有限责任公司
制　　版　长春创意广告图文制作有限责任公司
开　　本　889mm×1194mm　1/16
字　　数　500千字
印　　张　30.5
印　　数　1—1000册
版　　次　2017年6月第1版
印　　次　2018年3月第1版第2次印刷

出　　版　吉林科学技术出版社
发　　行　吉林科学技术出版社
地　　址　长春市人民大街4646号
邮　　编　130021
发行部电话/传真　0431-85635177　85651759　85651628
　　　　　　　　　85652585　85635176
储运部电话　0431-86059116
编辑部电话　0431-86037565
网　　址　www.jlstp.net
印　　刷　永清县晔盛亚胶印有限公司

书　　号　ISBN 978-7-5578-2717-5
定　　价　98.00元
如有印装质量问题　可寄出版社调换
因本书作者较多，联系未果，如作者看到此声明，请尽快来电或来函与编辑部联系，以便商洽相应稿酬支付事宜。

编委会

主　编

梁翠兰　韩素真　张建武　王志勇
王奇志　魏　哲

副主编（按姓氏笔画排序）

王培宏　刘　权　杨　雪　吴勇波
张城炼　胡　鹏　柯子立　柯晓霞
裴宜斌

编　委（按姓氏笔画排序）

马治国（烟台经济技术开发区人民法院）
王成军（中国人民解放军71887部队医院）
王志勇（山东省德州市第二人民医院）
王奇志（湖北省咸丰县人民医院）
王培宏（甘肃省兰州市城关区健康教育所）
刘　权（湖北省黄石市第四医院）
李养允（山东省济宁市中西医结合医院）
杨　雪（河南中医药大学第三附属医院）
吴勇波（湖北省黄石市中心医院）
张建武（山东省潍坊市妇幼保健院）
张城炼（湖北省黄石市中心医院）
赵　岩（烟台经济技术开发区卫生局）
胡　鹏（湖北省黄石市中心医院）
柯子立（湖北省黄石市中心医院）
柯晓霞（湖北省黄石市中心医院）
徐　鹏（济宁医学院附属医院）
梁翠兰（山东省肥城市人民医院）
董晓楠（山东省青岛市第五人民医院）
韩素真（枣矿滕南医院田陈门诊部）
裴宜斌（中国人民解放军海军安庆医院）
魏　哲（山东省德州联合医院）

梁翠兰

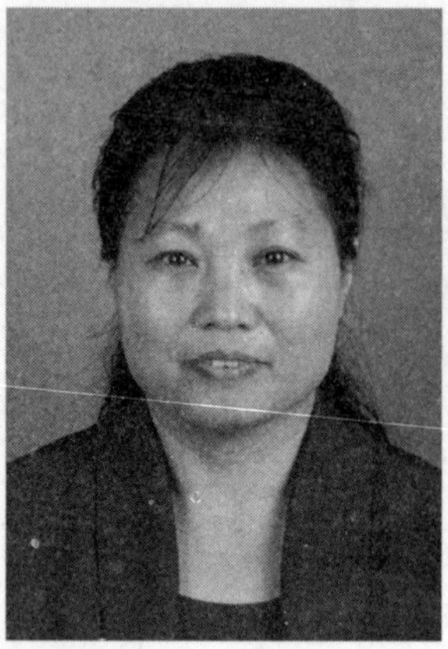

1983年毕业，大学本科学历，副主任医师，泰山医学院兼职教授。山东省中西医结合学会神经内科分会会员，山东省心功能及脑血管病专业学会会员。山东省肥城市人民医院脑一科主任，长期从事神经内科中西医临床医疗工作。主要擅长脑出血、脑梗塞、脑炎、癫痫、头痛、眩晕及周围神经病（如格林-巴利综合征）、老年痴呆、神经变性疾病及肝胆胃肠疾病的治疗。尤其对脑出血的软通道颅内血肿微创介入术及蛛网膜下腔出血的腰大池置管技术、急性脑梗死的溶栓抗凝有独到之处，对上述疾病采取中西医结合的治疗方法，收到了事半功倍的效果。在消化疾病的治疗也取得了可喜成绩，先后在国家、省、市级以上刊物发表论文十余篇，参与编写专著三部，主编两部。指导下级医师及代教实习、进修医师2300余人次，多次获得三八红旗手、巾帼标兵称号，并多次获市科技进步奖及市委市政府的嘉奖奖励等荣誉。

韩素真

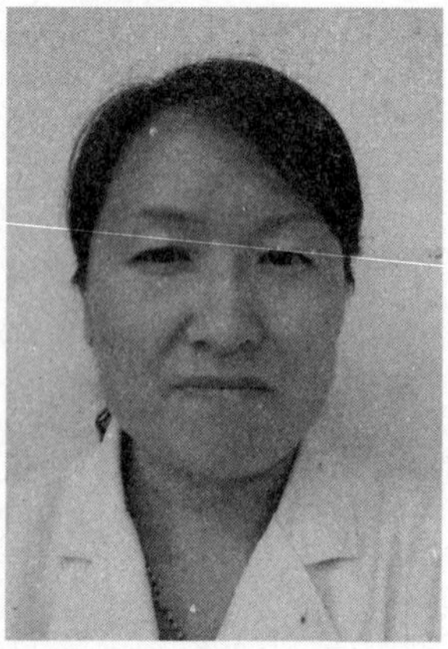

1975年出生，1995年参加工作，济宁医学院本科毕业，内科主治医师，现任枣矿集团滕南医院田陈门诊部内科科室负责人，对内科常见病、多发病及现场急救有丰富的临床经验。

张建武

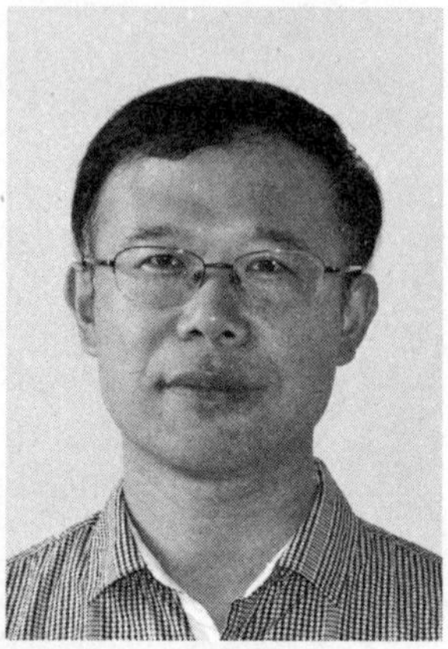

1995年毕业于山东医科大学临床医学专业，2009年获潍坊医学院内科学（心血管）硕士学位，现任潍坊市妇幼保健院内科兼急诊科副主任，副主任医师，兼任潍坊市医学会老年医学专业委员会委员、潍坊市医师协会急诊医师分会委员、潍坊市突发公共事件卫生应急处置专家咨询委员会委员、山东省心功能研究会健康与养生专业委员会委员。擅长内科急危重症及妊娠合并内科急重症的急救处置。参编著作《中西医结合老年心血管病治疗学》（山东科学技术出版社）、《产内科疾病的诊断与治疗（第2版）》（人民卫生出版社）两部，发表论文多篇。

前　言

内科学是对医学科学发展产生重要影响的临床医学学科，是一门涉及面广和整体性强的学科，是临床医学各科的基础学科。近年来以循证医学证据为指导的医学模式渐渐改变了以往以经验为主的医疗模式，以介入治疗为代表的新的治疗手段打破了传统内科疾病以单一药物治疗的格局。临床内科工作者对内科疾病的诊断与治疗需要具备新理念和新方法。鉴于此，我们总结自身多年的临床工作经验，结合内科学的最新研究进展，特编撰了《实用内科学》一书。

本书前七章以神经、呼吸、消化、循环、泌尿、血液、内分泌及代谢等系统的常见疾病、多发疾病为主题，介绍了各种内科疾病的病因、发病机制、诊断与鉴别诊断、治疗、预后及相关研究进展；最后一章简要介绍了公共卫生的相关内容。本书吸收了国内外内科基础和临床进展的最新成果，内容简明扼要，结构清晰、明确，实用性较强，有助于临床医师对疾病迅速做出正确的诊断和恰当的处理，可供临床医生借鉴与参考。

由于我们的学识水平有限，虽然在编写过程中力求尽善尽美，但失误与不足之处在所难免，望广大读者不吝赐教。

《实用内科学》编委会

2017 年 3 月

目　录

·第一章·

神经系统疾病

第一节　脑出血

脑出血(intracerebral hemorrhage,ICH)也称脑溢血,系指原发性非外伤性脑实质内出血,故又称原发性或自发性脑出血。脑出血系脑内的血管病变破裂而引起的出血,绝大多数是高血压伴发小动脉微动脉瘤在血压骤升时破裂所致,称为高血压性脑出血。主要病理特点为局部脑血流变化、炎症反应,以及脑出血后脑血肿的形成和血肿周边组织受压、水肿、神经细胞凋亡。80%的脑出血发生在大脑半球,20%发生在脑干和小脑。脑出血起病急骤,临床表现为头痛、呕吐、意识障碍、偏瘫、偏身感觉障碍等。在所有脑血管疾病患者中,脑出血约占 20%～30%,年发病率为 60/10 万～80/10 万,急性期病死率为 30%～40%,是病死率和致残率很高的常见疾病。该病常发生于 40～70 岁,其中＞50 岁的人群发病率最高,达 93.6%,但近年来发病年龄有愈来愈年轻的趋势。

根据本病的临床表现,可归属于中医学"中风""仆击""偏枯""薄厥""大厥""卒中"等范畴。2006 年中国中西医结合学会神经科专业委员会制定的《脑梗死和脑出血中西医结合诊断标准(试行)》定为:"无论是脑梗死或脑出血,按其临床表现多属于中医学中风病范畴,统称为脑卒中。"

一、病因与发病机制

(一)中医病因病机

1.风火上炎

素体阳盛,性情急躁,肝火旺盛;或郁怒伤肝,肝郁化火,亢而动风,风火上炎,鼓荡气血上冲犯脑,脑脉受损,血溢出脑脉,遂成出血性中风。

2.风痰瘀阻

素体肥胖,或过食肥甘醇酒致脾胃受伤,脾运失调,水湿运化失司而致痰湿内生。若烦劳过度,致使阳气升张,引动风阳,内风旋动,夹痰逆于清窍,损伤脑脉,血妄行于脉外而产生脑溢血。

3.痰热腑实

过食肥甘醇酒辛辣,致脾胃受伤;或素体肝旺,克伐脾土,脾运失调,水湿运化失司而致痰湿内生,郁久化热,形成痰热互结;或肝郁化火,灼津成痰,痰热互结,遂成痰热腑实,腑气不通,气逆上冲,破损脑脉,血溢出脑脉,则发为脑出血。

4.气虚血瘀

年老体弱,或久病气虚,气不摄血,血不循经,溢出脑脉,离经之血聚而不散成为瘀血,阻闭脑窍,脑神失用,猝然昏仆而中风。

5.阴虚风动

“年四十而阴气自半，起居衰矣”。年老体弱，或久病气血亏损，阴气耗伤；或劳倦伤肾，肾精亏损，水不涵木，肝肾阴虚，则阴不制阳，虚风动越，上扰脑脉，脉道受损，血不循经而外溢，发为脑出血。

6.痰湿蒙神

脾为生痰之源，各种原因导致脾运失健，水湿运化失司而致痰湿内生，若情志过极，扰乱气机，痰湿上扰，蒙蔽清窍，损伤脑脉，血溢脉外，即发生脑出血。

7.痰热内闭

素体痰盛，五志过极，阳亢风动，夹痰夹火，横窜经络，上窜脑脉，迫血妄行，溢出脑脉，蒙蔽清窍而卒中。

8.元气败脱

年老体衰，或风火、痰湿、痰火上扰清窍，脑脉受损而血外溢；或瘀血阻闭清窍，发生重症脑出血，致元气败脱，阴阳不相维系而离决，神明散乱，则生命危在旦夕。

（二）西医病因及发病机制

1.病因

高血压及高血压合并小动脉硬化是ICH的最常见病因，约95%的ICH患者患有高血压。其他病因有先天性动静脉畸形或动脉瘤破裂、脑动脉炎血管壁坏死、脑瘤出血、血液病并发脑内出血、Moyamoya病、脑淀粉样血管病变、梗死性脑出血、药物滥用、抗凝或溶栓治疗等。

2.发病机制

尚不完全清楚，与下列因素相关。

(1)高血压：持续性高血压引起脑内小动脉或深穿支动脉壁脂质透明样变性和纤维蛋白样坏死，使小动脉变脆，血压持续升高引起动脉壁疝或内膜破裂，导致微小动脉瘤或微夹层动脉瘤。血压骤然升高时血液自血管壁渗出或动脉瘤壁破裂，血液进入脑组织形成血肿。此外，高血压引起远端血管痉挛，导致小血管缺氧坏死、血栓形成、斑点状出血及脑水肿，继发脑出血，可能是子痫时高血压脑出血的主要机制。脑动脉壁中层肌细胞薄弱，外膜结缔组织少且缺乏外层弹力层，豆纹动脉等穿动脉自大脑中动脉近端呈直角分出，受高血压血流冲击易发生粟粒状动脉瘤，使深穿支动脉成为脑出血的主要好发部位，故豆纹动脉外侧支称为出血动脉。

(2)淀粉样脑血管病：它是老年人原发性非高血压性脑出血的常见病因，好发于脑叶，易反复发生，常表现为多发性脑出血。发病机制不清，可能为：血管内皮异常导致渗透性增加，血浆成分包括蛋白酶侵入血管壁，形成纤维蛋白样坏死或变性，导致内膜透明样增厚，淀粉样蛋白沉积，使血管中膜、外膜被淀粉样蛋白取代，弹性膜及中膜平滑肌消失，形成蜘蛛状微血管瘤扩张，当情绪激动或活动诱发血压升高时血管瘤破裂引起出血。

(3)其他因素：血液病如血友病、白血病、血小板减少性紫癜、红细胞增多症、镰状细胞病等可因凝血功能障碍引起大片状脑出血。肿瘤内异常新生血管破裂或侵蚀正常脑血管也可导致脑出血。维生素B_1、维生素C缺乏或毒素（如砷）可引起脑血管内皮细胞坏死，导致脑出血，出血灶特点通常为斑点状而非融合成片。结节性多动脉炎、病毒性和立克次体性疾病等可引起血管床炎症，炎症致血管内皮细胞坏死、血管破裂发生脑出血。脑内小动、静脉畸形破裂可引起血肿，脑内静脉循环障碍和静脉破裂亦可导致出血。血液病、肿瘤、血管炎或静脉窦闭塞性疾病等所致脑出血亦常表现为多发性脑出血。

3.脑出血后脑水肿的发生机制

脑出血后机体和脑组织局部发生一系列病理生理反应，其中自发性脑出血后最重要的继发性病理变化之一是脑水肿。由于血肿周围脑组织形成水肿带，继而引起神经细胞及其轴突的变性和坏死，成为患者病情恶化和死亡的主要原因之一。目前认为，ICH后脑水肿与占位效应、血肿内血浆蛋白渗出和血凝块回缩、血肿周围继发缺血、血肿周围组织炎症反应、水通道蛋白-4(AQP-4)及自由基级联反应等有关。

(1)占位效应：主要是通过机械性压力和颅内压增高引起。巨大血肿可立即产生占位效应，造成周围脑组织损害，并引起颅内压持续增高。早期主要为局灶性颅内压增高，随后发展为弥漫性颅内压增高，而颅内压的持续增高可引起血肿周围组织广泛性缺血，并加速缺血组织的血管通透性改变，引发脑水肿形成。同时，脑血流量降低、局部组织压力增加可促发血管活性物质从受损的脑组织中释放，破坏血一脑屏障，引发脑水肿形成。因此，血肿占位效应虽不是脑水肿形成的直接原因，但可通过影响脑血流量、周围组织压力以及颅内压等因素，间接地在脑出血后脑水肿形成机制中发挥作用。

(2)血肿内血浆蛋白渗出和血凝块回缩：血肿内血液凝结是脑出血超急性期血肿周围组织脑水肿形成的首要条件。在正常情况下，脑组织细胞间隙中的血浆蛋白含量非常低，但在血肿周围组织细胞间隙中却可见血浆蛋白和纤维蛋白聚积，这可导致细胞间隙胶体渗透压增高，使水分渗透到脑组织内形成水肿。此外，血肿形成后由于血凝块回缩，使血肿腔静水压降低，这也将导致血液中的水分渗透到脑组织间隙形成水肿。凝血连锁反应激活、血凝块回缩（血肿形成后血块分离成 1 个红细胞中央块和 1 个血清包绕区）以及纤维蛋白沉积等，在脑出血后血肿周围组织脑水肿形成中发挥着重要作用。血凝块形成是脑出血血肿周围组织脑水肿形成的必经阶段，而血浆蛋白（特别是凝血酶）则是脑水肿形成的关键因素。

(3)血肿周围继发缺血：脑出血后血肿周围局部脑血流量显著降低，而脑血流量的异常降低可引起血肿周围组织缺血。一般脑出血后 6～8 小时，血红蛋白和凝血酶释出细胞毒性物质，兴奋性氨基酸释放增多等，细胞内钠聚集，则引起细胞毒性水肿；出血后4～12 小时，血一脑屏障开始破坏，血浆成分进入细胞间液，则引起血管源性水肿。同时，脑出血后形成的血肿在降解过程中，产生的渗透性物质和缺血的代谢产物，也使组织间渗透压增高，促进或加重脑水肿，从而形成血肿周围半暗带。

(4)血肿周围组织炎症反应：脑出血后血肿周围中性粒细胞、巨噬细胞和小胶质细胞活化，血凝块周围活化的小胶质细胞和神经元中白细胞介素-1(IL-1)、白细胞介素-6(IL-6)、细胞间黏附因子-1(ICAM-1)和肿瘤坏死因子-α(TNF-α)表达增加。临床研究采用双抗夹心酶联免疫吸附试验检测 41 例脑出血患者脑脊液 IL-1 和 S100 蛋白含量发现，急性患者脑脊液 IL-1 水平显著高于对照组，提示 IL-1 可能促进了脑水肿和脑损伤的发展。ICAM-1 在中枢神经系统中分布广泛。

(5)水通道蛋白-4(AQP-4)与脑水肿：过去一直认为水的跨膜转运是通过被动扩散实现的，而水通道蛋白(aquaporin，AQP)的发现完全改变了这种认识。现在认为，水的跨膜转运实际上是一个耗能的主动过程，是通过 AQP 实现的。AQP 在脑组织中广泛存在，可能是脑脊液重吸收、渗透压调节、脑水肿形成等生理、病理过程的分子生物学基础。迄今已发现的 AQP 至少存在 10 种亚型，其中 AQP-4 和 AQP-9 可能参与血肿周围脑组织水肿的形成。实验研究脑出血后不同时间点大鼠脑组织 AQP-4 的表达分布发现，对照组和实验组未出血侧 AQP-4 在各时间点的表达均为弱阳性，而水肿区从脑出血后 6 小时开始表达增强，3 日时达高峰，此后逐渐回落，1 周后仍明显高于正常组。另外，随着出血时间的推移，出血侧 AQP-4 表达范围不断扩大，表达强度不断增强，并且与脑水肿严重程度呈正相关。以上结果提示，脑出血能导致细胞内外水和电解质失衡，细胞内外渗透压发生改变，激活位于细胞膜上的 AQP-4，进而促进水和电解质通过 AQP-4 进入细胞内导致细胞水肿。

(6)自由基级联反应：脑出血后脑组织缺血缺氧发生一系列级联反应造成自由基浓度增加。自由基通过攻击脑内细胞膜磷脂中多聚不饱和脂肪酸和脂肪酸的不饱和双键，直接造成脑损伤发生脑水肿；同时引起脑血管通透性增加，亦加重脑水肿从而加重病情。

二、临床表现

(一)症状与体征

1.意识障碍

多数患者发病时很快出现不同程度的意识障碍，轻者可呈嗜睡，重者可昏迷。

2.高颅压征

表现为头痛、呕吐。头痛以病灶侧为重，意识蒙胧或浅昏迷者可见患者用健侧手触摸病灶侧头部；呕吐多为喷射性，呕吐物为胃内容物，如合并消化道出血可为咖啡样物。

3.偏瘫

病灶对侧肢体瘫痪。

4.偏身感觉障碍

病灶对侧肢体感觉障碍，主要是痛觉、温度觉减退。

5.脑膜刺激征

见于脑出血已破入脑室、蛛网膜下隙以及脑室原发性出血之时，可有颈项强直或强迫头位，Kernig 征阳性。

6.失语症

优势半球出血者多伴有运动性失语症。

7.瞳孔与眼底异常

瞳孔可不等大、双瞳孔缩小或散大。眼底可有视网膜出血和视盘水肿。

8.其他症状

如心律不齐、呃逆、呕吐咖啡色样胃内容物、呼吸节律紊乱、体温迅速上升及心电图异常等变化。脉搏常有力或缓慢，血压多升高，可出现肢端发绀，偏瘫侧多汗，面部苍白或潮红。

（二）不同部位脑出血的临床表现

1.基底节区出血

为脑出血中最多见者，约占 60%～70%。其中壳核出血最多，约占脑出血的 60%，主要是豆纹动脉尤其是其外侧支破裂引起；丘脑出血较少，约占 10%，主要是丘脑穿动脉或丘脑膝状体动脉破裂引起；尾状核及屏状核等出血少见。虽然各核出血有其特点，但出血较多时均可侵及内囊，出现一些共同症状。现将常见的症状分轻、重两型叙述如下。

(1)轻型：多属壳核出血，出血量一般为数毫升至 30mL，或为丘脑小量出血，出血量仅数毫升，出血限于丘脑或侵及内囊后肢。患者突然头痛、头晕、恶心呕吐、意识清楚或轻度障碍，出血灶对侧出现不同程度的偏瘫，亦可出现偏身感觉障碍及偏盲（三偏征），两眼可向病灶侧凝视，优势半球出血可有失语。

(2)重型：多属壳核大量出血，向内扩展或穿破脑室，出血量可达 30～160mL；或丘脑较大量出血，血肿侵及内囊或破入脑室。发病突然，意识障碍重，鼾声明显，呕吐频繁，可吐咖啡样胃内容物（由胃部应激性溃疡所致）。丘脑出血病灶对侧常有偏身感觉障碍或偏瘫，肌张力低，可引出病理反射，平卧位时，患侧下肢呈外旋位。但感觉障碍常先于或重于运动障碍，部分病例病灶对侧可出现自发性疼痛。常有眼球运动障碍（眼球向上注视麻痹，呈下视内收状态）。瞳孔缩小或不等大，一般为出血侧散大，提示已有小脑幕疝形成；部分病例有丘脑性失语（言语缓慢而不清、重复言语、发音困难、复述差，朗读正常）或丘脑性痴呆（记忆力减退、计算力下降、情感障碍、人格改变等）。如病情发展，血液大量破入脑室或损伤丘脑下部及脑干，昏迷加深，出现去大脑强直或四肢弛缓，面色潮红或苍白，出冷汗，鼾声大作，中枢性高热或体温过低，甚至出现肺水肿、上消化道出血等内脏并发症，最后多发生枕骨大孔疝死亡。

2.脑叶出血

又称皮质下白质出血。应用 CT 以后，发现脑叶出血约占脑出血的 15%，发病年龄 11～80 岁不等，40 岁以下占 30%，年轻人多由血管畸形（包括隐匿性血管畸形）、Moyamoya 病引起，老年人常见于高血压动脉硬化及淀粉样血管病等。脑叶出血以顶叶最多见，以后依次为颞叶、枕叶、额叶，40%为跨叶出血。脑叶出血除意识障碍、颅内高压和抽搐等常见症状外，还有各脑叶的特异表现。

(1)额叶出血：常有一侧或双侧的前额痛、病灶对侧偏瘫。部分病例有精神行为异常、凝视麻痹、言语障碍和癫痫发作。

(2)顶叶出血：常有病灶侧颞部疼痛；病灶对侧的轻偏瘫或单瘫、深浅感觉障碍和复合感觉障碍；体象障碍、手指失认和结构失用症等，少数病例可出现下象限盲。

(3)颞叶出血：常有耳部或耳前部疼痛，病灶对侧偏瘫，但上肢瘫重于下肢，中枢性面、舌瘫可有对侧上象限盲；优势半球出血可出现感觉性失语或混合性失语；可有颞叶癫痫、幻嗅、幻视、兴奋躁动等精神症状。

(4)枕叶出血:可出现同侧眼部疼痛,同向性偏盲和黄斑回避现象,可有一过性黑矇和视物变形。

3.脑干出血

(1)中脑出血:中脑出血少见,自CT应用于临床后,临床已可诊断。轻症患者表现为突然出现复视、眼睑下垂、一侧或两侧瞳孔扩大、眼球不同轴、水平或垂直眼震,同侧肢体共济失调,也可表现大脑脚综合征(Weber综合征)或红核综合征(Benedikt综合征)。重者出现昏迷、四肢迟缓性瘫痪、去大脑强直,常迅速死亡。

(2)脑桥出血:占脑出血的10%左右。病灶多位于脑桥中部的基底部与被盖部之间。患者表现突然头痛,同侧Ⅵ、Ⅶ、Ⅷ脑神经麻痹,对侧偏瘫(交叉性瘫痪),出血量大或病情重者常有四肢瘫,很快进入意识障碍、针尖样瞳孔、去大脑强直、呼吸障碍,多迅速死亡。可伴中枢性高热、大汗和应激性溃疡等。一侧脑桥小量出血可表现为脑桥腹内侧综合征(Foville综合征)、闭锁综合征和脑桥腹外侧综合征(Millard-Gubler综合征)。

(3)延髓出血:延髓出血更为少见,突然意识障碍,血压下降,呼吸节律不规则,心律失常,轻症病例可呈延髓背外侧综合征(Wallenberg综合征),重症病例常因呼吸心跳停止而死亡。

4.小脑出血

约占脑出血的10%。多见于一侧半球的齿状核部位,小脑蚓部也可发生。发病突然,眩晕明显,频繁呕吐,枕部疼痛,病灶侧共济失调,可见眼球震颤,同侧周围性面瘫,颈项强直等,如不仔细检查,易误诊为蛛网膜下隙出血。当出血量不大时,主要表现为小脑症状,如病灶侧共济失调,眼球震颤,构音障碍和吟诗样语言,无偏瘫。出血量增加时,还可表现有脑桥受压体征,如展神经麻痹、侧视麻痹等,以及肢体偏瘫和(或)锥体束征。病情如继续加重,颅内压增高明显,昏迷加深,极易发生枕骨大孔疝死亡。

5.脑室出血

分原发与继发两种,继发性系指脑实质出血破入脑室者;原发性指脉络丛血管出血及室管膜下动脉破裂出血,血液直流入脑室者。以前认为脑室出血罕见,现已证实占脑出血的3%~5%。55%的患者出血量较少,仅部分脑室有血,脑脊液呈血性,类似蛛网膜下隙出血。临床常表现为头痛、呕吐、项强、Kernig征阳性、意识清楚或一过性意识障碍,但常无偏瘫体征,脑脊液血性,酷似蛛网膜下隙出血,预后良好,可以完全恢复正常;出血量大,全部脑室均被血液充满者,其临床表现符合既往所谓脑室出血的症状,即发病后突然头痛、呕吐、昏迷、瞳孔缩小或时大时小,眼球浮动或分离性斜视,四肢肌张力增高,病理反射阳性,早期出现去大脑强直,严重者双侧瞳孔散大,呼吸深,鼾声明显,体温明显升高,面部充血多汗,预后极差,多迅速死亡。

三、辅助检查

(一)头颅CT

发病后CT平扫可显示近圆形或卵圆形均匀高密度的血肿病灶,边界清楚,可确定血肿部位、大小、形态及是否破入脑室,血肿周围有无低密度水肿带及占位效应(脑室受压、脑组织移位)和梗阻性脑积水等。早期可发现边界清楚、均匀的高度密度灶,CT值为60~80Hu,周围环绕低密度水肿带。血肿范围大时可见占位效应。根据CT影像估算出血量可采用简单易行的多田计算公式:出血量(mL)=0.5×最大面积长轴(cm)×最大面积短轴(mL)×层面数。出血后3~7日,血红蛋白破坏,纤维蛋白溶解,高密度区向心性缩小,边缘模糊,周围低密度区扩大。病后2~4周,形成等密度或低密度灶。病后2个月左右,血肿区形成囊腔,其密度与脑脊液近乎相等,两侧脑室扩大;增强扫描,可见血肿周围有环状高密度强化影,其大小、形状与原血肿相近。

(二)头颅MRI/MRA

MRI的表现主要取决于血肿所含血红蛋白量的变化。发病1日内,血肿呈T_1等信号或低信号,T_2呈高信号或混合信号;第2日~1周内,T_1为等信号或稍低信号,T_2为低信号;第2~4周,T_1和T_2均为高信号;4周后,T_1呈低信号,T_2为高信号。此外,MRA可帮助发现脑血管畸形、肿瘤及血管瘤等病变。

（三）数字减影血管造影（DSA）

对脑叶出血、原因不明或怀疑脑血管畸形、血管瘤、Moyamoya病和血管炎等患者有意义，尤其血压正常的年轻患者应通过DSA查明病因。

（四）腰椎穿刺检查

在无条件做CT时，且患者病情不重，无明显颅内高压者可进行腰椎穿刺检查。脑出血者脑脊液压力常增高，若出血破入脑室或蛛网膜下隙者脑脊液多呈均匀血性。有脑疝及小脑出血者应禁做腰椎穿刺检查。

（五）经颅多普勒超声（TCD）

由于简单及无创性，可在床边进行检查，已成为监测脑出血患者脑血流动力学变化的重要方法。①通过检测脑动脉血流速度，间接监测脑出血的脑血管痉挛范围及程度，脑血管痉挛时其血流速度增高。②测定血流速度、血流量和血管外周阻力可反映颅内压增高时脑血流灌注情况，如颅内压超过动脉压时收缩期及舒张期血流信号消失，无血流灌注。③提供脑动静脉畸形、动脉瘤等病因诊断的线索。

（六）脑电图（EEG）

可反映脑出血患者脑功能状态。意识障碍可见两侧弥漫性慢活动，病灶侧明显；无意识障碍时，基底节和脑叶出血出现局灶性慢波，脑叶出血靠近皮质时可有局灶性棘波或尖波发放；小脑出血无意识障碍时脑电图多正常，部分患者同侧枕颞部出现慢活动；中脑出血多见两侧阵发性同步高波幅慢活动；脑桥出血患者昏迷时可见8～12Hz α波、低波幅β波、纺锤波或弥漫性慢波等。

（七）心电图

可及时发现脑出血合并心律失常或心肌缺血，甚至心肌梗死。

（八）血液检查

重症脑出血急性期白细胞数可增至$(10\sim20)\times10^9$/L，并可出现血糖含量升高、蛋白尿、尿糖、血尿素氮含量增加，以及血清肌酶含量升高等。但均为一过性，可随病情缓解而消退。

四、诊断与鉴别诊断

（一）诊断要点

1.一般性诊断要点

（1）急性起病，常有头痛、呕吐、意识障碍、血压增高和局灶性神经功能缺损症状，部分病例有眩晕或抽搐发作。饮酒、情绪激动、过度劳累等是常见的发病诱因。

（2）常见的局灶性神经功能缺损症状和体征包括偏瘫、偏身感觉障碍、偏盲等，多于数分钟至数小时内达到高峰。

（3）头颅CT扫描可见病灶中心呈高密度改变，病灶周边常有低密度水肿带。头颅MRI/MRA有助于脑出血的病因学诊断和观察血肿的演变过程。

2.各部位脑出血的临床诊断要点

（1）壳核出血：①对侧肢体偏瘫，优势半球出血常出现失语。②对侧肢体感觉障碍，主要是痛觉、温度觉减退。③对侧偏盲。④凝视麻痹，呈双眼持续性向出血侧凝视。⑤尚可出现失用、体象障碍、记忆力和计算力障碍、意识障碍等。

（2）丘脑出血：①丘脑型感觉障碍：对侧半身深浅感觉减退、感觉过敏或自发性疼痛。②运动障碍：出血侵及内囊可出现对侧肢体瘫痪，多为下肢重于上肢。③丘脑性失语：言语缓慢而不清、重复言语、发音困难、复述差，朗读正常。④丘脑性痴呆：记忆力减退、计算力下降、情感障碍、人格改变。⑤眼球运动障碍：眼球向上注视麻痹，常向内下方凝视。

（3）脑干出血：①中脑出血：突然出现复视，眼睑下垂；一侧或两侧瞳孔扩大，眼球不同轴，水平或垂直眼震,同侧肢体共济失调,也可表现 Weber 综合征或 Benedikt 综合征;严重者很快出现意识障碍,去大脑强直。②脑桥出血:突然头痛,呕吐,眩晕,复视,眼球不同轴,交叉性瘫痪或偏瘫、四肢瘫等。出血量较大时,患者很快进入意识障碍,针尖样瞳孔,去大脑强直,呼吸障碍,并可伴有高热、大汗、应激性溃疡等,多迅速死亡;出血量较少时可表现为一些典型的综合征,如 Foville 综合征、Millard-Gubler 综合征和闭锁综合征等。③延髓出血:突然意识障碍,血压下降,呼吸节律不规则,心律失常,继而死亡。轻者可表现为不典型的 Wallenberg 综合征。

(4)小脑出血:①突发眩晕、呕吐、后头部疼痛,无偏瘫。②有眼震,站立和步态不稳,肢体共济失调、肌张力降低及颈项强直。③头颅 CT 扫描示小脑半球或小脑蚓高密度影及第四脑室、脑干受压。

(5)脑叶出血:①额叶出血:前额痛、呕吐、痫性发作较多见;对侧偏瘫、共同偏视、精神障碍;优势半球出血时可出现运动性失语。②顶叶出血:偏瘫较轻,而偏侧感觉障碍显著;对侧下象限盲,优势半球出血时可出现混合性失语。③颞叶出血:表现为对侧中枢性面、舌瘫及上肢为主的瘫痪;对侧上象限盲;优势半球出血时可有感觉性或混合性失语;可有颞叶癫痫、幻嗅、幻视。④枕叶出血:对侧同向性偏盲,并有黄斑回避现象,可有一过性黑矇和视物变形;多无肢体瘫痪。

(6)脑室出血:①突然头痛、呕吐,迅速进入昏迷或昏迷逐渐加深。②双侧瞳孔缩小,四肢肌张力增高,病理反射阳性,早期出现去大脑强直,脑膜刺激征阳性。③常出现丘脑下部受损的症状及体征,如上消化道出血、中枢性高热、大汗、应激性溃疡、急性肺水肿、血糖增高、尿崩症等。④脑脊液压力增高,呈血性。⑤轻者仅表现头痛、呕吐、脑膜刺激征阳性,无局限性神经体征。临床上易误诊为蛛网膜下隙出血,需通过头颅 CT 检查来确定诊断。

(二)鉴别诊断

1.脑梗死

发病较缓,或病情呈进行性加重;头痛、呕吐等颅内压增高症状不明显;典型病例一般不难鉴别;但脑出血与大面积脑梗死、少量脑出血与脑梗死临床症状相似,鉴别较困难,常需头颅 CT 鉴别。

2.脑栓塞

起病急骤,一般缺血范围较广,症状常较重,常伴有风湿性心脏病、心房颤动、细菌性心内膜炎、心肌梗死或其他容易产生栓子来源的疾病。

3.蛛网膜下隙出血

好发于年轻人,突发剧烈头痛,或呈爆裂样头痛,以颈枕部明显,有的可痛牵颈背、双下肢。呕吐较频繁,少数严重患者呈喷射状呕吐。约 50%的患者可出现短暂、不同程度的意识障碍,尤以老年患者多见。常见一侧动眼神经麻痹,其次为视神经、三叉神经和展神经麻痹,脑膜刺激征常见,无偏瘫等脑实质损害的体征,头颅 CT 可帮助鉴别。

4.外伤性脑出血

外伤性脑出血是闭合性头部外伤所致,发生于受冲击颅骨下或对冲部位,常见于额极和颞极,外伤史可提供诊断线索,CT 可显示血肿外形不整。

5.内科疾病导致的昏迷

(1)糖尿病昏迷:①糖尿病酮症酸中毒:多数患者在发生意识障碍前数天有多尿、烦渴多饮和乏力,随后出现食欲减退、恶心、呕吐,常伴头痛、嗜睡、烦躁、呼吸深快,呼气中有烂苹果味(丙酮)。随着病情进一步发展,出现严重失水,尿量减少,皮肤弹性差,眼球下陷,脉细速,血压下降,至晚期时各种反射迟钝甚至消失,嗜睡甚至昏迷。尿糖、尿酮体呈强阳性,血糖和血酮体均有升高。头部 CT 结果阴性。②高渗性非酮症糖尿病昏迷:起病时常先有多尿、多饮,但多食不明显,或反而食欲减退,以致常被忽视。失水随病程进展逐渐加重,出现神经精神症状,表现为嗜睡、幻觉、定向障碍、偏盲、上肢拍击样粗震颤、痫性发作(多为局限性发作)等,最后陷入昏迷。尿糖强阳性,但无酮症或较轻,血尿素氮及肌酐升高。突出的表现为血糖常高至33.3mmol/L(600mg/dL)以上,一般为 33.3～66.6mmol/L(600～1200mg/dL);血钠升高可达155mmol/L;血浆渗透压显著增高达 330～460mOsm/L,一般在 350mOsm/L 以上。头部 CT 结果阴性。

(2)肝性昏迷:有严重肝病和(或)广泛门体侧支循环,精神紊乱、昏睡或昏迷,明显肝功能损害或血氨升高,扑翼(击)样震颤和典型的脑电图改变(高波幅的 δ 波,每秒少于 4 次)等,有助于诊断与鉴别诊断。

(3)尿毒症昏迷:少尿(<400mL/d)或无尿(<50mL/d),血尿,蛋白尿,管型尿,氮质血症,水电解质紊乱和酸碱失衡等。

(4)急性酒精中毒:①兴奋期:血乙醇浓度达到 11mmol/L(50mg/dL)即感头痛、欣快、兴奋。血乙醇浓度超过 16mmol/L(75mg/dL),健谈、饶舌、情绪不稳定、自负、易激怒,可有粗鲁行为或攻击行动,也可能沉默、孤僻;浓度达到 22mmol/L(100mg/dL)时,驾车易发生车祸。②共济失调期:血乙醇浓度达到 33mmol/L(150mg/dL)时,肌肉运动不协调,行动笨拙,言语含糊不清,眼球震颤,视力模糊,复视,步态不稳,出现明显共济失调。浓度达到 43mmol/L(200mg/dL)时,出现恶心、呕吐、困倦。③昏迷期:血乙醇浓度升至 54mmol/L(250mg/dL)时,患者进入昏迷期,表现昏睡、瞳孔散大、体温降低。血乙醇浓度超过 87mmol/L(400mg/dL)时,患者陷入深昏迷,心率快、血压下降,呼吸慢而有鼾音,可出现呼吸、循环麻痹而危及生命。实验室检查可见血清乙醇浓度升高,呼出气中乙醇浓度与血清乙醇浓度相当;动脉血气分析可见轻度代谢性酸中毒;电解质失衡,可见低血钾、低血镁和低血钙;血糖可降低。

(5)低血糖昏迷:低血糖昏迷是指各种原因引起的重症的低血糖症。患者突然昏迷、抽搐,表现为局灶神经系统症状的低血糖易被误诊为脑出血。化验血糖低于 2.8mmol/L,推注葡萄糖后症状迅速缓解,发病后 72 小时复查头部 CT 结果阴性。

(6)药物中毒:①镇静催眠药中毒:有服用大量镇静催眠药史,出现意识障碍和呼吸抑制及血压下降。胃液、血液、尿液中检出镇静催眠药。②阿片类药物中毒:有服用大量吗啡或哌替啶的阿片类药物史,或有吸毒史,除了出现昏迷、针尖样瞳孔(哌替啶的急性中毒瞳孔反而扩大)、呼吸抑制"三联征"等特点外,还可出现发绀、面色苍白、肌肉无力、惊厥、牙关禁闭、角弓反张,呼吸先浅而慢,后叹息样或潮式呼吸、肺水肿、休克、瞳孔对光反射消失,死于呼吸衰竭。血、尿阿片类毒物成分,定性试验呈阳性。使用纳洛酮可迅速逆转阿片类药物所致的昏迷、呼吸抑制、缩瞳等毒性作用。

(7)CO 中毒:①轻度中毒:血液碳氧血红蛋白(COHb)可高于 10%~20%。患者有剧烈头痛、头晕、心悸、口唇黏膜呈樱桃红色、四肢无力、恶心、呕吐、嗜睡、意识模糊、视物不清、感觉迟钝、谵妄、幻觉、抽搐等。②中度中毒:血液 COHb 浓度可高达 30%~40%。患者出现呼吸困难、意识丧失、昏迷,对疼痛刺激可有反应,瞳孔对光反射和角膜反射可迟钝,腱反射减弱,呼吸、血压和脉搏可有改变。经治疗可恢复且无明显并发症。③重度中毒:血液 COHb 浓度可高于 50%以上。深昏迷,各种反射消失。患者可呈去大脑皮质状态(患者可以睁眼,但无意识,不语,不动,不主动进食或大小便,呼之不应,推之不动,肌张力增强),常有脑水肿、惊厥、呼吸衰竭、肺水肿、上消化道出血、休克和严重的心肌损害,出现心律失常,偶可发生心肌梗死。有时并发脑局灶损害,出现锥体系或锥体外系损害体征。监测血中 COHb 浓度可明确诊断。

应详细询问病史,内科疾病导致昏迷者有相应的内科疾病病史,仔细查体,局灶体征不明显;脑出血者则同向偏视,一侧瞳孔散大、一侧面部船帆现象、一侧上肢出现扬鞭现象、一侧下肢呈外旋位,血压升高。CT 检查可助鉴别。

五、西医治疗

急性期的主要治疗原则是:保持安静,防止继续出血;积极抗脑水肿,降低颅内压;调整血压;改善循环;促进神经功能恢复;加强护理,防治并发症。

(一)一般治疗

1.保持安静

(1)卧床休息 3~4 周,脑出血发病后 24 小时内,特别是 6 小时内可有活动性出血或血肿继续扩大,应尽量减少搬运,就近治疗。重症需严密观察体温、脉搏、呼吸、血压、瞳孔和意识状态等生命体征变化。

(2)保持呼吸道通畅,头部抬高 15°~30°,切忌无枕仰卧;疑有脑疝时应床脚抬高 45°,意识障碍患者应将头歪向一侧,以利于口腔、气道分泌物及呕吐物流出;痰稠不易吸出,则要行气管切开,必要时吸氧,以使动脉血氧饱和度维持在90%以上。

(3)意识障碍或消化道出血者宜禁食24～48小时，发病后3日，仍不能进食者，应鼻饲以确保营养。过度烦躁不安的患者可适量用镇静药。

(4)注意口腔护理，保持大便通畅，留置尿管的患者应做膀胱冲洗以预防尿路感染。加强护理，经常翻身，预防压疮，保持肢体功能位置。

(5)注意水、电解质平衡，加强营养。注意补钾，液体量应控制在2000mL/d左右，或以尿量加500mL来估算，不能进食者鼻饲各种营养品。对于频繁呕吐、胃肠道功能减弱或有严重的应激性溃疡者，应考虑给予肠外营养。如有高热、多汗、呕吐或腹泻者，可适当增加入液量，或10%脂肪乳500mL静脉滴注，每日1次。如需长期采用鼻饲，应考虑胃造瘘术。

(6)脑出血急性期血糖含量增高可以是原有糖尿病的表现或是应激反应。高血糖和低血糖都能加重脑损伤。当患者血糖含量增高超过11.1mmol/L时，应立即给予胰岛素治疗，将血糖控制在8.3mmol/L以下。同时应监测血糖，若发生低血糖，可用葡萄糖口服或注射纠正低血糖。

2.亚低温治疗

能够减轻脑水肿，减少自由基的产生，促进神经功能缺损恢复，改善患者预后。降温方法：立即行气管切开，静脉滴注冬眠肌松合剂(0.9%氯化钠注射液500mL+氯丙嗪100mg+异丙嗪100mg)，同时冰毯机降温。行床旁监护仪连续监测体温(T)、心率(HR)、血压(BP)、呼吸(R)、脉搏(P)、血氧饱和度(SPO_2)、颅内压(ICP)。直肠温度(RT)维持在34℃～36℃，持续3～5日。冬眠肌松合剂用量和速度根据患者T、HR、BP、肌张力等调节。保留自主呼吸，必要时应用同步呼吸机辅助呼吸，维持SPO_2在95%以上，10～12小时将RT降至34℃～36℃。当ICP降至正常后72小时，停止亚低温治疗。采用每日恢复1℃～2℃，复温速度不超过0.1℃/h。在24～48小时内，将患者RT复温至36.5℃～37℃。局部亚低温治疗实施越早，效果越好，建议在脑出血发病6小时内使用，治疗时间最好持续48～72小时。

(二)调控血压和防止再出血

脑出血患者一般血压都高，甚至比平时更高，这是因为颅内压增高时机体保证脑组织供血的代偿性反应，当颅内压下降时血压亦随之下降，因此一般不应使用降血压药物，尤其是注射利血平等强有力降压剂。目前理想的血压控制水平还未确定，主张采取个体化原则，应根据患者年龄、病前有无高血压、病后血压情况等确定适宜血压水平。但血压过高时，容易增加再出血的危险性，则应及时控制高血压。一般来说，收缩压≥200mmHg，舒张压≥115mmHg时，应降血压治疗，使血压控制于治疗前原有血压水平或略高水平。收缩压≤180mmHg或舒张压≤115mmHg时，或平均动脉压≤130mmHg时可暂不使用降压药，但需密切观察。收缩压在180～230mmHg或舒张压在105～140mmHg宜口服卡托普利、美托洛尔等降压药，收缩压180mmHg以内或舒张压105mmHg以内，可观察而不用降压药。急性期过后(约2周)，血压仍持续过高时可系统使用降压药，急性期血压急骤下降表明病情严重，应给予升压药物以保证足够的脑供血量。

止血剂及凝血剂对脑出血并无效果，但如合并消化道出血或有凝血障碍时仍可使用。消化道出血时，还可经胃管鼻饲或口服云南白药、三七粉、氢氧化铝凝胶和(或)冰牛奶、冰盐水等。

(三)控制脑水肿

脑出血后48小时水肿达到高峰，维持3～5日或更长时间后逐渐消退。脑水肿可使ICP增高和导致脑疝，是影响功能恢复的主要因素和导致早期死亡的主要死因。积极控制脑水肿、降低ICP是脑出血急性期治疗的重要环节，必要时可行ICP监测。治疗目标是使ICP降至20mmHg以下，脑灌注压大于70mmHg，应首先控制可加重脑水肿的因素，保持呼吸道通畅，适当给氧，维持有效脑灌注，限制液体和盐的入量等。应用皮质类固醇减轻脑出血后脑水肿和降低ICP，其有效证据不充分；脱水药只有短暂作用，常用20%甘露醇、利尿药如呋塞米等。

1.20%甘露醇

为渗透性脱水药，可在短时间内使血浆渗透压明显升高，形成血与脑组织间渗透压差，使脑组织间液水分向血管内转移，经肾脏排出，每 8g 甘露醇可由尿带出水分 100mL，用药后 20～30 分钟开始起效，2～3 小时作用达峰。常用剂量 125～250mL，1 次/6～8 小时，疗程 7～10 日。如患者出现脑疝征象可快速加压经静脉或颈动脉推注，可暂时缓解症状，为术前准备赢得时间。冠心病、心肌梗死、心力衰竭和肾功能不全者慎用，注意用药不当可诱发肾衰竭和水盐及电解质失衡。因此，在应用甘露醇脱水时，一定要严密观察患者尿量、血钾和心肾功能，一旦出现尿少、血尿、无尿时应立即停用。

2.利尿剂

呋塞米注射液较常用，脱水作用不如甘露醇，但可抑制脑脊液产生，用于心肾功能不全不能用甘露醇的患者，常与甘露醇合用，减少甘露醇用量。每次 20～40mg，每日 2～4 次，静脉注射。

3.甘油果糖氯化钠注射液

该药为高渗制剂，通过高渗透性脱水，能使脑水分含量减少，降低颅内压。本品降低颅内压作用起效较缓，持续时间较长，可与甘露醇交替使用。推荐剂量为每次 250～500mL，每日 1～2 次，静脉滴注，连用 7 日左右。

4.10%人血清蛋白

通过提高血浆胶体渗透压发挥对脑组织脱水降颅压作用，改善病灶局部脑组织水肿，作用持久。适用于低蛋白血症的脑水肿伴高颅压的患者。推荐剂量每次 10～20g，每日 1～2 次，静脉滴注。该药可增加心脏负担，心功能不全者慎用。

5.地塞米松

可防止脑组织内星形胶质细胞肿胀，降低毛细血管通透性，维持血一脑屏障功能。抗脑水肿作用起效慢，用药后 12～36 小时起效。剂量每日 10～20mg，静脉滴注。由于易并发感染或使感染扩散，可促进或加重应激性上消化道出血，影响血压和血糖控制等，临床不主张常规使用，病情危重、不伴上消化道出血者可早期短时间应用。

若药物脱水、降颅压效果不明显，出现颅高压危象时可考虑转外科手术开颅减压。

(四)控制感染

发病早期或病情较轻时通常不需使用抗生素，老年患者合并意识障碍易并发肺部感染，合并吞咽困难易发生吸入性肺炎，尿潴留或导尿易合并尿路感染，可根据痰液或尿液培养、药物敏感试验等选用抗生素治疗。

(五)维持水电解质平衡

患者液体的输入量最好根据其中心静脉压(CVP)和肺毛细血管楔压(PCWP)来调整，CVP 保持在 5～12mmHg或者 PCWP 维持在 10～14mmHg。无此条件时每日液体输入量可按前 1 日尿量＋500mL 估算。每日补钠 50～70mmol/L，补钾 40～50mmol/L，糖类 13.5～18g。使用液体种类应以 0.9%氯化钠注射液或复方氯化钠注射液(林格液)为主，避免用高渗糖水，若用糖时可按每 4g 糖加 1U 胰岛素后再使用。由于患者使用大量脱水药、进食少、合并感染等原因，极易出现电解质紊乱和酸碱失衡，应加强监护和及时纠正，意识障碍患者可通过鼻饲管补充足够热量的营养和液体。

(六)对症治疗

1.中枢性高热

宜先行物理降温，如头部、腋下及腹股沟区放置冰袋，戴冰帽或睡冰毯等。效果不佳可用多巴胺受体激动剂如溴隐亭 3.75mg/d，逐渐加量至 7.5～15.0mg/d，分次服用。

2.痫性发作

可静脉缓慢推注(注意患者呼吸)地西泮 10～20mg，控制发作后可予卡马西平片，每次 100mg，每日 2 次。

3.应激性溃疡

丘脑、脑干出血患者常合并应激性溃疡和引起消化道出血，机制不明，可能是出血影响边缘系统、丘脑、丘脑下部及下行自主神经纤维，使肾上腺皮质激素和胃酸分泌大量增加，黏液分泌减少及屏障功能削弱。常在病后第2～14日突然发生，可反复出现，表现呕血及黑便，出血量大时常见烦躁不安、口渴、皮肤苍白、湿冷、脉搏细速、血压下降、尿量减少等外周循环衰竭表现。可采取抑制胃酸分泌和加强胃黏膜保护治疗，用 H_2 受体阻滞剂如：①雷尼替丁，每次150mg，每日2次，口服。②西咪替丁，0.4～0.8g/d，加入0.9%氯化钠注射液，静脉滴注。③注射用奥美拉唑钠，每次40mg，每12小时静脉注射1次，连用3日。还可用硫糖铝，每次1g，每日4次，口服；或氢氧化铝凝胶，每次40～60mL，每日4次，口服。若发生上消化道出血可用去甲肾上腺素4～8mg加冰盐水80～100mL，每日4～6次，口服；云南白药，每次0.5g，每日4次，口服。保守治疗无效时可在胃镜下止血，须注意呕血引起窒息，并补液或输血维持血容量。

4.心律失常

心房颤动常见，多见于病后前3日。心电图复极改变常导致易损期延长，易损期出现的期前收缩可导致室性心动过速或心室颤动。这可能是脑出血患者易发生猝死的主要原因。心律失常影响心排出量，降低脑灌注压，可加重原发脑病变，影响预后。应注意改善冠心病患者的心肌供血，给予常规抗心律失常治疗，及时纠正电解质紊乱，可试用β-受体阻滞剂和钙通道阻滞剂治疗，维护心脏功能。

5.大便秘结

脑出血患者，由于卧床等原因，常会出现便秘。用力排便时腹压增高，从而使颅内压升高，可加重脑出血症状。便秘时腹胀不适，使患者烦躁不安，血压升高，亦可使病情加重，故脑出血患者便秘的护理十分重要。便秘可用甘油灌肠剂(支)，患者侧卧位插入肛门内6～10cm，将药液缓慢注入直肠内60mL，5～10分钟即可排便；缓泻剂如酚酞2片，每晚口服，亦可用中药番泻叶3～9g泡服。

6.稀释性低钠血症

又称血管升压素分泌异常综合征，10%的脑出血患者可发生。因血管升压素分泌减少，尿排钠增多，血钠降低，可加重脑水肿，每日应限制水摄入量在800～1000mL，补钠9～12g；宜缓慢纠正，以免导致脑桥中央髓鞘溶解症。另有脑耗盐综合征，是心钠素分泌过高导致低钠血症，应输液补钠治疗。

7.下肢深静脉血栓形成

急性脑卒中患者易并发下肢和瘫痪肢体深静脉血栓形成，患肢进行性水肿和发硬，肢体静脉血流图检查可确诊。勤翻身、被动活动或抬高瘫痪肢体可预防；治疗可用肝素钠5000U，静脉滴注，每日1次；或低分子量肝素，每次4000U，皮下注射，每日2次。

（七）外科治疗

可挽救重症患者的生命及促进神经功能恢复，手术宜在发病后6～24小时内进行，预后直接与术前意识水平有关，昏迷患者通常手术效果不佳。

1.手术指征

(1)脑叶出血：患者清醒、无神经障碍和小血肿(<20mL)者，不必手术，可密切观察和随访。患者意识障碍、大血肿和在CT片上有占位征，应手术。

(2)基底节和丘脑出血：大血肿、神经障碍者应手术。

(3)脑桥出血：原则上内科治疗。但对非高血压性脑桥出血如海绵状血管瘤，可手术治疗。

(4)小脑出血：血肿直径≥2cm者应手术，特别是合并脑积水、意识障碍、神经功能缺失和占位征者。

2.手术禁忌证

(1)深昏迷患者(GCS3～5级)或去大脑强直。

(2)生命体征不稳定，如血压过高、高热、呼吸不规则，或有严重系统器质病变者。

(3)脑干出血。

(4)基底节或丘脑出血影响到脑干。

(5)病情发展急骤，发病数小时即深昏迷者。

3.常用手术方法

(1)小脑减压术:是高血压性小脑出血最重要的外科治疗,可挽救生命和逆转神经功能缺损,病程早期患者处于清醒状态时手术效果好。

(2)开颅血肿清除术:占位效应引起中线结构移位和初期脑疝时外科治疗可能有效。

(3)钻孔扩大骨窗血肿清除术。

(4)钻孔微创颅内血肿清除术。

(5)脑室出血脑室引流术。

(八)早期康复治疗

原则上应尽早开始。在神经系统症状不再进展,没有严重精神、行为异常,生命体征稳定,没有严重的并发症、合并症时即可开始康复治疗的介入,但需注意康复方法的选择。早期康复治疗对恢复患者的神经功能,提高生活质量是十分有利的。早期对瘫痪肢体进行按摩及被动运动,开始有主动运动时即应根据康复要求按阶段进行训练,以促进神经功能恢复,避免出现关节挛缩、肌肉萎缩和骨质疏松;对失语患者需加强言语康复训练。

(九)加强护理,防治并发症

常见的并发症有肺部感染、上消化道出血、吞咽困难和水电解质紊乱、下肢静脉血栓形成、肺栓塞、肺水肿、冠状动脉性疾病和心肌梗死、心脏损伤、痫性发作等。脑出血预后与急性期护理有直接关系,合理的护理措施十分重要。

1.体位

头部抬高 15°～30°,既能保持脑血流量,又能保持呼吸道通畅。切忌无枕仰卧。凡意识障碍患者宜采用侧卧位,头稍前屈,以利口腔分泌物流出。

2.饮食与营养

营养不良是脑出血患者常见的易被忽视的并发症,应充分重视。重症意识障碍患者急性期应禁食1～2 日,静脉补给足够能量与维生素,发病 48 小时后若无活动性消化道出血,可鼻饲流质饮食,应考虑营养合理搭配与平衡。患者意识转清、咳嗽反射良好、能吞咽时可停止鼻饲,应注意喂食时宜取 45°半卧位,食物宜做成糊状,流质饮料均应选用茶匙喂食,喂食出现呛咳可拍背。

3.呼吸道护理

脑出血患者应保持呼吸道通畅和足够通气量,意识障碍或脑干功能障碍患者应行气管插管,指征是 $PaO_2<60mmHg$、$PaCO_2>50mmHg$ 或有误吸危险者。鼓励勤翻身、拍背,鼓励患者尽量咳嗽,咳嗽无力痰多时可超声雾化治疗,呼吸困难、呼吸道痰液多、经鼻抽吸困难者可考虑气管切开。

4.压疮防治与护理

昏迷或完全性瘫痪患者易发生压疮,预防措施包括定时翻身,保持皮肤干燥清洁,在骶部、足跟及骨隆起处加垫气圈,经常按摩皮肤及活动瘫痪肢体促进血液循环,皮肤发红可用 70%乙醇溶液或温水轻柔,涂以 3.5%安息香酊。

六、中医治疗

(一)辨证论治

1.风火上炎证

证候:半身不遂,舌强语謇,口舌㖞斜,头痛眩晕,面红目赤,烦躁易怒,口苦咽干,便干便秘,尿短赤,舌质红绛,舌苔薄黄,脉弦数。

治法:平肝息风,清热泻火。

方药:天麻钩藤饮加减。天麻 10g,钩藤(后下)15g,生石决明(先煎)30g,川牛膝 10g,黄芩 10g,栀子10g,夏枯草 10g。

方解：方中天麻、钩藤平肝息风；生石决明镇肝潜阳；川牛膝引血下行；黄芩、栀子清热泻火；夏枯草清泻肝火。诸药共奏平肝息风、清热泻火之功效。

加减：头晕头痛者，加菊花，清利头目；心烦不寐者，加莲子心、炒酸枣仁，清心除烦；口干口渴者，加麦冬、生地黄，养阴生津；苔黄腻者，加胆南星、天竺黄，清化痰热；便秘者，加生大黄，通腑泄热。

2.风痰瘀阻证

证候：半身不遂，口舌㖞斜，言语謇涩或不语，感觉减退或消失，头晕目眩，痰多而黏，舌质黯淡，舌苔薄白或白腻，脉弦滑。

治法：息风化痰，活血通络。

方药：化痰通络方加减。法半夏 10g，生白术 10g，胆南星 6g，天麻 10g，丹参 20g，香附 10g，酒大黄(后下)5g。

方解：方中法半夏、生白术健脾化痰；胆南星清化痰热；天麻平肝息风；丹参活血化瘀；香附疏肝理气，调畅气机，以助化痰、活血；少佐酒大黄通腑泄热，以防腑实形成。诸药共奏息风化痰、活血通络之功效。

加减：瘀血重、舌质紫黯或有瘀斑者，加桃仁、红花、赤芍药，活血化瘀；舌苔黄、兼有热象者，加黄芩、栀子，清热泻火；舌苔黄腻者，加天竺黄，清化痰热；头晕、头痛者，加钩藤、菊花、夏枯草，平肝清热。

3.痰热腑实证

证候：半身不遂，舌强不语，口舌㖞斜，头痛目眩，咯痰或痰多，腹胀便秘，舌质黯红，苔黄腻，脉弦滑或偏瘫侧脉弦滑而大。

治法：通腑泄热，化痰息风。

方药：黄连温胆汤合大承气汤加减。制半夏 10g，大黄(后下)15g，枳实 10g，竹茹 15g，芒硝 10g，黄芩 10g，黄连 10g，厚朴 10g，天竺黄 6g，牛膝 10g，陈皮 6g，茯苓 10g，天麻 10g，甘草 6g。

方解：方中大黄通腑泄热；芒硝荡涤肠胃；黄芩、黄连清热解毒；制半夏燥湿化痰、降逆和胃；枳实、厚朴、竹茹、天竺黄行气导滞，清热化痰；牛膝、陈皮、茯苓理气活血，健脾渗湿；天麻平肝息风；甘草益脾和胃，又协调诸药。诸药共奏通腑泄热、化痰息风之功效。

加减：热甚者，加石膏、栀子，以加强清热之功；兼见头晕、头痛、目眩耳鸣者，加钩藤、菊花、珍珠母、石决明，平肝息风潜阳；口干舌燥、苔燥或少苔、便秘重者，可加生地黄、玄参、麦冬，滋阴增液而增水行舟。

4.气虚血瘀证

证候：半身不遂，肢体软弱，偏身麻木，舌㖞语謇，手足肿胀，面色㿠白，气短乏力，自汗出，舌质黯淡，舌苔薄白，脉细涩。

治法：益气活血通络。

方药：补阳还五汤加减。生黄芪 30g，全当归 10g，川芎 10g，赤芍药 10g，桃仁(打碎)10g，红花 10g，地龙 10g。

方解：方中重用生黄芪，以补后天之气，使气旺血行，瘀去络通而窍开；全当归活血化瘀；川芎、赤芍药、地龙、桃仁、红花助全当归活血祛瘀；地龙通经活络。诸药共奏益气活血通络之功效。

加减：痰盛者，加半夏、远志、石菖蒲，化痰。言语謇涩重者，加石菖蒲、郁金，开窍通络。

5.阴虚风动证

证候：半身不遂，口舌㖞斜，言语謇涩或不语，或偏身麻木，眩晕耳鸣，手足心热，咽干口燥，舌质红或体瘦有裂纹，少苔或无苔，脉弦细数。

治法：育阴息风，活血通络。

方药：育阴通络汤加减。生地黄 20g，山茱萸 10g，钩藤(后下)15g，天麻 10g，丹参 20g，白芍药 10g。

方解：方用生地黄、山茱萸滋阴补肾；钩藤、天麻平肝息风；配以丹参、白芍药养血活血、育阴通络。全方共奏育阴息风、活血通络之效。

加减：夹有痰热者，加天竺黄、胆南星，清化痰热；心烦失眠者，加莲子心、夜交藤、珍珠母，清心安神；头痛、头晕重者，加生石决明、菊花，清热平肝；半身不遂而肢体拘急麻木者，加当归、赤芍药、鸡血藤、水蛭等，活血通络。

6.痰湿蒙神证

证候：半身不遂，口舌㖞斜，言语謇涩或不语，感觉减退或消失，神识昏蒙，痰鸣辘辘，面白唇黯，静卧不烦，二便自遗，周身湿冷，舌质紫黯，苔白腻，脉沉滑缓。

治法：燥湿化痰，醒神开窍。

方药：涤痰汤配合灌服或鼻饲苏合香丸。陈皮 10g，制半夏 10g，茯苓 10g，枳实 10g，竹茹 5g，胆南星 6g，石菖蒲 10g，丹参 20g，另灌服或鼻饲苏合香丸。

方解：方中陈皮、制半夏、茯苓燥湿化痰；竹茹、胆南星、石菖蒲清热化痰；枳实行气消痰；配以丹参活血化瘀；苏合香丸具有芳香开窍醒神、行气温中的功效，为温开之剂，用于痰湿蒙神的阴闭者。诸药共奏燥湿化痰、醒神开窍之功效。

加减：四肢不温、寒象明显者，加桂枝，温阳通脉；舌质淡、脉细无力者，加生晒参，补益元气；舌质紫黯或有瘀点、瘀斑者，加桃仁、红花、川芎、地龙等，活血化瘀；痰湿化热者，加川贝母、天竺黄，清热化痰；痰阻气滞、大便不通者，加厚朴、大黄，行气通便。

7.痰热内闭证

证候：起病急骤，神识昏蒙，鼻鼾痰鸣，半身不遂，或项强身热，躁扰不宁，气粗口臭，甚则手足厥冷，频繁抽搐，舌质红绛，舌苔褐黄而腻，脉弦滑数。

治法：清热化痰，醒脑开窍。

方药：首先灌服(或鼻饲)局方至宝丹或安宫牛黄丸或牛黄清心丸，继用黄连温胆汤加减。黄芩 15g，黄连 15g，制半夏 15g，天竺黄 10g，石菖蒲 10g，胆南星 10g，牡丹皮 6g，珍珠粉 6g，钩藤(后下)10g，陈皮 10g，枳实 10g，竹茹 10g，茯苓 10g，生甘草 6g。

方解：方中黄芩、黄连清热燥湿以化痰醒脑；天竺黄、石菖蒲、胆南星清热化痰，醒脑开窍；制半夏燥湿化痰；牡丹皮清热凉血；珍珠粉清肝泻火；钩藤平肝潜阳以息风；陈皮、茯苓、枳实、竹茹健脾渗湿，理气化痰；生甘草清热并调和诸药。诸药共奏清热化痰、醒脑开窍之功效。

加减：热盛动风者，加羚羊角，清热息风；大便秘结者，加生大黄，通腑泄热。

8.元气败脱证

证候：神昏，面色苍白，气息短促，肢体瘫软，手撒，汗出肢冷，二便自遗，舌体卷缩，舌质紫黯，苔白腻，脉沉缓或脉微欲绝。

治法：益气固脱，回阳救逆。

方药：参附汤加减。人参 15g，炮附子 10g，黄芪 15g，生牡蛎(先煎)30g，麦冬 10g，五味子 10g。

方解：方中人参大补元气以固脱；炮附子温补肾阳，助人参回阳救逆固脱；黄芪健脾益气以补化源；生牡蛎、麦冬、五味子以养阴敛阳。诸药共奏益气固脱、回阳救逆之功效。

加减：汗出不止者，加山茱萸、生龙骨，敛汗固脱；瘀象明显者，加丹参、赤芍药、当归等，活血化瘀通络。

2.中成药

(1)牛黄清心丸：适用于脑出血痰热腑实证，每次 1 丸，每日2～3 次，口服或鼻饲。

(2)灯盏生脉胶囊：适用于脑出血气虚血瘀证，每次 3 粒，每日3 次，口服或鼻饲。出血性中风急性期慎用。

(3)杞菊地黄丸：适用于脑出血阴虚风动证，每次 1 丸，每日2～3 次，口服或鼻饲。

(4)六味地黄丸：适用于脑出血阴虚风动证，每次 1 丸，每日2～3 次，口服或鼻饲。

(5)大补阴丸：适用于脑出血阴虚风动证，每次 6g，每日 2～3 次，口服或鼻饲。

(6)苏合香丸：适用于脑出血痰湿蒙神证，每次 1 丸，每日2～4 次，温水送服或鼻饲。

(7)安宫牛黄丸：适用于脑出血痰热内闭证，每次 1 丸，每日1～2 次，温水送服或鼻饲。病情重者，可每 6～8 小时服 1 丸，但不宜久服。

(8)生脉注射液或参麦注射液：适用于脑出血元气败脱证，20～40mL加入 5%葡萄糖注射液 100～

200mL 中，静脉滴注，每日 1 次。

(9)参附注射液：适用于脑出血元气败脱证，20～40mL 加入 5%葡萄糖注射液或 0.9%氯化钠注射液 250～500mL 中，静脉滴注，每日 1 次。具有回阳救逆的功效。对于出现四肢厥冷、脉微欲绝的休克患者，往往需要配合应用西医的扩容、血管活性药等。

3.针刺疗法

(1)主穴：内关、水沟、三阴交、极泉、尺泽、委中。

(2)配穴：上肢瘫者，配肩髃、臂髃、曲池、手三里、外关、合谷等；下肢瘫者，配环跳、阳陵泉、阴陵泉、风市、悬钟等；口眼㖞斜者，配颊车、地仓、攒竹、颧髎、承浆；吞咽困难者，配风池、完骨、天柱；语言不利者，配上廉泉、金津、玉液；足内翻者，配丘墟、照海；便秘者，配水道、归来、丰隆、支沟；复视者，配风池、天柱、睛明、球后；尿失禁、尿潴留者，配中极、曲骨、关元；神昏、牙关紧闭、口噤不开、肢体强痉者，可选内关、水沟配合十二井穴、合谷、太冲，其中水沟、十二井穴可采用点刺放血。

(梁翠兰)

第二节　蛛网膜下隙出血

蛛网膜下隙出血(subarachnoid hemorrhage，SAH)是指脑表面或脑底部的血管自发破裂，血液流入蛛网膜下隙，伴或不伴颅内其他部位出血的一种急性脑血管疾病。本病可分为原发性、继发性和外伤性。原发性 SAH 是指脑表面或脑底部的血管破裂出血，血液直接或基本直接流入蛛网膜下隙所致，称特发性蛛网膜下隙出血或自发性蛛网膜下隙出血(idiopathic subarachnoid hemorrhage，ISAH)，约占急性脑血管疾病的 15%左右，是神经科常见急症之一；继发性 SAH 则为脑实质内、脑室、硬脑膜外或硬脑膜下的血管破裂出血，血液穿破脑组织进入脑室或蛛网膜下隙者；外伤引起的概称外伤性 SAH，常伴发于脑挫裂伤。SAH 临床表现为急骤起病的剧烈头痛、呕吐、精神或意识障碍、脑膜刺激征和血性脑脊液。SAH 的年发病率世界各国各不相同，中国约为 5/10 万，美国约为 6/10 万～16/10 万，德国约为 10/10 万，芬兰约为 25/10 万，日本约为25/10 万。

蛛网膜下隙出血属中医“中风”“真头痛”“头痛”等病证范畴。

一、病因与发病机制

(一)中医病因病机

SAH 发病急骤，多因情绪激动、用力、排便、咳嗽等诱发。青壮年平素多性情急躁，五志过极皆可化火，心肝火旺，灼伤肝阴，肝阳偏亢；中老年人肝肾渐亏，水不涵木，肝阳偏亢，复因暴怒，肝阳暴涨，风扇火炽，或因用力而使气机升降失常，气血逆乱于上，上冲于脑，脑脉破裂发为本病。“血之与气并走于上，则为大厥”以及“阳气者，大怒则形气绝，而血菀于上，使人薄厥”较符合其发病机制。病初多以实邪阻滞为主要表现，风、痰、瘀诸邪交结互现，其轻者，邪阻脉络，不通则痛，表现为剧烈头痛，其重者则邪闭脑窍，神志不清；本病顺症者，经调治将息，邪去正衰，后期出现肝肾阴虚，气血不足的表现；逆症者，邪气独留，正气衰败，元气败脱，多成不治。总之，本病主要为肝经病变，以实证居多，风、火、痰、瘀为其标，肝肾阴虚、气血亏虚为其本，情志内伤为其最常见的诱发因素，风(肝风)、火(心火、肝火)、痰、瘀乃其重要的病理因素，常相兼互化，相互影响，互为因果；病变部位在脑，病变脏腑涉及心、肝、肾，病性以实为主。

1.肝阳暴亢，瘀血阻窍

肝“体阴而用阳”，主升主动，喜条达而恶抑郁。郁怒伤肝，气郁化火，致肝阳上亢，扰动清窍；火郁日久，灼伤脉络，致血溢脉外。蛛网膜下隙出血量较大者，临床常见头痛目赤、心烦躁动者，常属此因。

2.肝风上扰，痰蒙清窍

忧郁、恼怒太过，肝气郁结，气郁化火伤阴，肝阴耗伤，风阳易动，上扰头目；或先天禀赋不足，肾阴素亏不能养肝,水不涵木,肝阴易动,肝阳上亢,肝风上扰;同时因饮食不节,忧思、劳倦过度,损伤脾胃,脾失健运,水液运行不畅,致痰湿内生,肝风夹痰上扰,蒙蔽清窍而发病。蛛网膜下隙出血量中等或偏小但影响皮质功能者,常见意识蒙、头昏眼花、心烦躁动者,多属此因。

3.瘀血阻络,痰火扰心

常见于久郁气滞,或热毒蕴结血分,或外伤致血液瘀阻,因血行不畅或筋脉失养而出现一系列临床表现;或嗜食膏粱厚味,煎炸炙煿,蕴热化火生痰,或伤脾滋生痰浊,致痰火扰心。蛛网膜下隙出血出现头痛心烦、躁动不安、口渴口臭、大便干结或不畅者,多属此因。

4.元气败脱,神明散乱

年老体弱,或饮食不节,或劳役过度,或大病久病致使正气虚衰,元气败脱,阳脱于外,阴阳离决,神明散乱,病情危重,为五脏之气衰欲绝的表现。多见于老年人蛛网膜下隙出血,或出血量较大,脑水肿明显或出现脑疝及多脏器衰竭者,多属此因。

(二)西医病因及发病机制

1.病因

SAH的病因很多,以动脉瘤为最常见,包括先天性动脉瘤、高血压动脉硬化性动脉瘤、夹层动脉瘤和感染性动脉瘤等,其他如脑血管畸形、脑底异常血管网、结缔组织病、脑血管炎等。约75%~85%的非外伤性SAH患者为颅内动脉瘤破裂出血,其中,先天性动脉瘤发病多见于中青年;高血压动脉硬化性动脉瘤为梭形动脉瘤,约占13%,多见于老年人。脑血管畸形占第二位,以动静脉畸形最常见,约占15%,常见于青壮年。其他如烟雾病、感染性动脉瘤、颅内肿瘤、结缔组织病、垂体卒中、脑血管炎、血液病及凝血障碍性疾病、妊娠并发症等均可引起SAH。近年发现约15%的ISAH患者病因不清,即使DSA检查也未能发现SAH的病因。

2.发病机制

(1)动脉瘤:近年来,对先天性动脉瘤与分子遗传学的多个研究支持Ⅰ型胶原蛋白α_2链基因(COLⅠα_2)和弹力蛋白基因(FLN)是先天性动脉瘤最大的候补基因。颅内动脉瘤好发于Willis环及其主要分支的血管分叉处,其中位于前循环颈内动脉系统者约占85%,位于后循环基底动脉系统者约占15%。对此类动脉瘤的研究证实,血管壁的最大压力来自沿血流方向上的血管分叉处的尖部。随着年龄增长,在血压增高、动脉瘤增大,更由于血流涡流冲击和各种危险因素的综合因素作用下,出血的可能性也随之增大。颅内动脉瘤体积的大小与有无蛛网膜下隙出血相关,直径<3mm的动脉瘤,SAH的风险小;直径>5~7mm的动脉瘤,SAH的风险高。对于未破裂的动脉瘤,每年发生动脉瘤破裂出血的危险性介于1%~2%之间。曾经破裂过的动脉瘤有更高的再出血率。

(2)脑血管畸形:以动静脉畸形最常见,且90%以上位于小脑幕上。脑血管畸形是胚胎发育异常形成的畸形血管团,血管壁薄,在有危险因素的条件下易诱发出血。

(3)高血压动脉硬化性动脉瘤:长期高血压动脉粥样硬化导致脑血管弯曲多,侧支循环多,管径粗细不均,且脑内动脉缺乏外弹力层,在血压增高、血流涡流冲击等因素影响下,管壁薄弱的部分逐渐向外膨胀形成囊状动脉瘤,极易破裂出血。

(4)其他病因:动脉炎或颅内炎症可引起血管破裂出血,肿瘤可直接侵袭血管导致出血。脑底异常血管网形成后可并发动脉瘤,一旦破裂出血可导致反复发生的脑实质内出血或SAH。

2.发病机制

蛛网膜下隙出血后,血液流入蛛网膜下隙淤积在血管破裂相应的脑沟和脑池中,并可下流至脊髓蛛网膜下隙,甚至逆流至第四脑室和侧脑室,引起一系列变化,主要包括:①颅内容积增加。血液流入蛛网膜下隙使颅内容积增加,引起颅内压增高,血液流入量大者可诱发脑疝。②化学性脑膜炎。血液流入蛛网膜下隙后直接刺激血管,使白细胞崩解释放各种炎症介质。③血管活性物质释放。血液流入蛛网膜下隙后,血细胞破坏产生各种血管活性物质(氧合血红蛋白、5-羟色胺、血栓烷A_2、肾上腺素、去甲肾上腺素)刺激血管和脑膜,使脑血管发生痉挛和蛛网膜颗粒粘连。④脑积水。血液流入蛛网膜下隙在颅底或逆流入脑室发生凝固，造成脑脊液回流受阻引起急性阻塞性脑积水和颅内压增高；部分红细胞随脑脊液流入蛛网膜颗粒并溶解，使其阻塞，引起脑脊液吸收减慢，最后产生交通性脑积水。⑤下丘脑功能紊乱。血液及其代谢产物直接刺激下丘脑引起神经内分泌紊乱，引起发热、血糖含量增高、应激性溃疡、肺水肿等。⑥脑一心综合征。急性高颅压或血液直接刺激下丘脑、脑干，导致自主神经功能亢进，引起急性心肌缺血、心律失常等。

二、临床表现

SAH 发生于任何年龄，发病高峰多在 30～60 岁；50 岁后，ISAH 的危险性有随年龄的增加而升高的趋势。男女在不同的年龄段发病不同，10 岁前男性的发病率较高，男女比为 4∶1；40～50 岁时，男女发病相等；70～80 岁时，男女发病率之比高达 1∶10。临床主要表现为剧烈头痛、脑膜刺激征阳性、血性脑脊液。在严重病例中，患者可出现意识障碍，从嗜睡至昏迷不等。

（一）症状与体征

1.先兆及诱因

先兆通常是不典型头痛或颈部僵硬，部分患者有病侧眼眶痛、轻微头痛、动眼神经麻痹等表现，主要由少量出血造成；70％的患者存在上述症状数日或数周后出现严重出血，但绝大部分患者起病急骤，无明显先兆。常见诱因有过量饮酒、情绪激动、精神紧张、剧烈活动、用力状态等，这些诱因均能增加 ISAH 的风险性。

2.一般表现

出血量大者，当日体温即可升高，可能与下丘脑受影响有关；多数患者于 2～3 日后体温升高，多属于吸收热；SAH 后患者血压增高，约 1～2 周病情趋于稳定后逐渐恢复病前血压。

3.神经系统表现

绝大部分患者有突发持续性剧烈头痛。头痛位于前额、枕部或全头，可扩散至颈部、腰背部；常伴有恶心、呕吐。呕吐可反复出现，系由颅内压急骤升高和血液直接刺激呕吐中枢所致。如呕吐物为咖啡色样胃内容物则提示上消化道出血，预后不良。头痛部位各异，轻重不等，部分患者类似眼肌麻痹型偏头痛。有 48％～81％的患者可出现不同程度的意识障碍，轻者嗜睡，重者昏迷，多逐渐加深。意识障碍的程度、持续时间及意识恢复的可能性均与出血量、出血部位及有无再出血有关。

部分患者以精神症状为首发或主要的临床症状，常表现为兴奋、躁动不安、定向障碍，甚至谵妄和错乱；少数可出现迟钝、淡漠、抗拒等。精神症状可由大脑前动脉或前交通动脉附近的动脉瘤破裂引起，大多在病后 1～5 日出现，但多数在数周内自行恢复。癫痫发作较少见，多发生在出血时或出血后的急性期，国外发生率为6％～26.1％，国内资料为 10％～18.3％。在一项 SAH 的大宗病例报道中，大约有 15％的动脉瘤性 SAH 表现为癫痫。癫痫可为局限性抽搐或全身强直一阵挛性发作，多见于脑血管畸形引起者，出血部位多在天幕上，多由于血液刺激大脑皮质所致，患者有反复发作倾向。部分患者由于血液流入脊髓蛛网膜下隙可出现神经根刺激症状，如腰背痛。

4.神经系统体征

（1）脑膜刺激征：为 SAH 的特征性体征，包括头痛、颈强直、Kernig 征和 Brudzinski 征阳性。常于起病后数小时至 6 日内出现，持续 3～4 周。颈强直发生率最高（6％～100％）。另外，应当注意临床上有少数患者可无脑膜刺激征，如老年患者，可能因蛛网膜下隙扩大等老年性改变和痛觉不敏感等因素，往往使脑膜刺激征不明显，但意识障碍仍可较明显，老年人的意识障碍可达 90％。

（2）脑神经损害：以第Ⅱ、Ⅲ对脑神经最常见，其次为第Ⅴ、Ⅵ、Ⅶ、Ⅷ对脑神经，主要由于未破裂的动脉瘤压迫或破裂后的渗血、颅内压增高等直接或间接损害引起。少数患者有一过性肢体单瘫、偏瘫、失语，早期出现者多因出血破入脑实质和脑水肿所致；晚期多由于迟发性脑血管痉挛引起。

（3）眼症状：SAH 的患者中，17％有玻璃体膜下出血，7％～35％有视盘水肿。视网膜下出血及玻璃体下出血是诊断 SAH 有特征性的体征。

(4)局灶性神经功能缺失：如有局灶性神经功能缺失有助于判断病变部位，如突发头痛伴眼睑下垂者，应考虑载瘤动脉可能是后交通动脉或小脑上动脉。

(二)SAH并发症

1.再出血

在脑血管疾病中，最易发生再出血的疾病是SAH，国内文献报道再出血率为24%左右。再出血临床表现严重，病死率远远高于第1次出血，一般发生在第1次出血后10～14日，2周内再发生率占再发病例的54%～80%。近期再出血病死率为41%～46%，甚至更高。再发出血多因动脉瘤破裂所致，通常在病情稳定的情况下，突然头痛加剧、呕吐、癫痫发作，并迅速陷入深昏迷，瞳孔散大，对光反射消失，呼吸困难甚至停止。神经定位体征加重或脑膜刺激征明显加重。

2.脑血管痉挛

脑血管痉挛(CVS)是SAH发生后出现的迟发性大、小动脉的痉挛狭窄，以后者更多见。典型的血管痉挛发生在出血后3～5日，于5～10日达高峰，2～3周逐渐缓解。在大多数研究中，血管痉挛发生率在25%～30%。早期可逆性CVS多在蛛网膜下隙出血后30分钟内发生，表现为短暂的意识障碍和神经功能缺失。70%的CVS在蛛网膜下隙出血后1～2周内发生，尽管及时干预治疗，但仍有约50%有症状的CVS患者将会进一步发展为脑梗死。因此，CVS的治疗关键在预防。血管痉挛发作的临床表现通常是头痛加重或意识状态下降，除发热和脑膜刺激征外，也可表现局灶性的神经功能损害体征，但不常见。尽管导致血管痉挛的许多潜在危险因素已经确定，但CT扫描所见的蛛网膜下隙出血的数量和部位是最主要的危险因素。基底池内有厚层血块的患者比仅有少量出血的患者更容易发展为血管痉挛。虽然国内外均有大量的临床观察和实验数据，但是CVS的机制仍不确定。蛛网膜下隙出血本身或其降解产物中的一种或多种成分可能是导致CVS的原因。

CVS的检查，常选择经颅多普勒超声(TCD)和数字减影血管造影(DSA)检查。TCD有助于血管痉挛的诊断。TCD血液流速峰值大于200cm/s和(或)平均流速大于120cm/s时能很好地与血管造影显示的严重血管痉挛相符。值得提出的是，TCD只能测定颅内血管系统中特定深度的血管段。测得数值的准确性在一定程度上依赖于超声检查者的经验。动脉插管血管造影诊断CVS较TCD更为敏感。CVS患者行血管造影的价值不仅用于诊断，更重要的目的是血管内治疗。动脉插管血管造影为有创检查，价格较昂贵。

3.脑积水

大约25%的动脉瘤性蛛网膜下隙出血患者由于出血量大、速度快，血液大量涌入第三脑室、第四脑室并凝固，使第四脑室的外侧孔和正中孔受阻，可引起急性梗阻性脑积水，导致颅内压急剧升高，甚至出现脑疝而死亡。急性脑积水常发生于起病数小时至2周内，多数患者在1～2日内意识障碍呈进行性加重，神经症状迅速恶化，生命体征不稳定，瞳孔散大。颅脑CT检查可发现阻塞上方的脑室明显扩大等脑室系统有梗阻表现，此类患者应迅速进行脑室引流术。慢性脑积水是SAH后3周至1年内发生的脑积水，原因可能为蛛网膜下隙出血刺激脑膜，引起无菌性炎症反应形成粘连，阻塞蛛网膜下隙及蛛网膜绒毛而影响脑脊液的吸收与回流，以脑脊液吸收障碍为主，病理切片可见蛛网膜增厚纤维变性，室管膜破坏及脑室周围脱髓鞘改变。Johnston认为脑脊液的吸收与蛛网膜下隙和上矢状窦的压力差以及蛛网膜绒毛颗粒的阻力有关。当脑外伤后颅内压增高时，上矢状窦的压力随之升高，使蛛网膜下隙和上矢状窦的压力差变小，从而使蛛网膜绒毛微小管系统受压甚至关闭，直接影响脑脊液的吸收。由于脑脊液的积蓄造成脑室内静水压升高，致使脑室进行性扩大。因此，慢性脑积水的初期，患者的颅内压是高于正常的，及至脑室扩大到一定程度之后，由于加大了吸收面，才渐使颅内压下降至正常范围，故临床上称之为正常颅压脑积水。但由于脑脊液的静水压已超过脑室壁所能承受的压力，使脑室不断继续扩大、脑萎缩加重而致进行性痴呆。

4.自主神经及内脏功能障碍

常因下丘脑受出血、脑血管痉挛和颅内压增高的损伤所致，临床可并发心肌缺血或心肌梗死、急性肺水肿、应激性溃疡。这些并发症被认为是由于交感神经过度活跃或迷走神经张力过高所致。

5.低钠血症

尤其是重症 SAH 常影响下丘脑功能，而导致有关水盐代谢激素的分泌异常。目前，关于低钠血症发生的病因有两种机制，即血管升压素分泌异常综合征（syndrome of inappropriate antidiuretic hormone，SIADH）和脑性耗盐综合征（cerebral salt-wasting syndrome，CSWS）。

SIADH 理论是 1957 年由 Bartter 等提出的，该理论认为，低钠血症产生的原因是由于各种创伤性刺激作用于下丘脑，引起血管升压素（ADH）分泌过多，或血管升压素渗透性调节异常，丧失了低渗对 ADH 分泌的抑制作用，而出现持续性 ADH 分泌。肾脏远曲小管和集合管重吸收水分的作用增强，引起水潴留、血钠被稀释及细胞外液增加等一系列病理生理变化。同时，促肾上腺皮质激素（ACTH）相对分泌不足，血浆 ACTH 降低，醛固酮分泌减少，肾小管排钾保钠功能下降，尿钠排出增多。细胞外液增加和尿、钠丢失的后果是血浆渗透压下降和稀释性低血钠，尿渗透压高于血渗透压，低钠而无脱水，中心静脉压增高的一种综合征。若进一步发展，将导致水分从细胞外向细胞内转移、细胞水肿及代谢功能异常。当血钠＜120mmol/L 时，可出现恶心、呕吐、头痛；当血钠＜110mmol/L 时可发生嗜睡、躁动、谵语、肌张力低下、腱反射减弱或消失甚至昏迷。

但 20 世纪 70 年代末以来，越来越多的学者发现，发生低钠血症时，患者多伴有尿量增多和尿钠排泄量增多，而血中 ADH 并无明显增加。这使得脑性耗盐综合征的概念逐渐被接受。SAH 时，CSWS 的发生可能与脑钠肽（BNP）的作用有关。下丘脑受损时可释放出 BNP，脑血管痉挛也可使 BNP 升高。BNP 的生物效应类似心房钠尿肽（ANP），有较强的利钠和利尿反应。CSWS 时可出现厌食、恶心、呕吐、无力、直立性低血压、皮肤无弹性、眼球内陷、心率增快等表现。诊断依据：细胞外液减少，负钠平衡，水摄入与排出率＜1，肺动脉楔压＜8mmHg，中央静脉压＜6mmHg，体重减轻。Ogawasara 提出每日对 CSWS 患者定时测体重和中央静脉压是诊断 CSWS 和鉴别 SIADH 最简单和实用的方法。

三、辅助检查

(一)脑脊液检查

目前脑脊液（CSF）检查尚不能被 CT 检查所完全取代。由于腰椎穿刺（LP）有诱发再出血和脑疝的风险，在无条件行 CT 检查和病情允许的情况下，或颅脑 CT 所见可疑时才可考虑谨慎施行 LP 检查。均匀一致的血性脑脊液是诊断 SAH 的金标准，脑脊液压力增高，蛋白含量增高，糖和氯化物水平正常。起初脑脊液中红、白细胞比例与外周血基本一致（700 ∶ 1），12 小时后脑脊液开始变黄，2～3 日后因出现无菌性炎症反应，白细胞数可增加，初为中性粒细胞，后为单核细胞和淋巴细胞。LP 阳性结果与穿刺损伤出血的鉴别很重要。通常是通过连续观察试管内红细胞计数逐渐减少的三管试验来证实，但采用脑脊液离心检查上清液黄变及匿血反应是更灵敏的诊断方法。脑脊液细胞学检查可见巨噬细胞内吞噬红细胞及碎片，有助于鉴别。

(二)颅脑 CT 检查

CT 检查是诊断蛛网膜下隙出血的首选常规检查方法。急性期颅脑 CT 检查快速、敏感，不但可早期确诊，还可判定出血部位、出血量、血液分布范围及动态观察病情进展和有无再出血迹象。急性期 CT 表现为脑池、脑沟及蛛网膜下隙呈高密度改变，尤以脑池局部积血有定位价值，但确定出血动脉及病变性质仍需借助于数字减影血管造影（DSA）检查。发病距 CT 检查的时间越短，显示蛛网膜下隙出血病灶部位的积血越清楚。Adams 观察发病当日 CT 检查显示阳性率为 95%，1 日后降至 90%，5 日后降至 80%，7 日后降至 50%。CT 显示蛛网膜下隙高密度出血征象，多见于大脑外侧裂池、前纵裂池、后纵裂池、鞍上池、和环池等。CT 增强扫描可能显示大的动脉瘤和血管畸形。须注意 CT 阴性并不能绝对排除 SAH。

部分学者依据 CT 扫描并结合动脉瘤好发部位推测动脉瘤的发生部位，如蛛网膜下隙出血以鞍上池为中心呈不对称向外扩展，提示颈内动脉瘤；外侧裂池基底部积血提示大脑中动脉瘤；前纵裂池基底部积血提示前交通动脉瘤；出血以脚间池为中心向前纵裂池和后纵裂池基底部扩散，提示基底动脉瘤。CT 显示弥漫性出血或局限于前部的出血发生再出血的风险较大，应尽早行 DSA 检查确定动脉瘤部位并早期手术。MRA 作为初筛工具具有无创、无风险的特点,但敏感性不如 DSA 检查高。

（三）数字减影血管造影

确诊 SAH 后应尽早行数字减影血管造影(DSA)检查,以确定动脉瘤的部位、大小、形状、数量、侧支循环和脑血管痉挛等情况,并可协助除外其他病因如动静脉畸形、烟雾病和炎性血管瘤等。大且不规则、分成小腔(为责任动脉瘤典型的特点)的动脉瘤可能是出血的动脉瘤。如发病之初脑血管造影未发现病灶,应在发病 1 个月后复查脑血管造影,可能会有新发现。DSA 可显示 80%的动脉瘤及几乎 100%的血管畸形,而且对发现继发性脑血管痉挛有帮助。脑动脉瘤大多数在 2～3 周内再次破裂出血,尤以病后 6～8 日为高峰,因此对动脉瘤应早检查、早期手术治疗,如在发病后 2～3 日内,脑水肿尚未达到高峰时进行手术则手术并发症少。

（四）MRI 检查

MRI 对蛛网膜下隙出血的敏感性不及 CT。急性期 MRI 检查还可能诱发再出血。但 MRI 可检出脑干隐匿性血管畸形;对直径3～5mm的动脉瘤检出率可达 84%～100%,而由于空间分辨率较差,不能清晰显示动脉瘤颈和载瘤动脉,仍需行 DSA 检查。

（五）其他检查

心电图可显示 T 波倒置、QT 间期延长、出现高大 U 波等异常;血常规、凝血功能和肝功能检查可排除凝血功能异常方面的出血原因。

四、诊断与鉴别诊断

（一）诊断

根据以下临床特点诊断 SAH 一般并不困难:如突然起病,主要症状为剧烈头痛,伴呕吐;可有不同程度的意识障碍和精神症状,脑膜刺激征明显,少数伴有脑神经及轻偏瘫等局灶症状;辅助检查 LP 为血性脑脊液,脑 CT 所显示的出血部位有助于判断动脉瘤。

临床分级:一般采用 Hunt-Hess 分级法(表 1-1)或世界神经外科联盟(WFNS)分级。前者主要用于动脉瘤引起 SAH 的手术适应证及预后判断的参考,Ⅰ～Ⅲ级应尽早行 DSA,积极术前准备,争取尽早手术;对Ⅳ～Ⅴ级先行血块清除术,待症状改善后再行动脉瘤手术。后者根据格拉斯哥昏迷评分和有无运动障碍进行分级(表1-2),即Ⅰ级的 SAH 患者很少发生局灶性神经功能缺损;GCS ≤12 分(Ⅳ～Ⅴ级)的患者,不论是否存在局灶神经功能缺损,并不影响其预后判断;对于 GCS13～14 分(Ⅱ～Ⅲ级)的患者,局灶神经功能缺损是判断预后的补充条件。

表 1-1　Hunt-Hess 分级法(1968 年)

分类	标准
0 级	未破裂动脉瘤
Ⅰ级	无症状或轻微头痛
Ⅱ级	中一重度头痛、脑膜刺激征、脑神经麻痹
Ⅲ级	嗜睡、意识混浊、轻度局灶性神经体征
Ⅳ级	昏迷、中或重度偏瘫,有早期去大脑强直或自主神经功能紊乱
Ⅴ级	深昏迷、去大脑强直,濒死状态

注:凡有高血压、糖尿病、高度动脉硬化、慢性肺部疾病等全身性疾病,或 DSA 呈现高度脑血管痉挛的病例,则向恶化阶段提高 1 级。

表 1-2 WFNS 的 SAH 分级(1988 年)

分类	GCS	运动障碍
Ⅰ级	15	无
Ⅱ级	14～13	无
Ⅲ级	14～13	有局灶性体征
Ⅳ级	12～7	有或无
Ⅴ级	6～3	有或无

注:GCS(Glasgow Coma Scale)格拉斯哥昏迷评分。

(二)鉴别诊断

1.脑出血

脑出血深昏迷时与 SAH 不易鉴别,但脑出血多有局灶性神经功能缺失体征,如偏瘫、失语等,患者多有高血压病史。仔细的神经系统检查及脑 CT 检查有助于鉴别诊断。

2.颅内感染

发病较 SAH 缓慢。各类脑膜炎起病初均先有高热,脑脊液呈炎性改变而有别于 SAH。进一步脑影像学检查,脑沟、脑池无高密度增高影改变。脑炎临床表现为发热、精神症状、抽搐和意识障碍,且脑脊液多正常或只有轻度白细胞数增高,只有脑膜出血时才表现为血性脑脊液;脑 CT 检查有助于鉴别诊断。

3.瘤卒中

依靠详细病史(如有慢性头痛、恶心、呕吐等)、体征和脑 CT 检查可以鉴别。

五、西医治疗

主要治疗原则:①控制继续出血,预防及解除血管痉挛,去除病因,防治再出血,尽早采取措施预防、控制各种并发症。②掌握时机尽早行 DSA 检查,如发现动脉瘤及动静脉畸形,应尽早行血管介入、手术治疗。

(一)一般处理

绝对卧床护理 4～6 周,避免情绪激动和用力排便,防治剧烈咳嗽,烦躁不安时适当应用止咳剂、镇静剂;稳定血压,控制癫痫发作。对于血性脑脊液伴脑室扩大者,必要时可行脑室穿刺和体外引流,但应掌握引流速度要缓慢。发病后应密切观察 GCS 评分,注意心电图变化,动态观察局灶性神经体征变化和进行脑功能监测。

(二)防止再出血

二次出血是本病的常见现象,故积极进行药物干预对防治再出血十分必要。蛛网膜下隙出血急性期脑脊液纤维素溶解系统活性增高,第 2 周开始下降,第 3 周后恢复正常。因此,选用抗纤维蛋白溶解药物抑制纤溶酶原的形成,具有防治再出血的作用。

1.6-氨基己酸

为纤维蛋白溶解抑制剂,可阻止动脉瘤破裂处凝血块的溶解,又可预防再破裂和缓解脑血管痉挛。每次 8～12g 加入 10%葡萄糖盐水 500mL 中静脉滴注,每日 2 次。

2.氨甲苯酸

又称抗血纤溶芳酸,能抑制纤溶酶原的激活因子,每次200～400mg,溶于葡萄糖注射液或 0.9%氯化钠注射液 20mL 中缓慢静脉注射,每日 2 次。

3.氨甲环酸

为氨甲苯酸的衍化物,抗血纤维蛋白溶酶的效价强于前两种药物,每次 250～500mg 加入 5%葡萄糖注射液 250～500mL 中静脉滴注,每日 1～2 次。

但近年的一些研究显示抗纤溶药虽有一定的防止再出血作用,但同时增加了缺血事件的发生,因此不推荐常规使用此类药物,除非凝血障碍所致出血时可考虑应用。

(三)降颅压治疗

蛛网膜下隙出血可引起颅内压升高、脑水肿，严重者可出现脑疝，应积极进行脱水降颅压治疗，主要选用20%甘露醇静脉滴注，每次125～250mL，2～4次/日；呋塞米入小壶，每次20～80mg，2～4次/日；清蛋白10～20g/d，静脉滴注。药物治疗效果不佳或疑有早期脑疝时，可考虑脑室引流或颞肌下减压术。

(四)防治脑血管痉挛及迟发性缺血性神经功能缺损

目前认为脑血管痉挛引起迟发性缺血性神经功能缺损(delayed ischemic neurologic deficit，DIND)是动脉瘤性SAH最常见的死亡和致残原因。钙通道拮抗剂可选择性作用于脑血管平滑肌，减轻脑血管痉挛和DIND。常用尼莫地平，每日10mg(50mL)，以每小时2.5～5.0mL速度泵入或缓慢静脉滴注，5～14日为1个疗程；也可选择尼莫地平，每次40mg，每日3次，口服。国外报道高血压－高血容量－血液稀释(hypertension-hypervolemia-hemodilution，3H)疗法可使大约70%的患者临床症状得到改善。有数个报道认为与以往相比，“3H”疗法能够明显改善患者预后。增加循环血容量，提高平均动脉压(MAP)，降低血细胞比容(HCT)至30%～50%，被认为能够使脑灌注达到最优化。3H疗法必须排除已存在脑梗死、高颅压，并已夹闭动脉瘤后才能应用。

(五)防治急性脑积水

急性脑积水常发生于病后1周内，发生率为9%～27%。急性阻塞性脑积水患者脑CT显示脑室急速进行性扩大，意识障碍加重，有效的疗法是行脑室穿刺引流和冲洗。但应注意防止脑脊液引流过度，维持颅内压在15～30mmHg，因过度引流会突然发生再出血。长期脑室引流要注意继发感染(脑炎、脑膜炎)，感染率为5%～10%。同时常规应用抗生素防治感染。

(六)低钠血症的治疗

SIADH的治疗原则主要是纠正低血钠和防止体液容量过多。可限制液体摄入量，1日＜500～1000mL，使体内水分处于负平衡以减少体液过多与尿钠丢失。注意应用利尿剂和高渗盐水，纠正低血钠与低渗血症。当血浆渗透压恢复，可给予5%葡萄糖注射液维持，也可用抑制ADH药物，去甲金霉素1～2g/d，口服。

CSWS的治疗主要是维持正常水盐平衡，给予补液治疗。可静脉或口服等渗或高渗盐液，根据低钠血症的严重程度和患者耐受程度单独或联合应用。高渗盐液补液速度以每小时0.7mmol/L，24小时＜20mmol/L为宜。如果纠正低钠血症速度过快可导致脑桥脱髓鞘病，应予特别注意。

(七)外科治疗

经造影证实有动脉瘤或动静脉畸形者，应争取手术或介入治疗，根除病因防止再出血。

1.显微外科

夹闭颅内破裂的动脉瘤是消除病变并防止再出血的最好方法，而且动脉瘤被夹闭，继发性血管痉挛就能得到积极有效的治疗。一般认为Hunt-Hess分级Ⅰ～Ⅱ级的患者应在发病后48～72小时内早期手术。应用现代技术，早期手术已经不再难以克服。一些神经血管中心富有经验的医师已经建议给低评分的患者早期手术，只要患者的血流动力学稳定，颅内压得以控制即可。对于神经状况分级很差和(或)伴有其他内科情况，手术应该延期。对于病情不太稳定、不能承受早期手术的患者，可选择血管内治疗。

2.血管内治疗

选择适合的患者行血管内放置Guglielmi可脱式弹簧圈(Guglielmi detachable coils，GDCs)，已经被证实是一种安全的治疗手段。近年来，一般认为治疗指征为手术风险大或手术治疗困难的动脉瘤。

六、中医治疗

(一)辨证论治

1.肝阳暴亢，瘀血阻窍证

证候：突发头痛，疼痛剧烈，状如刀劈，伴有恶心，呕吐，烦躁，易激动，口干，口苦，渴喜冷饮，舌黯红或有瘀斑,苔黄,舌下脉络迂曲,脉弦。

治法:平肝潜阳,活血止痛。

方药:镇肝熄风汤加减。生龙骨(先煎)30g,生牡蛎(先煎)30g,代赭石(先煎)30g,龟甲(先煎)10g,白芍药 12g,玄参 15g,天冬 9g,川牛膝 15g,川楝子 9g,茵陈 9g,麦芽 9g,川芎 9g。

方解:方中生龙骨、生牡蛎、代赭石镇肝潜阳;龟甲、白芍药、玄参、天冬滋养肝肾之阴,又重用川牛膝辅以川楝子引气血下行;合茵陈、麦芽以清肝解郁;川芎以活血行气止痛。全方共奏平肝潜阳、活血止痛之效。

加减:夹有痰热者,加天竺黄、竹沥,清化痰热;心烦失眠者,加黄连、栀子、夜交藤、珍珠母,清心除烦、安神定志;头痛重者,加生石决明、夏枯草,平肝清热;烦躁者,加石菖蒲、远志,宁神定志;血瘀明显者,加红花、桃仁、牡丹皮,活血化瘀。

2.肝风上扰,痰蒙清窍证

证候:剧烈头痛,颈项强直,伴有恶心,呕吐,头晕昏沉或眩晕,可见谵妄或神识昏蒙,喉中痰鸣,舌质淡,苔黄或白腻,脉弦滑。

治法:平肝息风,化痰开窍

方药:羚角钩藤汤合温胆汤加减。羚羊角粉(分冲)1.2g,生地黄 30g,钩藤 15g,菊花 9g,桑叶 9g,茯苓 15g,白芍药 15g,赤芍药 15g,竹茹 9g,川牛膝 15g,川芎 9g,牡丹皮 15g,半夏 9g,陈皮 9g,栀子 9g,生甘草 6g。

方解:方中羚羊角粉入肝经,凉肝息风;钩藤清热平肝,息风止痉;桑叶、菊花辛凉疏泄,清热平肝息风,以加强凉肝息风之效;生地黄、白芍药、生甘草酸甘化阴,滋阴增液;川芎、赤芍药、牡丹皮清热凉血化瘀;竹茹、栀子清热化痰;茯苓、半夏、陈皮健脾燥湿化痰;牛膝引火下行。诸药配伍共奏平肝息风、化痰开窍之功。

加减:头痛剧烈者,加石决明、夏枯草,平肝清热;恶心呕吐者,加生姜,和中止呕;谵妄者,加石菖蒲、郁金,豁痰宁神;口苦、咽干者,加黄芩,清热利咽;痰多者,加天竺黄、川贝母,清热化痰。

3.瘀血阻络,痰火扰心证

证候:头痛日久不愈,痛有定处,突然头痛加剧,伴呕吐,项强,或抽搐,或半身不遂,口干但欲漱水不欲咽,唇甲紫黯,或持续发热,尿赤便秘,舌质黯,有瘀斑,苔黄燥,脉弦。

治法:活血化瘀,清化痰热。

方药:通窍活血汤合涤痰汤加减。川芎 9g,桃仁 12g,红花 9g,赤芍药 15g,牡丹皮 15g,胆南星 6g,半夏 9g,橘红 9g,竹茹 9g,石菖蒲 12g,枳实 9g,茯苓 15g。

方解:方中川芎、桃仁、红花、赤芍药、牡丹皮活血化瘀;半夏、橘红、胆南星、竹茹、茯苓清热健脾化痰;枳实行气化痰消痞;石菖蒲化湿开窍宁神。全方共奏活血化瘀、清化痰热之功。

加减:热重者,加栀子、黄芩,清热解毒;大便干者,加大黄、全瓜蒌,清热泻下通便;痰多者,加天竺黄、竹沥,清热化痰。

4.元气败脱,神明散乱证

证候:突然昏仆,不省人事,频频呕吐,肢体瘫软,手撒肢冷,冷汗淋漓,气息微弱,二便自遗,面青舌萎,舌质紫黯,苔白滑,脉微弱。

治法:益气固脱,回阳救逆。

方药:独参汤或参附汤加减。人参 30g,制附子 9g。

方解:方中人参大补元气;附子温肾壮阳,二药合用以奏益气固脱、回阳救逆之功。

加减:汗出淋漓者,加煅龙骨、煅牡蛎、五味子,敛汗固脱。

(二)中成药

1.天麻钩藤颗粒

适用于 SAH 肝阳暴亢、瘀血阻窍证,每次 10g,每日 3 次,口服。

2.至宝丹或安宫牛黄丸

适用于SAH肝风上扰、痰蒙清窍证，每次1丸(3g)，每日1～2次，口服或鼻饲。

3.牛黄宁宫片或安脑丸

适用于SAH瘀血阻络、痰火扰心证，每次3～6片或1～2丸，每日3次或2次口服。

4.参附注射液

适用于SAH元气败脱、神明散乱证，20～40mL加入5%葡萄糖注射液或0.9%氯化钠注射液250～500mL中，静脉滴注，每日1次。

5.生脉注射液或参麦注射液

适用于SAH元气败脱、神明散乱证，20～40mL加入5%葡萄糖注射液100～200mL中，静脉滴注，每日1次。

6.脑血康口服液

适用于SAH瘀血不消所致的头痛头晕，每次10～20mL，每日3次口服。

(三)针刺疗法

主穴：取双侧内关穴，用28号毫针直刺1～1.5寸，采用捻转提插相结合，泻法，施术1分钟，接着刺水沟，用雀啄方法，至患者流泪，最后配以昆仑、太冲、列缺、阿是穴、太阳、率谷、风池等穴用泻法直刺0.4～0.6寸，留针3～5分钟，每日1次。

配穴：三棱针刺十宣穴放血。急性期每日1～2次。

(梁翠兰)

第三节　短暂性脑缺血发作

短暂性脑缺血发作(transient ischemic attack，TIA)是指因脑血管病变引起的短暂性、局限性脑功能缺失或视网膜功能障碍。临床症状一般持续10～20分钟，多在1小时内缓解，最长不超过24小时，不遗留神经功能缺失症状，结构性影像学(CT、MRI)检查无责任病灶。凡临床症状持续超过1小时且神经影像学检查有明确病灶者不宜称为TIA。

1975年时曾将TIA定义限定为24小时，这是基于时间(time-based)的定义。2002年美国TIA工作组提出了新的定义，即由于局部脑或视网膜缺血引起的短暂性神经功能缺损发作，典型临床症状持续不超过1小时，且无急性脑梗死的证据。TIA新的基于组织学(tissue-based)的定义以脑组织有无损伤为基础，更有利于临床医师及时进行评价，使急性脑缺血能得到迅速干预。

流行病学统计表明，15%的脑卒中患者曾发生过TIA。不包括未就诊的患者，美国每年TIA发作人数估计为20万～50万人。TIA发生脑卒中率明显高于一般人群，TIA后第1个月内发生脑梗死者占4%～8%；1年内约12%～13%；5年内增至24%～29%。TIA患者发生脑卒中在第1年内较一般人群高13～16倍，是最严重的“卒中预警”事件，也是治疗干预的最佳时机，频发TIA更应以急诊处理。

本病相当于中医学“微风”“小中风”“中风先兆”“眩晕”等病证。

一、病因与发病机制

(一)中医病因病机

中医学认为短暂性脑缺血之所以随发随止，是因为气血尚未衰败；之所以反复发作，是因为机体内致病因素存在；之所以多无持久的意识障碍，是由于尚未中脏腑。其病因病机与中风相同。风、火、痰、瘀、虚是其主要病因病机。

1.风火上炎

素体阳盛,性情急躁,肝火旺盛,或郁怒伤肝,肝郁化火,亢而动风,风火上炎,鼓荡气血上冲犯脑。

2.风痰瘀阻

因五志过极,暴怒伤肝,引动心火,风火夹痰,气血阻滞等,而见经络失常症状。

3.痰热腑实

饮食不节,肥甘厚腻,痰热内生,风阳夹痰,蒙蔽清窍。

4.气虚血瘀

由于积损正衰、年老体弱等致正气不足,卫外不顾,外邪入中经络,气血痹阻。

5.阴虚风动

劳累过度,肝肾阴虚,肝阳上亢,上扰清窍。病性多为本虚标实,上盛下虚。在本为肝肾阴虚,在标为风火相扇,痰湿壅盛,瘀血阻滞,气血运行不畅。其基本病机为气血阻滞、经络失常。

(二)西医病因及发病机制

1.病因

TIA 病因各有不同,主要是动脉粥样硬化和心源性栓子。多数学者认为微栓塞或血流动力学障碍是 TIA 发病的主要原因,90%左右的微栓子来源于心脏和动脉系统,动脉粥样硬化是 50 岁以上患者 TIA 的最常见原因。

2.发病机制

TIA 的真正发病机制至今尚未完全阐明。主要有血流动力学改变学说和微栓子学说

(1)血流动力学改变学说:TIA 的主要原因是血管本身病变。动脉粥样硬化造成大血管的严重狭窄,由于病变血管自身调节能力下降,当一些因素引起灌注压降低时,病变血管支配区域的血流就会显著下降,同时又可能存在全血黏度增高、红细胞变形能力下降和血小板功能亢进等血液流变学改变,促进了微循环障碍的发生,而使局部血管无法保持血流量的恒定,导致相应供血区域 TIA 的发生。血流动力学型 TIA 在大动脉严重狭窄基础上合并血压下降,导致远端一过性脑供血不足症状,当血压回升时症状可缓解。

(2)微栓子学说:大动脉的不稳定粥样硬化斑块破裂,脱落的栓子随血流移动,阻塞远端动脉,随后栓子很快发生自溶,临床表现为一过性缺血发作。动脉的微栓子来源最常见的部位是颈内动脉系统。心源性栓子为微栓子的另一来源,多见于心房颤动、心瓣膜疾病及左心室血栓形成。

(3)其他学说:脑动脉痉挛、受压学说,如脑血管受到各种刺激造成的痉挛或由于颈椎骨质增生压迫椎动脉造成缺血;颅外血管盗血学说,如锁骨下动脉严重狭窄,椎动脉脑血流逆行,导致颅内灌注不足等。

TIA 常见的危险因素包括高龄、高血压、抽烟、心脏病(冠心病、心律失常、充血性心力衰竭、心脏瓣膜病)、高血脂、糖尿病和糖耐量异常、肥胖、不健康饮食、体力活动过少、过度饮酒、口服避孕药或绝经后雌激素的应用、高同型半胱氨酸血症、抗心磷脂抗体综合征、蛋白 C/蛋白 S 缺乏症等。

二、临床表现

TIA 多发于老年人,男性多于女性。发病突然,恢复完全,不遗留神经功能缺损的症状和体征,多有反复发作的病史。持续时间短暂,一般为 10~15 分钟,颈内动脉系统平均为 14 分钟,椎一基底动脉系统平均为 8 分钟,每日可有数次发作,发作间期无神经系统症状及阳性体征。颈内动脉系统 TIA 与椎一基底动脉系统 TIA 相比,发作频率较少,但更容易进展为脑梗死。

TIA 神经功能缺损的临床表现依据受累的血管供血范围而不同,临床常见的神经功能缺损有两种。

(一)颈动脉系统 TIA

最常见的症状为对侧面部或肢体的一过性无力和感觉障碍、偏盲,偏侧肢体或单肢的发作性轻瘫最常见,通常以上肢和面部较重,优势半球受累可出现语言障碍。单眼视力障碍为颈内动脉系统 TIA 所特有,短暂的单眼黑矇是颈内动脉分支——眼动脉缺血的特征性症状,表现为短暂性视物模糊、眼前灰暗感或云

雾状。

(二)椎—基底动脉系统 TIA

常见症状为眩晕、头晕、平衡障碍、复视、构音障碍、吞咽困难、皮质性盲和视野缺损、共济失调、交叉性肢体瘫痪或感觉障碍。脑干网状结构缺血可能由于双下肢突然失张力,造成跌倒发作。颞叶、海马、边缘系统等部位缺血可能出现短暂性全面性遗忘症,表现为突发的一过性记忆丧失,时间、空间定向力障碍,患者有自知力,无意识障碍,对话、书写、计算能力保留,症状可持续数分钟至数小时。

血流动力学型 TIA 与微栓塞型 TIA 在临床表现上也有所区别(表 1-3)。

表 1-3　血流动力学型 TIA 与微栓塞型 TIA 的临床鉴别要点

临床表现	血流动力学型	微栓塞型
发作频率	密集	稀疏
持续时间	短暂	较长
临床特点	刻板	多变

三、辅助检查

治疗的结果与确定病因直接相关,辅助检查的目的就在于确定病因及危险因素。

(一)TIA 的神经影像学表现

普通 CT 和 MRI 扫描正常。MRI 灌注成像(PWI)表现可有局部脑血流减低,但不出现 DWI 的影像异常。TIA 作为临床常见的脑缺血急症,要进行快速的综合评估,尤其是 MRI 检查(包括 DWI 和 PWI),以便鉴别脑卒中、确定半暗带、制订治疗方案和判断预后。CT 检查可以排除脑出血、硬膜下血肿、脑肿瘤、动静脉畸形和动脉瘤等临床表现与 TIA 相似的疾病,必要时需行腰椎穿刺以排除蛛网膜下隙出血。CT 血管成像(CTA)、磁共振血管成像(MRA)有助于了解血管情况。梗死型 TIA 的概念是指临床表现为 TIA,但影像学上有脑梗死的证据,早期的 MRI 弥散成像(DWI)检查发现,20%～40%临床上表现为 TIA 的患者存在梗死灶。但实际上根据 TIA 的新概念,只要出现了梗死灶就不能诊断为 TIA。

(二)血浆同型半胱氨酸检查

血浆同型半胱氨酸(hcy)浓度与动脉粥样硬化程度密切相关,血浆 hcy 水平升高是全身性动脉硬化的独立危险因素。

(三)其他检查

包括:TCD 检查可发现颅内动脉狭窄,并且可进行血流状况评估和微栓子检测。血常规和生化检查也是必要的,神经心理学检查可能发现轻微的脑功能损害。双侧肱动脉压、桡动脉搏动、双侧颈动脉及心脏有无杂音、全血和血小板检查、血脂、空腹血糖及糖耐量、纤维蛋白原、凝血功能、抗心磷脂抗体、心电图、心脏及颈动脉超声、TCD、DSA 等,有助于发现 TIA 的病因和危险因素、评判动脉狭窄程度、评估侧支循环建立程度和进行微栓子的检测;有条件时应考虑经食管超声心动图检查,可能发现卵圆孔未闭等心源性栓子的来源。

四、诊断与鉴别诊断

(一)诊断

诊断只能依靠病史,根据血管分布区内急性短暂神经功能障碍与可逆性发作特点,结合 CT 排除出血性疾病可考虑 TIA。确立 TIA 诊断后应进一步进行病因、发病机制的诊断和危险因素分析。TIA 和脑梗死之间并没有截然的区别,二者应被视为一个疾病动态演变过程的不同阶段,应尽可能采用“组织学损害”的标准界定二者。

(二)鉴别诊断

鉴别需要考虑其他可以导致短暂性神经功能障碍发作的疾病。

1.局灶性癫痫后出现的 Todd 麻痹

局限性运动性发作后可能遗留短暂的肢体无力或轻偏瘫，持续 0.5～36 小时后可消除。患者有明确的癫痫病史，EEG 可见局限性异常，CT 或 MRI 可能发现脑内病灶。

2.偏瘫型偏头痛

多于青年期发病，女性多见，可有家族史，头痛发作的同时或过后出现同侧或对侧肢体不同程度瘫痪，并可在头痛消退后持续一段时间。

3.晕厥

为短暂性弥漫性脑缺血、缺氧所致，表现为短暂性意识丧失，常伴有面色苍白、大汗、血压下降，EEG 多数正常。

4.梅尼埃病

发病年龄较轻，发作性眩晕、恶心、呕吐可与椎－基底动脉系统 TIA 相似，反复发作常合并耳鸣及听力减退，症状可持续数小时至数天，但缺乏中枢神经系统定位体征。

5.其他

血糖异常、血压异常、颅内结构性损伤（如肿瘤、血管畸形、硬膜下血肿、动脉瘤等）、多发性硬化等，也可能出现类似 TIA 的临床症状。临床上可以依靠影像学资料和实验室检查进行鉴别诊断。

五、西医治疗

TIA 是缺血性血管病变的重要部分。TIA 既是急症，也是预防缺血性血管病变的最佳和最重要时机。TIA 的治疗与二级预防密切结合，可减少脑卒中及其他缺血性血管事件发生。TIA 症状持续 1 小时以上，应按照急性脑卒中流程进行处理。根据 TIA 病因和发病机制的不同，应采取不同的治疗策略。

（一）控制危险因素

TIA 需要严格控制危险因素，包括调整血压、血糖、血脂、同型半胱氨酸，以及戒烟、治疗心脏疾病、避免大量饮酒、有规律的体育锻炼、控制体重等。已经发生 TIA 的患者或高危人群可长期服用抗血小板药物。肠溶阿司匹林为目前最主要的预防性用药之一。

（二）药物治疗

1.抗血小板聚集药物

阻止血小板活化、黏附和聚集，防止血栓形成，减少动脉－动脉微栓子。常用药物为：

（1）阿司匹林肠溶片：通过抑制环氧化酶减少血小板内花生四烯酸转化为血栓烷 A_2（TXA_2）防止血小板聚集，各国指南推荐的标准剂量不同，我国指南的推荐剂量为 75～150mg/d。

（2）氯吡格雷（75mg/d）：也是被广泛采用的抗血小板药，通过抑制血小板表面的二磷酸腺苷（ADP）受体阻止血小板积聚。

（3）双嘧达莫：为血小板磷酸二酯酶抑制剂，缓释剂可与阿司匹林联合使用，效果优于单用阿司匹林。

2.抗凝治疗

考虑存在心源性栓子的患者应予抗凝治疗。抗凝剂种类很多，肝素、低分子量肝素、口服抗凝剂（如华法林、香豆素）等均可选用，但除低分子量肝素外，其他抗凝剂如肝素、华法林等应用过程中应注意检测凝血功能，以避免发生出血不良反应。低分子量肝素，每次 4000～5000U，腹部皮下注射，每日 2 次，连用 7～10 日，与普通肝素比较，生物利用度好，使用安全。口服华法林 6～12mg/d，3～5 日后改为 2～6mg/d 维持，目标国际标准化比值（INR）范围为2.0～3.0。

3.降压治疗

血流动力学型 TIA 的治疗以改善脑供血为主，慎用血管扩张药物，除抗血小板聚集、降脂治疗外，需慎重管理血压，避免降压过度，必要时可给予扩容治疗。在大动脉狭窄解除后，可考虑将血压控制在目标值以下。

4.生化治疗

防治动脉硬化及其引起的动脉狭窄和痉挛以及斑块脱落的微栓子栓塞造成TIA。主要用药有：维生素B_1，每次10mg，3次/日；维生素B_2，每次5mg，3次/日；维生素B_6，每次10mg，3次/日；复合维生素B，每次10mg，3次/日；维生素C，每次100mg，3次/日；叶酸片，每次5mg，3次/日。

（三）手术治疗

颈动脉剥脱术（CEA）和颈动脉支架治疗（CAS）适用于症状性颈动脉狭窄70%以上的患者，实际操作上应从严掌握适应证。仅为预防脑卒中而让无症状的颈动脉狭窄患者冒险手术不是正确的选择。

六、中医治疗

（一）辨证论治

1.风火上炎证

证候：一过性眩晕，头痛，半身不遂，步履不稳，偏身麻木，或言语謇涩；面红目赤，烦躁易怒，便干便秘，尿短赤，舌质红绛，舌苔薄白，脉弦数。

治法：清热泻火，平肝息风。

方药：天麻钩藤汤合龙胆泻肝汤加减。天麻10g，钩藤10g，黄芩15g，龙胆草5g，车前草15g，白芍药10g，栀子10g，黄连10g，泽泻10g，柏子仁15g。

方解：方中天麻平肝息风，钩藤清肝火、平肝阳，二者配伍平肝息风；黄芩、黄连、栀子清三焦之火；龙胆草清肝胆之热；白芍药养血敛阴平肝；泽泻、车前草利湿泻火；柏子仁润肠通便安神。全方共奏清热泻火、平肝息风之功。

加减：心火盛者，加莲子心，清心安神；失眠者，加远志，交通心肾、宁心安神。

2.风痰瘀阻证

证候：一过性半身不遂，言语謇涩，偏身麻木，步履不稳，或头晕目眩；痰多而黏，舌质黯淡，舌苔薄白或白腻，脉弦滑。

治法：祛风化痰，化瘀通络。

方药：二陈汤合天麻钩藤汤加减。陈皮9g，半夏9g，茯苓15g，天麻10g，钩藤10g，石菖蒲15g，川芎15g，当归15g，黄芪20g，白术15g。

方解：方中半夏燥湿化痰；茯苓、陈皮健脾化痰；天麻、钩藤平肝息风；石菖蒲化痰开窍；川芎、当归二药配伍化瘀通络，同时配以黄芪、白术补脾益气，燥湿化痰。全方共奏祛风化痰、祛瘀通络之功。

加减：伴胸闷呕恶、纳呆便溏等痰湿中阻之象者，加苍术、厚朴，燥湿宽中。

3.痰热腑实证

证候：一过性半身不遂，偏身麻木，步履不稳，言语謇涩，或眩晕呕吐，饮水呛咳；咯痰或痰多，腹胀便干便秘，舌质黯红，苔黄腻，脉弦滑或偏瘫侧弦滑而大。

治法：清热化痰，通腑泄热。

方药：导痰汤合大承气汤加减。陈皮10g，半夏10g，胆南星10g，茯苓15g，大黄10g，枳实10g，厚朴10g，黄芩10g，栀子10g，瓜蒌10g。

方解：方中陈皮、半夏燥湿化痰；茯苓健脾化痰；胆南星清热化痰；大黄泻火通便；枳实、厚朴二药配伍行气消积、化痰除痞；黄芩、栀子清热泻火；瓜蒌清热涤痰通便。全方共奏清热化痰、通腑泄热之功。

加减：痰湿重者，可加薤白，理气化痰；咳痰黄稠者，加竹茹，清热化痰；呕吐者，可加砂仁，调中止呕；眩晕者，加天麻、钩藤，平肝潜阳息风。

4.气虚血瘀证

证候：一过性偏身麻木，言语謇涩，半身不遂，眩晕，步履不稳；面色苍白，气短乏力，自汗出，舌质黯淡，舌苔薄白，脉细涩。

治法：健脾益气，活血通络。

方药：补阳还五汤加减。生黄芪30g，党参15g，川芎15g，当归15g，茯苓15g，延胡索10g，川楝子10g，鸡血藤20g，白术15g。

方解：方中生黄芪、党参补气；白术、茯苓健脾益气；川芎、当归活血化瘀通络；延胡索、川楝子行气通络；鸡血藤养血活血通络。全方共奏健脾益气、活血通络之功。

加减：瘀血重者，加桃仁、红花，活血化瘀通络；肢体麻木重者，加清风藤、络石藤、海风藤，祛风除湿、通经活络；伴肢体发冷者，可加桂枝，温阳通络。

5.阴虚风动证

证候：一过性眩晕，半身不遂，言语謇涩，偏身麻木，或饮水呛咳，步履不稳；耳鸣，烦躁不寐，手足心热，咽干口燥，舌质红或体瘦有裂纹，少苔或无苔，脉弦细数。

治法：育阴潜阳，平肝息风。

方药：镇肝熄风汤加减。牡蛎(先煎)30g，龟甲(先煎)30g，白芍药15g，怀牛膝15g，天麻15g，钩藤15g，生地黄20g，川芎10g。

方解：方中牡蛎平肝潜阳，龟甲滋阴潜阳益肾养血，二药配伍养阴息风；白芍药滋阴润肝；怀牛膝补益肝肾、活血通络；天麻、钩藤平肝息风；生地黄养阴润燥生津；川芎活血。全方共奏育阴潜阳、平肝息风之功。

加减：肝肾阴虚甚者，可加山茱萸、山药、枸杞子，滋补肝肾；腰膝酸软者，可加杜仲，补肾壮腰。

(二)中成药

(1)通心络胶囊：适用于TIA气虚血瘀证，每次4粒，每日3次，口服。

(2)大活络丹：适用于TIA风痰瘀阻证，每次1丸，每日1次，口服。

(3)六味地黄丸：适用于TIA阴虚风动证，每次6g，每日2次，口服。

(4)黄芪注射液：适用于TIA气虚血瘀证，每次20mL加入5%葡萄糖注射液250mL中，每日1次，静脉滴注。

(三)针刺疗法

1.体针

(1)主穴：百会、肩髃、曲池、合谷、阳陵泉、足三里、三阴交、太冲。

(2)方解：百会穴位于头，头为诸阳之会，百脉之宗，而本穴则为各经脉气会聚之处，连贯周身经穴，对于调节机体的阴阳平衡起着重要的作用；风病多犯阳经，肩髃、曲池、合谷、阳陵泉、足三里为手足阳经穴位，调和经脉，疏通气血；三阴交为足三阴经交会处，滋养肝肾之阴；太冲可平肝息风。

(3)配穴：痰湿重者，可配丰隆；肝肾之阴不足甚者，可配太溪、肝俞、肾俞；眩晕耳鸣甚者，可配耳门、听宫、听会；上肢可配肩髃、手三里、外关；下肢可配风市、伏兔、绝骨；肌肤不仁者，可配皮肤针局部叩刺。

(4)针法：毫针刺，补虚泻实，每日或隔日1次，每次留针30分钟。

2.耳针

(1)选穴：脑、皮质下、肾、肝、脾。

(2)方法：可毫针刺，每日或隔日1次，每次留针30分钟；或用王不留行贴压。

(梁翠兰)

第四节　血栓形成性脑梗死

血栓形成性脑梗死主要是脑动脉主干或皮质支动脉粥样硬化导致血管增厚、管腔狭窄闭塞和血栓形成；还可见于动脉血管内膜炎症、先天性血管畸形、真性红细胞增多症及血液高凝状态、血流动力学异常等，均可致血栓形成，引起脑局部血流减少或供血中断，脑组织缺血、缺氧导致软化坏死，出现局灶性神经系统症状和体征，如偏瘫、偏身感觉障碍和偏盲等。大面积脑梗死还有颅内高压症状，严重者可发生昏迷和脑疝。约90%的血栓形成性脑梗死是在动脉粥样硬化的基础上发生的，因此称动脉粥样硬化性血栓形成性脑梗死。

脑梗死的发病率约为110/10万，约占全部脑卒中的60%～80%；其中血栓形成性脑梗死约占脑梗死的60%～80%。

本病相当于中医学的“中风”“偏枯”“偏风”“风痱”“半身不遂”和“但臂不遂”等。

一、病因与发病机制

（一）中医病因病机

头为精明之府。脑藏于头颅之中，上至天盖，下至风府穴；为髓之海，元神之府，神机之源，诸神之会；赖颅骨以护之，膜以隔之，大络小络以贯布之；是以五脏精华，六腑清阳，皆上以养脑，从而使脑具有中清之质、精明之用。《素问·五脏别论》谓：“脑、髓、骨、脉、胆、女子胞……名曰奇恒之腑”。年老体弱，正气不足；劳倦内伤，积损正衰，气虚血瘀，阻闭脑络；或饮食不节，膏粱厚味，损伤脾胃，脾失健运，痰浊内生；或情志所伤和气候变化等均可导致脏腑阴阳失调，气血不和，经脉瘀阻，脑失其用，而发中风。概括其主要病因病机如下：

1.风火上炎

肝为风脏，主升、主动。性情急躁，怒火伤肝，肝火上炎；或劳倦伤肾，肾精衰耗，水不涵木，木少滋荣，则肝阳偏亢，风阳升越，化火生风，风火上炎，直冲犯脑，火灼脑脉，脑脉闭阻，而致中风。

2.阴虚风动

年老肾虚，肾精衰少，精不生血，肝血不足，则肝阴虚亏，阴虚阳亢，虚风内动；或肝火太盛，火灼伤阴，致肾阴不足；或劳倦伤肾，肾阴耗损，则水不涵木，肝肾阴虚，肝阳上亢，亢而动风，上犯于脑，而突发中风。

3.痰湿蒙神

素体肥胖，痰湿内停；或过食肥甘厚味，致使脾胃受伤；或久病气虚，脾失运化，水湿内停，聚而成痰，痰湿内生，痰湿阻络，蒙蔽脑神，即发中风。

4.痰热腑实

过食肥甘厚味，损伤脾胃，脾失运化，痰湿内生，郁久化热，痰热互结，阻闭经脉，腑气不通，毒邪内生，熏蒸气血，气血逆乱，扰及脑神而发中风。

5.气虚血瘀

年老气衰，或久病气虚，或喜静而不喜动，或久卧伤气，或忧思伤脾，正气不足，气虚不运，血行不畅，而致气虚血瘀，瘀阻经脉，一旦血瘀阻滞脑脉，气血不通，脑神失养，遂发中风。《灵枢·刺节真邪》曰：“虚邪偏容于身半，其入深，内居荣卫，荣卫稍衰，则真气去，邪气独留，发为偏枯。”即指出了中风与气虚血瘀有关。

（二）西医病因及发病机制

1.病因

(1)动脉壁病变：血栓形成性脑梗死最常见的病因为动脉粥样硬化，常伴高血压，与动脉粥样硬化互为因果。其次为各种原因引起的动脉炎、血管异常（如夹层动脉瘤、先天性动脉瘤）等。

(2)血液成分异常：血液黏度增高，以及真性红细胞增多症、血小板增多症、高脂血症等，都可使血液黏度增高，血液淤滞，引起血栓形成。如果没有血管壁的病变为基础，不会发生血栓。

(3)血流动力学异常：在动脉粥样硬化的基础上，当血压下降、血流缓慢、脱水、严重心律失常及心功能不全时，可导致灌注压下降，有利于血栓形成。

2.发病机制

主要是动脉内膜深层的脂肪变性和胆固醇沉积，形成粥样硬化斑块及各种继发病变，使管腔狭窄甚至阻塞。病变逐渐发展，则内膜分裂，内膜下出血和形成内膜溃疡。内膜溃疡易发生血栓形成，使管腔进一步狭窄或闭塞。由于动脉粥样硬化好发于大动脉的分叉处及拐弯处，故脑血栓的好发部位为大脑中动脉、颈内动脉的虹吸部及起始部、椎动脉及基底动脉的中下段等。由于脑动脉有丰富的侧支循环，管腔狭窄需达到80%以上才会影响脑血流量。逐渐发生的动脉硬化斑块一般不会出现症状，当内膜损伤破裂形成溃疡后，血小板及纤维素等血中有形成分黏附、聚集、沉着形成血栓。当血压下降、血流缓慢、脱水等血液黏度增加，致供血减少或促进血栓形成的情况下，即出现急性缺血症状。

病理生理学研究发现，脑的耗氧量约为总耗氧量的20%，故脑组织缺血缺氧是以血栓形成性脑梗死为代表的缺血性脑血管疾病的核心发病机制。脑组织缺血缺氧将会引起神经细胞肿胀、变性、坏死、凋亡以及胶质细胞肿胀、增生等一系列继发反应。脑血流阻断1分钟后神经元活动停止，缺血缺氧4分钟即可造成神经元死亡。脑缺血的程度不同而神经元损伤的程度也不同。脑神经元损伤导致局部脑组织及其功能的损害。缺血性脑血管疾病的发病是多方面而且相当复杂的过程，脑缺血损害也是一个渐进的过程，神经功能障碍随缺血时间的延长而加重。目前的研究发现氧自由基的形成、钙离子超载、一氧化氮(NO)和一氧化氮合成酶的作用、兴奋性氨基酸毒性作用、炎症细胞因子损害、凋亡调控基因的激活、缺血半暗带功能障碍等方面参与了其发生机制。这些机制作用于多种生理、病理过程的不同环节，对脑功能演变和细胞凋亡给予调节，同时也受到多种基因的调节和制约，构成一种复杂的相互调节与制约的网络关系。

(1)氧自由基损伤：脑缺血时氧供应下降和ATP减少，导致过氧化氢、羟自由基以及起主要作用的过氧化物等氧自由基的过度产生和超氧化物歧化酶等清除自由基的动态平衡状态遭到破坏，攻击膜结构和DNA，破坏内皮细胞膜，使离子转运、生物能的产生和细胞器的功能发生一系列病理生理改变，导致神经细胞、胶质细胞和血管内皮细胞损伤，增加血一脑屏障通透性。自由基损伤可加重脑缺血后的神经细胞损伤。

(2)钙离子超载：研究认为，Ca^{2+}超载及其一系列有害代谢反应是导致神经细胞死亡的最后共同通路。细胞内Ca^{2+}超载有多种原因：①在蛋白激酶C等的作用下，兴奋性氨基酸(EAA)、内皮素和NO等物质释放增加，导致受体依赖性钙通道开放使大量Ca^{2+}内流。②细胞内Ca^{2+}浓度升高可激活磷脂酶、三磷酸脂醇等物质，使细胞内储存的Ca^{2+}释放，导致Ca^{2+}超载。③ATP合成减少，Na^{+}-K^{+}-ATP酶功能降低而不能维持正常的离子梯度，大量Na^{+}内流和K^{+}外流，细胞膜电位下降产生去极化，导致电压依赖性钙通道开放，大量Ca^{2+}内流。④自由基使细胞膜发生脂质过氧化反应，细胞膜通透性发生改变和离子运转，引起Ca^{2+}内流使神经细胞内Ca^{2+}浓度异常升高。⑤多巴胺、5-羟色胺和乙酰胆碱等水平升高，使Ca^{2+}内流和胞内Ca^{2+}释放。Ca^{2+}内流进一步干扰了线粒体氧化磷酸化过程，且大量激活钙依赖性酶类，如磷脂酶、核酸酶及蛋白酶，以及自由基形成、能量耗竭等一系列生化反应，最终导致细胞死亡。

(3)一氧化氮(NO)和一氧化氮合成酶的作用：有研究发现，NO作为生物体内重要的信使分子和效应分子，具有神经毒性和脑保护双重作用，即低浓度NO通过激活鸟苷酸环化酶使环鸟苷酸(cGMP)水平升高，扩张血管，抑制血小板聚集、白细胞一内皮细胞的聚集和黏附，阻断NMDA受体，减弱其介导的神经毒性作用起保护作用；而高浓度NO与超氧自由基作用形成过氧亚硝酸盐或者氧化产生亚硝酸阴离子，加强脂质过氧化，使ATP酶活性降低，细胞蛋白质损伤，且能使各种含铁硫的酶失活，从而阻断DNA复制及靶细胞内的能量合成和能量衰竭，亦可通过抑制线粒体呼吸功能实现其毒性作用而加重缺血脑组织的损害。

(4)兴奋性氨基酸毒性作用：兴奋性氨基酸(EAA)是广泛存在于哺乳动物中枢神经系统的正常兴奋性神经递质，参与传递兴奋性信息，同时又是一种神经毒素，以谷氨酸(Glu)和天冬氨酸(Asp)为代表。脑缺血使物质转化(尤其是氧和葡萄糖)发生障碍，使维持离子梯度所必需的能量衰竭和生成障碍。因为能量缺乏，膜电位消失，细胞外液中谷氨酸异常增高导致神经元、血管内皮细胞和神经胶质细胞持续去极化，并有谷氨酸从突触前神经末梢释放。胶质细胞和神经元对神经递质的再摄取一般均需耗能，神经末梢释放的谷氨酸发生转运和再摄取障碍，导致细胞间隙EAA异常堆积，产生神经毒性作用。EAA毒性可以直接导致急性细胞死亡，也可通过其他途径导致细胞凋亡。

(5)炎症细胞因子损害：脑缺血后炎症级联反应是一种缺血区内各种细胞相互作用的动态过程，是造成脑缺血后的第 2 次损伤。在脑缺血后，由于缺氧及自由基增加等因素均可通过诱导相关转录因子合成，淋巴细胞、内皮细胞、多形核白细胞和巨噬细胞、小胶质细胞以及星形胶质细胞等一些具有免疫活性的细胞均能产生细胞因子，如肿瘤坏死因子（TNF-α）、血小板活化因子（PAF）、白细胞介素（IL）系列、转化生长因子（TGF）-β_1 等，细胞因子对白细胞又有趋化作用，诱导内皮细胞表达细胞间黏附分子（ICAM-1）、P-选择素等黏附分子，白细胞通过其毒性产物、巨噬细胞作用和免疫反应加重缺血性损伤。

（6）凋亡调控基因的激活：细胞凋亡是由体内外某种信号触发细胞内预存的死亡程序而导致的以细胞 DNA 早期降解为特征的主动性自杀过程。细胞凋亡在形态学和生化特征上表现为细胞皱缩，细胞核染色质浓缩，DNA 片段化，而细胞的膜结构和细胞器仍完整。脑缺血后，神经元生存的内外环境均发生变化，多种因素如过量的谷氨酸受体的激活、氧自由基释放和细胞内 Ca^{2+} 超载等，通过激活与调控凋亡相关基因、启动细胞死亡信号转导通路，最终导致细胞凋亡。缺血性脑损伤所致的细胞凋亡可分 3 个阶段：信号传递阶段、中央调控阶段和结构改变阶段。

（7）缺血半暗带功能障碍：缺血半暗带（IP）是无灌注的中心（坏死区）和正常组织间的移行区。IP 是不完全梗死，其组织结构存在，但有选择性神经元损伤。围绕脑梗死中心的缺血性脑组织的电活动中止，但保持正常的离子平衡和结构上的完整。假如再适当增加局部脑血流量，至少在急性阶段突触传递能完全恢复，即 IP 内缺血性脑组织的功能是可以恢复的。缺血半暗带是兴奋性细胞毒性、梗死周围去极化、炎症反应、细胞凋亡起作用的地方，使该区迅速发展成梗死灶。缺血半暗带的最初损害表现为功能障碍，有独特的代谢紊乱。主要表现在葡萄糖代谢和脑氧代谢这两方面：①当血流速度下降时，蛋白质合成抑制，启动无氧糖酵解、神经递质释放和能量代谢紊乱。②急性脑缺血缺氧时，神经元和神经胶质细胞由于能量缺乏、K^+ 释放和谷氨酸在细胞外积聚而去极化，缺血中心区的细胞只去极化而不复极；而缺血半暗带的细胞以能量消耗为代价可复极，如果细胞外的 K^+ 和谷氨酸增加，这些细胞也只去极化，随着去极化细胞数量的增大，梗死灶范围也不断扩大。

尽管对缺血性脑血管疾病一直进行着研究，但对其病理生理机制尚不够深入，希望随着中西医结合对缺血性脑损伤治疗的研究进展，其发病机制也随之更深入地阐明，从而更好地为临床和理论研究服务。

二、临床表现

（一）症状与体征

多在 50 岁以后发病，常伴有高血压；多在睡眠中发病，醒来才发现肢体偏瘫。部分患者先有头昏、头痛、眩晕、肢体麻木、无力等短暂性脑缺血发作的前驱症状，多数经数小时甚至 1～2 日症状达高峰，通常意识清楚，但大面积脑梗死或基底动脉闭塞可有意识障碍，甚至发生脑疝等危重症状。神经系统定位体征视脑血管闭塞的部位及梗死的范围而定。

（二）临床分型

有的根据病情程度分型，如完全性缺血性中风，系指起病 6 小时内病情即达高峰，一般较重，可有意识障碍。还有的根据病程进展分型，如进展型缺血性中风，则指局限性脑缺血逐渐进展，数天内呈阶梯式加重。

1.按病程和病情分型

（1）进展型：局限性脑缺血症状逐渐加重，呈阶梯式加重，可持续 6 小时至数日。

（2）缓慢进展型：在起病后 1～2 周症状仍逐渐加重，血栓逐渐发展，脑缺血和脑水肿的范围继续扩大，症状由轻变重，直到出现对侧偏瘫、意识障碍，甚至发生脑疝，类似颅内肿瘤，又称类脑瘤型。

（3）大块梗死型：又称爆发型，如颈内动脉或大脑中动脉主干等较大动脉的急性脑血栓形成，往往症状出现快，伴有明显脑水肿、颅内压增高，患者头痛、呕吐、病灶对侧偏瘫，常伴意识障碍，很快进入昏迷，有时发生脑疝，类似脑出血，又称类脑出血型。

（4）可逆性缺血性神经功能缺损（reversible ischemic neurologic deficit，RIND）：此型患者症状、体征持续超过 24 小时，但在 2～3 周内完全恢复，不留后遗症。病灶多数发生于大脑半球半卵圆中心，可能由于该区尤其是非优势半球侧侧支循环迅速而充分地代偿，缺血尚未导致不可逆的神经细胞损害，也可能是一种较轻的梗死。

2.OCSP 分型

即英国牛津郡社区脑卒中研究规划(Oxfordshire Community Stroke Project，OCSP)的分型。

(1)完全前循环梗死(TACI)：表现为三联征，即完全大脑中动脉(MCA)综合征的表现：①大脑高级神经活动障碍(意识障碍、失语、失算、空间定向力障碍等)；②同向偏盲；③对侧三个部位(面、上肢和下肢)较严重的运动和(或)感觉障碍。多为 MCA 近段主干，少数为颈内动脉虹吸段闭塞引起的大面积脑梗死。

(2)部分前循环梗死(PACI)：有以上三联征中的两个，或只有高级神经活动障碍，或感觉运动缺损较 TACI 局限。提示是 MCA 远段主干、各级分支或 ACA 及分支闭塞引起的中、小梗死。

(3)后循环梗死(POCI)：表现为各种不同程度的椎－基底动脉综合征——可表现为同侧脑神经瘫痪及对侧感觉运动障碍；双侧感觉运动障碍；双眼协同活动及小脑功能障碍，无长束征或视野缺损等。为椎－基底动脉及分支闭塞引起的大小不等的脑干、小脑梗死。

(4)腔隙性梗死(LACI)：表现为腔隙综合征，如纯运动性偏瘫、纯感觉性脑卒中、共济失调性轻偏瘫、手笨拙－构音不良综合征等。大多是基底节或脑桥小穿支病变引起的小腔隙灶。

OCSP 分型方法简便，更加符合临床实际的需要，临床医师不必依赖影像或病理结果即可对急性脑梗死迅速分出亚型，并作出有针对性的处理。

(三)临床综合征

1.颈内动脉闭塞综合征

指颈内动脉血栓形成，主干闭塞。病史中可有头痛、头晕、晕厥、半身感觉异常或轻偏瘫；病变对侧有偏瘫、偏身感觉障碍和偏盲；可有精神症状，严重时有意识障碍；病变侧有视力减退，有的还有视神经乳头萎缩；病灶侧有 Horner 综合征；病灶侧颈动脉搏动减弱或消失；优势半球受累可有失语，非优势半球受累可出现体象障碍。

2.大脑中动脉闭塞综合征

指大脑中动脉血栓形成，大脑中动脉主干闭塞，引起病灶对侧偏瘫、偏身感觉障碍和偏盲，优势半球受累还有失语。累及非优势半球可有失用、失认和体象障碍等顶叶症状。病灶广泛，可引起脑肿胀，甚至死亡。

(1)皮质支闭塞：引起病灶对侧偏瘫、偏身感觉障碍，面部及上肢重于下肢，优势半球病变有运动性失语，非优势半球病变有体象障碍。

(2)深穿支闭塞：出现对侧偏瘫和偏身感觉障碍，优势半球病变可出现运动性失语。

3.大脑前动脉闭塞综合征

指大脑前动脉血栓形成，大脑前动脉主干闭塞。在前交通动脉以前发生阻塞时，因为病损脑组织可通过对侧前交通动脉得到血供，故不出现临床症状；在前交通动脉分出之后阻塞时，可出现对侧中枢性偏瘫，以面瘫和下肢瘫为重，可伴轻微偏身感觉障碍；并可有排尿障碍(旁中央小叶受损)；精神障碍(额极与胼胝体受损)；强握及吸吮反射(额叶受损)等。

(1)皮质支闭塞：引起对侧下肢运动及感觉障碍；轻微共济运动障碍；排尿障碍和精神障碍。

(2)深穿支闭塞：引起对侧中枢性面、舌及上肢瘫。

4.大脑后动脉闭塞综合征

指大脑后动脉血栓形成。约 70%的患者两条大脑后动脉来自基底动脉，并有后交通动脉与颈内动脉联系交通。有 20%～25%的人一条大脑后动脉来自基底动脉，另一条来自颈内动脉；其余的人中，两条大脑后动脉均来自颈内动脉。

大脑后动脉供应颞叶的后部和基底面、枕叶的内侧及基底面，并发出丘脑膝状体及丘脑穿动脉供应丘脑血液。

(1)主干闭塞：引起对侧同向性偏盲，上部视野受损较重，黄斑回避(黄斑视觉皮质代表区为大脑中、后动脉双重血液供应，故黄斑视力不受累)。

(2)中脑水平大脑后动脉起始处闭塞：可见垂直性凝视麻痹、动眼神经麻痹、眼球垂直性歪扭斜视。

(3)双侧大脑后动脉闭塞：有皮质盲、记忆障碍(累及颞叶)、不能识别熟悉面孔(面容失认症)、幻视和行为综合征。

(4)深穿支闭塞：丘脑穿动脉闭塞则引起红核丘脑综合征，病侧有小脑性共济失调，意向性震颤。舞蹈样不自主运动和对侧感觉障碍。丘脑膝状体动脉闭塞则引起丘脑综合征，病变对侧偏身感觉障碍(深感觉障碍较浅感觉障碍为重)，病变对侧偏身自发性疼痛。轻偏瘫，共济失调和舞蹈一手足徐动症。

5.椎一基底动脉闭塞综合征

指椎一基底动脉血栓形成。椎一基底动脉实为一连续的脑血管干并有着共同的神经支配，无论是结构、功能还是临床病症的表现，两侧互为影响，实难予以完全分开，故常总称为“椎一基底动脉系疾病”。

(1)基底动脉主干闭塞综合征：指基底动脉主干血栓形成。发病虽然不如脑桥出血那么急，但病情常迅速恶化，出现眩晕、呕吐、四肢瘫痪、共济失调、昏迷和高热等。大多数在短期内死亡。

(2)双侧脑桥正中动脉闭塞综合征：指双侧脑桥正中动脉血栓形成，为典型的闭锁综合征，表现为四肢瘫痪、假性延髓性麻痹、双侧周围性面瘫、双眼球外展麻痹、两侧的侧视中枢麻痹。但患者意识清楚，视力、听力和眼球垂直运动正常，所以，患者通过听觉、视觉和眼球上下运动表示意识和交流。

(3)基底动脉尖综合征：基底动脉尖分出两对动脉——小脑上动脉和大脑后动脉，分支供应中脑、丘脑、小脑上部、颞叶内侧及枕叶。血栓性闭塞多发生于基底动脉中部，栓塞性病变通常发生在基底动脉尖。栓塞性病变导致眼球运动及瞳孔异常，表现为单侧或双侧动眼神经部分或完全麻痹、眼球上视不能(上丘受累)、光反射迟钝而调节反射存在(顶盖前区病损)、一过性或持续性意识障碍(中脑或丘脑网状激活系统受累)、对侧偏盲或皮质盲(枕叶受累)、严重记忆障碍(颞叶内侧受累)。如果是中老年人突发意识障碍又较快恢复，有瞳孔改变、动眼神经麻痹、垂直注视障碍、无明显肢体瘫痪和感觉障碍应想到该综合征的可能。如果还有皮质盲或偏盲、严重记忆障碍更支持本综合征的诊断，需做头部 CT 或 MRI 检查，若发现有双侧丘脑、枕叶、颞叶和中脑病灶则可确诊。

(4)中脑穿动脉综合征：指中脑穿动脉血栓形成，亦称 Weber 综合征，病变位于大脑脚底，损害锥体束及动眼神经，引起病灶侧动眼神经麻痹和对侧中枢性偏瘫。中脑穿动脉闭塞还可引起 Benedikt 综合征，累及动眼神经髓内纤维及黑质，引起病灶侧动眼神经麻痹及对侧锥体外系症状。

(5)脑桥支闭塞综合征：指脑桥支血栓形成引起的 Millard-Gubler 综合征，病变位于脑桥的腹外侧部，累及展神经核和面神经核以及锥体束，引起病灶侧眼球外直肌麻痹、周围性面神经麻痹和对侧中枢性偏瘫。

(6)内听动脉闭塞综合征：指内听动脉血栓形成(内耳卒中)。内耳的内听动脉有两个分支，较大的耳蜗动脉供应耳蜗及前庭迷路下部；较小的耳蜗动脉供应前庭迷路上部，包括水平半规管及椭圆囊斑。由于口径较小的前庭动脉缺乏侧支循环，以致前庭迷路上部对缺血选择性敏感，故迷路缺血常出现严重眩晕、恶心呕吐。若耳蜗支同时受累则有耳鸣、耳聋。耳蜗支单独梗死则会突发耳聋。

(7)小脑后下动脉闭塞综合征：指小脑后下动脉血栓形成，也称 Wallenberg 综合征。表现为急性起病的头晕、眩晕、呕吐(前庭神经核受损)、交叉性感觉障碍，即病侧面部感觉减退、对侧肢体痛觉、温度觉障碍(病侧三叉神经脊束核及对侧交叉的脊髓丘脑束受损)，同侧 Horner 综合征(下行交感神经纤维受损)，同侧小脑性共济失调(绳状体或小脑受损)，声音嘶哑、吞咽困难(疑核受损)。小脑后下动脉常有解剖变异，常见不典型临床表现。

三、辅助检查

(一)影像学检查

1.胸部 X 线检查

了解心脏情况及肺部有无感染和癌肿等。

2.CT 检查

不仅可确定梗死的部位及范围，而且可明确是单发还是多发。在缺血性脑梗死发病 12～24 小时内，CT 常没有明显的阳性表现。梗死灶最初表现为不规则的稍低密度区，病变与血管分布区一致。常累及基底节区，如为多发灶，亦可连成一片。病灶大、水肿明显时可有占位效应。在发病后 2～5 日，病灶边界清晰，呈楔形或扇形等。1～2 周，水肿消失，边界更清，密度更低。发病第 2 周，可出现梗死灶边界不清楚，边缘出现等密度或稍低密度，即模糊效应；在增强扫描后往往呈脑回样增强，有助于诊断。4～5 周，部分小病灶可消失，而大片状梗死灶密度进一步降低和囊变，后者 CT 值接近脑脊液。

在基底节和内囊等处的小梗死灶(一般在 15mm 以内)称之为腔隙性脑梗死，病灶亦可发生在脑室旁深部白质、丘脑及脑干。

在 CT 排除脑出血并证实为脑梗死后，CT 血管成像(CTA)对探测颈动脉及其各主干分支的狭窄准确性较高。

3.MRI 检查

对病灶较 CT 敏感性、准确性更高的一种检测方法，其无辐射、无骨伪迹、更易早期发现小脑、脑干等部位的梗死灶，并于脑梗死后 6 小时左右便可检测到由于细胞毒性水肿造成 T_1 和 T_2 加权延长引起的 MRI 信号变化。近年除常规应用 SE 法的 T_1 和 T_2 加权以影像对比度原理诊断外，更需采用功能性磁共振成像，如弥散成像(DWI)和表观弥散系数(apparent diffusion coefficient，ADC)、液体衰减反转恢复序列(FLAIR)等进行水平位和冠状位检查，往往在脑缺血发生后 1～1.5 小时便可发现脑组织水含量增加引起的 MRI 信号变化，并随即可进一步行磁共振血管成像(MRA)、CT 血管成像(CTA)或数字减影血管造影(DSA)以了解梗死血管部位，为超早期施行动脉内介入溶栓治疗创造条件，有时还可发现血管畸形等非动脉硬化性血管病变。

(1)超早期：脑梗死临床发病后 1 小时内，DWI 便可描出高信号梗死灶，ADC 序列显示暗区。实际上 DWI 显示的高信号灶仅是血流低下引起的缺血灶。随着缺血的进一步进展，DWI 从高信号渐转为等信号或低信号，病灶范围渐增大；PWI、FLAIR 及 T_2WI 均显示高信号病灶区。值得注意的是，DWI 对超早期脑干缺血性病灶，在水平位不易发现，而往往在冠状位可清楚显示。

(2)急性期：血一脑屏障尚未明显破坏，缺血区有大量水分子聚集，T_1WI 和 T_2WI 明显延长，T_1WI 呈低信号，T_2WI 呈高信号。

(3)亚急性期及慢性期：由于正血红铁蛋白游离，T_1WI 呈边界清楚的低信号，T_2WI 和 FLAIR 均呈高信号；迨至病灶区水肿消除，坏死组织逐渐产生，囊性区形成，乃至脑组织萎缩，FLAIR 呈低信号或低信号与高信号混杂区，中线结构移向病侧。

(二)脑脊液检查

脑梗死患者脑脊液检查一般正常，大块梗死型患者可有压力增高和蛋白含量增高；出血性梗死时可见红细胞。

(三)经颅多普勒超声

TCD 是诊断颅内动脉狭窄和闭塞的手段之一，对脑底动脉严重狭窄(＞65%)的检测有肯定的价值。局部脑血流速度改变与频谱图形异常是脑血管狭窄最基本的 TCD 改变。三维 B 超检查可协助发现颈内动脉粥样硬化斑块的大小和厚度，有没有管腔狭窄及严重程度。

(四)心电图检查

进一步了解心脏情况。

(五)血液学检查

(1)血常规、血沉、抗“O”和凝血功能检查：了解有无感染征象、活动风湿和凝血功能情况。

(2)血糖：了解有无糖尿病。

(3)血清脂质：包括总胆固醇和三酰甘油(甘油三酯)有无增高。

(4)脂蛋白:低密度脂蛋白胆固醇(LdL-C)由极低密度脂蛋白胆固醇(VLDL-C)转化而来。通常情况下,LDL-C从血浆中清除,其所含胆固醇酯由脂肪酸水解,当体内LDL-C显著升高时,LDL-C附着到动脉的内皮细胞与LDL受体结合,而易被巨噬细胞摄取,沉积在动脉内膜上形成动脉硬化。有一组报道正常人组LDL-C (2.051 ± 0.853) mmol/L,脑梗死患者组为(3.432 ± 1.042) mol/L。

(5)载脂蛋白B:载脂蛋白B(ApoB)是血浆低密度脂蛋白(LDL)和极低密度脂蛋白(VLDL)的主要载脂蛋白,其含量能精确反映出LDL的水平,与动脉粥样硬化(AS)的发生关系密切。在AS的硬化斑块中,胆固醇并不是孤立地沉积于动脉壁上,而是以LDL整个颗粒形成沉积物;ApoB能促进沉积物与氨基多糖结合成复合物,沉积于动脉内膜上,从而加速AS形成。对总胆固醇(TC)、LDL-C均正常的脑血栓形成患者,ApoB仍然表现出较好的差别性。

ApoA-I的主要生物学作用是激活卵磷脂胆固醇转移酶,此酶在血浆胆固醇(Ch)酯化和HDL成熟(即HDL→HDL_2→HDL_3)过程中起着极为重要的作用。ApoA-I与HDL_2可逆结合以完成Ch从外周组织转移到肝脏。因此,ApoA-I显著下降时,可形成AS。

(6)血小板聚集功能:近些年来的研究提示血小板聚集功能亢进参与体内多种病理反应过程,尤其是对缺血性脑血管疾病的发生、发展和转归起重要作用。血小板最大聚集率(PMA)、解聚型出现率(PDC)和双相曲线型出现率(PBC),发现缺血型脑血管疾病PMA显著高于对照组,PDC明显低于对照组。

(7)血栓烷A_2和前列环素:许多文献强调花生四烯酸(AA)的代谢产物在影响脑血液循环中起着重要作用,其中血栓烷A_2(TXA_2)和前列环素(PGI_2)的平衡更引人注目。脑组织细胞和血小板等质膜有丰富的不饱和脂肪酸,脑缺氧时,磷脂酶A_2被激活,分解膜磷脂使AA释放增加。后者在环氧化酶的作用下血小板和血管内皮细胞分别生成TXA_2和PGI_2。TXA_2和PGI_2水平改变在缺血性脑血管疾病的发生上是原发还是继发的问题,目前还不清楚。TXA_2大量产生,PGI_2的生成受到抑制,使正常情况下TXA_2与PGI_2之间的动态平衡受到破坏。TXA_2强烈的缩血管和促进血小板聚集作用因失去对抗而占优势,对于缺血性低灌流的发生起着重要作用。

(8)血液流变学:缺血性脑血管疾病全血黏度、血浆比黏度、血细胞比容升高,血小板电泳和红细胞电泳时间延长。有学者把血液流变学各项异常作为脑梗死的危险因素之一。

红细胞表面带有负电荷,其所带电荷越少,电泳速度就越慢。有一组报道示脑梗死组红细胞电泳速度明显慢于正常对照组,说明急性脑梗死患者红细胞表面电荷减少,聚集性强,可能与动脉硬化性脑梗死的发病有关。

四、诊断与鉴别诊断

(一)诊断

(1)血栓形成性脑梗死为中年以后发病。

(2)常伴有高血压。

(3)部分患者发病前有TIA史。

(4)常在安静休息时发病,醒后发现症状。

(5)症状、体征可归为某一动脉供血区的脑功能受损,如病灶对侧偏瘫、偏身感觉障碍和偏盲,优势半球病变还有语言功能障碍。

(6)多无明显头痛、呕吐和意识障碍。

(7)大面积脑梗死有颅内高压症状,头痛、呕吐或昏迷,严重时发生脑疝。

(8)脑脊液检查多属正常。

(9)发病12~48小时后CT出现低密度灶。

(10)MRI检查可更早发现梗死灶。

（二）鉴别诊断

1.脑出血

血栓形成性脑梗死和脑出血均为中老年人多见的急性起病的脑血管疾病，必须进行CT/MRI检查予以鉴别。

2.脑栓塞

血栓形成性脑梗死和脑栓塞同属脑梗死范畴，且均为急性起病，后者多有心脏病病史，或有其他肢体栓塞史，心电图检查可发现心房颤动等，以供鉴别诊断。

3.颅内占位性病变

少数颅内肿瘤、慢性硬膜下血肿和脑脓肿患者可以突然发病，表现局灶性神经功能缺失症状，而易与脑梗死相混淆。但颅内占位性病变常有颅内高压症状和逐渐加重的临床经过，颅脑CT对鉴别诊断有确切的价值。

4.脑寄生虫病

如脑囊虫病、脑型血吸虫病，也可在癫痫发作后，急性起病偏瘫。寄生虫的有关免疫学检查和神经影像学检查可帮助鉴别。

五、西医治疗

欧洲脑卒中组织（ESO）缺血性脑卒中和短暂性脑缺血发作处理指南[欧洲脑卒中促进会（EUSI），2008年]推荐所有急性缺血性脑卒中患者都应在卒中单元内接受以下治疗。

（一）溶栓治疗

理想的治疗方法是在缺血组织出现坏死之前，尽早清除栓子，早期使闭塞脑血管再开通和缺血区的供血重建，以减轻神经组织的损害，正因为如此，溶栓治疗脑梗死一直引起人们的广泛关注。

1.病例选择

（1）临床诊断符合急性脑梗死。

（2）头颅CT扫描排除颅内出血和大面积脑梗死。

（3）治疗前收缩压不宜＞180mmHg，舒张压不宜＞110mmHg。

（4）无出血素质或出血性疾病。

（5）年龄＞18岁及＜75～80岁。

（6）溶栓最佳时机为发病后6小时内，特别在3小时内。

（7）获得患者家属的书面知情同意。

2.禁忌证

（1）病史和体检符合蛛网膜下隙出血。

（2）CT扫描有颅内出血、肿瘤、动静脉畸形或动脉瘤。

（3）两次降压治疗后血压仍＞180/110mmHg。

（4）过去30日内有手术史或外伤史，3个月内有脑外伤史。

（5）病史有血液疾病、出血素质、凝血功能障碍或使用抗凝药物史，凝血酶原时间（PT）＞15秒，部分凝血活酶时间（APTT）＞40秒，国际标准化比值（INR）＞1.4，血小板计数＜100×10^9/L。

（6）脑卒中发病时有癫痫发作的患者。

3.治疗时间窗

前循环脑卒中的治疗时间窗一般认为在发病后6小时内（使用阿替普酶为3小时内），后循环闭塞时的治疗时间窗适当放宽到12小时。这一方面是因为脑干对缺血耐受性更强，另一方面是由于后循环闭塞后预后较差，更积极的治疗有可能挽救患者的生命。许多研究者尝试放宽治疗时限，有认为脑梗死12～24小时内早期溶栓治疗有可能对少部分患者有效。但美国脑卒中协会（ASA）和欧洲脑卒中促进会（EUSI）都赞同认真选择在缺血性脑卒中发作后3小时内早期恢复缺血脑的血流灌注，才可获得良好的转归。两个指南也讨论了超过治疗时间窗溶栓的效果,EUSI 的结论是目前仅能作为临床试验的组成部分。对于不能可靠地确定脑卒中发病时间的患者,包括睡眠觉醒时发现脑卒中发病的病例,两个指南均不推荐进行静脉溶栓治疗。

4.溶栓药物

(1)尿激酶(Urokinase):是从健康人新鲜尿液中提取分离,然后再进行高度精制而得到的蛋白质,没有抗原性,不引起过敏反应。其溶栓特点为不仅溶解血栓表面,而且深入栓子内部,但对陈旧性血栓则难起作用。尿激酶是非特异性溶栓药,与纤维蛋白的亲和力差,常易引起出血并发症。尿激酶的剂量和疗程目前尚无统一标准,剂量波动范围也大。

静脉滴注法:尿激酶每次 100 万～150 万 U 溶于 0.9%氯化钠注射液 500～1000mL,静脉滴注,仅用 1 次。另外,还可每次尿激酶 20 万～50 万 U 溶于 0.9%氯化钠注射液 500mL 中静脉滴注,每日 1 次,可连用 7～10 日。

动脉滴注法:选择性动脉给药有两种途径,一是超选择性脑动脉注射法,即经股动脉或肘动脉穿刺后,先进行脑血管造影,明确血栓所在的部位,再将导管插至颈动脉或椎一基底动脉的分支,直接将药物注入血栓所在的动脉或直接注入血栓处,达到较准确的选择性溶栓作用。在注入溶栓药后,还可立即再进行血管造影了解溶栓的效果。二是采用颈动脉注射法,常规颈动脉穿刺后,将溶栓药注入发生血栓的颈动脉,起到溶栓的效果。动脉溶栓尿激酶的剂量一般是 10 万～30 万 U,有学者报道药物剂量还可适当加大。但急性脑梗死取得疗效的关键是掌握最佳的治疗时间窗,才会取得更好的效果,治疗时间窗比给药途径更重要。

(2)阿替普酶(rt-PA):rt-PA 是第一种获得美国食品药品监督管理局(FDA)批准的溶栓药,特异性作用于纤溶酶原,激活血块上的纤溶酶原,而对血循环中的纤溶酶原亲和力小。因纤溶酶赖氨酸结合部位已被纤维蛋白占据,血栓表面的 α_2-抗纤溶酶作用很弱,但血中的纤溶酶赖氨酸结合部位未被占据,故可被 α_2-抗纤溶酶很快灭活。因此,rt-PA 优点为局部溶栓,很少产生全身抗凝、纤溶状态,而且无抗原性。但 rt-PA 半衰期短(3～5 分钟),而且血循环中纤维蛋白原激活抑制物的活性高于 rt-PA,会有一定的血管再闭塞,故临床溶栓必须用大剂量连续静脉滴注。rt-PA 治疗剂量是0.85～0.90mg/kg,总剂量＜90mg,10%的剂量先予静脉推注,其余 90%的剂量在 24 小时内静脉滴注。

(二)降纤治疗

降纤治疗可以降解血栓蛋白质,增加纤溶系统的活性,抑制血栓形成或促进血栓溶解。此类药物亦应早期应用,最好是在发病后 6 小时内,但没有溶栓药物严格,特别适应于合并高纤维蛋白原血症者。目前国内纤溶药物种类很多,现介绍下面几种。

1.巴曲酶

又名东菱克栓酶,能分解纤维蛋白原,抑制血栓形成,促进纤溶酶的生成,而纤溶酶是溶解血栓的重要物质。巴曲酶的剂量和用法:第 1 日 10BU,第 3 日和第 5 日各为 5～10BU 稀释于100～250mL 0.9%氯化钠注射液中,静脉滴注 1 小时以上。对治疗前纤维蛋白原在 4g/L 以上和突发性耳聋(内耳卒中)的患者,首次剂量为 15～20BU,以后隔日 5BU,疗程 1 周,必要时可增至 3 周。

2.精纯溶栓酶

又名注射用降纤酶,是以我国尖吻蝮蛇(又名五步蛇)的蛇毒为原料,经现代生物技术分离、纯化而精制的蛇毒制剂。本品为缬氨酸蛋白水解酶,能直接作用于血中的纤维蛋白 α-链释放出肽 A。此时生成的肽 A 血纤维蛋白体的纤维系统,诱发 t-PA 的释放,增加t-PA的活性,促进纤溶酶的生成,使已形成的血栓得以迅速溶解。本品不含出血毒素,因此很少引起出血并发症。剂量和用法:首次 10U 稀释于 100mL 0.9%氯化钠注射液中缓慢静脉滴注,第 2 日 10U,第 3 日 5～10U。必要时可适当延长疗程,1 次 5～10U,隔日静脉滴注 1 次。

3.降纤酶

曾用名蝮蛇抗栓酶、精纯抗栓酶和去纤酶。取材于东北白眉蝮蛇蛇毒,是单一成分蛋白水解酶。剂量和用法：急性缺血性脑卒中，首次 10U 加入 0.9%氯化钠注射液 100～250mL 中静脉滴注，以后每日或隔日 1 次，连用 2 周。

4.注射用纤溶酶

从蝮蛇蛇毒中提取纤溶酶并制成制剂，其原理是利用抗体最重要的生物学特性——抗体与抗原能特异性结合，即抗体分子只与其相应的抗原发生结合。纤溶酶单克隆抗体纯化技术，就是用纤溶酶抗体与纤溶酶进行特异性结合，从而达到分离纯化纤溶酶，同时去除蛇毒中的出血毒素和神经毒。剂量和用法：对急性脑梗死(发病后 72 小时内)第 1～3 日每次 300U 加入 5%葡萄糖注射液或 0.9%氯化钠注射液 250mL 中静脉滴注，第 4～14 日每次 100～300U。

5.安康乐得

安康乐得是马来西亚一种蝮蛇毒液的提纯物，是一种蛋白水解酶，能迅速有效地降低血纤维蛋白原，并可裂解纤维蛋白肽 A，导致低纤维蛋白血症。剂量和用法：2～5AU/kg，溶于 250～500mL 0.9%氯化钠注射液中，6～8 小时静脉滴注完，每日 1 次，连用 7 日。

(三)抗血小板聚集药

抗血小板聚集药又称血小板功能抑制剂。随着对血栓性疾病发生机制认识的加深，发现血小板在血栓形成中起着重要的作用。近年来，抗血小板聚集药在预防和治疗脑梗死方面愈来愈引起人们的重视。

抗血小板聚集药主要包括血栓烷 A_2 抑制剂(阿司匹林)、ADP 受体拮抗剂(噻氯匹啶、氯吡格雷)、磷酸二酯酶抑制剂(双嘧达莫)、糖蛋白(GP)Ⅱb/Ⅲa 受体拮抗剂和其他抗血小板药物。

1.阿司匹林

阿司匹林是一种强效的血小板聚集抑制剂。阿司匹林抗栓作用的机制，主要是基于对环氧化酶的不可逆性抑制，使血小板内花生四烯酸转化为血栓烷 A_2(TXA_2)受阻，因为 TXA_2 可使血小板聚集和血管平滑肌收缩。在脑梗死发生后，TXA_2 可增加脑血管阻力、促进脑水肿形成。小剂量阿司匹林，可以最大限度地抑制 TXA_2 和最低限度地影响前列环素(PGI_2)，从而达到比较理想的效果。国际脑卒中实验协作组和 CAST 协作组两项非盲法随机干预研究表明，脑卒中发病后 48 小时内应用阿司匹林是安全有效的。

阿司匹林预防和治疗缺血性脑卒中效果的不恒定，可能与用药剂量有关。有些研究者认为每日给 75～325mg最为合适。有学者分别给患者口服阿司匹林每日 50mg、100mg、325mg 和 1000mg，进行比较，发现 50mg/d 即可完全抑制 TXA_2 生成，出血时间从5.03 分钟延长到 6.96 分钟，100mg/d 出血时间 7.78 分钟，但 1000mg/d 反而缩减至 6.88 分钟。也有人观察到口服阿司匹林 45mg/d，尿内 TXA_2 代谢产物能被抑制 95%，而尿内 PGI_2 代谢产物基本不受影响；每日 100mg，则尿内 TXA_2 代谢产物完全被抑制，而尿内 PGI_2 代谢产物保持基线的 25%～40%；若用 1000mg/d，则上述两项代谢产物完全被抑制。根据以上实验结果和临床体会提示，阿司匹林每日 100～150mg 最为合适，既能达到预防和治疗的目的，又能避免发生不良反应。

不良反应：大剂量阿司匹林可导致上腹痛、恶心、呕吐，甚至上消化道出血。随着肠溶阿司匹林的应用，这些不良反应明显减少。

2.氯吡格雷

由于噻氯匹啶有明显的不良反应，已基本被淘汰，被第 2 代 ADP 受体拮抗剂氯吡格雷所取代。氯吡格雷和噻氯匹啶一样对 ADP 诱导的血小板聚集有较强的抑制作用，对花生四烯酸、胶原、凝血酶、肾上腺素和血小板活化因子诱导的血小板聚集也有一定的抑制作用。与阿司匹林不同的是，它们对 ADP 诱导的血小板第Ⅰ相和第Ⅱ相的聚集均有抑制作用，且有一定的解聚作用。它还可以与红细胞膜结合，降低红细胞在低渗溶液中的溶解倾向，改变红细胞的变形能力。

氯吡格雷和阿司匹林均可作为治疗缺血性脑卒中的一线药物，多项研究都说明氯吡格雷的效果优于阿司匹林。氯吡格雷与阿司匹林合用防治缺血性脑卒中，比单用效果更好。氯吡格雷可用于预防颈动脉粥样硬化高危患者急性缺血事件。有文献报道 23 例颈动脉狭窄患者，在颈动脉支架置入术前常规服用阿司匹林 100mg/d，介入治疗前晚给予负荷剂量氯吡格雷 300mg，术后服用氯吡格雷 75mg/d，3 个月后经颈动脉彩超发现，新生血管内皮已完全覆盖支架，无血管闭塞和支架内再狭窄。

氯吡格雷的使用剂量为每次 50～75mg，每日 1 次。它的不良反应与阿司匹林比较，发生胃肠道出血的风险明显降低，发生腹泻和皮疹的风险略有增加，但明显低于噻氯匹啶。主要不良反应有头昏、头胀、恶心、腹泻，偶有出血倾向。氯吡格雷禁用于对本品过敏者及近期有活动性出血者。

3.双嘧达莫

又名潘生丁，通过抑制磷酸二酯酶活性，阻止环腺苷酸(cAMP)的降解，提高血小板 cAMP 的水平，具有抗血小板黏附聚集的能力。双嘧达莫已作为预防和治疗冠心病、心绞痛的药物，而用于防治缺血性脑卒中的效果仍有争议。欧洲脑卒中预防研究(ESPS)大宗 RCT 研究认为双嘧达莫与阿司匹林联合防治缺血性脑卒中，疗效是单用阿司匹林或双嘧达莫的 2 倍，并不会导致更多的出血不良反应。

美国 FDA 最近批准了阿司匹林和双嘧达莫复方制剂用于预防脑卒中。这一复方制剂每片含阿司匹林 50mg 和缓释双嘧达莫 400mg。一项单中心大规模随机试验发现，与单用小剂量阿司匹林比较，这种复方制剂可使脑卒中发生率降低 22%，但这项资料的价值仍有争论。

双嘧达莫的不良反应轻而短暂，长期服用可有头痛、头晕、呕吐、腹泻、面红、皮疹和皮肤瘙痒等。

4.血小板糖蛋白(glycoprotein，GP)Ⅱb/Ⅲa 受体拮抗剂

GPⅡb/Ⅲa 受体拮抗剂是一种新型抗血小板药，其通过阻断 GPⅡb/Ⅲa 受体与纤维蛋白原配体的特异性结合，有效抑制各种血小板激活剂诱导的血小板聚集，进而防止血栓形成。GPⅡb/Ⅲa 受体是一种血小板膜蛋白，是血小板活化和聚集反应的最后通路。GPⅡb/Ⅲa受体拮抗剂能完全抑制血小板聚集反应，是作用最强的抗血小板药。

GPⅡb/Ⅲa 受体拮抗剂分 3 类，即抗体类如阿昔单抗、肽类如依替巴肽和非肽类如替罗非班。这 3 种药物均获美国 FDA 批准应用。

该药还能抑制动脉粥样硬化斑块的其他成分，对预防动脉粥样硬化和修复受损血管壁起重要作用。GPⅡb/Ⅲa 受体拮抗剂在缺血性脑卒中二级预防中的剂量、给药途径、时间、监护措施以及安全性等目前仍在探讨之中。

有报道对于阿替普酶(rt-PA)溶栓和球囊血管成形术机械溶栓无效的大血管闭塞和急性缺血性脑卒中患者，GPⅡb/Ⅲa 受体拮抗剂能够提高治疗效果。阿昔单抗的抗原性虽已减低，但仍有部分患者可引起变态反应。

5.西洛他唑

又名培达，可抑制磷酸二酯酶(PDE)，特别是 PDEⅢ，提高 cAMP 水平，从而起到扩张血管和抗血小板聚集的作用，常用剂量为每次 50～100mg，每日 2 次。

有症状颅内动脉狭窄是一个动态变化的过程，西洛他唑有可能防止颅内动脉狭窄的进展。西洛他唑的不良反应可有皮疹、头晕、头痛、心悸、恶心、呕吐，偶有消化道出血、尿路出血等。

6.三氟柳

三氟柳的抗血栓形成作用是通过干扰血小板聚集的多种途径实现的，如不可逆性抑制环氧化酶(CoX)和阻断血栓素 A_2(TXA_2)的形成。三氟柳抑制内皮细胞 CoX 的作用极弱，不影响前列腺素合成。另外，三氟柳及其代谢产物 2-羟基-4-三氟甲基苯甲酸可抑制磷酸二酯酶，增加血小板和内皮细胞内 cAMP 的浓度，增强血小板的抗聚集效应，该药应用于人体时不会延长出血时间。

7.沙格雷酯(Sarpogrelate)

又名安步乐克，是 $5\text{-}HT_2$ 受体阻滞剂，具有抑制由 5-HT 增强的血小板聚集作用和由 5-HT 引起的血管收缩的作用，增加被减少的侧支循环血流量，改善周围循环障碍等。口服沙格雷酯后 1～5 小时即有抑制血小板的聚集作用，可持续 4～6 小时。口服每次 100mg，每日 3 次。不良反应较少，可有皮疹、恶心、呕吐和胃部灼热感等。

8.曲克芦丁

又名维脑路通，能抑制血小板聚集，防止血栓形成，同时能对抗 5-HT、缓激肽引起的血管损伤，增加

毛细血管抵抗力，降低毛细血管通透性等。每次 200mg，每日 3 次，口服；或每次 400～600mg 加入 5%葡萄糖注射液或 0.9%氯化钠注射液 250～500mL 中静脉滴注，每日 1 次，可连用 15～30 日。不良反应较少，偶有恶心和便秘。

（四）扩血管治疗

扩张血管药目前仍然是广泛应用的药物，但脑梗死急性期不宜使用，因为脑梗死病灶后的血管处于血管麻痹状态，此时应用血管扩张药，能扩张正常血管，对病灶区的血管不但不能扩张，还要从病灶区盗血，称“偷漏现象”。因此，血管扩张药应在脑梗死发病 2 周后才应用。常用的扩张血管药有：

1.丁苯酞

每次 200mg，每日 3 次，口服。偶见恶心，腹部不适，有严重出血倾向者忌用。

2.倍他司汀

每次 20mg 加入 5%葡萄糖注射液 500mL 中静脉滴注，每日1 次，连用 10～15 日；或每次 8mg，每日 3 次，口服。有些患者会出现恶心、呕吐和皮疹等不良反应。

3.盐酸法舒地尔注射液

每次 60mg(2 支)加入 5%葡萄糖注射液或 0.9%氯化钠注射液 250mL 中静脉滴注，每日 1 次，连用 10～14 日。可有一过性颜面潮红、低血压和皮疹等不良反应。

4.丁咯地尔

每次 200mg 加入 5%葡萄糖注射液或 0.9%氯化钠注射液250～500mL中，缓慢静脉滴注，每日 1 次，连用 10～14 日。可有头痛、头晕、肠胃道不适等不良反应。

5.银杏达莫注射液

每次 20mL 加入 5%葡萄糖注射液或 0.9%氯化钠注射液 500mL 中静脉滴注，每日 1 次，可连用 14 日。偶有头痛、头晕、恶心等不良反应。

6.葛根素注射液

每次 500mg 加入 5%葡萄糖注射液或 0.9%氯化钠注射液 500mL 中静脉滴注，每日 1 次，连用 14 日。少数患者可出现皮肤瘙痒、头痛、头昏、皮疹等不良反应，停药后可自行消失。

7.灯盏花素注射液

每次 20mL(含灯盏花乙素 50g)加入 5%葡萄糖注射液或 0.9%氯化钠注射液 250mL 中静脉滴注，每日 1 次，连用 14 日。偶有头痛、头昏等不良反应。

（五）钙通道阻滞剂

钙通道阻滞剂是继 β 受体阻滞剂之后，脑血管疾病治疗中最重要的进展之一。正常时细胞内钙离子浓度为 10^{-9}mol/L，细胞外钙离子浓度比细胞内大 10 000 倍。在病理情况下，钙离子迅速内流到细胞内，使原有的细胞内外钙离子平衡破坏，结果造成：①由于血管平滑肌细胞内钙离子增多，导致血管痉挛，加重缺血、缺氧。②由于大量钙离子激活 ATP 酶，使 ATP 酶加速消耗，结果细胞内能量不足，多种代谢无法维持。③由于大量钙离子破坏了细胞膜的稳定性，使许多有害物质释放出来。④由于神经细胞内钙离子陡增，可加速已经衰竭的细胞死亡。使用钙通道阻滞剂的目的在于阻止钙离子内流到细胞内，阻断上述病理过程。

钙通道阻滞剂改善脑缺血和解除脑血管痉挛的机制可能是：①解除缺血灶中的血管痉挛。②抑制肾上腺素能受体介导的血管收缩，增加脑组织葡萄糖利用率，继而增加脑血流量。③有梗死的半球内血液重新分布，缺血区脑血流量增加，高血流区血流量减少，对临界区脑组织有保护作用。几种常用的钙通道阻滞剂：

1.尼莫地平

为选择性扩张脑血管作用最强的钙通道阻滞剂。口服，每次 40mg，每日 3～4 次。注射液，每次 24mg，溶于 5%葡萄糖注射液 1500mL 中静脉滴注，开始注射时 1mg/h，若患者能耐受，1 小时后增至

2mg/h,每日 1 次,连续用药 10 日,以后改用口服。德国 Bayer 药厂生产的尼莫同(Nimotop),每次口服 30～60mg,每日 3 次,可连用 1 个月。注射液开始 2 小时可按照 0.5mg/h 静脉滴注,如果耐受性良好,尤其血压无明显下降时,可增至 1mg/h,连用 7～10 日后改为口服。该药规格为尼莫同注射液 50mL 含尼莫地平 10mg,一般每日静脉滴注 10mg。不良反应比较轻微,口服时可有一过性消化道不适、头晕、嗜睡和皮肤瘙痒等。静脉给药可有血压下降(尤其是治疗前有高血压者)、头痛、头晕、皮肤潮红、多汗、心率减慢或心率加快等。

2.尼卡地平

对脑血管的扩张作用强于外周血管的作用。每次口服 20mg,每日 3～4 次,连用 1～2 个月。可有胃肠道不适、皮肤潮红等不良反应。

3.氟桂利嗪

又名西比灵,每次 5～10mg,睡前服。有嗜睡、乏力等不良反应。

4.桂利嗪

又名脑益嗪,每次口服 25mg,每日 3 次。有嗜睡、乏力等不良反应。

(六)防治脑水肿

大面积脑梗死、出血性梗死的患者多有脑水肿,应给予降低颅压处理,如床头抬高 30°,避免有害刺激、解除疼痛、适当吸氧和恢复正常体温等基本处理;有条件行颅内压测定者,脑灌注压应保持在 70mmHg 以上;避免使用低渗和含糖溶液,如脑水肿明显者应快速给予降颅压处理。

1.甘露醇

甘露醇对缩小脑梗死面积与减轻病残有一定的作用。甘露醇除降低颅内压外,还可降低血液黏度、增加红细胞变形性、减少红细胞聚集、减少脑血管阻力、增加灌注压、提高灌注量、改善脑的微循环。同时,还可提高心搏出量。每次 125～250mL 静脉滴注,6 小时 1 次,连用 7～10 日。甘露醇治疗脑水肿疗效快、效果好。不良反应:降颅压有反跳现象,可能引起心力衰竭、肾功能损害、电解质紊乱等。

2.复方甘油注射液

能选择性脱出脑组织中的水分,可减轻脑水肿;在体内参加三羧酸循环代谢后转换成能量,供给脑组织,增加脑血流量,改善脑循环,因而有利于脑缺血病灶的恢复。每日 500mL 静脉滴注,每日2 次,可连用 15～30 日。静脉滴注速度应控制在 2mL/min,以免发生溶血反应。由于要控制静脉滴速,并不能用于急救。有大面积脑梗死的患者,有明显脑水肿甚至发生脑疝,一定要应用足量的甘露醇,或甘露醇与复方甘油同时或交替用药,这样可以维持恒定的降颅压作用和减少甘露醇的用量,从而减少甘露醇的不良反应。

3.七叶皂苷钠注射液

有抗渗出、消水肿、增加静脉张力、改善微循环和促进脑功能恢复的作用。每次 25mg 加入 5%葡萄糖注射液或 0.9%氯化钠注射液 250～500mL 中静脉滴注,每日 1 次,连用 10～14 日。

4.手术减压治疗

主要适用于恶性大脑中动脉(MCA)梗死和小脑梗死。

(七)提高血氧和辅助循环

高压氧是有价值的辅助疗法,在脑梗死的急性期和恢复期都有治疗作用。最近研究提示,脑广泛缺血后,纠正脑的乳酸中毒或脑代谢产物积聚,可恢复神经功能。高压氧向脑缺血区域弥散,可使这些区域的细胞在恢复正常灌注前得以生存,从而减轻缺血缺氧后引起的病理改变,保护受损的脑组织。

(八)神经细胞活化剂

据一些药物实验研究报告,这类药物有一定的营养神经细胞和促进神经细胞活化的作用,但确切的效果,尚待进一步大宗临床验证和评价。

1.胞磷胆碱

参与体内卵磷脂的合成,有改善脑细胞代谢的作用和促进意识的恢复。每次 750mg 加入 5%葡萄糖注射液 250mL 中静脉滴注,每日 1 次,连用 15～30 日。

2.三磷酸胞苷二钠

主要药效成分是三磷酸胞苷,该物质不仅能直接参与磷脂与核酸的合成,而且还间接参与磷脂与核酸合成过程中的能量代谢,有神经营养、调节物质代谢和抗血管硬化的作用。每次 60～120mg 加入 5%葡萄糖注射液 250mL 中静脉滴注,每日 1 次,可连用10～14 日。

3.小牛血去蛋白提取物

又名爱维治,是一种小分子肽、核苷酸和寡糖类物质,不含蛋白质和致热原。爱维治可促进细胞对氧和葡萄糖的摄取和利用,使葡萄糖的无氧代谢转向为有氧代谢,使能量物质生成增多,延长细胞生存时间,促进组织细胞代谢、功能恢复和组织修复。每次 1200～1600mg 加入 5%葡萄糖注射液 500mL 中静脉滴注,每日 1 次,可连用15～30 日。

4.依达拉奉

依达拉奉是一种自由基清除剂,有抑制脂自由基的生成、抑制细胞膜脂质过氧化连锁反应及抑制自由基介导的蛋白质、核酸不可逆的破坏作用,是一种脑保护药物。每次 30mg 加入 5%葡萄糖注射液 250mL 中静脉滴注,每日 2 次,连用 14 日。

(九)其他内科治疗

1.调节和稳定血压

急性脑梗死患者的血压检测和治疗是一个存在争议的领域。因为血压偏低会减少脑血流灌注,加重脑梗死。在急性期,患者会出现不同程度的血压升高。原因是多方面的,如脑卒中后的应激反应、膀胱充盈、疼痛及机体对脑缺氧和颅内压升高的代偿反应等,且其升高的程度与脑梗死病灶大小和部位、疾病前是否患高血压有关。脑梗死早期的高血压处理取决于血压升高的程度及患者的整体情况。美国脑卒中学会(ASA)和欧洲脑卒中促进会(EUSI)都赞同:收缩压超过 220mmHg 或舒张压超过 120mmHg 以上,则应给予谨慎缓慢降压治疗,并严密观察血压变化,防止血压降得过低。然而有一些脑血管治疗中心,主张只有在出现下列情况才考虑降压治疗,如合并夹层动脉瘤、肾衰竭、心脏衰竭及高血压脑病时。但在溶栓治疗时,需及时降压治疗,应避免收缩压＞185mmHg,以防止继发性出血。降压推荐使用微输液泵静脉注射硝普钠,可迅速、平稳地降低血压至所需水平,也可用利喜定(压宁定)、卡维地洛等。血压过低对脑梗死不利,应适当提高血压。

2.控制血糖

糖尿病是脑卒中的危险因素之一,并可加重急性脑梗死和局灶性缺血再灌注损伤。欧洲脑卒中组织(ESO)《缺血性脑卒中和短暂性脑缺血发作处理指南》[欧洲脑卒中促进会(EUSI),2008 年]指出,已证实急性脑卒中后高血糖与大面积脑梗死、皮质受累及其功能转归不良有关,但积极降低血糖能否改善患者的临床转归,尚缺乏足够证据。如果过去没有糖尿病史,只是急性脑卒中后血糖应激性升高,则不必应用降糖措施,只需输液中尽量不用葡萄糖注射液液似可降低血糖水平;有糖尿病史的患者必须同时应用降糖药适当控制高血糖;血糖超过 10mmol/L(180mg/dL)时需降糖处理。

3.心脏疾病的防治

对并发心脏疾病的患者要采取相应防治措施,如果要应用甘露醇脱水治疗,则必须加用呋塞米以减少心脏负荷。

4.防治感染

对有吞咽困难或意识障碍的脑梗死患者,常常容易合并肺部感染,应给予相应抗生素和止咳化痰药物,必要时行气管切开,有利吸痰。

5.保证营养和水、电解质的平衡

特别是对有吞咽困难和意识障碍的患者,应采用鼻饲,保证营养、水与电解质的补充。

6.体温管理

在实验室脑卒中模型中,发热与脑梗死体积增大和转归不良有关。体温升高可能是中枢性高热或继发感染的结果，均与临床转归不良有关。应积极迅速找出感染灶并予以适当治疗，并可使用乙酰氨基酚进行退热治疗。

（十）康复治疗

脑梗死患者只要生命体征稳定，应尽早开始康复治疗，主要目的是促进神经功能的恢复。早期进行瘫痪肢体的功能锻炼和语言训练，防止关节挛缩和足下垂，可采用针灸、按摩、理疗和被动运动等措施。

六、中医治疗

（一）辨证论治

1.风火上炎证

证候：猝然昏仆，口眼㖞斜，面红目赤，半身不遂，肢体麻木，头痛头昏，舌强难言，便秘溲黄，舌苔薄黄，脉弦数。

治法：平肝息风，清热泻火。

方药：天麻钩藤饮加减。天麻 12g，钩藤 15g，石决明 30g，栀子 12g，黄芩 12g，川牛膝 15g，夏枯草 10g，益母草 12g，丹参 30g，川芎 12g，桑枝 30g。

方解：方中天麻、钩藤、石决明平肝息风；栀子、黄芩、夏枯草清热泻火；益母草活血利水；川牛膝引血下行；丹参、川芎、桑枝活血通络。诸药共奏平肝息风、清热泻火之功。

加减：心烦不寐者，加莲子心、炒酸枣仁，清心除烦、安神；口干渴者，加麦冬、生地黄，养阴生津；苔黄腻者，加胆南星、天竺黄，清化痰热；便干便秘者，加玄参、生地黄、火麻仁，养阴生津、润肠通便。

2.阴虚风动证

证候：半身不遂，口舌㖞斜，言语謇涩或不语，或偏身麻木，眩晕耳鸣，手足心热，咽干口燥，舌质红或体瘦有裂纹，少苔或无苔，脉弦细数。

治法：滋阴潜阳，镇肝息风。

方药：镇肝熄风汤加减。牛膝 12g，生龙骨 30g，牡蛎 30g，白芍药 12g，龟甲 30g，代赭石 15g，玄参 12g，天冬 12g，生地黄 20g，炒杜仲 12g，竹茹 10g。

方解：方中重用牛膝补益肝肾，引血下行；代赭石、生龙骨、牡蛎降逆潜阳，镇肝息风；龟甲、玄参、天冬、生地黄、白芍药滋阴潜阳；炒杜仲补肾壮骨；竹茹化痰通络。全方共奏滋阴潜阳、镇肝息风之功。

加减：便结者，加麦冬、火麻仁，养阴生津、润肠通便；失眠者，加夜交藤、酸枣仁，宁心安神；心烦、失眠者，加莲子心、珍珠母，清心安神；头痛、头晕重者，加生石决明、菊花，清热平肝；半身不遂而肢体拘急麻木者，加当归、赤芍药、鸡血藤、水蛭，活血通络。

3.痰湿蒙神证

证候：突然昏仆，意识不清，口眼㖞斜，半身不遂，痰声辘辘，痰涎壅盛，面白唇黯，静卧不烦，周身湿冷，二便自遗，苔白腻，舌质黯淡，脉滑或弦滑。

治法：燥湿化痰，豁痰开窍。

方药：涤痰汤加减。陈皮 12g，制半夏 12g，茯苓 12g，甘草 3g，胆南星 6g，枳实 12g，党参 12g，石菖蒲 9g，竹茹 12g，生姜 6g。

方解：方中石菖蒲、胆南星豁痰开窍；陈皮、制半夏、茯苓、竹茹降逆祛湿化痰；枳实降气消痰；党参益气健脾，治生痰之源；甘草和中又调和诸药；生姜为引。诸药共奏燥湿化痰、豁痰开窍之功。

加减：痰涎壅盛者，加皂角炭，以加强化痰之力；风盛者，可加天麻、钩藤、石决明，平肝息风；四肢不温、寒象明显者，加桂枝，温阳通脉；舌质紫黯或有瘀点、瘀斑者，加桃仁、红花、川芎、地龙等，活血化瘀；痰湿化热者，加川贝母、天竺黄，清热化痰；痰阻气滞大便不通者，加厚朴、大黄，行气通便。

4.痰热腑实证

证候：半身不遂，舌强不语，口舌㖞斜，头痛目眩，咯痰或痰多，腹胀便秘，舌质黯红，苔黄腻，脉弦滑或偏瘫侧脉弦滑而大。

治法:通腑泄热,化痰息风。

方药:黄连温胆汤合大承气汤加减。制半夏 10g,大黄(后下)15g,枳实 10g,竹茹 15g,芒硝 10g,黄芩 10g,黄连 10g,厚朴 10g,天竺黄 6g,牛膝 10g,陈皮 6g,茯苓 10g,甘草 6g。

方解:方中大黄通腑泄热;芒硝荡涤肠胃;黄芩、黄连清热解毒;制半夏燥湿化痰、降逆和胃;枳实、厚朴、竹茹、天竺黄行气导滞,清热化痰;牛膝、陈皮、茯苓理气活血,健脾渗湿;生甘草益脾和胃,又调和诸药。诸药共奏通腑泄热、化痰息风之功。

加减:热甚者,加石膏、栀子,以加强清热之功;兼见头晕头痛、目眩耳鸣者,加天麻、钩藤、菊花、珍珠母、石决明,平肝息风潜阳;口干舌燥、苔燥或少苔、便秘重者,可加生地黄、玄参、麦冬,滋阴增液而增水行舟。

5.气虚血瘀证

证候:半身不遂,肢体软弱,偏身麻木,舌㖞语謇,手足肿胀,面色㿠白,气短乏力,自汗出,舌质黯淡,舌苔薄白,脉细涩。

治法:益气活血,通经活络。

方药:补阳还五汤加减。生黄芪 30g,全当归 10g,川芎 10g,赤芍药 10g,桃仁(打碎)10g,红花 10g,地龙 10g,全蝎 6g,川牛膝 12g,鸡血藤 30g。

方解:方中重用生黄芪补气,使气旺血行,瘀去络通;全当归活血化瘀;川芎、赤芍药、桃仁、红花助全当归活血祛瘀;地龙通经活络;鸡血藤、川牛膝、全蝎活血通络。诸药配伍共奏益气活血、通经活络之功。

加减:言语謇涩重者,加石菖蒲、郁金,开窍通络;便溏者,去桃仁,加炒白术,健脾燥湿和胃;便秘者,加火麻仁,润燥滑肠;手足肿胀者,加茯苓、桂枝,利水渗湿、温经通络。

(二)中成药

1.华佗再造丸

适用于脑梗死恢复期痰湿蒙窍、闭阻经络证,每次 8g(48 粒),每日 2 次,口服,孕妇忌服。

2.血塞通软胶囊

适用于脑梗死恢复期气虚血滞、脉络瘀阻证,每次 2 粒,每日 2 次,口服,孕妇忌用。

3.步长脑心通胶囊

适用于脑梗死恢复期气虚血滞、脉络瘀阻证,每次 4 粒,每日 3 次,口服,孕妇忌服。

4.通塞脉片

适用于脑梗死恢复期气虚血瘀证,每次 5 片,每日 3 次,口服。

(三)针刺疗法

1.主穴

合谷、风池、三阴交、足三里、曲池、环跳等。

2.配穴

①头痛:太阳、头维、列缺、印堂、百会。②头晕、眩晕:列缺、内关、外关。③呃逆:天突、内关、膈俞、中脘。④呕吐:中脘。⑤抽搐:长强、少商、涌泉、水沟。⑥面瘫:翳风、颊车、颧髎、地仓。⑦上肢瘫:肩髃、手三里。⑧下肢瘫:风市、阳陵泉。⑨吞咽困难:廉泉。⑩失眠:神门、内关。⑪尿潴留:八髎、关元、气海。⑫遗尿:关元、中极、阴陵泉。

(梁翠兰)

第五节　腔隙性脑梗死

腔隙性脑梗死是指大脑半球深部白质和脑干等中线部位，由直径为100～400μm的穿支动脉血管闭塞导致的脑梗死。所引起的病灶为0.5～15.0mm³的梗死灶。大多由大脑前动脉、大脑中动脉、前脉络膜动脉和基底动脉的穿支动脉闭塞所引起。脑深部穿动脉闭塞导致相应灌注区脑组织缺血、坏死、液化，由吞噬细胞将该处组织移走而形成小腔隙。好发于基底节、丘脑、内囊、脑桥的大脑皮质贯通动脉供血区。反复发生多个腔隙性脑梗死，称多发性腔隙性脑梗死。临床引起相应的综合征，常见的有纯运动性轻偏瘫、纯感觉性卒中、构音障碍一手笨拙综合征、共济失调性轻偏瘫和感觉运动性卒中。高血压和糖尿病是主要原因，特别是高血压尤为重要。腔隙性脑梗死占脑梗死的20%～30%。

有症状和体征的腔隙性脑梗死相当于中医学的“中风”“半身不遂”“但臂不遂”“眩晕”等。

一、病因与发病机制

(一)中医病因病机

汉代张仲景《金匮要略·中风历节病脉证并治》曰：“夫风之为病，当半身不遂，或单臂不遂者，此为痹；脉微而数，中风使然。”并曰“邪在于络，肌肤不仁；邪在于经，即重不胜；邪入于腑，即不识人；邪入于脏，舌即难言，口吐涎。”始将半身不遂与不识人联系为一病，名“中风”，并创中经络、中脏腑的辨证分类法，这对于判断病位的深浅及病情的轻重有积极意义。中经络者一般无神志障碍。有症状和体征的腔隙性脑梗死符合中风中经络的发病机制。其主要中医病因病机概述如下。

1.阴虚风动

“年四十而阴气自半，起居衰矣”。年老体衰，肾气亏虚；或劳倦伤肾，肾精亏损，水不涵木，肝肾阴虚，阴不制阳，亢而化风，风阳上越，风中脑络，即发中风。

2.风痰瘀阻

素体肥胖，痰湿内盛；或过食肥甘醇酒致脾胃受伤，脾运失调，水湿运化失司而致痰湿内生；若烦劳过度，致使阳气升张，引动风阳，内风旋动夹痰，风痰上扰，阻滞脑络，即发中风。

3.气虚血瘀

年老体弱，或久病气虚，或喜静而不喜动，或久卧伤气，或忧思伤脾，正气不足，气虚不运，血行不畅，瘀滞脑络，脑神失养，则眩晕，肢体麻木；一旦血瘀阻脑络，气血不通，而致中风。

(二)西医病因及发病机制

1.病因

真正的病因和发病机制尚未完全清楚，但与下列因素有关。

(1)高血压：长期高血压作用于小动脉及微小动脉壁，致脂质透明变性，管腔闭塞，产生腔隙性病变。舒张压增高是多发性腔隙性脑梗死的常见原因。

(2)糖尿病：糖尿病时血浆低密度脂蛋白及极低密度脂蛋白的浓度增高，引起脂质代谢障碍，促进胆固醇合成，从而加速、加重动脉硬化的形成。

(3)微栓子(无动脉病变)：各种类型小栓子阻塞小动脉导致腔隙性脑梗死，如胆固醇、红细胞增多症、纤维蛋白等。

(4)血液成分异常：如红细胞增多症、血小板增多症和高凝状态，也可导致发病。

2.发病机制

腔隙性脑梗死的发病机制还不完全清楚。微小动脉粥样硬化被认为是症状性腔隙性脑梗死常见的发病机制。在慢性高血压患者中，在粥样硬化斑为100～400μm的小动脉中，也能发现动脉狭窄和闭塞。颈动脉粥样斑块，尤其是多发性斑块，可能会导致腔隙性脑梗死；脑深部穿动脉闭塞，导致相应灌注区脑组织缺血、坏死，由吞噬细胞将该处脑组织移走，遗留小腔，因而导致该部位神经功能缺损。

二、临床表现

本病常见于40～60岁以上的中老年人。腔隙性脑梗死患者中高血压的发病率约为75%，糖尿病的发病率约为25%～35%，有TIA史者约有20%。

(一)症状和体征

临床症状一般较轻，体征单一，一般无头痛、颅内高压症状和意识障碍。由于病灶小，又常位于脑的静区，故许多腔隙性脑梗死在临床上无症状。

(二)临床综合征

Fisher根据病因、病理和临床表现，归纳为21种综合征，常见的有以下几种。

1.纯运动性轻偏瘫(pure motor hemiparesis,PMH)

最常见，约占60%，有病灶对侧轻偏瘫，而不伴失语、感觉障碍和视野缺损，病灶多在内囊和脑干。

2.纯感觉性卒中(pure sensory stroke,PSS)

约占10%，表现为病灶对侧偏身感觉障碍，也可伴有感觉异常，如麻木、烧灼和刺痛感。病灶在丘脑腹后外侧核或内囊后肢。

3.构音障碍一手笨拙综合征(dysarthric-clumsy hand syndrome,DCHS)

约占20%，表现为构音障碍、吞咽困难，病灶对侧轻度中枢性面、舌瘫，手的精细运动欠灵活，指鼻试验欠稳。病灶在脑桥基底部或内囊前肢及膝部。

4.共济失调性轻偏瘫(ataxic-hemiparesis,AH)

病灶同侧共济失调和病灶对侧轻偏瘫，下肢重于上肢，伴有锥体束征。病灶多在放射冠汇集至内囊处，或脑桥基底部皮质脑桥束受损所致。

5.感觉运动性卒中(sensorimotor stroke,SMS)

少见，以偏身感觉障碍起病，再出现轻偏瘫，病灶位于丘脑腹后核及邻近内囊后肢。

6.腔隙状态

由Marie提出，由于多次腔隙性脑梗死后，有进行性加重的偏瘫、严重的精神障碍、痴呆、平衡障碍、大小便失禁、假性延髓性麻痹、双侧锥体束征和类帕金森综合征等。近年由于有效控制血压及治疗的进步，现在已很少见。

三、辅助检查

(一)神经影像学检查

1.颅脑CT

非增强CT扫描显示为基底节区或丘脑呈卵圆形低密度灶，边界清楚，直径为10～15mm。由于病灶小，占位效应轻微，一般仅为相邻脑室局部受压，多无中线移位，梗死密度随时间逐渐减低，4周后接近脑脊液密度，并出现萎缩性改变。增强扫描于梗死后3日至1个月可能发生均一或斑块性强化，以2～3周明显，待达到脑脊液密度时，则不再强化。

2.颅脑MRI

MRI显示比CT优越，尤其是对脑桥的腔隙性脑梗死和新旧腔隙性脑梗死的鉴别有意义，增强后能提高阳性率。颅脑MRI检查在T_2W像上显示高信号，是小动脉阻塞后新的或陈旧的病灶。T_1WI和T_2WI分别表现为低信号和高信号斑点状或斑片状病灶，呈圆形、椭圆形或裂隙形，最大直径常为数毫米，一般不超过1cm。急性期T_1WI的低信号和T_2WI的高信号，常不及慢性期明显，由于水肿的存在，使病灶看起来常大于实际梗死灶。注射造影剂后，T_1WI急性期、亚急性期和慢性期病灶显示增强，呈椭圆形、圆形，也可呈环形。

3.CT 血管成像(CTA)、磁共振血管成像(MRA)

了解颈内动脉有无狭窄及闭塞程度。

(二)超声检查

经颅多普勒超声(TCD)了解颈内动脉狭窄及闭塞程度。三维 B 超检查,了解颈内动脉粥样硬化斑块的大小和厚度。

(三)血液学检查

了解有无糖尿病和高脂血症等。

四、诊断与鉴别诊断

(一)诊断

(1)中老年人发病,多数患者有高血压病史,部分患者有糖尿病史或 TIA 史。

(2)急性或亚急性起病,症状比较轻,体征比较单一。

(3)临床表现符合 Fisher 描述的常见综合征之一。

(4)颅脑 CT 或 MRI 发现与临床神经功能缺损一致的病灶。

(5)预后较好,恢复较快,大多数患者不遗留后遗症状和体征。

(二)鉴别诊断

1.小量脑出血

均为中老年发病,有高血压和急起的偏瘫和偏身感觉障碍。但小量脑出血头颅 CT 显示高密度灶即可鉴别。

2.脑囊虫病

CT 均表现为低信号病灶。但是,脑囊虫病 CT 呈多灶性、小灶性和混合灶性病灶,临床表现常有头痛和癫痫发作,血和脑脊液囊虫抗体阳性,可供鉴别。

五、西医治疗

(一)抗血小板聚集药物

抗血小板聚集药物是预防和治疗腔隙性脑梗死的有效药物。

1.肠溶阿司匹林(或拜阿司匹林)

每次 100mg,每日 1 次,口服,可连用 6～12 个月。

2.氯吡格雷

每次 50～75mg,每日 1 次,口服,可连用半年。

3.西洛他唑

每次 50～100mg,每日 2 次,口服。

4.曲克芦丁

每次 200mg,每日 3 次,口服;或每次 400～600mg 加入 5%葡萄糖注射液或 0.9%氯化钠注射液 500mL 中静脉滴注,每日 1 次,可连用 20 日。

(二)钙通道阻滞剂

1.氟桂利嗪

每次 5～10mg,睡前口服。

2.尼莫地平

每次 20～30mg,每日 3 次,口服。

3.尼卡地平

每次 20mg,每日 3 次,口服。

(三)血管扩张药

1.丁苯酞

每次 200mg,每日 3 次,口服。偶见恶心、腹部不适,有严重出血倾向者忌用。

2.丁咯地尔

每次 200mg 加入 5%葡萄糖注射液或 0.9%氯化钠注射液 250mL 中静脉滴注,每日 1 次,连用 10～14 日;或每次 200mg,每日 3 次,口服。可有头痛、头晕、恶心等不良反应。

3.倍他司汀

每次 6～12mg,每日 3 次,口服。可有恶心、呕吐等不良反应。

(四)内科病的处理

有效控制高血压、糖尿病、高脂血症等,坚持药物治疗,定期检查血压、血糖、血脂、心电图和有关血液流变学指标。

六、中医治疗

(一)辨证论治

1.阴虚风动证

证候:头晕,肢体麻木,步态不稳,或口眼㖞斜,舌强难言,半身不遂,心烦易怒,口苦咽干,舌红或黯红少津,苔少或无苔,脉弦细数。

治法:滋阴潜阳,镇肝息风。

方药:镇肝熄风汤加减。生龙骨(先煎)30g,牡蛎(先煎)30g,代赭石 15g,白芍药 12g,龟甲 30g,玄参 12g,天冬 12g,生地黄 15g,牛膝 12g,炒杜仲 12g,竹茹 10g。

方解:方中龟甲、玄参、天冬、生地黄、白芍药滋阴潜阳;代赭石、生龙骨、牡蛎降逆潜阳,镇肝息风;牛膝补益肝肾,引血下行;炒杜仲补肾壮骨;竹茹化痰通络。全方共奏滋阴潜阳、镇肝息风之功。

加减:便结者,加麦冬、火麻仁,润肠通便;失眠者,加夜交藤、酸枣仁,宁心安神。

2.风痰瘀阻证

证候:头晕目眩,肢体麻木,或感觉减退,半身不遂,舌强语謇,气短纳差,胸胁痞闷,痰涎外溢,舌质黯或有瘀点、瘀斑,苔白腻,脉弦而滑。

治法:息风化痰,活血通络。

方药:温胆汤加味。半夏 12g,茯苓 15g,甘草 3g,陈皮 10g,竹茹 8g,枳实 10g,当归 12g,远志 10g,石菖蒲 10g,鸡血藤 15g,地龙 10g,天麻 12g,川芎 10g。

方解:方中天麻平肝息风;半夏、茯苓、甘草、陈皮和胃化痰;竹茹、枳实降逆化痰;远志、石菖蒲化痰开窍;当归、川芎活血化瘀;鸡血藤、地龙通经活络。全方共奏息风化痰、活血通络之功。

加减:头晕重者,加菊花、钩藤,平肝息风;痰郁化热、舌苔黄腻、脉滑数者,加胆南星、天竺黄,清热化痰。

3.气虚血瘀证

证候:耳鸣脑鸣,半身不遂,偏身麻木,舌㖞语謇,手足肿胀,面色萎黄,气短乏力,自汗出,舌质黯淡,舌苔薄白,脉细涩。

治法:益气活血,祛瘀通络。

方药:补阳还五汤加减。黄芪 30g,川芎 12g,当归 10g,赤芍药 12g,桃仁 10g,红花 10g,地龙 12g,全蝎 8g,鸡血藤 15g。

方解:方中重用生黄芪补气,使气旺血行,瘀去络通而窍开;当归、川芎、赤芍药、桃仁、红花、鸡血藤活血化瘀通络;地龙、全蝎祛风通络。全方共奏益气活血、祛瘀通络之功。

加减:痰盛者,加半夏、远志、石菖蒲,化痰;有痰热者,加天竺黄、竹茹、川贝母,清热化痰;心烦失眠者,加黄芩、夜交藤、珍珠母，清心除烦、宁心安神；言语謇涩重者，加石菖蒲、郁金，开窍通络。

（二）中成药

1.华佗再造丸

适用于腔隙性脑梗死风痰瘀阻证，每次 4～8g（重症每次8～16g），每日 2～3 次，口服，孕妇忌服。

2.脑安胶囊

适用于腔隙性脑梗死气虚血瘀证，每次 0.8g，每日 2 次，口服。

3.通塞脉片

适用于腔隙性脑梗死气虚血瘀证，每次 5 片，每日 3 次，口服。

（三）针刺疗法

1.主穴

水沟或百会、内关、极泉、尺泽、委中、三阴交、足三里。

2.配穴

上肢不遂者，配肩髃、曲池、手三里、合谷；下肢不遂者，配环跳、阳陵泉、阴陵泉、风市；口角㖞斜者，配颊车、地仓；足内翻者，配绝骨、丘墟透照海；足外翻者，配中封、太溪；足下垂者，配解溪；便秘者，配丰隆、支沟；尿失禁、尿潴留者，配中极、曲骨、关元；言语不利者，金津、玉液点刺放血；吞咽障碍者，配风池、完骨、天柱。

（梁翠兰）

第六节　单纯疱疹病毒性脑炎

单纯疱疹病毒性脑炎（herpes simplex virus encephalitis，HSE）是由单纯疱疹病毒（herpes simplex virus，HSV）引起的以大脑额叶、颞叶及边缘系统为主要受累部位的一种急性中枢神经系统感染性疾病。常可导致脑组织出血及坏死，故又称为出血性脑炎或急性坏死性脑炎，也称急性包涵体脑炎。任何年龄均可发病。目前 HSE 的年发病率大约为 1/500 000～1/250 000。在美国阿拉巴马大学的记录中，平均每年约有 10 名患者经脑部活检证实为 HSE，提示人群患病率为 1/300 000，该比例与瑞士和英国的研究结果相符。在美国，发现西尼罗河病毒性脑炎之前，HSE 被认为占所有中枢神经系统病毒感染性脑病的10％～20％。

20 世纪 60 年代中期，美国学者 Nahmias 和 Dowdle 提出本病具有 HSV-1 型和 HSV-2 型两个抗原型，不同的病毒类型导致的临床表现亦有所不同，两型病毒均有引起口周或生殖道疱疹的可能，但多数观察者发现近 90％的 HSE 患者都是 HSV-1 型感染。

根据 HSE 的临床表现并与中医学相关病证描述的对照比较，本病大致相当于中医学的“温病”“头痛”“痉证”“癫狂”“痫证”等范畴。

一、病因与发病机制

（一）中医病因病机

中医学虽无脑炎之病名，但根据其临床表现，一般可以用温病学说理论来阐明其中医病因及发病机制。温病学说认为，本病病因乃外感温热毒邪内侵。温热毒邪为阳邪，善上行；头在上为阳位，故温热之邪上行易袭头位；头之清阳被扰，故发热、头痛、头晕；温热毒邪初起即热象偏盛，易化火、化燥伤阴且传变迅速，表证短暂，旋即入里，并易窜入血分。本病邪气猖獗，肺卫病邪未能控制，病情急剧传变，病势凶险，可不顺经传于阳明而逆传心包，随即出现昏迷、意识障碍。此即叶天士在《外感温热篇》中所说：“温邪上受，首先犯肺，逆传心包”之意。若邪热炽盛，津液耗伤，热极生风，则高热、惊厥、抽搐。热灼津液成痰，痰热蒙蔽心窍，则神昏谵语，精神异常。痰瘀凝滞、经络闭阻则舌强语謇，肢体瘫痪，甚者可发生阴竭阳脱而致死亡。

本病病位在心包、肝、肾。初起邪气盛实，故为实证；病久温热之邪伤津耗气，故中后期为虚实夹杂；后期恢复以虚证多见；而不同时期可出现痰、湿、瘀证的证候变迁。

1.卫气同病

温热毒邪侵袭卫表，卫表郁遏，经腧不利则见发热恶寒、颈项强直；邪热上扰清窍，则神倦嗜睡、头痛；邪热犯及肺胃则壮热口渴、恶心、呕吐、食欲不振、腹痛腹泻等。

2.气营两燔

外感温热毒邪，入里侵及气分致里热炽盛，故可出现高热、头痛、项强；热炽中焦则口渴、恶心、呕吐。气分之邪失治或治疗不当致邪热内入于营，营热扰心则烦躁、嗜睡或昏迷。

3.热陷营血

外感温热毒邪，邪热炽盛，深入于营血，营阴被灼故口干渴、壮热，且入夜尤甚；热邪内陷心包则神昏谵语、烦躁；邪热久羁，耗伤真阴，引动肝风则惊厥、抽搐、全身强直、角弓反张；热邪迫血妄行可见衄血。

4.痰热内扰

外感温热毒邪，热灼津液而生痰热，痰热壅盛，则胸脘满闷、喉间痰鸣、痰黏难咯；痰热之邪阻碍气机，在胃可见胃气上逆出现呃逆、呕吐；痰热上蒙清窍，则见神昏谵语、舌强语謇。

5.气阴两伤

温病后期，热邪耗伤气血津液致气阴两亏，可见口干、食欲不振、神倦乏力；心神失养则可见心悸不眠；余热未清则可见低热、身热不扬、自汗等。

（二）西医病因及发病机制

1.病因

HSV是一种嗜神经性双链DNA包膜病毒，属于疱疹病毒科α亚科，由一个包含DNA的核心和一个20面体的核衣壳组成。病毒核心为双链线状DNA，衣壳周围包绕的无定形球状物质称壳皮，壳皮又有外膜包被，为典型类脂双层膜。外膜上含多胺类、脂质及糖蛋白，糖蛋白具有的独特抗原性与各病毒株的特异性有关。

根据其抗原性的不同分为HSV-1和HSV-2两型。近90%的人类HSE由HSV-1型引起，6%～15%是HSV-2型所致。HSV-2感染可以造成生殖系统疾病和新生儿脑炎，母亲分娩时生殖道分泌物与胎儿接触是新生儿感染的主要原因。

2.发病机制

(1)HSV-1型感染：约70%起因于内源性病毒活化。病毒感染后引起疱疹性角膜炎或者口唇疱疹，随后病毒逆轴突进入三叉神经节潜伏，潜伏期内不产生明显的病毒颗粒，也没有临床表现，当机体免疫力降低时，病毒被激活，激活的病毒具有神经系统亲嗜性，可特异性进入轴索，并沿轴索逆行到达基底部脑膜，引起颞、额叶底部及边缘系统炎症性坏死；仅约25%的病例为原发感染，病毒经嗅球和嗅束直接侵入脑叶，或口腔感染后病毒经三叉神经入脑引起脑炎。

(2)HSV-2型感染：多经生殖道传播，复制后潜伏于骶部脊神经节。新生儿HSV-2型病毒感染多来源于产妇生殖道分泌物，胎儿宫内感染罕见。HSV-2型病毒也可通过性接触传播感染青年人。

HSV病毒造成宿主中枢神经感染乃至损伤是病毒与宿主相互作用的过程，这既与病毒特定的结构特点有关，亦与宿主对病毒的抵抗力和耐受力有关。病毒既可以通过对宿主细胞诱导凋亡造成直接损伤，亦可以通过氧化作用损害机体。病毒在潜伏感染后的再激活以及宿主产生的免疫反应均与单纯疱疹病毒性脑炎的发病有关。

二、临床表现

HSV感染是中枢神经系统病毒感染中最重的一型。其发病无季节性，各年龄均可发病，其中约1/3

患者发病年龄为6个月至20岁，约1/2患者50岁以后发病。男女无明显差异。多为突然起病，少数为亚急性发病。

（一）症状与体征

1.一般症状

发热，头痛，全身不适，精神不佳，或意识模糊，或嗜睡、昏睡，恶心，呕吐，食欲不振，肌肉疼痛，感觉异常；或有口唇疱疹，或皮疹。其中发热、头痛是发病早期最常见的症状。

2.精神症状

反应迟钝，呆滞，缄默，动作减少，言语错乱，可有幻觉、妄想或谵妄，冲动行为。认知障碍表现为记忆力、定向力及语言障碍。

3.脑膜刺激征和颅压增高症

头痛剧烈，以颈后部明显，脑膜刺激征阳性。

4.神经系统损害症状

一般无定位体征，偶有偏瘫、失语、偏身感觉障碍、偏盲、斜视、复视、共济失调、腱反射不对称、病理反射阳性。常有全身性或局灶性癫痫发作。

（二）临床分型

1.1型单纯疱疹病毒性脑炎

（1）前驱期症状：本病前驱期一至数日，可表现为头痛、头晕、咽喉痛、肌肉痛或全身不适等上呼吸道感染症状，亦可有恶心、呕吐。发病后体温可高达40℃～41℃，约1/4患者有口唇疱疹，症状可持续1～2周。

（2）精神症状：75%的患者可以出现精神症状，部分患者可因精神症状突出而就诊于精神科。常见症状有反应迟钝、呆滞、缄默、言语错乱或动作增多及冲动行为，可有幻觉、妄想或谵妄，这可能与颞叶病变有关。认知障碍亦很常见，可表现为记忆力、定向力及语言障碍等。

（3）神经系统损害症状：可有偏瘫、失语、偏身感觉障碍、偏盲、眼球活动障碍、眼睑下垂、瞳孔不等大、不自主运动和共济失调等。约33%的患者可有多种形式的痫性发作。若病毒侵犯脑干还可造成脑干脑炎。患者常有脑膜刺激征和颅内高压征，严重者可发生脑疝，呈现去大脑强直和去皮质状态。重症患者可发生不同程度的意识障碍，甚至昏迷。本病病程长短不一，多为数日至1～2个月，死亡率较高，可遗留后遗症。

2.2型单纯疱疹病毒性脑炎

多见于新生儿和青少年，多急性、暴发性起病，常见受累部位为肺脏、肝脏和脑，患儿出现难喂养、易激惹、嗜睡、局灶性或全身性抽搐、去大脑强直或昏迷，死亡率极高。胎儿早期感染常造成先天性畸形。

三、辅助检查

（一）脑脊液（CSF）检查

（1）外观：无色透明。

（2）压力：正常或升高。

（3）细胞数：白细胞增多，一般在$(10\sim500)\times10^6/L$，可多达$1000\times10^6/L$，以淋巴细胞居多，少数病例早期可以中性粒细胞为主，常可见少量红细胞，偶见红细胞计数上千或脑脊液黄变，提示出血性病变。

（4）生化：蛋白含量轻到中度增高，糖和氯化物正常。

（5）HSV抗原检测：发病早期病毒复制阶段采用聚合酶链反应（PCR）方法检测脑脊液中的HSV抗原对疾病的诊断有很大意义。HSE发病48小时内HSV-1DNA可能为阴性，之后逐渐增加，应在3日后复查，发病2周内送检，抗病毒治疗并不影响HSV抗原检测。该方法诊断HSE特异性和敏感性较高，可用于早期诊断。

(6)HSV抗体检测:用ELISA、蛋白质印迹法(Western blot)和间接免疫荧光检测HSV特异性IgM、IgG抗体,病程中2次或2次以上抗体滴度呈4倍以上增高有诊断价值。抗体通常出现于发病后8～12日甚至更晚,可持续30日,血清/脑脊液比值<20∶1提示该抗体为鞘内合成。HSE发病2周后PCR检测HSV DNA可转阴。

(二)脑电图

HSE早期脑电图即可出现异常,表现为病变区域局灶性慢波,通常是以一侧或双侧颞叶为中心,左右不对称,以后可在慢波背景上出现局灶性周期性棘慢综合波。此表现虽非HSE所特有,但出现后可支持诊断。

(三)影像学检查

1.脑CT

病灶常位于颞叶、脑岛、额叶底部和扣带回,呈单侧性或双侧不对称分布的低密度,伴病灶内出血者呈高密度影。增强扫描,病变早期强化多不明显,明显强化见于病变第2～4周,多呈脑回状或斑片状强化。

2.脑MRI

能较早显示病灶部位,可作为首选的检查方法。病灶多位于颞叶、额叶眶面及岛叶等处,T_1WI示轻度低信号,T_2WI呈高信号,出血时T_1WI和T_2WI表现为混杂信号,周围伴有水肿。由于血一脑屏障被破坏,病灶多可强化。

(四)脑组织活检

光镜下可见特征性出血性坏死改变;电镜下可见细胞核内多个包涵体、包涵体中的病毒颗粒坏死区以及邻近的少突胶质细胞。PCR或原位杂交可检测脑组织标本的病毒核酸。HSV病毒分离及培养特异性高,但耗时长,且脑活检不易被接受,正逐渐被脑脊液的PCR检测所取代。

四、诊断与鉴别诊断

(一)诊断

临床诊断参考:①口唇或生殖道疱疹史,或有皮肤黏膜疱疹。②有脑实质受损的临床表现,且急性或亚急性起病,伴有发热。③脑脊液中查不到细菌、真菌,常规及生化检查符合病毒感染的特点,如有大量红细胞则支持本病。④头颅CT或MRI显示额、颞叶异常病灶。⑤脑电图显示以额、颞叶为主的弥漫性异常。⑥双份血清、脑脊液标本特异性抗体(IgG)检测,恢复期标本抗体有4倍或4倍以上升高或降低者,以及IgM抗体阳性者。⑦抗病毒治疗有效。确定诊断则需要脑脊液检出病毒抗原或特异性抗体,脑组织活检发现细胞内包涵体。

(二)鉴别诊断

1.带状疱疹病毒性脑炎

本病临床少见,约占病毒性脑炎的0.3%。带状疱疹病毒主要侵犯和潜伏于脊神经根、后根节或脑神经感觉神经节的细胞内,极少侵犯中枢神经系统。即使有中枢神经系统症状和体征,也是其病毒感染后的变态反应。发热、头痛少见,且轻微。很少有前驱的人格改变和精神异常,多表现为意识障碍和局灶性脑损害体征。本病预后良好。患者多有胸腰部带状疱疹史,头颅CT或MRI无脑部出血坏死性病灶,血清及脑脊液可检出带状疱疹病毒抗原、抗体或病毒核酸,有助于鉴别。

2.巨细胞病毒性脑炎

临床少见,多见于免疫缺陷患者,如长期应用免疫抑制剂或艾滋病患者。多为亚急性或慢性发病,低热,缓慢进展,多表现为情感障碍、记忆障碍、意识模糊、不同程度的昏迷,亦有周围神经和脊髓的损害症状和体征,共济失调在本病中也很常见。头颅CT和MRI多表现为大脑半球白质、小脑、脑干、脊髓多处病损,以脱髓鞘改变为主,一般不出现坏死、出血。本病病程较长,一般为几个月或半年以上,结合患者有艾滋病或服用免疫剂的病史,血和脑脊液中可查到大量巨细胞,均有助于鉴别。

3.急性播散性脑脊髓炎

本病为变态反应性中枢神经系统脱髓鞘病，多发生于感染后、疫苗接种后、出疹性疾病及产后、大手术之后。急性发病或暴发。主要表现为精神症状、不同程度的意识障碍，症状和体征多样化为其特点，许多患者有共济失调、眼球震颤等脑干、小脑损害的表现。头颅CT和MRI可发现大脑半球白质、脑干、小脑、脊髓等多处受损。肌电图可表现有周围神经的损害。暴发型播散性脑脊髓炎亦可在额叶、颞叶出现出血性改变，多可累及壳核。脑脊液和血的免疫球蛋白含量明显增高，但病原学检查很少阳性。HSE主要为脑实质损害，故精神症状较突出，且一般不会出现脊髓损害的体征。

4.肠道病毒性脑炎

肠道病毒主要有三大类，如脊髓灰质炎病毒、科萨奇病毒、ECHO病毒。因其变异很大，又可分为30多个血清型，均源于核糖核酸病毒(RNA病毒)，主要在肠道寄生及繁殖，是引起神经系统损害的常见病毒之一。肠道病毒性脑炎约占病毒性脑炎的40%左右。多发生于夏秋季，由粪便的直接或间接传染所致，故易在儿童中间流行。神经系统感染后主要引起无菌性脑膜炎，也可引起脑炎。病初有胃肠道症状，流行性或散发性，表现发热、意识障碍、癫痫发作、平衡失调及肢体瘫痪等，但症状较轻，一般在1周内缓解，预后较好。头颅CT和MRI检查无特异性改变。本病发病前有胃肠道前驱症状，血清、脑脊液或粪便中分离出相应病毒，可助于诊断。

5.感染中毒性脑病

常发生于急性细菌感染早期或高峰期，又称细菌感染后脑炎。急性细菌感染是主要病因，多见于败血症、肺炎、痢疾、白喉、百日咳、猩红热及伤寒等，其次由流感病毒、副流感病毒、合胞病毒、腺病毒引起的急性呼吸道感染和疟疾亦可引起本病。2～10岁儿童多见，大多于急性感染疾病的头3日内发生，出现高热、头痛、呕吐、烦躁、谵妄、惊厥、昏迷和脑膜刺激征等，偶见轻偏瘫和四肢瘫。脑脊液压力升高，细胞数正常，蛋白含量轻度增高，糖和氯化物正常。患者有急性感染病史，脑脊液中查不到病毒抗原或抗体，有助于诊断。

6.Reye综合征

Reye综合征是一种急性脑病和肝脏脂肪浸润综合征，常发生于某些急性病毒传染病以后。病因未明，可能是机体对某种病毒毒素的过敏反应，主要病变为脑水肿和肝脂肪变性。一般表现为两个阶段，开始为上呼吸道感染症状，约1周后突然出现顽固性恶心、呕吐和意识障碍，早期肝脏不大。脑脊液压力增高，细胞数正常。肝脏超声检查可提示诊断，多于发病后1周内恢复。

五、西医治疗

(一)抗病毒

1.阿昔洛韦

也称无环鸟苷，具有强力的抗HSV作用，为目前治疗HSE有效的首选药物。血一脑屏障透过率约50%，对细胞内正在复制的病毒DNA有抑制作用。常用15～30mg/(kg·d)，分3次静脉滴注，或500mg静脉滴注，1～2小时内滴完，8小时1次，连用14～21日。病情严重者可延长治疗时间。阿昔洛韦的不良反应可有谵妄、震颤、皮疹、血尿和血清转氨酶暂时升高等，出现肾功能损害者应减量。

2.更昔洛韦

抗HSV疗效是阿昔洛韦的数倍，有更广谱更强的抗疱疹病毒作用。对阿昔洛韦耐药和发生DNA聚合酶变异的HSV突变株仍敏感。用量5～10mg/(kg·d)，或250mg，静脉滴注，1小时以上滴完，12小时1次，14～21日为1个疗程。主要不良反应是肾功能损害和骨髓抑制，与剂量呈相关性，停药后可恢复。

3.喷昔洛韦(Penciclovir，PCV)和泛昔洛韦(Famciclovir，FCV)

为20世纪90年代被美国食品药品监督管理局(FDA)批准的新抗病毒药。对HSE治疗指数高，为高度选择性抗疱疹病毒药物。PCV口服吸收较差，改良为FCV后，生物利用度提高，效果改善。FCV为口服片剂或胶囊，每次250～500mg，每日3次，口服，7日为1个疗程。

（二）糖皮质激素

有非特异性抗炎作用，可降低血管通透性、保护血一脑屏障、减轻脑水肿，可酌情应用于病情危重患者，多采用早期、大量和短程给药原则。

1.地塞米松

不良反应较弱，可作为重症 HSE 治疗中的常用药物。每次10～20mg，每日 1 次，静脉滴注，连用10～14 日；而后改为口服泼尼松，每次 30～50mg，每日 1 次；病情稳定后每 3 日减 5～10mg，直至停药。

2.甲泼尼龙

抗炎作用是所有激素中最强的，HSE 严重时可采用冲击疗法。常用量为 500～1000mg，静脉滴注，每日 1 次，连用 3 日；而后改为泼尼松龙，每次 30～50mg，每日 1 次，口服，以后每 3～5 日减5～10mg，直至停药。

（三）免疫治疗

可用干扰素。干扰素是细胞经病毒感染后产生的一组高活性糖蛋白，其本身不能直接中和病毒，主要是抑制病毒的复制和病毒由感染细胞的释放，具有广谱抗病毒活性，对宿主细胞损害小。常用的有干扰素-α 60×10^6 U/d，肌内注射，连用 30 日；亦可用 IFN-β_{1a} 6×10^6 U肌内注射与鞘内注射联合用药。或用干扰素诱生剂，如聚肌苷酸一聚胞苷酸（PolyI:C）、麻疹减毒活疫苗等。

（四）对症治疗

（1）高热患者进行物理降温，如配合冰帽、冰毯等。

（2）抽搐者控制痫性发作，如对重症癫痫可在口服抗痫药基础上给予地西泮 10mg 静脉滴注或推入；对高热神昏且癫痫不易控制的患者可予药物冬眠以保护大脑。

（3）精神错乱及躁动不安等可用镇静剂等药物。

（4）颅内压增高可用脱水药。

（5）可配合神经细胞营养剂如胞磷胆碱等。

（6）注意维持营养及水、电解质平衡，予营养代谢支持治疗。

（7）对重症及昏迷患者，需保持呼吸道通畅，加强护理，注意口腔卫生，防治压疮、肺炎及泌尿系感染等。

（8）恢复期积极采取理疗和康复治疗，促进神经功能恢复。

六、中医治疗

多数学者主张本病以温病卫气营血辨证，但有的病例自始至终无温病证候，有的并无热象，有发热者亦为低热或中等度发热，持续时间不长，而且温热与病势进退并非正比，临床上也少见或不见通常温病传变规律；有的首发症状常常是突然发生意识障碍、情感、言语、行为及二便障碍。故本病虽然以卫气营血辨证为主，必要时当辅以三焦辨证或脏腑辨证。

（一）辨证论治

1.卫气同病证

证候：发热，或微恶寒，头痛，恶心呕吐，口渴咽痛，颈项强直，或烦躁，神倦嗜睡，舌红苔薄白或薄黄，脉浮数或滑数。

治法：辛凉解表，清气泄热。

方药：银翘散合白虎汤加减。金银花 30g，板蓝根 30g，生石膏 30g，连翘 20g，芦根 20g，薄荷 10g，大青叶 10g，桑叶 10g，菊花 10g，知母 10g，淡豆豉 10g，生甘草 6g。

方解：方中金银花、连翘、板蓝根、大青叶清热解毒；薄荷、淡豆豉、桑叶、菊花辛凉解表，清利头目；芦根、知母、生石膏清热泻火，生津，除烦；生甘草调和诸药，兼能清热解毒。诸药合用，共奏辛凉解表、清气泄热之功。

加减：神昏嗜睡者，加石菖蒲、郁金，芳香开窍醒神；腹满大便不通者，加大黄、芒硝，通腑泄热；腹胀、纳呆、口渴不欲饮、苔腻者，加藿香、佩兰、苍术，芳香化湿。

2.气营两燔证

证候：高热，头痛，项背强直，汗多气粗，口渴，恶心呕吐，烦躁或嗜睡，甚则昏迷，或伴谵语，抽搐，二便失禁，舌质红绛，脉数。

治法：清气泻热，凉营解毒。

方药：白虎汤合清营汤加减。

生石膏 30g，生地黄 30g，金银花 30g，大青叶 30g，板蓝根 30g，水牛角 20g，知母 20g，连翘 10g，玄参 20g，丹参 30g，石菖蒲 10g，竹叶 10g。

方解：方中生石膏、知母、竹叶清热泻火，除烦；金银花、大青叶、板蓝根清热解毒；水牛角凉血泻火解毒，兼能安神定惊；连翘清心泻火又能清热解毒；生地黄、玄参清热养阴；丹参凉血活血，且养血安神；石菖蒲开窍醒神，化湿和胃。全方共奏清气泻热、凉营解毒之功。

加减：高热，神志不清者，鼻饲安宫牛黄丸或至宝丹，清热凉血清心除烦；抽搐，惊厥者，加羚羊角粉冲服，清泻肺肝邪热、镇惊止抽。

3.热陷营血证

证候：壮热，入夜尤甚，神昏谵语，反复惊厥，抽搐，甚则全身强直，角弓反张，皮肤可见瘀点、瘀斑，或见鼻衄、肌衄，舌绛，少苔，脉细数。

治法：清热凉血解毒，息风开窍。

方药：清瘟败毒饮加减。水牛角 30g，生地黄 30g，赤芍药 10g，生石膏 30g，大青叶 30g，牡丹皮 10g，钩藤 15g，僵蚕 15g，栀子 10g，黄芩 10g，知母 10g，板蓝根 30g。

方解：方中水牛角、生地黄、牡丹皮、赤芍药合用取犀角地黄汤之意，清热凉血，解毒化斑；生石膏、知母清热泻火，除烦；黄芩、栀子、板蓝根、大青叶清热泻火，解毒；钩藤、僵蚕清热平肝，息风止痉。诸药合用则可清热凉血解毒，息风开窍。

加减：壮热不已、热极动风、神昏痉厥者，加羚羊角粉冲服以凉肝息风止痉，或加天麻、蜈蚣息风止痉；热盛伤阴、口干咽燥、舌绛而干者，加生地黄、玄参、白芍药，酸甘化阴，滋阴清热。

4.痰热内扰证

证候：高热，神昏，谵语，痰涎壅盛，喉间痰鸣，痰黏色黄，难咯，胸脘满闷，烦躁，舌质红，苔黄，脉滑数。

治法：清热化痰，开窍醒神。

方药：黄连温胆汤合至宝丹加减。黄连 10g，茯苓 20g，郁金 10g，石菖蒲 10g，连翘 10g，黄芩 10g，金钱草 20g，枳实 10g，胆南星 10g，竹茹 10g，瓜蒌 10g。

方解：方中胆南星、竹茹、瓜蒌清热化痰；黄连、黄芩、金钱草、连翘清热燥湿；石菖蒲、郁金化痰清心，开窍醒神；茯苓健脾渗湿；枳实化湿除痞。用此汤剂化至宝丹 1 粒冲服或鼻饲以加强凉血清热作用，诸药合用共奏清热化痰、开窍醒神之功。

加减：痰鸣者，加竹沥，清热化痰；兼有瘀血者，加丹参、当归、赤芍药、川芎，活血化瘀；口眼㖞斜者，加白附子、僵蚕、全蝎，祛风镇痉；二便失禁者，加炒山药、山茱萸、桑螵蛸，固摄肾气；半身不遂者，加鸡血藤、全蝎、蜈蚣，活血通络。

5.气阴两伤证

证候：低热或午后潮热，自汗，神倦乏力，口干，心悸，舌淡红，少苔，脉细数无力。

治法：益气养阴，清虚热。

方药：竹叶石膏汤加减。竹叶 10g，石膏 20g，沙参 15g，西洋参 15g，石斛 10g，白芍药 10g，牡丹皮 10g，麦冬 10g，地骨皮 10g，生地黄 20g。

方解：方中西洋参、沙参、麦冬、生地黄益气养阴；白芍药、牡丹皮清阴分伏热；竹叶、石膏清热除烦；地骨皮清退虚热；石斛滋阴除热，生津。诸药合用则益气养阴、清虚热。

加减：手足颤动、拘挛者，加龟甲、鳖甲，滋阴补虚、息风止颤；气少神疲者，加太子参、山药，健脾益气；神呆者，加石菖蒲、郁金，开窍醒神。

（二）中成药

1.牛黄清心丸

适用于 HSE 卫气同病证，每次 3g，每日 1～2 次，口服。

2.安宫牛黄丸

适用于 HSE 气营两燔证或热陷营血证，每次 3g，每日 2 次，口服或鼻饲，儿童酌情减量。

3.紫雪丹

适用于 HSE 气营两燔证，每次 1.5～3g，每日 2 次，口服或鼻饲。

4.清开灵注射液

适用于 HSE 卫气同病或气营两燔证轻型。每次 40mL 加入0.9%氯化钠注射液 250mL 稀释后静脉滴注，每日 1 次。

5.醒脑静注射液

适用于 HSE 痰热内扰证或气营两燔证。每次 20mL，加入0.9%氯化钠注射液 250mL 稀释后静脉滴注，每日 1 次。

（三）针刺疗法

1.主穴

大椎、风池、曲池、合谷、曲泽、十二井穴、水沟。大椎、曲池清泻高热；曲池乃阳明经合穴，为治头痛、瘛疭、癫痫之要穴。风池疏风解毒，合谷疏利阳明，共具清热、息风、止痛功效。曲泽为手厥阴之合穴，可清血热、镇惊悸、开心窍。十二井穴通三阴三阳，具有调阴阳、清热启闭的作用。神志昏迷者，加刺水沟可获效。

2.配穴

吞咽困难者，加天突、廉泉；震颤者，加手三里、间使、阳陵泉；肢体瘫痪者，加肩髃、外关、环跳、伏兔、足三里、太冲；神志昏聩者，加内关、涌泉。7 日为 1 个疗程，可以连用 2 个疗程。

（梁翠兰）

第七节　化脓性脑膜炎

化脓性脑膜炎是由各种细菌感染引起的脑脊膜化脓性炎症，也称细菌性脑膜炎。多数起病急，病情重，变化快，因此又称急性化脓性脑膜炎或急性细菌性脑膜炎。临床上以畏寒、发热、头痛、呕吐、烦躁、抽搐或意识障碍、脑膜刺激征阳性及脑脊液炎性改变为特征。若不及时救治，可危及生命或导致严重神经系统后遗症。病理特点为早期仅有软脑膜及大脑表浅血管充血，随后炎症扩展，大量脓性渗出物沉积于基底部脑池；病程后期，渗出物粘连及脑膜炎性增厚侵及脑神经，并可引起阻塞性或交通性脑积水。

本病的发病年龄与病原菌种类有关，新生儿以大肠杆菌性脑膜炎多见；婴幼儿以肺炎球菌性脑膜炎、流感嗜血杆菌性脑膜炎多见。脑膜炎双球菌所致的流行性脑脊髓膜炎多发生在冬、春两季，但散发病例四季均有，最常侵犯儿童及青年，也见于任何年龄组成人，50 岁后发病率急剧下降。金黄色葡萄球菌性脑膜炎很少是原发，多继发于面或身体其他部位化脓性病灶，有时并发于海绵窦血栓形成、硬膜外脓肿或硬膜下脓肿、神经外科手术后及颅脑损伤；铜绿假单胞菌性脑膜炎常继发于腰椎穿刺、腰椎麻醉以及神经外科术后。目前成年人单核细胞增多性李斯特杆菌感染亦成为主要致病菌，主要发生于非外伤性、非外科手术后感染性脑膜炎。化脓性脑膜炎可再发 2 次以上，再发间隔距前次临床治愈 3 周以上称再发化脓性脑膜炎，有研究表明多由脑脊液鼻漏、脑脊液耳漏导致。

本病属于中医学“风温”“春温”“头痛”“痉证”等范畴。

一、病因与发病机制

(一)中医病因病机

中医认为本病多由温热之邪外袭,机体正气亏虚,无力御邪,循经脉上犯脑窍,致使热毒壅盛,化火动风而发病。小儿脏腑娇嫩,气血未充,体质脆弱,不耐寒热,则更易感邪而发病。其病性为实热,病位主要在卫、气、营、血,并以营血为重点,并可致相互传变。热陷营血,耗伤肝肾之阴,以致热盛动风;伤及血络,迫血妄行,则有动血之变;如邪势不减,正气大伤,导致阴竭阳脱,危及生命;疾病后期,邪退正伤,气阴两虚,阴血不足,筋脉失养,可发生“血虚生风”;在疾病发生、发展的过程中,与肺、胃、心、肝、脑等脏腑有密切关系,可同时引起相应脏腑的病变。

1.卫气同病

化脓性脑膜炎初期为温热之邪犯卫,卫气与之交争,故见发热、恶寒、头痛,邪犯太阳经脉则颈强;肺卫失宣可见咳嗽;热毒炽盛,迅速传入气分,气分热甚,热邪犯胃,故见口渴、呕吐;气分热盛则见苔黄、脉数。本证的特点是既有卫分证,又有气分证,正邪交争,热盛伤津,肺失宣肃,邪气盛而正未衰,属于疾病的初始阶段。

2.气营两燔

病情进一步发展,热盛化火,伤及营血,形成气营两燔,致使壮热不退;陷于肝者引动肝风而发生抽风;陷于心者则烦躁、哭闹、渐入昏迷;脑为精明之府,与心、肝两脏关系密切,热毒犯脑,壮热持续、头痛加剧、呕吐频作;热乘心脑,扰于神明,神明失主则可见精神委靡、嗜睡或昏迷,神识不清;邪热蒙蔽心包可见哭闹、嗜睡;热犯营血则肌发斑疹。其病机特点是气分热盛,邪热传营,多见于营阴素虚而受邪较重的患者。

3.热陷营血

邪热不退,陷于营血,则肌肤灼热;伤及血络,迫血妄行,血溢脉外则肌发斑疹、吐血、衄血;热陷血分,扰乱神明则神识昏迷、躁扰谵语。其病机特点是热邪深伏,营阴亏耗,血络受损,病势较重。

4.阴竭阳脱

热毒枭张,正气不足,无力敌邪,则邪热内闭,阴液耗竭,阳气外脱,可见高热、抽风、神昏、面色苍白、四肢厥冷、脉微欲绝、呼吸浅弱,病势凶险。

5.气阴两虚

疾病后期,毒邪渐退,阴液已伤,筋脉失养,以致出现筋脉拘急,或血虚生风,手足蠕动;病久气阴两亏,心失所养,致神倦乏力,五心烦热,舌红少苔,脉细数。

本病若治疗得当,则热清脓消,逐渐痊愈。但也有脓液积聚,形成脑脓肿或瘀阻水停,脑窍闭塞,发为脑积水;脑络瘀阻,脓瘀互结,病情日深,热势稽留难解,诸症不退。若脓毒损脑,痰瘀互阻,气阴两亏,经脉失养,可遗留智差、癫痫、耳聋、失明、口舌㖞斜、瘫痪等后遗症。

(二)西医病因及发病机制

1.病因

急性细菌性脑膜炎致病菌种类繁多,几乎所有细菌均可引起。常见的致病菌有脑膜炎双球菌、肺炎球菌、流感嗜血杆菌,其次为大肠杆菌、李斯特菌属、变形杆菌、肠球菌属、金黄色葡萄球菌及铜绿假单胞菌等,其他少见致病菌有炭疽杆菌、布氏杆菌、产气荚膜杆菌等。我国将脑膜炎双球菌性脑膜炎称为流行性脑膜炎,其他细菌性脑膜炎称为化脓性脑膜炎。

2.发病机制

化脓性细菌感染脑膜的途径有4种:①血行感染:继发于败血症或身体其他部位的化脓性病灶;②邻近病灶的直接侵犯:如乳突炎、鼻窦炎、颅骨骨髓炎、颅底骨折、开放性颅脑外伤、头面部软组织感染、颅内静脉窦血栓形成、脊椎炎等;③颅内病灶蔓延:如脑脓肿破裂;④医源性:如脑外伤后、脑室腹腔引流、颅脑手术感染、腰椎穿刺、鞘内注射药物等。当细菌侵入人体后,是否发病,主要看机体和病原体之间的相互作用,多数情况下由于机体抵抗力较强而未发病,仅表现为健康带菌状态,当机体抵抗力下降或细菌毒力较强时才引起脑膜炎。外伤、血液循环中存在内毒素或原发性脑膜病毒感染使血一脑屏障被破坏，则有利于细菌进入蛛网膜下隙发生脑膜炎。易感因素为患有糖尿病和恶性肿瘤、长期应用广谱抗生素和肾上腺皮质激素、化疗、放疗及嗜酒等。病原菌侵入蛛网膜下隙后即开始繁殖，部分细胞溶解，细胞壁成分释放入蛛网膜下隙，合成释放细胞毒素和肿瘤坏死因子，后者可促进中性粒细胞与血管内皮细胞黏附，在胞壁酸、脂多糖、肽聚糖与细胞表面成分等共同作用下，使屏障结构遭到破坏，紧密连接开放，血一脑屏障通透性增高，导致血管源性脑水肿；血浆蛋白透过血一脑屏障进入蛛网膜下隙，使脑脊液中炎性渗出物不断聚集，导致脑脊液循环受阻和吸收障碍，从而导致间质性脑水肿；细胞毒素和肿瘤坏死因子是中性粒细胞的化学吸引剂，可刺激其脱粒并释放毒性代谢产物，导致细胞毒性脑水肿。因此，脑膜炎发生脑水肿是上述 3 种脑水肿机制共同作用的结果。在脑水肿发生的过程中，颅内压不断增高，脑血管自动调节功能丧失，脑血流量随平均动脉压变化而波动，后期则降低，可发生脑缺血或脑梗死。

二、临床表现

通常急性或暴发性起病，病前常有上呼吸道感染、肺炎和中耳炎等其他系统感染。发病后患者的症状、体征可因具体情况而表现不同。

(一)症状与体征

1.感染症状

发热、畏寒，多为急性起病，或表现上呼吸道感染症状。

2.脑膜刺激征

头痛，且较剧烈，多位于额、顶部，可沿脊背向项部放射；伴有恶心、呕吐和畏光；颈强直，Kernig 征和 Brudzinski 征阳性等。但注意婴幼儿和老年人脑膜刺激征可不明显。

3.全脑症状

主要为高颅压及脑实质受累的症状，除表现头痛、呕吐外，严重时可出现不同程度的意识障碍，如嗜睡、昏睡、意识模糊、谵妄，或昏迷，或有抽搐。颅内压增高可能由于细菌所产生的毒性物质刺激脑血管造成渗透性增加引起脑水肿，以及脑脊液中炎性渗出物不断聚集，导致脑脊液循环受阻和吸收障碍引起脑积水所致。癫痫发作，局限性和全身性发作皆可见到，可因脓性分泌物刺激大脑皮质、发热、电解质紊乱、低血糖、脑水肿和药物的神经毒性引起，常见于儿童。

4.局限性神经系统症状和体征

(1)脑神经损害：由于炎性渗出物在颅底的沉积损害脑神经，可出现眼肌麻痹致眼球运动障碍、耳聋、眩晕、视力减退、面肌麻痹、吞咽困难等。

(2)脑皮质血管炎性改变或闭塞或脑实质损害：可出现轻偏瘫、失语和偏盲。须注意患者出现脑膜炎症状前，如患有其他系统较严重的感染性疾病，并且已经使用抗生素治疗，但所用抗生素剂量不足或不敏感，患者可能只以亚急性起病的意识水平下降作为脑膜炎的唯一症状。婴幼儿临床只表现发热、易激惹、昏睡和喂养不良等非特异性感染症状，其中 1/3 病例有前囟饱满，1/4 出现角弓反张。老年人可因其他系统疾病掩盖脑膜炎的临床表现，须高度警惕，腰椎穿刺方可确诊。

(二)常见急性化脓性脑膜炎

1.肺炎球菌性脑膜炎

多见于 2 岁以内的幼儿或 50 岁以上的成人，常伴有肺部炎症或中耳炎、乳突炎、鼻窦炎、败血症或颅脑外伤。与“流行性脑脊髓膜炎”相比，肺炎球菌性脑膜炎发病稍缓慢，仅有低、中度发热，起病与一般呼吸道感染难以鉴别；早期颈项强直等脑膜刺激征不明显，易误诊，脑膜刺激征明显时已属中晚期；值得注意的是热度不高但精神不振，或烦躁哭闹、食欲减退、呕吐、惊跳、凝视、小婴儿尖叫，有时以腹泻为首发症状，加以呕吐而易误诊为肠炎。另一特点为易复发，可出现几次、十几次甚至几十次复发，表现为体温下降后再次上升，症状减轻或消失后又重新再现，脑脊液好转后再加重，有时间隔数月后再次发病，症状与首次发病相似，此由于药物较难渗入病灶内而致疗效不佳，以致病程迁延。少数病例出现瘀点或较小的瘀斑，不融合。硬膜下积液或积脓、脑脓肿、脑积水等并发症较多见。

2.流感嗜血杆菌性脑膜炎

常继发于小儿呼吸道感染及耳感染，多见于2岁以内的幼儿。起病较肺炎球菌性脑膜炎稍缓，疾病早期的上呼吸道感染症状比较明显。可伴有呕吐、腹泻，典型脑膜刺激征出现较晚，经数日或1～2周才可呈现，因此早期诊断较为困难，意识改变、神志表现、前囟状况等为观察的重点。可疑病例应进行脑脊液检查。病变累及脑实质者称脑膜脑炎。该病易发生局灶性癫痫及并发硬膜下积液，轻度贫血亦常见。

3.大肠杆菌性脑膜炎

多见于3个月内的婴儿，尤其是新生儿和早产儿。病菌主要来自母亲产道或婴儿肠道、脐部。患腹泻时肠黏膜通透性增加，更易发病。成人及较大小儿中耳炎，以及小婴儿脊柱裂、尿布疹也可继发本病。

4.铜绿假单胞菌性脑膜炎

多见于颅脑外伤的病例，亦可因腰椎穿刺或腰椎麻醉时消毒不严而污染所致，病程进展较缓。

5.金黄色葡萄球菌性脑膜炎

各年龄均可发病，多发生在夏季，常伴有皮肤化脓性感染，如脓皮病、毛囊炎、蜂窝织炎、新生儿脐炎等，可同时伴有肺炎、肺脓肿、肝脓肿、骨髓炎等。部分病例于疾病早期可见猩红热样或荨麻疹样皮疹。本型脑膜炎病死率高，可达50%以上。

三、辅助检查

（一）血常规

急性期白细胞计数增高，中性粒细胞明显增多，核左移，血沉加快。

（二）脑脊液检查

脑脊液检查是细菌性脑膜炎诊断的重要依据，可判断严重程度、预后及疗效观察。初期颅内压力多中等增高，个别患者可因急性脑水肿使颅内压急剧增高达400mmH_2O以上，外观多混浊或呈脓样，细胞数增多，为(1000～10 000)×10^6/L，以中性多核粒细胞和脓细胞为主，病情好转或慢性期以淋巴细胞为主；蛋白含量显著增高可达1～5g/L；糖含量可降至0.5mmol/L以下。通常脑脊液糖含量减低，且与脑膜炎的严重程度成正比，随病情好转糖含量逐渐恢复。氯化物含量亦降低，脑脊液pH降低，乳酸、磷酸己糖异构酶、溶菌酶、乳酸脱氢酶等的含量均有明显增高。部分病例早期脑脊液离心沉淀物可发现大量细菌，特别是流感嗜血杆菌和肺炎球菌。

（三）细菌学检查

为进一步确定病原菌，在疾病早期(即治疗前)做脑脊液涂片和细菌培养，涂片检查细菌的阳性率为70%～80%，细菌培养的阳性率80%～90%，在应用抗菌药物后阳性率明显减低。许多患者多伴有菌血症，使用抗菌药物前应常规进行血培养，常见病原菌感染阳性率可达75%；鼻咽部细菌培养也可提供诊断依据。

（四）免疫学检查

1.非特异性试验

(1)脑脊液免疫球蛋白测定：正常人脑脊液中无IgM，化脓性脑膜炎则明显增高，IgA亦明显增高，IgG稍有增高。

(2)C反应蛋白(CRP)：是区别细菌性和非细菌性脑膜炎的一种简便检查法，不受年龄、症状、发热高低和抗生素应用与否的影响。约有80%患者C反应蛋白含量增高。

(3)乳酸测定：化脓性脑膜炎时，脑脊液中乳酸的浓度升高，正常值为1～2.0mmol/L(10～20mg/dL)，化脓性脑膜炎时可高达3.5mmol/L(35mg/dL)以上，无假阴性与假阳性，故此检查有助于与病毒性脑膜炎鉴别，治疗有效后7～10日恢复正常。

2.特异性细菌抗原测定

(1)对流免疫电泳:对流免疫电泳(countercurrent immunoelectrophoresis,CIE)系以已知抗体(特定的抗血清)检测脑脊液中的抗原(如可溶性荚膜多糖),特异性高,常用做流行性脑脊髓膜炎的快速诊断,也用以检测流感嗜血杆菌、肺炎链球菌等。目前本法的敏感性可达90%,可在30~60分钟显示结果,适用于已接受抗生素治疗的患者。

(2)乳胶凝集试验:乳胶凝集试验(latex agglutination test,LAT)较对流免疫电泳敏感,可测定流感嗜血杆菌性脑膜炎脑脊液中的多糖抗原。

(3)酶联免疫吸附试验:此法为诊断化脓性脑膜炎脑脊液中多糖抗原最新的方法,较乳胶凝集法敏感5倍,1小时内可完成。

(五)酶学检查

常用脑脊液乳酸脱氢酶(LDH)。正常人血中LDH活性为20~240U/L,脑脊液为10~15U/L。化脓性脑膜炎脑脊液中LDH活性增高,增高明显者常提示预后不良。

(六)影像学检查

1.脑MRI

早期示脑膜及皮质呈条状信号增强;脑组织广泛水肿,脑沟和脑裂变小;中期示皮质和皮质下梗死,T_1WI低信号,T_2WI高信号;后期可见脑积水、硬膜下积液及脑萎缩等。磁共振静脉血管造影(MRV)能清楚显示硬脑膜静脉窦血栓形成。尤其是当临床疑有脑脓肿、颅压增高和局灶性定位体征时,应首选MRI检查,特别是序列的检查可较好显示脑膜炎症病变的范围和程度,为临床了解疾病的发展和评价患者的预后提供可靠的诊断依据。

2.脑CT

大多数患者CT平扫无异常所见。CT检查对于颅内感染的敏感性与颅内感染不同时期的病理改变有关。不同时期可显示不同的病理改变,包括病变的部位、范围、严重程度。疾病早期检查可无明显变化,病程进展因软脑膜及脑部浅表血管充血、扩张、炎症细胞浸润,CT表现为线性强化。当炎症播散至脑组织形成脑膜脑炎时,CT显示脑实质内局限性和弥漫性低密度灶,即脑水肿改变。当渗出物沉淀时,可见蛛网膜下隙扩大、模糊。感染波及脑膜间的静脉发生栓塞性静脉炎时,可导致硬膜下积液或积脓,可见颅骨内板下新月形低密度区,包膜形成时可见内膜强化。晚期如并发脑积水、脑脓肿、脑梗死或硬膜下脓肿时,可见脑室扩大、脑实质内低密度病灶及占位性病灶,也可出现脑软化或脑萎缩。

(七)超声检查

化脓性脑膜炎新生儿的B超显像表现为脑沟回回声增强;脑室壁受到炎性侵袭,表现为侧脑室边界增厚,回声增强;此外,化脓性脑膜炎若并发硬膜下积液、脑积水、颅内压增高征、室管膜炎等,头颅B超可确定积液的存在及量,重复观察能追踪积液消长情况。头颅B超无创、价廉、简便、易行,方便对危重患者进行动态观察。

四、诊断与鉴别诊断

(一)诊断

主要诊断依据为急性起病,具有发热等感染症状,头痛、呕吐、脑膜刺激征阳性,脑脊液压力升高、白细胞数增高、糖和氯化物含量降低。确诊需有病原学的证据,如脑脊液细菌涂片、培养,血细菌培养等。

(二)鉴别诊断

1.结核性脑膜炎

常继发于粟粒性结核以及肺、脊柱和淋巴等器官的结核病灶。有密切结核接触史,通常为亚急性或隐匿起病。有结核病中毒症状,如低热、盗汗、乏力、情绪不稳等。脑脊液检查白细胞计数不如化脓性脑膜炎明显,标本放置数小时常有纤维蛋白薄膜形成。病原学检查有助于进一步鉴别。

2.病毒性脑膜炎

脑脊液白细胞计数通常低于 1000×10^6/L，糖和氯化物含量一般正常。

3.新型隐球菌性脑膜炎

一般起病隐匿，病程迁延，脑神经损害以视神经较常见，脑脊液白细胞计数常低于 500×10^6/L，以淋巴细胞为主，墨汁染色可见新型隐球菌，乳酸凝集试验可查出隐球菌抗原。

五、西医治疗

（一）抗生素治疗

化脓性脑膜炎西医治疗首先是应用抗生素杀灭病原菌，一旦诊断明确应尽早开始治疗，选择易通过血一脑屏障，并通过血一脑屏障达到脑脊液中有效浓度的抗生素。如未确定病原菌时，第三代头孢菌素中的头孢噻肟钠或头孢曲松钠常作为首选用药。

1.抗生素的选择

疾病早期，可按不同年龄常见引起化脓性脑膜炎的细菌选用抗生素，待细菌培养结果明确后，再及时调整用药，选用对病原菌敏感的抗生素治疗。

（1）肺炎球菌性脑膜炎，对青霉素敏感者则用青霉素，抗青霉素耐药菌株可用第三代头孢菌素头孢噻肟钠、头孢曲松钠等。高度抗药者可选用万古霉素、亚胺培南等。

（2）流感嗜血杆菌性脑膜炎可选用氨苄西林、氯霉素或第三代头孢菌素。

（3）大肠杆菌、铜绿假单胞菌、沙门菌属及变形杆菌等革兰氏阴性杆菌，多用氨基糖苷类、氟喹酮类等，病情严重者可选用新头孢菌素类。

（4）金黄色葡萄球菌感染可选用新头孢菌素，必要时加万古霉素。

（5）婴幼儿化脓性脑膜炎为避免耳毒性、肾毒性的发生，可首选第三代头孢菌素类。

（6）病原菌未明者可根据患者感染的情况给予经验性治疗，通常选择广谱抗生素，可用头孢噻肟钠、头孢曲松钠等，小儿（<3 个月）和中老年人（>50 岁）加用氨苄西林；近期头外伤、神经外科手术史和有脑脊液引流通道者给予广谱抗生素，如万古霉素加头孢他啶等。

常见化脓性脑膜炎治疗的抗生素选择见表 1-4。

表 1-4 化脓性脑膜炎治疗的抗生素选择

人群	常见病原菌	治疗方案
年龄<3 个月	B 或 D 组链球菌、大肠杆菌、李斯特菌	氨苄西林＋头孢噻肟钠或头孢曲松钠
年龄 3 个月～7 岁	肺炎球菌、流感嗜血杆菌	头孢噻肟钠或头孢曲松钠
年龄 7～17 岁	肺炎球菌、流感嗜血杆菌、大肠杆菌、李斯特菌	氨苄西林＋头孢噻肟钠或头孢曲松钠、万古霉素
年龄 17～50 岁	肺炎球菌	第三代头孢菌素
年龄>50 岁	肺炎球菌、李斯特菌、革兰氏阴性杆菌	氨苄西林或青霉素＋头孢噻肟钠或头孢曲松钠
细胞免疫受损	李斯特菌、革兰氏阴性杆菌	氨苄西林＋头孢他啶
头颅外伤或神经外科手术	肺炎球菌、革兰氏阴性杆菌、金黄色葡萄球菌	万古霉素＋头孢他啶

2.常用抗生素

（1）青霉素 G：成人 1200 万～2400 万 U/d，儿童 20 万～40 万 U/(kg · d)，分 4 次静脉滴注。若病情好转，7～10 日后可改为肌内注射，直至脑脊液正常后 5～10 日停药，疗程至少 3 周。化脓性脑膜炎易在脑膜上形成纤维蛋白膜及粘连，影响药物渗入吸收，因此临床上用药剂量宜大，时间宜长。

（2）氨苄西林：成人 8～12g/d，小儿 100～300mg/(kg · d)，分2～3 次静脉滴注。

（3）头孢噻肟钠：成人 4～12g/d，儿童 100～150mg/(kg · d)，分2～4 次静脉滴注。该药能很好地透过血一脑屏障达到有效杀菌浓度。

（4）头孢曲松钠：成人 2～4g/d，儿童 20～80mg/(kg · d)，静脉滴注。对革兰氏阳性菌和阴性菌都有强大的抗菌活性。临床应用时应注意:本品不能与含钙注射液同用,如复方氯化钠注射液及乳酸钠林格注射液,否则可导致致死性结局;另外头孢曲松钠可诱发胆结石和泌尿系结石。

(5)头孢他啶:成人4~6g/d,儿童30~100mg/(kg·d),分2~3次给予,严重者可增至150mg/(kg·d)。该药抗菌活力强,对革兰氏阳性菌、革兰氏阴性菌(尤其铜绿假单胞菌)感染均具有较强作用。

(6)万古霉素:成人2g/d,儿童20~40mg/(kg·d),分2~3次给药。本药为窄谱抗生素,对革兰氏阳性菌感染者效果好,对耐药金黄色葡萄球菌较为敏感,可选择应用。

(7)氯霉素:成人2~3g/d,分2次给予;儿童按体重25~50mg/d,分3~4次给予;新生儿1日不超过25mg/kg,分4次给予。本药主要用于青霉素过敏患者。

一般情况下抗生素治疗应维持10~14日,若临床提示患者存在硬膜下积液或积脓、静脉窦血栓、脑脓肿或乳突炎时,治疗时间应适当延长,可用至3~4周,或脑脊液正常后5~10日停药。

(二)一般治疗

加强营养,饮食以高热量、富于营养的流质或半流质为宜。对意识障碍不能进食的患者,可适当静脉输入液体,及时纠正水、电解质、酸碱平衡紊乱,使每日尿量保持在1000mL以上。根据病情可输注新鲜血浆、全血和人体清蛋白。保持病室环境安静,室内空气流通,卧床休息,昏迷者应加强口腔和皮肤黏膜清洁护理,防止压疮、呼吸道感染、泌尿道感染及角膜溃疡发生。注意气道通畅,可将头偏向一侧,及时吸痰、清除呕吐物。必要时行气管切开术,防止局部感染;眼睑不能闭合者,注意保护角膜,可用生理盐水洗眼、涂以眼膏或敷盖凡士林纱布。

(三)对症治疗

(1)高热者给予物理和药物退热降温:嘱患者多饮水,出汗多者,注意补充盐分,如饮淡盐水或菜汤。

(2)抽搐或癫痫发作:可选用卡马西平、苯妥英钠、丙戊酸钠、氯硝西泮等。发作时要注意安全,避免外伤,使用牙垫,以防舌咬伤,保持呼吸道通畅,必要时做人工呼吸;癫痫持续状态在用药的基础上,密切观察瞳孔、心率、呼吸、血压变化。

(3)控制脑水肿降低颅内高压:20%甘露醇125~250mL,快速静脉滴注;15~30分钟内输完,酌情每隔4~6小时重复注射。10%甘油果糖250mL,1~2次/日,静脉滴注。依他尼酸钠每次0.5~1mg/kg,2~4次/日,或呋塞米每次20~40mg,2~4次/日,肌内注射或静脉滴注。根据病情可酌情应用肾上腺糖皮质激素,以抗炎、减少渗出和水肿。大量长期脱水,要注意心力衰竭和肺水肿、电解质紊乱及肾脏损害等并发症的发生。

(4)重症患者应进行心电监护,严密观察生命指征,积极防治脑水肿及弥散性血管内凝血的发生,密切观察血压、脉搏、体温、意识、瞳孔、呼吸等生命指征的变化。

(四)糖皮质激素

近期,前瞻性研究及临床对照试验表明,小儿脑膜炎尤其是流感嗜血杆菌性脑膜炎辅用地塞米松治疗,能很快控制发热。有资料认为,肾上腺皮质激素可抑制TNF-α等多种炎症介质,降低其活性,减轻脑水肿,降低颅内压,增加脑血流量,改善脑细胞代谢,缓解感染中毒症状,同时可明显降低神经系统后遗症的发生率。常用量为地塞米松成人10~20mg/d,儿童按0.2~0.5mg/(kg·d),分1~2次静脉滴注,病情控制后迅速减量停药,用药不得超过4日,首剂应与抗生素同时给予,成人暴发性脑膜炎也可酌情应用。研究表明,辅助皮质激素治疗可显著降低成年人化脓性脑膜炎患者的死亡率,但是却不能降低各年龄段患儿的死亡率。

(五)神经营养药物

虽然化脓性脑膜炎以损伤脑膜为主,但由于软脑膜紧贴脑组织,因此脑膜炎症时脑组织均有不同程度的损伤,同时由于炎症细胞浸润脑膜小血管可形成血栓,导致脑梗死和脑组织软化,因此近年有研究认为化脓性脑膜炎患者应早期使用神经营养药物,这对于脑保护及减轻后遗症有积极的意义。

六、中医治疗

(一)辨证论治

1.卫气同病证

证候:畏寒,发热,无汗或有汗,头痛,呕吐,颈项强直,或见咳嗽,嗜睡,烦躁不安,或见皮下斑疹隐隐,舌质红,舌苔白或黄白相兼,脉浮数。

治法:清热解毒,辛凉解表。

方药:银翘散合白虎汤加减。金银花15g,连翘15g,薄荷(后下)6g,淡竹叶9g,牛蒡子10g,淡豆鼓9g,桔梗9g,芦根20g,石膏(先煎)30g,知母10g,板蓝根30g,生甘草5g。

方解:方中石膏辛淡甘寒,清胃热而解肌;知母苦寒性润,助石膏泄热,并可滋水润燥而除烦;金银花、连翘、芦根、板蓝根清热解毒,辛凉透表;淡豆豉、薄荷疏散风热,清利头目;牛蒡子、桔梗轻宣肺气;淡竹叶清热生津;生甘草调和诸药。全方共奏清热解毒、辛凉解表之功。

加减:呕吐明显者,加竹茹、半夏,降逆止呕;头痛明显者,加延胡索、石决明,止痛;恶寒明显者,加防风、葛根,疏表解肌透邪;里热甚者,重用石膏,加黄芩、菊花,清热解毒;皮肤有散在瘀点者,加牡丹皮、赤芍药,凉血化斑。

2.气营两燔证

证候:壮热不退,剧烈头痛,频繁抽搐,颈项强直,神志昏迷,斑疹显露;新生儿、婴儿可拒乳,烦闹不安,啼哭尖叫,囟门饱满,呕吐喷射,尿黄而少,大便干结,舌红而绛,苔黄而干,脉数有力或弦数。

治法:泻热解毒,清气凉营。

方药:清瘟败毒饮加减。水牛角(先煎)15g,生石膏(先煎)30g,生地黄12g,黄芩10g,黄连10g,栀子10g,连翘15g,竹叶10g,赤芍药10g,玄参10g,知母12g,大黄(后下)9g,牡丹皮10g,甘草6g。

方解:方中生石膏、知母、甘草清热生津;竹叶清透气分热毒;黄芩、黄连、栀子通泻三焦之热;水牛角、生地黄、赤芍药、牡丹皮、玄参凉血养阴,解毒化斑;连翘清心开窍;大黄通腑泄热。诸药合用,共奏泻热解毒、清气凉营之功。

加减:呕吐频繁者,加用玉枢丹,止呕降逆;频作抽掣者,加全蝎、僵蚕、地龙以息风镇惊,加紫雪丹以止痉;昏迷者,加牛黄清心丸化服或鼻饲,清热开窍;烦躁明显者,加龙胆草、石决明,清泻肝火;嗜睡谵妄者,加郁金、牛黄,清心安神;喉间痰多、稠者,加鲜竹沥、胆南星,清化痰液。

3.热陷营血证

证候:壮热不退或稍降又升,肌肤灼热,神识昏迷、躁扰谵语,频繁抽搐、角弓反张,颈项强直,婴儿囟门突起,皮肤大片斑疹,色紫而瘀,或鼻衄吐血,唇燥口干,舌紫绛或光剥如镜,苔黄燥,脉弦细而数。

治法:清营泻热,凉血解毒。

方药:犀角地黄汤加减。水牛角(先煎)15g,赤芍药12g,生地黄15g,牡丹皮10g,羚羊角(研粉冲服)0.6g,生石膏(先煎)30g,钩藤20g,白僵蚕10g。

方解:方中水牛角入血分凉血,清心肝、解热毒;配生地黄、生石膏即可解血中热毒而止血,又可生津益阴;牡丹皮凉血散血,赤芍药和营泻热,同助水牛角、生地黄凉血散血;羚羊角、钩藤、白僵蚕息风止痉。全方共奏清营泻热、凉血解毒之功。

加减:热毒重而热势高者,加大青叶、知母,以增强清热解毒之功;斑色紫赤者,可加大青叶、玄参、丹参、紫草,以增强凉血解毒活血化瘀之效;神昏较重者,鼻饲安宫牛黄丸,清心醒神;抽搐频繁者,可加全蝎、地龙,息风镇惊。

4.阴竭阳脱证

证候:高热,神昏,惊厥,皮下瘀斑紫黯、迅速融合成片,或短时间内壮热突降,面色苍白,口唇青紫,大汗淋漓,四肢厥冷,昏迷不醒,气息浅微,舌淡黯、苔灰白,脉微欲绝或散乱无根。

治法:益气固脱,回阳救逆。

方药：生脉散合四逆汤加味。人参 15g，麦冬 15g，五味子 12g，熟附子（先煎）12g，干姜 6g，炙甘草 6g。

方解：方中人参大补元气，固脱生津；麦冬、五味子酸甘化阴，生津敛汗，与人参合用则有益气生脉之功；熟附子回阳救逆；干姜温中焦之阳而助附子温壮元阳；炙甘草益气温中，又能缓附、姜辛烈之性。诸药合用则益气固脱、回阳救逆。

加减：大汗不止者，加龙骨、牡蛎，敛汗固脱；高热不退神昏者，鼻饲安宫牛黄丸，开窍醒神；瘀点明显者，加用生地黄、牡丹皮、赤芍药、紫草，凉血活血化瘀。

5.气阴两虚证

证候：发热渐退，头痛减轻，神志已清，神倦乏力，时有肢体抽动，唇红，口干咽燥，五心烦热，瘀斑消退，舌红少津或无苔，脉细数。

治法：益气养阴，清退虚热。

方药：大定风珠加减。人参 10g，生地黄 15g，麦冬 12g，白芍药 12g，五味子 12g，阿胶（烊化）9g，鸡子黄（药煎后加入）2 个，龟甲（先煎）10g，鳖甲（先煎）10g，生牡蛎 15g，玉竹 12g，天花粉 15g，炙甘草 6g。

方解：方中人参益气生津；鸡子黄、阿胶滋阴生液息风；生地黄、麦冬、白芍药、玉竹、天花粉滋阴、清热、柔肝；龟甲、鳖甲滋阴潜阳；生牡蛎平肝潜阳；五味子、炙甘草酸甘化阴以加强滋阴息风之功。全方共奏益气养阴、清退虚热之功。

加减：抽动不止者，加当归、僵蚕、地龙，养血柔痉；低热不减者，加青蒿、白薇，清虚热。

（二）中成药

1.羚翘解毒丸

适用于化脓性脑膜炎卫气同病证，每次 9g，每日 3 次，口服。

2.清开灵口服液

适用于化脓性脑膜炎卫气同病证，每次 20mL，每日 3 次，口服。

3.清开灵注射液

适用于化脓性脑膜炎卫气同病证（重症），每次 40～60mL 加入 5%葡萄糖注射液 250mL 中，每日 2 次，静脉滴注。

4.牛黄清心丸

适用于化脓性脑膜炎气营两燔证，每次 3g，每日 2～3 次，口服。

5.安宫牛黄丸

适用于化脓性脑膜炎热陷营血证，每次 3g，口服或鼻饲。

6.局方至宝丸

适用于化脓性脑膜炎热陷营血证，每次 3g，每日 3 次，口服或鼻饲。

7.牛黄醒脑片

适用于化脓性脑膜炎热陷营血证，每次 4 片，每日 3 次，口服或鼻饲。

8.醒脑静注射液

适用于化脓性脑膜炎热陷营血证，每次 20mL 加入 5%葡萄糖注射液 250mL 中静脉滴注，每日 2 次。

9.生脉饮口服液

适用于化脓性脑膜炎气阴两虚证，每次 20mL，每日 3 次，口服；或生脉注射液，每次 30mL 加入 5%葡萄糖注射液 250mL 中静脉滴注，每日 1 次。

10.参附注射液

适用于化脓性脑膜炎阴竭阳脱证，每次 30～50mL 加入 5%葡萄糖注射液或 0.9%氯化钠注射液 250～500mL中静脉滴注，每日2～3 次。

11.生脉注射液

适用于化脓性脑膜炎阴竭阳脱证，每次 30mL 加入 5%葡萄糖注射液 250mL 中静脉滴注，每日 2～3 次。

（三）针刺疗法

1.体针

（1）主穴：曲池、大椎、内关、委中、印堂、尺泽、十宣、后溪、水沟。

（2）配穴：头痛者，配百会、太阳；抽搐、角弓反张者，取阳陵泉、太冲；呕吐者，加膻中、太冲、中脘。

2.耳针

肾上腺、内分泌、皮质下、肝、肺、心、神门。

（徐　鹏）

第二章

呼吸系统疾病

第一节　急性上呼吸道感染

急性上呼吸道感染是指病毒或细菌引起的鼻腔、咽或喉部急性炎症的概称，常以病毒居多，是呼吸道最常见的一种传染病，不仅具有较强的传染性，且可引起严重并发症。

一、流行病学

本病患者不分年龄、性别、职业和地区，全年皆可发病，以冬、春季节多发。可通过含有病毒的飞沫或被污染的用具传播。多数为散发性，易在气候突变时流行。由于病毒的类型较多，人体对各种病毒产生的免疫力较弱并且短暂，彼此也无交叉免疫，因而一个人一年内可多次发病。

二、病因和发病机制

由病毒引起的感染占70%～80%，主要有流感病毒(甲、乙、丙)、鼻病毒、副流感病毒、呼吸道合胞病毒、腺病毒、埃可病毒、柯萨奇病毒、麻疹病毒、风疹病毒等。细菌感染可直接或多继发于病毒感染之后，以溶血性链球菌为多见，其次为流感嗜血杆菌、肺炎链球菌、葡萄球菌、支原体及衣原体等，偶见革兰阴性杆菌。根据传染部位分鼻炎、咽喉炎或扁桃体炎。

由于受凉、淋雨、过度疲劳等原因，机体防御功能降低，或机体对变异的病毒缺乏免疫力，病毒或细菌可在局部迅速繁殖，引起本病，尤其是老、幼、体弱或有慢性呼吸道疾病者更易患病，是慢性支气管炎反复发作的主要诱因。

三、病理

鼻腔及咽部黏膜充血、水肿，上皮细胞破坏，少量单核细胞浸润，有浆液性及黏液性炎性渗出。继发细菌感染后，有中性粒细胞浸润，脓性分泌物增多。

四、临床表现

由于疾病发生的部位及病因不同，临床上可表现为不同的类型。

(一)普通感冒

普通感冒又称“伤风”、急性鼻炎或上呼吸道卡他。发病时常有咽干、咽痒或烧灼感，数小时后可有喷嚏、鼻塞、流清水样鼻涕，2～3 d后分泌物变稠。可伴咽痛，有时由于耳咽管炎使听力减退；也可出现流泪、味觉迟钝、呼吸不畅、声嘶、轻度咳嗽等。一般无发热及全身症状，或仅有低热、不适、轻度畏寒和头痛。检查可见鼻腔黏膜充血、水肿，有分泌物，咽部轻度充血。如无并发症，5～7 d时症状缓解、痊愈。

（二）病毒性咽炎和喉炎

急性病毒性咽炎多由流感病毒、腺病毒、鼻病毒、副流感病毒及呼吸道合胞病毒等引起。临床表现为咽部发痒和灼热感，咽部疼痛。当有细菌感染时，常合并有扁桃体炎。有吞咽疼痛时，常提示有链球菌感染。咳嗽较浅且轻。可有发热、乏力及周身不适。体检见咽部充血和水肿。颌下淋巴结肿大且有触痛。腺病毒咽炎可伴有眼结合膜炎。

急性喉炎的常见原因是鼻病毒、流感病毒甲型、副流感病毒及腺病毒等。临床表现为声嘶、讲话困难、咳嗽时疼痛，常有发热、咽痛或咳嗽。体检可见喉部水肿、充血，局部淋巴结轻度肿大和触痛，严重时可闻及喘息声。

（三）疱疹性咽峡炎

柯萨奇病毒 A 为常见的感染病毒。多于夏季发作，多见儿童发病，偶见于成人。临床表现为明显咽痛、发热，病程约 1 周。检查可见咽充血，软腭、腭垂、咽及扁桃体表面有灰白色疱疹及浅表溃疡，周围有红晕，为其特征。

（四）咽结膜热

腺病毒、柯萨奇病毒等感染是常见的病因。儿童多见，夏季易流行。临床表现有发热、咽痛、畏光、流泪，咽及结合膜明显充血和颈淋巴结肿大。病程 3～5 d。

（五）细菌性咽扁桃体炎

主要由溶血性链球菌引起。起病急，咽痛明显，发热、畏寒，体温可达 39 ℃以上。检查可见咽部充血，扁桃体充血、肿大，表面有黄色点状渗出物，颌下淋巴结肿大、压痛。

五、实验室检查

（一）血常规检查

病毒性感染时白细胞计数正常或偏低，淋巴细胞比例升高。细菌感染时白细胞计数与中性粒细胞增多，严重时有核左移现象。

（二）病毒、病毒抗体和细菌培养病毒的分离鉴定

常为流行病学研究所用，临床上很少采用。咽拭子培养可行细菌学检查。

六、并发症

可并发急性鼻旁窦炎、中耳炎、气管－支气管炎。部分患者可继发风湿热病、肾小球肾炎和心肌炎等。

七、诊断和鉴别诊断

根据病史、流行情况、鼻咽部发炎的症状和体征，结合外周血象和胸部 X 线检查可以作出临床诊断。

本病需与下列疾病鉴别。

（一）过敏性鼻炎

临床上很像“伤风”，鉴别的要点是本病起病急骤，常晨起发病，反复发作，鼻腔发痒，频繁喷嚏，流清水样鼻涕，与环境过敏因素有关，经过数分钟至 1～2 h 缓解，不伴有全身症状。检查：鼻黏膜苍白、水肿，鼻分泌物涂片可见嗜酸性粒细胞增多。

（二）流行性感冒

常有明显的流行病学特点。起病急，全身症状较重，高热、全身酸痛、眼结膜炎症状明显，但鼻咽部症状较轻。根据流行病学史可做出诊断。

（三）急性传染病前驱期

麻疹、脊髓灰质炎、脑炎、流行性出血热等多种急性传染病的前驱症状常常与急性上呼吸道感染相混

淆。当上呼吸道感染病程结束时，其症状仍不缓解，应注意排除上述急性传染病，特别是在流行季节，应进行相关的实验室检查以资鉴别。

八、治疗

目前对呼吸道病毒感染尚无特效药物；对细菌感染可选用相应的抗生素治疗。

（一）对症治疗

病情较重或发热者应卧床休息，多饮水，室内保持空气流通。如有发热、头痛，可选用解热镇痛药物如复方阿司匹林、去痛片等口服；咽痛可用消炎喉片含服，局部雾化治疗；鼻塞、流鼻涕可用1%麻黄碱滴鼻。

（二）抗菌药物治疗

细菌感染时，可选用青霉素、红霉素、螺旋霉素、氧氟沙星等。

九、预防

坚持锻炼身体，以提高机体抵抗疾病能力及对寒冷的适应能力。对易患人群，在疾病流行季节可注射流感疫苗，有一定的人群保护作用。老年人可适当服用人参等中药保健药品，以提高机体免疫力。重视防寒保暖，避免诱发因素。生活有规律，避免过劳。注意呼吸道患者的隔离，防止交叉感染。

（王志勇）

第二节　急性气管—支气管炎

急性气管—支气管炎是由生物、物理、化学刺激或过敏等因素引起的急性气管—支气管黏膜的急性炎症。多为散发，年老体弱者易感。临床上主要表现为咳嗽、咳痰，一般为自限性，最终痊愈并恢复功能。

一、病因和发病机制

（一）感染

本病常发生于普通感冒或鼻、咽喉及气管、支气管的其他病毒感染之后，常伴有继发性细菌感染。引起急性支气管炎的病毒主要有腺病毒、冠状病毒、副流感病毒、呼吸道合胞病毒和单纯疱疹病毒，常见的细菌有流感嗜血杆菌、肺炎链球菌，支原体和衣原体也可引起急性感染性支气管炎。

（二）理化因素

各种粉尘、强酸、氨、某些挥发性有机溶剂、氯、硫化氢、二氧化硫及吸烟等均可刺激气管—支气管黏膜，引起急性损伤和炎症反应。

（三）变态反应

常见的过敏原包括花粉、有机粉尘、真菌孢子、动物皮毛等；寄生虫卵在肺内移行也可以引起气管—支气管急性炎症。

二、病理

早期气管、支气管黏膜充血，之后出现黏膜水肿，黏膜下层白细胞浸润，伴有上皮细胞损伤，腺体肥大增生。

三、临床表现

（一）症状

急性起病。开始时表现为干咳，但数小时或数天后出现少量黏痰，随后出现较多的黏液或黏液脓性痰，明显的脓痰则提示合并细菌感染。部分患者有烧灼样胸骨后痛，咳嗽时加重。患者一般全身症状较轻，可有发热。咳嗽、咳痰一般持续 2～3 周。少数患者病情迁延不愈，可演变成慢性支气管炎。

（二）体征

如无合并症，急性支气管炎几乎无肺部体征，少数患者可能闻及散在干、湿性啰音，部位不固定。持续存在的胸部局部体征则提示支气管肺炎的发生。

四、实验室和其他检查

血液白细胞计数多正常。由细菌感染引起者，则白细胞计数及中性粒细胞百分比增高，血沉加快。痰培养可发现致病菌。X 线胸片常有肺纹理增强，也可无异常表现。

五、诊断

通常根据症状和体征，结合血象和 X 线胸片，可做出诊断。痰病毒和细菌检查有助于病因诊断。应注意与流行性感冒、急性上呼吸道感染鉴别。

六、治疗

（一）一般治疗

多休息，发热期间应鼓励患者饮水，一般应达到 3～4 L/d。

（二）对症治疗

1.祛痰镇咳

咳嗽无痰或少痰的患者，可给予右美沙芬、喷托维林（咳必清）等镇咳药。有痰而不易咳出的患者，可选用盐酸氨溴索、溴己新（必嗽平）化痰，也可进行雾化吸入。棕色合剂兼有镇咳和化痰两种作用，在临床上较为常用。也可选用中成药镇咳祛痰。

2.退热

发热可用解热镇痛药，如阿司匹林每次口服 0.3～0.6 g，3 次/天，必要时 1 次/4 h。或对乙酰氨基酚每次口服 0.5～1.0 g，3～4 次/天，1 d 总量不超过 2 g。

3.抗菌药物治疗

抗生素只在有细菌感染时使用，可首选新大环内酯类或青霉素类，也可选用头孢菌素类或喹诺酮类。如症状持续、复发或病情异常严重时，应根据痰培养及药敏试验选择抗生素。

七、健康指导

增强体质，预防上呼吸道感染。治理空气污染，改善生活环境。

八、预后

绝大部分患者预后良好，少数患者可迁延不愈。

（王志勇）

第三节　慢性支气管炎

慢性支气管炎是由于感染或非感染因素引起气管、支气管黏膜及其周围组织的慢性非特异性炎症。临床上以慢性咳嗽、咳痰或气喘为主要症状。疾病不断进展，可并发阻塞性肺气肿、肺源性心脏病，严重影响劳动和健康。

一、病因和发病机制

病因尚未完全清楚，一般认为是多种因素长期相互作用的结果，这些因素可分为外因和内因两个方面。

（一）吸烟

大量研究证明吸烟与慢性支气管炎的发生有密切关系。吸烟时间愈长，量愈多，患病率也愈高。戒烟可使症状减轻或消失，病情缓解，甚至痊愈。

（二）理化因素

包括刺激性烟雾、粉尘、大气污染（如二氧化硫、二氧化氮、氯气、臭氧等）的慢性刺激。这些有害气体的接触者慢性支气管炎患病率远较不接触者为高。

（三）感染因素

感染是慢性支气管炎发生、发展的重要因素，病毒感染以鼻病毒、黏液病毒、腺病毒和呼吸道合胞病毒为多见。细菌感染常继发于病毒感染之后，如肺炎链球菌、流感嗜血杆菌等。这些感染因素造成气管、支气管黏膜的损伤和慢性炎症。感染虽与慢性支气管炎的发病有密切关系，但目前尚无足够证据说明为首发病因。只认为是慢性支气管炎的继发感染和加剧病变发展的重要因素。

（四）气候

慢性支气管炎发病及急性加重常见于冬天寒冷季节，尤其是在气候突然变化时。寒冷空气可以刺激腺体，增加黏液分泌，使纤毛运动减弱，黏膜血管收缩，有利于继发感染。

（五）过敏因素

主要与喘息性支气管炎的发生有关。在患者痰液中嗜酸性粒细胞数量与组胺含量都有增高倾向，说明部分患者与过敏因素有关。尘埃、尘螨、细菌、真菌、寄生虫、花粉以及化学气体等，都可以成为过敏因素而致病。

（六）呼吸道局部免疫功能减低及自主神经功能失调

为慢性支气管炎发病提供内在的条件。老年人常因呼吸道的免疫功能减退，免疫球蛋白的减少，呼吸道防御功能退化等导致患病率较高。副交感神经反应增高时，微弱刺激即可引起支气管收缩痉挛，分泌物增多，而产生咳嗽、咳痰、气喘等症状。

综上所述，当机体抵抗力减弱时，呼吸道在不同程度易感性的基础上，有一种或多种外因的存在，长期反复作用，可发展成为慢性支气管炎。如长期吸烟损害呼吸道黏膜，加上微生物的反复感染，可发生慢性支气管炎。

二、病理

由于炎症反复发作，引起上皮细胞变性、坏死和鳞状上皮化生，纤毛变短，参差不齐或稀疏脱落。黏液腺泡明显增多，腺管扩张，杯状细胞也明显增生。支气管壁有各种炎性细胞浸润、充血、水肿和纤维增生。支气管黏膜发生溃疡，肉芽组织增生，严重者支气管平滑肌和弹性纤维也遭破坏以致机化，引起管腔狭窄。

三、临床表现

（一）症状

起病缓慢，病程长，常反复急性发作而逐渐加重。主要表现为慢性咳嗽、咳痰、喘息。开始症状轻微，气候变冷或感冒时，则引起急性发作，这时患者咳嗽、咳痰、喘息等症状加重。

1.咳嗽

主要由支气管黏膜充血、水肿或分泌物积聚于支气管腔内而引起咳嗽。咳嗽严重程度视病情而定，一般晨间和晚间睡前咳嗽较重，有阵咳或排痰，白天则较轻。

2.咳痰

痰液一般为白色黏液或浆液泡沫性，偶可带血。起床后或体位变动可刺激排痰，因此，常以清晨排痰较多。急性发作伴有细菌感染时，则变为黏液脓性，咳嗽和痰量亦随之增加。

3.喘息或气急

喘息性慢性支气管炎可有喘息，常伴有哮鸣音。早期无气急。反复发作数年，并发阻塞性肺气肿时，可伴有轻重程度不等的气急，严重时生活难以自理。

（二）体征

早期可无任何异常体征。急性发作期可有散在的干、湿性啰音，多在背部及肺底部，咳嗽后可减少或消失。喘息型可听到哮鸣音及呼气延长，而且不易完全消失。并发肺气肿时有肺气肿体征。

四、实验室和其他检查

（一）X 线检查

早期可无异常。病变反复发作，可见两肺纹理增粗、紊乱，呈网状或条索状、斑点状阴影，以下肺野较明显。

（二）呼吸功能检查

早期常无异常。如有小呼吸道阻塞时，最大呼气流速－容积曲线在 75％和 50％肺容量时，流量明显降低，它比第 1 秒用力呼气容积更为敏感。发展到呼吸道狭窄或有阻塞时，常有阻塞性通气功能障碍的肺功能表现，如第 1 秒用力呼气量占用力肺活量的比值减少（＜70％），最大通气量减少（低于预计值的 80％）；流速－容量曲线减低更为明显。

（三）血液检查

慢支急性发作期或并发肺部感染时，可见白细胞计数及中性粒细胞增多。喘息型者嗜酸性粒细胞可增多。缓解期多无变化。

（四）痰液检查

涂片或培养可见致病菌。涂片中可见大量中性粒细胞，已破坏的杯状细胞，喘息型者常见较多的嗜酸性粒细胞。

五、诊断和鉴别诊断

（一）诊断标准

根据咳嗽、咳痰或伴喘息，每年发病持续 3 个月，连续 2 年或以上，并排除其他引起慢性咳嗽的心、肺疾患，可做出诊断。如每年发病持续不足 3 个月，而有明确的客观检查依据（如 X 线片、呼吸功能等）亦可诊断。

（二）分型、分期

1.分型

可分为单纯型和喘息型两型。单纯型的主要表现为咳嗽、咳痰；喘息型者除有咳嗽、咳痰外尚有喘息，伴有哮鸣音，喘鸣在阵咳时加剧，睡眠时明显。

2.分期

按病情进展可分为 3 期。急性发作期是指“咳”“痰”“喘”等症状任何一项明显加剧，痰量明显增加并出现脓性或黏液脓性痰，或伴有发热等炎症表现 1 周之内。慢性迁延期是指有不同程度的“咳”“痰”“喘”症状迁延 1 个月以上者。临床缓解期是指经治疗或临床缓解，症状基本消失或偶有轻微咳嗽少量痰液，保持 2 个月以上者。

（三）鉴别诊断

慢性支气管炎需与下列疾病相鉴别。

1.支气管哮喘

常于幼年或青年突然起病，一般无慢性咳嗽、咳痰史，以发作性、呼气性呼吸困难为特征。发作时两肺布满哮鸣音，缓解后可无症状。常有个人或家族过敏性疾病史。喘息型慢性支气管炎多见于中、老年，一般以咳嗽、咳痰伴发喘息及哮鸣音为主要症状，感染控制后症状多可缓解，但肺部可听到哮鸣音。典型病例不难区别，但哮喘并发慢性支气管炎和(或)肺气肿则难以区别。

2.咳嗽变异性哮喘

以刺激性咳嗽为特征，常由受到灰尘、油烟、冷空气等刺激而诱发，多有家族史或过敏史。抗生素治疗无效，支气管激发试验阳性。

3.支气管扩张

具有咳嗽、咳痰反复发作的特点，合并感染时有大量脓痰，或反复咯血。肺部以湿啰音为主，可有杵状指(趾)。X线检查常见下肺纹理粗乱或呈卷发状。支气管造影或CT检查可以鉴别。

4.肺结核

多有发热、乏力、盗汗、消瘦等结核中毒症状，咳嗽、咯血等以及局部症状。经X线检查和痰结核菌检查可以明确诊断。

5.肺癌

患者年龄常在40岁以上，特别是有多年吸烟史，发生刺激性咳嗽，常有反复发生或持续的血痰，或者慢性咳嗽性质发生改变。X线检查可发现有块状阴影或结节状影或阻塞性肺炎。用抗生素治疗，未能完全消散，应考虑肺癌的可能，痰脱落细胞检查或经纤维支镜活检一般可明确诊断。

6.肺尘埃沉着病(尘肺)

有粉尘等职业接触史。X线检查肺部可见矽结节，肺门阴影扩大及网状纹理增多，可做出诊断。

六、治疗

在急性发作期和慢性迁延期应以控制感染和祛痰、镇咳为主。伴发喘息时，应予解痉平喘治疗。对临床缓解期宜加强锻炼，增强体质，提高机体抵抗力，预防复发为主。

(一)急性发作期的治疗

1.控制感染

根据致病菌和感染严重程度或药敏试验选择抗生素。轻者可口服，较重患者用肌内注射或静脉滴注抗生素。常用的有喹诺酮类、头孢菌素类、大环内酯类、β内酰胺类或磺胺类口服，如左氧氟沙星0.4 g，1次/天；罗红霉素0.3 g，2次/天；阿莫西林2～4 g/d，分2～4次口服；头孢呋辛1.0 g/d，分2次口服；复方磺胺甲噁唑2片，2次/天。能单独应用窄谱抗生素应尽量避免使用广谱抗生素，以免二重感染或产生耐药菌株。

2.祛痰、镇咳

可改善患者症状，迁延期仍应坚持用药。可选用氯化铵合剂10 mL，3次/天；也可加用溴已新8～16 mg，3次/天；盐酸氨溴索30 mg，3次/天。干咳则可选用镇咳药，如右美沙芬、那可丁等。中成药镇咳也有一定效果。对年老体弱无力咳痰者或痰量较多者，更应以祛痰为主，协助排痰，畅通呼吸道。应避免应用强的镇咳药，如可待因等，以免抑制中枢，加重呼吸道阻塞和炎症，导致病情恶化。

3.解痉、平喘

主要用于喘息明显的患者，常选用氨茶碱0.1 g，3次/天，或用茶碱控释药；也可用特布他林、沙丁胺醇等β_2激动药加糖皮质激素吸入。

4.气雾疗法

对于痰液黏稠不易咳出的患者，雾化吸入可稀释气管内的分泌物，有利排痰。目前主要用超声雾化吸入，吸入液中可加入抗生素及痰液稀释药。

(二)缓解期治疗

(1)加强锻炼，增强体质，提高免疫功能，加强个人卫生，注意预防呼吸道感染，如感冒流行季节避免到拥挤的公共场所，出门戴口罩等。

(2)避免各种诱发因素的接触和吸入,如戒烟、脱离接触有害气体的工作岗位等。

(3)反复呼吸道感染者可试用免疫调节药或中医中药治疗,如卡介苗、多糖核酸、胸腺肽等。

(王志勇)

第四节 肺 炎

肺炎是指各种致病因素引起肺实质炎症的一种呼吸系统疾病。病因以感染最常见,故本文主要讨论感染性肺炎。其临床主要症状为寒战、高热、咳嗽、咳痰、胸痛等。

本病发病率高,社区获得性肺炎发病率约为1.2/100人口/年;医院获得性肺炎约为1/100住院患者/年。据估计我国每年约有250万人患肺炎,死亡约12.5万人,病死率10/10万,居各种死因第五位。美国1995年统计结果表明,肺炎列死亡顺位第六位,而老年人升至第四位,在感染性疾病中列第一位。特别是婴幼儿、老年人和免疫抑制患者较高。肺炎在临床上的分类方法:按感染场所不同,可分为社区获得性肺炎和医院内获得性肺炎;按病理解剖学分类可分为大叶性、小叶性和间质性肺炎;按病因学分类可分为细菌、病毒、支原体、真菌、立克次体、衣原体和原虫等感染性肺炎。为有利于治疗,目前诊断多先按感染场所,再按病因学分类。肺炎病原体以细菌常见,成人约见80%,在儿童虽然病毒性肺炎增加,但细菌性肺炎仍在70%左右。

肺炎属于中医学“风温”“肺热病”“咳嗽”“肺炎喘嗽”病证范畴。

一、病因病机

肺炎的中医病因主要是正虚抗邪能力下降和感受风热病邪。多因素禀正气不足,肺气失于固密,或寒温失调,起居不慎而致肺卫卫外功能减弱时,均可导致外邪乘虚侵入而发病。肺炎属于中医“风温”“肺热病”范畴。《温热经纬·陈平伯外感温病篇》说;“风温为病,春月与冬季居多,或恶风,或不恶风,必身热,咳嗽,烦渴”。《素问·刺热篇》:“肺热病者,先淅然,厥起毫毛,恶风寒,舌上黄,身热。热争则喘咳,痛走胸膺背,不得太息,头痛不堪,汗出而寒”。肺热病与风温病症状相似,因此常合称风温肺热病。

(一)病因

(1)寒温失调、劳倦或醉后当风,或素体虚弱,或病后体虚,正气不足,肺卫不固者,最易感受风热病邪。

(2)风热病邪从口鼻而入,乘虚侵犯肺经。

(二)病机

按其病变过程,有以下几种病机变化。

(1)邪犯肺卫,卫气被遏,肺失宣降。可见畏寒、寒战、高热、头痛、身痛、咳嗽、咯黏液性痰等。

(2)痰热壅肺,肺气不利。见身热不恶寒,咳嗽,气促,鼻煽,痰黄,或痰中带血或铁锈痰、胸痛等。

(3)邪气过盛,正不胜邪,邪气入里,内传营血。则面唇青紫或衄血发斑;甚至邪热内陷、逆传心包、蒙闭心窍,出现神昏谵语或昏聩不语。

(4)邪热郁闭不宣,热深厥深,四肢厥冷。邪热太盛,正气不支,或汗出太过,阴液骤耗,正不胜邪则汗出肢冷,脉微欲绝。

(5)气虚阴伤,余邪未清。可见低热,手足心热或口舌干燥,神疲体倦,气短懒言之证候。

本病病位主要在肺,病因为风热病邪,病机以痰热交阻、肺失宣肃为主要变化。在一般情况下,经过卫、气分阶段,病邪即可逐渐解除。若邪气过盛,则内传营血,或正不胜邪,出现阴竭阳脱。若治疗得当,邪退正复,可见热病恢复期气虚阴伤之象。

二、临床表现

(一)症状

1.病史

肺炎球菌性肺炎常有受寒、劳累、雨淋等诱因或伴慢性阻塞性肺疾病、心力衰竭等基础疾病。金黄色葡萄球菌性肺炎多见于老人和小儿，常继发于流感、麻疹等呼吸道病毒感染或继发于皮肤疮疖等感染。革兰氏阴性杆菌性肺炎常见于年老、嗜酒、久病体弱、慢性肺部疾病、长期使用抗生素或免疫抑制剂者。支原体性肺炎好发于儿童及青少年，常有家庭、学校或兵营的小流行。病毒性肺炎多发于婴幼儿，也可见于老年体弱者，常有病毒感染病史。军团菌肺炎一般为流行性，也可散发，易发生于中老年，尤其是激素治疗的患者。

2.典型症状

主要表现为高热，寒战，体温可达 39 ℃～40 ℃，胸痛，咳嗽，气急，咳痰。肺炎球菌性肺炎痰呈铁锈色；金黄色葡萄球菌性肺炎痰呈脓性或脓血性；肺炎杆菌性肺炎痰呈脓性或棕红胶冻状；绿脓杆菌性肺炎痰呈绿色脓痰；厌氧菌性肺炎痰常伴臭味；支原体肺炎可有少量黏液或血痰；病毒性肺炎咯少量黏痰；军团菌肺炎则咯少量黏液痰或血丝痰。重症肺炎可有神经系统症状如神志模糊、烦躁不安、嗜睡、谵妄、昏迷等。

(二)体征

肺炎球菌性肺炎、金黄色葡萄球菌性肺炎、肺炎杆菌性肺炎等细菌性肺炎典型者，其患侧胸部叩诊呈浊音，语颤及语音增强，听诊可闻及管状呼吸音和湿啰音或胸膜摩擦音。支原体肺炎和病毒性肺炎的肺部体征多不明显，少数患者偶有干湿啰音。危重患者有不同程度的意识障碍、面色苍白、发绀、伴有休克者可见血压下降及四肢湿冷、少尿或无尿、脉速而细弱等表现。

(三)常见并发症

肺炎常见并发症主要有肺水肿、肺脓肿、脓胸、脓气胸、呼吸衰竭、中毒性心肌炎、脑膜炎。

三、实验室和其他辅助检查

(一)血常规检查

肺炎球菌性肺炎、金黄色葡萄球菌性肺炎、肺炎杆菌性肺炎等细菌性肺炎白细胞总数增加，中性粒细胞比例显著增高，伴核左移或有中毒颗粒。支原体肺炎和病毒性肺炎白细胞数多正常或略增多。

(二)痰检查

肺炎球菌革兰染色为阳性双球菌，金黄色葡萄球菌亦为革兰染色阳性球菌，肺炎杆菌及绿脓杆菌为革兰染色阴性杆菌。痰培养可确定致病菌，支原体肺炎痰培养分离出肺炎支原体则可确诊，病毒性肺炎痰细胞检查胞质内可出现包涵体，病毒分离有助于明确诊断。

(三)血清学检查

血清肺炎支原体、肺炎衣原体、嗜肺军团菌抗体滴度呈 4 倍或4 倍以上变化(增高或降低)，同时肺炎支原体抗体滴度(补体结合试验)≥1∶64，肺炎衣原体抗体滴度(微量免疫荧光试验)≥1∶32，嗜肺军团菌抗体滴度(间接荧光抗体法)≥1∶128；嗜肺军团菌Ⅰ型尿抗原检测(酶联免疫测定法)阳性；血清流感病毒、呼吸道合胞病毒等抗体滴度呈 4 倍或 4 倍以上变化(增高或降低)。符合以上情况时均可确诊。

(四)X 线检查

肺炎球菌性肺炎早期 X 线胸片可见均匀的淡影，大叶实变为片状均匀致密阴影，多呈叶、段分布。金黄色葡萄球菌性肺炎早期可呈大片絮状、密度不均的阴影，呈支气管播散，在短期内病灶迅速扩大，呈蜂窝状改变伴空洞，常伴脓胸或气胸。肺炎杆菌性肺炎呈大叶性肺炎样实变，以上叶多见，水平叶间隙下坠，有不规则透亮坏死区。绿脓杆菌性肺炎病变多呈两侧中、下肺野散在性结节状阴影。流感嗜血杆菌性肺炎表现为支气管肺炎，也可呈大叶性分布。军团菌性肺炎早期病变为单侧小片状边缘模糊的浸润性病变，随病情发展而扩大呈一叶或多叶实变，可有少量胸腔积液，少数有空洞形成。厌氧菌性肺炎多见两下肺底纹理增多粗乱，夹杂有边缘模糊的斑片状阴影，脓肿形成时可见有液平面。支原体肺炎多数呈片絮状肺段性浸润，密度淡而均匀、边缘模糊的阴影，往往由肺门向外延伸，以肺下野为多见。病毒性肺炎X线胸片呈斑点状、片状或密度均匀的阴影，也可见有弥漫性结节性浸润，多位于两下2/3肺野。立克次体肺炎可见两下肺出现片絮状边缘模糊阴影，也可呈节段性或大叶性实变。

四、诊断要点

（一）肺炎的诊断依据

（1）新近出现的咳嗽、咳痰或原有呼吸道疾病症状加重，并出现脓性痰，伴或不伴胸痛。

（2）发热。

（3）肺实变体征和（或）闻及湿性啰音。

（4）WBC$>10\times10^9$/L或$<4\times10^9$/L，伴或不伴细胞核左移。

（5）胸部X线检查显示片状、斑片状浸润性阴影或间质性改变，伴或不伴胸腔积液。

以上1～4项中任何1项加第5项，并除外肺结核、肺部肿瘤、非感染性肺间质性疾病、肺水肿、肺不张、肺栓塞、肺嗜酸性粒细胞浸润症及肺血管炎等后，可建立临床诊断。

（6）痰培养及免疫血清试验等检查可明确病原体。

（二）重症肺炎诊断标准

出现下列征象中1项或以上者可诊断为重症肺炎，需密切观察，积极救治，有条件时，建议收住ICU治疗：

（1）意识障碍。

（2）呼吸频率≥30次/分。

（3）$PaO_2<60$ mmHg，$PaO_2/FiO_2<300$，需行机械通气治疗。

（4）动脉收缩压<90 mmHg。

（5）并发脓毒性休克。

（6）X线胸片显示双侧或多肺叶受累，或入院48h内病变扩大≥50%。

（7）少尿：尿量<20 mL/h，或<80 mL/4 h，或肾衰竭需要透析治疗。

（以上参考中华医学会呼吸病学分会2006年发布的《社区获得性肺炎诊断和治疗指南》）

五、鉴别诊断

（一）肺结核

浸润性肺结核与肺段性肺炎容易混淆，尤其是病原菌尚不清楚时诊断较为困难，但肺结核多发病缓慢，一般有轻度毒血症状：午后潮热、盗汗、消瘦，咳嗽较轻，痰呈白色黏液或带少量脓性，可有血痰或咯血，X线表现病灶新旧不一，好发在肺的上叶后段及下叶背段。干酪性肺炎多先有长期发热、乏力、消瘦等症状，一般情况差，X线呈大片密度增高阴影，其中有多个不规则的无壁空洞，并可见支气管扩张灶。结核菌素试验为强阳性，痰内找结核菌可明确诊断。抗结核治疗有效。

（二）支气管肺癌

常以阻塞性肺炎的形式出现，其早期X线征象类似于灶性肺炎，但患者年龄较大，常有吸烟史，中毒症状不明显，有刺激性咳嗽、咯血等症状，明显消瘦。其引起的阻塞性肺炎常呈叶、段分布，往往伴有肺门淋巴结肿大或肺不张，痰脱落细胞、X线体层、CT、支气管纤维镜检查有助于诊断。

（三）渗出性胸膜炎

本病发热症状不如肺炎明显，无血痰，血常规检查白细胞多正常或稍增加，大量胸腔积液时可发生纵隔移位，叩诊浊音，听诊呼吸音减弱或消失，胸部X线检查可见外高内低弧形积液阴影，胸腔穿刺可抽出积液。

（四）肺栓塞

临床症状与肺炎颇类似，表现为突然发病，剧烈胸痛，与肺部体征不相称的呼吸困难、咯血、干咳及胸痛，可有休克、昏厥、发作性或进行性充血性心力衰竭等症状，常发生于外科手术、外伤、分娩、心脏病（心房纤颤者）及动、静脉炎者，无寒战、高热，咯血常为整口鲜血。血常规检查白细胞数呈中度增加，经胸片、心电图、血气分析、血液生化不能确诊，则需肺灌注和通气核素显像、肺动脉造影。

（五）传染性非典型肺炎

在流行病学方面：与发病者有密切接触史，或属受传染的群体发病者之一，或有明确传染他人的证据，或发病前2周内曾到过或居住于报告有传染性非典型肺炎疫情的地区。临床表现起病急，以发热为首发症状，体温一般>38 ℃，偶有畏寒；可伴有头痛、关节酸痛、肌肉酸痛、乏力、腹泻；常无上呼吸道卡他症状；可有咳嗽，多为干咳、少痰，偶有血丝痰；可有胸闷，严重者出现呼吸加速、气促，或明显呼吸窘迫。肺部体征不明显，部分患者可闻及少许湿啰音，或有肺实变体征。外周血白细胞计数一般不升高，或降低；常有淋巴细胞计数减少。胸部X线检查可见肺部有不同程度的片状、斑片状浸润性阴影或呈网状改变，部分患者进展迅速，呈大片状阴影；常为多叶或双侧改变，阴影吸收消散较慢；肺部阴影与症状、体征可不一致。使用抗生素无明显疗效。

（六）肺脓肿

急性起病，发热、咳嗽、胸痛，有大量脓臭痰，X线影像学显示脓腔和液平。

（七）非感染性肺部浸润

须排除肺纤维化、肺水肿、肺不张、肺血管炎等非感染性肺部浸润。

六、治疗

肺炎由于病原菌不同，临床症状轻重不一，治疗有所选择。对体质较好、病情较轻者，特别是病毒性肺炎，一般可单纯用中医药进行治疗，但对年老体弱、免疫力较低、感染较重和重症肺炎者，除密切注意病情变化外，由于病情较危重，应积极予以中西医结合治疗，肺炎后期可使用中医药调理，促进病灶吸收，防止机化，增强机体免疫力，使患者早日康复。

（一）辨证治疗

肺炎多系风热之邪袭肺所致，病变部位在肺，传变规律及辨证治疗大多遵循温病的卫气营血。卫气营血辨证是本病提高治愈率，防止变证的关键。风热与痰热是本病中心环节，故疏风清热化痰是基本治疗大法。若见阳明腑实证，当肺胃同治；若逆传心包，当凉营清心，豁痰开窍；若正不胜邪，热毒内陷，阴竭阳脱，亟当回阳救阴，益气固脱。后期阶段，邪热已退而肺胃津伤未复的，则宜甘寒清养肺胃之阴。

1.邪袭肺卫

证候特点：发病急骤，发热，恶寒，无汗或少汗，咳嗽，痰白或黄，口渴，舌边尖红，苔薄白或微黄，脉浮数。

治法：辛凉解表，宣肺化痰。

推荐方剂：桑菊饮合银翘散加减。

基本处方：金银花15g，连翘15g，桑叶10g，菊花10g，薄荷6g（后下），桔梗10g，牛蒡子10g，芦根15g，杏仁12g，生甘草6g。每日1剂，水煎2次，分2次服；病重者每日2剂，每隔6小时服1次。煎药时间不宜过长，以汤药“香气”大出为度。

加减法：肺热内盛加鱼腥草、大青叶、黄芩以清泄肺热；口渴明显加天花粉、南沙参以清热生津；痰黄黏稠加浙贝母、天竺黄以清热化痰；咽痛明显加板蓝根、山豆根以清热利咽。

2.痰热壅肺

证候特点：发热，咳嗽，痰多痰鸣，痰黏或黄或带血，胸痛，气粗而喘，口渴烦躁，小便黄赤，大便干燥，舌红苔黄腻，脉弦滑数。

治法：清热化痰，宣肺平喘。

推荐方剂：麻杏石甘汤合苇茎汤加减。

基本处方：麻黄 9g，生石膏 30g，苇茎 18g，杏仁 12g，桃仁 12g，薏苡仁 20g，冬瓜仁 15g，甘草 6g，虎杖 20g，全瓜蒌 15g，黄芩 15g。水煎服，每日 2 剂，每隔 6 小时服 1 次。

加减法：痰热壅盛加鱼腥草、桑白皮、金银花、浙贝母以加强清热化痰解毒之力；咯血加侧柏叶、白茅根以凉血止血；胸痛加郁金、丝瓜络以活络止痛；腑实便秘加生大黄（后下）、玄明粉冲服以通腑泄热；表证未解，仍有恶寒、发热则用生麻黄，若表证已解，可用炙麻黄。

3.热入心包

证候特点：灼热夜甚，烦躁，神昏谵语，气促，痰鸣肢厥，舌红绛，脉弦滑数。

治法：清心泄热，豁痰开窍。

推荐方剂：清营汤合菖蒲郁金汤加减。

基本处方：水牛角 30g（先煎），生地黄 30g，牡丹皮 12g，玄参 20g，黄连 10g，金银花 30g，连翘 20g，浙贝母 12g，石菖蒲 10g，郁金 15g，鲜竹沥 50 mL（冲服），人工牛黄粉 1g（冲服）。水煎服，每日2 剂，分 4 次服。

加减法：高热烦躁为主可加安宫牛黄丸 1 丸化开冲服以清心解毒开窍安神；神昏谵语为主可服至宝丹 1 丸以化痰开窍；高热痉厥为主可加服紫雪丹 1 丸以镇痉开窍，清热解毒；兼腑实便秘加大黄（后下）、玄明粉冲服以通腑泄热醒神。

4.正虚欲脱

证候特点：体温骤降，额出冷汗，面色苍白，口唇青紫，呼吸短促，脉微细。

治法：回阳救逆，益气养阴。

推荐方剂：参附汤合生脉散。

基本处方：高丽参 9g（另炖），熟附子 15g，麦门冬 12g，五味子 9g，山茱萸 15g。水煎服，日 2 剂，分 4 次服。

加减法：大汗淋漓者加煅龙骨、煅牡蛎以敛汗固脱。临床上即可用参附注射液 20 mL 加入 5%葡萄糖注射液 20 mL 或 0.9%生理盐水 20 mL，静脉推注。

5.正虚邪恋

证候特点：低热不退，咳嗽减而未止，痰少黏稠不爽，神疲乏力，气短懒言，或口渴烦躁，舌红而裂，少苔，或舌淡而少津，脉细数或无力。

治法：益气养阴，润肺化痰。

推荐方剂：麦门冬汤合泻白散加减。

基本处方：太子参 30g，沙参 15g，麦门冬 15g，生地黄 20g，石斛 15g，杏仁 12g，川贝母 10g，桑白皮 15g，地骨皮 15g。每日 1 剂，水煎服。

加减法：低热不退加白薇、银柴胡以清虚热；纳呆加生谷芽、生麦芽、炙鸡内金以消导开胃；痰黏难咯加瓜蒌皮以清化痰热；腹胀加佛手、香橼皮以行气消胀。

（二）其他治疗

临床上治疗肺炎除按辨证论治口服汤药外，视具体情况可同时配合其他治疗，如口服中成药，或联用静脉滴注等，多种剂型或多种治疗方法同时使用。

1.中成药

（1）银翘解毒片。功能：疏风解表，清热解毒。适用于肺炎初期，邪在肺卫者。每次 4 片，每日 2～3 次，使用 3～5 天。

（2）羚羊清肺丸。功能：清肺利咽，清瘟止嗽。适用于痰热郁肺之肺炎者。每次 1 丸，每日 3 次，使用

5～7 天。

(3)金荞麦片。功能：清热解毒，排脓祛瘀，祛痰止咳平喘。适用于痰热壅肺之肺炎者。每次 5 片，每日 3 次，使用 7 天。

(4)蛇胆川贝液。功能：祛风止咳，除痰散结。适用于风热咳嗽痰多之肺炎者。每次 10 mL，每日 2 次，7 天为一疗程。

(5)蛇胆陈皮液。功能：顺气，止咳，化痰。适用于痰浊阻肺咳喘、痰多之肺炎。每次 10 mL，每日 3 次，7 天为一疗程。

(6)清开灵注射液。功能：清热解毒，化痰通络，醒神开窍。适用于肺炎之痰热盛或热入心包者，症见发热、咳嗽、咯痰不爽、口渴、舌红、苔黄等。可予清开灵注射液，一日 20～40 mL，以 5%葡萄糖注射液 250 mL或氯化钠注射液 250 mL 稀释后静脉滴注，1 日 1 次。5～7 天为一疗程。

(7)痰热清注射液。功能：清热，解毒，化痰。适用于急性肺炎痰热阻肺证。每次 20～30 mL 加入 5%葡萄糖注射液 250 mL 或0.9%氯化钠注射液 250 mL 静脉滴注，1 日 1 次。5～7 天为一疗程。

(8)热毒宁注射液。功能：清热、疏风、解毒的功效。用于肺炎属于风热者。一次 20 mL，以 5%葡萄糖注射液或 0.9%氯化钠注射液 250 mL 稀释后使用，滴速为每分钟 30～60 滴，1 日 1 次。

(9)醒脑静注射液。功能：清热泻火，凉血解毒，开窍醒脑。适用于肺炎热盛或热入营血神昏者。可予醒脑静注射液 20 mL 加入 5%葡萄糖注射液 250 mL 中静脉滴注，1 日 1 次。7 天为一疗程。

(10)血必净注射液。功能：化瘀解毒。用于温热类疾病，症见发热、喘促、心悸、烦躁等瘀毒互结证；适用于因感染诱发的全身炎症反应综合征；也可配合治疗多器官功能失常综合征的脏器功能受损期。全身炎症反应综合征：50 mL 加 0.9%氯化钠注射液 100 mL 静脉滴注，在 30～40 分钟内滴毕，一天 2 次。病情重者，一天 3 次。多器官功能失常综合征：100 mL 加 0.9%氯化钠注射液 100 mL 静脉滴注，在 30～40 分钟内滴毕，一天 2 次。病情重者，一天 3～4 次。

(11)丹参注射液。功能：活血化瘀。适用肺炎见有瘀血者，特别肺炎后期，炎症吸收不良者。10～20 mL加入 5%葡萄糖注射液250 mL中静滴，1 日 1 次。7 天为一疗程。

(12)参麦注射液。功能：益气固脱，养阴生津，生脉。适用于肺炎气阴欲脱者或后期气阴两虚者。以 50 mL 加入 5%葡萄糖注射液 250 mL 静滴，1 日 1 次，7～10 天为一疗程。

(13)黄芪注射液。功能：益气养元，扶正祛邪，养心通脉，健脾利湿。适用于肺炎后期以气虚为主者。以 10～20 mL 加入 5%葡萄糖注射液 250 mL 中静滴，1 日 1 次。7～10 天为一疗程。

(14)参附注射液。功能：回阳救逆，益气固脱。适用于肺炎出现阳气暴脱的厥脱证和气阳虚者。一次 20～100 mL，用 5%～10%葡萄糖注射液 250～500 mL 稀释后使用，或静脉推注：一次 10～20 mL(用 5%～10%葡萄糖注射液 20 mL 稀释后使用)。

2.针灸

(1)风温犯肺。①取穴：合谷、曲池、外关、大椎。热甚加外关、合谷；咽痛加少商。②操作：用泻法。留针 20 分钟，5 次为一疗程。

(2)痰热壅肺。①取穴：合谷、曲池、尺泽、少商、肺俞。若热郁胸膈而烦躁者，加膈俞；痰热结胸者，加丰隆；大便不通者，加天枢、上巨虚。②操作：用泻法。留针 20 分钟，5 次为一疗程。

(3)热毒内陷。①取穴：郄门、神门、曲泽、膈俞、血海，若邪甚蒙闭心包，神昏者加水沟，也可刺水沟、十宣、曲池、委中放血。②操作：用泻法。留针 20 分钟，5 次为一疗程。

(4)正气暴脱。①取穴：水沟、内关、百会、气海、关元。②操作：水沟、内关，用补法，百会、气海、关元用大艾炷灸。留针 30 分钟，5 次为一疗程。

(5)正虚邪恋。①取穴：肺俞、膏肓俞、太渊、太溪、三阴交。低热不退加内关；痰多纳呆加足三里、中脘。②操作：用平补平泻法。留针 20 分钟，5 次为一疗程。

3.穴位注射

适应证：大叶性肺炎。

方法：取双侧肺俞、大椎穴，用 4.5～5 号皮试针头吸入注射用水，常规消毒后，快速刺入穴位肌层，上下提插，待局部有酸麻胀感，回抽无血时分层推注，初次注射肺俞穴 1 mL，1 小时后再注 1 次2～3 mL，大椎穴 1 mL，以后每日 2 次至痊愈为止。

疗程：7 次为一疗程。

4.拔罐法

适应证：用于肺炎恢复期病灶吸收不良者。

方法：取风门、肺俞、膏肓俞、肺部有湿啰音处，按拔火罐常规操作，每日治疗 1 次。

疗程：5 次为一疗程。

5.药熨法

适应证一：迁延性肺炎。

方法：二子萸附方。苏子、白芥子、芜荑、香附各 30g，细辛 10g，食盐 30g，食醋少许。上药用铁锅在炉上翻炒至芳香灼手，装入柔软布袋内，立即在脊柱及两旁或啰音密集处来回推熨。开始可隔衣而熨，待温度下降，再直接熨于皮肤上，每日 2 次。

疗程：7 天为一疗程。

适应证二：肺炎之痰浊阻肺者。

方法：三子养亲方（苏子、莱菔子各 60g，白芥子 30g）。各药混合炒热，布包熨背部。每日 2 次。

疗程：7 天为一疗程。

6.灌肠疗法

适应证：肺炎之痰热壅肺者。

方法：麻杏石甘汤灌肠液：麻黄 10g，石膏 50g，杏仁 10g，甘草 5g。水煎取汁约 200 mL 灌肠，药温 30 ℃左右，每日灌肠 1～2 次。

疗程：5 天为一疗程。

（三）单方验方

1.蚤休汤

蚤休 30g，大青叶 30g，败酱草 30g，鱼腥草 30g，黄芩 12g，小蓟 12g，每日 1～2 剂，水煎分服。适用于肺炎高热者。

2.复肺饮

鱼腥草 100g，生石膏 100g，水煎分服。适用于肺炎发热口渴、咳痰浓稠者。

3.食用石膏竹叶粥

石膏 30～45g，鲜竹叶 30 片，鲜竹心 30 根，芦根 30g，粳米100～150g，砂糖 5g。先将鲜竹叶、竹心、芦根洗净，同煎取汁去渣，加入粳米同煮为稀粥，调入砂糖，日分两次食服。适用于肺热阴伤者。

4.鱼腥草煎剂

鱼腥草 500g，浓煎成 100 mL 溶液，每次 30 mL，用于大叶性肺炎。

5.复肺粥

生黄芪 30g，粳米 100g，橘皮末 3g，红糖适量。黄芪浓煎取汁熬粥，再加橘皮末稍煮，加红糖食用，每日 2 次。用于肺炎恢复期。

（杨　雪）

第五节　慢性阻塞性肺疾病

慢性阻塞性肺疾病(Chronic obstructive pulmonary diseases,COPD)是可以预防和治疗的常见病,其特征是持续存在的气流受限。气流受限呈进行性发展,伴有气道和肺对有害颗粒或气体所致慢性炎症反应的增加。急性加重和并发症影响患者整体疾病的严重程度。该病在全球是一种发病率和死亡率较高的重要疾病,是全世界范围内引起死亡的第四大病因。COPD 最主要的危险因素是吸烟,大气污染、职业粉尘和燃烧生物燃料所致的室内空气污染也是 COPD 的主要危险因素。在中国,COPD 同样是严重危害人民健康的重要慢性呼吸系统疾病。2007 年对我国 7 个地区 20 245 成年人群进行调查,结果显示 COPD 患病率已占 40 岁以上人群的8.2%。其发病率高,病程长,严重影响患者生活质量,最终因呼吸致残,造成沉重的社会经济负担。COPD 以慢性咳嗽、咳痰、呼吸困难为主要表现,病程可分为急性加重期与稳定期。急性加重期是指在疾病过程中,患者短期内咳嗽、咳痰、气短和(或)喘息加重,痰量增多,呈脓性或黏液脓性,可伴发热等炎症明显加重的表现。稳定期则指患者咳嗽、咳痰、气短等症状稳定或症状轻微。

慢性阻塞性肺疾病属于中医学“肺胀”“喘证”等范畴。

一、病因病机

慢性阻塞性肺疾病因肺脏长期反复遭受多种外邪侵袭,或烟毒伤肺,导致肺脏宣肃功能失常,日久肺气受损,子盗母气,肺脾两虚,病势深入,耗伤肾气,最终导致肺脾肾三脏俱虚。肺虚不能输布水精,脾虚不能散精上归于肺,肾虚膀胱气化失司,水津代谢失常,痰浊内蕴;正气亏虚,无力推动血行,瘀阻心脉。痰瘀互结,阻遏气机,肺气郁闭,吐故纳新受碍,故见咳、痰、喘。正如《症因脉治》谓:“肺胀之因,内有郁结,先伤肺气,外复感邪,肺气不得发泄,则肺胀作矣。”后期水饮迫肺凌心,则出现咳逆上气、心悸等症状。

(一)病因

1.外感六淫

六淫之邪侵犯人的肌表肺卫,或从口鼻而入。皮毛为肺之外合,肺开窍于鼻,外邪袭入,表卫闭塞,肺失于宣发,气壅于肺,不能肃降,肺气上逆而为咳、为喘。

2.痰饮聚肺

饮食不节,损伤脾胃,或情志不畅,肝木克脾土,致脾失健运,痰浊内生,贮于肺中。痰饮阻塞气道,气道不畅,肺失宣肃,则见咳嗽、咯痰、呼吸急促。

3.脾胃虚弱

脾胃虚弱,不能运化水谷,酿生痰浊,痰浊贮于肺,影响肺的宣肃,致咳嗽、痰多、气喘。

4.肺肾亏虚

久病体虚,肺肾不足,或肺病日久及肾,母病及子,致肺肾亏虚,肺虚不主气,肾虚不纳气,气失主纳,以致呼吸短促,动则加重;肾不主水,水液代谢失常,则见水肿。

(二)病机

COPD 是一种慢性疾病,总属于本虚标实,其临床演变经历早、中、晚期较长的过程,在不同的阶段,其病机表现各有特点。病变初期,病位在肺,多表现为六淫外侵,痰邪阻肺;中期影响脾肾,病程迁延,病机重点在于肺脾肾虚,痰浊潴留;后期病及于心(脑),病机特点为气阳虚衰,痰瘀内阻,水饮外溢,蒙蔽清窍。

二、临床表现

COPD 起病隐潜,多有长期吸烟史,或职业性粉尘接触史,部分患者有家族聚集倾向,多于中年以后发病,症状多出现于秋冬寒冷季节,常有反复呼吸道感染及急性加重史。随病情进展,急性加重逐渐频繁。

(一)症状

1.慢性咳嗽

通常为首发症状。初起咳嗽呈间歇性,早晨较重,以后早晚或整日均有咳嗽,但夜间咳嗽一般不明显。亦有部分病例可无咳嗽症状。

2.慢性咳痰

咳嗽后通常咳少量黏液性痰,部分患者在清晨较多;并发感染时痰量增多,常有脓性痰。

3.气短或呼吸困难

是 COPD 的标志性症状,也是使患者焦虑不安的主要原因,早期仅于劳力时出现,后逐渐加重,以致日常活动甚至休息时也感气短。

4.其他症状

部分患者可能有胸闷感,晚期常有体重下降,食欲减退,精神抑郁或焦虑等,并发感染时可伴有咳血。

(二)体征

早期体征可不明显,随疾病进展,可出现以下体征:

1.视诊或触诊

胸廓形态异常包括胸部过度膨胀、前后径增大、剑突下胸骨下角(腹上角)增宽及腹部膨凸等。呼吸改变:常见呼吸变浅,频率增快,辅助呼吸肌如斜角肌及胸锁乳突肌参加呼吸运动,重症可见胸腹矛盾运动;患者不时采用缩唇呼吸以增加呼出气量;呼吸困难加重时常采取前倾坐位。低氧血症者可出现黏膜及皮肤发绀,伴右心衰竭者可见下肢水肿、肝脏增大。

2.叩诊

由于肺过度充气使心浊音界缩小,肺肝界降低,肺叩诊可呈过清音。

3.听诊

两肺呼吸音可减低,呼气相延长,平静呼吸时可闻干性啰音,两肺底或其他肺野可闻湿啰音;心音遥远,剑突部心音较清晰响亮。

(三)常见并发症

COPD 的常见并发症有自发性气胸、呼吸衰竭、肺部感染、慢性肺源性心脏病和右心衰竭、胃溃疡、睡眠呼吸障碍、继发性红细胞增多症等。

三、实验室和其他辅助检查

(一)肺功能检查

对确定是否存在气流受限有重要意义,是诊断 COPD 的金标准。在吸入支气管舒张剂后,第一秒用力呼气容积(FEV_1)/用力肺活量(FVC)×100%<70%表明存在气流受限,并且不能完全逆转,即可诊断 COPD。其重复性好,对 COPD 的诊断、严重程度评价、疾病进展、预后及治疗反应等均有重要意义。

根据肺功能检查可评估气流的受限程度,根据气流的受限程度可对 COPD 进行分级,如表 2-1:

表 2-1 COPD 患者气流受限分级

COPD1	轻度	FEV_1%pred≥80%
COPD2	中度	50%≤FEV_1%pred≤80%
COPD3	重度	30%≤FEV_1%pred≤50%
COPD4	非常重度	FEV_1%pred<30%

(吸入支气管舒张剂后,FEV_1/FVC<0.70)

(二)血常规检查

COPD 急性加重期或合并肺部感染时,可见血白细胞计数及中性粒细胞比例升高,合并气道高反应性者嗜酸性粒细胞可增高。

(三)胸部X线检查

COPD早期X线胸片可无明显变化,后期主要X线征为肺过度充气:肺容积增大,胸腔前后径增长,肋骨走向变平,肺野透亮度增高,横膈位置低平,心脏悬垂狭长,肺门血管纹理呈残根状,肺野外周血管纹理纤细稀少等,有时可见肺大泡形成。

(四)胸部CT检查

CT检查一般不作为常规检查。但是,在鉴别诊断时CT检查有益,高分辨率CT(HRCT)对辨别小叶中心型或全小叶型肺气肿及确定肺大泡的大小和数量,有很高的敏感性和特异性,对预计肺大泡切除或外科减容手术等的效果有一定价值。

(五)血气分析

当FEV_1占预计值百分比<40%时或有呼吸衰竭或右心衰竭的COPD患者均应做血气分析。血气分析异常首先表现为轻、中度低氧血症。随疾病进展,低氧血症逐渐加重,并出现高碳酸血症。

(六)其他实验室检查

低氧血症,即PaO_2<55mmHg时,血红蛋白及红细胞可增高,血细胞比容>55%可诊断为红细胞增多症。并发感染时痰涂片可见大量中性粒细胞,痰培养可检出各种病原菌,常见者为肺炎链球菌、流感嗜血杆菌、卡他摩拉菌、肺炎克雷白杆菌。

四、诊断要点

(一)危险因素接触史

接触危险因素,尤其是吸烟、家中烹调时产生的油烟或燃料产生的烟尘、职业粉尘和化学物质。

(二)家族史

COPD有家族聚集倾向。

(三)发病年龄及好发季节

多于中年以后发病,症状好发于秋冬寒冷季节,常有反复呼吸道感染及急性加重史。随病情进展,急性加重渐频繁。

(四)主要症状

慢性咳嗽、咳痰和(或)呼吸困难。少数病例咳嗽不伴咳痰,也有部分病例虽有明显气流受限但无咳嗽症状。气短或呼吸困难是COPD的标志性症状。早期仅于劳力时出现,后逐渐加重,以致日常活动甚至休息时也感气短。

(五)存在不完全可逆性气流受限

吸入支气管扩张剂之后FEV_1/FVC<0.70,表明存在气流受限,即可诊断COPD。

(六)胸部X线检查

有助于确定肺过度充气的程度及与其他肺部疾病相鉴别。

COPD的诊断应根据临床表现、危险因素接触史、体征及实验室检查等资料综合分析确定。COPD的主要症状[慢性咳嗽、咳痰和(或)呼吸困难]、危险因素接触史、存在不完全可逆性气流受限是诊断COPD的必备条件。肺功能测定指标是诊断COPD的金标准。用支气管舒张剂后$(FEV_1/FVC)\times100\%<70\%$可确定为不完全可逆性气流受限。同时注意排除支气管哮喘、心力衰竭、支气管扩张等其他疾病。

五、鉴别诊断

慢性阻塞性肺疾病的鉴别诊断必须从主要症状慢性咳喘来鉴别。COPD多中年发病;症状缓慢进展;长期吸烟史;活动后气促;大部分为不可逆性气流受限。

(一)支气管哮喘

早年发病(通常在儿童期);每日症状变化快;夜间和清晨症状明显;也可有过敏史、鼻炎和(或)湿疹;哮喘家族史;气流受限大部分可逆。

(二)充血性心力衰竭

胸部X线片示心脏扩大、肺水肿;肺功能测定示限制性通气障碍(而非气流受限)。

(三)支气管扩张

大量脓痰;常伴有细菌感染;粗湿啰音、杵状指;胸片或CT示支气管扩张、管壁增厚。

(四)肺结核病

所有年龄均可发病;胸片示肺浸润性病灶或结节状阴影;微生物检查可确诊;流行地区高发。

(五)闭塞性细支气管炎

发病年龄较轻,且不吸烟;可能有类风湿关节炎病史或烟雾接触史,CT在呼气相显示低密度影。

(六)弥漫性泛细支气管炎

主要发生在亚洲人群中,大多数为男性非吸烟者;几乎所有患者均有慢性鼻窦炎;胸部X线片和HRCT显示弥漫性小叶中央结节影和过度充气征。

六、治疗

COPD分为急性加重期与稳定期,稳定期的治疗包括药物治疗与非药物治疗,主要目的在于缓解患者的症状、降低急性加重的频率和程度以及改善健康状况与活动耐力。西医学治疗虽能有效缓解COPD患者症状和并发症,但"迄今为止,没有任何西药能阻止COPD肺功能长期衰减的趋势",在此方面可发挥中医药的独到优势。急性加重期患者病情重,应给予中西医结合治疗。

(一)辨证治疗

慢性阻塞性肺疾病治疗,应分清标本虚实不同。一般感邪急性发作时偏于邪实,平时偏于正虚。偏于邪实者须分清风寒、风热、痰浊、痰热、瘀血的不同;偏于正虚者当区别气(阳)虚、阴虚的差异,肺、心、脾、肾病变的主次。临床多兼见出现,证型复杂多样,治疗应抓住治标、治本两个方面。

1.急性加重期

(1)外寒内饮。

证候特点:畏寒,恶风,咳喘胸闷,痰白稀或泡沫痰,便溏,舌淡红,苔白腻,脉弦滑或濡滑。

治法:散寒化饮。

推荐方剂:小青龙汤加减。

基本处方:麻黄8g,桂枝10g,白芍12g,法半夏12g,干姜10g,射干15g,葶苈子15g,款冬花12g,紫菀12g,细辛3g,五味子6g,甘草6g。每日1剂,水煎服。

加减法:饮邪内阻见痰多者加杏仁12g、炒莱菔子15g以化痰止咳;饮邪化热去干姜、细辛、桂枝,加桑白皮15g、黄芩10g、知母10g以清热化痰。

(2)痰热郁肺。

证候特点:咳喘气涌,咳吐黄黏痰,难咯,或痰兼血丝,伴烦热,身热汗出,尿赤,大便或秘,舌红,苔黄腻,脉滑数。

治法:清热化痰。

推荐方剂:定喘汤合苇茎汤加减。

基本处方:麻黄8g,桑白皮12g,款冬花12g,苏子10g,枳壳10g,法半夏10g,黄芩15g,苇茎15g,川贝母10g,桃仁10g,天竺黄10g,杏仁12g,甘草6g。每日1剂,水煎服。

加减法:热邪壅盛见高热者去法半夏、苏子,加青蒿6g(后下)、石膏30g、柴胡12g、鱼腥草30g以清热泻火，解表退热；喉痒加防风12g、白僵蚕10g以宣肺祛风。

(3)痰浊阻肺。

证候特点：咳喘胸闷，痰白稀或泡沫痰，口黏不渴，兼有呕恶纳呆，便溏，舌淡红，苔白腻，脉弦滑或濡滑。

治法：化痰平喘。

推荐方剂：二陈汤合三子养亲汤加减。

基本处方：法半夏15g，陈皮6g，茯苓20g，白芥子10g，甘草6g，莱菔子12g，苏子15g，香附12g，砂仁6g(后下)，紫菀12g，款冬花12g，杏仁10g。每日1剂，水煎服。

加减法：咳逆胸闷加前胡10g以宣肺止咳、厚朴12g以燥湿化浊；脾虚便溏加党参15g、白术12g以健脾化湿；形寒肢冷加干姜6g、细辛4g以温肺散寒。

(4)痰瘀壅肺。

证候特点：咳喘胸闷，喘息不能平卧，胸部膨满，憋闷如塞，舌质黯红，边有瘀斑，舌底络脉青紫或粗胀，脉弦。

治法：涤痰祛瘀，泻肺平喘。

推荐方剂：温胆汤或瓜蒌薤白半夏汤合血府逐瘀汤加减。

基本处方：生姜10g，法半夏6g，橘皮9g，竹茹6g，枳实10g，炙甘草10g，当归10g，生地9g，桃仁10g，赤芍10g，柴胡3g，桔梗10g，川芎10g，牛膝10g。每日1剂，水煎服。

加减法：痰浊化热者可加浙贝母15g、金荞麦15g以清热化痰；胸中憋闷明显者可加瓜蒌皮15g、薤白10g以化痰宽胸。

2.稳定期

(1)肺脾气虚。

证候特点：喘咳，气短，动则喘甚，咳嗽，少痰，神疲乏力，纳呆，舌红苔少，脉细弱。

治法：健脾益肺。

推荐方剂：六君子汤合玉屏风散加减，或补中益气汤加减。

基本处方：黄芪30g，白术10g，防风10g，党参20g，茯苓20g，陈皮6g，杏仁10g，浙贝母15g，黄精20g，炙甘草6g，法半夏12g，鹿衔草15g。每日1剂，水煎服。

加减法：气喘者加炙麻黄10g、苏子10g以降气平喘；痰多色黄稠者加桑白皮12g、苇茎15g、黄芩15g、鱼腥草30g以清热化痰。

(2)肺肾两虚。

证候特点：胸闷气短，动则气促加重，语声低怯，咳嗽，痰白量少，神疲，时自汗出，纳差，舌淡苔薄白，脉细弱。

治法：健脾益肺，纳气平喘。

推荐方剂：平喘固本汤或补肺汤加减；偏阴虚者，六味地黄丸；偏阳虚者，金匮肾气丸。

基本处方：黄芪30g，白术15g，蛤蚧粉(冲)5g，胡桃肉15g，茯苓15g，杏仁10g，川贝母粉(冲)3g，磁石30g，炙紫菀10g，炙甘草5g，陈皮5g，每日1剂，分2次温服。

加减法：若瘀血明显，唇甲紫黯，加当归10g、赤芍15g以养血活血；若肾阳虚衰，寒痰阻肺，畏寒肢冷，痰稀白泡沫，加鹿角胶15g烊化、肉桂1.5g、白芥子10g、干姜6g以温阳化痰。

(二)其他治疗

1.中成药

(1)珠贝定喘丸。①功能：理气化痰，镇咳平喘，补气温肾。②主治：久病咳喘、痰涎壅盛。③适用于肺胀咳喘、痰多为主者。含服或用温开水送服，每次6粒，每日3次。

(2)安达平口服液。①功能：养阴敛肺，镇咳祛痰。②主治：久咳劳嗽，支气管炎。③适用于肺胀咳嗽甚者。每次15 mL，每日3次。

(3)鲜竹沥口服液。①功能:清热化痰。②主治:痰热咳嗽。③适用于肺胀咳嗽痰黄、难以咯出者。每次 10mL,每日 3 次。

(4)玄麦甘桔胶囊。①功能:清热滋阴,祛痰利咽。②主治:阴虚咳嗽者。③适用于咳嗽痰黏、口鼻干燥,咽喉肿痛者。每次 3～4 粒,每日 3 次。1 周为 1 疗程。

(5)橘红痰咳煎膏。①功能:理气祛痰、润肺止咳。②主治:痰湿咳嗽者。适用于咳声重浊,痰多,色白或带灰色者。每次 15 mL,每日 3 次。

(6)百令胶囊。①功能:补虚损、益精气、保肺益肾、止咳化痰、收敛镇静。②主治:咳喘属于肺肾两虚者。适用于肺胀见咳嗽、气喘、腰背酸痛者。每次 5 粒,每日 3 次。

(7)金水宝胶囊。①功能:补益肺肾、秘精益气。②主治:肺肾两虚,精气不足,久咳虚喘。③适用于肺胀见虚喘日久,神疲乏力,不寐健忘,腰膝酸软,月经不调者。每次 3 粒,每日 3 次。

(8)生脉胶囊。①功能:益气复脉,养阴生津。②主治:气阴两亏。③适用于肺胀虚喘,心悸气短,脉微自汗者。每次 3 粒,每日 3 次。

(9)猴枣散。①功能:清热化痰。②主治:痰热蕴肺者。③适用于咳嗽痰黄量多者。每次 1 支,每日 3 次。

(10)蛇胆川贝液。①功能:祛风止咳,除痰散结。②主治:痰热蕴肺者。③适用于咳嗽、痰黄量多,气促者。每次 1 支,每日 3 次。

(11)参麦注射液。①功能:益气固脱,养阴生津,生脉。②主治:气阴两虚者。③适用于咳喘日久,干咳无痰,口鼻咽干者。每次 20～60 mL加入 5%葡萄糖 250 mL 静脉滴注,每日 1 次。

(12)痰热清注射液。①功能:清热、化痰、解毒。②主治:肺胀属痰热阻肺者。③适用于咳嗽、气喘、痰多色黄者。每次 20～40 mL 加入 5%葡萄糖注射液或 0.9%氯化钠注射液 250～500 mL 静脉滴注,每日 1 次。

2.针灸

1)体针。

(1)表寒里热。①取穴:肺俞,膻中,定喘,尺泽,合谷,大椎。②操作:用平补平泻法,留针 30 分钟,每日 1 次。

(2)痰热壅肺。①取穴:肺俞,膻中,定喘,尺泽,合谷,丰隆。②操作:用平补平泻法,留针 30 分钟,每日 1 次。

(3)痰湿阻肺。①取穴:肺俞,膻中,定喘,中脘,丰隆,脾俞,足三里。②操作:用平补平泻法,留针 30 分钟,每日 1 次。

(4)虚喘。①取穴:肺俞,膻中,定喘,膏肓,足三里,脾俞,肾俞,关元,气海。②操作:用平补平泻法,留针 30 分钟,每日 1 次。

2)耳针。①取穴:屏尖、平喘、脑、下脚端、屏间。②操作:以毫针直刺,中等度刺激,留针 20 分钟,每日 1 次,适用于本病各型。

3)电针。取肺俞、定喘、膻中、天突、足三里、丰隆,选用疏密波,电针 30 分钟,每日或隔日 1 次,10 次为 1 疗程,每个疗程间隔 1 周。

4)穴位注射。治疗虚喘。取穴:双足三里。操作:喘可治注射液 2 mL,双足三里穴位注射。疗程:隔日 1 次,2 周为 1 疗程。

5)穴位埋线。

(1)取穴:①急性加重期:大椎、定喘、风门、膻中、丰隆、足三里、肺俞。②稳定期:肾俞、脾俞、肺俞、足三里、关元、膻中、丰隆、太溪。

(2)配穴:以喘为主者加鱼际,以咳为主者加孔最,瘀血明显者加膈俞。

(3)操作方法:穴位常规消毒后,局麻,左手持镊子,夹备用羊肠线,置局麻点上,右手持埋线针,缺口向下压线,以 15°～45°角度将羊肠线埋入穴位内,深度基本同针刺深度,躯干部穴位不可深刺,不宜刺激出血,退针,针眼处放酒精棉球,用创可贴固定 1～3 天即可。1 个半月埋线 1 次为 1 疗程,6 疗程后统计疗效。治疗期间忌生冷、肥腻及刺激性食物,勿过饱。1 周内禁止重体力劳动。

6)施氏砭术疗法:适用于本病各型。

(1)针刺:启动先天经络,以脐为中心,向八个方向行八卦针,共28针,针尖朝脐部。

(2)针刺方法:取40 mm×0.35 mm针灸针,任脉上的穴位向神阙方向平刺,两侧的穴位向腹正中线平刺,取补法,后留针30分钟。

(3)砭石热熨:在背部以及腹部针上覆以温热砭石,热敷30分钟。

(4)疗程:7~10天1疗程,可连续治疗2~3疗程。

(5)配穴:纳差、消瘦、便溏者加针刺双足三里;心悸者加内关;双下肢浮肿者加太溪、三阴交、阴陵泉,或可加鼻针心区;瘀血明显可加点刺舌下脉络放血,针刺双悬钟;气血不足可加行间透太冲,调肝补血。

3.穴位敷贴

虚喘:党参、炙甘草、干姜各3g、白术6g,共研为末,加华山参浸膏20 mg,调匀研细,用酒调膏,纱布包裹,敷神阙穴,外用胶布固定,3日换药1次,连敷4~5次。

(三)单方验方

(1)杏仁60g、胡桃肉60g。研细末,每次服3g,每日3次。适用于肺肾气虚之肺胀。

(2)百合250g、枸杞子250g。研细末,每次服10g,每日3次。适用于肺肾阴虚之肺胀。

(3)紫河车1具。每次3g,每日3次。适用于脾肾阳虚之肺胀。

(4)熟地黄、山萸肉、五味子各9g,肉桂2.5g,补骨脂、核桃仁各9g。1日1剂,分2次服。适用于肾衰之肺胀。

(5)苏子10g、白芥子9g、莱菔子10g、山药60g、玄参30g。1日1剂,早晚煎服。使用于痰涎壅盛所致的阻塞性肺气肿。

(杨　雪)

第六节　支气管哮喘

支气管哮喘是由嗜酸性粒细胞、肥大细胞和T淋巴细胞等多种炎症细胞参与的气道慢性炎症。这种炎症使易感者产生气道高反应性和气道缩窄。临床上表现为发作性的带有哮鸣音的呼气性呼吸困难、胸闷或咳嗽。本病可发生于任何年龄,但半数以上在12岁前发病。约40%的患者有家族史。

一、病因和发病机制

(一)病因

哮喘的病因目前还不十分清楚,大多认为与多基因遗传及环境因素有关。

1.遗传因素

许多调查资料表明,哮喘患者亲属发病率高于群体发病率,亲缘关系越近发病率越高。一些学者认为气道高反应性、IgE调节和特异性反应相关的基因在哮喘发病中起着重要作用。

2.激发因素

尘螨、花粉、真菌、动物毛屑、二氧化硫、氨气等特异和非特异吸入物,细菌、病毒、支原体等的感染,食用鱼虾、鸡蛋、奶制品等异种蛋白,阿司匹林、青霉素等药物,气候变化、运动、妇女的月经期、妊娠等都可能是哮喘的激发因素。

(二)发病机制

哮喘的发病机制目前仍不完全清楚,多数人认为哮喘与变态反应、气道炎症、气道反应性增高及神经等因素相互作用有关。

1.变态反应

当有过敏体质的人接触到某种变应原后，可刺激机体通过 T 淋巴细胞的传递，由 B 淋巴细胞合成特异性 IgE，后者结合于肥大细胞和嗜碱性粒细胞上，当变应原再次进入体内，抗原抗体相结合，使该细胞合成并释放多种活性物质如组胺、缓激肽、嗜酸性粒细胞趋化因子、慢反应物质等，导致支气管平滑肌收缩、黏液分泌增加、血管通透性增高和炎细胞浸润等。

接触变应原后立即发生哮喘称之为速发型哮喘。而更常见的是接触变应原后数小时乃至数十小时后发作的哮喘，称为迟发型哮喘。现在认为迟发型哮喘是由于多种炎症细胞相互作用，许多介质和细胞因子参与的一种慢性炎症反应。

2.气道炎症

目前认为哮喘与气道的慢性炎症有密切的关系，气道内多种炎症细胞如肥大细胞、嗜酸性粒细胞、巨噬细胞、中性粒细胞等浸润、聚集和相互作用，分泌出大量炎症介质和细胞因子，如白三烯（LT）、前列腺素（PG）、血小板活化因子（PAF）、血栓素（TX）等，引起气道反应性增高，气道收缩，腺体分泌增加，微血管通透性增加。

3.气道高反应性（AHR）

表现为气道对物理、化学、生物等各种刺激因子出现过强、过早的收缩反应，是哮喘发生发展的一个重要因素。目前普遍认为气道炎症是导致气道高反应性的重要原因，当气道受到变应原或其他刺激后，由于多种炎症细胞、炎症介质和细胞因子的参与，气道上皮和上皮内神经的损害均可导致气道高反应性。

4.神经因素

支气管受自主神经支配，除了胆碱能神经、肾上腺素能神经，目前研究还有非肾上腺素能非胆碱能（NANC）神经。β-肾上腺素受体功能低下和迷走神经功能亢进可导致支气管哮喘。NANC 能释放舒张支气管平滑肌的神经介质如血管活性肠肽（VIP）、一氧化氮（NO）及收缩支气管平滑肌的介质如 P 物质、神经激肽，两者平衡失调，则可引起支气管平滑肌收缩。

二、病理

肺膨胀，支气管及细支气管内有大量黏稠痰液及黏液栓。组织学检查见支气管平滑肌肥厚、黏膜及黏膜下血管增生、血管扩张和微血管渗漏、黏膜水肿、上皮脱落、基底膜显著增厚，支气管壁有嗜酸性粒细胞、中性粒细胞和淋巴细胞浸润。

三、临床表现

（一）症状

发作性的伴有哮鸣音的呼气性呼吸困难或发作性胸闷和咳嗽，有时咳嗽可为唯一的症状（咳嗽变异性哮喘）。严重者被迫采取端坐位，口唇发绀，大汗淋漓。发作持续数小时至数天，可自行缓解或用支气管舒张药缓解。在夜间及凌晨发作和加重是哮喘的特征之一。缓解期无任何症状或异常体征。

（二）体征

哮喘发作时，患者胸廓饱满呈吸气状态，呼吸动度减弱，两肺有广泛哮鸣音。但在严重哮喘时，也可听不到哮鸣音。在严重哮喘时还可出现奇脉、胸腹反常运动、发绀等。

四、并发症

哮喘发作时可并发气胸、纵隔气肿等。长期反复发作和感染易并发慢性支气管炎、肺气肿、肺心病。

五、实验室及其他辅助检查

血液检查嗜酸性粒细胞增高，合并感染时，白细胞总数及中性粒细胞增多。

（一）痰液检查

痰液中可见较多嗜酸性粒细胞，还可见到夏科雷登结晶及库什曼螺旋体。如合并呼吸道感染痰涂片镜检,细菌培养及药敏试验有助于指导治疗。

（二）胸部 X 线

检查哮喘发作时,两肺透光度增强,肋间隙增宽,膈平坦。缓解期可无异常。如合并感染可有肺纹理增强或炎性浸润阴影。同时要注意肺不张、气胸或纵隔气肿等并发症的存在。

（三）肺功能检查

哮喘发作时呼气流速各项指标均显著下降:1 秒钟用力呼气量(FEV_1)、1 秒钟用力呼气量占用力肺活量比值($FEV_1/FVC\%$)、最大呼气中期流速(MMER)、25%与 50%肺活量时的最大呼气流量($MEF_{25\%}$ 与 $MEF_{50\%}$)以及呼气流量峰值(PEF)均减少。在缓解期或使用支气管扩张剂后上述指标可好转。

（四）血气分析

哮喘发作时,如有缺氧可有 PaO_2 降低,由于过度通气可使 $PaCO_2$ 下降,pH 值上升,表现呼吸性碱中毒。重症哮喘时,气道阻塞严重,可使 CO_2 潴留,$PaCO_2$ 上升,表现呼吸性酸中毒。如缺氧明显,可合并代谢性酸中毒。

（五）特异性变应原检测

可用放射性变应原吸附试验(RAST)测定特异性 IgE,过敏性哮喘患者血清 IgE 可较正常人高 2～6 倍。在缓解期用来判断变应原,但应防止发生变态反应。也可做皮肤变应原测试,需根据病史和当地生活环境选择可疑的变应原通过皮肤点刺等方法进行,皮试阳性提示患者对该过敏原过敏。

六、诊断

（一）诊断标准

(1)反复发作性喘息、呼吸困难、胸闷或咳嗽,多与接触变应原、冷空气、物理、化学性刺激、病毒性上呼吸道感染、运动有关。

(2)发作时在双肺可闻及散在或弥漫性以呼气相为主的哮鸣音,呼气相延长。

(3)上述症状可经治疗缓解或自行缓解。

(4)除外其他疾病引起的喘息、胸闷、咳嗽,如慢性支气管炎、阻塞性肺气肿、支气管扩张、肺间质纤维化、急性左心衰等。

(5)症状不典型者(如无明显喘息或体征)至少以下一项试验阳性:支气管舒张试验阳性(FEV_1 增加 15%以上);支气管激发试验或运动试验阳性;PEF 日内变异率或昼夜波动率≥20%。

符合 1～4 条或 4、5 条者,即可诊断为支气管哮喘。

（二）哮喘控制水平评估

为了指导临床治疗,世界各国哮喘防治专家共同起草,并不断更新了全球哮喘防治创议(global initiative for asthma,GINA)。2006 版 GINA 建议根据哮喘的临床控制情况对其严重程度进行分级(表 2-2,表 2-3)。

表 2-2　哮喘控制水平分级

临床特征	控制 (满足以下所有表现)	部分控制 (任意 1 周出现以下 1 种表现)	未控制
白天症状	无(或≤2 次/周)	＞2 次/周	任意 1 周出现部分控制表现≥3 项
活动受限	无	任何 1 次	
夜间症状和/或憋醒	无	任何 1 次	
需接受缓解药物治疗和/或急救治疗	无(或≤2 次/周)	＞2 次/周	
肺功能(PEE 和 FEV1)	正常	＜80%预计值或个人最佳值(若已知)	
急性加重	没有	≥1 次/年	任意 1 周出现 1 次

表 2-3　哮喘发作严重程度的评价

临床特点	轻度	中度	重度	危重
气短	步行、上楼时	稍事活动	休息时	
体位	可平卧	多为坐位	端坐呼吸	
讲话方式	连续成句	常有中断	单字	不能讲话
精神状态	尚安静	时有焦虑或烦躁	常焦虑、烦躁	意识障碍
出汗	无	有	大汗淋漓	
呼吸频率	轻度增加	增加	常＞30 次/分	
三凹征	无	可有	常有	胸腹矛盾运动
哮鸣音	散在	弥漫	弥漫	可无
脉率	＜100 次/分	100～120 次/分	＞120 次/分	缓慢
奇脉	无	可有	常有	
使用 $β_2$-肾上腺素受体激动剂后 PEF 占正常预计或本人平素最高值%	＞80%	60%～80%	＜60%	
PaO_2	正常	8.0～10.7 kPa	＜8.0 kPa	
$PaCO_2$	＜6.0 kPa	≤6.0 kPa	＞6.0 kPa	
SaO_2	＞95%	91%～95%	≤90%	
pH			降低	

推荐用于哮喘临床控制水平评估的工具包括哮喘控制测试（ACT）、哮喘控制问卷（ACQ）、哮喘疗效评估问卷（ATAQ）和哮喘控制记分系统。这些工具有助于改善哮喘的控制，逐周或逐月提供可重复的客观指标，改善医护人员和患者之间的交流与沟通。

七、鉴别诊断

（一）心源性哮喘

心源性哮喘常见于左心衰竭，发作时的症状与哮喘相似，但心源性哮喘常有高血压、冠心病、风心病等病史，常有阵发性咳嗽、咳大量粉红色泡沫痰，两肺布满湿啰音及哮鸣音，心界扩大，心尖部可闻及奔马律，胸部 X 线检查可见心脏增大，肺淤血征。

（二）慢性喘息型支气管炎

现认为为慢性支气管炎合并哮喘，多见于老年人，有慢性咳嗽、咳痰病史，多于冬季加重，两肺可闻及湿啰音。

（三）支气管肺癌

中央型肺癌导致支气管狭窄或伴有感染或有类癌综合征时，可出现喘鸣或类似哮喘样呼吸困难，肺部可闻及哮鸣音。但肺癌常有咯血，呼吸困难及哮鸣症状常进行性加重，用支气管扩张剂效果差。胸部 X 线、CT 或纤维支气管镜检查有助于诊断。

（四）变态反应性肺浸润

致病原因为寄生虫、原虫、花粉、化学药品、职业粉尘等，多有接触史，症状轻，多有发热，胸部 X 线表现为多发的此起彼伏的淡片状浸润阴影，可自行消失或再发。

八、治疗

哮喘的防治原则是消除病因、控制发作、防止复发。根据病情，因人而异采取相应综合措施。

（一）去除病因

尽量避免或消除引起哮喘发作的各种诱发因素。

（二）药物治疗

治疗哮喘的药物主要分两类：支气管舒张药和抗炎药。

1.支气管舒张药

（1）β_2-肾上腺素受体激动剂（简称 β_2-受体激动剂）：为目前常用的支气管扩张剂，主要是通过激动呼吸道的 β_2-受体，激活腺苷酸环化酶，使细胞内环磷酸腺苷（cAMP）含量增高，从而松弛支气管平滑肌。常用药物：沙丁胺醇、特布他林、非诺特罗等，属短效 β_2-受体激动剂，作用时间为 4～6 小时。新一代长效 β_2-受体激动剂如福莫特罗、丙卡特罗、沙美特罗、班布特罗等，作用时间达 12～24 小时。

β_2-受体激动剂的用药方法可采用吸入、口服或静脉注射。首选吸入法，因药物吸入气道直接作用于呼吸道，局部浓度高且作用迅速，全身不良反应少。使用方法为沙丁胺醇或特布他林气雾剂，每天 3～4 次，每次 1～2 喷，长效 β_2-受体激动剂如福莫特罗 4.5μg，每天 2 次，每次 1 喷。沙丁胺醇或特布他林一般口服用法为 2.4～2.5 mg，每日 3 次。注射用药多用于重症哮喘。

（2）茶碱类：也是临床常用的平喘药物之一。除了抑制磷酸二酯酶，提高平滑肌细胞内的 cAMP 浓度外，还具有拮抗腺苷受体、刺激肾上腺分泌肾上腺素、增强呼吸肌收缩、增强气道纤毛消除功能和抗炎作用。

轻度哮喘可口服给药，氨茶碱每次 0.1～0.2 g，每日 3 次，茶碱控释片 200～600 mg/d。中度以上哮喘静脉给药，静脉注射首次剂量 4～6 mg/kg。缓慢注射，静脉滴注维持量为 0.8～1.0 mg/kg，每日总量不超过 1.0 g。也可选用喘定 0.25 g 肌注，或 0.5～1.0 g 加入 5%葡萄糖注射液静脉滴注。

氨茶碱的不良反应有胃肠道症状（恶心、呕吐），心血管反应（心动过速、心律失常、血压下降），严重者可引起抽搐甚至死亡。故老年人、妊娠、有心、肝、肾功能障碍、甲亢患者应慎用，合用甲氰咪呱、大环内酯类、喹诺酮类等药物可影响茶碱代谢而使其排泄减慢，最好进行血药浓度监测。

（3）抗胆碱药：可减少 cGMP 浓度，从而减少活性物质的释放，使支气管平滑肌松弛。由于全身用药不良反应大，现多用吸入抗胆碱药如异丙托溴铵，一次 20～80 μg，每日 3～4 次。

2.抗炎药

主要治疗哮喘的气道炎症。

（1）糖皮质激素：由于气道慢性非特异性炎症是哮喘的病理基础，糖皮质激素是治疗哮喘最有效的药物。其作用机制是抑制炎症细胞的迁移和活化；抑制细胞因子的生成；抑制炎症介质的释放；增强平滑肌细胞 β_2-受体的反应性，可吸入、口服和静脉使用。

吸入剂是目前推荐长期抗炎治疗哮喘的最常用药，具有用量小、局部高效、不良反应少等优点。目前常用的有倍氯米松、布地奈德、氟替卡松等，根据病情，吸入剂量 200～1 000 μg/d。不良反应为口咽部念珠菌感染、声音嘶哑或呼吸道不适，喷药后用清水漱口可减轻局部反应和胃肠吸收。与长效 β_2-受体激动剂合用增加其抗炎作用，减少吸入激素用量。

常用的口服剂有泼尼松和泼尼松龙。用于吸入糖皮质激素无效或需要短期加强的患者。30～40 mg/d，症状缓解后逐渐减量，然后停用或改用吸入剂。

重度及危重哮喘发作应静脉给药，如氢化可的松 100～400 mg/d，或地塞米松 10～30 mg/d，或甲基强的松龙 80～160 mg/d，症状缓解后逐渐减量，然后改为口服或吸入维持。

（2）色苷酸钠：能抑制肥大细胞释放介质，还能直接抑制神经反射性支气管痉挛。主要用于预防哮喘发作，雾化吸入 3.5～7 mg，或干粉吸入 20 mg，每日 3～4 次。

（3）酮替酚：是 H_1 受体拮抗剂，具有抑制肥大细胞和嗜碱性粒细胞释放生物活性物质的作用。对过敏性、运动性哮喘均有效。每次 1 mg，日服 2 次。也可选用新一代 H_1 受体拮抗剂如阿司咪唑、曲尼斯特、氯雷他定等。不良反应可有倦怠、胃肠道反应、嗜睡、眩晕等。

（4）白三烯拮抗剂：白三烯在气道炎症中起重要作用，它不仅能使气道平滑肌收缩，还能促进嗜酸性粒细胞积聚，使黏液分泌增加，气道血浆渗出。白三烯拮抗剂可减少哮喘的发作，减少支气管扩张剂的应用，与糖皮质激素合用具有协同抗炎效应。临床常用的有扎鲁司特 20 mg，每日 2 次，或孟鲁司特 10 mg，每天1次。

（三）重度及危重哮喘的处理

哮喘不能控制，进行性加重往往有下列因素存在如过敏原持续存在、呼吸道感染未能控制、痰栓阻塞气道、酸碱平衡失调和电解质紊乱、并发肺不张或自发性气胸等，应详细分析分别对症处理，同时采取综合治疗措施。

（1）氧疗注意气道湿化。

（2）迅速解除支气管痉挛，静脉滴注氨茶碱、糖皮质激素，雾化吸入 β_2-受体激动剂，也可配合雾化吸入抗胆碱药，口服白三烯拮抗剂。

（3）积极控制感染选用有效抗菌药物。

（4）补液、纠正酸碱失衡及电解质紊乱。

（5）如有并发症如气胸、纵隔气肿、肺不张等，参照有关章节处理。

（6）上述措施仍不能纠正缺氧加重时，进行机械通气。

（四）缓解期治疗

制止哮喘发作最好的办法就是预防，因此在缓解期应根据病情程度制定长期控制计划。

（1）间歇性哮喘患者在运动前或暴露于变应原前吸入 β_2-受体激动剂或色苷酸钠，或者用吸入型抗胆碱能药物或短效茶碱作为吸入型短效 β_2-激动剂的替代药物。

（2）轻度哮喘患者需长期每日用药。基本的治疗是抗炎治疗。每日定量吸入小剂量糖皮质激素（$\leqslant$500 μg/d），也可加用缓释茶碱或 β_2-激动剂。

（3）中度哮喘患者吸入型糖皮质激素量应该每日 500～1 000 μg，同时加用缓释茶碱、长效 β_2-激动剂。效果不佳时可改为口服糖皮质激素，哮喘控制后改为吸入。

（4）重度哮喘发作患者治疗需要每日使用多种长期预防药物。糖皮质激素每日＞1 000 μg，联合吸入长效口服 β_2-激动剂、茶碱缓释片、白三烯拮抗剂或吸入型抗胆碱药。症状不能控制者加用糖皮质激素片剂。

以上方案为基本原则，还应根据每个地区和个人不同情况制定治疗方案。每 3～6 个月对病情进行一次评估，然后再根据病情调整治疗方案，或升级或降级治疗。

九、哮喘的教育与管理

实践表明哮喘患者的教育和管理是哮喘防治工作中十分重要的组成部分。通过哮喘教育可以显著地提高哮喘患者对于疾病的认识，更好地配合治疗和预防，提高患者防治依从性，达到减少哮喘发作，维持长期稳定，提高生活质量，并减少医疗经费开支的目的。通过教育使患者了解或掌握以下内容：①相信通过长期、规范的治疗，可以有效地控制哮喘；②了解诱发哮喘的各种因素，结合每位患者的具体情况，找出具体的促（诱）发因素以及避免诱因的方法，如减少过敏原吸入，避免剧烈运动，忌用可以诱发哮喘的药物等；③初步了解哮喘的本质和发病机制；④熟悉哮喘发作先兆表现及相应处理办法；⑤了解峰流速仪的测定和记录方法，并鼓励记录哮喘日记；⑥学会在哮喘发作时进行简单的紧急自我处理办法；⑦初步了解常用的治疗哮喘药物的作用特点、正确用法，并了解各种药物的不良反应及如何减少、避免这些不良反应；⑧正确掌握使用各种定量雾化吸入器的技术；⑨根据病情程度医患双方联合制订出初步治疗方案；⑩认识哮喘加重恶化的征象以及知道此时应采取的相应行动；⑪知道什么情况下应去医院就诊或看急诊；⑫了解心理因素在哮喘发病和治疗中的作用，掌握必要的心理调适技术。

在此基础上采取一切必要措施对患者进行长期系统管理，定期强化有关哮喘规范治疗的内容，提高哮喘患者对哮喘的认识水平和防治哮喘的技能，重点是定量气雾剂吸入技术以及落实环境控制措施，定期评估病情和治疗效果。提高哮喘患者对医护人员的信任度，改善哮喘患者防治疾病的依从性。

根据 2006 版 GINA 指南，成功的哮喘管理目标是：①达到并维持哮喘症状的控制；②保持正常活动，包括运动；③保持肺功能尽可能接近正常水平；④预防哮喘急性发作；⑤避免药物不良反应；⑥预防哮喘导致的死亡。

（王志勇）

第七节　支气管扩张

支气管扩张是支气管慢性异常扩张的疾病，直径大于 2 毫米中等大小近端支气管及其周围组织慢性炎症及支气管阻塞，引起支气管组织结构较严重的病理性破坏所致。儿童及青少年多见，常继发于麻疹、百日咳后的支气管炎，迁延不愈的支气管肺炎等。主要症状为慢性咳嗽、咳大量脓痰和/或反复咯血。

一、病因和发病机制

（一）支气管—肺组织感染

婴幼儿时期支气管肺组织感染是支气管扩张最常见的病因。由于婴幼儿支气管较细，且支气管壁发育尚未完善，管壁薄弱，易于阻塞和遭受破坏。反复感染破坏支气管壁各层组织，尤其是肌层组织及弹性组织的破坏，减弱了对管壁的支撑作用。支气管炎使支气管黏膜充血、水肿、分泌物堵塞引流不畅，从而加重感染。左下叶支气管细长且位置低，受心脏影响，感染后引流不畅，故发病率高。左舌叶支气管开口与左下叶背段支气管开口相邻，易被左下叶背段感染累及，因此两叶支气管同时扩张亦常见。

支气管内膜结核引起管腔狭窄、阻塞、引流不畅，导致支气管扩张。肺结核纤维组织增生、牵拉收缩，亦导致支气管变形扩张，因肺结核多发于上叶，引流好，痰量不多或无痰，所以称之为“干性”支气管扩张。其他如吸入腐蚀性气体、支气管曲霉菌感染、胸膜粘连等可损伤或牵拉支气管壁，反复继发感染，引起支气管扩张。

（二）支气管阻塞

肿瘤、支气管异物和感染均引起支气管腔内阻塞，支气管周围肿大淋巴结或肿瘤的外压可致支气管阻塞。支气管阻塞导致肺不张，失去肺泡弹性组织缓冲，胸腔负压直接牵拉支气管壁引起支气管扩张。右肺中叶支气管细长，有三组淋巴结围绕，因非特异性或结核性淋巴结炎而肿大，从而压迫支气管，引起右肺中叶肺不张和反复感染，又称“中叶综合征”。

（三）支气管先天性发育障碍和遗传因素

支气管先天发育障碍，如巨大气管—支气管症，可能是先天性结缔组织异常、管壁薄弱所致的扩张。因软骨发育不全或弹性纤维不足，导致局部管壁薄弱或弹性较差所致支气管扩张，常伴有鼻窦炎及内脏转位（右位心），称为 Kartagener 综合征。与遗传因素有关的肺囊性纤维化，由于支气管黏液腺分泌大量黏稠黏液，分泌物潴留在支气管内引起阻塞、肺不张和反复继发感染，可发生支气管扩张。遗传性 α_1-抗胰蛋白酶缺乏症亦伴有支气管扩张。

（四）全身性疾病

近年来发现类风湿关节炎、Crohn 病、溃疡性结肠炎、系统性红斑狼疮、支气管哮喘和泛细支气管炎等疾病可同时伴有支气管扩张。一些不明原因的支气管扩张，其体液和细胞免疫功能有不同程度的异常，提示支气管扩张可能与机体免疫功能失调有关。

二、病理

发生支气管扩张的主要原因是炎症。支气管壁弹力组织、肌层及软骨均遭到破坏，由纤维组织取代，使管腔逐渐扩张。支气管扩张的形状可为柱状或囊状，亦常混合存在呈囊柱状。典型的病理改变为支气管壁全层均有破坏，黏膜表面常有溃疡及急、慢性炎症，纤毛柱状上皮细胞鳞状化生、萎缩，杯状细胞和黏液腺增生，管腔变形、扭曲、扩张，腔内含有多量分泌物。常伴毛细血管扩张，或支气管动脉和肺动脉的终末支扩张与吻合，进而形成血管瘤，破裂可出现反复大量咯血。支气管扩张发生反复感染，病变范围扩大蔓延，逐渐发展影响肺通气功能及肺弥散功能，导致肺动脉高压，引起肺心病、右心衰。

三、临床表现

本病多起病于小儿或青年，呈慢性经过，多数患者在童年期有麻疹、百日咳或支气管肺炎迁延不愈的病史。早期常无症状，随病情发展可出现典型临床症状。

（一）症状

（1）慢性咳嗽、大量脓痰：与体位改变有关，每日痰量可达100～400 mL，支气管扩张分泌物积潴，体位变动时分泌物刺激支气管黏膜，引起咳嗽和排痰。痰液静置后分三层：上层为泡沫，中层为黏液或脓性黏液，底层为坏死组织沉淀物。合并厌氧菌混合感染时，则痰有臭味，常见病原体为铜绿假单胞菌、金黄色葡萄球菌、流感嗜血杆菌、肺炎链球菌和卡他莫拉菌。

（2）反复咯血：50%～70%的患者有不同程度的咯血史，从痰中带血至大量咯血，咯血量与病情严重程度、病变范围不一定成比例。部分患者以反复咯血为唯一症状，平时无咳嗽、咳脓痰等症状，称为干性支气管扩张，病变多位于引流良好的上叶支气管。

（3）反复肺部感染：特点为同一肺段反复发生肺炎并迁延不愈，此由于扩张的支气管清除分泌物的功能丧失，引流差，易于反复发生感染。

（4）慢性感染中毒症状：反复感染可引起发热、乏力、头痛、食欲减退等，病程较长者可有消瘦、贫血，儿童可影响生长发育。

（二）体征

早期或干性支气管扩张可无异常肺部体征。典型者在下胸部、背部可闻及固定、持久的局限性粗湿啰音，有时可闻及哮鸣音。部分慢性患者伴有杵状指（趾），病程长者可有贫血和营养不良，出现肺炎、肺脓肿、肺气肿、肺心病等并发症时可有相应体征。

四、实验室检查及辅助检查

（一）实验室检查

白细胞总数与分类一般正常，急性感染时白细胞总数及中性粒细胞比例可增高，贫血患者血红蛋白下降，血沉可增快。

（二）X线检查

早期轻症患者胸部平片可无特殊发现，典型X线表现为一侧或双侧下肺纹理增粗紊乱，其中有多个不规则的透亮阴影，或沿支气管分布的蜂窝状、卷发状阴影，急性感染时阴影内可出现小液平面。柱状支气管扩张的X线表现是“轨道征”，系增厚的支气管壁影。胸部CT显示支气管管壁增厚的柱状扩张，并延伸至肺周边，或成串、成簇的囊状改变，可含气液平面。支气管造影可确诊此病，并明确支气管扩张的部位、形态、范围和病变严重程度，为手术治疗提供资料。高分辨CT较常规CT具有更高的空间和密度分辨力，能够显示以次级肺小叶为基本单位的肺内细微结构，已基本取代支气管造影（图2-1）。

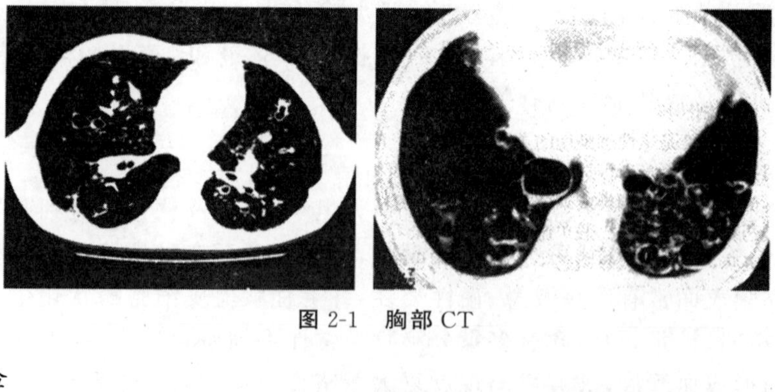

图2-1 胸部CT

（三）支气管镜检

可发现出血、扩张或阻塞部位及原因，可进行局部灌洗、清除阻塞，局部止血，取灌洗液行细菌学、细胞学检查，有助于诊断、鉴别诊断与治疗。

五、诊断

根据慢性咳嗽、咳大量脓痰、反复咯血和肺同一肺段反复感染等病史，查体于下胸部及背部可闻及固定而持久的粗湿啰音、结合童年期有诱发支气管扩张的呼吸道感染病史，X线显示局部肺纹理增粗、紊乱或呈蜂窝状、卷发状阴影，可做出初步临床诊断，支气管造影或高分辨CT可明确诊断。

六、鉴别诊断

(一)慢性支气管炎

多发生于中老年吸烟者，于气候多变的冬春季节咳嗽、咳痰明显，多为白色黏液痰，感染急性发作时出现脓性痰，反复咯血症状不多见，两肺底散在的干湿啰音，咳嗽后可消失。胸片肺纹理紊乱，或有肺气肿改变。

(二)肺脓肿

起病急，全身中毒症状重，有高热、咳嗽、大量脓臭痰，X线检查可见局部浓密炎症阴影，其中有空洞伴气液平面，有效抗生素治疗炎症可完全吸收。慢性肺脓肿则以往有急性肺脓肿的病史。支气管扩张和肺脓肿可以并存。

(三)肺结核

常有低热、盗汗、乏力等结核中毒症状，干、湿性啰音多位于上肺部，X线胸片和痰结核菌检查可做出诊断。结核可合并支气管扩张，部位多见于双肺上叶及下叶背段支气管。

(四)先天性肺囊肿

先天性肺囊肿是一种先天性疾病，无感染时可无症状，X线检查可见多个薄壁的圆形或椭圆形阴影，边界纤细，周围肺组织无炎症浸润，胸部CT检查和支气管造影有助于诊断。

(五)弥漫性泛细支气管炎

慢性咳嗽、咳痰，活动时呼吸困难，合并慢性鼻窦炎，胸片与胸CT有弥漫分布的边界不太清楚的小结节影。类风湿因子、抗核抗体、冷凝集试验可呈阳性，需病理学确诊。大环内酯类的抗生素治疗两个月以上有效。

七、治疗

支气管扩张的治疗原则是防治呼吸道反复感染，保持呼吸道引流通畅，必要时手术治疗。

(一)控制感染

控制感染是急性感染期的主要治疗措施。应根据病情参考细菌培养及药物敏感试验结果选用抗菌药物。轻者可选用氨苄西林或阿莫西林0.5 g，一日4次，或用第一、二代头孢菌素；也可用氟喹诺酮类或磺胺类药物。重症患者需静脉联合用药；如三代头孢菌素加氨基糖苷类药物有协同作用。假单胞菌属细菌感染者可选用头孢他啶、头孢吡肟和亚胺培南等。若痰有臭味，多伴有厌氧菌感染，则可加用甲硝唑0.5 g静脉滴注，一日2～3次；或替硝唑0.4～0.8 g静脉滴注，一日2次。其他抗菌药物如大环内酯类、四环素类可酌情应用。经治疗后如体温正常，脓痰明显减少，则1周左右考虑停药。缓解期不必常规使用抗菌药物，应适当锻炼，增强体质。

(二)清除痰液

是控制感染和减轻全身中毒症状的关键。

(1)祛痰剂：口服氯化铵0.3～0.6 g，或溴己新8～16 mg，每天3次。

(2)支气管舒张剂：由于支气管痉挛，部分患者痰液排出困难，在无咳血的情况下，可口服氨茶碱0.1～0.2 g，一日3～4次或其他缓解气道痉挛的药物，也可加用β_2-受体激动剂或异丙托溴铵吸入。

(3)体位引流:体位引流是根据病变部位采取不同的体位,原则上使患处处于高位,引流支气管的开口朝下,以利于痰液排入大气道咳出,对于痰量多、不易咳出者更重要。每日 2～4 次,每次 15～30 分钟。引流前可行雾化吸入,体位引流时轻拍病变部位以提高引流效果。

(4)纤维支气管镜吸痰:若体位引流痰液难以排出,可行纤维支气管镜吸痰,清除阻塞。可用生理盐水冲洗稀释痰液,并局部应用抗生素治疗,效果明显。

(三)咯血的处理

参见肺结核有关章节。大咯血最重要的环节是防止窒息。若经内科治疗未能控制,可行支气管动脉造影,对出血的小动脉定位后注入明胶海绵或聚乙烯醇栓,或导入钢圈进行栓塞止血。

(四)手术治疗

适用于心肺功能良好,反复呼吸道感染或大咯血内科治疗无效,病变范围局限于一叶或一侧肺组织者。危及生命的大咯血,明确出血部位时部分病患需急诊手术。

八、预防及预后

积极防治婴幼儿麻疹、百日咳、支气管肺炎及肺结核等慢性呼吸道疾病,增强机体免疫及抗病能力,防止异物及尘埃误吸,预防呼吸道感染。

病变较轻者及病灶局限内科治疗无效手术切除者预后好;病灶广泛,后期并发肺心病者预后差。

(王志勇)

第八节　肺脓肿

肺脓肿是由化脓性病原体引起肺组织坏死和化脓,导致肺实质局部区域破坏的化脓性感染。通常早期呈肺实质炎症。后期出现坏死和化脓。如病变区和支气管交通则有空洞形成(通常直径大于 2 cm),内含由微生物感染引致的坏死碎片或液体,其外周环绕炎症肺组织。和一般肺炎相比,其特点是引致的微生物负荷量多(如急性吸入),局部清除微生物能力下降(如气道阻塞),以及受肺部邻近器官感染的侵及。如肺内形成多发的较小脓肿(直径小于 2 cm)则称为坏死性肺炎。肺脓肿和坏死性肺炎病理机制相同,其分界是人为的。

肺脓肿通常由厌氧、需氧和兼性厌氧菌引起,也可由非细菌性病原体,如真菌、寄生虫等所致。应注意类似的影像学表现也可由其他病理改变产生,如肺肿瘤坏死后空洞形成或肺囊肿内感染等。

在抗生素出现前,肺脓肿自然病程常表现为进行性恶化,死亡率曾达 50%,患者存活后也往往遗留明显的临床症状,需要手术治疗,预后不理想。自有效抗生素应用后,肺脓肿的疾病过程得到显著改善。但近年来随着肾上腺皮质激素、免疫抑制药以及化疗药物的应用增加,造成口咽部内环境的改变,条件致病的肺脓肿发病率又有增多的趋势。

一、病因和发病机制

化脓性病原体进入肺内可有几种途径,最主要的途径是口咽部内容物的误吸。

(一)呼吸道误吸

口腔、鼻腔、口咽和鼻咽部隐匿着复杂的菌群,形成口咽微生态环境。健康人唾液中的细菌含量约 10^8/mL,半数为厌氧菌。在患有牙病或牙周病的人群中厌氧菌可增加 1 000 倍,易感个体中还可有多种需氧菌株定植。采用放射活性物质技术显示,45%健康人睡眠时可有少量唾液吸入气道。在各种因素引起的不同程度神智改变的人群中,约 75%在睡眠时会有唾液吸入。

临床上特别易于吸入口咽分泌物的因素有全身麻醉、过度饮酒或使用镇静药物、头部损伤、脑血管意外、癫痫、咽部神经功能障碍、糖尿病昏迷或其他重症疾病,包括使用机械通气者。呼吸机治疗时,虽然人工气道上有气囊保护，但在气囊上方的积液库内容物常有机会吸入到下呼吸道。当患者神智状态进一步受到影响时，胃内容物也可吸入，酸性液体可引起化学性肺炎，促进细菌性感染。

牙周脓肿和牙龈炎时，因有高浓度的厌氧菌进入唾液可增加吸入性肺炎和肺脓肿的发病。相反，仅10%～15%厌氧菌肺脓肿可无明显的牙周疾病或其他促使吸入的因素。没有吸入因素者常需排除肺部肿瘤的可能性。

误吸后肺脓肿形成的可能性取决于吸入量、细菌数量、吸入物的 pH 和患者的防御机制。院内吸入将涉及 G 菌，特别是在医院获得的抗生素耐药菌株。

（二）血液循环途径

通常由在体内其他部位的感染灶，经血液循环播散到肺内，如腹腔或盆腔以及牙周脓肿的厌氧菌感染可通过血液循环播散到肺。

感染栓子也可起自于下肢和盆腔的深静脉的血栓性静脉炎或表皮蜂窝织炎，或感染的静脉内导管，吸毒者静脉用药也可引起。感染性栓子可含金黄色葡萄球菌、化脓性链球菌或厌氧菌。

（三）其他途径

比较少见。

(1)慢性肺部疾病者，可在下呼吸道有化脓性病原菌定植，如支气管扩张症、囊性纤维化，而并发症肺脓肿。

(2)在肺内原有空洞基础上（肿胀或陈旧性结核空洞）合并感染，不需要有组织的坏死，空洞壁可由再生上皮覆盖。局部阻塞可在周围肺组织产生支扩或肺脓肿。

(3)邻近器官播散，如胃肠道。

(4)污染的呼吸道装置，如雾化器有可能携带化脓性病原体进入易感染着肺内。

(5)先天性肺异常的继发感染，如肺隔离症、支气管囊肿。

二、病原学

肺脓肿可由多种病原菌引起，多为混合感染.厌氧菌和需氧菌混合感染占90%。社区获得性感染和院内获得性感染的细菌出现频率不同。社区获得性感染中，厌氧菌为70%，而在院内获得性感染中，厌氧菌和铜绿假单胞菌起重要作用。

（一）厌氧菌

厌氧菌是正常菌群的主要组成部分，但可引起身体任何器官和组织感染。近年来由于厌氧菌培养技术的改进，可以及时得到分离和鉴定。在肺脓肿感染时，厌氧菌是常见的病原体。

引起肺脓肿感染的致病性厌氧菌主要指专性厌氧菌。专性厌氧菌只能在无氧或低于正常大气氧分压条件下才能生存或生长。厌氧菌分为 G^+ 厌氧球菌、G^- 厌氧球菌、G^+ 厌氧杆菌、G^- 厌氧杆菌。其中 G^- 厌氧杆菌包括类杆菌属和梭杆菌属，类杆菌属是最主要的病原菌，以脆弱类杆菌和产黑素类杆菌最常见。G^+ 厌氧球菌主要为消化球菌属和消化链球菌属。G^- 厌氧球菌主要为产碱韦荣球菌。G^+ 厌氧杆菌中产芽孢的有梭状芽孢杆菌属和产气荚膜杆菌；不产芽孢的为放线菌属、真杆菌属、丙酸杆菌属、乳酸杆菌属和双歧杆菌属。外源性厌氧菌肺炎较少见。

（二）需氧菌

需氧菌常形成坏死性肺炎，部分区域发展成肺脓肿，因而其在影像学上比典型的厌氧菌引起的肺脓肿病变分布弥散。

金黄色葡萄球菌是引起肺脓肿的主要 G^+ 需氧菌，是社区获得的呼吸道病原菌之一。通常健康人在流感后可引起严重的金黄色葡萄球菌肺炎，导致肺脓肿形成，并伴薄壁囊性气腔和肺大疱，后者多见于儿童。金黄色葡萄球菌是儿童肺脓肿的主要原因，也是老年人在基础疾病上并发院内获得性感染的主要病原菌。金黄色葡萄球菌也可由体内其他部位的感染灶经血液循环播散，在肺内引起多个病灶，形成血源性肺脓肿，有时很像是肿瘤转移。其他可引起肺脓肿的 G^+ 菌是化脓性链球菌（甲型链球菌，乙型 B 溶血性链球菌）。

最常引起坏死性肺炎伴肺脓肿的 G^- 需氧菌为肺炎克雷白杆菌，这种肺炎形成一到多个脓肿者占25%，同时常伴菌血症。但需注意有时痰培养结果可能是口咽定植菌，该病病死率高，多见于老年人和化疗患者，肾上腺皮质激素应用者，糖尿病患者也多见。铜绿假单胞菌也影响类似的人群，如免疫功能低下患者、有严重并发症者。铜绿假单胞菌在坏死性过程中形成多发小脓肿。

其他由流感嗜血杆菌、大肠埃希菌、鲍曼不动杆菌、变形杆菌、军团菌等所致坏死性肺炎引起脓肿则少见。

三、病理

肺脓肿时，细支气管受感染物阻塞，病原菌在相应区域形成肺组织化脓性炎症，局部小血管炎性血栓形成、血供障碍，在实变肺中出现小区域散在坏死，中心逐渐液化，坏死的白细胞及死亡细菌积聚，形成脓液，并融合形成 1 个或多个脓肿。当液化坏死物质通过支气管排出，形成空洞、形成有液平的脓腔，空洞壁表面残留坏死组织。当脓肿腔直径达到 2 cm，则称为肺脓肿。炎症累及胸膜可发生局限性胸膜炎。如果在早期及时给予适当抗生素治疗，空洞可完全愈合，胸 X 线片可不留下破坏残余或纤维条索影。但如治疗不恰当，引流不畅，炎症进展，则进入慢性阶段。脓肿腔有肉芽组织和纤维组织形成，空洞壁可有血管瘤。脓肿外周细支气管变形和扩张。

四、分类

肺脓肿可按病程分为急性和慢性，或按发生途径分为原发性和继发性。急性肺脓肿通常少于 4～6 周，病程迁延 3 个月以上则为慢性肺脓肿。大多数肺脓肿是原发性，通常有促使误吸的因素，或由正常宿主肺炎感染后在肺实质炎症的坏死过程演变而来。而继发性肺脓肿则为原有局部病灶基础上出现的并发症，如支气管内肿瘤、异物或全身性疾病引起免疫功能低下所致。细菌性栓子通过血液循环引致的肺脓肿也为继发性。膈下感染经横膈直接通过淋巴管或膈缺陷进入胸腔或肺实质，也可引起肺脓肿。

五、临床表现

肺脓肿患者的临床表现差异较大。由需氧菌（金黄色葡萄球菌或肺炎克雷白菌）所致的坏死性肺炎形成的肺脓肿病情急骤、严重，患者有寒战、高热、咳嗽、胸痛等症状。儿童在金黄色葡萄球菌肺炎后发生的肺脓肿也多呈急性过程。一般原发性肺脓肿患者首先表现吸入性肺炎症状，有间歇发热、畏寒、咳嗽、咳痰、胸痛、体重减轻、全身乏力、夜间盗汗等，和一般细菌性肺炎相似，但病程相对慢性化，症状较轻，可能和其吸入物质所含病原体致病力较弱有关。甚至有的起病隐匿，到病程后期多发性肺坏死、脓肿形成，与支气管相交通，则可出现大量脓性痰，如为厌氧菌感染则伴有臭味。但痰无臭味并不能完全排除厌氧菌感染的可能性，因为有些厌氧菌并不产生导致臭味的代谢终端产物，也可能是病灶尚未和气管支气管交通。咯血常见，偶尔可为致死性的。

继发性肺脓肿先有肺外感染症状（如菌血症、心内膜炎、感染性血栓静脉炎、膈下感染），然后出现肺部症状。在原有慢性气道疾病和支气管扩张的患者则可见痰量显著改变。

体格检查无特异性，阳性体征出现与脓肿大小和部位有关。如脓肿较大或接近肺的表面，则可有叩诊浊音，呼吸音降低等实变体征，如涉及胸膜则可闻胸膜摩擦音或胸腔积液体征。

六、诊断

肺脓肿诊断的确立有赖于特征性临床表现及影像学和细菌学检查结果。

（一）病史

原发性肺脓肿有促使误吸因素或口咽部炎症和鼻窦炎的相关病史。继发性肺脓肿则有肺内原发病变或其他部位感染病史。

(二)症状与体征

由需氧菌等引起的原发性肺脓肿呈急性起病,如以厌氧菌感染为主者则呈亚急性或慢性化过程,脓肿破溃与支气管相交通后则痰量增多,出现脓痰或脓性痰,可有臭味,此时临床诊断可成立。体征则无特异性。

(三)实验室检查

1.血常规检查

血白细胞和中性粒细胞升高,慢性肺脓肿可有血红蛋白和红细胞减少。

2.胸部影像学检查

影像学异常开始表现为肺大片密度增深、边界模糊的浸润影,随后产生1个或多个比较均匀低密度阴影的圆形区。当与支气管交通时,出现空腔,并有气液交界面(液平),形成典型的肺脓肿。有时仅在肺炎症渗出区出现多个小的低密度区,表现为坏死性肺炎。需氧菌引起的肺脓肿周围常有较多的浓密炎性浸润影,而以厌氧菌为主的肺脓肿外周肺组织则较少见浸润影。

病变多位于肺的低垂部位和发病时的体位有关,侧位胸X线片可帮助定位。在平卧位时吸入者75%病变见于下中位背段及后基底段,侧卧位时则位于上叶后外段(由上叶前段和后段分支形成,又称腋段)。右肺多于左肺,这是受重力影响吸入物最易进入的部位。在涉及的肺叶中,病变多分布于近肺胸膜处,室间隔鼓出常是肺炎克雷白杆菌感染的特征。病变也可引起胸膜反应、脓胸或气胸。

当肺脓肿愈合时,肺炎性渗出影开始吸收,同时脓腔壁变薄,脓腔逐渐缩小,最后消失。在71例肺脓肿系列观察中,经适当抗生素治疗,13%脓腔在2周消失,44%为4周,59%为6周,3个月内脓腔消失可达70%,当有广泛纤维化发生时,可遗留纤维条索影。慢性肺脓肿脓腔周围有纤维组织增生,脓腔壁增厚,周围细支气管受累,继发变形或扩张。

血源性肺脓肿则见两肺多发炎性阴影,边缘较清晰,有时类似转移性肿瘤,其中可见透亮区和空洞形成。

胸部CT检查对病变定位,坏死性肺炎时肺实质的坏死、液化的判断,特别是对引起继发性肺脓肿的病因诊断均有很大的帮助。

3.微生物学监测

微生物学监测的标本包括痰液、气管吸引物、经皮肺穿刺吸引物和血液等。

(1)痰液及气管分泌物培养:在肺脓肿感染中,需氧菌所占比例正在逐渐增加,特别是在院内感染中。虽然有口咽菌污染的机会,但重复培养对确认致病菌还是有意义的。由于口咽部厌氧菌内环境,痰液培养厌氧菌无意义,但脓肿性痰标本培养阳性,而革兰染色却见到大量细菌,且形态较一致,则可能提示厌氧菌感染。

(2)应用防污染技术对下呼吸道分泌物标本采集:是推荐的方法,必要时可采用。厌氧菌培养标本不能接触空气,接种后应放入厌氧培养装置和仪器以维持厌氧环境。气相色谱法检查厌氧菌的挥发脂肪酸,迅速简便,可用于临床用药选择的初步参考。

(3)血液标本培养:因为在血源性肺脓肿时常可有阳性结果,需要进行血培养,但厌氧菌血培养阳性率仅5%。

4.其他

(1)CT引导下经胸壁脓肿穿刺吸引物厌氧菌及需氧菌培养,以及其他无菌体腔标本采集及培养。

(2)纤维支气管镜检查,除通过支气管镜进行下呼吸道标本采集外,也可用于鉴别诊断,排除支气管肺癌、异物等。

七、鉴别诊断

(一)细菌性肺炎

肺脓肿早期表现和细菌性肺炎相似,但除由一些需氧菌所致的肺脓肿外,症状相对较轻,病程相对慢性化。后期脓肿破溃与支气管相交通后则痰量增多，出现脓痰或脓性痰，可有臭味，此时临床诊断则可成立。胸部影像学检查，特别是CT检查，容易发现在肺炎症渗出区出现多个小的低密度区。当与支气管交通时，出现空腔，肝有气液交界面（液平），形成典型的肺脓肿。

（二）支气管肺癌

在50岁以上男性出现肺空洞性病变时，肺癌（通常为鳞癌）和肺脓肿的鉴别常需考虑。由支气管肺癌引起的空洞性病变（癌性空洞），无吸入病史，其病灶也不一定发生在肺的低垂部位。而肺脓肿则常伴有发热、全身不适、脓性痰、血白细胞和中性粒细胞升高，对抗生素治疗反应好。影像学上显示偏心空洞，空洞壁厚，内壁不规则，则常提示恶性病变。痰液或支气管吸引物的细胞学检查以及微生物学涂片和培养对鉴别诊断也有帮助。如对于病灶的诊断持续存在疑问，情况允许时，也可考虑手术切除病灶及相应肺叶。其他肺内恶性病变.包括转移性肺癌和淋巴瘤也可形成空洞病变。

需注意的是肺癌和肺脓肿可能共存，特别在老年人中。因为支气管肿瘤可使其远端引流不畅，分泌物潴留。引起阻塞性肺炎和肺脓肿。一般病程较长，有反复感染史，脓痰量较少。纤维支气管镜检查对确定诊断很有帮助。

（三）肺结核

空洞继发感染肺结核常伴空洞形成，胸部X线检查空洞壁较厚，病灶周围有密度不等的散在结节病灶。合并感染时空洞内可有少量液平，临床出现黄痰，但整个病程长，起病缓慢，常有午后低热、乏力、盗汗、慢性咳嗽、食欲缺乏等慢性症状，经治疗后痰中常可找到结核杆菌。

（四）局限性脓胸

局限性脓胸常伴支气管胸膜漏和肺脓肿有时在影像学上不易区别。典型的脓胸在侧位胸片呈“D”字阴影，从后胸壁向前方鼓出。CT对疑难病例有帮助，可显示脓肿壁有不同厚度，内壁边缘和外表面不规则；而脓胸腔壁则非常光滑，液性密度将增厚的壁层胸膜和受压肺组织下的脏层胸膜分开。

（五）大疱内感染

患者全身症状较胸X线片显示状态要轻。在平片和CT上常可见细而光滑的大疱边缘，和肺脓肿相比其周围肺组织清晰。以往胸片将有助于诊断。大疱内感染后有时可引起大疱消失，但很少见。

（六）先天性肺病变继发感染

支气管脓肿及其他先天性肺囊肿可能无法和肺脓肿鉴别，除非有以往胸X线片进行比较。支气管囊肿未感染时，也不和气管支气管交通，但囊肿最后会出现感染，形成和气管支气管的交通，气体进入囊肿，形成含气囊肿，可呈单发或多发含气空腔，壁薄而均一；合并感染时，其中可见气液平面。如果患者一开始就表现为感染性支气管囊肿，通常清晰的边界就会被周围肺实质炎症和实变所遮掩。囊肿的真正本质只有在周围炎症或渗血消散吸收后才能显示出来。

先天性肺隔离症感染也会同样出现鉴别诊断困难，可通过其所在部位（多位于下叶）及胸部CT扫描和磁共振成像（MRI）及造影剂增强帮助诊断，并可确定异常血管供应来源，对手术治疗有帮助。

（七）肺挫伤血肿和肺撕裂

胸部刺伤或挤压伤后，影像学可出现空洞样改变，临床无典型肺脓肿表现，有类似的创伤病史常提示此诊断。

（八）膈疝

通常在后前位胸X线片可显示“双重心影”，在侧位上在心影后可见典型的胃泡，并常有液平。如有疑问可进行钡剂及胃镜检查。

（九）包囊肿和其他肺寄生虫病

包囊肿可穿破，引起复合感染，曾在羊群牧羊分布的区域居住者需考虑此诊断。乳胶凝聚试验，补体结合和酶联免疫吸附试验，也可检测血清抗体，帮助诊断。寄生虫中如肺吸虫也可有类似症状。

(十)真菌和放线菌感染

肺脓肿并不全由厌氧菌和需氧菌所致，真菌、放线菌也可引起肺脓肿。临床鉴别诊断时也需考虑。

(十一)其他

易和肺脓肿混淆的还有空洞型肺栓塞、Wegener 肉芽肿、结节病等，偶尔也会形成空洞。

八、治疗

肺脓肿的治疗应根据感染的微生物种类以及促使产生感染的有关基础或伴随疾病而确定。

(一)抗感染治疗

抗生素应用已有半个世纪，肺脓肿在有效抗生素合理应用下，加上脓液通过和支气管交通向体外排出，因而大多数对抗感染治疗有效。

近年来，某些厌氧菌已产生 β-内酰胺酶，在体外或临床上对青霉素耐药，故应结合细菌培养及药敏结果，及时合理选择药物。但由于肺脓肿患者很难及时得到微生物学的阳性结果，故可根据临床表现，感染部位和涂片染色结果分析可能性最大的致病菌种类，进行经验治疗。由于大多数和误吸相关，厌氧菌感染起重要作用，因而青霉素仍是主要治疗药物，但近年来情况已有改变，特别是院内获得感染的肺脓肿。常为多种病原菌的混合感染，故应联合应用对需氧菌有效的药物。

1.青霉素 G

为首选药物，对厌氧菌和 G^+ 球菌等需氧菌有效。

用法：240 万 U/d 肌内注射或静滴；严重病例可加量至 1 000 万 U/d 静滴，分次使用。

2.克林霉素

克林霉素是林可霉素的半合成衍生物，但优于林可霉素，对大多数厌氧菌有效，如消化球菌、消化链球菌、类杆菌梭形杆菌、放线菌等。目前有 10%～20%脆弱类杆菌及某些梭形杆菌对克林霉素耐药。主要不良反应是假膜性肠炎。

用法：0.6～1.8/d，分 2～3 次静滴，然后序贯改口服。

3.甲硝唑(灭滴灵)

该药是杀菌药，对 G 厌氧菌，如脆弱类杆菌有作用。多为联合应用，不单独使用。通常和青霉素、克林霉素联合用于厌氧菌感染。

对微需氧菌及部分链球菌如密勒链球菌效果不佳。

用法：根据病情，一般 6～12 g/d，可加量到 24 g/d。

4.β-内酰胺类抗生素

某些厌氧菌如脆弱类杆菌可产生 β-内酰胺酶，故青霉素、羧苄西林、三代头孢中的头孢噻肟、头孢哌酮效果不佳。对其活性强的药物有碳青霉烯类，替卡西林克拉维酸、头孢西丁等，加酶联合制剂作用也强，如阿莫西林克拉维酸或联合舒巴坦等。

院内获得性感染形成的肺脓肿，多数为需氧菌，并行耐药菌株出现，故需选用 β-内酰胺抗生素的第二代、第三代头孢菌素，必要时联合氨基糖苷类。

血源性肺脓肿致病菌多为金黄色葡萄球菌，且多数对青霉素耐药，应选用耐青霉素酶的半合成青霉素的药物，对耐甲氧西林的金黄色葡萄球菌(MRSA)，则应选用糖肽类及利奈唑胺等。

给药途径及疗程尚未有大规模的循证医学证据，但一般先以静脉途径给药。

和非化脓性肺炎相比，其发热呈逐渐下降，7 d 达到正常。如 1 周未能控制体温，则需再新评估。影像学改变时间长，有时达数周，并有残余纤维化改变。

治疗成功率与治疗开始时症状、存在的时间以及空洞大小有关。对治疗反应不好者，还需注意有无恶性病变存在。总的疗程要 4～6 周，可能需要 3 个月，以防止反复。

（二）引流

（1）痰液引流对于治疗肺脓肿非常重要，体位，引流有助于痰液排出。纤维支气管镜除作为诊断手段，确定继发性脓肿原因外，还可用来经气道内吸引及冲洗，促进引流，利于愈合。有时脓肿大、脓液量多时，需要硬质支气管镜进行引流，以便于保证气道通畅。

（2）合并脓胸时，除全身使用抗生素外，应局部胸腔抽脓或肋间置入导管水封并引流。

（三）外科手术处理

内科治疗无效，或疑及有肿瘤者为外科手术适应证。包括治疗 4～6 周后脓肿不关闭、大出血、合并气胸、支气管胸膜瘘。在免疫功能低下、脓肿进行性扩大时也需考虑手术处理。有效抗生素应用后，目前需外科处理病例已减少，小于 10%～15%，手术时要防止脓液进入对侧，麻醉时要置入双腔导管，否则可引起对侧肺脓肿和 ARDS。

九、预后

取决于基础病变或继发的病理改变，治疗及时、恰当者，预后良好。厌氧菌和 G 杆菌引起的坏死性肺炎，多表现为脓腔大（直径大于 6 cm），多发性脓肿，临床多发于有免疫功能缺陷，年龄大的患者。并发症主要为脓胸、脑脓肿、大咯血等。

十、预防

应注意加强个人卫生，保持口咽内环境稳定，预防各种促使误吸的因素。

（王志勇）

第九节　肺结核病

结核病是由结核分枝杆菌感染而引起的慢性传染病，是由单一致病菌导致死亡最多的疾病，已成为重要的公共卫生问题。WHO 已将其列为重点控制的传染病之一，我国也将肺结核列为乙类传染病。

一、病原学

1882 年 Koch 首先发现结核分枝杆菌是结核病的病原菌。1896 年 Lehmann 及 Neumann 首先将其命名为结核分枝杆菌（下简称结核杆菌）。在结核分枝杆菌复合群中，结核杆菌是人类主要致病菌，牛分枝杆菌仅占 2%～5%。

（一）形态及特性

结核杆菌细长、微弯，(0.3～0.6) μm×(1～4) μm，无荚膜、无鞭毛、无芽孢，不能活动，有分支生长的倾向，不易被染色，革兰染色呈弱阳性，品红染料着色后，对酸性酒精的脱色有很强的抵抗，镜下检查呈红色杆菌，故被命名为抗酸杆菌，是结核分枝杆菌的特征，也是非结核分枝杆菌的特征，奴卡菌、短棒杆菌属也有不同程度的抗酸染色的特性。抗酸染色阳性的物质基础是分枝杆菌细胞壁中含 70～90 个碳原子的分枝菌酸。但是结核杆菌的抗酸染色性也可发生变异，当处于不良环境中，结核杆菌可失去其抗酸染色特性而不易被检测到。L 型结核杆菌则属细胞壁缺陷型，也丧失其抗酸染色特性。

（二）培养和生长

结核杆菌是需氧菌，在固体培养基上生长缓慢，约需 4 周才能形成 1 mm 左右的菌落，菌落致密、较干燥，常呈淡黄色或黄色，表面粗糙有皱纹，边缘不整齐，培养时如供氧充分，可促其生长，在液体培养基上生长较快，尤其在培养早期。结核杆菌的增殖周期，又称代期，平均为 24 h，而大肠埃希菌为 0.5 h。生长缓慢是由一系列遗传基因决定的，包括结核杆菌基因组 DNA 复制时间为 10～11 h，而大肠埃希菌为 0.9～1.0 h，RNA 转录时间为 0.12 h，而大肠埃希菌为0.013 h，结核杆菌的 rRNA 操纵子数仅为大肠埃希菌的 1/7，核糖体数仅为大肠埃希菌的 1/10。

（三）致病性

多年研究并未发现结核杆菌有明确的外毒素、侵袭酶类和内毒素的证据。结核杆菌的致病力与某些菌体成分有关，如索状因子、双分枝菌酸海藻糖脂、硫苷酯、脂阿拉伯甘露糖、磷脂以及 25 kDa 蛋白等。1998 年 Cole 等完成了结核分枝杆菌 H37RV 基因组的测序工作，其基因组共含 4.4×10^{6} 碱基对，约有 4 000 个编码基因，已明确功能的基因共 2 441 个。随着研究的深入其致病性将会在分子生物学水平上获得更多的证据。

（四）耐药性产生机制

结核杆菌在复制过程中极少数菌株可发生自发的染色体突变，而使其对抗结核杆菌药物产生耐药，即自然突变株，这种自发突变的耐药株产生概率分别为：异烟肼，3.6×10^{-6}；利福平，3.5×10^{-8}；链霉素，3.8×10^{-6}；乙胺丁醇，0.5×10^{-4}。在治疗过程中如单一用药，病变内绝大多数敏感菌群被杀死，而少数自然耐药株得以继续生长、繁殖而成为优势菌群，使抗结核药物难以奏效而成为耐药结核病，这就是当前普遍接受的选择性突变学说。其他关于耐药性产生机制的学说还有适应学说及药物通透性降低学说等。随着分子生物学技术的迅速发展，业已确定，结核杆菌对抗结核药物的耐药性主要是染色体突变所引起。

较多研究结果表明：结核杆菌对异烟肼的耐药性与 katG、inhA、ahpC 及调节 katG 和 ahpC 基因的 oxyR 基因的变异有关；对利福平的耐药性与细菌 RNA 聚合酶的 β 亚基的编码基因 rpoB 的突变有关；链霉素的耐药性与编码 16s rRNA（rrs）和核糖体蛋白 S12（rpsL）基因的突变有关；乙胺丁醇耐药株则与 embA 和 embB 基因突变有关；喹诺酮类耐药性的产生与 gyrA 与 gyrB 突变有关。而吡嗪酰胺的耐药机制尚未完全阐明，据报道 72%耐药株编码 PZA 酶的 pncA 基因有突变。

二、流行病学

据 WHO 报告，全球现有肺结核患者约 2 000 万，每年新发病例 800 万～1 000 万，每年死于结核病约 300 万，全球有 1/3 人口已被结核杆菌感染，值得注意的是，全球 90%的结核患者在发展中国家。获得性免疫缺陷综合征世界性的流行不仅增加结核病内源性复燃的发病机会，也增加了外源性再染的危险，加速了结核病疫情的恶化。据报道结核病是 HIV（＋）者的第一杀手（32%）。此外，耐药及耐多药结核病（至少同时耐异烟肼、利福平两种或以上）也已成为当前结核病控制工作中的重大威胁，2006 年 WHO 估算，全球耐多药结核病病例（下称 MDR-TB）有 100 万，每年 MDR-TB 新病例有 30 万～60 万。尤为严重的是在 MDR-TB 病例中 4%～19%病例为严重耐多药结核病（Extensively-resistant to second-line drugs，XDR-TB），即同时还对二线抗结核药物中的一种新氨基糖苷类和一种喹诺酮类药物耐药，无疑 MDR-TB，XDR-TB 将严重威胁全球结核病控制规划的实施。我国是世界上结核病高疫情国家，是全球 22 个结核病高负担国家之一，结核患者总数仅低于印度而居世界第 2 位。据 2000 年全国结核病流行病学抽样调查报告，活动性肺结核患病率为 367/10 万，涂阳肺结核患病率为 122/10 万，菌阳肺结核患病率为 160/10 万，估算全国有 450 万活动性肺结核患者。2003 年我国 6 个省的耐药监测结果表明，在新发病例中 MDR-TB 占 2.1%～10.4%，在复治病例中则占 17.5%～36.6%，表明我国结核病疫情是十分严峻的。

三、发病机制和病理

（一）传染源与传播途径

痰结核杆菌阳性尤其是痰涂片结核杆菌阳性的肺结核患者是最重要的传染源。经呼吸道传染是最主要的传播途径，当患者咳嗽、咳痰、打喷嚏、大声说话时，可产生大量的含结核杆菌的微滴。1～5 μm 大小的微滴可较长时间悬浮于空气中，在空气不流通的室内可达 4～5 h 之久，患者的密切接触者则可能吸入而感染。进食患结核病奶牛的牛奶或奶制品，结核杆菌可寄居于宿主肠壁或扁桃体内形成原发感染而分别导致肠系膜淋巴结增大、颈淋巴结增大。通过皮肤损伤或切口直接接种的传播途径极少见，仅发生于直接接触结核杆菌等特殊工种的工作人员，故此种皮肤感染被称之为解剖者疣。此外，偶有通过胎盘而发生胎内感染的报告。

（二）发病机制

1.结核杆菌感染

当结核杆菌经呼吸道被吸入抵达近胸膜的远端呼吸性细支气管或肺泡内，能否引起感染取决于吸入结核杆菌的数量、结核杆菌的毒力和宿主肺泡巨噬细胞（alveolar macrophage，AM）固有的杀菌能力等。结核杆菌如能克服AM的防御作用，则可在AM内缓慢繁殖（每25～32 h繁殖一次），2～12周后结核杆菌繁殖至10^3～10^4时，则可诱导机体产生相应的细胞免疫反应。结核菌素纯蛋白衍生物（purified protein derivative of tuberculin，PPD）皮肤试验阳转，提示机体已感染了结核杆菌。在细胞介导免疫反应（cell-mediated immunity，CMI）形成前，结核杆菌可通过淋巴管、肺门、纵隔淋巴结乃至通过血液循环形成早期菌血症而播散至身体各处。最易受累及的是氧分压较高的脑、长骨骨骺、肾、脊柱椎体、淋巴结和肺上叶，感染局部可愈合形成静止的纤维钙化灶（Simon灶），成为以后再活动的根源。宿主受结核杆菌感染后近期内发病乃至以后发病者占10%左右，发病者中近半数在感染后半年至两年内发病，其余则在机体抵抗力低下时发病，而90%感染者可保持终身不发病。

2.原发综合征的发生及发展

被吸入的结核杆菌在肺内沉积，结核杆菌繁殖，在局部形成病变（原发灶——恭氏灶，Gohn's灶）的同时，结核杆菌被未活化的AM吞噬、在AM内繁殖，并经淋巴管运送至相应的肺门及纵隔淋巴结形成病变。形成包括原发灶、淋巴管、淋巴结病变组成的原发综合征。被感染的AM可释放趋化因子，使更多的AM及循环单核细胞趋化至患处，AM内结核杆菌继续繁殖呈对数生长、AM死亡破裂释放出更多的结核杆菌和细胞碎片，招致更多的单核细胞浸润。感染结核杆菌3周后，宿主的细胞介导免疫反应及迟发超敏反应（DTH）开始启动、宿主PPD皮肤试验阳性。致敏T淋巴细胞的细胞因子活化巨噬细胞使其杀伤细胞内结核杆菌的能力增强，结核杆菌停止对数生长，病变局部结核结节、肉芽肿形成。在机体DTH的影响下，肺内及淋巴结病变可呈干酪样坏死、形成空洞，形成支气管播散灶——卫星灶。也可直接经淋巴一血液循环播散至全身，甚至发生威胁生命的粟粒性结核病或结核性脑膜炎。

3.继发性肺结核的发生和发展

可发生在初次感染结核杆菌后的任何时期。早期菌血症播散形成的潜在病灶在机体抵抗力低下时而活动进展、发病——内源性“复燃”。结核杆菌也可再次侵入引起新的感染而导致发病外源性再染。继发性肺结核的两种发病学说争议多年。随着分子生物学技术的发展，尤其DNA指纹技术的发展，直接为外源性再染提供了证据。

由于机体已产生了一定的免疫力，继发性肺结核时，病变常较局限且发展较缓慢，较少发生全身播散，但局部病变易于渗出、干酪样坏死乃至空洞形成。

4.宿主的免疫应答

机体的抗结核免疫反应主要是通过T淋巴细胞介导的巨噬细胞的细胞免疫反应。细胞免疫功能低下者为结核病的高危人群，实验证明，去除了CD_4^+ T细胞的小鼠难以抵抗和控制牛分枝杆菌的感染，而将另一已致敏小鼠的CD_4^+ T细胞注入后又可重获保护性免疫力。HIV（+）的结核患者随着CD_4^+细胞数的降低而增加结核病的严重性，肺外结核、分枝杆菌菌血症的发生频率亦随之增加，充分证明CD_4^+ T细胞在结核免疫反应中的重要性。当然，T淋巴细胞介导的免疫反应是由多种细胞参与完成的，免疫细胞间通过细胞因子介导、完成信息的相互传递而发挥作用。巨噬细胞既是结核杆菌的栖居地，又是抗原递呈细胞（APC）和效应细胞，被AM吞噬的结核杆菌经溶酶体酶等加工处理后产生抗原肽片段再与机体自身的MHCⅡ类因子结合形成复合物，至AM细胞表面，递呈给CD_4^+ T细胞的抗原识别受体，使之致敏、增殖，当抗原再次进入，致敏CD_4^+ T细胞活化，产生各种细胞因子如IL-2、IL-4、IL-6、IL-8、IL-10、IFN-γ等，从而导致单核巨噬细胞向患处趋化、聚集、发挥其抗微生物活性。至于CD_8^+ T细胞则可能通过发挥其细胞毒作用与CD_4^+ T细胞协同介导细胞免疫保护作用。Orme等发现，CD_8^+敲除小鼠肺内结核杆菌繁殖增加，提示其确有一定的免疫保护作用。

5.潜伏性、休眠性和持留性是结核分枝杆菌的基本特性

潜伏性乃是指人体感染了结核杆菌后除了结核菌素皮肤试验阳性外，可不发病，无任何临床表现，但在机体免疫功能低下时发病，或稳定、治愈病灶的重新活动。休眠性乃是指结核杆菌的代谢和所致的病理学改变的静止状态，表明潜伏感染的宿主和病原菌相互间相对平衡和静止的亚临床状态。持留性乃是指结核杆菌在不利环境下，在细胞内、组织内保持稳定，对环境“无反应性”的特性。这些特性可能部分解释结核病的慢性、易复发、需较长期治疗的原因。

6.结核病的高发人群

如前所述，感染结核杆菌后其发病、发展受多方面因素的影响，结核病的高发人群包括排菌患者的密切接触者、PPD皮肤反应近期转阳者、HIV感染/AIDS患者、儿童、青少年结核杆菌反应强阳性者、糖尿病、矽肺、白血病、肾功能不全者、营养不良等各种基础性疾病患者以及老年人、因治疗疾病而长期使用糖皮质激素及(或)其他免疫抑制药者、贫穷、无家可归、流动人口及既往患结核病未经彻底治疗者。

四、病理

结核病有三种基本病变。

(一)渗出性病变

其表现为组织充血、水肿，中性粒细胞、淋巴细胞、单核细胞浸润，纤维蛋白渗出，还可有少量上皮样细胞、多核巨细胞，抗酸染色可发现结核杆菌。常发生于结核杆菌量多，机体DTH反应较强的情况，渗出性病变的转归可完全吸收或向增殖性病变转化，也可继续恶化，向干酪化坏死发展。

(二)增殖性病变

典型表现为结核结节，其中央是巨噬细胞衍生而来的多核巨细胞(郎汉斯巨细胞)，是多个细胞核呈环形或蹄形排列于细胞一端或两端的巨大细胞，周围则由巨噬细胞转化来的上皮样细胞包围呈层状排列，其最外围则有散在分布的淋巴细胞和浆细胞，单个结核结节可相互融合。结核肉芽肿是一种弥漫性增殖性病变，由郎汉斯巨细胞、上皮样细胞、淋巴细胞及少量中性粒细胞组成，其中可有干酪样坏死。抗酸染色可含有少量结核杆菌，是结核病的典型病理改变，常发生于机体CMI占主导地位，病变局限的状况。

(三)干酪样坏死

渗出病变进一步发展恶化的阶段，常呈黄色或黄白色乳酪样的固体或半固体状的组织坏死，坏死组织周围可有肉芽组织增生乃至纤维包裹成纤维干酪灶，干酪样坏死组织液化经支气管排出而形成空洞及支气管播散灶。空洞内壁常含有 10^8～10^9 代谢旺盛的结核杆菌。

由于机体的免疫及超敏感状态、入侵菌量、毒力及感染途径的不同以及对治疗的反应不同，上述三种病理改变可各占优势，以某种病理改变为主，也可相互转化，交错存在。消散吸收时，结核病变纤维化而形成纤维瘢痕或纤维干酪灶。也可钙化和骨化，病变稳定。因此，从某种意义上说，临床结核病是一个T淋巴细胞介导的保护性免疫反应与病理性免疫反应调控失衡的免疫性疾病。

五、临床表现

(一)肺结核的临床表现

复杂多样，轻重缓急不一，部分患者发病十分隐蔽，约20%患者可无症状或症状轻微而易被忽视，这取决于宿主状况、入侵的细菌、传播途径、病理变化、被侵及器官及其范围，是否伴有各种基础性疾病，患者常有发热、盗汗、疲乏、消瘦等结核中毒症状及咳嗽、咳痰等呼吸道症状。当肺部病变接近胸膜时则可有钝性或锐性胸痛，病变广泛时，可出现呼吸困难。

可无阳性体征，也可在患处闻及湿啰音，当伴有支气管结核、管腔狭窄时可闻及局限性哮鸣音，肺实变时可闻及支气管呼吸音或支气管肺泡呼吸音。值得注意的是结核超敏综合征，即患者有疱疹性角膜炎、结

膜炎和(或)结节性红斑和(或)结核超敏性关节肿痛,和(或)伴有 PPD 皮肤反应阳性或强阳性的既往史或现病史,常提示机体有活动性结核病存在的可能。

肺结核患者尤其是早期、轻症患者血象无明显变化。慢性肺结核患者、老年患者则因长期消耗、营养障碍,可有贫血、低清蛋白血症、低钠血症等改变。粟粒性结核病患者周围血白细胞总数常偏低,有时还伴有血小板减少,活动性结核病时偶呈白血病样反应。重症肺结核肺组织破坏较重,且常伴纤维组织增生、大片胸膜增厚,结核性支气管扩张、肺不张、自发性气胸、咯血、慢性肺源性心脏病、呼吸功能衰竭及肺部继发感染等。

(二)胸部影像学检查

胸部 X 线检查是肺结核诊断的重要手段之一,其检出率高于细菌学检查,但特异性远远低于细菌性检查。随着各种先进技术的发展,如计算机 X 线摄影(CR)、数字性 X 线摄影(DR)以及各类型的 CT 扫描,无疑提高了其诊断水平。2001 年卫生部批准的《结核病分类》共包括原发性肺结核、血行播散性肺结核、继发性肺结核、结核性胸膜炎及其他肺外结核五型。各类型肺结核可呈现各种影像学表现。

(1)原发性肺结核:原发病灶多在上叶下部或下叶上部近胸膜下,随后沿淋巴管侵入相应的肺门及(或)纵隔淋巴结,形成原发综合征。多数患者可自愈,残留原发灶及淋巴结的钙化。有时原发病灶已吸收,仅表现为肺门纵隔淋巴结肿大,还可导致肺不张、支气管播散等。

(2)血行播散性肺结核:肺内原发灶及肺门纵隔淋巴结结核内的结核杆菌通过淋巴一血行,引起血行播散性肺结核乃至全身血行播散性结核。胸部 X 线表现为“三均匀”,1～3 mm 大小的粟粒样结节,病变继续发展可融合成片絮状,也可以表现为上中肺野分布为主的亚急性或慢性血行播散性肺结核。

(3)继发性肺结核:肺部病变好发于上叶尖后段、下叶尖段,常呈多形态混合病变即肺内可同时有增殖、纤维病变、干酪渗出病变乃至空洞,常伴有钙化灶及局限性胸膜增厚等改变。结核性空洞根据其干酪坏死组织层、肉芽组织层及纤维组织层的构成不同,可表现为蜂窝样空洞、薄壁空洞、干酪厚壁空洞乃至纤维空洞、纤维厚壁空洞,空洞的邻近和同侧和(或)对侧下肺野常有支气管播散灶。最为严重顽固的是慢性纤维空洞型肺结核,病变广泛、以破坏性、不可逆性病变为主。并发支气管结核时可显示肺部反复感染、肺不张等表现。

(4)其他:并发气管、支气管结核,可发现支气管管腔狭窄、肺部反复继发感染,乃至肺不张、全肺不张等表现。

特殊人群的肺结核包括糖尿病合并肺结核、矽肺结核、HIV(+)/AIDS 合并结核病以及老年人肺结核可呈现下叶肺结核、下叶空洞不典型的表现等。

六、实验室检查

(一)痰结核杆菌检查

1.痰涂片法

传统的染色方法为萋、尼抗酸染色法。一般说,涂片(+)需 5 000～10 000 个结核杆菌/mL 痰。而荧光染色法可提高检出率和工作效率,但有时因脱色不充分,假阳性率较高。故国际防痨联盟(IUAT)细菌免疫学委员会规定,萋、尼抗酸染色法全片检到 2～3 条抗酸杆菌则为阳性,而荧光染色法则需检到 9～10 条才可报告阳性。

2.痰结核杆菌培养

培养法检出率约比涂片法高 2 倍。培养物可保留,供进一步菌种鉴定、药物敏感性测定及研究用。但传统的改良罗氏培养基法(L-J)需 4～6 周之久,难以满足临床需要。近年来含各种指示剂的液体培养基问世。共包括分枝杆菌生长指示管(mycobacteria growth indicator tub,MGIT),以荧光素代替^{14}C的 Bactec-960MGIT 及 BacT/Alert 3D 等。近年来又再次受到关注的 MODS 技术,即显微镜观察下的药物敏感试验,乃是利用液体培养基有利于分枝杆菌早期生长,又可在显微镜下观察到索状形成并同时进行药敏试验,不吝为快速简易的方法,但防止污染是关键的问题。分枝杆菌噬菌体生物扩增法在检测结核杆菌及耐药性测定方面也已受到国内外研究者的关注。

（二）血清学检查

血清学诊断已有百年历史，但至今无实质性进展，仅作为辅助性诊断方法。

（三）聚合酶链反应技术

随着分子生物学技术的迅猛发展，在结核病诊断及研究方法上也取得显著的进步，其中PCR技术研究最多，但经临床广泛的研究，仍存在假阴性和假阳性问题，不少研究显示PCR与核酸探针结合、扩增结核杆菌特异性rRNA、定量PCR等均显示有较良好的发展前途。

七、诊断与鉴别诊断

（一）诊断

肺结核的诊断主要依据病史与临床表现，胸部X线检查所见，痰结核杆菌检查，一般诊断不难，但对临床及X线表现不典型、痰菌检查多次阴性者，则需辅以分子生物学、结核菌素皮肤试验、血清学诊断、纤维支气管镜检查、必要时还需进行活体组织检查，诊断仍难确立时，必要时可进行诊断性治疗。

1.病史及临床表现

肺结核患者常缺乏特征性症状，有下述情况时应考虑有肺结核可能性，宜进行进一步检查。

(1)咳嗽、咳痰超过3周，亦可伴有咯血、胸痛等症状，抗感染治疗无效。

(2)原因不明的长期低热、伴盗汗、乏力、消瘦、体重减轻，女性患者可月经失调。

(3)曾有结核病接触史。发病前或发病期间有结节性红斑、关节肿痛、疱疹性角膜炎等症状；PPD皮试阳性或强阳性。

(4)曾有肺外结核病史，如胸膜炎、颈淋巴结增大、肛瘘等。

(5)结核病易感人群，如糖尿患者、矽肺、HIV(＋)/AIDS及长期使用免疫抑制药者、肾功能不全、胃大部分切除术后、营养不良、酗酒、肝硬化，甲状腺功能低下、精神病患者等。

2.胸部X线检查

胸部X线检查较易发现肺内异常阴影，但缺乏特异性，还需密切结合临床及实验室诊断，注意与其他肺部疾病鉴别。

3.痰结核杆菌检查

痰结核杆菌阳性对肺结核有确诊意义，但其阳性率较低，仅为30%～50%。痰涂片抗酸杆菌阳性还需考虑有非结核分枝杆菌的可能性。

4.纤维支气管镜检查

纤支镜检查是呼吸系统疾病诊疗工作的重要检查手段，对肺结核、支气管结核的诊断也是不可缺少的。它有助于支气管结核、淋巴结支气管瘘、支气管淋巴结结核的明确诊断，对肺不张的病因确定也具有重要意义；有助于肺结核、支气管结核与中心型肺癌、支气管腺瘤的鉴别；协助判断咯血的原因及出血部位，对确定排菌来源也有一定的帮助；值得注意的是痰结核杆菌阳性者不应行支气管肺泡灌洗，以免引起支气管播散。通过纤支镜可对支气管结核、淋巴结支气管瘘进行局部治疗，因咯血或术后引起的肺不张可吸取血块、痰块，使肺复张。不少报告结果显示，支气管镜检查后连续查痰可提高结核杆菌或细胞学的检出率，起到“激惹作用”。

5.结核菌素皮肤试验(PPD试验)

结核菌素皮肤试验常作为结核感染率指标，也常用于BCG接种后免疫效果的考核，对儿童结核病的诊断有一定的辅助意义，对成人结核病则诊断意义不大，尤其我国是结核病高发国家，结核感染率高约80%，而且又是普种BCG的国家。皮内注射PPD 5 U后48～72 h注射部位出现红润或硬结，硬结≥5 mm者为阳性，在美国及非结核分枝杆菌感染较多的地区，硬结≥10 mm为阳性，硬结≥20 mm或有水疱、坏死者为＋＋＋或＋＋＋＋，属强阳性，提示机体对结核杆菌抗原处于超敏状态，但难以借此判断是否发病、活动或恶化。PPD 皮试强阳性同时伴有低热、消瘦、关节痛、血沉增快等临床表现者则对诊断有一定提示作用,应进一步检查。

PPD 皮肤试验有其局限性:①有 0%～20%活动性结核患者包括感染早期(4～8 周)变态反应尚未形成,皮肤试验可呈阴性反应;②免疫化学研究 PPD 含有多种抗原,其中多数与非结核分枝杆菌及 BCG 有交叉。

6.活体组织检查

包括浅表淋巴结、经胸壁或经支气管镜的肺活检、胸膜活检及开胸肺活检,可为诊断不明的病例提供可靠的组织学证据。除了结核病组织学特点外,组织切片中的抗酸杆菌检查也十分重要。还可采用免疫组化及原位杂交等技术。

7.细胞因子检测

近年来最受关注的是以 ELISA 技术检测患者周围血单个核细胞经特异性抗原(如 ESAT-6 或 CFP-10 或 ESAT-6-CFP-10 融合蛋白)刺激后的 IFN-γ 释放试验及以 ELISPOT 技术检测 IFN-γ 分泌细胞。

8.诊断性治疗

由于痰、胸腔积液、腹水、心包积液、脑脊液的结核杆菌检出率均欠满意,因此对菌阴结核病包括菌阴肺结核在严格适应证的条件下,临床上可采用诊断性治疗,以达到治疗及"投石问路"的诊断目的,但在诊断性治疗过程中需进行严密的随访,理论上说,治疗方案最好不含有对其他病原菌也有抗菌活性的药物如氨基糖苷类、喹诺酮类药物,以免发生误导,作出错误结论。至于诊断性治疗的疗程,一般认为接受 2～4 周抗结核治疗,肺内结核病变虽不可能有明显的吸收,但可获发热、咳嗽、咳痰等临床症状的缓解。但诊断性治疗的判定需进行综合慎重的分析。

总之,肺结核的诊断是综合性诊断,但应坚持病原学诊断及病理学诊断,要注意其隐蔽性、多样性以及特殊人群的不典型表现,注意与其他疾病鉴别。

(二)鉴别诊断

肺结核的临床症状及胸部 X 线表现复杂多样,缺乏特异性,易与其他肺部疾病混淆,因此,必须全面调查包括现病史、既往史、结核病接触史,胸部 X 线检查及痰结核杆菌及其他实验室检查,然后综合分析、排除各种其他可能的支气管肺部疾病。痰抗酸杆菌阳性还需注意非结核分枝杆菌感染的可能性,必要时需行菌种鉴定。现根据肺结核常见 X 线表现分别讨论需进行鉴别的主要疾病。

1.肺门、纵隔淋巴结肿大

是原发性肺结核最常见的表现,需与恶性淋巴瘤、结节病、中心型肺癌、肿瘤转移性淋巴结肿大鉴别。结核病接触史、发热、盗汗、疲乏、消瘦等慢性结核中毒症状,PPD 强阳性或阳性是其特点,多组淋巴结受侵、周围常有浸润影、且易于融合、液化或部分钙化,尤其增强 CT 显示环形增强对结核病诊断有助。有时,还需经纤支镜、纵隔镜活检以及浅表淋巴结活检,才能明确诊断。

2.双肺弥漫性点状结节阴影

是血行播散性肺结核常有的表现,患者常呈急重症发作,有高热、呼吸困难,有时还伴有脑膜刺激征、肝脾大、胸、腹腔、心包积液等,PPD 常(－),痰结核杆菌(－),因此需与各种感染性疾病、弥漫型细支气管肺泡癌、转移性肺癌、尘肺、特发性肺间质纤维化以及结缔组织病的肺部表现鉴别。

3.肺部空洞性病变

当肺部结核性渗出性病变进一步干酪样坏死、液化、常可形成空洞。因此需与肺脓肿、癌性空洞、坏死性肉芽肿、支气管肺囊肿合并感染等鉴别。

4.肺部球形病变

结核球可由肺部干酪渗出病变逐渐吸收好转、局限化、纤维包膜而逐渐形成,也可由干酪厚壁空洞阻塞愈合形成。因含有大量干酪样病灶,又有纤维包膜,胸 X 线片上常呈现境界清晰、密度较高的球形阴影,其内可有钙化,近心端有小溶解区,周围可有卫星灶及胸膜粘连,常借此与周围型肺癌、炎性假瘤、错构瘤、慢性肺化脓等鉴别。

5.肺部炎性渗出性病变

活动性肺结核时,肺部病变常以炎性渗出性病变为主,此时应与各种感染性疾病鉴别,其中,嗜肺军团菌肺炎尤须注意。患者也可低热、疲乏、咯血,肺部疾病也可发生于结核病好发部位,有时可有空洞形成、病程也较迁延,可 1~2 个月或更长,病变才见消散。血军团菌抗体检测,尤其是动态变化对诊断有意义。还需注意除外肺炎型肺癌的可能。

八、治疗

肺结核的化学治疗不仅是治疗和控制疾病的有力手段,而且也是结核病防治规划的重要组成部分。化学治疗的目标是治愈疾病,达到杀菌灭菌的目的,从而阻断传播,防止复发、防止耐药性产生。

(一)抗结核药物的种类

目前国际上通用的抗结核药物有十余种,一般可分为基本抗结核药物(即一线药物)及次要抗结核药(即二线抗结核药物,复治用药)两大类,随着耐多药结核病的增多,还有新药类(三线药物)在研究和观察中。

(1)基本抗结核药物:WHO 倡用的基本药物共有异烟肼(isoniazid,INH,H)、利福平(rifampicin,RFP,R)、吡嗪酰胺(pyrazinamide,PZA,Z)、链霉素(streptomycin,SM,S)、乙胺丁醇(ethambutol,EMB,E)及氨硫脲(thiacezone,TB,T),但氨硫脲不良反应较多,尤其并发 AIDS 者,目前已很少应用。

(2)二线抗结核药物:共包括卡那霉素、阿米卡星、卷曲霉素(capreomycin,CPM)、喹诺酮类、对氨柳酸(para-aminosalicylic acid,PAS)、乙硫异烟胺(ethionamide,ETH)、丙硫异烟胺(protionamide,PTH)、环丝氨酸(cycloserine,CS)。

2006 年 WHO 根据 MDR-TB 治疗的需要,将目前已有的抗结核药物分为五大类,①第一类:一线抗结核药物,包括异烟肼、利福平、吡嗪酰胺及乙胺丁醇;②第二类:注射药物,包括链霉素、卡那霉素、阿米卡星、卷曲霉素及紫霉素;③第三类:喹诺酮类,包括莫西沙星、加替沙星、左氧氟沙星、氧氟沙星及环丙沙星;④第四类:口服抑菌药,包括乙硫异烟胺、丙硫异烟胺、对氨柳酸及环丝氨酸;⑤第五类为疗效不确定类,包括羟氨苄青霉素-棒酸复合剂、列奈唑胺及氯苯吩嗪。

(二)结核病的化疗原则

早期、联合、规律、全程、足量。

(三)制定化疗方案的依据和常用化疗方案

(1)要依据病情,尤其是痰结核杆菌检查结果。一般应包括 2 个月、含 3~4 种抗结核药物的强化期及 4~7 个月、含 2~3 种药物的持续期。

(2)要依据系初治病例抑或复治病例而制订方案。初治者即既往未曾接受过任何治疗或用药不足一个月者宜采用一线药物,复治病例即初治失败或治疗后复发者则应依据既往用药史,考虑耐药性存在的可能而定。可选用一线药和(或)二线药。

(3)制订方案时,在力求保证化疗疗效的同时,还需考虑患者的安全性、耐受性和可接受性。常用化疗方案如下。①初治涂阳肺结核 2HRZ/4HR*;2HRZ/$4HR_3$**;2HRZE(S)/4HR;2HRZE(S)/$4HR_3$;2SHRE/7HR;2HRE/7HR;$6HRE_3$***。②初治涂阴肺结核:2HRZ/4HR;2HRZ/$4HR_3$;$2HRZ_3$/$4HR_3$。③复治涂阳肺结核:2HRZES/6HRE;2HRZES/$6HRE_3$;$2HRZES_3$/$1HRZE_3$/$6HRE_3$。④既往接受多种抗结核药物治疗而失败者推测或已经药物敏感性测定证明耐药者,则可选用未使用过的或敏感的一线药物与二线药物联合。

注:*即 2 个月强化期服用 HRZ,4 个月持续期服用 HR;**即 2 个月强化期服用 HRZ,4 个月持续期每周 3 次服用 HR;***即 6 个月全程每周 3 次的间歇治疗。

(四)加强化学治疗的管理

还需注意观察可能发生的不良反应及作出相应的处理。

（五）耐多药结核病

（1）耐多药结核病的治疗原则为以化疗为中心的综合治疗、免疫治疗、介入治疗及外科治疗，也是耐多药结核病综合治疗的重要组成部分。

（2）加大力度开发研制新药也是十分重要的。目前正在研究或已用于临床的有利福拉吉、利福布汀、莫西沙星、加替沙星等。此外，颇受关注的二芳基喹诺啉、唑烷酮类化合物及硝基咪唑并哌嗪等也颇有发展前景。

免疫治疗、介入治疗及外科治疗时耐多药结核病综合治疗的重要组成部分。化疗一般需18～24个月。

九、预防

（1）建立、加强全国防治系统，实施国家结核病防治工作规划（national tuberculosis programme，NTP）。

（2）早期发现和彻底治疗患者本身就是预防。推行直接面视下的短程化疗策略，保证合理的化疗方案，保证患者按时、全程服药。

（3）卡介苗接种 BCG。BCG 接种后使未感染机体产生一次轻微的无临床发病危险的原发感染，从而产生特异性免疫力。但 BCG 是活菌苗，因此 HIV（＋）/AIDS 的患者及其他免疫缺陷者接种后有引起 BCG 全身播散性感染的危险。目前新疫苗的研究正在大力开展。

（4）化学预防。PPD 强阳性反应者，有密切结核病接触史，PPD 近期阳转者（结核病发病率较高），是化学预防的对象，防止发病。已证明口服 INH[PaO_2 成人 300 mg/d，儿童 8～10 mg/(kg·d)]6～12 个月可有效预防感染者的发病。为了缩短疗程，有研究表明异烟肼与利福喷汀（一周 1～2 次）的 3～4 个月治疗也可取得同样的化学预防效果。但应权衡化学预防的效果与可能发生不良反应的利弊。

（王志勇）

第十节　传染性非典型肺炎

传染性非典型肺炎是由 SARS 冠状病毒（SARS-CoV）引起的一种具有明显传染性、可累及多个脏器系统的特殊肺炎，世界卫生组织（WHO）将其命名为严重急性呼吸综合征（severe acute respiratory syndrome，SARS）。临床上以发热、乏力、头痛、肌肉关节酸痛等全身症状和干咳、胸闷、呼吸困难等呼吸道症状为主要表现，部分病例可有腹泻等消化道症状；胸部 X 线检查可见肺部炎性浸润影；实验室检查外周血白细胞计数正常或降低；抗菌药物治疗无效是其重要特征。重症病例表现明显的呼吸困难，并可迅速发展成为急性呼吸窘迫综合征（acute respiratory distress syndrome，ARDS）。全球 32 个国家与地区累计发病例数为 8422 例，死亡 919 例，病死率10.9％。中国内地发病 5327 例，死亡 349 例，病死率 6.6％。

SARS 符合《素问·刺法论》“五疫之至，皆相染易。无问大小，病状相似”的论述，属于中医学“瘟疫”“热病”的范畴。

一、病因病机

疫毒之邪自口鼻而入，首先犯肺，可累及心、肾、胃、肠等脏腑。肺主表，受邪而寒热身痛；肺主气、司呼吸，因疫毒之邪郁闭肺气而致干咳、呼吸困难、气促胸闷、喘息憋气。邪之所凑其气必虚，气阴受损而致极度乏力。在病变过程中，虚实变化尤为迅速与突出。本病的基本病因病机可概括为以下 4 个方面：

（一）疫毒壅肺

自口鼻而入，首先犯肺，肺主表、肺主气，正邪交争于肺表，故寒热身痛；疫毒壅肺，肺失宣降。故高热汗出不解、干咳、喘憋。正邪交争，疫毒之邪深入。可见气营同病，部分患者可见邪入心包，出现烦躁、神昏、谵语。疫毒壅肺，高热持续不退。则病情严重，易发变证。

（二）肺气郁闭

本病疫毒之邪蕴结于肺。肺失宣降、肺气郁闭的病机在本病病程中有重要意义，故可出现气促胸闷，喘息憋气。肺胃相关，气机失降，则出现脘腹胀满、纳差、恶心、呕吐。肺与大肠相表里，肺肠同病，可见便秘或泄泻。肺主气朝百脉，心肺同居上焦，肺气郁闭，百脉失调，可见喘憋发绀。

（三）湿痰瘀阻

疫毒之邪犯肺，肺气郁闭，气不流津，则津变为湿，湿蕴为痰；气为血帅，气不行则血不行。血不行则为瘀。故形成湿痰瘀阻于肺的状态，湿痰瘀既是病理产物也是致病因素。肺气郁闭，气不流津，痰瘀闭肺，损伤肺络，故表现为干咳、痰难咳出或痰中有血丝等。

（四）气阴亏虚

疫毒之邪耗气伤阴，肺之气阴亏虚在感邪后发病初期就可出现。发病早期即可见乏力、倦怠、懒言、口干、自汗等症，而且气阴损伤越早出现，病情越重。随病程进展，肺之气阴进一步损伤，则肺病及心、气病及血、肺病及肾、肾不纳气，可见不同程度心悸心慌、喘憋欲脱，严重者心阳暴脱，可见心率猝然缓慢，体温、血压下降，四末发冷，冷汗淋漓等。后期所见口干口渴、五心烦热、动则汗出气喘等更为气阴亏虚的表现。

二、临床表现

（一）症状

1.潜伏期

SARS 的潜伏期通常限于 2 周之内，一般 2～10 天。

2.临床症状

急性起病，自发病之日起，2～3 周内病情都可处于进展状态。主要有以下三类症状。

(1)发热及相关症状：常以发热为首发和主要症状，体温一般高于 38 ℃，常呈持续性高热，可伴有畏寒、肌肉酸痛、关节酸痛、头痛、乏力。在早期，使用退热药可有效；进入进展期，通常难以用退热药控制高热。使用糖皮质激素可对热型造成干扰。

(2)呼吸系统症状：可有咳嗽，多为干咳，少痰，少部分患者出现咽痛。可有胸闷，严重者渐出现呼吸加速、气促，甚至呼吸窘迫。常无上呼吸道卡他症状。呼吸困难和低氧血症多见于发病 6～12 天以后。

(3)其他方面症状：部分患者出现腹泻、恶心、呕吐等消化道症状。

（二）体征

SARS 患者的肺部体征常不明显，部分患者可闻少许湿啰音，或有肺实变体征。偶有局部叩诊浊音、呼吸音减低和少量胸腔积液的体征。

（三）临床分型、分期

1.临床分型

重症非典：大约有 30％的病例属于重症病例，其中部分可能进展至急性肺损伤或 ARDS，甚至死亡。

2.临床分期

(1)早期：一般为初病的 1～7 天。起病急，以发热为首发症状，体温一般＞38 ℃，半数以上的患者伴有头痛、关节肌肉酸痛、乏力等症状，部分患者可有干咳、胸痛、腹泻等症状；但少部分患者有上呼吸道卡他症状，肺部体征多不明显，部分患者可闻及少许湿啰音。X 线胸片肺部阴影在发病第 2 天即可出现，平均在 4 天时出现，95％以上的患者在病程 7 天内出现阳性改变。

(2)进展期：多在病程的 8～14 天，个别患者可更长。在此期，发热及感染中毒症状持续存在，肺部病变进行性加重，表现为胸闷、气促、呼吸困难，尤其在活动后明显。X 线胸片检查肺部阴影发展迅速，且常为多叶病变。少数患者(10％～15％)出现 ARDS 而危及生命。

(3)恢复期：进展期过后，体温逐渐下降，临床症状缓解，肺部病变开始吸收，多数患者经 2 周左右的恢复，可达到出院标准，肺部阴影的吸收则需要较长的时间。少数重症患者可能在相当长的时间内遗留限制性通气功能障碍和肺弥散功能下降，但大多可在出院后 2～3 个月内逐渐恢复。

（四）常见并发症

1.继发肺部感染

是重要的并发症，可使病变影像的范围增大及病程延长。在疾病恢复过程中，继发感染可使肺内片状影像再次增多。一般在发病 2～3 周以后，肺部继发感染也可引起空洞及胸腔积液，空洞可为单发及多发。病原诊断需要经相应的病原学检查。有的患者在出院后复查时发现并发空洞及胸腔积液。据报道也有并发脑内感染的病例。当患者出现中枢神经系统的症状和体征时，建议作颅脑 CT 或磁共振成像（MRI）检查。

2.肺间质改变

少数患者在肺内炎症吸收后残存肺间质纤维化，表现为局部的不规则的高密度斑片、索条状及蜂窝状影像，可引起牵拉性支气管扩张。严重的肺间质增生使肺体积缩小。肺间质纤维化的影像表现是不可逆的。炎症吸收过程中在 X 线上可能出现肺纹理增粗和条状阴影，在 HRCT 上可出现支气管血管束增粗、小叶间隔和小叶内间质增厚、胸膜下弧线影等。在疾病的康复过程中这些改变多数可以逐渐吸收。

3.纵隔气肿、皮下气肿和气胸

纵隔气肿表现为纵隔间隙有气体影，呈条状或片状，气体量较多时可位于食管、气管、大血管等结构周围。皮下气肿较为明显。气胸的量一般较少。部分病例的纵隔气肿、皮下气肿和气胸发生在使用呼吸机之后。

4.胸膜病变

肺内病变可引起邻近胸膜的局限性胸膜增厚，或轻度幕状粘连。胸膜改变可随肺内病变的吸收而消退。明显的胸腔积液较少见。

5.心影增大

可能为心肌病变所致。判断心影大小要根据标准的立位后前位胸片。床旁胸片要注意心脏横位及心影放大的影响。

6.骨质缺血性改变

患者在治疗后若出现关节疼痛和活动受限等症状，建议作 CT 或 MRI 检查。骨质异常改变以髋关节多见，也可发生在膝、肩等关节和长骨骨干。

三、实验室和其他辅助检查

（一）外周血象

早期 WBC 总数不升高，或降低，中性粒细胞可增多。晚期并发细菌感染时 WBC 可升高。部分患者血小板可减少。多数重症患者 WBC 总数减少，CD4 淋巴细胞减少。

（二）血生化及电解质

多数患者出现肝功能异常，ALT、LDH、CK 升高。少数患者血清清蛋白降低。肾功能及血清电解质大都正常。

（三）血气分析

部分患者出现低氧血症和呼吸性碱中毒，重者出现Ⅰ型呼衰。

（四）细菌培养

继发细菌感染时痰及血培养可阳性。

（五）影像学检查

影像检查是 SARS 临床综合诊断的主要组成部分，也是指导治疗的重要依据。包括疾病的早期发现、鉴别诊断、监视动态变化和检出并发症。放射科医师要在各级诊疗机构中充分发挥影像诊断的作用。

1.影像检查方法

(1)影像检查技术:X线平片和CT是SARS的主要检查方法。普通X线检查一般采用立位后前位胸片。床旁胸部摄片在患者情况允许的情况下应采用坐位拍摄后前位胸片。数字化影像技术如计算机X线摄影术(computed radiography,CR)和数字X线摄影术(digital radiography,DR)有助于提高胸部X线检查的诊断质量。CT可检出X线胸片难以发现的病变,一般应采用高分辨CT(high revolutionCT,HRCT)检查。在图像的存储与传输系统(picturearchiving and communication system,PACS)基础上建立的影像工作流程可提高工作效率,减少交叉感染。放射科医务人员要严格遵守SARS的消毒防护规定,预防感染,同时要严格执行X线的防护措施。

(2)影像检查程序。①初次检查:对于临床怀疑为SARS的患者应当首先选用X线平片检查。若X线平片未见异常,则应及时复查。如有条件可采用CT检查。②治疗复查:在SARS治疗过程中,需要复查胸片了解疾病的病情变化和治疗效果。一般1~2天复查胸片1次,或根据患者的病情发展及治疗情况缩短或延长复查时间。如果胸片怀疑并发空洞或肺纤维化,有条件者可进行CT检查。③出院检查:出院时需要拍摄胸片。出院后应定期复查,直至炎性影像完全消失。对于X线胸片已恢复正常的病例,CT可以显示X线胸片不能发现的病变。

2.基本影像表现

SARS的X线和CT基本影像表现为磨玻璃密度影像和肺实变影像。

(1)磨玻璃密度影:磨玻璃密度影像在X线和CT上的判定标准为病变的密度比血管密度低,其内可见血管影像。在X线上磨玻璃密度影像也可以低于肺门阴影的密度作为识别标准。磨玻璃密度影像的形态可为单发或多发的小片状、大片状,或在肺内弥漫分布。在CT上密度较低的磨玻璃影内可见肺血管较细的分支,有的在磨玻璃样影像内可见小叶间隔及小叶内间质增厚,表现为胸膜下的细线影和网状结构。磨玻璃影内若合并较为广泛的网状影像,称为“碎石路”征。密度较高的磨玻璃影内仅能显示或隐约可见较大的血管分支。有的磨玻璃影内可见空气支气管征。

(2)肺实变影:在X线和CT上肺实变影的判定标准为病变的密度比血管密度高,其内不能见到血管影像,但有时可见空气支气管征。在X线上肺实变影像又可以以高于肺门阴影的密度作为识别的依据。病变形态为单发或多发的小片状、大片状,或弥漫分布的影像。

3.不同发病时期的影像表现

在影像表现上,SARS的病程可分为发病初期、进展期和恢复期。

(1)发病初期:从临床症状出现到肺部出现异常影像时间一般为2~3天。X线及CT表现为肺内小片状影像,密度一般较低,为磨玻璃影,少数为肺实变影。有的病灶呈类圆形。病变以单发多见,少数为多发。较大的病灶可达肺段范围,但较少见。X线胸片有时可见病变处肺纹理增多、增粗。CT显示有的病灶周围血管影增多。X线对于较小的、密度较低的病灶显示率较低,与心影或横膈重叠的病变在后前位X线胸片上有时难以显示。病变以两肺下野及肺周围部位多见。

(2)病变进展期:病变初期的小片状影像改变多在3~7天内进行性加重。多数患者在发病后23周进入最为严重的阶段。X线和CT显示病变由发病初期的小片状影像发展为大片状,由单发病变进展为多发或弥漫性病变。病变可由一个肺野扩散到多个肺野,由一侧肺发展到双侧。病变以磨玻璃影最为多见,或与实变影合并存在。有的病例X线胸片显示病变处合并肺纹理增粗增多,CT显示肺血管影像增多。有的患者X线胸片显示两侧肺野密度普遍增高,心影轮廓消失,仅在肺尖及肋膈角处有少量透光阴影,称为“白肺”。“白肺”提示患者发生了ARDS。患者在死亡前可出现“白肺”,也有的患者经治疗后“白肺”的影像吸收。病变部位以两肺下叶明显多见。大部分患者病变在肺野的内、外带混合分布,呈肺野中心性分布者很少见。影像学的动态观察表明,影像的形态和范围变化快,大部分病例在1~3天复查胸片,肺部影像可有变化。较快者1天内病变大小即可有明显改变。有的病例当某一部位病灶吸收后,又在其他部位出现新的病灶。有些病例的病变影像明显吸收后,短期内再次出现或加重。病变反复过程可有1~2次。

病变加重者表现为病变影像的范围增加及出现新的病灶。也有的患者病变影像吸收时间较长,可比一般患者增加 1 倍,甚至持续更长的时间。

(3)病变的吸收及康复:病变吸收一般在发病 2～3 周后,影像表现为病变范围逐渐减小,密度减低,以至消失。有的患者虽然临床症状明显减轻或消失,X 线胸片已恢复正常,但 HRCT 检查仍可见肺内有斑片或索条状病灶影像。有的患者 HRCT 检查显示肺脏的密度不均匀。肺内的改变需要随访观察。

(六)特异性病原学检测

1.SARS-CoV 血清特异性抗体检测

发病 10 天后采用 IFA,在患者血清内可以检测到 SARS-CoV 的特异性抗体(若采用 ELISA,则在发病 21 天后)。从进展期至恢复期抗体阳转或抗体滴度呈 4 倍及以上升高,具有病原学诊断意义。首份血清标本需尽早采集。

2.SARS-CoVRNA 检测

准确的 SARS-CoVRNA 检测具有早期诊断意义。采用 RT-PCR 方法,在排除污染及技术问题的情况下,从呼吸道分泌物、血液或粪便等人体标本中检出 SARS-CoV 的 RNA,尤其是多次、多种标本和多种试剂盒检测 SARS-CoV RNA 阳性,对病原学诊断有重要支持意义。

3.其他早期诊断方法

免疫荧光素标记抗体试验检测鼻咽或气道脱落细胞中 SARSCoV,SARS-CoV 特异性结构蛋白检测以及基因芯片技术等检测方法,尚有待进一步研究。

四、诊断要点

(一)诊断依据

1.流行病学史

(1)与发病者有密切接触史,或属受传染的群体发病者之一,或有明确传染他人的证据。

(2)发病前 2 周内曾到过或居住于报告有传染性非典型肺炎疫情的地区。

2.症状与体征

起病急,以发热为首发症状,体温一般>38 ℃,偶有畏寒;可伴有头痛、关节酸痛、肌肉酸痛、乏力、腹泻;常无上呼吸道卡他症状;可有咳嗽,多为干咳、少痰,偶有血丝痰;可有胸闷,严重者出现呼吸加速、气促,或明显呼吸窘迫。肺部体征不明显,部分患者可闻及少许湿啰音,或有肺实变体征。注意少数患者不以发热为首发症状。

3.实验室检查

外周血白细胞计数一般不升高,或降低;常有淋巴细胞计数减少。

4.胸部 X 线检查

肺部有不同程度的片状、斑片状浸润性阴影或呈网状改变,部分患者进展迅速,呈大片状阴影;常为多叶或双侧改变,阴影吸收消散较慢;肺部阴影与症状、体征可不一致。若检查结果为阴性,1～2 天后应予复查。

5.抗菌药物无明显疗效

(二)诊断

结合上述流行病学史、临床症状和体征、一般实验室检查、胸部 X 线影像学变化,配合 SARS 病原学检测阳性,排除其他表现类似的疾病,可以作出 SARS 的诊断。

具有临床症状和出现肺部 X 线影像改变,是诊断 SARS 的基本条件。

流行病学方面有明确支持证据和能够排除其他疾病,是能够作出临床诊断的最重要支持依据。对于未能追及前向性流行病学依据者,需注意动态追访后向性流行病学依据。

对病情演变(症状、氧合状况、肺部 X 线影像)、抗菌治疗效果和 SARS 病原学指标进行动态观察,对于诊断具有重要意义。应合理、迅速安排初步治疗和有关检查,争取尽速明确诊断。

1.临床诊断

对于有 SARS 流行病学依据,有症状,有肺部 X 线影像改变,并能排除其他疾病诊断者,可以作出 SARS 临床诊断。

在临床诊断的基础上,若分泌物 SARS-CoVRNA 检测阳性,或血清 SARS-CoV 抗体阳转,或抗体滴度 4 倍及以上增高,则可作出确定诊断。

2.疑似病例

对于缺乏明确流行病学依据,但具备其他 SARS 支持证据者,可以作为疑似病例,需进一步进行流行病学追访,并安排病原学检查以求印证。

对于有流行病学依据,有临床症状,但尚无肺部 X 线影像学变化者,也应作为疑似病例。对此类病例,需动态复查 X 线胸片或胸部 CT,一旦肺部病变出现,在排除其他疾病的前提下,可以作出临床诊断。

3.医学隔离观察病例

对于近 2 周内有与 SARS 患者或疑似 SARS 患者接触史,但无临床表现者,应自与前者脱离接触之日计,进行医学隔离观察 2 周。

(三)重症传染性非典型肺炎的诊断标准

(1)呼吸困难,成人休息状态下 RR≥每分钟 30 次且伴有下列情况之一:①胸片显示多叶病变或病灶总面积在正位胸片上占双肺总面积的 1/3 以上。②病情进展,48 小时内病灶面积增大超过 50%且在正位胸片上占双肺总面积的 1/4 以上。

(2)出现低氧血症,氧合指数低于 300 mmHg。

(3)休克或出现多器官功能障碍综合征(MODS)。

五、鉴别诊断

临床上要注意与上呼吸道感染、流行性感冒、细菌性或真菌性肺炎、获得性免疫缺陷综合征(AIDS)并发肺部感染、军团菌病、肺结核、流行性出血热、肺部肿瘤、非感染性间质性肺疾病、肺水肿、肺不张、肺血栓栓塞症、肺嗜酸性粒细胞浸润症、肺血管炎等疾病相鉴别。

(一)细菌性肺炎

在社区获得性肺炎中常见的病原体为肺炎链球菌,这是在历史上一直称为典型的或经典的肺炎。其临床的特点为突然发热,咳脓性痰,痰可带血性或铁锈痰,胸部 X 线检查多为节段性或大叶性浸润阴影,现由于抗生素的大量应用,临床上只多见一侧或双侧肺部不规则斑片状浸润阴影。血象示白细胞计数和中性粒细胞比例高于正常和有核左移。近期发现门诊革兰氏阴性杆菌感染增加,但其临床特点一般与上述相近。但脓性痰没有铁锈样,某些病原体如克雷白杆菌感染的痰液如棕色果冻样、大肠杆菌感染痰液带粪臭味、流感嗜血杆菌可见血性痰等改变。

(二)真菌性肺炎

一般为低中度发热,胸部 X 线示多形性改变,如斑片、网纹、粟粒、团块和放射状改变。烟曲菌感染还可有内为纺锤状改变的空洞表现。痰液稀白、淡黄或带小粒渣样,痰液涂片找到菌丝和抗酸杆菌。

(三)其他非典型肺炎

肺炎支原体、肺炎衣原体和肺炎军团菌在社区获得性肺炎中是主要病原体,前两者感染率在近期调查中排列第一、二位。它们的临床表现和传染性非典型肺炎十分相似,但后者传染性特强,抗生素治疗无效,发展为急性肺损伤和急性呼吸窘迫综合征者较多见。肺炎支原体和衣原体肺炎临床症状表现一般较轻,多有较严重的干咳,对大环内酯类和喹诺类药物疗效较好。肺炎军团菌肺炎一般临床症状较重,常带有血性痰,并较早出现其他器官功能损害,尤其容易出现急性肾衰竭。而且目前已有实验室血清学和微生物病原体培养检查技术协助诊断。

（四）肺结核

主要是急性播散性粟粒性肺结核因为高热和早期X线胸片表现不典型而容易混淆。但此病多有盗汗，胸部X线显示只有较均匀分布的、大小相似的粟粒样，没有网纹样、淡薄浸出阴影和迅速斑片浸润融合扩大改变。而且PDD试验强阳性，痰涂片找到抗酸杆菌。必要时可采用纤维支气管镜深部取痰检查和肺组织活检以作鉴别。本病少见发展为急性呼吸窘迫综合征。

（五）原发性肺间质纤维化

病程一般发展缓慢，发热多为低中度，虽然偶可见其急进性发展、肺间质和肺泡大量纤维素渗出而导致急性呼吸窘迫综合征，但胸部X线也只有网纹和一般没有互相融合的粟粒性改变。

（六）肺嗜酸性粒细胞浸润症

也可出现高热，但胸部X线显示多为大片淡薄浸出性阴影，患者多伴有哮喘样发作，血常规检查见嗜酸性粒细胞百分比升高和嗜酸性粒细胞绝对计数增加。

（七）肺血管炎

本病发病机制复杂，也可发展为Ⅰ型呼吸衰竭。一般少见发病急峻。多为低中度发热。X线多提示为大小和密度不均一的粟粒斑点样改变。或可伴有其他器官、特别是肾脏损害。特殊的血清学检查和肺活检可作鉴别。

六、治疗

（一）辨证治疗

根据SARS病理阶段不同并按照中医理论进行分期分型辨证论治。针对不同时期的关键病机特点进行辨治，早期多在发病后1～5天左右；针对湿遏肺卫的病机特点及时辨证配伍使用辛凉解表或适当配伍芳香化浊之品，以透邪外达；中期多在发病后3～10天左右，针对湿热毒邪壅滞的病机特点，重视宣畅气机以和解达邪，如虚证已现，及时适当配伍扶正之品如西洋参、太子参等以扶正达邪；极期多在发病后7～14天左右，针对湿热毒瘀互结而正气耗损明显的特点，在清热化湿、解毒化瘀的同时大力扶正以助患者度过危险期；恢复期多在发病后10～14天以后；病机以正虚邪恋，易夹湿夹瘀为主要特点；治疗强调扶正透邪，并重视化湿、活血；促进人体正气恢复及炎症病灶吸收以减少后遗症，加速脏器功能的修复。

1.早期

时间：多在发病后1～5天左右。

(1)湿热遏阻肺卫。

证候特点：发热，伴恶寒，无汗或汗出不畅，身重，乏力，胸闷脘痞，口干饮水不多，或见呕恶纳呆，大便溏泄，舌淡红或偏红，苔薄白腻，脉浮略数。

治法：宣化湿热，透邪外达。

推荐方剂：三仁汤合升降散加减。

基本处方：杏仁10g，滑石15g，通草6g，白蔻仁5g(打、后煎)，竹叶10g，厚朴6g，生苡仁20g，法半夏10g，白僵蚕6g，片姜黄9g，蝉蜕6g，苍术6g，青蒿15g(后下)，黄芩10g。

加减法：恶寒重者，加麻黄6g、羌活10g、防风10g；呕恶纳呆，大便溏泄者加藿香10g、佩兰10g、苏梗10g；恶寒发热明显者，加麻黄6g、生石膏30g；寒热往来，舌苔如积粉者，加用草果10g、知母10g。

(2)表寒里热夹湿。

证候特点：发热恶寒俱重，甚则寒战壮热，伴有头痛，身痛、关节痛，咽干或咽痛，口干饮水不多，干咳少痰，舌偏红，苔薄黄微腻，脉浮数。

治法：疏风解表，清热解毒，宣肺化湿。

推荐方剂：方选银翘散、麻杏甘石汤合升降散加减。

基本处方：炙麻黄6g，生石膏30g(先煎)，炒杏仁10g，炙甘草6g，白僵蚕10g，片姜黄9g，蝉蜕6g，薄荷

6g(后下)，连翘 15g，金银花 15g，黄芩 10g，芦根 15g，生苡仁 20g。

加减法：①呕吐：属湿热者，加黄连 3～5g、竹茹 10g、橘皮 10g；属寒湿者，加苏梗 12g、藿香梗 10g、生姜 3 片。②大便秘结：生大黄 3～9g、虎杖 15g、枳壳 12g、全瓜蒌 30g。③泄泻：偏湿热者，加葛根 15g、黄连 3～5g、车前子 15g(包煎)；偏寒湿者，加藿香 10g、砂仁3～6g、茯苓 15g。

2.中期

时间：多在发病后 3～10 天左右。

(1)湿痰热毒壅肺。

证候特点：发热，或伴恶寒，气促明显，呛咳少痰，胸闷、口干饮水不多，舌红，苔薄黄腻，脉滑数。

治法：清热解毒，理气化湿，泻肺除壅。

推荐方剂：五虎汤合葶苈大枣汤合苇茎汤加减。

基本处方：炙麻黄 6g，生石膏 30g(先煎)，炒杏仁 10g，炙甘草 6g，绿茶 5g，葶苈子 15g，芦根 30g，生薏苡仁 20g，冬瓜仁 30g，桃仁 6g。

加减法：肺气壅塞明显、咳喘剧烈，加大葶苈子用量，并伍用桑白皮 10g、白芥子 10g、胆南星 15g、青礞石 20g 泻肺平喘；大便秘结者，加生大黄 5g、虎杖 10g、全瓜蒌 15g 通腑泻热；发热明显，加大生石膏用量，并伍用知母 10g 清热养阴。

(2)湿遏热郁。

证候特点：发热、胸闷脘痞、口干饮水不多，干咳或呛咳，或伴有咽痛，口苦或口中黏腻，舌红、苔黄腻或黄厚腻，脉滑数。

治法：清热解毒，理气化湿。

推荐方剂：甘露消毒丹合蒿芩清胆汤加减。

基本处方：生石膏 30g(先煎)，炒杏仁 10g，茵陈蒿 15g，虎杖 15g，白蔻仁 6g(打、后煎)，滑石 20g，法半夏 10g，白僵蚕 10g，蝉蜕 6g，苍术 6g，姜黄 10g，石菖蒲 10g，青蒿 15g，黄芩 10g，竹茹 10g，枳实 12g。

加减法：寒热往来、口苦，加柴胡 10g、茵陈蒿 10g 解表化湿；大便溏泻、肛门灼热，加葛根 15g、黄连 5g、车前子 15g 清热利湿；气虚乏力明显，加太子参 15g、苏叶 10g、生黄芪 15g 益气固表；舌黯者，加郁金 10g、丹参 10g 行气活血。

(3)邪阻膜原。

证候特点：发热、恶寒，或有寒热往来，伴有身痛、呕逆，口干苦，纳差，或伴呛咳、气促，舌苔白浊腻，脉弦滑数。

治法：疏解透达膜原湿浊。

推荐方剂：达原饮加减。

基本处方：厚朴 6～9g，知母 10g，草果 3～5g(后下)，黄芩 12g，柴胡 15g，法半夏 10g，杏仁 10g，生薏仁 30g，滑石 20g。

加减法：干咳或呛咳明显：加百部 10g、前胡 15g、杏仁 10g 宣肺止咳；咯血丝痰；加用桑叶 15g、白茅根 15g、三七粉 3g 凉血止血。

3.极期(高峰期)

本期多在发病后 7～14 天左右。

(1)湿热毒瘀闭肺，气阴两伤。

证候特点：气促明显，喘促烦躁，呛咳少痰，胸闷，甚则不能活动，或言不成句，口干，气短乏力，汗出，舌红或略绛，苔薄微腻，脉细数或细促。

治法：清热解毒化湿，理气活血，泻肺除壅，佐以益气养阴。

推荐方剂：五虎汤、葶苈大枣汤、苇茎汤合生脉散加减。

基本处方：炙麻黄 6g，生石膏 30g(先煎)，炒杏仁 10g，生甘草 6g，绿茶 5g，葶苈子 15g，芦根 30g，生薏苡仁 20g，冬瓜仁 30g，桃仁 6g，西洋参 15g，麦门冬 15g，生蒲黄 9g(包)，益母草 20g，青皮 9g，陈皮 6g，沉香

5g(后下)。

加减法:咯血丝痰,加用桑叶 10g、白茅根 15g、三七粉 3g 凉血止血;舌黯、唇紫,加郁金 10g、丝瓜络 10g、忍冬藤 10g、毛冬青 10g 行气祛瘀;气虚欲脱,加红参 10g、山茱萸 9g 益气固脱。

(2)逆传心包、邪入营血。

证候特点:身热夜甚,烦躁,或昏蒙,喘促,倦卧于床,甚则不能活动、不能言语,呛咳或有咯血,口干不欲饮,汗出,舌红绛或黯紫,苔少,脉虚细数,唇黯面紫;或汗出如雨,四肢厥逆,脉微欲绝。

治法:清营解毒开窍。

推荐方剂:清营汤合生脉散加减。

基本处方:水牛角 30g,生地黄 15g,玄参 15g,金银花 15g,西洋参 5g(另炖服),麦门冬 10g,山茱萸 15g。

加减法:阳虚欲脱:加熟附子 15g、红参 10g 温阳固脱;阴虚欲脱,加大山茱萸用量,伍用红参 10g 收敛固脱。

4.恢复期

多在发病后 10～14 天以后。

(1)气阴两伤。

证候特点:热退,心烦,口干、汗出,乏力,气短,纳差,舌淡红,质嫩,苔少或苔薄少津,脉细或细略数。

治法:益气养阴。

推荐方剂:生脉散或沙参麦冬汤加减化裁。

基本处方:太子参 15g,沙参 10g,麦门冬 10g,白扁豆 12g,炙甘草 3g,山药 10g,玉竹 10g,法半夏 6g,芦根 15g。

加减法:纳差明显加神曲 10g、炒麦芽 15g、鸡内金 6g 健脾消食;汗出明显加煅牡蛎 30g、五味子 6g,浮小麦 15g 收敛止汗;心悸、怔忡加珍珠母 30g、生龙齿 15g(先煎)、酸枣仁 15g 安神定惊。

(2)气虚夹湿夹瘀。

证候特点:气短、疲乏,活动后略有气促,纳差,舌淡略黯,苔薄腻,脉细。

治法:益气化湿活血通络。

推荐方剂:据虚实不同可分别选用李氏清暑益气汤、参苓白术散或血府逐瘀汤等加减化裁。

基本处方:太子参 15～30g,生白术 15g,茯苓 15g,扁豆 10g,生薏苡仁 30g,佩兰 10g,郁金 10g,法半夏 10g,桃仁 10g,丹参 12g,当归 10g,赤芍 12g,忍冬藤 30g。

加减法:纳差明显加神曲 10g、炒麦芽 15g、鸡内金 6g 健脾消食;舌黯,或胸片病灶吸收慢加桃仁 10g、赤芍 12g、郁金 10g 活血祛瘀;腹胀,苔厚腻加佩兰 10g、生薏苡仁 20g、厚朴 10g 理气化湿;气短、乏力明显加太子参 30g、五爪龙 30g、白术 15g 补脾益气;心悸、怔忡加珍珠母 30g、生龙齿 15g(先煎)、酸枣仁 15g 安神定惊;汗出明显加煅牡蛎 30g、五味子 6g、浮小麦 15g 收敛止汗。

(二)其他治疗

1.中成药

应当辨证使用中成药,可与中药汤剂综合应用。

(1)退热类适用于早期、进展期发热,可选用瓜霜退热灵胶囊、紫雪、新雪颗粒、小柴胡片(或颗粒)、柴银口服液等。

(2)清热解毒类适用于早期、进展期的疫毒犯肺证、疫毒壅肺证、肺闭喘憋证。注射剂可选用清开灵注射液、鱼腥草注射液、双黄连粉针剂、复方苦参注射液等。口服剂可选用清开灵口服液(或胶囊)、清热解毒口服液(或颗粒)、双黄连口服液、金莲清热颗粒、苦甘颗粒、葛根芩连微丸、梅花点舌丹、紫金锭等。

(3)活血化瘀、祛湿化痰类适用于进展期和重症 SARS 的肺闭喘憋证。注射剂可选用丹参注射液、香丹注射液、川芎嗪注射液、灯盏细辛注射液等,口服剂可选用血府逐瘀口服液(或颗粒)、复方丹参滴丸、藿香正气口服液(或胶囊)、猴枣散等。

(4)扶正类适用于各期有正气亏虚者。注射剂可选用生脉注射液、参麦注射液、参附注射液、黄芪注射液等。口服剂可选用生脉饮、百令胶囊、金水宝胶囊、宁心宝胶囊、诺迪康胶囊、六味地黄丸、补中益气丸等。

2.针灸

恢复期患者:艾灸大椎、膏肓俞、足三里可提高机体免疫力。此外,北京中医医院 SARS 康复门诊选择肺部症状较严重患者 20 例,采用火针疗法,结果提示全部 20 例患者胸部 X 线片均有不同程度改善。故而对针灸在改善 SARS 出院康复治疗患者临床症状、提高肺功能、促进肺部炎症吸收方面做出了初步探索。

(杨　雪)

·第三章·

消化系统疾病

第一节　胃食管反流病

胃食管反流病(GERD)是指过多的胃、十二指肠内容物异常反流入食管引起的胃灼热等症状,并可导致食管炎和咽、喉、气管等食管以外的组织损害。胃食管反流病是一种十分常见的消化道疾病,在人群中发病率很高,即使是健康人在不当饮食后,有时也会出现胃灼热和反酸的现象,严重的困扰着人们的工作和学习。

随着现代生活质量的提高,饮食结构发生了变化,肥胖的人群也增加了,这样也会导致胃食管反流病的发生率的增高。我国1999年在北京、上海两地流行病学调查显示,发病率为8.97%,且有逐年升高趋势。虽然我国对胃食管反流病了解较晚,但是它对人们生活质量造成的负面影响已经超过心脏病,而且每年以超过15%的速度在增长。目前已经证明胃食管反流病是导致食管腺癌的罪魁祸首之一,而且食管腺癌的发病率增加幅度位居所有肿瘤的第一位,因此及时预防、治疗本病对于积极预防食管腺癌具有重要意义。

一、病因病理

(一)病因

1906年,美国病理学家Tileston认为可能存在贲门功能失调现象。1946年,英国胸外科医师Allison发现膈疝在反流病发生中起重要作用。20多年后,人们才认识到下食管括约肌功能失调、一过性下食管括约肌松弛增多等可能起着更为重要的作用。现在,人们已认识到反流病是多因素造成的消化道动力障碍性疾病,主要发病机制是抗反流防御机制减弱和反流物对食管黏膜攻击作用的结果。

1.食管抗反流防御机制减弱

(1)抗反流屏障:是指食管和胃交接的解剖结构,包括食管下括约肌LES(lowre sophageal sphiter,LES)、膈肌脚、膈食管韧带、食管胃底建的锐角等,其各部分结构和功能上的缺陷均可造成胃食管反流,其中最主要的是LES的功能状态。LES是指食管末端3～4 cm长的环形肌束。正常人静息LES压为1.33～4 kPa,LES结构受到破坏可使LES压下降,如贲门失迟缓症手术后易并发反流行食管炎。一些因素可导致LES压降低,如某些激素(如缩胆囊素、胰升糖素、血管活性肠肽等)、食物(如高脂肪、巧克力等)、药物(如钙拮抗药、毛花苷丙)等。一过性LES松弛,指非吞咽情况下LES自发性松弛,其松弛时间明显长于吞咽时LES松弛时间,它是正常人生理性胃食管反流的主要原因,也是LES静息压正常的GERD患者的主要发病机制。

(2)食管清除作用:在正常情况下,一旦发生胃食管反流,大部分反流物通过1～2次食管自发和继发性蠕动性收缩将食管内容物排入胃内，即容量清除，是食管廓清的主要方式，余有唾液缓慢中和。故食管蠕动和唾液产生异常常也参与GERD的致病作用。食管裂孔疝，可引起胃食管反流，并降低食管对酸的清除，可导致GERD。

(3)食管黏膜屏障：反流物进入食管后，可凭借食管上皮表面黏液、不移动水层和表面HCO_3^-、复层鳞状上皮等构成的屏障，以及黏膜下丰富的血液供应构成的后上皮屏障，发挥其抗反流物中的某些物质(主要是胃酸、胃蛋白酶，其次为十二指肠反流入胃的胆盐和胰酶)对食管黏膜损伤的作用。故导致食管黏膜屏障作用下降的因素如长期吸烟、饮酒以及抑郁等，将使食管不能抵御反流物的损害。

2.反流物对食管黏膜攻击作用

反流物刺激和损害食管黏膜，与其质和量有关，也与反流物接触黏膜的时间、部位有关。胃酸与胃蛋白酶是反流物中损害食管黏膜的主要成分。胆汁反流重，其非结合胆盐和胰酶是主要的攻击因子。

(二)病理

胃食管反流病和反流性食管炎在宏观上是一个概念，但是程度上不一样。胃食管反流是一种现象，导致反酸、胃灼热等症状，但对黏膜没有损伤，这就是症状性反流。有些人不仅有症状，还有黏膜的损伤，这就叫反流性食管炎。无论是症状，还是反流性食管炎，都称为食管反流病。在有反流性食管炎的胃食管反流病患者，其病理组织学基本改变可有：复层鳞状上皮细胞层增生；黏膜固有层乳头向上皮腔面延长；固有层内炎症细胞主要是中性粒细胞浸润；糜烂及溃疡；胃食管连接处以上出现Barrett食管改变。内镜下不同程度的食管炎则表现为水肿、潮红、糜烂、溃疡、增厚转白、瘢痕狭窄。

Barrett食管是指食管与胃交界的齿状线2 cm以上出现柱状上皮替代鳞状上皮。组织学表现为特殊型柱状上皮、贲门型上皮或胃底型上皮。内镜下典型表现为，正常情况呈现均匀粉红带灰白的食管黏膜，出现橘红色的胃黏膜，分布可为环形、舌形或岛状。

二、临床表现

胃食管反流病的临床表现轻重不一，主要的临床症状是反酸、胃灼热、胸骨后疼痛，但有的患者表现为食管以外的症状，而忽视了对本病的诊断。

(一)胃灼热

胃灼热是反流性食管炎的最常见症状，约50%的患者有此症状。胃灼热是指胸骨后或剑突下烧灼感，常在餐后1 h出现，饮酒、甜食、浓茶、咖啡可诱发；肢体前屈，卧位或腹压增高时加重，可向颈部放射。胃灼热是由于酸反流刺激了食管深层上皮感觉神经末梢所致。

(二)胸骨后疼痛

疼痛常发生在胸骨后或剑突下，向胸部、后背、肩、颈、下颌、耳和上肢放射，此时酷似心绞痛。部分患者不伴有胃灼热、反酸症状，给临床诊断带来了一定困难。

(三)反胃

胃食管反流病患者大多有此症状，胃内容物在无恶心和不用力情况下涌入口腔。空腹时反胃为酸性胃液反流，称为反酸，但此时也可有胆汁和胰液溢出。

(四)吞咽困难和吞咽疼痛

部分患者有吞咽困难，可能由于食管痉挛或食管动力障碍所致，症状呈间歇性。进食固体或液体食物时均可发作。与情绪波动有关。少数患者因食管瘢痕形成而狭窄，吞咽困难呈进行性加重。有食管重度糜烂或并发食管溃疡的患者可见吞咽疼痛。

(五)其他

部分胃食管反流病患者可有食管外的组织损害。如咽部不适、有特异感、阻塞感，称为癔球症，是由酸反流引起上食管括约肌压力升高所致。反流物刺激咽部引起咽炎、声嘶。反流物吸入气管和肺，可反复发生肺炎，甚至出现肺间质纤维化；反流引起的哮喘无季节性，常在夜间发生。婴儿和儿童因反复胃食管反流，可继发呼吸道感染，并发缺铁性贫血和发育障碍。因此，在反流症状不明显时，可因治疗不当而延误病情。

三、检查诊断

本病临床表现复杂且缺乏特异性，仅凭临床症状难以区分生理性或病理性。目前，依靠任何一项辅助检查均很难确诊，必须采用综合诊断技术。凡临床发现不明原因反复呕吐、咽下困难、反复发作的慢性呼吸道感染、难治性哮喘、生长发育迟缓、营养不良、贫血、反复出现窒息、呼吸暂停等症状时都应考虑到本病存在的可能性，必须针对不同情况，选择必要的辅助检查，以明确诊断。

（一）内镜检查

内镜检查是诊断反流性食管炎最准确的方法，并能判断反流性食管炎的严重程度和有无并发症，结合活检可与其他原因引起的食管炎和其他食管病变（如食管癌等）做鉴别。内镜下无反流性食管炎不能排除胃食管反流病。

根据内镜下所见食管黏膜的损害程度进行反流性食管炎分级，有利于病情判断及指导治疗。目前国外采用洛杉矶分级法：正常，食管黏膜没有破损；1 级，一个或一个以上食管黏膜破损，长径小于 5 mm。2 级，一个或一个以上黏膜破损，长径大于 5 mm，但没有融合性病变；3 级，黏膜破损有融合，但小于 75%的食管周径；4 级，黏膜破损融合，至少达到 75%的食管周径。

（二）食管 pH 监测

目前已被公认为诊断胃食管反流病的重要诊断方法，已广泛应用于临床并成为诊断胃食管反流性疾病的“金标准”。应用便携式 pH 记录仪在生理状态下对患者进行 24 h 食管 pH 连续监测，可提供食管是否存在过度酸反流的客观证据，有助于鉴别胸痛与反流的关系。

常用的观察指标：24 h 内 pH＜4 的总百分时间、pH＜4 的次数、持续 5 min 以上的反流次数以及最长反流时间等指标。但要注意在行该项检查前 3 d 应停用抑酸药与促胃肠动力的药物。

（三）钡餐检查

食管吞钡检查能发现部分食管病变，如食管溃疡或狭窄，但亦可能会遗漏一些浅表溃疡和糜烂。气钡双重造影对反流性食管病的诊断特异性很高，但敏感性较差，有报道认为可能有高达 80%的反流性食管病患者被遗漏。但因其方法简单易行，设备及技术要求均不高，很多基层医院仍在广泛使用。

（四）食管胆汁动态监测

以往对胃食管反流病的研究集中于酸反流，若同时在食管中监测酸与胆红素，发现有相当部分的患者同时伴有胆汁反流。动物实验证明，胆汁酸造成食管黏膜的损伤远超过单纯胃酸的损害作用。但胆汁酸对人食管黏膜的损伤作用尚有争议。监测食管内胆汁含量可得到十二指肠胃食管反流的频率和量。现有的 24 h 胆汁监测仪可得到胆汁反流的次数、长时间反流次数、最长反流时间和吸收值不低于 0.14 的总时间及其百分比，从而对胃食管反流病做出正确的评价。

有学者对 50 例反流性食管炎患者进行食管 24 h pH 及胆汁联合测定，结果发现单纯酸反流占 30%，单纯胆汁反流占 6%，混合反流占 58%，说明酸和胆汁反流共同参与食管黏膜的损伤，且混合反流发生的比例越高食管损伤程度越重。

（五）食管测压

可测定 LES 的长度和部位、LES 压、LES 松弛压、食管体部压力及食管上括约肌压力等。LES 静息压为 1.3～4 kPa，如 LES 压低于 0.8 kPa 易导致反流。当胃食管反流病内科治疗效果不好时可作为辅助性诊断方法。

（六）核素检查

用同位素标记液体，显示在平卧位及腹部加压时有无过多的核素胃食管反流。

(七)激发试验

最常用的食管激发试验为 Bemstein 试验,即酸灌注试验。此试验对于确定食管反流与非典型胸痛之间的关系具有一定价值。此试验可评估食管对酸的敏感性,确定患者的症状是否与反流相关,检查阴性不能排除反流的存在,亦不能区别不同程度的反流。由于其观察时间较短,故敏感性较低。随着 24 h 食管 pH 监测的应用日益广泛,临床上仅在无条件进行 24 h pH 监测时才采用激发试验。

GERD 是一种上消化道运动、功能紊乱性疾病,近几年人们才对其有较深刻的认识和了解。不少医师,尤其是基层医师对其仍认识不足,故易按"常见疾病"进行诊治,加之本组临床表现极不典型,初次接诊的医师未想到本病而造成误诊误治。对每一患者的病史询问不全面、不详细,同时又未能对查体、实验室检查、特殊检查结果进行综合分析,从而不能抓住可疑之处进一步检查,只是急于进行"症状治疗",也必然造成误诊。

因此,为防止误诊的发生,临床医师应全面正确掌握 GERD 的知识是避免和减少误诊误治的关键。多种因素可引起 GERD,如 LES 张力降低、一过性 LES 松弛、食管裂孔疝、食管清除反流胃内容物能力降低、胃排空延迟药物、食管本身的病变及其他因素的影响等。GERD 患者由于胃及十二指肠内容物反流入食管对食管黏膜刺激作用加强,从而导致食管及食管外组织损伤。其主要临床表现有:①咽部异物感、声音嘶哑、胃灼热、反酸、哮喘、胸部不适及胸骨后疼痛,重者可因食管溃疡形成而发生呕血、便血。②由于食管瘢痕形成或发生 Barrett 食管、食管腺癌而出现吞咽困难。③一些患者常以胸痛为主要症状,其胸痛特点酷似心绞痛发作,服硝酸甘油不能完全缓解,且常在夜间发生,故易误诊为"变异性心绞痛"。④部分患者由于反流的食管内容物吸入气管(多在夜间)而出现咳嗽、肺部感染及支气管哮喘。有报道 50%的患者有非心脏病性胸痛,78%的患者慢性声嘶,82%的患者有哮喘,抗 GERD 药物或手术治疗后呼吸道症状可改善。GERD 常和食管裂孔疝同时存在,不少学者还认为 GERD 引起的食管改变在其修复过程中可发生 Barrett 食管,故有较高的癌变率但也有人认为 Barrett 食管患者不会癌变。

GERD 的诊断依据:①有明确的胃食管反流症状。②内镜检查有典型的反流性食管炎表现,其可分为四级,Ⅰ级:呈现孤立糜烂灶、红斑和(或)渗出;Ⅱ级:散在糜烂和溃疡;Ⅲ级:糜烂和溃疡累及食管全周,未见狭窄;Ⅳ级:食管慢性溃疡或损伤,食管纤维化狭窄、短食管、柱状上皮化生。③钡餐造影、食管 pH 监测、食管测压,尤其是后两者对内镜表现不典型、临床高度怀疑 GERD 者的诊断十分重要,而 24 h 食管 pH 监测被人们称为诊断 GERD 的金标准(最重要者为 24 h 内 pH<4 的总时间)。④对高度怀疑 GERD 者,如无客观条件进行检查或检查后仍不能确诊时可行诊断性治疗,用强有力的质子泵抑制药如奥美拉唑治疗,1~2 周后症状消失,即可确诊。

四、治疗

可以根据病情轻重酌情采取药物治疗、外科治疗、内镜下治疗几类方法。目前关于本病的药物治疗,主要是应用抑酸剂,包括最强的质子泵抑制药奥美拉唑、兰索拉唑等,有食管炎者应首先选用质子泵抑制药类药物,正规疗程应达到 8 周或以上,宜合用胃肠动力药物。轻中度患者可以选择廉价的 H_2 受体阻滞药,常能控制症状的发生。但是中重度患者药物治疗存在用药有效、停药易复发,长期服药存在不良反应及费用昂贵等问题。对于药物治疗无效的患者适宜选择外科治疗,包括腹腔镜下治疗。但其也属于有创治疗,仅适用于部分严重患者合并有严重食管裂孔疝的患者。内镜下治疗是近三四年开展的新技术,较药物治疗、传统的外科及腹腔镜治疗有其独到的优势,很可能成为中、重度胃食管反流病治疗的主要方法。

(一)一般治疗

生活方式的改变应作为治疗的基本措施。抬高床头 15~20 cm 是简单而有效的方法,这样可在睡眠时利用重力作用加强酸清除能力,减少夜间反流。反流性食管炎患者应少食多餐,低脂少渣饮食,避免进食刺激性食物。肥胖者应减低体重。避免弯腰,减少胃、食管反流,防止恶心、呕吐。有 1/4 的患者经上述一般治疗后症状可获改善。

（二）药物治疗

如果通过改变生活方式不能改善反流症状者，应开始系统的药物治疗。治疗目的为减少反流缓解症状，降低反流物质对黏膜的损害，增强食管黏膜抗反流防御功能，达到治愈食管炎，防止复发，预防和治疗重要并发症的作用。

1.H_2受体拮抗药（H_2-RA）

H_2-RA是目前临床治疗胃食管反流病的主要药物。西咪替丁，400 mg，每日2次或800 mg，每晚1次；雷尼替丁，150 mg/次，每日2次；法莫替丁，20 mg/次，每日2次等。H_2-RA能减少24 h胃酸分泌50%～70%，减轻反流物对食管的刺激。适用于轻、中症患者，2次服药疗效优于1次服药，同一种药物大剂量优于小剂量，但随着剂量加大不良反应也增加。一般疗程8～12周。

2.质子泵抑制药（PPI）

PPI包括奥美拉唑，20 mg/次，每日1～2次；兰索拉唑，30 mg/次，每日1次；潘妥拉唑，20 mg/次，每日1～2次；埃索美拉唑，40 mg/次，每日1次；雷贝拉唑，20 mg/次，每日1～2次。质子泵抑制药有很强的抑酸作用，疗效优于H_2受体拮抗药，适用于中、重度反流性食管病患者，可与促胃肠动力药联合应用。疗程8～12周。

3.促动力药

胃食管反流病是一种动力障碍性疾病，常存在食管、胃运动功能异常，在上述药物治疗无效时，可应用促动力药。

促动力药治疗胃食管反流的疗效与H_2受体拮抗药相似，但对于伴随腹胀、嗳气等动力障碍症状者效果明显优于抑酸剂。目前临床主要用药如甲氧氯普胺、多潘立酮、西沙必利、左舒必利、红霉素等。可与抑酸剂联合应用。2～3级食管炎患者经西咪替丁1 g/d联合西沙必利40 mg/d治疗12周后，症状的缓解及食管炎的愈合均较单用西咪替丁为佳。长时间的pH监测显示联用西沙必利和雷尼替丁能有效地减少反流总数、直立位反流及餐后反流，减少GERD的复发。

4.黏膜保护剂

硫糖铝作为一种局部作用制剂，能通过黏附于食管黏膜表面，提供物理屏障抵御反流的胃内容物，对胃酸有温和的缓冲作用，但不影响胃酸或胃蛋白酶的分泌，对LES压力没有影响。硫糖铝1 g/次，4次/天服用，对胃食管反流病症状的控制和食管炎的愈合与标准剂量的H_2受体拮抗药的疗效相似。但亦有学者认为，硫糖铝对胃食管反流病无效。铝碳酸镁能结合反流的胆酸，减少其对黏膜的损伤，并能作为物理屏障黏附于黏膜表面，现在临床广泛使用。

5.维持治疗

胃食管反流病具有慢性、复发性的特点，故应进行长期维持治疗，以避免反复发作及由此引起的并发症。上述药物均可作为维持治疗长期使用，其中质子泵抑制药疗效肯定。维持治疗应注重个体化，根据患者的反应，选择适合个体的药物和剂量。质子泵抑制药长期应用应注意抑酸后对胃动力及胃内细菌增生的影响。

（三）手术治疗

凡长期服药无效或须终身服药者，或不能耐受扩张者，或须反复扩张者都可以考虑行外科手术治疗。

（四）内镜治疗

内镜下治疗主要有内镜下缝合治疗、内镜下射频治疗、内镜下注射治疗。内镜下注射法治疗，是在内镜直视下将一种有机物注射入贲门口四周或下食管括约肌内，该方法2003年通过美国FDA批准，是目前最简便的介入治疗方法。这些新技术主要特点为经胃镜于食管或胃腔内进行治疗，创伤很小、术程短、方便、安全性好，初步的疗效较高，并且术后易修改，一般不影响再次内镜治疗。但各项技术开展时间均较短，手术方式、长期疗效、随机对照等仍在研究总结之中。

（刘　权）

第二节　急性胃炎

急性胃炎是由多种不同的病因引起的急性胃黏膜炎症，包括急性单纯性胃炎、急性糜烂出血性胃炎和吞服腐蚀物引起的急性腐蚀性胃炎与胃壁细菌感染所致的急性化脓性胃炎。其中，临床意义最大和发病率最高的是以胃黏膜糜烂、出血为主要表现的急性糜烂出血性胃炎。

一、流行病学

迄今为止，目前国内外尚缺乏有关急性胃炎的流行病学调查。

二、病因

急性胃炎的病因众多，大致有外源和内源两大类，包括急性应激、化学性损伤（如药物、乙醇、胆汁、胰液）和急性细菌感染等。

（一）外源因素

1.药物

各种非甾体类抗炎药（NSAIDs），包括阿司匹林、吲哚美辛、吡罗昔康和多种含有该类成分复方药物。另外常见的有糖皮质激素和某些抗生素及氯化钾等均可导致胃黏膜损伤。

2.乙醇

主要是大量酗酒可致急性胃黏膜胃糜烂甚或出血。

3.生物性因素

沙门菌、嗜盐菌和葡萄球菌等细菌或其毒素可使胃黏膜充血水肿和糜烂。HP 感染可引起急、慢性胃炎，致病机制类似，将在慢性胃炎节中叙述。

4.其他

某些机械性损伤（包括胃内异物或胃柿石等）可损伤胃黏膜。放射疗法可致胃黏膜受损。偶可见因吞服腐蚀性化学物质（强酸或强碱或来苏尔及氯化汞、砷、磷等）引起的腐蚀性胃炎。

（二）内源因素

1.应激因素

多种严重疾病如严重创伤、烧伤或大手术及颅脑病变和重要脏器功能衰竭等可导致胃黏膜缺血缺氧而损伤。通常称为应激性胃炎，如果系脑血管病变、头颅部外伤和脑手术后引起的胃、十二指肠急性溃疡谓之 Cushing 溃疡，而大面积烧灼伤所致溃疡称为 Curling 溃疡。

2.局部血供缺乏

主要是腹腔动脉栓塞治疗后或少数因动脉硬化致胃动脉的血栓形成或栓塞引起供血不足。另外，还可见于肝硬化门静脉高压并发上消化道出血者。

3.急性蜂窝织炎或化脓性胃炎

甚少见。

三、病理生理学和病理组织学

（一）病理生理学

胃黏膜防御机制包括黏膜屏障、黏液屏障、黏膜上皮修复、黏膜和黏膜下层丰富的血流、前列腺素和肽类物质（表皮生长因子等）和自由基清除系统。上述结果破坏或保护因素减少，使胃腔中的 H^+ 逆弥散至胃壁，肥大细胞释放组胺，则血管充血甚或出血、黏膜水肿及间质液渗出，同时可刺激壁细胞分泌盐酸、主细胞分泌胃蛋白酶原。若致病因子损及腺颈部细胞，则胃黏膜修复延迟、更新受阻而出现糜烂。

严重创伤、大手术、大面积烧伤、脑血管意外和严重脏器功能衰竭及其休克或者败血症等所致的急性应激的发生机制为，急性应激→皮质－垂体前叶－肾上腺皮质轴活动亢进、交感－副交感神经系统失衡→机体的代偿功能不足→不能维持胃黏膜微循环的正常运行→黏膜缺血、缺氧→黏液和碳酸氢盐分泌减少以及内源性前列腺素合成不足→黏膜屏障破坏和氢离子反弥散→降低黏膜内 pH→进一步损伤血管与黏膜→糜烂和出血。

NSAID 所引起者则为抑制环氧合酶(COX)致使前列腺素产生减少，黏膜缺血缺氧。氯化钾和某些抗生素或抗肿瘤药等则可直接刺激胃黏膜引起浅表损伤。

乙醇可致上皮细胞损伤和破坏，黏膜水肿、糜烂和出血。另外幽门关闭不全、胃切除(主要是 Billroth Ⅱ式)术后可引起十二指肠－胃反流，则此时由胆汁和胰液等组成的碱性肠液中的胆盐、溶血磷脂酰胆碱、磷脂酶 A 和其他胰酶可破坏胃黏膜屏障，引起急性炎症。

门静脉高压可致胃黏膜毛细血管和小静脉扩张及黏膜水肿，组织学表现为只有轻度或无炎症细胞浸润，可有显性或非显性出血。

(二)病理学改变

急性胃炎主要病理和组织学表现以胃黏膜充血水肿，表面有片状渗出物或黏液覆盖为主。黏膜皱襞上可见局限性或弥漫性陈旧性或新鲜出血与糜烂，糜烂加深可累及胃腺体。

显微镜下则可见黏膜固有层多少不等的中性粒细胞、淋巴细胞、浆细胞和少量嗜酸性细胞浸润，可有水肿。表面的单层柱状上皮细胞和固有腺体细胞出现变性与坏死。重者黏膜下层亦有水肿和充血。

对于腐蚀性胃炎若系接触了高浓度的腐蚀物质且长时间，则胃黏膜出现凝固性坏死、糜烂和溃疡，重者穿孔或出血甚至腹膜炎。

另外少见的化脓性胃炎可表现为整个胃壁(主要是黏膜下层)炎性增厚，大量中性粒细胞浸润，黏膜坏死。可有胃壁脓性蜂窝织炎或胃壁脓肿。

四、临床表现

(一)症状

部分患者可有上腹痛、腹胀、恶心、呕吐和嗳气及食欲缺乏等。如伴胃黏膜糜烂出血，则有呕血和(或)黑粪，大量出血可引起出血性休克。有时上腹胀气明显。细菌感染致者可出现腹泻等，并有疼痛、吞咽困难和呼吸困难(由于喉头水肿)。腐蚀性胃炎可吐出血性黏液，严重者可发生食管或胃穿孔，引起胸膜炎或弥漫性腹膜炎。化脓性胃炎起病常较急，有上腹剧痛、恶心和呕吐、寒战和高热，血压可下降，出现中毒性休克。

(二)体征

上腹部压痛是常见体征，尤其多见于严重疾病引起的急性胃炎出血者。腐蚀性胃炎因口腔黏膜、食管黏膜和胃黏膜都有损害，口腔、咽喉黏膜充血、水肿和糜烂。化脓性胃炎有时体征酷似急腹症。

五、辅助检查

急性糜烂出血性胃炎的确诊有赖于急诊胃镜检查，一般应在出血后 24～48 h 内进行，可见到以多发性糜烂、浅表溃疡和出血灶为特征的急性胃黏膜病损。黏液糊或者可有新鲜或陈旧血液。一般急性应激所致的胃黏膜病损以胃体、胃底部为主，而 NSAID 或乙醇所致的则以胃窦部为主。注意 X 线钡剂检查并无诊断价值。出血者作呕吐物或大便隐血试验，红细胞计数和血红蛋白测定。感染因素引起者，白细胞计数和分类检查，大便常规和培养。

六、诊断和鉴别诊断

主要由病史和症状做出拟诊，而经胃镜检查得以确诊。但吞服腐蚀物质者禁忌胃镜检查。有长期服 NSAID、酗酒以及临床重危患者，均应想到急性胃炎可能。对于鉴别诊断，腹痛为主者，应通过反复询问病史而与急性胰腺炎、胆囊炎和急性阑尾炎等急腹症甚至急性心肌梗死相鉴别。

七、治疗

(一)基础治疗

其包括给予安静、禁食、补液、解痉、止吐等对症支持治疗。此后给予流质或半流质饮食。

(二)针对病因治疗

其包括根除 HP、去除 NSAID 或乙醇等诱因。

(三)对症处理

表现为反酸、上腹隐痛、烧灼感和嘈杂者,给予 H_2-受体拮抗药或质子泵抑制药。以恶心、呕吐或上腹胀闷为主者可选用甲氧氯普胺、多潘立酮或莫沙必利等促动力药。以痉挛性疼痛为主者,可以莨菪碱等药物进行对症处理。

有胃黏膜糜烂、出血者,可用抑制胃酸分泌的 H_2-受体拮抗药或质子泵抑制药外,还可同时应用胃黏膜保护药如硫糖铝或铝碳酸镁等。

对于较大量的出血则应采取综合措施进行抢救。当并发大量出血时,可以冰水洗胃或在冰水中加去甲肾上腺素(每 200 mL 冰水中加 8 mL),或同管内滴注碳酸氢钠,浓度为1 000 mmol/L,24 h 滴 1 L,使胃内 pH 保持在 5 以上。凝血酶是有效的局部止血药,并有促进创面愈合作用,大剂量时止血作用显著。常规的止血药,如卡巴克络、抗血栓溶芳酸和酚磺乙胺等可静脉应用,但效果一般。内镜下止血往往可收到较好效果。

其他具体的药物请参照慢性胃炎一节和消化性溃疡章节。

八、并发症的诊断、预防和治疗

急性胃炎的并发症包括穿孔、腹膜炎、水电解质紊乱和酸碱失衡等。为预防之,细菌感染者选用抗生素治疗,因过度呕吐致脱水者及时补充水和电解质,并适时检测血气分析,必要时纠正紊乱。对于穿孔或腹膜炎者,则必要时外科治疗。

九、预后

病因去除后,急性胃炎多在短期内恢复正常。相反病因长期持续存在,则可转为慢性胃炎。由于绝大多数慢性胃炎的发生与 HP 感染有关,而 HP 自发清除少见,故慢性胃炎可持续存在,但多数患者无症状。流行病学研究显示,部分 HP 相关性胃窦炎(<20%)可发生十二指肠溃疡。

(刘　权)

第三节　慢性胃炎

慢性胃炎是由各种病因引起的胃黏膜慢性炎症。根据新悉尼胃炎系统和我国 2006 年颁布的《中国慢性胃炎共识意见》标准,由内镜及病理组织学变化,将慢性胃炎分为非萎缩性(浅表性)胃炎及萎缩性胃炎两大基本类型和一些特殊类型胃炎。

一、流行病学

幽门螺旋杆菌(HP)感染为慢性非萎缩性胃炎的主要病因。大致上说来,慢性非萎缩性胃炎发病率与 HP 感染情况相平行,慢性非萎缩性胃炎流行情况因不同国家、不同地区 HP 感染情况而异。一般 HP 感染率发展中国家高于发达国家,感染率随年龄增加而升高。我国属 HP 高感染率国家,估计人群中 HP 感染率为40%~70%。慢性萎缩性胃炎是原因不明的慢性胃炎,在我国是一种常见病、多发病,在慢性胃炎中占10%～20%。

二、病因

(一)慢性非萎缩性胃炎的常见病因

1.HP感染

HP感染是慢性非萎缩性胃炎最主要的病因,二者的关系符合Koch提出的确定病原体为感染性疾病病因的4项基本要求,即该病原体存在于该病的患者中,病原体的分布与体内病变分布一致,清除病原体后疾病可好转,在动物模型中该病原体可诱发与人相似的疾病。

研究表明,80%～95%的慢性活动性胃炎患者胃黏膜中有HP感染,5%～20%的HP阴性率反映了慢性胃炎病因的多样性;HP相关胃炎者,HP胃内分布与炎症分布一致;根除HP可使胃黏膜炎症消退,一般中性粒细胞消退较快,但淋巴细胞、浆细胞消退需要较长时间;志愿者和动物模型中已证实HP感染可引起胃炎。

HP感染引起的慢性非萎缩性胃炎中胃窦为主全胃炎患者胃酸分泌可增加,十二指肠溃疡发生的危险度较高;而胃体为主全胃炎患者胃溃疡和胃癌发生的危险性增加。

2.胆汁和其他碱性肠液反流

幽门括约肌功能不全时含胆汁和胰液的十二指肠液反流入胃,可削弱胃黏膜屏障功能,使胃黏膜遭到消化液作用,产生炎症、糜烂、出血和上皮化生等病变。

3.其他外源因素

酗酒、服用NSAID等药物、某些刺激性食物等均可反复损伤胃黏膜。这类因素均可各自或与HP感染协同作用而引起或加重胃黏膜慢性炎症。

(二)慢性萎缩性胃炎的主要病因

1973年Strickland将慢性萎缩性胃炎分为A、B两型,A型是胃体弥漫萎缩,导致胃酸分泌下降,影响维生素B_{12}及内因子的吸收,因此常合并恶性贫血,与自身免疫有关;B型在胃窦部,少数人可发展成胃癌,与幽门螺杆菌、化学损伤(胆汁反流、非皮质激素消炎药、吸烟、酗酒等)有关,我国80%以上的属于第二类。

胃内攻击因子与防御修复因子失衡是慢性萎缩性胃炎发生的根本原因。具体病因与慢性非萎缩性胃炎相似。包括HP感染;长期饮浓茶、烈酒、咖啡、过热、过冷、过于粗糙的食物,可导致胃黏膜的反复损伤;长期大量服用非甾体类消炎药如阿司匹林、吲哚美辛等可抑制胃黏膜前列腺素的合成,破坏黏膜屏障;烟草中的尼古丁不仅影响胃黏膜的血液循环,还可导致幽门括约肌功能紊乱,造成胆汁反流;各种原因的胆汁反流均可破坏黏膜屏障造成胃黏膜慢性炎症改变。比较特殊的是壁细胞抗原和抗体结合形成免疫复合体在补体参与下,破坏壁细胞;胃黏膜营养因子(如胃泌素、表皮生长因子等)缺乏;心力衰竭、动脉硬化、肝硬化合并门脉高压、糖尿病、甲状腺病、慢性肾上腺皮质功能减退、尿毒症、干燥综合征、胃血流量不足以及精神因素等均可导致胃黏膜萎缩。

三、病理生理学和病理学

(一)病理生理学

1.HP感染

HP感染途径为粪—口或口—口途径,其外壁靠黏附素而紧贴胃上皮细胞。

HP感染的持续存在,致使腺体破坏,最终发展成为萎缩性胃炎。而感染HP后胃炎的严重程度则除了与细菌本身有关外,还决定与患者机体情况和外界环境。如带有空泡毒素(VacA)和细胞毒相关基因(CagA)者,胃黏膜损伤明显较重。患者的免疫应答反应强弱、其胃酸的分泌情况、血型、民族和年龄差异等也影响胃黏膜炎症程度。此外患者饮食情况也有一定作用。

2.自身免疫机制

研究早已证明,以胃体萎缩为主的A型萎缩性胃炎患者血清中,存在壁细胞抗体(PCA)和内因子抗体(IFA)。前者的抗原是壁细胞分泌小管微绒毛膜上的质子泵 H^+-K^+-ATP 酶,它破坏壁细胞而使胃酸分泌减少。而IFA则对抗内因子(壁细胞分泌的一种糖蛋白),使食物中的维生素 B_{12} 无法与后者结合被末端回肠吸收,最后引起维生素 B_{12} 吸收不良,甚至导致恶性贫血。IFA具有特异性,几乎仅见于胃萎缩伴恶性贫血者。

造成胃酸和内因子分泌减少或丧失,恶性贫血是A型萎缩性胃炎的终末阶段,是自身免疫性胃炎最严重的标志。当泌酸腺完全萎缩时称为胃萎缩。

另外,近年发现HP感染者中也存在着自身免疫反应,其血清抗体能与宿主胃黏膜上皮以及黏液起交叉反应,如菌体LewisX和LewisY抗原。

3.外源损伤因素破坏胃黏膜屏障

碱性十二指肠液反流等,可减弱胃黏膜屏障功能。致使胃腔内 H^+ 通过损害的屏障,反弥散入胃黏膜内,使炎症不易消散。长期慢性炎症,又加重屏障功能的减退,如此恶性循环使慢性胃炎久治不愈。

4.生理因素和胃黏膜营养因子缺乏

萎缩性变化和肠化生等皆与衰老相关,而炎症细胞浸润程度与年龄关系不大。这主要是老龄者的退行性变——胃黏膜小血管扭曲,小动脉壁玻璃样变性,管腔狭窄导致黏膜营养不良、分泌功能下降。

新近研究证明,某些胃黏膜营养因子(胃泌素、表皮生长因子等)缺乏或胃黏膜感觉神经终器对这些因子不敏感可引起胃黏膜萎缩。如手术后残胃炎原因之一是G细胞数量减少,而引起胃泌素营养作用减弱。

5.遗传因素

萎缩性胃炎、低酸或无酸、维生素 B_{12} 吸收不良的患病率和PCA、IFA的阳性率很高,提示可能有遗传因素的影响。

(二)病理学

慢性胃炎病理变化是由胃黏膜损伤和修复过程所引起。病理组织学的描述包括活动性慢性炎症、萎缩和化生及异型增生等。此外,在慢性炎症过程中,胃黏膜也有反应性增生变化,如胃小凹上皮过形成、黏膜肌增厚、淋巴滤泡形成、纤维组织和腺管增生等。

近几年对于慢性胃炎尤其是慢性萎缩性胃炎的病理组织学,有不少新的进展。以下结合2006年9月中华医学会消化病学分会的《全国第二次慢性胃炎共识会议》中制订的慢性胃炎诊治的共识意见,论述以下关键进展问题。

1.萎缩的定义

1996年新悉尼系统把萎缩定义为"腺体的丧失",这是模糊而易歧义的定义,反映了当时肠化是否属于萎缩,病理学家间有不同认识。其后国际上一个病理学家的自由组织——萎缩联谊会(Atrophy Club 2000)进行了3次研讨会,并在2002年发表了对萎缩的新分类,12位作者中有8位也曾是悉尼系统的执笔者,故此意见可认为是悉尼系统的补充和发展,有很高权威性。

萎缩联谊会把萎缩新定义为"萎缩是胃固有腺体的丧失",将萎缩分为三种情况:无萎缩、未确定萎缩和萎缩,进而将萎缩分两个类型:非化生性萎缩和化生性萎缩。前者特点是腺体丧失伴有黏膜固有层中的纤维化或纤维肌增生;后者是胃黏膜腺体被化生的腺体所替换。这两类萎缩的程度分级仍用最初悉尼系统标准和新悉尼系统的模拟评分图,分为4级,即无、轻度、中度和重度萎缩。国际的萎缩新定义对我国来说不是新的,我国学者早年就认为"肠化或假幽门腺化生不是胃固有腺体,因此尽管胃腺体数量未减少,但也属萎缩",并在全国第一届慢性胃炎共识会议作了说明。

对于上述第二个问题,答案显然是肯定的。这是因为多灶性萎缩性胃炎的胃黏膜萎缩呈灶状分布,即使活检块数少,只要病理活检发现有萎缩,就可诊断为萎缩性胃炎。在此次全国慢性胃炎共识意见中强调,需注意取材于糜烂或溃疡边缘的组织易存在萎缩,但不能简单地视为萎缩性胃炎。此外,活检组织太浅、组织包埋方向不当等因素均可影响萎缩的判断。

"未确定萎缩"是国际新提出的观点，认为黏膜层炎症很明显时，单核细胞密集浸润造成腺体被取代、移置或隐匿，以致难以判断这些"看来似乎丧失"的腺体是否真正丧失，此时暂先诊断为"未确定萎缩"，最后诊断延期到炎症明显消退（大部分在 HP 根除治疗 3～6 个月后），再取活检时做出。对萎缩的诊断采取了比较谨慎的态度。

目前，我国共识意见并未采用此概念。因为：①炎症明显时腺体被破坏、数量减少，在这个时点上，病理按照萎缩的定义可以诊断为萎缩，非病理不能。②一般临床希望活检后有病理结论，病理如不作诊断，会出现临床难出诊断、对治疗效果无法评价的情况。尤其在临床研究上，设立此诊断项会使治疗前或后失去相当一部分统计资料。慢性胃炎是个动态过程，炎症可以有两个结局：完全修复和不完全修复（纤维化和肠化），炎症明显期病理无责任预言今后趋向哪个结局。可以预料对萎缩采用的诊断标准不一，治疗有效率也不一，采用"未确定萎缩"的研究课题，因为事先去除了一部分可逆的萎缩，萎缩的可逆性就低。

2.肠化分型的临床意义与价值用

AB-PAS 和 HID-AB 黏液染色能区分肠化亚型，然而，肠化分型的意义并未明了。传统观念认为，肠化亚型中的小肠型和完全型肠化无明显癌前病变意义，而大肠型肠化的胃癌发生危险性增高，从而引起临床的重视。支持肠化分型有意义的学者认为化生是细胞表型的一种非肿瘤性改变，通常在长期不利环境作用下出现。这种表型改变可以是干细胞内出现体细胞突变的结果，或是表现遗传修饰的变化导致后代细胞向不同方向分化的结果。胃内肠化生部位发现很多遗传改变，这些改变甚至可出现在异型增生前。他们认为肠化生中不完全型结肠型者，具有大多数遗传学改变，有发生胃癌的危险性。但近年越来越多的临床资料显示其预测胃癌价值有限而更强调重视肠化范围，肠化分布范围越广，其发生胃癌的危险性越高。10 多年来罕有从大肠型肠化随访发展成癌的报道。另一方面，从病理检测的实际情况看，肠化以混合型多见，大肠型肠化的检出率与活检块数有密切关系，即活检块数越多，大肠型肠化检出率越高。客观地讲，该型肠化生的遗传学改变和胃不典型增生（上皮内瘤）的改变相似。因此，对肠化分型的临床意义和价值的争论仍未有定论。

3.关于异型增生

异型增生（上皮内瘤变）是重要的胃癌癌前病变。分为轻度和重度（或低级别和高级别）两级。异型增生和上皮内瘤变是同义词，后者是 WHO 国际癌症研究协会推荐使用的术语。

4.萎缩和肠化发生过程是否存在不可逆转点

胃黏膜萎缩的产生主要有两种途径：一是干细胞区室和（或）腺体被破坏；二是选择性破坏特定的上皮细胞而保留干细胞。这两种途径在慢性 HP 感染中均可发生。

萎缩与肠化的逆转报道已经不在少数，但是否所有病患均有逆转可能，是否在萎缩的发生与发展过程中存在某一不可逆转点。这一转折点是否可能为肠化生，已明确 HP 感染可诱发慢性胃炎，经历慢性炎症→萎缩→肠化→异型增生等多个步骤最终发展至胃癌（Correa 模式）。可否通过根除 HP 来降低胃癌发生危险性始终是近年来关注的热点。多数研究表明，根除 HP 可防止胃黏膜萎缩和肠化的进一步发展，但萎缩、肠化是否能得到逆转尚待更多研究证实。

Mera 和 Correa 等最新报道了一项长达 12 年的大型前瞻性随机对照研究，纳入 795 例具有胃癌前病变的成人患者，随机给予他们抗 HP 治疗和（或）抗氧化治疗。他们观察到萎缩黏膜在 HP 根除后持续保持阴性 12 年后可以完全消退，而肠化黏膜也有逐渐消退的趋向，但可能需要随访更为长时间。他们认为通过抗 HP 治疗来进行胃癌的化学预防是可行的策略。

但是，部分学者认为在考虑萎缩的可逆性时，需区分缺失腺体的恢复和腺体内特定细胞的再生。在后一种情况下，干细胞区室被保留，去除有害因素可使壁细胞和主细胞再生，并完全恢复腺体功能。当腺体及干细胞被完全破坏后，腺体的恢复只能由周围未被破坏的腺窝单元来完成。

当萎缩伴有肠化生时，逆转机会进一步减小。如果肠化生是对不利因素的适应性反应，而且不利因素可以被确定和去除，此时肠化生有可能逆转。但是，肠化生还有很多其他原因，如胆汁反流、高盐饮食、乙醇。这意味着即使在 HP 感染个体，感染以外的其他因素亦可以引发或加速化生的发生。如果肠化生是稳定的干细胞内体细胞突变的结果，则改变黏膜的环境也许不能使肠化生逆转。

1992—2002 年文献 34 篇，根治 HP 后萎缩可逆和无好转的基本各占一半，主要由于萎缩诊断标准、随访时间和间隔长短、活检取材部位和数量不统一所造成。建议今后制订统一随访方案，联合各医疗单位合作研究，使能得到大宗病例的统计资料。根治 HP 可以产生某些有益效应，如消除炎症，消除活性氧所致的 DNA 损伤，缩短细胞更新周期，提高低胃酸者的泌酸量，并逐步恢复胃液维生素 C 的分泌。在预防胃癌方面，这些已被证实的结果可能比希望萎缩和肠化生逆转重要得多。

实际上，国际著名学者对有否此不可逆转点也有争论。如美国的 Correa 教授并不认同它的存在，而英国 Aberdeen 大学的 Emad Munir El-Omar 教授则强烈认为在异型增生发展至胃癌的过程中有某个节点，越过此则基本处于不可逆转阶段，但至今为止尚未明确此点的确切位置。

四、临床表现

流行病学研究表明，多数慢性非萎缩性胃炎患者无任何症状。少数患者可有上腹痛或不适、上腹胀、早饱、嗳气、恶心等非特异性消化不良症状。某些慢性萎缩性胃炎患者可有上腹部灼痛、胀痛、钝痛或胀闷且以餐后为著，食欲缺乏、恶心、嗳气、便秘或腹泻等症状。内镜检查和胃黏膜组织学检查结果与慢性胃炎患者症状的相关分析表明，患者的症状缺乏特异性，且症状之有无及严重程度与内镜所见及组织学分级并无肯定的相关性。

伴有胃黏膜糜烂者，可有少量或大量上消化道出血，长期少量出血可引起缺铁性贫血。胃体萎缩性胃炎可出现恶性贫血，常有全身衰弱、疲软、神情淡漠、隐性黄疸，消化道症状一般较少。

体征多不明显，有时上腹轻压痛，胃体胃炎严重时可有舌炎和贫血。

慢性萎缩性胃炎的临床表现不仅缺乏特异性，而且与病变程度并不完全一致。

五、辅助检查

(一)胃镜及活组织检查

1.胃镜检查

随着内镜器械的长足发展，内镜观察更加清晰。内镜下慢性非萎缩性胃炎可见红斑(点状、片状、条状)，黏膜粗糙不平，出血点(斑)，黏膜水肿及渗出等基本表现，尚可见糜烂及胆汁反流。萎缩性胃炎则主要表现为黏膜色泽白，不同程度的皱襞变平或消失。在不过度充气状态下，可透见血管纹，轻度萎缩时见到模糊的血管，重度时看到明显血管分支。内镜下肠化黏膜呈灰白色颗粒状小隆起，重者贴近观察有绒毛状变化。肠化也可以呈平坦或凹陷外观的。如果喷撒亚甲蓝色素，肠化区可能出现被染上蓝色，非肠化黏膜不着色。

胃黏膜血管脆性增加可致黏膜下出血，谓之壁内出血，表现为水肿或充血胃黏膜上见点状、斑状或线状出血，可多发、新鲜和陈旧性出血相混杂。如观察到黑色附着物常提示糜烂等致出血。

值得注意的是，少数 HP 感染性胃炎可有胃体部皱襞肥厚，甚至宽度达到 5 mm 以上，且在适当充气后皱襞不能展平，用活检钳将黏膜提起时，可见帐篷征，这是和恶性浸润性病变鉴别点之一。

2.病理组织学检查

萎缩的确诊依赖于病理组织学检查。萎缩的肉眼与病理之符合率仅为 38%～78%，这与萎缩或肠化甚至 HP 的分布都是非均匀的，或者说多灶性萎缩性胃炎的胃黏膜萎缩呈灶状分布有关。当然，只要病理活检发现有萎缩，就可诊断为萎缩性胃炎。但如果未能发现萎缩，却不能轻易排除之。如果不取足够多的标本或者内镜医生并未在病变最重部位(这也需要内镜医生的经验)活检，则势必可能遗漏病灶。反之，当在糜烂或溃疡边缘的组织活检时，即使病理发现了萎缩，却不能简单地视为萎缩性胃炎，这是因为活检组织太浅、组织包埋方向不当等因素均可影响萎缩的判断。还有，根除 HP 可使胃黏膜活动性炎症消退，慢性炎症程度减轻。一些因素可影响结果的判断，如：①活检部位的差异。②HP 感染时胃黏膜大量炎症细胞浸润，形如萎缩；但根除 HP 后胃黏膜炎症细胞消退，黏膜萎缩、肠化可望恢复。然而在胃镜活检取材多少问题上，病理学家的要求与内镜医生出现了矛盾。从病理组织学观点来看，5 块或更多则有利于组织学的准确判断，然而，就内镜医生而言，考虑到患者的医疗费用，主张 2～3 块即可。

（二）HP 检测

活组织病理学检查时可同时检测 HP，并可在内镜检查时多取 1 块组织做快速尿素酶检查以增加诊断的可靠性。其他检查 HP 的方法包括：①胃黏膜直接涂片或组织切片，然后以 Gram 或 Giemsa 或 Warthin-Starry 染色（经典方法），甚至 HE 染色，免疫组化染色则有助于检测球形 HP。②细菌培养，为金标准；需特殊培养基和微需氧环境，培养时间 3～7 d，阳性率可能不高但特异性高，且可做药物敏感试验。③血清 HP 抗体测定，多在流行病学调查时用。④尿素呼吸试验，是一种非侵入性诊断法，口服 ^{13}C 或 ^{14}C 标记的尿素后，检测患者呼气中的 $^{13}CO_2$ 或 $^{14}CO_2$ 量，结果准确。⑤多聚酶联反应法（PCR 法），能特异地检出不同来源标本中的 HP。

根除 HP 治疗后，可在胃镜复查时重复上述检查，亦可采用非侵入性检查手段，如 ^{13}C 或 ^{14}C 尿素呼气试验、粪便 HP 抗原检测及血清学检查。应注意，近期使用抗生素、质子泵抑制药、铋剂等药物，因有暂时抑制 HP 作用，会使上述检查（血清学检查除外）呈假阴性。

（三）X 线钡剂检查

主要是以很好地显示胃黏膜相的气钡双重造影。对于萎缩性胃炎，常常可见胃皱襞相对平坦和减少。但依靠 X 线诊断慢性胃炎价值不如胃镜和病理组织学。

（四）实验室检查

1.胃酸分泌功能测定

非萎缩性胃炎胃酸分泌常正常，有时可以增高。萎缩性胃炎病变局限于胃窦时，胃酸可正常或低酸，低酸是由于泌酸细胞数量减少和 H^+ 向胃壁反弥散所致。测定基础胃液分泌量（BAO）及注射组胺或五肽胃泌素后测定最大泌酸量（MAO）和高峰泌酸量（PAO）以判断胃泌酸功能，有助于萎缩性胃炎的诊断及指导临床治疗。A 型慢性萎缩性胃炎患者多无酸或低酸，B 型慢性萎缩性胃炎患者可正常或低酸，往往在给予酸分泌刺激药后，亦不见胃液和胃酸分泌。

2.胃蛋白酶原（PG）测定

胃体黏膜萎缩时血清 PGⅠ水平及 PGⅠ/Ⅱ比例下降，严重时可伴餐后血清 G-17 水平升高；胃窦黏膜萎缩时餐后血清 G-17 水平下降，严重时可伴 PGⅠ水平及 PGⅠ/Ⅱ比例下降。然而，这主要是一种统计学上的差异（图 3-1）。

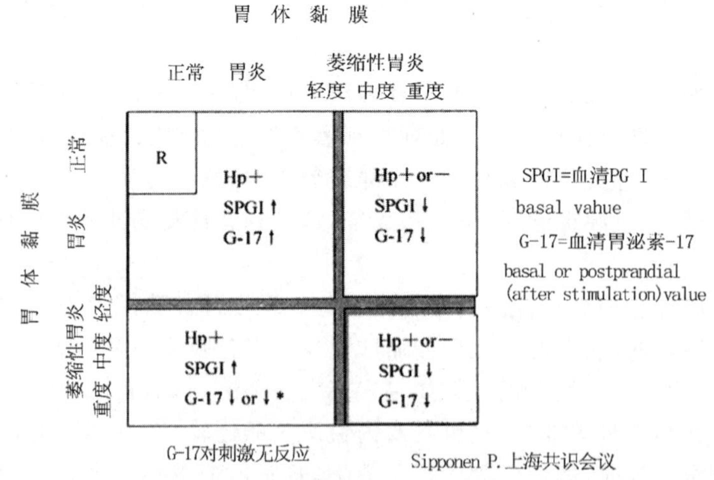

图 3-1 胃蛋白酶原测定

日本学者发现无症状胃癌患者，本法 85%阳性，PGⅠ或比值降低者，推荐进一步胃镜检查，以检出伴有萎缩性胃炎的胃癌。该试剂盒用于诊断萎缩性胃炎和判断胃癌倾向在欧洲国家应用要多于我国。

3.血清胃泌素测定

如果以放射免疫法检测血清胃泌素，则正常值应低于100 pg/mL。慢性萎缩性胃炎胃体为主者，因壁细胞分泌胃酸缺乏、反馈性地G细胞分泌胃泌素增多，致胃泌素中度升高。特别是当伴有恶性贫血时，该值可达1 000 pg/mL或更高。注意此时要与胃泌素瘤相鉴别，后者是高胃酸分泌。慢性萎缩性胃炎以胃窦为主时，空腹血清胃泌素正常或降低。

4.自身抗体

血清PCA和IFA阳性对诊断慢性胃体萎缩性胃炎有帮助，尽管血清IFA阳性率较低，但胃液中IFA的阳性，则十分有助于恶性贫血的诊断。

5.血清维生素B_{12}浓度和维生素B_{12}吸收试验

慢性胃体萎缩性胃炎时，维生素B_{12}缺乏，常低于200 ng/L。维生素B_{12}吸收试验(Schilling试验)能检测维生素B_{12}在末端回肠吸收情况且可与回盲部疾病和严重肾功能障碍相鉴别。同时服用^{58}Co和^{57}Co(加有内因子)标记的氰钴素胶囊。此后收集24 h尿液。如两者排出率均大于10%则正常，若尿中^{58}Co排出率低于10%，而^{57}Co的排出率正常则常提示恶性贫血；而二者均降低的常常是回盲部疾病或者肾衰竭者。

六、诊断和鉴别诊断

(一)诊断

鉴于多数慢性胃炎患者无任何症状，或即使有症状也缺乏特异性，且缺乏特异性体征，因此根据症状和体征难以做出慢性胃炎的正确诊断。慢性胃炎的确诊主要依赖于内镜检查和胃黏膜活检组织学检查，尤其是后者的诊断价值更大。

按照悉尼胃炎标准要求，完整的诊断应包括病因、部位和形态学3方面。例如诊断为“胃窦为主慢性活动性HP胃炎”和“NSAIDs相关性胃炎”。当胃窦和胃体炎症程度相差2级或以上时，加上“为主”修饰词，如“慢性(活动性)胃炎，胃窦显著”。当然这些诊断结论最好是在病理报告后给出，实际的临床工作中，胃镜医生可根据胃镜下表现给予初步诊断。病理诊断则主要根据新悉尼胃炎系统如下图(图3-2)。

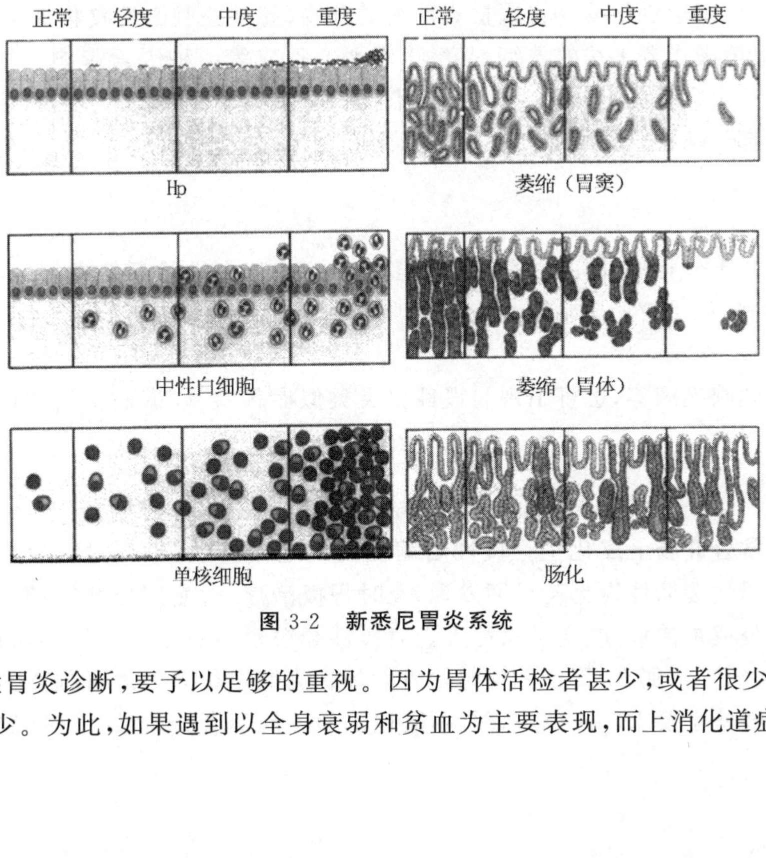

图3-2 新悉尼胃炎系统

对于自身免疫性胃炎诊断，要予以足够的重视。因为胃体活检者甚少，或者很少开展PCA和IFA的检测，诊断该病者很少。为此，如果遇到以全身衰弱和贫血为主要表现，而上消化道症状往往不明显者，应做血清胃泌素测定和(或)胃液分析,异常者进一步做维生素 B_{12}吸收试验,血清维生素 B_{12}浓度测定可获确诊。注意不能仅仅凭活检组织学诊断本病,特别标本数少时,这是因为 HP 感染性胃炎后期,胃窦肠化,HP 上移,胃体炎症变得显著,可与自身免疫性胃炎表现相重叠,但后者胃窦黏膜的变化很轻微。另外淋巴细胞性胃炎也可出现类似情况,而其并无泌酸腺萎缩。

A 型、B 型萎缩性胃炎特点如下表(表 3-1)。

表 3-1　A 型和 B 型慢性萎缩性胃炎的鉴别

项目	A 型慢性萎缩性胃炎	B 型慢性萎缩性胃炎
部位　胃窦	正常	萎缩
胃体	弥漫性萎缩	多然性
血清胃泌素	明显升高	不定,可以降低或不变
胃酸分泌	降低	降低或正常
自身免疫抗体(内因子抗体和壁细胞抗体)阳性率	90%	10%
恶性贫血发生率	90%	10%
可能的病因	自身免疫,遗传因素	幽门螺杆菌、化学损伤

(二)鉴别诊断

1.功能性消化不良

2006 年《我国慢性胃炎共识意见》将消化不良症状与慢性胃炎做了对比:一方面慢性胃炎患者可有消化不良的各种症状;另一方面,一部分有消化不良症状者如果胃镜和病理检查无明显阳性发现,可能仅仅为功能性消化不良。当然,少数功能性消化不良患者可同时伴有慢性胃炎。这样在慢性胃炎与消化不良症状功能性消化不良之间形成较为错综复杂的关系。但一般说来,消化不良症状的有无和严重程度与慢性胃炎的内镜所见或组织学分级并无明显相关性。

2.早期胃癌和胃溃疡

几种疾病的症状有重叠或类似,但胃镜及病理检查可鉴别。重要的是,如遇到黏膜糜烂,尤其是隆起性糜烂,要多取活检和及时复查,以排除早期胃癌。这是因为即使是病理组织学诊断,也有一定局限性。原因主要是:①胃黏膜组织学变化易受胃镜检查前夜的食物(如某些刺激性食物加重黏膜充血)性质、被检查者近日是否吸烟、胃镜操作者手法的熟练程度、患者恶心反应等诸种因素影响。②活检是点的调查,而慢性胃炎病变程度在整个黏膜面上并非一致,要多点活检才能做出全面估计,判断治疗效果时,尽量在黏膜病变较重的区域或部位活检,如系治疗前后比较,则应在相同或相近部位活检。③病理诊断易受病理医师主观经验的影响。

3.慢性胆囊炎与胆石症

其与慢性胃炎症状十分相似,同时并存者亦较多。对于中年女性诊断慢性胃炎时,要仔细询问病史,必要时行胆囊 B 超检查,以了解胆囊情况。

4.其他

慢性肝炎和慢性胰腺疾病等,也可出现与慢性胃炎类似症状,在详询病史后,行必要的影像学检查和特异的实验室检查。

七、预后

慢性萎缩性胃炎常合并肠上皮化生。慢性萎缩性胃炎绝大多数预后良好,少数可癌变,其癌变率为 1%～3%。目前认为慢性萎缩性胃炎若早期发现,及时积极治疗,病变部位萎缩的腺体是可以恢复的,其可转化为非萎缩性胃炎或被治愈,改变了以往人们对慢性萎缩性胃炎不可逆转的认识。根据萎缩性胃炎每年的癌变率为 0.5%～1%,那么,胃镜和病理检查的随访间期定位多长才既提高早期胃癌的诊断率,又方便患者和符合医药经济学要求。这也一直是不同地区和不同学者分歧较大的问题。在我国,城市和乡村由不同胃癌发生率和医疗条件差异。如果纯粹从疾病进展和预防角度考虑,一般认为,不伴有肠化和异型增生的萎缩性胃炎可1~2年做内镜和病理随访1次;活检有中重度萎缩伴有肠化的萎缩性胃炎1年左右随访1次。伴有轻度异型增生并剔除取于癌旁者,根据内镜和临床情况缩短至6~12个月随访1次;而重度异型增生者需立即复查胃镜和病理,必要时手术治疗或内镜下局部治疗。

八、治疗

慢性非萎缩性胃炎的治疗目的是缓解消化不良症状和改善胃黏膜炎症。治疗应尽可能针对病因,遵循个体化原则。消化不良症状的处理与功能性消化不良相同。无症状、HP阴性的非萎缩性胃炎无须特殊治疗。

(一)一般治疗

慢性萎缩性胃炎患者,不论其病因如何,均应戒烟、忌酒,避免使用损害胃黏膜的药物如NSAID等,以及避免对胃黏膜有刺激性的食物和饮品,如过于酸、甜、咸、辛辣和过热、过冷食物,浓茶、咖啡等,饮食宜规律,少吃油炸、烟熏、腌制食物,不食腐烂变质的食物,多吃新鲜蔬菜和水果,所食食品要新鲜并富于营养,保证有足够的蛋白质、维生素(如维生素C和叶酸等)及铁质摄入,精神上乐观,生活要规律。

(二)针对病因或发病机制的治疗

1.根除HP

慢性非萎缩性胃炎的主要症状为消化不良,其症状应归属于功能性消化不良范畴。目前国内外均推荐对HP阳性的功能性消化不良行根除治疗。因此,有消化不良症状的HP阳性慢性非萎缩性胃炎患者均应根除HP。另外,如果伴有胃黏膜糜烂,也该根除HP。大量研究结果表明,根除HP可使胃黏膜组织学得到改善;对预防消化性溃疡和胃癌等有重要意义;对改善或消除消化不良症状具有费用一疗效比优势。

2.保护胃黏膜

关于胃黏膜屏障功能的研究由来已久。1964年美国密歇根大学Horace Willard Davenport博士首次提出“胃黏膜具有阻止H^+自胃腔向黏膜内扩散的屏障作用”。1975年,美国密歇根州Upjohn公司的A.Robert博士发现前列腺素可明显防止或减轻NSAID和应激等对胃黏膜的损伤,其效果呈剂量依赖性。从而提出细胞保护的概念。1996年加拿大的Wallace教授较全面阐述胃黏膜屏障,根据解剖和功能将胃黏膜的防御修复分为五个层次——黏液-HCO_3^-屏障、单层柱状上皮屏障、胃黏膜血流量、免疫细胞一炎症反应和修复重建因子作用等。至关重要的上皮屏障主要包括胃上皮细胞顶膜能抵御高浓度酸、胃上皮细胞之间紧密连接、胃上皮抗原递呈,免疫探及并限制潜在有害物质,并且它们大约每72 h完全更新一次。这说明它起着关键作用。

近年来,有关前列腺素和胃黏膜血流量等成为胃黏膜保护领域的研究热点。这与NSAID药物的广泛应用带来的不良反应日益引起学者的重视有关。美国加州大学戴维斯分校的Tarnawski教授的研究显示,前列腺素保护胃黏膜抵抗致溃疡及致坏死因素损害的机制不仅是抑制胃酸分泌。当然表皮生长因子(EGF)、成纤维生长因子(bFGF)和血管内皮生长因子(VEGF)及热休克蛋白等都是重要的黏膜保护因子,在抵御黏膜损害中起重要作用。

然而,当机体遇到有害因素强烈攻击时,仅依靠自身的防御修复能力是不够的,强化黏膜防卫能力,促进黏膜的修复是治疗胃黏膜损伤的重要环节之一。具有保护和增强胃黏膜防御功能或者防止胃黏膜屏障受到损害的一类药物统称为胃黏膜保护药。包括铝碳酸镁、硫糖铝、胶体铋剂、地诺前列酮(喜克溃)、替普瑞酮(又名施维舒)、吉法酯(又名惠加强-G)、谷氨酰胺类(麦滋林-S)、瑞巴派特(膜固思达)等药物。另外,合欢香叶酯能增加胃黏膜更新,提高细胞再生能力,增强胃黏膜对胃酸的抵抗能力,达到保护胃黏膜作用。

3.抑制胆汁反流

促动力药如多潘立酮可防止或减少胆汁反流;胃黏膜保护药,特别是有结合胆酸作用的铝碳酸镁制剂,可增强胃黏膜屏障、结合胆酸,从而减轻或消除胆汁反流所致的胃黏膜损害。考来烯胺可络合反流至胃内的胆盐，防止胆汁酸破坏胃黏膜屏障，方法为每次 3～4 g，1 日 3～4 次。

（三）对症处理

消化不良症状的治疗由于临床症状与慢性非萎缩性胃炎之间并不存在明确关系，因此症状治疗事实上属于功能性消化不良的经验性治疗。慢性胃炎伴胆汁反流者可应用促动力药（如多潘立酮）和（或）有结合胆酸作用的胃黏膜保护药（如铝碳酸镁制剂）。

（1）有胃黏膜糜烂和（或）以反酸、上腹痛等症状为主者，可根据病情或症状严重程度选用抗酸药、H_2 受体拮抗药或质子泵抑制药（PPI）。

（2）促动力药如多潘立酮、马来酸曲美布汀、莫沙必利、盐酸伊托必利主要用于上腹饱胀、恶心或呕吐等为主要症状者。

（3）胃黏膜保护药如硫糖铝、瑞巴派特、替普瑞酮、吉法酯、依卡倍特适用于有胆汁反流、胃黏膜损害和（或）症状明显者。

（4）抗抑郁药或抗焦虑治疗：可用于有明显精神因素的慢性胃炎伴消化不良症状患者，同时应予耐心解释或心理治疗。

（5）助消化治疗：对于伴有腹胀、食欲缺乏等消化不良症而无明显上述胃灼热、反酸、上腹饥饿痛症状者，可选用含有胃酶、胰酶和肠酶等复合酶制剂治疗。

（6）其他对症治疗：包括解痉止痛、止吐、改善贫血等。

（7）对于贫血，若为缺铁，应补充铁剂。大细胞贫血者根据维生素 B_{12} 或叶酸缺乏分别给予补充。

（四）中药治疗

1.辨证论治

辨证要点：本病辨证重在辨寒热虚实和在气在血。一般来讲，胃脘冷痛，喜温畏寒，舌淡苔薄，脉弦紧或沉细，为寒证；胃脘灼痛，喜凉恶热，舌红苔黄，脉弦数，为热证；病程较长，胃痛隐隐，痛处喜按，神疲乏力，为虚证；病程较短，痛势急迫，痛处拒按，体质壮实，为实证；胃脘胀痛，痛处不定，时发时止，嗳气则舒，为气滞；胃脘刺痛，痛有定处，入夜痛甚，舌质紫黯或有淤斑，为血瘀。

（1）肝胃不和。

证候：胃脘胀痛，攻窜不定，连及胁肋，嗳气痛减，情志不畅则加重，喜叹息，苔薄白，脉弦。

治法：疏肝和胃。

方药：柴胡疏肝散加减。炒柴胡 9 g，炒白芍 15 g，炒枳壳 9 g，香附 9 g，陈皮 9 g，延胡索 9 g，川楝子 9 g，佛手 9 g，苏梗 9 g，甘草 3 g。

若气郁化火，急躁易怒，口苦，反酸，苔黄，合左金丸加象贝母 10 g 以清肝泄热；嗳气较著，加代赭石（先煎）30 g、刀豆壳 15 g、柿蒂 15 g 以降气止逆；气滞血瘀，舌有瘀点瘀斑，加莪术 9 g、炙五灵脂 10 g、九香虫 6 g 以活血止痛。

中成药：气滞胃痛冲剂，每次 1 袋（10 g），每日 2～3 次，开水冲化服。

（2）脾胃虚弱。

证候：胃脘隐痛，喜温喜按，纳呆少食，食后胃脘痞满，口淡不渴，大便溏薄，神疲乏力，舌质淡，舌边有齿印，脉沉细。

治法：益气健脾。

方药：六君子汤加减。党参 15 g，炒白术 9 g，茯苓 9 g，法半夏 9 g，陈皮 6 g，薏苡仁 15 g，山药 15 g，炒枳壳 9 g，炙甘草 3 g。

若脾胃虚寒，畏寒肢冷，取黄芪建中汤加减，或在前方基础上加黄芪 15 g、桂枝 6 g、白芍15 g、干姜 3 g 以温中健脾；脾虚不运，食后饱胀，加炒麦芽 18 g、炒谷芽 18 g、神曲 15 g 以健脾助运；气虚下陷，腹部坠胀，加升麻 6 g、柴胡 6 g 以升举清阳；久痛入络，气虚血瘀，加丹参 15 g、红花 6 g 以活血通络；气血两虚，加炒当归 10 g、炒白芍 15 g 以补气养血。

中成药：养胃冲剂，每次 1 包(15 g)，每日 3 次，空腹时开水冲化服。

(3)胃阴不足。

证候：胃脘隐痛或灼痛，饥不欲食，口干不欲饮，大便干燥，手足心热，舌红少津有裂纹，舌苔花剥或无苔，脉细数。

治法：养阴益胃。

方药：益胃汤加减。麦冬 15 g，玉竹 15 g，北沙参 15 g，生地黄 15 g，石斛 15 g，百合 30 g，炒白芍 20 g，佛手 9 g，绿萼梅 6 g，炙甘草 3 g。

若气阴两虚，疲劳乏力，加太子参 15 g，山药 15 g 以益气养阴；肝阴不足，脘痛连胁，加枸杞子 12 g，川楝子 9 g 以柔肝和络；不思纳谷，食后脘胀，加炙鸡内金 9 g，炒谷芽 18 g，乌梅 6 g 以运脾开胃；阴虚络滞，脘痛如刺，加桃仁 9 g，当归 9 g 以活络止痛。

中成药：养胃舒胶囊，每次 3 粒(每粒 0.04 g)，每日 2 次。

(4)脾胃湿热。

证候：胃脘灼热胀痛，脘腹痞闷，不思饮食，口苦口黏，渴不欲饮，大便不爽，舌质红，苔黄腻，脉弦滑。

治法：清热化湿。

方药：芩连平胃散加减。黄芩 9 g，黄连 3 g，炒苍术 9 g，厚朴 6 g，陈皮 6 g，薏苡仁 18 g，藿香 9 g，砂仁(后下)3 g，冬瓜子 15 g，蒲公英 15 g，甘草 3 g。

若恶心呕吐者，加竹茹 6 g，生姜 6 g，炙枇杷叶(包煎)9 g 以和胃止呕；食欲不振，加法半夏9 g、白蔻仁(后下)3 g，神曲 15 g 以消食开胃；脘腹痞满，舌苔垢腻，加石菖蒲 6 g，槟榔 9 g 以芳化泄浊；兼有脾胃虚弱，神疲乏力，加炒白术 9 g，茯苓 9 g，党参 12 g 以健脾化湿。

中成药：三九胃泰胶囊，每次 2 粒(每粒 0.5 g)，每日 3 次。

(5)胃络瘀血。

证候：胃脘刺痛，痛有定处拒按，日久不愈，或有吐血、黑便史，舌质黯红或紫黯或有瘀斑，脉弦涩。

治法：活血化瘀。

方药：丹参饮合失笑散加减。丹参 15 g，炙五灵脂 15 g，桃仁 9 g，红花 6 g，赤芍 15 g，炒当归 9 g，川芎 9 g，檀香(后下)3 g，佛手 9 g。

若属病程日久，气虚血瘀，加黄芪 15 g、党参 12 g 以益气和络；阴虚络涩，血行不畅，加麦冬 15 g、玉竹 15 g 以养阴活络；血瘀气滞，疼痛较剧，加延胡索 9 g、郁金 9 g 以行气止痛；络损血溢，吐血、黑便，去破瘀活血之品，加参三七 9 g、白及 15 g、仙鹤草 15 g 以化瘀止血。

中成药：荜铃胃痛冲剂，每次 1 袋(20 g)，每日 3 次。7 天为一疗程。

2.辨病治疗

(1)胃苏冲剂：由紫苏梗、香附、陈皮、佛手等组成。功效理气通降，和胃，消胀止痛。适用于气滞型慢性胃炎。每袋 15 g，无糖型每袋 5 g。口服，每次 1 袋，每日 3 次。

(2)胃复春：由人参、菱角、三七、枳壳等组成，功效健脾益气，活血解毒，用于治疗慢性萎缩性胃炎，肠腺化生，肠上皮不典型增生，胃癌手术后的辅助治疗。每片 0.35 g。口服，每次 4 片，每日 3 次。

(3)健胃消炎颗粒：由党参、丹参、白芍、青黛等组成。功效：健脾和胃，活血化瘀，疏肝理气，消肿生肌。用于各种类型慢性胃炎引起的上腹痛，胀满，纳差。每包 20 g。口服，每次 1 包，每日 3 次。

(4)摩罗丹：由茵陈、鸡内金等组成。功效和胃降逆，健脾消胀，通络止痛。用于慢性萎缩性胃炎，胃痛，胀满痞闷，纳呆，嗳气，烧心等。每丸重 9 g。每次 1～2 丸，每日 3 次，饭前服用。3 个月为一疗程。

(5)温胃舒冲剂：由党参、白术、山楂、黄芪、肉苁蓉等组成。功效扶正固本，温胃养胃，行气止痛，助阳暖中。用于慢性萎缩性胃炎、慢性胃炎所引起的胃脘痛、胀气、嗳气、纳差、胃寒无力等症。

3.针灸治疗

(1)体针。①肝胃不和：主穴选内关、中脘、阳陵泉、足三里、太冲。配穴选期门、解溪、胃俞。用泻法，留针 15～20 min。②脾胃虚寒：主穴选脾俞、胃俞、中脘、足三里、内关。配穴选气海俞、三阴交、公孙。用补法，留针 15～30 min。③胃阴不足：主穴选三阴交、足三里、胃俞、脾俞、章门、中脘、内庭、太溪。配穴选照海、合谷、支沟。用补法，留针 30 min。每日或隔日治疗一次，10 次为一疗程。

(2)耳针。取穴：脾、胃、肝、交感、神门、皮质下。每次选用 2～3 个穴，疼痛剧烈时用强刺激，疼痛缓解时用轻刺激，每日或隔日一次，10 次为一疗程。

（刘　权）

第四节　消化性溃疡

消化性溃疡(peptic ulcer)主要指发生在胃和十二指肠的慢性溃疡，即胃溃疡(gastric ulcer，GU)和十二指肠溃疡(duodenal ulcer，DU)，因溃疡形成与胃酸/胃蛋白酶的消化作用有关而得名。溃疡的黏膜缺损超过黏膜肌层，不同于糜烂。

一、流行病学

消化性溃疡是全球性常见病。西方国家资料显示，自 20 世纪 50 年代以后，消化性溃疡发病率呈下降趋势。我国临床统计资料提示，消化性溃疡患病率在近十多年来亦开始呈下降趋势。本病可发生于任何年龄，但中年最为常见，DU 多见于青壮年，而 GU 多见于中老年，后者发病高峰比前者约迟 10 年。男性患病比女性较多。临床上 DU 比 GU 为多见，两者之比为(2～3)∶1，但有地区差异，在胃癌高发区 GU 所占的比例有增加。

二、病因和发病机制

在正常生理情况下，胃十二指肠黏膜经常接触有强侵蚀力的胃酸和在酸性环境下被激活、能水解蛋白质的胃蛋白酶，此外，还经常受摄入的各种有害物质的侵袭，但却能抵御这些侵袭因素的损害，维持黏膜的完整性，这是因为胃、十二指肠黏膜具有一系列防御和修复机制。目前认为，胃十二指肠黏膜的这一完善而有效的防御和修复机制，足以抵抗胃酸/胃蛋白酶的侵蚀。一般而言，只有当某些因素损害了这一机制才可能发生胃酸/胃蛋白酶侵蚀黏膜而导致溃疡形成。近年的研究已经明确，幽门螺杆菌和非甾体抗炎药是损害胃十二指肠黏膜屏障从而导致消化性溃疡发病的最常见病因。少见的特殊情况，当过度胃酸分泌远远超过黏膜的防御和修复作用也可能导致消化性溃疡发生。现将这些病因及其导致溃疡发生的机制分述如下。

(一)幽门螺杆菌(Helicobacter pylori)

确认幽门螺杆菌为消化性溃疡的重要病因主要基于两方面的证据：①消化性溃疡患者的幽门螺杆菌检出率显著高于对照组的普通人群，在 DU 的检出率约为 90%、GU 为 70%～80%(幽门螺杆菌阴性的消化性溃疡患者往往能找到。NSAID 服用史等其他原因)。②大量临床研究肯定，成功根除幽门螺杆菌后溃疡复发率明显下降，用常规抑酸治疗后愈合的溃疡年复发率为 50%～70%，而根除幽门螺杆菌可使溃疡复发率降至 5%以下，这就表明去除病因后消化性溃疡可获治愈。至于何以在感染幽门螺杆菌的人群中仅有少部分人(约 15%)发生消化性溃疡，一般认为，这是幽门螺杆菌、宿主和环境因素三者相互作用的不同结果。

幽门螺杆菌感染导致消化性溃疡发病的确切机制尚未阐明。目前比较普遍接受的一种假说试图将幽门螺杆菌、宿主和环境 3 个因素在 DU 发病中的作用统一起来。该假说认为，胆酸对幽门螺杆菌生长具有强烈的抑制作用，因此正常情况下幽门螺杆菌无法在十二指肠生存，十二指肠球部酸负荷增加是 DU 发病的重要环节，因为酸可使结合胆酸沉淀，从而有利于幽门螺杆菌在十二指肠球部生长。幽门螺杆菌只能在胃上皮组织定植，因此在十二指肠球部存活的幽门螺杆菌只有当十二指肠球部发生胃上皮化生才能定植下来，而据认为十二指肠球部的胃上皮化生是十二指肠对酸负荷的一种代偿反应。十二指肠球部酸负荷增加的原因，一方面与幽门螺杆菌感染引起慢性胃窦炎有关，幽门螺杆菌感染直接或间接作用于胃窦 D、G 细胞，削弱了胃酸分泌的负反馈调节，从而导致餐后胃酸分泌增加；另一方面，吸烟、应激和遗传等因素均与胃酸分泌增加有关(详后述)。定植在十二指肠球部的幽门螺杆菌引起十二指肠炎症，炎症削弱了十二指肠黏膜的防御和修复功能，在胃酸/胃蛋自酶的侵蚀下最终导致 DU 发生。十二指肠炎症同时导致十二指肠黏膜分泌碳酸氢盐减少，间接增加十二指肠的酸负荷，进一步促进 DU 的发生和发展过程。

对幽门螺杆菌引起 GU 的发病机制研究较少，一般认为是幽门螺杆菌感染引起的胃黏膜炎症削弱了胃黏膜的屏障功能，胃溃疡好发于非泌酸区与泌酸区交界处的非泌酸区侧，反映了胃酸对屏障受损的胃黏膜的侵蚀作用。

(二)非甾体抗炎药(non-steroidal anti-inflammatory drug，简称 NSAID)

NSAID 是引起消化性溃疡的另一个常见病因。大量研究资料显示，服用 NSAID 患者发生消化性溃疡及其并发症的危险性显著高于普通人群。临床研究报道，在长期服用 NSAID 患者中 10%～25%可发现胃或十二指肠溃疡，有 1%～4%的患者发生出血、穿孔等溃疡并发症。NSAID 引起的溃疡以 GU 较 DU 多见。溃疡形成及其并发症发生的危险性除与服用 NSAID 种类、剂量、疗程有关外，尚与高龄、同时服用抗凝血药、糖皮质激素等因素有关。

NSAID 通过削弱黏膜的防御和修复功能而导致消化性溃疡发病，损害作用包括局部作用和系统作用两方面，系统作用是主要致溃疡机制，主要是通过抑制环氧合酶(COX)而起作用。COX 是花生四烯酸合成前列腺素的关键限速酶，COX 有两种异构体，即结构型 COX-1 和诱生型 COX-2。COX-1 在组织细胞中恒量表达，催化生理性前列腺素合成而参与机体生理功能调节；COX-2 主要在病理情况下由炎症刺激诱导产生，促进炎症部位前列腺素的合成。传统的 NSAID 如阿司匹林、吲哚美辛等旨在抑制 COX-2 而减轻炎症反应，但特异性差，同时抑制了 COX-1，导致胃肠黏膜生理性前列腺素 E 合成不足。后者通过增加黏液和碳酸氢盐分泌、促进黏膜血流增加、细胞保护等作用在维持黏膜防御和修复功能中起重要作用。

NSAID 和幽门螺杆菌是引起消化性溃疡发病的两个独立因素，至于两者是否有协同作用则尚无定论。

(三)胃酸和胃蛋白酶

消化性溃疡的最终形成是由于胃酸/胃蛋白酶对黏膜自身消化所致。因胃蛋白酶活性是 pH 依赖性的，在 pH>4 时便失去活性，因此在探讨消化性溃疡发病机制和治疗措施时主要考虑胃酸。无酸情况下罕有溃疡发生以及抑制胃酸分泌药物能促进溃疡愈合的事实均确证胃酸在溃疡形成过程中的决定性作用，是溃疡形成的直接原因。胃酸的这一损害作用一般只有在正常黏膜防御和修复功能遭受破坏时才能发生。

DU 患者中约有 1/3 存在五肽胃泌素刺激的最大酸排量(MAO)增高，其余患者 MAO 多在正常高值，DU 患者胃酸分泌增高的可能因素及其在 DU 发病中的间接及直接作用已如前述。GU 患者基础酸排量(BAO)及 MAO 多属正常或偏低，对此，可能解释为 GU 患者多伴多灶萎缩性胃炎，因而胃体壁细胞泌酸功能已受影响，而 DU 患者多为慢性胃窦炎，胃体黏膜未受损或受损轻微因而仍能保持旺盛的泌酸能力。少见的特殊情况如胃泌素瘤患者，极度增加的胃酸分泌的攻击作用远远超过黏膜的防御作用，而成为溃疡形成的起始因素。近年来非幽门螺杆菌、非 NSAID(也非胃泌素瘤)相关的消化性溃疡报道有所增加，这类患者病因未明，是否与高酸分泌有关尚有待研究。

(四)其他因素

下列因素与消化性溃疡发病有不同程度的关系：①吸烟：吸烟者消化性溃疡发生率比不吸烟者高，吸烟影响溃疡愈合和促进溃疡复发，吸烟影响溃疡形成和愈合的确切机制未明，可能与吸烟增加胃酸分泌、减少十二指肠及胰腺碳酸氢盐分泌、影响胃十二指肠协调运动、黏膜损害性氧自由基增加等因素有关；②遗传：遗传因素曾一度被认为是消化性溃疡发病的重要因素，但随着幽门螺杆菌在消化性溃疡发病中的重要作用得到认识，遗传因素的重要性受到挑战，例如消化性溃疡的家族史可能是幽门螺杆菌感染的“家庭聚集”现象;O型血胃上皮细胞表面表达更多黏附受体而有利于幽门螺杆菌定植,因此,遗传因素的作用尚有待进一步研究。③急性应激可引起应激性溃疡已是共识,但在慢性溃疡患者,情绪应激和心理障碍的致病作用却无定论,临床观察发现长期精神紧张、过劳,确实易使溃疡发作或加重,但这多在慢性溃疡已经存在时发生,因此情绪应激可能主要起诱因作用,可能通过神经内分泌途径影响胃十二指肠分泌、运动和黏膜血流的调节;④胃十二指肠运动异常:研究发现部分DU患者胃排空增快,这可使十二指肠球部酸负荷增大,部分GU患者有胃排空延迟,这可增加十二指肠液反流入胃,加重胃黏膜屏障损害。但目前认为,胃肠运动障碍不大可能是原发病因,但可加重幽门螺杆菌或NSAID对黏膜的损害。

概言之,消化性溃疡是一种多因素疾病,其中幽门螺杆菌感染和服用NSAID是已知的主要病因,溃疡发生是黏膜侵袭因素和防御因素失平衡的结果,胃酸在溃疡形成中起关键作用。

三、病理

DU发生在球部,前壁比较常见;GU多在胃角和胃窦小弯。组织学上,GU大多发生在幽门腺区(胃窦)与泌酸腺区(胃体)交界处的幽门腺区一侧。幽门腺区黏膜可随年龄增长而扩大(假幽门腺化生和(或)肠化生),使其与泌酸腺区之交界线上移,故老年患者GU的部位多较高。溃疡一般为单个,也可多个,呈圆形或椭圆形。DU直径多小于10mm,GU要比DU稍大。亦可见到直径大于2cm的巨大溃疡。溃疡边缘光整、底部洁净,由肉芽组织构成,上面覆盖有灰白色或灰黄色纤维渗出物。活动性溃疡周围黏膜常有炎症水肿。溃疡浅者累及黏膜肌层,深者达肌层甚至浆膜层,溃破血管时引起出血,穿破浆膜层时引起穿孔。溃疡愈合时周围黏膜炎症、水肿消退,边缘上皮细胞增生覆盖溃疡面,其下的肉芽组织纤维转化,变为瘢痕,瘢痕收缩使周围黏膜皱襞向其集中。

四、临床表现

上腹痛是消化性溃疡的主要症状,但部分患者可无症状或症状较轻以至不为患者所注意,而以出血、穿孔等并发症为首发症状。典型的消化性溃疡有如下临床特点:①慢性过程,病史可达数年至数十年。②周期性发作,发作与自发缓解相交替,发作期可为数周或数月,缓解期亦长短不一,短者数周、长者数年;发作常有季节性,多在秋冬或冬春之交发病,可因精神情绪不良或过劳而诱发。③发作时上腹痛呈节律性,表现为空腹痛即餐后2~4 h或(及)午夜痛,腹痛多为进食或服用抗酸药所缓解,典型节律性表现在DU多见。

(一)症状

上腹痛为主要症状,性质多为灼痛,亦可为钝痛、胀痛、剧痛或饥饿样不适感。多位于中上腹,可偏右或偏左。一般为轻至中度持续性痛。疼痛常有典型的节律性如上述。腹痛多在进食或服用抗酸药后缓解。

部分患者无上述典型表现的疼痛,而仅表现为无规律性的上腹隐痛或不适。具或不具典型疼痛者均可伴有反酸、嗳气、上腹胀等症状。

(二)体征

溃疡活动时上腹部可有局限性轻压痛,缓解期无明显体征。

五、特殊类型的消化性溃疡

(一)复合溃疡

复合溃疡指胃和十二指肠同时发生的溃疡。DU往往先于GU出现。幽门梗阻发生率较高。

(二)幽门管溃疡

幽门管位于胃远端,与十二指肠交界,长约2cm。幽门管溃疡与DU相似,胃酸分泌一般较高。幽门管溃疡上腹痛的节律性不明显,对药物治疗反应较差,呕吐较多见,较易发生幽门梗阻、出血和穿孔等并发症。

(三)球后溃疡

DU 大多发生在十二指肠球部,发生在球部远段十二指肠的溃疡称球后溃疡。多发生在十二指肠乳头的近端。具 DU 的临床特点,但午夜痛及背部放射痛多见,对药物治疗反应较差,较易并发出血。

(四)巨大溃疡

巨大溃疡指直径大于 2cm 的溃疡。对药物治疗反应较差、愈合时间较慢,易发生慢性穿透或穿孔。胃的巨大溃疡注意与恶性溃疡鉴别。

(五)老年人消化性溃疡

近年老年人发生消化性溃疡的报道增多。临床表现多不典型,GU 多位于胃体上部甚至胃底部、溃疡常较大,易误诊为胃癌。

(六)无症状性溃疡

约 15%消化性溃疡患者可无症状,而以出血、穿孔等并发症为首发症状。可见于任何年龄,以老年人较多见;NSAID 引起的溃疡近半数无症状。

六、实验室和其他检查

(一)胃镜检查

胃镜检查是确诊消化性溃疡首选的检查方法。胃镜检查不仅可对胃十二指肠黏膜直接观察、摄像,还可在直视下取活组织作病理学检查及幽门螺杆菌检测,因此胃镜检查对消化性溃疡的诊断及胃良、恶性溃疡鉴别诊断的准确性高于 X 线钡餐检查。例如:在溃疡较小或较浅时钡餐检查有可能漏诊;钡餐检查发现十二指肠球部畸形可有多种解释;活动性上消化道出血是钡餐检查的禁忌证;胃的良、恶性溃疡鉴别必须由活组织检查来确定。

内镜下消化性溃疡多呈圆形或椭圆形,也有呈线形,边缘光整,底部覆有灰黄色或灰白色渗出物,周围黏膜可有充血、水肿,可见皱襞向溃疡集中。内镜下溃疡可分为活动期(A)、愈合期(H)和瘢痕期(S)三个病期,其中每个病期又可分为 1 和 2 两个阶段。

(二)X 线钡餐检查

适用于对胃镜检查有禁忌或不愿接受胃镜检查者。溃疡的 X 线征象有直接和间接两种:龛影是直接征象,对溃疡有确诊价值;局部压痛、十二指肠球部激惹和球部畸形、胃大弯侧痉挛性切迹均为间接征象,仅提示可能有溃疡。

(三)幽门螺杆菌检测

幽门螺杆菌检测应列为消化性溃疡诊断的常规检查项目,因为有无幽门螺杆菌感染决定治疗方案的选择。检测方法分为侵入性和非侵入性两大类。前者需通过胃镜检查取胃黏膜活组织进行检测,主要包括快速尿素酶试验、组织学检查和幽门螺杆菌培养;后者主要有^{13}C或^{14}C尿素呼气试验、粪便幽门螺杆菌抗原检测及血清学检查(定性检测血清抗幽门螺杆菌 IgG 抗体)。

快速尿素酶试验是侵入性检查的首选方法,操作简便、费用低。组织学检查可直接观察幽门螺杆菌,与快速尿素酶试验结合,可提高诊断准确率。幽门螺杆菌培养技术要求高,主要用于科研。^{13}C或^{14}C尿素呼气试验检测幽门螺杆菌敏感性及特异性高而无需胃镜检查,可作为根除治疗后复查的首选方法。

应注意,近期应用抗生素、质子泵抑制剂、铋剂等药物,因有暂时抑制幽门螺杆菌作用,会使上述检查(血清学检查除外)呈假阴性。

(四)胃液分析和血清胃泌素测定

一般仅在疑有胃泌素瘤时作鉴别诊断之用。

七、诊断和鉴别诊断

慢性病程、周期性发作的节律性上腹疼痛,且上腹痛可为进食或抗酸药所缓解的临床表现是诊断消化性溃疡的重要临床线索。但应注意，一方面有典型溃疡样上腹痛症状者不一定是消化性溃疡，另一方面部分消化性溃疡患者症状可不典型甚至无症状，因此单纯依靠病史难以做出可靠诊断。确诊有赖胃镜检查。X线钡餐检查发现龛影亦有确诊价值。

鉴别诊断本病主要临床表现为慢性上腹痛，当仅有病史和体检资料时，需与其他有上腹痛症状的疾病如肝、胆、胰、肠疾病和胃的其他疾病相鉴别。功能性消化不良临床常见且临床表现与消化性溃疡相似，应注意鉴别。如作胃镜检查，可确定有无胃、十二指肠溃疡存在。

胃镜检查如见胃、十二指肠溃疡，应注意与引起胃十二指肠溃疡的少见特殊病因或以溃疡为主要表现的胃十二指肠肿瘤鉴别。其中，与胃癌、胃泌素瘤的鉴别要点如下。

（一）胃癌

内镜或X线检查见到胃的溃疡，必须进行良性溃疡（胃溃疡）与恶性溃疡（胃癌）的鉴别。Ⅲ型（溃疡型）早期胃癌单凭内镜所见与良性溃疡鉴别有困难，放大内镜和染色内镜对鉴别有帮助，但最终必须依靠直视下取活组织检查鉴别。恶性溃疡的内镜特点为：①溃疡形状不规则，一般较大。②底凹凸不平、苔污秽。③边缘呈结节状隆起。④周围皱襞中断。⑤胃壁僵硬、蠕动减弱（X线钡餐检查亦可见上述相应的X线征）。活组织检查可以确诊，但必须强调，对于怀疑胃癌而一次活检阴性者，必须在短期内复查胃镜进行再次活检；即使内镜下诊断为良性溃疡且活检阴性，仍有漏诊胃癌的可能，因此对初诊为胃溃疡者，必须在完成正规治疗的疗程后进行胃镜复查，胃镜复查溃疡缩小或愈合不是鉴别良、恶性溃疡的最终依据，必须重复活检加以证实。

（二）胃泌素瘤

亦称 Zollinger-Ellison 综合征，是胰腺非β细胞瘤分泌大量胃泌素所致。肿瘤往往很小（＜1cm），生长缓慢，半数为恶性。大量胃泌素可刺激壁细胞增生，分泌大量胃酸，使上消化道经常处于高酸环境，导致胃、十二指肠球部和不典型部位（十二指肠降段、横段、甚或空肠近端）发生多发性溃疡。胃泌素瘤与普通消化性溃疡的鉴别要点是该病溃疡发生于不典型部位，具难治性特点，有过高胃酸分泌（BAO 和 MAO 均明显升高，且 BAO/MAO＞60％）及高空腹血清胃泌素（＞200pg/mL，常＞500pg/mL）。

八、并发症

（一）出血

溃疡侵蚀周围血管可引起出血。出血是消化性溃疡最常见的并发症，也是上消化道大出血最常见的病因（约占所有病因的50％）。

（二）穿孔

溃疡病灶向深部发展穿透浆膜层则并发穿孔。溃疡穿孔临床上可分为急性、亚急性和慢性三种类型，以第一种常见。急性穿孔的溃疡常位于十二指肠前壁或胃前壁，发生穿孔后胃肠的内容物漏入腹腔而引起急性腹膜炎。十二指肠或胃后壁的溃疡深至浆膜层时已与邻近的组织或器官发生粘连，穿孔时胃肠内容物不流入腹腔，称为慢性穿孔，又称为穿透性溃疡。这种穿透性溃疡改变了腹痛规律，变得顽固而持续，疼痛常放射至背部。邻近后壁的穿孔或游离穿孔较小，只引起局限性腹膜炎时称亚急性穿孔，症状较急性穿孔轻而体征较局限，且易漏诊。

（三）幽门梗阻

主要是由 DU 或幽门管溃疡引起。溃疡急性发作时可因炎症水肿和幽门部痉挛而引起暂时性梗阻，可随炎症的好转而缓解；慢性梗阻主要由于瘢痕收缩而呈持久性。幽门梗阻临床表现为：餐后上腹饱胀、上腹疼痛加重，伴有恶心、呕吐，大量呕吐后症状可以改善，呕吐物含发酵酸性宿食。严重呕吐可致失水和低氯低钾性碱中毒。可发生营养不良和体重减轻。体检可见胃型和胃蠕动波，清晨空腹时检查胃内有振水声。进一步做胃镜或X线钡剂检查可确诊。

(四)癌变

少数GU可发生癌变,DU则否。GU癌变发生于溃疡边缘,据报道癌变率在1%左右。长期慢性GU病史、年龄在45岁以上、溃疡顽固不愈者应提高警惕。对可疑癌变者,在胃镜下取多点活检做病理检查;在积极治疗后复查胃镜,直到溃疡完全愈合;必要时定期随访复查。

九、治疗

治疗的目的是消除病因、缓解症状、愈合溃疡、防止复发和防治并发症。针对病因的治疗如根除幽门螺杆菌,有可能彻底治愈溃疡病,是近年消化性溃疡治疗的一大进展。

(一)一般治疗

生活要有规律,避免过度劳累和精神紧张。注意饮食规律,戒烟酒。服用NSAID者尽可能停用,即使未用亦要告诫患者今后慎用。

(二)治疗消化性溃疡的药物及其应用

治疗消化性溃疡的药物可分为抑制胃酸分泌的药物和保护胃黏膜的药物两大类,主要起缓解症状和促进溃疡愈合的作用,常与根除幽门螺杆菌治疗配合使用。现就这些药物的作用机制及临床应用分别简述如下。

1.抑制胃酸药物

溃疡的愈合与抑酸治疗的强度和时间成正比。抗酸药具中和胃酸作用,可迅速缓解疼痛症状,但一般剂量难以促进溃疡愈合,故目前多作为加强止痛的辅助治疗。H_2受体拮抗剂(H_2RA)可抑制基础及刺激的胃酸分泌,以前一作用为主,而后一作用不如PPI充分。使用推荐剂量各种H_2RA溃疡愈合率相近,不良反应发生率均低。西咪替丁可通过血脑屏障,偶有精神异常不良反应;与雄性激素受体结合而影响性功能;经肝细胞色素P450代谢而延长华法林、苯妥英钠、茶碱等药物的肝内代谢。雷尼替丁、法莫替丁和尼扎替丁上述不良反应较少。已证明H_2RA全日剂量于睡前顿服的疗效与1日2次分服相仿。由于该类药物价格较PPI便宜,临床上特别适用于根除幽门螺杆菌疗程完成后的后续治疗,及某些情况下预防溃疡复发的长程维持治疗(详后)。质子泵抑制剂(PPI)作用于壁细胞胃酸分泌终末步骤中的关键酶H^+-K^+-ATP酶,使其不可逆失活,因此抑酸作用比H_2RA更强且作用持久。与H_2RA相比,PPI促进溃疡愈合的速度较快、溃疡愈合率较高,因此特别适用于难治性溃疡或NSAID溃疡患者不能停用NSAID时的治疗。对根除幽门螺杆菌治疗,PPI与抗生素的协同作用较H_2RA好,因此是根除幽门螺杆菌治疗方案中最常用的基础药物。使用推荐剂量的各种PPI,对消化性溃疡的疗效相仿,不良反应均少。

2.保护胃黏膜药物

硫糖铝和胶体铋目前已少用作治疗消化性溃疡的一线药物。枸橼酸铋钾(胶体次枸橼酸铋)因兼有较强抑制幽门螺杆菌作用,可作为根除幽门螺杆菌联合治疗方案的组分,但要注意此药不能长期服用,因会过量蓄积而引起神经毒性。米索前列醇具有抑制胃酸分泌、增加胃十二指肠黏膜的黏液及碳酸氢盐分泌和增加黏膜血流等作用,主要用于NSAID溃疡的预防,腹泻是常见不良反应,因会引起子宫收缩故孕妇忌服。

(三)根除幽门螺杆菌治疗

对幽门螺杆菌感染引起的消化性溃疡,根除幽门螺杆菌不但可促进溃疡愈合,而且可预防溃疡复发,从而彻底治愈溃疡。因此,凡有幽门螺杆菌感染的消化性溃疡,无论初发或复发、活动或静止、有无合并症,均应予以根除幽门螺杆菌治疗。

1.根除幽门螺杆菌的治疗方案

已证明在体内具有杀灭幽门螺杆菌作用的抗生素有克拉霉素、阿莫西林、甲硝唑(或替硝唑)、四环素、呋喃唑酮、某些喹诺酮类如左氧氟沙星等。PPI及胶体铋体内能抑制幽门螺杆菌,与上述抗生素有协同杀菌作用。目前尚无单一药物可有效根除幽门螺杆菌,因此必须联合用药。应选择幽门螺杆菌根除率高的治疗方案力求一次根除成功。研究证明以 PPI 或胶体铋为基础加上两种抗生素的三联治疗方案有较高根除率。这些方案中,以 PPI 为基础的方案所含 PPI 能通过抑制胃酸分泌提高口服抗生素的抗菌活性从而提高根除率,再者 PPI 本身具有快速缓解症状和促进溃疡愈合作用,因此是临床中最常用的方案。而其中,又以 PPI 加克拉霉素再加阿莫西林或甲硝唑的方案根除率最高。幽门螺杆菌根除失败的主要原因是患者的服药依从性问题和幽门螺杆菌对治疗方案中抗生素的耐药性。因此,在选择治疗方案时要了解所在地区的耐药情况,近年世界不少国家和我国一些地区幽门螺杆菌对甲硝唑和克拉霉素的耐药率在增加,应引起注意。呋喃唑酮(200mg/d,分 2 次)耐药性少见、价廉,国内报道用呋喃唑酮代替克拉霉素或甲硝唑的三联疗法亦可取得较高的根除率,但要注意呋喃唑酮引起的周围神经炎和溶血性贫血等不良反应。治疗失败后的再治疗比较困难,可换用另外两种抗生素(阿莫西林原发和继发耐药均极少见,可以不换)如 PPI 加左氧氟沙星(500mg/d,每天 1 次)和阿莫西林,或采用 PPI 和胶体铋合用再加四环素(1500mg/d,每天 2 次)和甲硝唑的四联疗法。

2.根除幽门螺杆菌治疗结束后的抗溃疡治疗

在根除幽门螺杆菌疗程结束后,继续给予一个常规疗程的抗溃疡治疗(如 DU 患者予 PPI 常规剂量、每日 1 次、总疗程 2～4 周,或 H_2RA 常规剂量、疗程 4～6 周;GU 患者 PPI 常规剂量、每日 1 次、总疗程 4～6周,或 H_2RA 常规剂量、疗程 6～8 周)是最理想的。这在有并发症或溃疡面积大的患者尤为必要,但对无并发症且根除治疗结束时症状已得到完全缓解者,也可考虑停药以节省药物费用。

3.根除幽门螺杆菌治疗后复查

治疗后应常规复查幽门螺杆菌是否已被根除,复查应在根除幽门螺杆菌治疗结束至少 4 周后进行,且在检查前停用 PPI 或铋剂 2 周,否则会出现假阴性。可采用非侵入性的 ^{13}C或 ^{14}C尿素呼气试验,也可通过胃镜在检查溃疡是否愈合的同时取活检做尿素酶及(或)组织学检查。对未排除胃恶性溃疡或有并发症的消化性溃疡应常规进行胃镜复查。

(四)NSAID 溃疡的治疗、复发预防及初始预防

对服用 NSAID 后出现的溃疡,如情况允许应立即停用 NSAID,如病情不允许可换用对黏膜损伤少的 NSAID 如特异性 COX-2 抑制剂(如塞来昔布)。对停用 NSAID 者,可予常规剂量常规疗程的 H_2RA 或 PPI 治疗;对不能停用 NSAID 者,应选用 PPI 治疗(H_2RA 疗效差)。因幽门螺杆菌和 NSAID 是引起溃疡的两个独立因素,因此应同时检测幽门螺杆菌,如有幽门螺杆菌感染应同时根除幽门螺杆菌。溃疡愈合后,如不能停用 NSAID,无论幽门螺杆菌阳性还是阴性都必须继续 PPI 或米索前列醇长程维持治疗以预防溃疡复发。对初始使用 NSAID 的患者是否应常规给药预防溃疡的发生仍有争论。已明确的是,对于发生 NSAID 溃疡并发症的高危患者,如既往有溃疡病史、高龄、同时应用抗凝血药(包括低剂量的阿司匹林)或糖皮质激素者,应常规予抗溃疡药物预防,目前认为 PPI 或米索前列醇预防效果较好。

(五)溃疡复发的预防

有效根除幽门螺杆菌及彻底停服 NSAID,可消除消化性溃疡的两大常见病因,因而能大大减少溃疡复发。对溃疡复发同时伴有幽门螺杆菌感染复发(再感染或复燃)者,可予根除幽门螺杆菌再治疗。下列情况则需用长程维持治疗来预防溃疡复发:①不能停用 NSAID 的溃疡患者,无论幽门螺杆菌阳性还是阴性(如前述)。②幽门螺杆菌相关溃疡,幽门螺杆菌感染未能被根除。③幽门螺杆菌阴性的溃疡(非幽门螺杆菌、非 NSAID 溃疡)。④幽门螺杆菌相关溃疡,幽门螺杆菌虽已被根除,但曾有严重并发症的高龄或有严重伴随病患者。长程维持治疗一般以 H2RA 或 PPI 常规剂量的半量维持,而 NSAID 溃疡复发的预防多用 PPI 或米索前列醇,已如前述。

(六)外科手术指征

由于内科治疗的进展,目前外科手术主要限于少数有并发症者,包括:①大量出血经内科治疗无效。②急性穿孔。③瘢痕性幽门梗阻。④胃溃疡癌变。⑤严格内科治疗无效的顽固性溃疡。

十、预后

由于内科有效治疗的发展，预后远较过去为佳，死亡率显著下降。死亡主要见于高龄患者，死亡的主要原因是并发症，特别是大出血和急性穿孔。

（王奇志）

第五节　病毒性肝炎

一、甲型病毒性肝炎

甲型病毒性肝炎旧称流行性黄疸或传染性肝炎，早在8世纪就有记载。目前全世界有40亿人口受到该病的威胁。近年对其病原学和诊断技术等方面的研究进展较大，并已成功研制出甲型肝炎病毒减毒活疫苗和灭活疫苗，可有效控制甲型肝炎的流行。

（一）病因

甲型肝炎传染源是患者和亚临床感染者。潜伏期后期及黄疸出现前数日传染性最强，黄疸出现后2周粪便仍可能排出病毒，但传染性已明显减弱。本病无慢性甲肝病毒（HAV）携带者。

（二）诊断要点

甲型病毒性肝炎主要依据流行病学资料、临床特点、常规实验室检查和特异性血清学诊断。流行病学资料应参考当地甲型肝炎流行疫情，病前有无肝炎患者密切接触史及个人、集体饮食卫生状况。急性黄疸型病例黄疸期诊断不难。在黄疸前期获得诊断称为早期诊断，此期表现似"感冒"或"急性胃肠炎"，如尿色变为深黄色应疑及本病。急性无黄疸型及亚临床型病例不易早期发现，诊断主要依赖肝功能检查。根据特异性血清学检查可作出病因学诊断。凡慢性肝炎和重型肝炎，一般不考虑甲型肝炎的诊断。

1.分型

甲型肝炎潜伏期为2～6周，平均4周，临床分为急性黄疸型（AIH）、急性无黄疸型和亚临床型。

（1）急性黄疸型：①黄疸前期：急性起病，多有畏寒发热，体温38 ℃左右，全身乏力，食欲缺乏，厌油、恶心、呕吐，上腹部饱胀不适或腹泻，少数病例以上呼吸道感染症状为主要表现，偶见荨麻疹，继之尿色加深。本期一般持续5～7日。②黄疸期：热退后出现黄疸，可见皮肤巩膜不同程度黄染。肝区隐痛，肝大，触之有充实感，伴有叩痛和压痛，尿色进一步加深。黄疸出现后全身及消化道症状减轻，否则可能发生重症化，但重症化者罕见。本期持续2～6周。③恢复期：黄疸逐渐消退，症状逐渐消失，肝脏逐渐回缩至正常，肝功能逐渐恢复。本期持续2～4周。

（2）急性无黄疸型：起病较缓慢，除无黄疸外，其他临床表现与黄疸型相似，症状一般较轻。多在3个月内恢复。

（3）亚临床型：部分患者无明显临床症状，但肝功能有轻度异常。

（4）急性淤胆型：本型实为黄疸型肝炎的一种特殊形式，特点是肝内胆汁淤积性黄疸持续较久，消化道症状轻，肝实质损害不明显，而黄疸很深，多有皮肤瘙痒及粪色变浅，预后良好。

2.实验室检查

（1）常规检查：外周血白细胞总数正常或偏低，淋巴细胞相对增多，偶见异型淋巴细胞，一般不超过10%，这可能是淋巴细胞受病毒抗原刺激后发生的母细胞转化现象。黄疸前期末尿胆原及尿胆红素开始呈阳性反应，是早期诊断的重要依据。血清丙氨酸氨基转移酶（ALT）于黄疸前期早期开始升高，血清胆红素在黄疸前期末开始升高。血清ALT高峰在血清胆红素高峰之前，一般在黄疸消退后一至数周恢复正常。急性黄疸型血浆球蛋白常见轻度升高，但随病情恢复而逐渐恢复。急性无黄疸型和亚临床型病例肝功能改变以单项ALT轻中度升高为特点。急性淤胆型病例血清胆红素显著升高而ALT仅轻度升高，两者形成明显反差，同时伴有血清 ALP 及 GGT 明显升高。

(2)特异性血清学检查：特异性血清学检查是确诊甲型肝炎的主要指标。血清 IgM 型甲型肝炎病毒抗体(抗-HAV-IgM)于发病数日即可检出，黄疸期达到高峰，一般持续 2～4 个月，以后逐渐下降乃至消失。目前临床上主要用酶联免疫吸附法(ELISA)检查血清抗-HAV-IgM，以作为早期诊断甲型肝炎的特异性指标。血清抗-HAV-IgM 出现于病程恢复期，较持久，甚至终生阳性，是获得免疫力的标志，一般用于流行病学调查。新近报道应用线性多抗原肽包被进行 ELISA 检测 HAV 感染，其敏感性和特异性分别高于 90%和 95%。

(三)鉴别要点

本病需与药物性肝炎、传染性单核细胞增多症、钩端螺旋体病、急性结石性胆管炎、原发性胆汁性肝硬化、妊娠期肝内胆汁淤积症、总胆管梗阻、妊娠急性脂肪肝等鉴别。其他如血吸虫病、肝吸虫病、肝结核、脂肪肝、肝淤血及原发性肝癌等均可有肝大或 ALT 升高，鉴别诊断时应加以考虑。与乙型、丙型、丁型及戊型病毒型肝炎急性期鉴别除参考流行病学特点及输血史等资料外，主要依据血清抗-HAV-IgM 的检测。

(四)规范化治疗

急性期应强调卧床休息，给予清淡而营养丰富的饮食，外加充足的 B 族维生素及维生素 C。进食过少及呕吐者，应每日静脉滴注 10%的葡萄糖液 1 000～1 500 mL，酌情加入能量合剂及 10%氯化钾。热重者可服用茵陈蒿汤、栀子柏皮汤加减；湿重者可服用茵陈胃苓汤加减；湿热并重者宜用茵陈蒿汤和胃苓汤合方加减；肝气郁结者可用逍遥散；脾虚湿困者可用平胃散。

(五)转院标准

急性黄疸型黄疸期可能发生重症化，应转院治疗，可考虑人工肝支持疗法，但重症化者罕见。

(六)预后评估

本病预后良好，无慢性化倾向，发生肝衰竭罕见，无演化成肝癌的危险。

二、乙型病毒性肝炎

慢性乙型病毒性肝炎是由乙型肝炎病毒感染致肝脏发生炎症及肝细胞坏死，持续 6 个月以上而病毒仍未被清除的疾病。我国是慢性乙型病毒性肝炎的高发区，人群中约有 9.09%为乙型肝炎病毒携带者。该疾病呈慢性进行性发展，间有反复急性发作，可演变为肝硬化、肝癌或肝功能衰竭等，严重危害人民健康，故对该疾病的早发现、早诊断、早治疗很重要。

(一)病因

1.传染源

传染源主要是有 HBV-DNA 复制的急、慢性患者和无症状慢性 HBV 携带者。

2.传播途径

主要通过血清及日常密切接触而传播。血液传播途径除输血及血制品外，可通过注射，刺伤，共用牙刷、剃刀及外科器械等方式传播，经微量血液也可传播。由于患者唾液、精液、初乳、汗液、血性分泌物均可检出 HBsAg，故密切的生活接触可能是重要传播途径。所谓“密切生活接触”可能是由于微小创伤所致的一种特殊经血传播形式，而非消化道或呼吸道传播。另一种重要的传播方式是母一婴传播(垂直传播)。生于 HBsAg/HBeAg 阳性母亲的婴儿，HBV 感染率高达 95%，大部分在分娩过程中感染，低于 10%～20%可能为宫内感染。因此，医源性或非医源性经血液传播，是本病的传播途径。

3.易感人群

感染后患者对同一 HBsAg 亚型 HBV 可获得持久免疫力。但对其他亚型免疫力不完全，偶可再感染其他亚型，故极少数患者血清抗-HBs(某一亚型感染后)和 HBsAg(另一亚型再感染)可同时阳性。

(二)诊断要点

急性肝炎病程超过半年，或原有乙型病毒性肝炎或 HBsAg 携带史，本次又因同一病原再次出现肝炎症状、体征及肝功能异常者可以诊断为慢性乙型病毒性肝炎。发病日期不明或虽无肝炎病史，但肝组织病理学检查符合慢性乙型病毒性肝炎，或根据症状、体征、化验及B超检查综合分析，亦可作出相应诊断。

1.分型

据HBeAg可分为2型。

(1)HBeAg阳性慢性乙型病毒性肝炎：血清HBsAg、HBV-DNA和HBeAg阳性，抗-HBe阴性，血清ALT持续或反复升高，或肝组织学检查有肝炎病变。

(2)HBeAg阴性慢性乙型病毒性肝炎：血清HBsAg和HBV-DNA阳性，HBeAg持续阴性，抗-HBe阳性或阴性，血清ALT持续或反复异常，或肝组织学检查有肝炎病变。

2.分度

根据生化学试验及其他临床和辅助检查结果，可进一步分3度。

(1)轻度：临床症状、体征轻微或缺如，肝功能指标仅1或2项轻度异常。

(2)中度：症状、体征、实验室检查居于轻度和重度之间。

(3)重度：有明显或持续的肝炎症状，如乏力、纳差、尿黄、便溏等，伴有肝病面容、肝掌、蜘蛛痣、脾大，并排除其他原因，且无门静脉高压症者。实验室检查血清ALT和(或)AST反复或持续升高，清蛋白降低或A/G比值异常，球蛋白明显升高。除前述条件外，凡清蛋白不超过32 g/L，胆红素大于5倍正常值上限，凝血酶原活动度为40%～60%，胆碱酯酶低于2 500 U/L，4项检测中有1项达上述程度者即可诊断为重度慢性肝炎。

3.B超检查

B超结果可供慢性乙型病毒性肝炎诊断参考。

(1)轻度：B超检查肝脾无明显异常改变。

(2)中度：B超检查可见肝内回声增粗，肝脏和(或)脾脏轻度肿大，肝内管道(主要指肝静脉)走行多清晰，门静脉和脾静脉内径无增宽。

(3)重度：B超检查可见肝内回声明显增粗，分布不均匀；肝表面欠光滑，边缘变钝；肝内管道走行欠清晰或轻度狭窄、扭曲；门静脉和脾静脉内径增宽；脾大；胆囊有时可见“双层征”。

4.组织病理学诊断

组织病理学诊断包括病因(根据血清或肝组织的肝炎病毒学检测结果确定病因)、病变程度及分级分期结果。

(三)鉴别要点

本病应与慢性丙型病毒性肝炎、嗜肝病毒感染所致肝损害、酒精性及非酒精性肝炎、药物性肝炎、自身免疫性肝炎、肝硬化、肝癌等鉴别。

(四)规范化治疗

1.治疗的总体目标

最大限度地长期抑制或消除乙肝病毒，减轻肝细胞炎症坏死及肝纤维化，延缓和阻止疾病进展，减少和防止肝脏失代偿、肝硬化、肝癌及其并发症的发生，从而改善生活质量和延长存活时间。主要包括抗病毒、免疫调节、抗炎保肝、抗纤维化和对症治疗，其中抗病毒治疗是关键，只要有适应证，且条件允许，就应进行规范的抗病毒治疗。

2.抗病毒治疗的一般适应证

①HBV-DNA≥2×10^4 U/mL(HBeAg阴性者为不低于2×10^3 U/mL)。②ALT≥2×ULN；如用干扰素治疗，ALT应不高于10×ULN，血总胆红素水平应低于2×ULN。③如ALT＜2×ULN，但肝组织学显示Knodell HAI≥4，或≥G2。

具有①并有②或③的患者应进行抗病毒治疗；对达不到上述治疗标准者，应监测病情变化，如持续HBV-DNA阳性，且ALT异常，也应考虑抗病毒治疗。ULN为正常参考值上限。

3.HBeAg 阳性慢性乙型肝炎患者

对于 HBV-DNA 定量不低于 2×10^4 U/mL，ALT 水平不低于 2×ULN 者，或 ALT＜2×ULN，但肝组织学显示 Knodell HAI≥4，或≥G2 炎症坏死者，应进行抗病毒治疗。可根据具体情况和患者的意愿，选用 IFN-α，ALT 水平应低于 10×ULN，或核苷（酸）类似物治疗。对 HBV-DNA 阳性但低于 2×10^4 U/mL者，经监测病情 3 个月，HBV-DNA 仍未转阴，且 ALT 异常，则应抗病毒治疗。

（1）普通 IFN-α：5 MU（可根据患者的耐受情况适当调整剂量），每周 3 次或隔日 1 次，皮下或肌内注射，一般疗程为 6 个月。如有应答，为提高疗效亦可延长疗程至 1 年或更长。应注意剂量及疗程的个体化。如治疗 6 个月无应答者，可改用其他抗病毒药物。

（2）聚乙二醇干扰素 α-2a：180 μg，每周 1 次，皮下注射，疗程 1 年。剂量应根据患者耐受性等因素决定。

（3）拉米夫定：100 mg，每日 1 次，口服。治疗 1 年时，如 HBV-DNA 检测不到（PCR 法）或低于检测下限、ALT 复常、HBeAg 转阴但未出现抗-HBe 者。建议继续用药直至 HBeAg 血清学转归，经监测 2 次（每次至少间隔 6 个月）仍保持不变者可以停药，但停药后需密切监测肝脏生化学和病毒学指标。

（4）阿德福韦酯：10 mg，每日 1 次，口服。疗程可参照拉米夫定。

（5）恩替卡韦：0.5 mg（对拉米夫定耐药患者 1 mg），每日 1 次，口服。疗程可参照拉米夫定。

4.HBeAg 阴性慢性乙型肝炎患者

HBV-DNA 定量不低于 2×10^3 U/mL，ALT 水平不低于 2×ULN 者，或 ALT＜2ULN，但肝组织学检查显示 Knodell HAI≥4，或 G2 炎症坏死者，应进行抗病毒治疗。由于难以确定治疗终点，因此，应治疗至检测不出 HBV-DNA（PCR 法），ALT 复常。此类患者复发率高，疗程宜长，至少为 1 年。

因需要较长期治疗，最好选用 IFN-α（ALT 水平应低于 10×ULN）或阿德福韦酯或恩替卡韦等耐药发生率低的核苷（酸）类似物治疗。对达不到上述推荐治疗标准者，则应监测病情变化，如持续HBV-DNA阳性，且 ALT 异常，也应考虑抗病毒治疗。

（1）普通 IFN-α：5 MU，每周 3 次或隔日 1 次，皮下或肌内注射，疗程至少 1 年。

（2）聚乙二醇干扰素 α-2a：180 μg，每周 1 次，皮下注射，疗程至少 1 年。

（3）阿德福韦酯：10 mg，每日 1 次，口服，疗程至少 1 年。当监测 3 次（每次至少间隔 6 个月）HBV-DNA检测不到（PCR 法）或低于检测下限和 ALT 正常时可以停药。

（4）拉米夫定：100 mg，每日 1 次，口服，疗程至少 1 年。治疗终点同阿德福韦酯。

（5）恩替卡韦：0.5 mg（对拉米夫定耐药患者 1 mg），每日 1 次，口服。疗程可参照阿德福韦酯。

5.应用化疗和免疫抑制剂治疗的患者

对于因其他疾病而接受化疗、免疫抑制剂（特别是肾上腺糖皮质激素）治疗的 HBsAg 阳性者，即使 HBV-DNA 阴性和 ALT 正常，也应在治疗前 1 周开始服用拉米夫定，每日 100 mg，化疗和免疫抑制剂治疗停止后，应根据患者病情决定拉米夫定停药时间。对拉米夫定耐药者，可改用其他已批准的能治疗耐药变异的核苷（酸）类似物。核苷（酸）类似物停用后可出现复发，甚至病情恶化，应十分注意。

6.其他特殊情况的处理

（1）经过规范的普通 IFN-α 治疗无应答患者，再次应用普通 IFN-α 治疗的疗效很低。可试用聚乙二醇干扰素 α-2a 或核苷（酸）类似物治疗。

（2）强化治疗指在治疗初始阶段每日应用普通 IFN-α，连续 2～3 周后改为隔日 1 次或每周 3 次的治疗。目前对此疗法意见不一，因此不予推荐。

（3）应用核苷（酸）类似物发生耐药突变后的治疗，拉米夫定治疗期间可发生耐药突变，出现“反弹”，建议加用其他已批准的能治疗耐药变异的核苷（酸）类似物，并重叠 1～3 个月或根据 HBV-DNA 检测阴性后撤换拉米夫定，也可使用 IFN-α（建议重叠用药 1～3 个月）。

（4）停用核苷（酸）类似物后复发者的治疗，如停药前无拉米夫定耐药，可再用拉米夫定治疗，或其他核苷（酸）类似物治疗。如无禁忌证，亦可用 IFN-α 治疗。

7.儿童患者

12 岁以上慢性乙型病毒性肝炎患儿，其普通 IFN-α 治疗的适应证、疗效及安全性与成人相似，剂量为 3～6 $\mu U/m^2$，最大剂量不超过 10 $\mu U/m^2$。在知情同意的基础上，也可按成人的剂量和疗程用拉米夫定治疗。

（五）转院标准

重症肝炎患者可考虑人工肝支持治疗、肝移植，有消化道大出血者可考虑急诊内镜治疗、介入治疗或手术治疗。

（六）预后评估

本病青壮年居多，起病多缓慢或隐匿，其发展过程一般为：活动性肝炎→肝纤维化→肝硬化→肝癌。因此一旦发现该疾病，即应进行明确诊断，并除外慢性丙型病毒性、酒精及非酒精性、药物性、自身免疫性肝炎及肝癌等，制定合理的诊疗方案，治疗以抗病毒为关键。一般预后尚可。但该疾病患者应每 3～6 个月监测乙肝五项、肝功能、HBV-DNA、AFP、肝脏 B 超等（必要时作 CT 或 MRI），防止或及早发现疾病进展甚至癌变。

三、丙型病毒性肝炎

慢性丙型病毒性肝炎是一种主要经血液传播的疾病，是由丙型肝炎病毒（HCV）感染导致的慢性传染病。慢性 HCV 感染可导致肝脏慢性炎症坏死，部分患者可发展为肝硬化甚至肝细胞癌（HCC），严重危害人民健康，已成为严重的社会和公共卫生问题。

（一）病因

1.传染源

主要为急、慢性患者和慢性 HCV 携带者。

2.传播途径

与乙型肝炎相同，主要有以下 3 种。

（1）通过输血或血制品传播：由于 HCV 感染者病毒血症水平低，所以输血和血制品（输 HCV 数量较多）是最主要的传播途径。经初步调查，输血后非甲非乙型肝炎患者血清丙型肝炎抗体（抗-HCV）阳性率高达 80%以上，已成为大多数（80%～90%）输血后肝炎的原因。但供血员血清抗-HCV 阳性率较低，欧美各国为 0.35%～1.4%，故目前公认，反复输入多个供血员血液或血制品者更易发生丙型肝炎，输血3 次以上者感染 HCV 的危险性增高 2～6 倍。国内曾因单采血浆回输血细胞时污染，造成丙型肝炎暴发流行，经 2 年以上随访，血清抗-HCV 阳性率达到 100%。1989 年国外综合资料表明，抗-HCV 阳性率在输血后非甲非乙型肝炎患者为 85%，血源性凝血因子治疗的血友病患者为 60%～70%，静脉药瘾患者为 50%～70%。

（2）通过非输血途径传播：丙型肝炎亦多见于非输血人群，主要通过反复注射、针刺、含 HCV 血液反复污染皮肤黏膜隐性伤口及性接触等其他密切接触方式而传播。这是世界各国广泛存在的散发性丙型肝炎的传播途径。

（3）母婴传播：要准确评估 HCV 垂直传播很困难，因为在新生儿中所检测到的抗-HCV 实际可能来源于母体（被动传递）。检测 HCV-RNA 提示，HCV 有可能由母体传播给新生儿。

3.易感人群

对 HCV 无免疫力者普遍易感。在西方国家，除反复输血者外，静脉药瘾者、同性恋等混乱性接触者及血液透析患者丙型肝炎发病率较高。本病可发生于任何年龄，一般儿童和青少年 HCV 感染率较低，中青年次之。男性 HCV 感染率大于女性。HCV 多见于 16 岁以上人群。HCV 感染恢复后血清抗体水平低，免疫保护能力弱，有再次感染 HCV 的可能性。

（二）诊断要点

1.诊断依据

HCV 感染超过 6 个月，或发病日期不明、无肝炎史，但肝脏组织病理学检查符合慢性肝炎，或根据症状、体征、实验室及影像学检查结果综合分析，作出诊断。

2.病变程度判定

慢性肝炎按炎症活动度(G)可分为轻、中、重 3 度，并应标明分期(S)。

(1)轻度慢性肝炎(包括原慢性迁延性肝炎及轻型慢性活动性肝炎)：G1～2，S0～2。

①肝细胞变性，点、灶状坏死或凋亡小体。②汇管区有(无)炎症细胞浸润、扩大，有或无局限性碎屑坏死(界面肝炎)。③小叶结构完整。

(2)中度慢性肝炎(相当于原中型慢性活动性肝炎)：G3，S1～3。

①汇管区炎症明显，伴中度碎屑坏死。②小叶内炎症严重，融合坏死或伴少数桥接坏死。③纤维间隔形成，小叶结构大部分保存。

(3)重度慢性肝炎(相当于原重型慢性活动性肝炎)：G4，S2～4。

①汇管区炎症严重或伴重度碎屑坏死。②桥接坏死累及多数小叶。③大量纤维间隔，小叶结构紊乱，或形成早期肝硬化。

3.组织病理学诊断

组织病理学诊断包括病因(根据血清或肝组织的肝炎病毒学检测结果确定病因)、病变程度及分级分期结果，如病毒性肝炎，丙型，慢性，中度，G3/S4。

（三）鉴别要点

本病应与慢性乙型病毒性肝炎、药物性肝炎、酒精性肝炎、非酒精性肝炎、自身免疫性肝炎、病毒感染所致肝损害、肝硬化、肝癌等鉴别。

（四）规范化治疗

1.抗病毒治疗的目的

清除或持续抑制体内的 HCV，以改善或减轻肝损害，阻止进展为肝硬化、肝衰竭或 HCC，并提高患者的生活质量。治疗前应进行 HCV-RNA 基因分型(1 型和非 1 型)和血中 HCV-RNA 定量，以决定抗病毒治疗的疗程和利巴韦林的剂量。

2.HCV-RNA 基因为 1 型或(和)HCV-RNA 定量不低于 4×10^{3} U/mL 者

可选用下列方案之一。

(1)聚乙二醇干扰素 α 联合利巴韦林治疗方案：聚乙二醇干扰素 α-2a 180 μg，每周 1 次，皮下注射，联合口服利巴韦林 1 000 mg/d，至 12 周时检测 HCV-RNA。

①如 HCV-RNA 下降幅度少于 2 个对数级，则考虑停药。②如 HCV-RNA 定性检测为阴转，或低于定量法的最低检测限。继续治疗至 48 周。③如 HCV-RNA 未转阴，但下降超过 2 个对数级，则继续治疗到 24 周。如 24 周时 HCV-RNA 转阴，可继续治疗到 48 周；如果 24 周时仍未转阴，则停药观察。

(2)普通 IFN-α 联合利巴韦林治疗方案：IFN-α 3～5 MU，隔日 1 次，肌内或皮下注射，联合口服利巴韦林 1 000 mg/d，建议治疗 48 周。

(3)不能耐受利巴韦林不良反应者的治疗方案：可单用普通 IFN-α 复合 IFN 或 PEG-IFN，方法同上。

3.HCV-RNA 基因为非 1 型或(和)HCV-RNA 定量小于 4×10^{5} U/mL 者

可采用以下治疗方案之一。

(1)聚乙二醇干扰素 α 联合利巴韦林治疗方案：聚乙二醇干扰素 α-2a 180 μg，每周 1 次，皮下注射，联合应用利巴韦林 800 mg/d，治疗 24 周。

(2)普通 IFN-α 联合利巴韦林治疗方案：IFN-α3 mU，每周 3 次，肌内或皮下注射，联合应用利巴韦林 800～1 000 mg/d，治疗 24～48 周。

(3)不能耐受利巴韦林不良反应者的治疗方案:可单用普通 IFN-α 或聚乙二醇干扰素 α。

(五)转院标准

重症肝炎患者可考虑人工肝支持治疗,肝移植,有消化道大出血者可考虑急诊内镜治疗、介入治疗或手术治疗。

(六)预后评估

慢性丙型病毒性肝炎为我国常见慢性传染性疾病之一,我国一般人群抗-HCV 阳性率为 3.2%。本病多有输血史,起病多缓慢或隐匿,该病多呈慢性进行性发展,其间可反复迁延发作,逐渐发展为肝硬化、原发性肝癌或肝功能衰竭。所以一旦发现该疾病,应充分了解本病的最佳临床证据,结合各项相应实验室检查、影像学及病理学检查,进行明确诊断,并进行规范的抗病毒治疗。基因型是抗病毒治疗疗效最重要的预测因素,聚乙二醇干扰素 α-2a 联合口服利巴韦林有较强的抗病毒作用,有较高缓解率。在治疗疗程完结束后应每 3~6 个月监测 HCV 抗体、肝功能、HCV-RNA、AFP、肝脏 B 超等(必要时作 CT 或 MRI),早发现疾病进展甚至癌变。

四、丁型病毒性肝炎

丁型病毒型肝炎是由于丁型肝炎病毒(HDV)与 HBV 共同感染引起的以肝细胞损害为主的传染病,呈世界性分布,易使肝炎慢性化和重症化。

(一)病因

HDV 感染呈全球性分布。意大利是 HDV 感染的发现地。地中海沿岸、中东地区、非洲和南美洲亚马逊河流域是 HDV 感染的高流行区。HDV 感染在地方性高发区的持久流行,是由 HDV 在 HBsAg 携带者之间不断传播所致。除南欧为地方性高流行区之外,其他发达国家 HDV 感染率一般只占 HBsAg 携带者的 5%以下。发展中国家 HBsAg 携带者较高,有引起 HDV 感染传播的基础。我国各地 HBsAg 阳性者中 HDV 感染率为 0~32%,北方偏低,南方较高。活动性乙型慢性肝炎和重型肝炎患者 HDV 感染率明显高于无症状慢性 HBsAg 携带者。

1.传染源

主要是急、慢性丁型肝炎患者和 HDV 携带者。

2.传播途径

输血或血制品是传播 HDV 的最重要途径之一。其他包括经注射和针刺传播,日常生活密切接触传播,以及围生期传播等。我国 HDV 传播方式以生活密切接触为主。

3.易感人群

HDV 感染分两种类型:①HDV/HBV 同时感染,感染对象是正常人群或未接受 HBV 感染的人群;②HDV/HBV 重叠感染,感染对象是已受 HBV 感染的人群,包括无症状慢性 HBsAg 携带者和乙型肝炎患者,他们体内含有 HBV 及 HBsAg,一旦感染 HDV,极有利于 HDV 的复制,所以这一类人群对 HDV 的易感性更强。

(二)诊断要点

我国是 HBV 感染高发区,应随时警惕 HDV 感染。HDV 与 HBV 同时感染所致急性丁型肝炎,仅凭临床资料不能确定病因。凡无症状慢性 HBsAg 携带者突然出现急性肝炎样症状、重型肝炎样表现或迅速向慢性肝炎发展者,以及慢性乙型肝炎病情突然恶化而陷入肝衰竭者,均应想到 HDV 重叠感染,及时进行特异性检查,以明确病因。

1.临床表现

HDV 感染一般只与 HBV 感染同时发生或继发于 HBV 感染者中,故其临床表现部分取决于 HBV 感染状态。

(1)HDV 与 HBV 同时感染(急性丁型肝炎):潜伏期为 6~12 周,其临床表现与急性自限性乙型肝炎类似,多数为急性黄疸型肝炎。在病程中可先后发生两次肝功能损害,即血清胆红素和转氨酶出现两个高峰。整个病程较短,HDV 感染常随 HBV 感染终止而终止,预后良好,很少向重型肝炎、慢性肝炎或无症状慢性 HDV 携带者发展。

(2)HDV 与 HBV 重叠感染:潜伏期为 3～4 周。其临床表现轻重悬殊,复杂多样。

①急性肝炎样丁型肝炎:在无症状慢性 HBsAg 携带者基础上重叠感染 HDV 后,最常见的临床表现形式是急性肝炎样发作,有时病情较重,血清转氨酶持续升高达数月之久,或血清胆红素及转氨酶升高呈双峰曲线。在 HDV 感染期间,血清 HBsAg 水平常下降,甚至转阴,有时可使 HBsAg 携带状态结束。②慢性丁型肝炎:无症状慢性 HBsAg 携带者重叠感染 HDV 后,更容易发展成慢性肝炎。慢性化后发展为肝硬化的进程较快。早期认为丁型肝炎不易转化为肝癌,近年来在病理诊断为原发性肝癌的患者中,HDV 标志阳性者可达 11%～22%,故丁型肝炎与原发性肝癌的关系不容忽视。

(3)重型丁型肝炎:在无症状慢性 HBsAg 携带者基础上重叠感染 HDV 时,颇易发展成急性或亚急性重型肝炎。在“暴发性肝炎”中,HDV 感染标志阳性率高达 21%～60%,认为 HDV 感染是促成大块肝坏死的一个重要因素。按国内诊断标准,这些“暴发性肝炎”应包括急性和亚急性重型肝炎。HDV 重叠感染易使原有慢性乙型肝炎病情加重。如有些慢性乙型肝炎患者,病情本来相对稳定或进展缓慢,血清 HDV 标志转阳,临床状况可突然恶化,继而发生肝衰竭,甚至死亡,颇似慢性重型肝炎,这种情况国内相当多见。

2.实验室检查

近年丁型肝炎的特异诊断方法日臻完善,从受检者血清中检测到 HDAg 或 HDV RNA,或从血清中检测抗-HDV,均为确诊依据。

(三)鉴别要点

应注意与慢性重型乙型病毒型肝炎相鉴别。

(四)规范化治疗

丁型病毒性肝炎以护肝对症治疗为主。近年研究表明。IFN-α 可能抑制 HDV RNA 复制,经治疗后,可使部分病例血清 HDV RNA 转阴,所用剂量宜大,疗程宜长。目前 IFN-α 是唯一可供选择的治疗慢性丁型肝炎的药物,但其疗效有限。IFN-α900 万 U,每周 3 次,或者每日 500 万 U,疗程 1 年,能使 40%～70%的患者血清中 HDV RNA 消失,但是抑制 HDV 复制的作用很短暂,停止治疗后 60%～97%的患者复发。

(五)转院标准

HDV 重叠感染易使原有慢性乙型肝炎病情加重,临床状况可突然恶化,继而可发生肝衰竭,此时应转院治疗。

(六)预后评估

丁型肝炎较单纯乙型肝炎更易慢性化和重型化,HDV 与 HBV 重叠感染者预后较差。

五、戊型病毒性肝炎

戊型病毒型肝炎原称肠道传播的非甲非乙型肝炎或流行性非甲非乙型肝炎,其流行病学特点及临床表现颇像甲型肝炎,但两者的病因完全不同。

(一)病因

戊型肝炎流行最早发现于印度,开始疑为甲型肝炎,但回顾性血清学分析,证明既非甲型肝炎,也非乙型肝炎。本病流行地域广泛,在发展中国家以流行为主,发达国家以散发为主。其流行特点与甲型肝炎相似,传染源是戊型肝炎患者和阴性感染患者,经粪一口传播。潜伏期末和急性期初传染性最强。流行规律大体分两种:一种为长期流行,常持续数月,可长达 20 个月,多由水源不断污染所致;另一种为短期流行,约 1 周即止,多为水源一次性污染引起。与甲型肝炎相比,本病发病年龄偏大,16～35 岁者占 75%,平均

27 岁。孕妇易感性较高。

(二)诊断要点

流行病学资料、临床特点和常规实验室检查仅作临床诊断参考,特异血清病原学检查是确诊依据,同时排除 HAV、HBV、HCV 感染。

1.临床表现

本病潜伏期 15～75 日,平均约 6 周。绝大多数为急性病例,包括急性黄疸型和急性无黄疸型肝炎,两者比例约为 1∶13。临床表现与甲型肝炎相似,但其黄疸前期较长,症状较重。除淤胆型病例外,黄疸常于一周内消退。戊型肝炎胆汁淤积症状(如灰浅色大便、全身瘙痒等)较甲型肝炎为重,大约 20%的急性戊型肝炎患者会发展成淤胆型肝炎。部分患者有关节疼痛。

2.实验室检查

用戊型肝炎患者急性期血清 IgM 型抗体建立 ELISA 法,可用于检测拟诊患者粪便内的 HEAg,此抗原在黄疸出现第 14～18 日的粪便中较易检出,但阳性率不高。用荧光素标记戊型肝炎恢复期血清 IgG,以实验动物 HEAg 阳性肝组织作抗原片,进行荧光抗体阻断实验,可用于检测血清戊型肝炎抗体(抗-HEV),阳性率 50%～100%。但本法不适用于临床常规检查。

用重组抗原或合成肽原建立 ELISA 法检测血清抗-HEV,已在国内普遍开展,敏感性和特异性均较满意。用本法检测血清抗-HEV-IgM,对诊断现症戊型肝炎更有价值。

(三)鉴别要点

应注意与 HAV、HBV、HCV 相鉴别。

(四)规范化治疗

急性期应强调卧床休息,给予清淡而营养丰富的饮食。外加充足的 B 族维生素及维生素 C。

HEV ORF2 结构蛋白可用于研制有效疫苗,并能对 HEV 株提供交叉保护。HEV ORF2 蛋白具有较好的免疫原性,用其免疫猕猴能避免动物发生戊型肝炎和 HEV 感染。该疫苗正在研制,安全性和有效性正在评估。

(五)转院标准

HBsAg 携带者重叠感染 HEV 后病情加重,临床状况可突然恶化,继而可发生肝衰竭,此时应转院治疗。

(六)预后评估

临床上戊型肝炎是一种典型自限性疾病,多数患者预后较好。

(王奇志)

第六节　肝硬化

肝硬化是一种常见的由不同病因引起的慢性、进行性、弥漫性肝病,是在肝细胞广泛变性和坏死基础上产生肝纤维组织弥漫性增生,并形成再生结节和假小叶,导致正常肝小叶结构和血管解剖的破坏。病变逐渐进展,晚期出现肝衰竭、门脉高压和多种并发症,是严重和不可逆的肝疾病。在我国肝硬化是消化系统常见病,并发症的病死率高,主要由感染乙型肝炎病毒引起,近年来酒精性肝病比例有上升趋势。

一、病因和发病机制

引起肝硬化的病因很多,不同地区的主要病因也不相同。欧美以酒精性肝硬化为主,我国以肝炎病毒性肝硬化多见,其次为血吸虫病肝纤维化,酒精性肝硬化亦逐年增加。研究证实,2 种病因先后或同时作用于肝脏,更易产生肝硬化。如血吸虫病或长期大量饮酒者合并乙型病毒性肝炎等。

二、临床表现

起病常隐匿,早期可无特异性症状、体征,根据是否出现黄疸、腹水等临床表现和食管静脉出血、肝性脑病等并发症,可将肝硬化分为代偿期和失代偿期。

(一)代偿期肝硬化

代偿期肝硬化患者无特异性症状。常在体检或手术中发现。可有食欲缺乏、乏力、消化不良、腹泻等非特异性症状。临床表现同慢性肝炎,鉴别常需依赖肝病理。

(二)失代偿期肝硬化

1.症状

食欲缺乏,有时伴恶心,呕吐,乏力,腹胀,腹痛,常为肝区隐痛,腹泻,体重减轻,可出现牙龈、鼻腔出血、皮肤黏膜紫斑或出血点,女性常有月经过多等出血倾向。内分泌系统失调,男性有性功能减退,男性乳房发育,女性常有闭经及不孕;糖尿病发病率增加,表现为高血糖、糖耐量试验异常、高胰岛素血症和外周性胰岛素抵抗。进展性肝硬化伴严重肝细胞功能衰竭患者常发生低血糖。出现昼夜颠倒、嗜睡、兴奋等神经精神症状。

2.体征

常呈慢性病容,面色黝黑,面部有毛细血管扩张、口角炎等。皮肤表现常见血管蛛、肝掌,可出现男性乳房发育,胸、腹壁皮下静脉可显露或曲张,甚至脐周静脉突起形成水母头状,静脉可听到静脉杂音。黄疸常提示病程已达到中期,随着病变进展而加重。1/3 患者常有不规则发热,与病情活动及感染有关。腹水、肝性胸腔积液、下肢水肿常发生在晚期患者。肝在早期肿大,晚期坚硬缩小、肋下常不易触及。35%～50%患者有脾大,常为中度,少数重度。

三、辅助检查

(一)血常规检查

代偿期多在正常范围。失代偿期,由于出血、营养不良、脾功能亢进可发生轻重不等的贫血。有感染时白细胞可升高,脾功能亢进者白细胞和血小板均减少。

(二)尿常规

一般在正常范围,乙型肝炎肝硬化合并乙肝相关性肾炎时尿蛋白阳性。胆汁淤积引起的黄疸尿胆红素阳性,尿胆原阴性。肝细胞损伤引起的黄疸,尿胆原亦增加。

(三)粪常规

消化道出血时出现肉眼可见的黑粪,门脉高压性胃病引起的慢性出血,粪潜血试验阳性。

(四)肝功能试验

1.血清胆红素

失代偿期可出现结合胆红素和总胆红素升高,胆红素的持续升高是预后不良的重要指标。

2.蛋白质代谢

在肝功能明显减退时,清蛋白合成减少。肝硬化时常有球蛋白升高,蛋白电泳也可显示清蛋白降低,γ 球蛋白显著增高和 β 球蛋白轻度升高。

3.凝血酶原时间

晚期肝硬化及肝细胞损害时明显延长,如用维生素 K 后不能纠正,更说明有功能的肝细胞减少。

4.血清酶学检查

(1)ALT 和 AST:肝细胞受损时,ALT 升高,肝细胞坏死时,AST 升高,肝硬化患者这两种转氨酶不一定升高,但肝硬化活动时可升高,酒精性肝硬化患者 AST/ALT≥2。

(2)γ-GT:90%肝硬化患者可升高,尤其以 PBC 和酒精性肝硬化升高更明显,合并肝癌时明显升高。

(3)AKP(ALP):70%的肝硬化患者可升高,合并肝癌时常明显升高。

5.反映肝纤维化的血清学指标

(1)Ⅲ型前胶原氨基末端肽(PⅢP):测定血清中 PⅢP 可以间接了解肝脏胶原的合成代谢,肝硬化活动时,PⅢP 升高。

(2)Ⅳ型胶原:肝纤维化时Ⅳ型胶原升高,两者相关性优于其他指标。

(3)玻璃酸:肝硬化患者血清玻璃酸升高。

(4)层粘连蛋白:与肝纤维化有良好的相关性。

6.脂肪代谢

代偿期患者,血中胆固醇正常或偏低,失代偿期总胆固醇特别是胆固醇酯明显降低。

7.定量肝功能试验

(1)吲哚菁试验(ICG):检测肝细胞对染料清除情况以反映肝细胞储备功能,是临床初筛肝病患者较有价值和实用的试验。

(2)利多卡因代谢产物生成试验(MEGX):本试验反映肝细胞代谢功能,能预测患者预后。

(五)血清免疫学检查

1.甲胎蛋白(AFP)

肝硬化活动时,AFP 可升高。合并原发性肝癌时明显升高,如转氨酶正常而 AFP 持续升高,须怀疑原发性肝癌。

2.病毒性肝炎标记的测定

疑肝硬化者须测定乙、丙、丁肝炎标记以明确病因。肝硬化有活动时应作甲、乙、丙、丁、戊型标记及 CMV、EB 病毒抗体测定,以明确有无重叠感染。

3.血清抗线粒体抗体、抗平滑肌抗体、抗核抗体

前者在 PBC 患者阳性率 95%,后二者阳性提示自身免疫性肝病。

(六)影像学检查

1.超声检查

B 超检查可发现肝表面不光滑或凹凸不平,肝叶比例失调,多呈右叶萎缩和左叶、尾叶增大,肝实质回声不均匀增强,肝静脉管腔狭窄、粗细不等。门脉高压症声像图改变,表现为脾大、门静脉扩张和门腔侧支开放,部分患者还可探及腹水。多普勒检查可发现门腔侧支开放、门静脉血流速率降低和门静脉血流倒逆等改变。

2.CT

表现为肝叶比例失调、肝裂增宽和肝门区扩大,肝脏密度高低不均。还可见脾大、门静脉扩张和腹水等门脉高压症表现。

3.放射性核素显像

^{99m}Tc-经直肠放射性核素扫描测定的心/肝比值能间接反映门静脉高压和门体分流程度,对诊断有一定意义,正常值为 0.26。肝硬化患者一般在 0.6 以上,伴门脉高压者常>1。

4.上消化道钡剂摄片

可发现食管及胃底静脉曲张征象,食管静脉曲张呈蚀状或蚯蚓状充盈缺损,胃底静脉曲张呈菊花样缺损。但诊断的敏感性不如胃镜检查。

(七)特殊检查

1.胃镜检查

可直接观察并确定食管及胃底有无静脉曲张,了解其曲张程度和范围,并可确定有无门脉高压性胃病。

2.腹腔镜检查

可见肝表面高低不平，有大小不等的结节和纤维间隔，边缘锐利不规则，包膜增厚，脾大，圆韧带血管充血和腹膜血管曲张。

3.肝活组织检查

对肝硬化，特别是早期肝硬化确定诊断和明确病因有重要价值。

4.门静脉测压

经颈静脉测定肝静脉楔入压以及肝静脉游离压，两者差为 HVPG，可代表门静脉压力。正常值 0.7～0.8 kPa(5～6 mmHg)，肝硬化门脉高压患者一般为 2.7 kPa(20 mmHg)，食管静脉曲张及出血者均＞1.6 kPa(12 mmHg)，腹水者均＞1.1 kPa(8 mmHg)。门静脉压力的测定是评价降门脉压力药物疗效的金标准。

5.腹水检查

检查腹水的性质，包括颜色、比重、蛋白含量、细胞分类、腺苷脱氨酶(ADA)、血与腹水 LDH、细菌培养及内毒素测定。还应测定血清－腹水清蛋白梯度(SAAG)，如＞11 g/L 提示门静脉高压。

四、诊断和鉴别诊断

(一)诊断

主要依据为：①有病毒性肝炎、长期饮酒等有关病史。②有肝功能减退和门静脉高压症的临床表现；③肝质地坚硬有结节感。④肝功能试验常有阳性发现。⑤肝活组织检查见假小节形成。

(二)鉴别诊断

1.肝、脾大与血液病、代谢性疾病的肝脾大鉴别

早期肝硬化与慢性肝炎的鉴别需做肝活检。

2.腹水的鉴别诊断

(1)肝硬化腹水为漏出液。SAAG＞11 g/L，患者常有血管蛛、肝掌、腹壁静脉曲张、脾大，合并自发性腹膜炎为渗出液，以中性粒细胞增多为主。

(2)结核性腹膜炎为渗出液。腹水白细胞增多，以淋巴细胞为主，腹水蛋白＞3.5 g/L，伴 ADA 增高。SAAG%11 g/L，抗酸杆菌可阳性，患者常有发热、严重营养不良、CT、B 超提示腹膜增厚，腹膜活检可确诊。

(3)肿瘤性腹水比重介于渗出液和漏出液之间。腹水 LDH/血 LDH＞1，可找到肿瘤细胞。腹水可为血性，SAAG%11 g/L，脐部扪及硬结节及左锁骨上淋巴结均提示恶性肿瘤转移。

(4)恶性乳糜性腹水。常常提示转移性癌，特别是淋巴瘤。

(5)缩窄性心包炎。患者常有奇脉、X 线平片可见心包钙化、心脏超声可诊断。

(6)肾病综合征。引起腹水者常有全身水肿、蛋白尿。

(7)胰性腹水。量较少、伴急性胰腺炎，腹水淀粉酶＞100 U/L。

(三)并发症的诊断和鉴别诊断

1.胃底食管静脉破裂出血

表现为呕血、黑粪，常为上消化道大出血。在大出血暂停，血压稳定后，急症胃镜检查(一般在入院后 6 h 内)可以明确出血部位和原因，鉴别是胃底食管静脉破裂出血还是门静脉高压性胃病或溃疡病引起。

2.感染

发热的肝硬化患者需要确定有无感染以及感染的部位和病原。应摄 X 线胸片、做痰培养、中段尿培养、血培养，有腹水者进行腹水检查，以明确有无肺部、胆管、泌尿道及腹水感染。患者在短期内腹水迅速增加，伴腹痛、腹胀、发热、腹水检查白细胞＞500/mm^3 或中性白细胞＞250/mm^3，就应高度怀疑 SBP，腹水和血鲎试验及血细菌培养可阳性，常为革兰阴性菌。少数患者可无腹痛，患者可出现低血压或休克(革

兰阴性菌败血症)。

3.肝肾综合征

顽固性腹水患者出现少尿、无尿、氮质血症、低血钠、低尿钠,考虑出现肝肾综合征。应当注意的是应与由于利尿药、乳果糖过度使用,非甾体类消炎药、环孢素 A 和氨基糖苷类药物的应用引起的医源性肾衰区分开来。

4.原发性肝癌

患者出现肝进行性变大、质地坚硬伴结节、肝区疼痛、有或无血性腹水、无法解释的发热要考虑此症,血清甲胎蛋白持续升高或 B 超提示肝占位病变时应高度怀疑,CT 有助于确诊。

五、治疗

(一)一般治疗

代偿期患者可参加轻工作,失代偿期尤其出现并发症患者卧床休息。营养疗法对于肝硬化患者特别是营养不良者降低病残率及病死率有作用。应给予高维生素、易消化的食物,严禁饮酒。可食瘦肉、河鱼、豆制品、牛奶、豆浆、蔬菜和水果。食管静脉曲张者应禁食坚硬粗糙食物。

(二)药物治疗

目前尚无肯定有效的逆转肝硬化的药物。活血化淤软坚散的中药,如丹参、桃仁提取物、虫草菌丝以及丹参、黄芪为主的复方和甘草酸制剂均可用于早期肝硬化的抗纤维化治疗,并已取得一定疗效。

(三)腹水治疗

(1)寻找诱发因素:新近出现腹水或腹水量显著增加时首先要寻找诱发因素,例如过多摄入钠盐、用利尿药依从性不好、重叠感染、肝功能损害加重、门静脉血栓形成、原发性肝癌等,找到诱发因素后,可做相应处理。

(2)控制水和钠盐的摄入:对有轻度钠潴留、尿钠排泄>25 μmol/d、肾功能正常、新近出现腹水者,钠的摄入量限制在 800 mg(2 gNaCl)可达到钠的负平衡而使腹水减少。应用利尿药时,可适度放开钠摄入,中-重度钠潴留者理论上应限钠<20 mmol/d。低钠血症(<125 mmol/L)患者,应限制水的摄入(800～1 000 mL/d)。

(3)利尿药的应用:经限钠饮食和卧床休息腹水仍不消退者须应用利尿药,利尿药选用醛固酮拮抗药——螺内酯 100mg/d 加上襻利尿药呋塞米 40 mg/d 作为起始剂量,服药后 7d 起调整剂量,体重减轻<1.5 kg/周应增加利尿药量。直到螺内酯 400 mg/d、呋塞米 160 mg/d。利尿药也不应过量使用,一般而言对于有腹水并有外周水肿者用利尿药后体重下降不能<1 g/d,仅有腹水者,体重下降不能>0.5 g/d。利尿药的不良反应有水电解质紊乱、肾衰竭、肝性脑病、男性乳房发育等。如出现肝性脑病、低钠血症(血钠<120 mmol/L),肌酐>120 mmol/L 应停用利尿药。

(4)提高血浆胶体渗透压:低蛋白血症患者,每周定期输注清蛋白、血浆可提高血浆胶体渗透压,促进腹水消退。

(5)对于难治性大量腹水患者,如无其他并发症(肝性脑病、上消化道出血、感染)、肝储备功能为 Child A、B 级,无出血倾向(凝血酶原时间>40%,血小板计数>40×10^9/L)可于 1～2h 内抽排腹水 4～6L,同时补充人血清蛋白 6～8 g/L 腹水,以维持有效血容量,防止血液循环紊乱。一次排放后仍有腹水者可重复进行,该方法腹水消除率达 96.5%。排放腹水后用螺内酯维持治疗者腹水再出现率明显低于不用者。

(6)自身腹水浓缩回输:在严格无菌情况下,将腹水尽可能多地抽到无菌输液器,经特殊装置,去除腹水中水分及小分子毒性物质,回收腹水中清蛋白等成分通过外周静脉回输给患者,一般可浓缩 7～10 倍。

(四)并发症的治疗

胃底食管静脉破裂出血:是肝硬化严重并发症和死亡的主要原因,应予以积极抢救。措施如下:①密切监测生命体征及出血情况。必要时输血。用缩血管药物,降门脉压力,从而达到止血效果。常用药物为神经垂体素（VP）0.4 U/min 静脉点滴，有心血管疾病者禁用，合并使用硝酸甘油（舌下含化或静脉滴注）可减少不良反应，增加降门脉压力作用。施他宁、奥曲肽止血率较高，不良反应较少。②气囊压迫术。使用三腔管对胃底和食管下段做气囊填塞。常用于药物止血失败者。这项暂时止血措施，可为急救治疗赢得时间，应在止血后 12 h 内转入内镜治疗。③内镜治疗。经过抗休克和药物治疗血流动力学稳定者应立即送去做急症内镜，以明确上消化道出血原因及部位。如果仅有食管静脉曲张，还在活动性出血者，应予以内镜下注射硬化剂止血。止血成功率 90%，明显优于单纯用药治疗者。如果已无活动性出血，可对食管中下段曲张的静脉用皮圈进行套扎。如果是胃底静脉出血，宜注射组织黏合剂。④急症手术。上述急症治疗后仍出血不止，患者肝脏储备功能为 Child-pugh A 级者可行断流术。⑤介入治疗。上述患者如无手术条件者可行 TIPS 作为救命的措施。术后门脉压力下降，止血效果好，但易发生肝性脑病和支架堵塞。

（王奇志）

第七节　溃疡性结肠炎

一、病因病理

溃疡性结肠炎是一种局限于结肠黏膜及黏膜下层的炎症过程。病变多位于乙状结肠和直肠，也可延伸到降结肠，甚至整个结肠。炎症常累及黏膜上皮细胞包括隐窝细胞。急性期和早期浸润的炎细胞主要是中性和酸性粒细胞、慢性期和极期，则浆细胞、淋巴细胞充斥于黏膜固有层。炎细胞侵入形成隐窝脓肿，许多细小脓肿融合、扩大，就形成溃疡。这些溃疡可延结肠纵轴发展，逐渐融合成大片溃疡。由于病变很少深达肌层，所以合并结肠穿孔、瘘管形成或结肠周围脓肿者少见。少数重型或暴发型患者病变侵及肌层并伴发血管炎和肠壁神经丛损害，使肠壁变薄、肠腔扩张、肠运动失调而形成中毒性巨结肠。炎症反复发作可使大量新生肉芽组织增生，形成炎性息肉；也可使肌层挛缩、变厚，造成结肠变形、缩短、结肠袋消失及肠腔狭窄，少数病例可有结肠癌变。

二、临床表现

溃疡性结肠炎的好发年龄为 20～40 岁，临床症状差异很大，轻者仅有少量出血、重者可有显著的全身和消化道症状甚至危及生命。常见症状有腹痛、腹泻、便血等，严重病例可有发热及体重减轻。出血原因可以是溃疡、增生和血管充血所致的炎症以及黏膜假息肉。腹泻多继发于黏膜损害，常伴有水、电解质吸收障碍、血清蛋白渗出。直肠炎时可使直肠的激惹性增加。腹痛常为腹泻的先兆。偶可有肠外表现，甚至掩盖了肠道本身的症状。约 10%患者可有坏疽性脓皮病、结节性红斑、虹膜炎、口腔阿弗它性溃疡和多关节炎。

三、诊断与鉴别诊断

（一）实验室检查

IBD 患者并无特异性检查的异常。贫血较常见.且为失血量的一种反映，但慢性患者的贫血可由慢性疾病所致。急性期、活动期或重症病例可有白细胞增多。和低钾血症、低蛋白血症一样，血沉亦为疾病严重程度的一种反映。首发病例须做寄生虫学检查及粪便培养，以除外特殊原因所致的腹泻：如阿米巴病、志贺氏菌痢疾和螺旋体感染。

（二）内镜检查

溃疡性结肠炎直肠－乙状结肠镜检查适用于病变局限在直肠与乙状结肠下段者，病变向上扩展时做纤维结肠镜检查有重要价值，可赖以确定病变范围。镜检可见黏膜弥漫性充血、水肿，正常所见的黏膜下树枝状血管变成模糊不清或消失，黏膜表面呈颗粒状，脆性增加，轻触易出血。常有糜烂或浅小溃疡，附着黏液或脓性分泌物；重型患者溃疡较大，呈多发性散在分布，可大片融合，边缘不规则。后期可见炎性息肉，黏膜较苍白，有萎缩斑片，肠壁僵直而缺乏膨胀性。亦可见癌瘤。

（三）X 线检查

溃疡性结肠炎应用气钡双重对比灌肠检查，有利于观察黏膜形态。本病急性期因黏膜水肿而皱襞粗大紊乱，有溃疡及分泌物覆盖时，肠壁边缘可呈毛刺状或锯齿状。后期纤维组织增生，结肠袋形消失、肠壁变硬、肠管缩短、肠腔变窄，可呈铅管状。有炎性息肉时，可见圆或卵圆形充盈缺损。重型或暴发型患者一般不宜做钡灌肠检查，以免加重病情或诱发中毒性巨结肠。钡餐检查有利于了解整个胃肠道的情况，特别是小肠有无受累。

（四）鉴别诊断

溃疡性结肠炎的主要诊断依据包括慢性腹泻、脓血或黏液便、腹痛、不同程度的全身症状、反复发作趋势而无病原菌发现。内镜或 X 线检查有炎症病变存在，且有溃疡形成等。因本病缺乏特征性病理改变，故需排除有关疾病（包括慢性痢疾、克隆氏病、结肠癌、血吸虫病、肠激惹综合征、肠结核、缺血性肠炎、放射性肠炎、结肠息肉病、结肠憩室炎等）方能确诊。

四、溃疡性结肠炎的治疗方式

（一）营养

患者的营养状况与疗效息息相关，良好的营养状况可以增进疗效。但实际上许多患者的体重低于正常标准 10%～20%以上，还有不少患者呈现出特殊性营养缺乏的症状。过去对避免粗糙食物代之以易消化、高蛋白饮食强调颇多，目前至少仍适用于急性期患者。对已发展成慢性营养不良者（低于标准体重 20%以上），更应采取营养治疗。

（二）对症治疗

对症治疗既可改善患者的一般状况和营养，又可减轻症状。临床上常可遇到这样的情况，患者为减轻症状而过度或过久地用药，一旦药物成瘾又对健康构成新的危害。再者，麻醉药品可影响肠道运动甚至诱发中毒性巨结肠。非麻醉性镇痛药可酌情使用，但也应随时警惕毒副作用，少数 UC 患者服用阿司匹灵后促发了消化性溃疡。

(1)抗胆碱能药物也有促发中毒性巨结肠之虞，而且对缓解腹部痉挛不一定有效。一般来讲，对 UC 患者最好不用这些药物，除非对非活动期或轻、中型患者做短时间的应用。

(2)对症治疗的关键是抗腹泻制剂，尤其是苯乙哌啶和氯苯胍酰胺（易蒙停）。虽然二者均属“剧限药品”，且后者很少毒副作用。但抗腹泻制剂的成瘾性仍不容忽视。有些患者为急于控制腹泻常自行超量服药。从某种程度上讲，这类药物的效力要基于不间断地服用。因此，对于控制腹泻所需的剂量及用药指征都应有一个严格的标准，以保无虞。

(3)在支持治疗中多种维生素和铁剂常被应用，患者亦常诉服用上述药品后症状有所改善，但是维生素、矿物盐和其他补品（除已出现缺乏症外）仍属经验用药，几乎没有证据支持“大剂量维生素”疗法。

(4)急性期或危重患者可能需要输液、输血或静脉滴注抗生素。但对 UC 患者来讲，抗生素并不常用，而且也无证据表明 UC 患者须长期使用抗生素。抗生素应用的主要指征是：存在或疑及有腹腔内感染或腹膜炎，后者可见于中毒性巨结肠病例。已知当有败血症和营养不良存在时，由中毒性巨结肠而致死的病例增加。在这种情况下，适当地使用抗生素可能会挽救生命。McHenry 指出：大多数腹腔内感染是由需氧和厌氧菌混合性败血症所致，因此所选用的抗生素应能兼顾这两类细菌。一般公认氨基糖甙类抗生素对需氧的革兰阴性杆菌有效，而氯霉素、林可霉素、头孢噻吩、甲硝哒唑或羧苄西林等则可针对厌氧菌群。业经证实庆大霉素与林可霉素联用对腹腔内感染的有效率为 68%～93%，可谓安全有效。庆大霉素与甲硝哒唑联用或妥布霉素与甲硝哒唑联用也有良好的效果。Harding 等通过前瞻随机对照性研究发现林可霉素,氯霉素分别与庆大霉素联用治疗腹腔内感染同样有效。

静脉高营养或全胃肠道外营养(TPN)在以下情况时十分有价值:①严重营养不良者或需切除结肠者的一种术前辅助治疗;②已做过结肠切除术者的术后治疗。一般来讲,TPN应连续进行2～3周,长期应用的价值不大。目前认为:TPN做为一种主要治疗手段时很少有效,而做为一种辅助治疗则具有一定价值。

(三)机能锻炼

UC患者,每天坚持一定的体力或脑力活动十分重要。因为慢性疲劳、不适、抑郁、忧虑等症状可能都很突出,而坚持机体的功能活动则可减轻这些症状。值得指出的是:当患者一般状况欠佳时,医生和患者家属均有鼓励患者休息的倾向,但实际上那些坚持机能锻炼的患者却更常获得症状改善,甚至治疗效果会更好。

(四)住院治疗

下列原因适于住院治疗:

(1)轻型病例经1个月治疗未见显著改善者。住院可实现两个目标:摆脱加重病情的环境、给医生提供进行更有效的强化治疗的条件。

(2)伴厌食、恶心、呕吐、发热和腹泻难控制的严重病例(急性暴发型)。这类患者立即住院不仅可及时提供必要的治疗措施,还可预防并及时识别并发症(如中毒性巨结肠)。

(3)发生了全身或局部并发症:如严重出血及贫血、严重的低清蛋白血症或疑有癌变等。外科治疗的指征不仅针对结肠的并发症(中毒性巨结肠、行将发生的穿孔),也包括多种内科治疗无效的顽固性病例,这些病例均须住院治疗。

(4)为了排除来自家庭或工作环境中的心理负担。

(五)心理治疗

保持医患之间长期友谊十分重要,但偶尔也需要心理科或精神科医生的会诊。安定药或抗抑郁药的应用只限于那些有显著忧虑或抑郁症的患者,它能帮助年轻患者克服他们自己过于简单的想法,并使其病情好转。

(六)局部治疗

对远端UC,尤其是直肠炎和直肠－乙状结肠炎,氢化可的松灌肠(100mg氢化可的松加于60mL生理盐水之中)已证实无论对缓解症状或减轻炎症反应均十分有效。每天用药连续三周之内不至引起肾上腺的抑制。虽然尚无一项有关类固醇局部治疗与安慰剂或口服类固醇治疗的对照性研究,但在临床上常用氢化可的松灌肠以治疗溃疡性直肠炎或直肠－乙状结肠炎,取得一定疗效。氢化可的松灌肠还可对全结肠炎型UC伴显著里急后重和直肠出血的患者有一定的辅助治疗价值。

柳磺吡啶及其各种衍生物局部灌肠已引起医家注目。业经证实,5-氨基水杨酸(5-ASA)灌肠或制成栓剂可有效地治疗远端结肠炎或直肠炎,与皮质激素不同,这一疗法虽长期应用亦不会发生肾上腺抑制。

某些患者对5-ASA的反应迅速,症状可于1～2天内消失。大多数患者病情在1～3周内逐渐改善,也有经1～3个月治疗后好转者,足见敏感性和有效率在人群中有很大差异。一般来说,取得乙状结肠镜下的改善常需较长时间,而取得组织学的改善则需更长时间。

用5-ASA灌肠所达到的缓解大部分在停药几个月之内复发,尽管柳磺吡啶(SASP)还在维持用药。Allen认为这种高复发率应归结为接受治疗者多是顽固病例或经安慰剂对照实验证实为耐药的病例。因为在许多使用5-ASA局部灌肠治疗的研究中,大多数患者都有对各种疗法失效的历史。

由于5-ASA局部灌肠治疗的费用昂贵,“疗程以多长为宜?是否须坚持到组织学上的炎症消失?”成了人们关注的问题。许多经验表明:如只达到临床症状缓解就停止灌肠,短期内即可复发;如能达到乙状结肠镜下或组织学上的缓解,则疗效较为持久。

停用灌肠后有些病例又有急性发作,此时可再行灌肠治疗。Biddle等用1mg 5-ASA维持保留灌肠使得12例患者中9例1年没有复发。而13例随机对照病例中有11例在平均16周内复发。隔日或每3～4晚维持灌肠一次的疗法正在评估之中,虽也有成功的报道,但最理想的维持疗法尚未确立。

虽然持续维持治疗或隔日灌肠治疗已显著降低了恶化的可能性,但这一结论并非完全正确。有时某些未知因素可以破坏已取得的成果。据Allen的经验:病变范围超过45～55cm,尤其是在同一时期病变范围＞60cm的病例即使在灌肠治疗中也有病情恶化的可能。

多数学者认为:局部灌肠对克罗恩的疗效远逊于UC。如果肠壁的全层已受累、伴有肥厚、狭窄或瘘管存在时,仅作用于黏膜层的局部疗法难以奏效。

(七)难治性直肠一乙状结肠炎的处理

约15%的远端UC患者有复发倾向且对多种疗法不起反应。患者可有直肠出血,却常无腹泻或其他症状。难治的焦点有二:①频发性直肠出血和里急后重;②持续性直肠出血。这些症状如已持续多年,其扩散的危险性很低;据Richard报道,多数患者的病情扩散发生在起病的两年之内。

对难治性病例,澄清下列情况特别重要。①确认无其他感染(如螺旋体、难辨性梭状芽孢杆菌)的存在;②如有可能,通过结肠镜检查确定肠管内炎症损害的范围及其上界。

几乎所有的难治性病例均已接受过某种形式的治疗,但仍可重新使用这些药物,尤其是联合用药。因此,定期氢化可的松灌肠3周、类固醇栓剂局部治疗与SASP口服治疗就构成了针对这种情况的最常应用的方法。此外,有的患者夸大病情,此时应鼓励他恢复信心。

五、溃疡性结肠炎的内科治疗原则

UC的内科治疗目标是终止急性发作、预防复发和纠正营养及水电失衡。在着手治疗前必须考虑四种因素。

(一)病变的部位

除了偶然的例外,UC只累及结肠。在结肠范围内,病变可累及局部或全部结肠(全结肠炎)。病变的范围与预后相关,并是决定疗效的一个重要因素。

(二)疾病的活动性

急、慢性UC有着不同的临床表现,其治疗效果也各有不同。治疗方案也必须与病情严重程度相适应。

(三)病程的长短

病程长短也是影响疗效的一项重要因素。

(四)全身状况

患者一般状况较差时,其疗效亦稍逊。某些病例常有心理因素存在,可能成为疾病慢性化的因素之一。

此外,在策划治疗方案时还有一些其他因素应当考虑,如起病年龄超过50岁时,多呈轻型经过并可伴发另外系统的疾病。患者既往发作的严重性也与患者可能出现的治疗反应有关。

如果已经确诊,医生须进一步确定治疗目标及与之相关的生命质量。由于存在着少数患者不能彻底治愈的可能性,医生与患者还应就“治疗失败”问题达成共识。不切实际的奢望可构成制约疗效的重要因素,并可损害医患之间的友善关系,妨碍治疗计划的实施。

六、特异性药物治疗

(一)柳磺吡啶(SASP)

SASP是治疗UC时最常使用的药物。许多临床实验已证实了它的应用价值,但其确切的作用机制还不十分清楚。

1.体内过程

SASP是5-ASA和磺胺吡啶(SP)以偶氮键相互结合的产物。摄入量大部分自小肠吸收,约10%经肾脏排泄，其余部分经胆汁无变化地返回肠道。在靠近结肠部位，SASP 被细菌分解为 5-ASA 和磺胺吡啶，以原型存留于粪便中者极少。偶氮键可在结肠菌丛的作用下分离，释放出的磺胺吡啶大部分被吸收并由尿中排泄，而约占半数的 5-ASA 滞留于结肠并经粪便排泄。若将抗生素与 SASP 同服，就会因结肠菌丛的变化而影响到菌丛对 SASP 的分解。IBD 的腹泻加速了肠道排空过程也会影响到对细菌 SASP 的分解。

2.作用机制

多年来有关 SASP 作用机制的研究颇多，仁智各见，尚无一个系统完整的理论。据已发表的资料，SASP 的作用机制可归纳为以下几方面：①SASP 可做为其活性代谢产物——5-ASA 的运输工具，使后者以口服难于达到的浓度运抵结肠，从而在结肠局部发挥抗炎作用。②SASP 及其代谢产物的局部和全身免疫作用。体外实验证实 SASP 和 SP 均可抑制有丝分裂所致的淋巴细胞毒；UC 患者服用 SASP 后，可使异常的免疫功能恢复正常，这一免疫学变化并与临床症状的改善相符；进一步研究证实：SASP 和 SP 可抑制自然性 T 细胞介导细胞毒，而 5-ASA 则可抑制免疫球蛋白的分泌。③SASP 及 5-ASA 对 IBD 的治疗作用主要是它影响了花生四烯酸代谢的一个或几个环节。研究表明：有两种花生四烯酸的代谢产物可能是肠道炎症的重要调节者，这两种代谢产物是环氧化酶产物（主体是前列腺素）和脂氧化酶产物（主体是白细胞三烯）。在活动性 UC 患者的直肠黏膜、门脉血和粪便中前列腺素含量的增加已得到证实。体外实验也证实了 SASP 与 5-ASA 能抑制前列腺素的合成与释放，并抑制前列腺素合成酶的活性。④有些学者注意到，一些非甾体抗炎药如消炎痛、氟吡咯酚均比 SASP 和 5-ASA 有更强的前列腺素合成抑制作用，服用此类药物后虽血清和直肠黏膜中前列腺素水平下降，但临床情况并未随之改善。这表明前列腺素并非肠道炎症的主要调节者，也表明 SASP 和 5-ASA 的治疗作用并非源于前列腺素含量的下降。进一步研究发现：5-ASA 的确可促进前列环素的合成、SASP 也的确可抑制前列腺素 E_2 的破坏，于是又有人提出一种对立的理论即：前列腺素对结肠黏膜行使着一种细胞保护作用。⑤近期的几项研究又指出了 SASP 和 5-ASA的另一作用——反应性氧气清除剂作用可对 IBD 的疗效有重要的影响。

3.临床应用

(1)初始治疗：轻症病例第一周内 SASP 按 4g/d 的剂量服用，第二、三周按 2g/d 剂量服用，三周后 80%患者症状改善，25%患者完全缓解（依临床和乙状结肠镜的标准）。重症病例多联用其他药物，原则上并不单用 SASP 治疗。

(2)维持治疗：1965 年 Misiewicc 等对 34 例 UC 患者进行了前瞻、随机、对照性观察，追踪 12 个月后发现：每天服 SASP 2g 维持治疗者的复发率是 28%，而对照组复发率竟达 72%。其他几项研究表明：约 86%处于临床静止期患者每天服用 2g SASP 后仍然没有症状，而不足 20%的对照组患者则复发。这些研究充分证明了维持治疗的必要性。在一项 172 例的随机试验中，复发率与维持量的大小有关，每天服 1、2、4g SASP 患者的复发率分别是 33%、14%和 9%（随诊时间 12 个月）。无论在初始治疗或维持治疗阶段，剂量越大疗效越高，但不良反应也越多。权衡起来，2g/日 SASP 当属耐受性最佳的维持剂量，也是复发率较低的维持剂量。如遇严重复发，此剂量可酌增至 3～4g/日。

维持治疗所需的时间还存有争议。多数学者认为：在主要症状缓解后，持续至少一年以上的维持治疗是适宜的。

(3)药物间的相互作用：因为 SASP 的代谢取决于正常肠道菌群，如同时服用抗生素就会延缓此药的代谢。对人类的观察表明：由壅塞症、盲袢综合征或憩室病所致的菌群失衡可导致药物更快的代谢和吸收。

如将硫酸亚铁与 SASP 同时服用可导致血中 SASP 含量的下降。这是由于 SASP 与铁离子螯合，从而干扰了铁的吸收。

此外，SASP 还可加强抗凝剂、口服降糖药和保太松类的作用。SASP 而非 SP 或 5-ASA 还可竞争性地抑制叶酸轭合酶来抑制叶酸的吸收。消胆胺与 SASP 联用会妨碍后者在肠道的吸收。同时服用 SASP 及地高辛，可使后者的生物利用度减少 25%。

(4)SASP的主要毒副作用及其处置:文献报道在治疗 IBD 过程中,SASP 不良反应的发生率为20%～45%。今将其主要毒副作用及其处置列于(表 3-2)。

表 3-2　SASP 的主要毒副作用及其处置

毒副作用	处　置
恶心、呕吐、腹痛	停用 SASP1～2 周,以 0.125gr/d 重新开始再服一周,然后,每周增加 0.125gr,直至 2gr/d 的维持量
头痛	
网状细胞增多	当网状细胞增多时,必须追踪观察 2 个月
明显的溶血	停用 SASP
皮疹	如只限于局部且无全身症状,停药 1～2 周,然后自小剂量开始重新应用。抗组织胺药可有帮助,如伴发热或全身化趋势则停药,查全血细胞计数及肝功能试验
肉芽肿	停用 SASP
肝损害	停用 SASP
肺损害	停用 SASP
哮喘性支气管炎	
嗜伊红细胞性肺炎	
亚急性纤维素性肺泡炎	
男性不育	停用 SASP

(二)肾上腺皮质激素

肾上腺皮质激素(简称激素)是治疗急性期、重型或暴发型 UC 的首选药物,而泼尼松则是最常应用的激素类型。其作用机制是激素有助于控制炎症、抑制自身免疫过程、减轻中毒症状。具体剂量、用药途径和疗程依病变部位、范围及严重程度而定。

1.直肠炎

如炎症只局限于直肠且硬式乙状结肠镜可以界定其上限时,可局部应用激素治疗,亦常与口服 SASP 联用。栓剂或泡腾剂最为理想。但有的病例无效,其中有些严重病例须静脉点滴激素或做外科手术。

2.轻型发作

轻型发作是指每天腹泻少于四次,伴有或不伴有血便,无全身症状而炎症范围超出直肠以外的病例。此类病例同时口服激素及激素保留灌肠。疗程至少需 3～4 周,如病情缓解,再用 3～4 周后可将泼尼松减量。如在疗程中或减量期中病情恶化,应按中度发作处理甚至住院静脉输液治疗。

3.中型发作

中型发作的表现介于轻、重型发作之间。每天腹泻超过四次但一般状况好,无全身症状。这类患者也需在口服泼尼松龙(40mg/d)的同时给予激素灌肠治疗。第二周口服激素剂量减至 30mg/d、第三周减至 20mg/d 维持 1 个月。此疗法可令大多数患者达到缓解。如患者未获缓解,则应住院、按重型发作治疗。

4.重型发作

此型发作的表现为伴有全身症状的严重发作(伴发热、心动过速、贫血、低蛋白血症或血沉增快等)。重型患者均须住院治疗,可予输液的同时加用激素(氢化可的松 400mg 或甲泼尼龙 64mg/d),并加用局部灌肠治疗(氢化可的松 100mg 加于 100mL 生理盐水中保留灌肠,1 日两次)。静脉输液期间除饮水外,禁用其他食物,但营养不良者需给静脉高营养。

尽管静滴氢化可的松对严重发作是有效的,但仍有四分之一患者需做紧急结肠切除术。Rosenberg 等用冲击剂量的甲泼尼龙连续治疗了 20 例重型发作的患者,每人每天接受甲泼尼龙 1000mg,第四天起按重型发作的维持剂量给药,结果这些病例的结肠切除率仍为 40%。

与安慰剂相比,无论泼尼松(50mg/d×1 年)或泼尼松龙(15mg/d×6 个月)均未显示其维持缓解的作用,因此,肾上腺皮质激素无需用做维持治疗。

（三）免疫抑制剂

由于多数 UC 病例可用 SASP 和/或肾上腺皮质激素治愈，外科手术对 UC 的疗效也很好，所以临床医生并不经常使用免疫抑制剂来治疗 UC。但若遇到下列精况则可考虑使用免疫抑制剂：①疾病转为慢性、且经激素和 SASP 治疗无效者；②出现激素的毒副作用如高血压、骨质疏松、糖尿病和精神病时；③激素剂量＞15mg/d，用药超过 6 个月而仍未获缓解者；④直肠－乙状结肠炎患者对常规口服和局部治疗（SASP、5-ASA 和/或激素）无效者。

免疫抑制剂如 6-MP、硫唑嘌呤、甲氨蝶呤可使 70％的 UC 获得缓解，一旦达到缓解，这类药物须维持治疗 2～3 年。

（四）其他药物

鉴于复发性 UC 患者常有主细胞数量的增加，有人提出主细胞稳定剂——色甘酸二钠可有治疗作用，但还未被公认。

七、溃疡性结肠炎的外科治疗

切除病变的结肠或直肠可治愈大多数的 UC。为此患者须经受一定的手术风险。十余年前几乎没有术式选择的余地，多主张行“短路”手术，认为这种手术操作简单，对患者打击小，效果同样可靠。但经长期随诊观察发现这类“短路”手术不仅会引起“盲袢综合征”，而且多数在术后复发。今天，已有多种术式开展成功，临床上可根据病变性质、范围、病情及患者全身情况加以选择。

（一）手术指征

(1)肠穿孔或濒临穿孔。

(2)大量或反复严重出血。

(3)肠狭窄并发肠梗阻。

(4)癌变或多发性息肉。

(5)急性结肠扩张内科治疗 3～5 天无效。

(6)结肠周围脓肿或瘘管形成。

(7)活检显示有增生不良。

(8)长期内科治疗无效，影响儿童发育。

（二）术前准备

1.全面的斟酌

在过去的数十年中，外科治疗 UC 的方式比较恒定，患者多需接受并非情愿的回肠造口术。至今，直肠结肠切除术与末端回肠造口术仍是 UC 外科治疗中最常应用的方法。

医生在与患者谈论手术问题时，首先要取得患者的信任。向患者详细介绍回肠造口术的相关资料，以求最大限度地增强病家对这一造口术的心理承受能力。一般来讲，术前病情越紧急、病体越虚弱者，其心理承受力越强。如有可能，向患者提供图解资料并安排患者与性别相同、年龄相近、康复较好的回肠造口病友会面。

尽管做了这些努力，仍有些患者不愿或拒绝外科手术。此时有两种选择：①节制性回肠造口术；②盆腔内贮藏的回肠－肛门吻合术。明智的做法是在外科会诊前将这两种选择余地告知患者。患者可能对手术提些问题，诸如他本人将做的外科手术效果如何？工作及生活是否受限？以及可能出现哪些并发症等。医生所做的答复可能因人而异，ViCTo 的意见是应当告诉患者，术后伤口愈合不良、阳痿及某些回肠造口术的并发症可能出现。

2.全身的准备

有贫血时可输全血或红细胞来纠正。电解质紊乱也需纠正。结肠炎急性发作时可发生严重的低钾血症。低清蛋白血症则反映了慢性营养不良状态或继发于急性暴发型结肠炎所致的大量蛋白的渗出。术前输注清蛋白可恢复正常水平，也可考虑给予全胃肠道外高营养(TPN)。TPN适用于严重营养不良有可能帮助患者渡过急性发作的险关并于术前改善患者的一般情况，凝血障碍可用维生素K纠正。

如果患者已用皮质类固醇半年以上，术前或术后仍需使用。

抗生素可注射和口服同时应用。术前日，于下午1点、2点和晚上10点钟各服红霉素及新霉素1g。对需氧或厌氧的革兰阴性杆菌敏感的抗生素，应于术前即刻静脉滴注并维持到24h之后，如发生手术污染，抗生素应延长到5天以上。实践证实，联用妥布霉素与氯、林可霉素或甲硝哒唑特别有效。

判断结肠炎的活动性可用导泻法。在某些病例中，小剂量(100mL)枸橼酸镁或10%甘露醇常能较好耐受。

术前安排2～3天的要素或半要素饮食也有一定的价值。

3.造口处的标记

对将做回肠造口术者应于术前做好腹壁造口处的标志。定位是否得当关系到患者能否长期恢复工作，因此可视为决定手术是否成功的关键。Frank主张切口位置选定于左正中线旁为宜，此切口便于放置结肠造口袋。如切口过低或太靠外侧，会给回肠造口的照顾和功能带来严重问题。造口处应位于腹部脂肪皱襞的顶峰，并避开疤痕和皮肤的皱折。

(三)手术方法

如果选择应根据患者年龄、病程、病变范围及患者意愿予以综合考虑。具体可供选择的术式有：

1.回肠造口术不做结肠切除或结肠一直肠切除术的单纯回肠造口术

目前已很少施行，因病变结肠仍在，大出血、穿孔、癌变和内瘘等并发症仍可发生。但在下列特殊情况下仍可采用：①患者营养不良而不可能实施全身或胃肠道高营养者，通过单纯回肠造口术可使结肠得到休整，为二期手术做准备；②做为中毒性巨结肠治疗程序中的一个步骤；③结肠炎性质未定，有逆转可能性者。但所有这些理由都存有争议。

2.全直肠一结肠切除术及回肠造口术

这是目前治疗UC患者的标准术式之一。术后可消除所有的结肠症状、复发的威胁和癌变的危险并恢复健康，手术可选择最佳时机进行。Hawley和Ritchie曾明确指出：从1974—1979年间，他们所在的医院中没发生过一例术后死亡的事故。ViCTor报道108例患者术后亦无一例死亡。然而，紧急手术却有较高的死亡率，尤其是在那些极少见过这种严重病例的医院，死亡率达7%～15%。当患者情况允许时，可先行一期手术。对急腹症患者、极度虚弱患者或已做了次全结肠切除及回肠造口术的患者，可于数月后再做二期的直肠切除术。某些有经验的外科医师认为：即使在急症情况下，也能安全完成全直肠一结肠切除术，保留直肠所招致的不良影响更甚于疾病自身(存在着癌变的危险)。

虽尚无外科手术方法能有效地逆转肝胆或脊柱关节的并发症，但大多数病例，经直肠-结肠切除术后UC的肠外表现可以缓解。

全结肠切除术后回肠造口术的要点是切除病变肠管，远端闭合，取回肠末端于腹壁造瘘，形成永久性人工肛门。造口肠段的长度也很关键，应拉出皮肤表现13.2cm长，这样当肠段顶端本身反折时在皮肤表面还留有6.6cm。这样反折可防止浆膜发炎，并保证回肠“乳头”有较多的组织突出腹壁，从而使回肠内容物排入回肠造口袋时不致污染皮肤。回肠造口袋用来收集肠内容物。

此简易装置不仅可防止术后皮肤发炎，还便于患者适应新的生活。

3.Koek氏内囊袋手术

切除病变结肠，游离出一段带系膜的末端回肠，长约45cm，将近侧30cm长肠管折叠，并在系膜对侧行浆肌层侧侧缝合。距缝合线0.5cm纵行切开肠壁，然后行全层缝合，使成一单腔肠袋，再将远端15cm长肠管向近端套叠，成一人工活瓣，使长约5cm，于其周围缝合固定瓣口，将内囊袋固定于壁层腹膜上，其末端行腹壁造瘘。

这种术式的并发症主要与活瓣的机械结构有关。套叠而成的活瓣沿着肠系膜方向有滑动或脱出的倾向。由此可造成插管困难、失禁和梗阻。Goldman等报道其平均发生率为16.5%。自囊袋至腹壁皮肤的瘘管形成并不常见。罕见并发症有活瓣缺血性坏死、插管所致的囊袋穿孔等。非特异性回肠炎或“囊袋炎”可见于10%病例。其病因未明，可能与回肠停滞和厌氧菌过多增殖有关，经常做囊袋引流或口服抗生素可于4～7天消除炎症。手术死亡率不足2%。

并非所有内科治疗无效的UC均可接受这一手术。凡有精神病倾向者均不宜行此手术。次全结肠切除术伴回－肛肠内囊袋吻合术者也不宜做此手术，因为内囊袋周围的粘连会给继后的直肠切除术造成很大的困难。

据Gelernt报道，200例患者术后排便完全节制、轻微失禁和严重失禁率分别是94%、5.5%和0.5%。

4.直肠黏膜剥脱、回－肛肠吻合术切除全部结肠及上三分之二直肠

保留5～8cm一段直肠。在直肠黏膜与肌层之间，从上向下或自齿线向上将黏膜剥去，留下肌性管道，将游离的回肠(注意保留良好血运)在没有张力情况下自扩张的肛门拉出，与直肠肛管交界处的直肠黏膜残缘进行吻合。吻合旁放置引流管自会阴部戳创引出，然后进行腹壁回肠造瘘。术后2～4天拔去会阴部引流，术后10天行肛门扩张，并开始做肛门括约肌练习，每周一次，约3～6月后，回－肛肠吻合完全愈合，再关闭腹壁回肠造瘘口。

之所以将直肠黏膜剥脱，意在消除暴发型炎症和癌变的危险，这两种情况均可发生于回－肛肠吻合术后。而且，与保存肛管手术相比较，此术式可相应减轻某些持续存在的未完全消除的肠外表现。

Telander等报道了25例均行过暂时性回肠切开术者，效果极好者11例、良好者7例、尚可者3例、失败者3例。Peck氏报道术后效果优良者占56例中的87%，其中36例系UC患者。但Beart则积极赞同做一附加内囊袋手术(详后)。

此种术式的并发症有盆腔脓肿、出血、瘘管及括约肌障碍。

5.直肠黏膜剥脱、回－肛肠内囊袋式吻合术

Parks等认为如将回肠、直肠缝合成内囊袋形，会有比回-结肠切除兼回－肛吻合术更理想的功能改善。具体方法是：全结肠切除、直肠黏膜剥脱后，游离回肠，将其末端折叠成S型，再将系膜对侧的三排折叠肠袢剪开，行侧侧吻合，形成S型内囊袋，长约6cm，容量大约100mL左右，游离端与肛管吻合。术后4～6周内囊袋扩张，平均容量约245mL。

(四)术后护理

任何重要的肠管手术之后都有相似的护理常规。在肠功能恢复之前应予静脉输液并记录24h出入量。肠蠕动恢复前应行胃肠减压术。回肠功能的恢复一般须2～4天，但仍须随时密切观察肠功能的状况。当有稀薄而淡蓝色流出物伴白色物质出现时，常提示着回肠或高位小肠梗阻。胃肠减压术应继续维持。术后抗生素治疗应维持24h，如有术后感染，应延长应用抗生素5～7天。回－肛吻合术后的早期阶段可有腹泻，一般无须服药，但若腹泻持续2～3天，则应想到反跳的因素，由此还可引起肠梗阻。

如术中包括直肠切除，则须保留尿管一周，提前拔管会引起尿潴留。拔除尿管的同时应做尿液细菌培养。对连续用类固醇激素的患者要安排一个减量方案，减药剂量和速度须参照术前用药情况。

做过Kock氏内囊袋手术者需特别护理。囊袋中须留置一导管，以利于术后48h内每隔2h用少量盐水冲洗囊腔。导管周围的固定缝线于术后第三天剪除，另附一护板将导管随体位固定，使患者更觉舒适。出院前教会患者如何做囊袋内插管，如何配戴腿袋，以保证患者在行走中能得到满意的连续引流。

腹部造口处应安放一种Karaya橡胶垫并与一种清洁塑料袋相连结。安息香酊因可刺激皮肤而不宜使用。塑料造口袋应用简便、效果佳良。术后第6～7天开始学习造口的护理，经过3～4天学习，熟练掌握了造口护理的专门技术后始可出院回家。出院前最好能把造口医生的电话号码告诉患者，以便及时咨询。

八、溃疡性结肠炎的预后

(一)长期预后

溃疡性结肠炎的长期预后取决于下列四种因素：

1.病变部位

病灶较局限者预后较病灶广泛者为好。

2.疾病活动性

本病活动程度各有不同(急性、重型、暴发型、慢性复发型、慢性持续型等),预后各异。即使非活动期,其潜在的癌变危险亦不容忽视。

3.病程

患病时间长短除与临床类型有关外,还与患者营养状况、疗效、不良反应有关。此外病程长短也是决定应否手术的重要参考因素。

4.疾病对患者的总体影响

这些影响包括患者参与社会、经济活动的能力、心理状态、家族史、患者对 UC 的适应能力以及生命质量等。

直肠炎或直肠一乙状结肠炎患者中 90%以上的预后良好。这些患者病情稳定、很少或全无症状、无需连续治疗。另外的 10%病例炎症扩散、波及全部结肠,其预后与全结肠型患者相似。

如将直肠炎与直肠一乙状结肠炎两组病例的预后相比较,就会发现前者的预后较后者略好。追踪观察还表明:即使大多数患者的预后良好,确定其中个例的预后仍有困难。

(二)生命质量

Edward 等报道,在 101 例 UC 存活者中有 69%可完全正常地生活,19%患者除经常到门诊就医外基本可以正常生活。晚近的一项来自克里夫兰医院的观察,分析了 308 例青少年起病的 UC 患者的生命质量,21%健康状况良好,72%健康状况尚可,7%健康状况较差(生活不能自理、需连续服药治疗涩常需要住院)。

Hendriekson 和 Binder 将随机选择的 122 例 UC 患者按年龄、性别配对分为两组,对其“社会性预后”进行比较。结果发现两组社会因素有许多相似之处(如婚姻状况、性问题、闲暇活动、创收能力等)。他们认为大多数 UC 患者能使自己适应病况,仅有少数患者丧失社会和职业上的活动能力。

(王奇志)

第八节 克罗恩病

克罗恩病(Crohn's disease,CD)是一种贯穿肠壁各层的慢性增殖性、炎症性疾病,可累及从口腔至肛门的各段消化道,呈节段性或跳跃式分布,但好发于末端回肠、结肠及肛周。临床以腹痛、腹泻、腹部包块、瘘管形成和肠梗阻为主要特征,常伴有发热、营养障碍以及关节、皮肤、眼、口腔黏膜、肝脏等的肠外表现。

本病病程迁延,有终身复发倾向,不易治愈。任何年龄均可发病,20~30 岁和 60~70 岁是 2 个高峰发病年龄段。无性别差异。

本病在欧美国家多见。近 10 多年来,日本、韩国、南美发现本病发病率在逐渐升高。我国虽无以人群为基础的流行病学资料,但病例报道却在不断增加。

一、病因及发病机制

病因尚未明了,发病机制亦不甚清楚,推测是由肠道细菌和环境因素作用于遗传易感人群,导致肠黏膜免疫反应过高。

(一)遗传因素

传统流行病学研究显示:①不同种族 CD 的发病率有很大的差异;②CD 有家族聚集现象,但不符合简单的孟德尔遗传方式;③单卵双生子中 CD 的同患率高于双卵双生子;④CD 患者亲属的发病率高于普通人群，而患者配偶的发病率几乎为零；⑤CD与特纳综合征、海一普二氏综合征以及糖原贮积病Ⅰb型等罕见的遗传综合征有密切的联系。

上述资料提示该病的发生可能与遗传因素有关。进一步的全基因组扫描结果显示易感区域分布在第1、3、4、5、6、7、10、12、14、16、19及X号染色体上，其中16、12、6、14、5、19及1号染色体被分别命名为IBD1-7，候选基因包括CARD15、DLG5、SLC22A4和SLC22A5、IL-23R等。

目前，多数学者认为CD符合多基因病遗传规律，是许多对等位基因共同作用的结果。具有遗传易感性的个体在一定环境因素作用下发病。

（二）环境因素

在过去的半个世纪里，CD在世界范围内迅速增长，不仅发病率和流行情况发生了变化，患者群也逐渐呈现低龄化趋势，提示环境因素对CD易患性的影响越来越大。研究显示众多的环境因素与CD密切相关，有的是诱发因素，有的则起保护作用，如吸烟、药物、饮食、地理和社会状况、应激、微生物、肠道通透性和阑尾切除术。目前只有吸烟被肯定与CD病情的加重和复发有关。

（三）微生物因素

肠道菌群是生命所必需，大量微生物和局部免疫系统间的平衡导致黏膜中存在大量的炎症细胞，形成“生理性炎症”现象，有助于机体免受到达肠腔的有害因素的损伤。这种免疫平衡有赖于生命早期免疫耐受的建立，遗传易感性等因素可致黏膜中树突状细胞、Toll样受体（TLRs）、T效应细胞等的改变而参与疾病的发生与发展。小肠腺隐窝潘氏细胞和其分泌产物（主要为防御素）对维持肠道的内环境的稳定起着重要作用，有研究指出CD是一种防御素缺乏综合征。

多项临床研究亦支持肠道菌群在CD的发病机制中的关键环节，如一项研究显示小肠病变的CD患者切除病变肠段后行近端粪便转流可预防复发，而将肠腔内容物再次灌入远端肠腔可诱发炎症。

（四）免疫因素

肠道免疫系统是CD发病机制中的效应因素，介导对病原微生物反应的形式和结果。CD患者的黏膜T细胞对肠道来源和非肠道来源的细菌抗原的反应增强，前炎症细胞因子和趋化因子的产生增多，如IFN-7、IL-12、IL-18等，而最重要的是免疫调节性细胞因子的变化。CD是典型的Th1反应，黏膜T细胞的增殖和扩张程度远超过溃疡性结肠炎，而且对凋亡的抵抗力更强。

最近有证据表明CD不仅与上述继发免疫反应有关，也可能有天然免疫的严重缺陷。如携带NOD2变异的CD患者，其单核细胞对MDP和TNF-α的刺激所产生的IL-1β和IL-8显著减少。这些新发现表明CD患者由于系统性的缺陷导致了天然免疫反应的减弱，提示他们可能同时存在天然免疫和继发性免疫缺陷，但两者是否相互影响或如何影响仍不清楚。

二、诊断步骤

（一）起病情况

大多数病例起病隐袭。在疾病早期症状多为不典型的消化道症状或发热、体重下降等全身症状，从发病至确诊往往需数月至数年的时间。少数急性起病，可表现为急腹症，酷似急性阑尾炎或急性肠梗阻。

（二）主要临床表现

克罗恩病以透壁性黏膜炎症为特点，常导致肠壁纤维化和肠梗阻，穿透浆膜层的窦道造成微小的穿孔和瘘管。

克罗恩病可累及从口至肛周的消化道的任一部位。近80%的患者小肠受累，通常是回肠远端，且1/3的患者仅表现为回肠炎；近50%的患者为回结肠炎；近20%的患者仅累及结肠，尽管这一表型的临床表现与溃疡性结肠炎相似，但大致一半的患者无直肠受累；小部分患者累及口腔或胃十二指肠；个别患者可累及食管和近端小肠。

克罗恩病因其透壁性炎症及病变累及范围广泛的特点，临床表现较溃疡性结肠炎更加多样化。克罗恩病的临床特征包括疲乏、腹痛、慢性腹泻、体重下降、发热、伴或不伴血便。约10%的患者可无腹泻症状。儿童克罗恩病患者常有生长发育障碍，而且可能先于其他各种症状。部分患者可伴有瘘管和腹块，症状取决于病变的部位和严重程度。

许多患者在诊断前多年即表现出各种各样的症状。研究显示，患者在诊断为克罗恩病前平均7.7年即已出现类似于肠易激综合征的各种非特异性消化道症状，而病变局限于结肠者从出现症状到获得诊断的时间最长，平均4.9～11.4年。

1.回肠炎和结肠炎

腹泻、腹痛、体重下降、发热是大多数回肠炎、回结肠炎和结肠型克罗恩病患者的典型的临床表现。腹泻可由多种原因引致，包括分泌过多、病变黏膜的吸收功能受损、回肠末端炎症或切除所致胆盐吸收障碍、回肠广泛病变或切除所致脂肪泻。小肠狭窄部位的细菌生长过度、小肠结肠瘘、广泛的空肠病变亦可导致脂肪泻。回肠炎患者常伴有小肠梗阻和右下腹包块；局限于左半结肠的克罗恩病患者可出现大量血便，症状类似溃疡性结肠炎。

2.腹痛

不论病变的部位何在，痉挛性腹痛是克罗恩病的常见症状。黏膜透壁性炎症所致纤维性缩窄导致小肠或结肠梗阻。病变局限于回肠远端的患者在肠腔狭窄并出现便秘、腹痛等早期梗阻征象前可无任何临床症状。

3.血便

尽管克罗恩病患者常有大便潜血阳性，但大量血便者少见。

4.穿孔和瘘管

透壁的炎症形成穿透浆膜层的窦道，致肠壁穿孔，常表现为急性、局限性腹膜炎，患者急起发热、腹痛、腹部压痛及腹块。肠壁的穿透亦可表现为无痛性的瘘管形成。瘘管的临床表现取决于病变肠管所在位置和所累及的邻近组织或器官。胃肠瘘常无症状或腹部包块；肠膀胱瘘将导致反复的复杂的泌尿道感染，伴有气尿；通向后腹膜腔的瘘管可导致腰大肌脓肿和/或输尿管梗阻、肾盂积水；结肠阴道瘘表现为阴道排气和排便；另外还可出现肠皮肤瘘管。

5.肛周疾病

约1/3的克罗恩病出现肛周病变，包括肛周疼痛、皮赘、肛裂、肛周脓肿及肛门直肠瘘。

6.其他部位的肠道炎症

临床表现随病变部位而异。如：口腔的阿弗他溃疡或其他损伤致口腔和牙龈疼痛；极少数患者因食管受累而出现吞咽痛和吞咽困难；约5%的患者胃、十二指肠受累，表现为溃疡样病损、上腹痛和幽门梗阻的症状；少数近端小肠病变的患者可出现类似口炎样腹泻的症状并伴有脂肪吸收障碍。

7.全身症状

疲乏、体重下降和发热是主要的全身症状。体重下降往往是由于患者害怕进食后的梗阻性疼痛而减少摄入所致，亦与吸收不良有关。克罗恩病患者常出现原因不明的发热，发热可能是由于炎症本身所致，亦可能是穿孔后并发肠腔周围的感染。

8.并发症

克罗恩病的并发症包括局部并发症、肠外并发症及吸收不良相关的并发症。

(1)局部并发症：与炎症活动性相关的并发症包括肠梗阻、大出血、急性穿孔、瘘管和脓肿的形成、中毒性巨结肠。CT是检出和定位脓肿的主要手段，并可在CT的引导下对脓肿进行穿刺引流及抗生素的治疗。

(2)肠外并发症：包括眼葡萄膜炎和巩膜外层炎；皮肤结节性红斑和脓皮坏疽病；大关节炎和强直性脊柱炎；硬化性胆管炎；继发性淀粉样变，可导致肾衰竭；静脉和动脉血栓形成。

(3)吸收不良综合征：胆酸通过肠肝循环在远端回肠吸收，回肠严重病变或已切除将导致胆酸吸收障碍。胆酸吸收不良影响结肠对脂肪及水、电解质的吸收而产生脂肪泻或水样泻；小肠广泛切除后所致短肠综合征亦可引起腹泻。胆酸吸收不良致胆酸和胆固醇比例失调，胆汁更易形成胆石。脂肪泻可致严重的营养不良、凝血功能障碍、低血钙及抽搐、骨软化症、骨质疏松。

克罗恩病患者易发生骨折，且与疾病的严重度相关。骨质的丢失主要与激素的使用及体能活动减少、雌激素不足等所致维生素、钙的吸收不良有关。脂肪泻和腹泻可促进草酸钙和尿酸盐结石的形成。维生素 B_{12} 在远端回肠吸收，严重的回肠病变或回肠广泛切除可导致维生素 B_{12} 吸收不良产生恶性贫血。因此，应定期监测回肠型克罗恩病及回肠切除术后患者的血清维生素 B_{12} 水平，根据维生素 B_{12} 吸收试验的结果决定患者是否需要终身给予维生素 B_{12} 的替代治疗。

(4)恶性肿瘤：与溃疡性结肠炎相似，病程较长的结肠型克罗恩病患者罹患结肠癌的风险增加。克罗恩病患者患小肠癌的比率亦高于普通人群。有报道称，克罗恩病患者肛门鳞状细胞癌、十二指肠肿瘤和淋巴瘤的比率增加，但是 IBD 患者予硫唑嘌呤或 6-MP 治疗后罹患淋巴瘤的风险是否增加则尚无定论。

(三)体格检查

体格检查可能正常或呈现一些非特异性的症状，如面色苍白、体重下降，亦或提示克罗恩病的特征性改变，如肛周皮赘、窦道、腹部压痛性包块。

(四)辅助检查

1.常规检查

全血细胞计数常提示贫血；活动期白细胞计数增高。血清蛋白常降低。粪便隐血试验常呈阳性。有吸收不良综合征者粪脂含量增加。

2.抗体检测

炎症性肠病患者的血清中可出现多种自身抗体。其中一些可用于克罗恩病的诊断和鉴别诊断。抗 OmpC 抗体阳性提示可能为穿孔型克罗恩病。抗中性粒细胞胞浆抗体(P-ANCA)和抗啤酒酵母菌抗体(ASCA)的联合检测用于炎症性肠病的诊断、克罗恩病和溃疡性结肠炎的鉴别诊断。

3.C 反应蛋白(CRP)

克罗恩病患者的 CRP 水平通常升高，且高于溃疡性结肠炎的患者。CRP 的水平与克罗恩病的活动性有关，亦可作为评价炎症程度的指标。

CRP 的血清学水平有助于评价患者的复发风险，高水平的 CRP 提示疾病活动或合并细菌感染，CRP 水平可用于指导治疗和随访。

4.血沉(ESR)

ESR 通过血浆蛋白浓度和血细胞压积来反映克罗恩病肠道炎症，精确度较低。ESR 虽然可随疾病活动而升高，但缺乏特异性，不足以与 UC 和肠道感染鉴别。

5.回结肠镜检查

对于疑诊克罗恩病的患者，应进行回肠结肠镜检查和活检，观察回肠末端和每个结肠段，寻找镜下证据，是建立诊断的第一步。克罗恩病镜下最特异性表现是节段性改变、肛周病变和卵石征。

6.肠黏膜活检

其目的通常是为进一步证实诊断而不是建立诊断。显微镜下特征为局灶的(不连续的)慢性的(淋巴细胞和浆细胞)炎症和斑片状的慢性炎症，局灶隐窝不规则(不连续的隐窝变形)和肉芽肿(与隐窝损伤无关)。回肠部位病变的病理特点除上述各项外还包括绒毛结构不规则。如果回肠炎和结肠炎是连续性的，诊断应慎重。"重度"定义为：溃疡深达肌层，或出现黏膜分离，或溃疡局限于黏膜下层，但溃疡面超过 1/3 结肠肠段(右半结肠，横结肠，左半结肠)。

近 30% 的克罗恩病患者可见特征性肉芽肿样改变，但肉芽肿样改变还可见于耶尔森菌属感染性肠炎、贝赫切特氏病、结核及淋巴瘤，因此，这一表现既不是诊断所必需也不能用于证实诊断是否成立。

7.胃肠道钡餐

胃肠道钡餐有助于全面了解病变在胃、肠道节段性分布的情况、狭窄的部位和长度。气钡双重造影虽然不能发现早期微小的病变，但可显示阿弗他样溃疡、了解病变的分布及范围、肠腔狭窄的程度、发现小的瘘道和穿孔。

典型的小肠克罗恩病的X线改变包括：结节样改变、溃疡、肠腔狭窄（肠腔严重狭窄或痉挛时可呈现"线样征"）、鹅卵石样改变、脓肿、瘘管、肠襻分离（透壁的炎症和肠壁增厚所致）。胃窦腔的狭窄及十二指肠节段性狭窄提示胃十二指肠克罗恩病。

8.胃十二指肠镜

常规的胃十二指肠镜检查仅在有上消化道症状的患者中推荐使用。累及上消化道的克罗恩病几乎总是伴有小肠和大肠的病变。当患者被诊断为"未定型大肠炎"时，胃黏膜活检可能有助于诊断，局部活动性胃炎可能是克罗恩病特点。

9.胶囊内镜

胶囊内镜为小肠的可视性检查提供了另一手段，可用于有临床症状、疑诊小肠克罗恩病、排除肠道狭窄、回肠末端内镜检查正常或不可行以及胃肠道钡餐或CT未发现病变的患者。

禁忌证包括胃肠道梗阻、狭窄或瘘管形成、起搏器或其他植入性电子设备以及吞咽困难者。

10.其他

当怀疑有肠壁外并发症时，包括瘘管或脓肿，可选用腹部超声、CT和/或MRI进行检查。腹部超声是诊断肠壁外并发症的最简单易行的方法，但对于复杂的克罗恩病患者，CT和MRI的精确度更高，特别是对于瘘管、脓肿和蜂窝织炎的诊断。

三、诊断对策

（一）诊断要点

克罗恩病的诊断主要根据临床、内镜、组织学、影像学和/或生化检查的综合分析来确立诊断。患者具备上述的临床表现，特别是阳性家族史时应注意是否患克罗恩病。

详细的病史应该包括关于症状始发时各项细节问题，包括近期的旅行、食物不耐受、与肠道疾病患者接触史、用药史（包括抗生素和非甾体抗炎药）、吸烟史、家族史以及阑尾切除史；详细询问夜间症状、肠外表现（包括口、皮肤、眼睛、关节、肛周脓肿或肛裂）。

体格检查时应注意各项反映急性和/或慢性炎症反应、贫血、体液丢失、营养不良的体征，包括一般情况、脉搏、血压、体温、腹部压痛或腹胀、可触及的包块、会阴和口腔的检查以及直肠指检。测量体重，计算体重指数。

针对感染性腹泻的微生物学检查应包括艰难梭状芽孢杆菌。对有外出旅行史的患者可能要进行其他的粪便检查，而对于病史符合克罗恩病的患者，则不必再进行额外的临床和实验室检查。

完整的诊断应包括临床类型、病变分布范围及疾病行为、疾病严重程度、活动性及并发症。

（二）鉴别诊断要点

克罗恩病因其病变部位多变以及疾病的慢性过程，需与多种疾病进行鉴别。许多患者病程早期症状轻微且无特异性，常被误诊为乳糖不耐受或肠易激综合征。

1.结肠型克罗恩病需与溃疡性结肠炎鉴别

克罗恩病通常累及小肠而直肠赦免，无大量血便，常见肛周病变、肉芽肿或瘘管形成。10%～15%炎症性肠病患者仅累及结肠，如果无法诊断是溃疡性结肠炎还是克罗恩病，可诊断为未定型结肠炎。

2.急性起病的新发病例

应排除志贺氏菌、沙门氏菌、弯曲杆菌、大肠杆菌及阿米巴等感染性腹泻。近期有使用抗生素的患者应注意排除艰难梭状芽孢杆菌感染，而使用免疫抑制剂的患者则应排除巨细胞病毒感染。应留取患者新鲜大便标本进行致病菌的检查，使用免疫抑制剂的患者需进行内镜下黏膜活检。

3.其他

因克罗恩病有节段性病变的特点，阑尾炎、憩室炎、缺血性肠炎、合并有穿孔或梗阻的结肠癌均可出现与克罗恩病相似的症状。耶尔森菌属感染引起的急性回肠炎与克罗恩病急性回肠炎常常难以鉴别。

肠结核与回结肠型克罗恩病症状相似，常造成诊断上的困难，但以下特征可有助于鉴别。①肠结核多继发于开放性肺结核；②病变主要累及回盲部，有时累及邻近结肠，但病变分布为非节段性；③瘘管少见；④肛周及直肠病变少见；⑤结核菌素试验阳性等。对鉴别困难者，建议先行抗结核治疗并随访观察疗效。

淋巴瘤、慢性缺血性肠炎、子宫内膜异位症、类癌均可表现为与小肠克罗恩病难以分辨的症状及X线特征，小肠淋巴瘤通常进展较快，必要时手术探查可获病理确诊。

（三）临床类型

新近颁布的蒙特利尔分型较为完整地描述了克罗恩病的年龄分布、病变部位及疾病行为。详见表3-3。

表3-3 克罗恩病蒙特利尔分型

诊断年龄(A)		
A1 16岁或更早		
A2 17～40		
A3 40以上		
病变部位(L)	上消化道	
L1 末端回肠	L1+L4	回肠+上消化道
L2 结肠	L2+L4	结肠+上消化道
L3 回结肠	L3+L4	回结肠+上消化道
L4 上消化道	—	—
疾病行为(B)	肛周病变(P)	
B1* 非狭窄，非穿透型	B1p	非狭窄，非穿透型+肛周病变
B2 狭窄型	B2p	狭窄型+肛周病变
B3 穿透型	B3p	穿透型+肛周病变

注：*B1型应视为一种过渡的分型，直到诊断后再随访观察一段时期。这段时期的长短可能因研究不同而有所变化（例如5～10年），但应该被明确规定以便确定B1的分型

（四）CD疾病临床活动性评估（ACG指南，2001年）

1.缓解期

无临床症状及炎症后遗症的CD患者，也包括内科治疗和外科治疗反应良好的患者；激素维持治疗下持续缓解的患者为激素依赖型缓解。

2.轻至中度

无脱水、全身中毒症状，无中度及中度以上腹痛或压痛，无腹部痛性包块，无肠梗阻，体重下降不超过10%；对经口营养耐受良好，长期门诊随访的患者。

3.中至重度

对诱导轻至中度疾病缓解的标准治疗（5-氨基水杨酸，布地奈德，或泼尼松）无反应，或至少满足下列一项者：中度及中度以上腹痛或压痛，间歇性轻度呕吐（不伴有肠梗阻），脱水/瘘管形成，体温高于37.5 ℃，体重下降超过10%或血红蛋白低于100 g/L(10 g/dL)。

4.重度至暴发

对标准剂量激素治疗呈现激素抵抗，症状持续无缓解者；或至少满足下列一项者：腹部体征阳性，持续性呕吐，脓肿形成，高热，恶病质，或肠梗阻。

为便于对疾病活动性和治疗反应进行量化评估，临床上常采用较为简便实用的Harvey和Bradshow标准计算CD活动指数(CDAI)。见表3-4。

表 3-4 简化 CDAI 计算法

1.一般情况	0:良好;1:稍差;2:差;3:不良;4:极差
2.腹痛	0:无;1:轻;2:中;3:重
3.腹泻稀便	每日 1 次记 1 分
4.腹块(医师认定)	0:无;1:可疑;2:确定;3:伴触痛
5.并发症(关节痛、虹膜炎、结节性红斑、坏疽性脓皮病、阿弗他溃疡、裂沟、新瘘管及脓肿等)	每个 1 分

注:<4 分为缓解期;5~8 分为中度活动期;>9 分为重度活动期。

四、治疗对策

(一)治疗原则

克罗恩病治疗方案选择取决于疾病严重程度、部位和并发症。尽管有总体治疗方针可循,但必须建立以患者对治疗的反应和耐受情况为基础的个体化治疗。治疗目标是诱导活动性病变缓解和维持缓解。外科手术在克罗恩病治疗中起着重要的作用,经常为药物治疗失败的患者带来持久和显著的效益。

(二)药物选择

1.糖皮质激素

迄今为止仍是控制病情活动最有效的药物,适用于活动期的治疗,使用时主张初始剂量要足、疗程偏长、减量过程个体化。常规初始剂量为泼尼松 40~60 mg/d,病情缓解后一般以每周5 mg的速度将剂量减少至停用。临床研究显示长期使用激素不能减少复发,且不良反应大,因此不主张应用皮质激素作长期维持治疗。

回肠控释剂布地奈德口服后主要在肠道起局部作用,吸收后经肝脏首关效应迅速灭活,故全身不良反应较少。布地奈德剂量为 3 mg/次,每日 3 次,视病情严重程度及治疗反应逐渐减量,一般在治疗 8 周后考虑开始减量,全疗程一般不短于 3 个月。

建议布地奈德适用于轻、中度回结肠型克罗恩病,系统糖皮质激素适用于中重度克罗恩病或对相应治疗无效的轻、中度患者。对于病情严重者可予氢化可的松或地塞米松静脉给药;病变局限于左半结肠者可予糖皮质激素保留灌肠。

2.氨基水杨酸制剂

对控制轻、中型活动性克罗恩病患者的病情有一定的疗效。柳氮磺胺吡啶适用于病变局限于结肠者;美沙拉嗪对病变位于回肠和结肠者均有效,可作为缓解期的维持治疗。

3.免疫抑制剂

硫唑嘌呤或巯嘌呤适用于对糖皮质激素治疗效果不佳或对糖皮质激素依赖的慢性活动性病例。加用该类药物后有助于逐渐减少激素的用量乃至停用,并可用于缓解期的维持治疗。剂量为硫唑嘌呤 2 mg/(kg·d)或巯嘌呤 1.5 mg/(kg·d),显效时间需 3~6 个月,维持用药一般1~4年。严重的不良反应主要是白细胞减少等骨髓抑制的表现,发生率约为 4%。

硫唑嘌呤或巯嘌呤无效时可选用甲氨蝶呤诱导克罗恩病缓解,有研究显示,甲氨蝶呤每周25 mg肌内注射治疗可降低复发率及减少激素用量。甲氨蝶呤的不良反应有恶心、肝酶异常、机会感染、骨髓抑制及间质性肺炎。长期使用甲氨蝶呤可引起肝损害,肥胖、糖尿病、饮酒是肝损害的危险因素。使用甲氨蝶呤期间必须戒酒。

研究显示,静脉使用环孢素治疗克罗恩病疗效不肯定,口服环孢素无效。少数研究显示静脉使用环孢素对促进瘘管闭合有一定的作用。他可莫司和麦考酚吗乙酯在克罗恩病治疗中的疗效尚待进一步研究。

4.生物制剂

英夫利昔是一种抗肿瘤坏死因子-α(TNF-α)的单克隆抗体,其用于治疗克罗恩病的适应证包括:①中、重度活动性克罗恩病患者经充分的传统治疗,即糖皮质激素及免疫抑制剂(硫唑嘌呤、6-巯嘌呤或氨甲蝶呤)治疗无效或不能耐受者;②克罗恩病合并肛瘘、皮瘘、直肠阴道瘘,经传统治疗(抗生素、免疫抑制剂及外科引流)无效者。

推荐以 5 mg/kg 剂量(静脉给药,滴注时间不短于 2h)在第 0、2、6 周作为诱导缓解,随后每隔 8 周给予相同剂量以维持缓解。原来对治疗有反应随后又失去治疗反应者可将剂量增加至 10 mg/kg。

对初始的 3 个剂量治疗到第 14 周仍无效者不再予英夫利昔治疗。治疗期间原来同时应用糖皮质激素者可在取得临床缓解后将激素减量至停用。已知对英夫利昔过敏、活动性感染、神经脱髓鞘病、中至重度充血性心力衰竭及恶性肿瘤患者禁忌使用。药物的不良反应包括机会感染、输注反应、迟发型超敏反应、药物性红斑狼疮、淋巴瘤等。

其他生物疗法还有骨髓移植、血浆分离置换法等。

5.抗生素

某些抗菌药物如甲硝唑、环丙沙星等对治疗克罗恩病有一定的疗效,甲硝唑对有肛周瘘管者疗效较好。长期大剂量应用甲硝唑会出现诸如恶心、呕吐、食欲不振、金属异味、继发多发性神经系统病变等不良反应,因此仅用于不能应用或不能耐受糖皮质激素者、不愿使用激素治疗的结肠型或回结肠型克罗恩病患者。

6.益生菌

部分研究报道益生菌治疗可诱导活动性克罗恩病缓解并可用于维持缓解的治疗,但尚需更多设计严谨的临床试验予以证实。

(三)治疗计划及治疗方案的选择

由于克罗恩病病情个体差异很大,疾病过程中病情变化也很大,因此治疗方案必须视疾病的活动性、病变的部位、疾病行为及对治疗的反应及耐受性来制定。

1.营养疗法

高营养低渣饮食,适当给予叶酸、维生素 B_{12} 等多种维生素及微量元素。要素饮食在补充营养的同时还可控制病变的活动,特别适用于无局部并发症的小肠克罗恩病。完全胃肠外营养仅用于严重营养不良、肠瘘及短肠综合征的患者,且应用时间不宜过长。

2.活动性克罗恩病的治疗

(1)局限性回结肠型:轻、中度者首选布地奈德口服 3 mg/次,每日 3 次。轻度者可予美沙拉嗪,每日用量 3～4 g。症状很轻微者可考虑暂不予治疗。中、重度患者首选系统作用糖皮质激素治疗,重症病例可先予静脉用药。有建议对重症初发病例开始即用糖皮质激素加免疫抑制剂(如硫唑嘌呤)的治疗。

(2)结肠型:轻、中度者可选用氨基水杨酸制剂(包括柳氮磺胺吡啶)。中、重度必须予系统作用糖皮质激素治疗。

(3)存在广泛小肠病变:该类患者疾病活动性较强,对中、重度病例首选系统作用糖皮质激素治疗。常需同时加用免疫抑制剂。营养疗法是重要的辅助治疗手段。

(4)根据治疗反应调整治疗方案。轻、中度回结肠型病例对布地奈德无效,或轻、中度结肠型病例对氨基水杨酸制剂无效,应重新评估为中、重度病例,改用系统作用糖皮质激素治疗。激素治疗无效或依赖的病例,宜加用免疫抑制剂。

上述治疗依然无效或激素依赖,或对激素和/或免疫抑制剂不耐受者考虑予以英夫利昔或手术治疗。

3.维持治疗

克罗恩病复发率很高,必须予以维持治疗。推荐方案有以下几点。

(1)所有患者必须戒烟。

(2)氨基水杨酸制剂可用于非激素诱导缓解者,剂量为治疗剂量,疗程一般为 2 年。

(3)由系统激素诱导的缓解宜采用免疫抑制剂作为维持治疗,疗程可达 4 年。

(4)由英夫利昔诱导的缓解目前仍建议予英夫利昔规则维持治疗。

4.外科手术

内科治疗无效或有并发症的病例应考虑手术治疗,但克罗恩病手术后复发率高,故手术的适应证主要针对其并发症，包括完全性纤维狭窄所致机械性肠梗阻、合并脓肿形成或内科治疗无效的瘘管、脓肿形成。

急诊手术指征为暴发性或重度性结肠炎、急性穿孔、大量的危及生命的出血。

5.术后复发的预防

克罗恩病术后复发率相当高，但目前缺乏有效的预防方法。预测术后复发的危险因素包括吸烟、结肠型克罗恩病、病变范围广泛（>100 cm）、因内科治疗无效而接受手术治疗的活动性病例、因穿孔或瘘而接受手术者、再次接受手术治疗者等。

对于术后易复发的高危病例的处理：术前已服用免疫抑制剂者术后继续治疗；术前未用免疫抑制剂者术后应予免疫抑制剂治疗；甲硝唑对预防术后复发可能有效，可以在后与免疫抑制剂合用一段时间。建议术后 3 个月复查内镜，吻合口的病变程度对术后复发可预测术后复发。对中、重度病变的复发病例，如有活动性症状应予糖皮质激素及免疫抑制剂治疗；对无症状者予免疫抑制剂维持治疗；对无病变或轻度病变者可予美沙拉嗪治疗。

五、病程观察及处理

1.病情观察要点

在诊治过程中应密切观察患者症状、体征、各项活动性指标和严重度的变化，以便及时修正诊断，或对病变严重程度和活动度做出准确的评估，判断患者对治疗的反应及耐受性，以便于调整治疗方案。

2.疗效判断标准

临床将克罗恩病活动度分为轻度、中度和重度。大多数临床实验以患者克罗恩病活动指数（CDAI）大于 220 定义为活动性病变。现在更倾向于 CDAI 联合 CRP 高于 10 mg/L 来评价 CD 的活动。

“缓解”标准为 CDAI 低于 150，“应答”为 CDAI 指数下降超过 100。“复发”定义为：确诊为克罗恩病的患者经过内科治疗取得临床缓解或自发缓解后，再次出现临床症状，建议采用 CDAI 高于 150 且比基线升高超过 100 点。经治疗取得缓解后，3 个月内出现复发称为早期复发。复发可分为稀发型（≤1 次/年）、频发型（≥2 次/年）或持续发作型。

“激素抵抗”指泼尼松龙用量达到 0.75 mg/(kg·d)持续四周，疾病仍然活动者。“激素依赖”为下列两项符合一项者：①自开始使用激素起 3 个月内不能将激素用量减少到相当于泼尼松龙 10 mg/d(或布地奈得 3 mg/d)，同时维持疾病不活动。②停用激素后 3 个月内复发者。在确定激素抵抗或依赖前应仔细排除疾病本身特殊的并发症。

“再发”定义为外科手术后再次出现病损（复发是指症状的再次出现）。“形态学再发”指手术彻底切除病变后新出现的病损。通常出现在“新”回肠末端和/或吻合口，可通过内镜、影像学检查及外科手术发现。

“镜下再发”目前根据 Rutgeerts 标准评估和分级，分为：0 级，没有病损；1 级，阿弗他口疮样病损，少于 5 处；2 级，阿弗他口疮样病损，多于 5 处，病损间黏膜正常，或跳跃性的大的病损，或病损局限于回结肠吻合口（<1 cm）；3 级，弥散性阿弗他口疮样回肠炎，并黏膜弥散性炎症；4 级，弥散性回肠炎症并大溃疡、结节样病变或狭窄。

“临床再发”指手术完全切除大体病变后，症状再次出现。“局限性病变”指肠道 CD 病变范围小于 30 cm，通常是指回盲部病变（小于 30 cm 回肠伴或不伴右半结肠），也可以是指孤立的结肠病变或近端小肠的病变。“广泛性的克罗恩病”肠道克罗恩病受累肠段超过 100 cm，无论定位于何处。这一定义是指节段性肠道炎症性病变的累积长度。

六、预后评估

本病以慢性渐进型多见，虽然部分患者可经治疗后好转，部分患者亦可自行缓解，但多数患者反复发作，迁延不愈，相当一部分患者在其病程中因并发症而需进行 1 次以上的手术治疗，预后不佳。发病 15 年后约半数尚能生存。急性重症病例常伴有毒血症和并发症，近期死亡率达 3%～10%。近年来发现克罗恩病癌变的几率增高。

（张建武）

第九节　功能性胃肠病

一、功能性消化不良

（一）概述

功能性消化不良(functional dyspepsia,FD)为一组持续或反复发作的上腹部疼痛或不适的消化不良症状,包括上腹胀痛、餐后饱胀、嗳气、早饱、腹痛、厌食、恶心呕吐等,经生化、内镜和影像检查排除了器质性疾病的临床综合征,是临床上最常见的一种功能性胃肠病,几乎每个人一生中都有过消化不良症状,只是持续时间长短和对生活质量影响的程度不同而已。国内最新资料表明,采用罗马Ⅲ诊断标准对消化专科门诊连续就诊消化不良的患者进行问卷调查,发现符合罗马Ⅲ诊断标准者占就诊患者的28.52%,占接受胃镜检查患者的7.2%。FD的病因及发病机制尚未完全阐明,可能是多种因素综合作用的结果。目前认为其发病机制与胃肠运动功能障碍、内脏高敏感性、胃酸分泌、幽门螺杆菌感染、精神心理因素等有关,而内脏运动及感觉异常可能起主导作用,是FD的主要病理生理学基础。

（二）诊断

1.临床表现

FD的临床症状无特异性,主要有上消化道症状,包括上腹痛、腹胀、早饱、嗳气、恶心、呕吐、反酸、胃灼热、厌食等,以上症状多因人而异,常以其中某一种或一组症状为主,在病程中这些症状及其严重程度多发生改变。起病缓慢,病程长短不一,症状常呈持续或反复发作,也可相当一段时间无任何症状,可因饮食精神因素和应激等诱发,多数无明显诱因。腹胀为FD最常见的症状,多数患者发生于餐后或进餐加重腹胀程度,早饱、嗳气也较常见。上腹痛也是FD的常见症状,上腹痛无规律性,可表现为弥散或烧灼样疼痛。少数可伴胃灼热反酸症状,但经内镜及24h食管pH检测,不能诊断为胃食管反流病。恶心呕吐不常见,一般见于胃排空明显延迟的患者,呕吐多为干呕或呕出当餐胃内食物。有的还可伴有腹泻等下消化道症状。还有不少患者同时合并精神症状如焦虑、抑郁、失眠、注意力不集中等。

2.诊断标准

依据FD罗马Ⅲ诊断标准,FD患者临床表现个体差异大,罗马Ⅲ标准根据患者的主要症状特点及其与症状相关的病理生理学机制以及症状的模式将FD分为两个亚型,即餐后不适综合征(PDS)和上腹痛综合征(EPS),临床上两个亚型常有重叠,有时难以区分,但通过分型对不同亚型的病理生理机制的理解对选择治疗将有一定的帮助,在FD诊断中,还要注意FD与胃食管反流病和肠易激综合征等其他功能性胃肠病的重叠。

FD的罗马Ⅲ诊断标准必须包括:①以下1项或多项:餐后饱胀;早饱感;上腹痛;上腹烧灼感。②无可以解释上述症状的结构性疾病的证据(包括胃镜检查),诊断前症状出现至少6个月,且近3个月符合以上诊断标准。

PDS诊断标准必须符合以下1项或2项:①正常进食后出现餐后饱胀不适,每周至少发生数次。②早饱阻碍正常进食,每周至少发生数次。诊断前症状出现至少6个月,近3个月症状符合以上标准。支持诊断标准是可能存在上腹胀气或餐后恶心或过度嗳气。可能同时存在EPS。

EPS诊断标准必须符合以下所有条件:①至少中等程度的上腹部疼痛或烧灼感,每周至少发生1次。②疼痛呈间断性。③疼痛非全腹性,不位于腹部其他部位或胸部。④排便或排气不能缓解症状。⑤不符合胆囊或Oddi括约肌功能障碍的诊断标准。诊断前症状出现至少6个月,近3个月症状符合以上标准。支持诊断标准是疼痛可以烧灼样,但无胸骨后痛。疼痛可由进餐诱发或缓解,但可能发生于禁食期间。可能同时存在PDS。

（三）鉴别诊断

鉴别诊断见图 3-3。

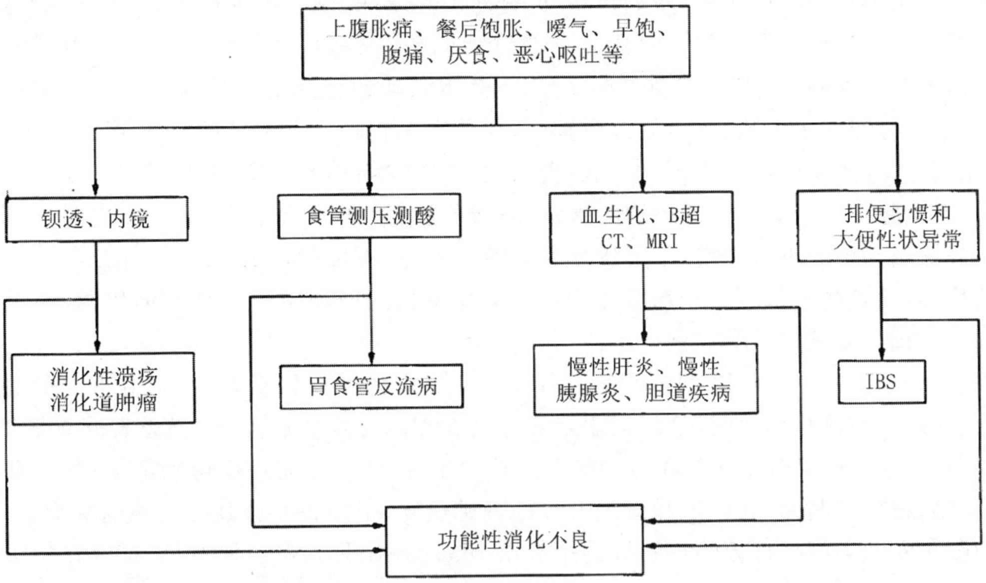

图 3-3　功能性消化不良鉴别诊断

（四）治疗

FD 的治疗措施以对症治疗为主，目的是在于缓解或消除症状，改善患者的生活质量。

2007 年指南对 FD 治疗提出规范化治疗意见，指出 FD 的治疗策略应是依据其可能存在的病理生理学异常进行整体调节，选择个体化的治疗方案。

经验治疗适于 40 岁以下，无报警征象，无明显精神心理障碍的患者。与进餐相关的消化不良（即 PDS）者可首先用促动力药或合用抑酸药；与进餐无关的消化不良/酸相关性消化不良（即 EPS）者可选用抑酸药或合用促动力药。经验治疗时间一般为 2～4 周。无效者应行进一步检查，明确诊断后有针对性进行治疗。

1.药物治疗

（1）抗酸药：抗酸剂如氢氧化铝、铝碳酸镁等可减轻症状，但疗效不及抑酸药，铝碳酸镁除抗酸外，还能吸附胆汁，伴有胆汁反流患者可选用。

（2）抑酸药：目前广泛应用于 FD 的治疗，适用于非进餐相关的消化不良中以上腹痛、烧灼感为主要症状者。常用抑酸药包括 H_2 受体拮抗药（H_2RA）和质子泵抑制药（PPI）两大类。H_2RA 常用药物有西咪替丁 400 mg，2～3 次/天；雷尼替丁 150 mg，2 次/天；法莫替丁 20 mg，2 次/天，早、晚餐后服，或 40 mg 每晚睡前服；罗沙替丁 75 mg，2 次/天；尼扎替丁 300 mg 睡前服。不同的 H_2 受体拮抗药抑制胃酸的强度各不相同，西咪替丁最弱，雷尼替丁和罗沙替丁比西咪替丁强 5～10 倍，法莫替丁较雷尼替丁强 7.5 倍。这类药主要经肝脏代谢，肾脏排出，因此肝肾功能损害者应减量，75 岁以上老人服用药物剂量应减少。PPI 常用药物有奥美拉唑 20 mg，2 次/天；兰索拉唑 30 mg，1 次/天；雷贝拉唑10 mg，1 次/天；泮托拉唑 40 mg，1 次/天；埃索美拉唑 20 mg，1 次/天。

（3）促动力药：促动力药可明显改善与进餐相关的上腹症状，如上腹饱胀、早饱等。常用的促动力剂包括多巴胺受体拮抗药、5-HT_4 受体激动药及多离子通道调节剂等。多巴胺受体拮抗药常用药物有甲氧氯普胺 5～10 mg，3 次/天，饭前 30min 服；多潘立酮 10 mg，3 次/天，饭前半小时服；伊托必利50 mg，3 次/天口服。甲氧氯普胺可阻断延髓催吐化学敏感区的多巴胺受体而具有强大的中枢镇吐作用，还可以增加胃肠道平滑肌对乙酰胆碱的敏感性，从而促进胃运动功能，提高静止状态时胃肠道括约肌的张力，增加食管下端括约肌张力，防止胃内容物反流，增强胃和食管的蠕动，促进胃排空以及幽门和十二指肠的扩张，加速食物通过。主要的不良反应见于中枢神经系统，如头晕、嗜睡、倦怠、泌乳等，用量过大时，会出现锥体外系反应，表现为肌肉震颤、斜颈、发音困难、共济失调等。多潘立酮为选择性外周多巴胺 D_2 受体拮抗药，可增加食管下端括约肌的张力，增加胃运动，促进胃排空、止吐。不良反应轻，不引起锥体外系症状，偶有流涎、惊厥、平衡失调、泌乳现象。伊托必利通过拮抗多巴胺 D_2 受体和抑制乙酰胆碱酯酶活性起作用，增加胃的内源性乙酰胆碱，促进胃排空。5-HT_4 受体激动药常用药物为莫沙必利 5 mg，3 次/天，口服。莫沙必利选择性作用于上消化道，促进胃排空，目前未见心脏严重不良反应的报道，但对 5-HT_4 受体激动药的心血管不良反应仍应引起重视。多离子通道调节剂药物为马来酸曲美布汀，常用量 100～200 mg，3 次/天口服。该药对消化道运动的兴奋和抑制具有双向调节作用，不良反应轻微。红霉素具有胃动素作用，静脉给药可促进胃排空，主要用于胃轻瘫的治疗，不推荐作为 FD 治疗的首选药物。

(4)助消化药：消化酶和微生态制剂可作为治疗消化不良的辅助用药。复方消化酶、益生菌制剂可改善与进餐相关的腹胀、食欲缺乏等症状。

(5)根除幽门螺杆菌治疗：根除 HP 可使部分 FD 患者症状得以长期改善，对合并 HP 感染的 FD 患者，应用抑酸、促动力剂治疗无效时，建议向患者充分解释根除治疗的利弊，征得患者同意后给予根除 HP 治疗。根除 HP 治疗可使部分 FD 患者的症状得到长期改善，使胃黏膜炎症得到消退，而长期胃黏膜炎症则是消化性溃疡、胃黏膜萎缩/肠化生和胃癌发生的基础病变，根除 HP 可预防胃癌前病变进一步发展。

根据 2005 年欧洲幽门螺杆菌小组召开的第 3 次 MaastrichtⅢ共识会议意见，推荐在初级医疗中实施“检测和治疗”策略，即对年龄小于 45 岁，有持续消化不良症状的成人患者应用非侵入性试验(尿素呼气试验、粪便抗原试验)检测 HP，对 HP 阳性者进行根除治疗。包含 PPI、阿莫西林、克拉霉素或甲硝唑每日 2 次给药的三联疗法仍推荐作为首选疗法。包含铋剂的四联疗法，如可获得铋剂，也被推荐作为首选治疗选择。补救治疗应结合药敏试验结果。

对 PPI(标准剂量，2 次/天)，克拉霉素(500 mg，2 次/天)，阿莫西林(1 000 mg，2 次/天)或甲硝唑 400 mg或500 mg 2 次/天组成的方案，疗程 14d 比 7d 更有效，在克拉霉素耐药率小于 15%～20%的地区，仍推荐 PPI 联合应用克拉霉素、阿莫西林/甲硝唑的三联短程疗法作为一线治疗方案。其中 PPI 联合克拉霉素和甲硝唑方案应当在人群甲硝唑耐药率小于 40%时才可应用，含铋剂四联治疗除了作为二线方案使用外，还可作为可供选择的一线方案。除了药敏感试验外，对于三线治疗不做特别推荐。喹诺酮类(左氧氟沙星、利福霉素、利福布汀)抗生素与 PPI 和阿莫西林合用作为一线疗法，而不是作为补救的治疗，被评估认为有较高的根除率，但利福布汀是一种选择分枝杆菌耐药的抗生素，必须谨慎使用。

(6)黏膜保护药：FD 发病原因中可能涉及胃黏膜防御功能减弱，作为辅助治疗，常用的胃黏膜保护药有硫糖铝、胶体铋、前列腺素 E，复方谷氨酰胺等，联合抑酸药可提高疗效。硫糖铝餐前 1h 和睡前各服 1.0 g，肾功不全者不宜久服。胶体次枸橼酸铋一次剂量 5 mL 加水至 20 mL 或胶囊 120 mg，4 次/天，于每餐前半小时和睡前一次口服，不宜久服，最长 8 周，老年人及肾功能障碍者慎用。已用于临床的人工合成的前列腺素为米索前列醇(喜克溃)，常用剂量 200 mg，4 次/天，主要不良反应为腹泻和子宫收缩，孕妇忌服。复方谷氨酰胺，常用量 0.67 g，3 次/天，剂量可随年龄与症状适当增减。

2.精神心理治疗

抗焦虑、抑郁药对 FD 有一定的疗效，对抑酸和促动力药治疗无效，且伴有明显精神心理障碍的患者，可选用三环类抗抑郁药或 5-HT_4 再摄取抑制药；除药物治疗外，行为治疗、认知疗法及心理干预等可能对这类患者也有益。精神心理治疗不但可以缓解症状还可提高患者的生活质量。

3.外科手术

经过长期内科治疗无效的严重患者，可考虑外科手术。一般采用胃大部切除术、幽门成形术和胃空肠吻合术。

二、肠易激综合征

肠易激综合征(IBS)属于胃肠功能紊乱性疾病，指的是一组包括腹痛、腹胀、排便习惯和大便性状异常、黏液便，持续存在或间歇发作，而又缺乏形态学和生化学异常改变可以解释的综合征。其特征是肠道功能的易激性。其病因和发病机制还不完全清楚。本综合征的曾用名有："过敏性结肠炎""结肠痉挛""黏液性结肠炎""易激结肠"等，近年统一命名为肠易激综合征。

IBS 是十分常见的疾病。据西方国家统计，IBS 在门诊患者中的频率，每年每千人中占10.6，居门诊就诊人数的第 7 位，其他一些调查资料显示欧美人群的患病率约为 7.1%～13.6%，我国尚缺少系统的流行病学调查资料，据报道的患病率也大致在此范围。

(一)病因和发病机制

IBS 的确切病因尚不明了，虽然进行了许多研究，但至今还没有一种令人信服的解释。有些研究认为 IBS 是由食物中某些物质引起的，而另一些研究则支持 IBS 是一种感染或动力紊乱，还有一些研究认为 IBS 是一种心理上的疾病，和精神心理因素有关。

1.某些肠道刺激因素

在某些情况下，存在于肠内的一些因素如食物及参与消化过程的内源性物质可引起肠道功能的改变。在临床工作中，也常观察到 IBS 患者常有因进食生冷食物而诱发，或在发病前曾多次患过痢疾等病。潘国宗等在北京地区做的流行病学调查资料也提示，患过痢疾等肠道疾病，在 IBS 患者中远比非 IBS 人群高。

2.动力紊乱

早在 20 世纪 60 年代，W.Cumming 就研究了 IBS 患者的结肠动力，并认为便秘时动力指数(收缩频率乘以收缩幅度)增加，因而使得排便受阻并引起腹痛。还有研究报道 IBS 时除结肠外，小肠也有功能失调，小肠对于应激的分泌和运动反应似与正常人不同，但这些研究都未能充分的用于 IBS 的诊断，也无法解释 IBS 症状产生的机制。总之，IBS 患者小肠与大肠都有对多种刺激呈现过度反应的倾向，这些刺激包括：药物、应激、气囊扩张，甚至进食，对进食的过度反应可能代表了夸大的胃结肠反射。IBS 的多种多样的特征，仍有待于用肠道动力异常做出解释。

3.精神、神经因素

现代神经生理学的知识认为 IBS 患者的肠道对于张力和多种刺激的敏感性增加。这究竟是由于肠壁神经丛及其感受器或传入神经通路上的问题，还是中枢神经系统对肠道的调节异常，有待于进一步阐明。近年来对于精神刺激和心理因素对于肠道运动功能的影响有许多研究，发现某些紧急情况可促发 IBS，如急性疾患、工作量骤增、家庭纠纷或亲朋好友猝死。进一步研究发现精神紧张可以改变肠道的 MMC；精神刺激对 IBS 患者比正常人更易引起肠动力紊乱。潘国宗等人研究发现 IBS 患者精神心理异常明显高于普通人，因此有人认为 IBS 属于心身疾病类的胃肠病。

综上所述，IBS 的本质是有争议的。是一种多因素决定的症候群，其病因涉及生物学，社会心理学和肠动力异常等，有待于进一步研究阐明。

(二)临床表现

起病隐匿，多数患者在青少年期至成年期发病。症状反复发作或慢性迁延。全身健康状况不受影响。

肠易激综合征的临床类型大致可归纳为 3 种：①以运动障碍为主要表现。②以分泌障碍为主要表现。③混合表现。

以结肠运动障碍为主要表现者较多见，其典型症状有：①腹痛或腹部不适。②大便不正常，包括排便频率改变，粪便坚硬、稀软或水样，伴有排便急迫、排便未净和排便费力的感觉。③腹胀、肠鸣、肛门排气多。起病一般缓慢模糊，腹痛无定处，多诉在中腹或下腹。由于降结肠或乙状结肠痉挛，左下腹常有阵发性肠绞痛，腹痛的出现和时间虽不很规则，但一般多在早餐后发作，因进食或持续冷饮而加重，似与胃结肠反射亢进有关。腹痛在排便、排气或灌肠后缓解，在入睡后消失。腹痛常伴有排便次数增加、腹胀和排便不畅感。结肠持续痉挛时，推进性蠕动减弱则引起痛性便秘，过去称此为痉挛性结肠。高位或冗长的结肠脾曲痉挛所致的腹痛主要位于左肋缘下腋前线附近，可放射至胸骨下及左上臂，在脾曲内用膨胀的气囊可以复制相似的腹痛，此症候称为脾曲综合征。

以分泌功能障碍为主要表现的病例较少见。患者腹痛不明显，但有经常或间歇性腹泻，粪呈糊状，含大量黏液，有时呈黏液管型，粪质很少，粪便镜检大致正常。过去被误称为“黏液性结肠炎”。如禁食3d，腹泻症状可消失。

另一种是上述两者的混合型，便秘与腹泻不规则地间歇交替出现。

虽然腹痛和腹泻等症状严重地影响劳动和生活，患者的一般情况良好，无体重减轻。患者除腹痛外可有上腹不适、饱胀、嗳气、恶心等消化不良症状，且常有心悸、气短、胸闷、面红、手足多汗、多尿等自主神经不平衡的表现。女性常有痛经。胃肠道X线检查显示运动加速结肠袋形加深，张力增强，有时因结肠痉挛显著，降结肠以下呈线样阴影。结肠镜检所见的肠黏膜基本正常。

（三）辅助检查

1.实验室检查

粪便呈水样便，软便或硬块，可有黏液。无其他异常。

2.X线钡灌肠检查

常无异常发现。少数病例因肠管痉挛出现“线征”。其他非特异性的表现可有结肠袋加深或增多等。

3.乙状结肠镜或纤维结肠镜检查

肉眼观察黏膜无异常，活检也无异常。但在插镜时可引起痉挛、疼痛，或在充气时引起疼痛。如疑有脾区综合征，可在检查时慢慢注入100～200 mL气体，然后迅速将镜拔出，嘱患者坐起，在5～10 min后即可出现左上腹痛，向左肩放射，这可作为脾区综合征的客观指征。

（四）诊断

诊断IBS的关键是证明其无器质性疾病。IBS的诊断依然是采用排除法。因此对所有IBS患者首先应通过详细的病史询问、全面的体格检查以及各种临床生化测试，以排除重要的胃肠道疾病。必要时可应用钡剂灌肠和内镜检查，目前，还没有“权威性”的IBS诊断标准。在1986年成都召开的全国慢性腹泻学术讨论会上与会当家制订了适合我国国情的IBS诊断标准：

（1）以腹痛、腹胀、腹泻及便秘为主诉，伴有全身神经官能症状。

（2）一般情况良好，无消瘦和发热，系统体检仅发现腹部压痛。

（3）多次粪常规及培养（至少3次）均阴性，粪隐血试验阴性。

（4）X线钡剂灌肠检查无阳性发现，或结肠有激惹征象。

（5）纤维结肠镜示部分患者运动亢进，无明显黏膜异常，组织学检查基本正常。

（6）血尿常规正常，血沉正常。

（7）无痢疾、血吸虫等寄生虫病史，试验治疗无效。

当前国际上对IBS诊断标准引用较多的是1988年在罗马国际会议上，提出的所谓“罗马标准”。

同样，应用罗马标准诊断。IBS，除在症状上要符合外，更重要的是还需排除器质性病变。

（五）治疗

IBS治疗的目的：①缓解腹痛。②调整大便习惯。

腹痛、腹泻及腹胀为主者：应仔细了解其饮食史。摄入乳糖、果糖或山梨醇可诱发腹泻，因为乳糖不耐受的发病率很高，需做乳糖耐受试验或给予无乳糖饮食做实验性治疗。若无特殊，可短期用苯乙哌啶或氯苯哌酰胺。钙通道阻滞药可作为第二线药物供选用，有时消胆胺对难治性腹泻有效。避免进豆类食物，以减少产气。对腹痛明显的患者，还可使用催眠治疗或心理治疗。

便秘为主者：增加食物中纤维素的含量，如每天达20 g可增加大便次数，并能减少疼痛发作次数及程度。要了解食物中的纤维素含量。麦麸中含戊糖的多糖较胡萝卜、卷心菜或苹果为多，含有戊糖的多糖对水分控制具有很大作用。

总之，IBS的治疗选择是有限的，应将心理治疗和药物治疗结合起来。

（张建武）

·第四章·

循环系统疾病

第一节　稳定型心绞痛

稳定型心绞痛是由于劳力引起心肌耗氧量增加，而病变的冠状动脉不能及时调整和增加血流量，从而引起可逆性心肌缺血，但不引起心肌坏死。这是由于心肌供氧与耗氧之间暂时失去平衡而发生心肌缺血的临床症状，是在一定条件下冠状动脉所供应的血液和氧不能满足心肌需要的结果。本病多见于男性，多数患者年龄在 40 岁以上，常合并高血压、吸烟、糖尿病、脂质代谢异常等心血管疾病危险因子。大多数为冠状动脉粥样硬化导致血管狭窄引起，还可由主动脉瓣病变、梅毒性主动脉炎、肥厚型心肌病、先天性冠状动脉畸形、风湿性冠状动脉炎、心肌桥等引起。

一、发病机制

心肌内没有躯体神经分布，因此机械性刺激并不引起疼痛。心肌缺血时产生痛觉的机制仍不明确。当冠状动脉的供氧与心肌的氧耗之间发生矛盾时，心肌急剧的、暂时的缺血缺氧，导致心肌的代谢产物如乳酸、丙酮酸、磷酸等酸性物质以及一些类似激肽的多肽类物质在心肌内大量积聚，刺激心脏内自主神经传入纤维末梢，经 1～5 胸交感神经节和相应的脊髓段，传至大脑，产生疼痛感觉。因此，与心脏自主神经传入处于相同水平脊髓段的脊神经所分布的区域，如胸骨后、胸骨下段、上腹部、左肩、左上肢内侧等部位可以出现痛觉，这就是牵涉痛产生的可能原因。由于心绞痛并非躯体神经传入，所以常不是锐痛，不能准确定位。

心肌产生能量的过程需要大量的氧供，心肌耗氧量（MVO_2）的增加是引起稳定型心绞痛发作的主要原因之一。心肌耗氧量由心肌张力、心肌收缩强度和心率所决定，常用心率与收缩压的乘积作为评估心肌耗氧程度的指标。在正常情况下，冠状循环有强大的储备力量，在剧烈运动时，其血流量可增加到静息时的 6～7 倍，在缺氧状况下，正常的冠状动脉可以扩张，也能使血流量增加 4～5 倍。动脉粥样硬化而致冠状动脉狭窄或部分分支闭塞时，冠状动脉对应激状态下血流的调节能力明显减弱。在稳定型心绞痛患者，虽然冠状动脉狭窄，心肌的血液供应减少，但在静息状态下，仍然可以满足心脏的需要，故安静时患者无症状；当心脏负荷突然增加，如劳力、激动、寒冷刺激、饱食等，使心肌张力增加（心腔容积增加、心室舒张末期压力增高）、心肌收缩力增加（收缩压增高、心室压力曲线最大压力随时间变化率增加）或心率增快，均可引起心肌耗氧量增加，引起心绞痛的发作。

在其他情况下，如严重贫血、肥厚型心肌病、主动脉瓣狭窄/关闭不全等，由于血液携带氧的能力下降，或心肌肥厚致心肌氧耗增加，或心排血量过少/舒张压过低，均可以造成心肌氧供和氧耗之间的失平衡，心肌血液供给不足，遂引起心绞痛发作。在多数情况下，稳定型心绞痛常在同样的心肌耗氧量的情况下发生，即患者每次在某一固定运动强度的诱发下发生症状，因此症状的出现很具有规律性。当发作的规律性在短期内发生显著变化时(如诱发症状的运动强度明显减低),常提示患者出现了不稳定型心绞痛。

二、病理和病理生理

一般来说,至少1支冠状动脉狭窄程度大于70%才会导致心肌缺血。

(一)心肌缺血、缺氧时的代谢与生化改变

在正常情况下,心肌主要通过脂肪氧化的途径获得能量,供能的效率比较高。但相对于对糖的利用供能来说,对脂肪的利用需要消耗更多的氧。

1.心肌的缺氧代谢及其对能量产生和心肌收缩力的影响

缺血缺氧引起心肌代谢的异常改变。心肌在缺氧状态下无法进行正常的有氧代谢,从三磷腺苷(ATP)或肌酸磷酸(CP)产生的高能磷酸键减少,导致依赖能源的心肌收缩和膜内外离子平衡发生障碍。缺血时由于乳酸和丙酮酸不能进入三羧酸循环进行氧化,无氧糖酵解增强,乳酸在心肌内堆积,冠状静脉窦乳酸含量增高。由于无氧酵解供能效率较低,而且乳酸的堆积限制了无氧糖酵解的进行,心肌能量产生障碍以及乳酸积聚引起心肌内的乳酸性酸中毒,均可导致心肌收缩功能的下降。

2.心肌细胞离子转运的改变对心肌收缩及舒张功能的影响

正常心肌细胞受激动而除极时,细胞内钙离子浓度增高,钙离子与原肌凝蛋白上的肌钙蛋白C结合后,解除了肌钙蛋白Ⅰ的抑制作用,促使肌动蛋白和肌浆球蛋白合成肌动球蛋白,引起心肌收缩。当心肌细胞缺氧时,细胞膜对钠离子的渗透性异常增高,细胞内钠离子增多以及细胞内的酸中毒,使肌浆网内的钙离子流出障碍,细胞内钙离子浓度降低并妨碍钙离子与肌钙蛋白的结合,使心肌收缩功能发生障碍。缺氧也使心肌松弛发生障碍,可能因心肌高能磷酸键的储备降低,导致细胞膜上钠—钙离子交换系统功能的障碍以及肌浆网钙泵对钙离子的主动摄取减少,因此钙离子与肌钙蛋白的解离缓慢,心肌舒张功能下降,左室顺应性减低,心室充盈的阻力增加。

3.心肌缺氧对心肌电生理的影响

肌细胞受缺血性损伤时,钠离子在细胞内积聚而钾离子向细胞外漏出,使细胞膜在静止期处于部分除极化状态,当心肌细胞激动时,由于除极不完全,从而产生损伤电流。在心电图上表现为ST段的偏移。由于心腔内的压力,在冠状动脉血供不足的情况下,心内膜下的心肌更容易发生急性缺血。受急性缺血性损伤的心内膜下心肌,其静息电位较外层为高(部分除极化状态),而在心肌除极后其电位则较外层为低(除极不完全);因此,在左心室表面记录的心电图上出现ST段的压低。当心肌缺血发作时主要累及心外膜下心肌,则心电图可以表现为ST段抬高。

(二)左心室功能及血流动力学改变

缺血部位心室壁的收缩功能,在心肌缺血发生时明显减弱甚至暂时完全丧失,而正常心肌区域代偿性收缩增强,可以表现为缺血部位收缩期膨出。但存在大面积的心肌缺血时,可影响整个左心室的收缩功能,心室舒张功能受损,充盈阻力增加。在稳定型心绞痛患者,各种心肌代谢和功能障碍是暂时、可逆性的,心绞痛发作时患者自动停止活动,使缺血部位心肌的血液供应恢复平衡,从而减轻或缓解症状。

三、临床表现

稳定型心绞痛通常均为劳力性心绞痛,其发作的性质通常在3个月内并无改变,即每日和每周疼痛发作次数大致相同,诱发疼痛的劳力和情绪激动程度相同,每次发作疼痛的性质和部位无改变,用硝酸甘油后,也在相同时间内发生疗效。

(一)症状

稳定型心绞痛的发作具有其较为特征性的临床表现,对临床的冠心病诊断具有重要价值,可以通过仔细的病史询问获得这些有价值的信息。心绞痛以发作性胸痛为主要临床表现,疼痛的特点有以下几点。

1.性质

心绞痛发作时,患者常无明显的疼痛,而表现为压迫、发闷或紧缩感,也可有烧灼感,但不尖锐,非针刺

样或刀割样痛，偶伴濒死、恐惧感。发作时，患者往往不自觉地停止活动，至症状缓解。

2.部位

主要位于心前区、胸骨体上段或胸骨后，界限不清楚，约有手掌大小。常放射至左肩、左上肢内侧达无名指和小指、颈、咽或下颌部，也可以放射至上腹部甚至下腹部。

3.诱因

常由体力劳动或情绪激动（如愤怒、焦急、过度兴奋等）、饱食、寒冷、吸烟、心动过速等诱发。疼痛发生于劳力或激动的当时，而不是在劳累以后。典型的稳定型心绞痛常在类似活动强度的情况下发生。早晨和上午是心肌缺血的好发时段，可能与患者体内神经体液因素在此阶段的激活有关。

4.持续时间和缓解因素

心绞痛出现后常逐步加重，在患者停止活动后 3～5 min 逐渐消失。舌下含服硝酸甘油症状也能在 2～3 min内缓解。如果患者在含服硝酸甘油后 10 min 内无法缓解症状，则认为硝酸甘油无效。

5.发作频率

稳定型心绞痛可数天或数星期发作一次，也可一日内发作多次。一般来说，发作频率固定，如短时间内发作频率较以前明显增加，应该考虑不稳定型心绞痛（恶化劳力型）。

（二）体征

稳定型心绞痛患者在心绞痛发作时常见心率增快、血压升高。通常无其他特殊发现，但仔细的体格检查可以明确患者存在的心血管病危险因素。体格检查对鉴别诊断有很大的意义，例如，在胸骨左缘闻及粗糙的收缩期杂音应考虑主动脉瓣狭窄或肥厚梗阻型心肌病的可能。在胸痛发作期间，体格检查可能发现乳头肌缺血和功能失调引起的二尖瓣关闭不全的收缩期杂音；心肌缺血发作时可能出现左心室功能障碍，听诊时有时可闻及第四或第三心音奔马律、第二心音逆分裂或出现交替脉。

四、辅助检查

（一）心电图

心电图是发现心肌缺血、诊断心绞痛最常用、最便宜的检查方法。

1.静息心电图检查

稳定型心绞痛患者静息心电图多数是正常的，所以静息心电图正常并不能除外冠心病。一些患者可以存在 ST-T 改变，包括 ST 段压低（水平型或下斜型），T 波低平或倒置，可伴有或不伴有陈旧性心肌梗死的表现。单纯、持续的 ST-T 改变对心绞痛并无显著的诊断价值，可以见于高血压、心室肥厚、束支传导阻滞、糖尿病、心肌病变、电解质紊乱、抗心律失常药物或化疗药物治疗、吸烟、心脏神经官能症患者。因此，单纯根据静息心电图诊断心肌缺血很不可靠。虽然冠心病患者可以出现静息心电图 ST-T 异常，并可能与冠状动脉病变的严重程度相关，但绝对不能仅根据心电图存在 ST-T 的异常即诊断冠心病。

心绞痛发作时特征性的心电图异常是 ST-T 较发作前发生明显改变，在发作以后恢复至发作前水平。由于心绞痛发作时心内膜下心肌缺血常见，心电图改变多表现为 ST 段压低（水平型或下斜型）0.1 mV以上，T 波低平或倒置，ST 段改变往往比 T 波改变更具特异性；少数患者在发作时原来低平、倒置的 T 波变为直立（假性正常化），也支持心肌缺血的诊断。虽然 T 波改变对心肌缺血诊断的特异性不如 ST 段改变，但如果发作时的心电图与发作之前比较有明显差别，发作后恢复，也具有一定的诊断意义。部分稳定型心绞痛患者可以表现为心脏传导系统功能异常，最常见的是左束支传导阻滞和左前分支传导阻滞。此外，心绞痛发作时还可以出现各种心律失常。

2.心电图负荷试验

心电图负荷试验是对疑有冠心病的患者，通过给心脏增加负荷（运动或药物）而激发心肌缺血来诊断冠心病。运动试验的阳性标准为运动中出现典型心绞痛，运动中或运动后出现 ST 段水平或下斜型下降 $\geqslant$1 mm（J 点后 60～80 ms），或运动中出现血压下降者。心电图负荷试验检查的指征为：临床上怀疑冠心病，为进一步明确诊断；对稳定型心绞痛患者进行危险分层；冠状动脉搭桥及心脏介入治疗前后的评价；陈旧性心肌梗死患者对非梗死部位心肌缺血的监测。禁忌证包括急性心肌梗死；高危的不稳定型心绞痛；急性心肌、心包炎；严重高血压[收缩压≥26.7 kPa(200 mmHg)和(或)舒张压≥14.7 kPa(110 mmHg)]心功能不全；严重主动脉瓣狭窄；肥厚型梗阻性心肌病；静息状态下有严重心律失常；主动脉夹层。负荷试验终止的指标为 ST-T 降低或抬高≥0.2 mV；心绞痛发作；收缩压超过 29.3 kPa(220 mmHg)；血压较负荷前下降；室性心律失常(多源性、连续 3 个室性期前收缩和持续性室性心动过速)。

通常运动负荷心电图的敏感性可达到约 70%，特异性 70%～90%。有典型心绞痛并且负荷心电图阳性，诊断冠心病的准确率达 95%以上。运动负荷试验为最常用的方法，运动方式主要为分级踏板或蹬车，其运动强度可逐步分期升级。目前通常是以达到按年龄预计的最大心率(HRmax)或 85%～90%的最大心率为目标心率，前者为极量运动试验，后者为次极量运动试验。运动中应持续监测心电图、血压的改变并记录，运动终止后即刻和此后每 2 min 均应重复心电图记录，直至心率恢复运动前水平。

Duke 活动平板评分是可以用来进行危险分层的指标。

Duke 评分＝运动时间(min)－5×ST 段下降(mm)－(4×心绞痛指数)

心绞痛指数：0.运动中无心绞痛；1.运动中有心绞痛；2.因心绞痛需终止运动试验。

Duke 评分≥5 分低危，1 年病死率 0.25%；－10～＋4 分中危，1 年病死率 1.25%；≤－11 高危，1 年病死率 5.25%。Duke 评分系统适用于 75 岁以下的冠心病患者。

3.心电图连续监测(动态心电图)

连续记录 24 h 的心电图，可从中发现心电图 ST-T 改变和各种心律失常，通过将 ST-T 改变出现的时间与患者症状的对照分析，从而确定患者症状与心电图改变的意义。心电图中显示缺血性 ST-T 改变而当时并无心绞痛发作者称为无痛性心肌缺血，诊断无痛性心肌缺血时，ST 段呈水平或下斜型压低≥0.1 mV，并持续 1 min 以上。进行 12 导联的动态心电图监测对心肌缺血的诊断价值较大。

(二)超声心动图

稳定型心绞痛患者的静息超声心动图大部分无异常表现，但在心绞痛发作时，如果同时进行超声心动图检查，可以发现节段性室壁运动异常，并可以出现一过性心室收缩与舒张功能障碍的表现。超声心动图负荷试验是诊断冠心病的手段之一，可以帮助识别心肌缺血的范围和程度，敏感性和特异性均高于心电图负荷试验。超声心动图负荷试验按负荷的性质可分为药物负荷试验(常用多巴酚丁胺)、运动负荷试验、心房调搏负荷试验以及冷加压负荷试验。根据负荷后室壁的运动情况，可将室壁运动异常分为运动减弱、运动消失、矛盾运动及室壁瘤。

(三)放射性核素检查

^{201}Tl-静息和负荷心肌灌注显像：^{201}Tl(铊)随冠状动脉血流很快被正常心肌所摄取。静息时铊显像所示灌注缺损主要见于心肌梗死后瘢痕部位；而负荷心肌灌注显像可以在运动诱发心肌缺血时，显示出冠状动脉供血不足导致的灌注缺损。不能运动的患者可做双嘧达莫(潘生丁)试验，静脉注射双嘧达莫使正常或较正常的冠状动脉扩张，引起“冠状动脉窃血”，产生狭窄血管供应的局部心肌缺血，可取得与运动试验相似的效果。近年还用腺苷或多巴酚丁胺做药物负荷试验。近年用^{99m}Tc-MIBI 做心肌显像取得良好效果，并已推广，它在心肌内分布随时间变化相对固定，无明显再分布，显像检查可在数小时内进行。

(四)多层 CT 或电子束 CT

多层 CT 或电子束 CT 平扫可检出冠状动脉钙化并进行积分。人群研究显示钙化与冠状动脉病变的高危人群相联系，但钙化程度与冠状动脉狭窄程度却并不一致，因此，不推荐将钙化积分常规用于心绞痛患者的诊断。

CT 冠状动脉造影(CTA)为显示冠状动脉病变及形态的无创检查方法，具有较高的阴性预测价值，若 CTA 未见狭窄病变，一般无须进行有创检查。但 CT 冠状动脉造影对狭窄部位病变程度的判断仍有一定局限性，特别当存在明显的钙化病变时，会显著影响狭窄程度的判断，而冠状动脉钙化在冠心病患者中相当普遍，因此，CTA 对冠状动脉狭窄程度的显示仅能作为参考。

（五）左心导管检查

主要包括冠状动脉造影术和左心室造影术，是有创性检查方法，前者目前仍然是诊断冠心病的金标准。左心导管检查通常采用穿刺股动脉（Judkins 技术）、肱动脉（Sones 技术）或桡动脉的方法。选择性冠状动脉造影将导管插入左、右冠状动脉口，注射造影剂使冠状动脉主支及其分支显影，可以较准确地反映冠状动脉狭窄的程度和部位。左心室造影术是将导管送入左心室，用高压注射器将造影剂以 12～15 mL/s的速度注入左心室以评价左心室整体收缩功能及局部室壁运动状况。心导管检查的风险与疾病的严重程度以及术者经验直接相关，并发症大约 0.1%。根据冠状动脉的灌注范围，将冠状动脉分为左冠状动脉优势型、右冠状动脉优势型和均衡型。“优势型”是指哪一支冠状动脉供应左室间隔和左室后壁；85%为右冠状动脉优势型，7%为右冠状动脉和左冠的回旋支共同支配，即均衡型，8%为左冠状动脉优势型。

五、危险分层

通过危险分层，定义出发生冠心病事件的高危患者，对采取个体化治疗，改善长期预后具有重要意义。根据以下各个方面对稳定型心绞痛患者进行危险分层。

（一）临床评估

患者病史、症状、体格检查及实验室检查可为预后提供重要信息。冠状动脉病变严重、有外周血管疾病、心力衰竭者预后不良。心电图有陈旧性心肌梗死、完全性左束支传导阻滞、左心室肥厚、二至三度房室传导阻滞、心房颤动、分支阻滞者，发生心血管事件的危险性也增高。

（二）负荷试验

Duke 活动平板评分可以用来进行危险分层。此外运动早期出现阳性（ST 段压低＞1 mm）、试验过程中 ST 段压低＞2 mm、出现严重室律失常时，预示患者高危。超声心动图负荷试验有很好的阴性预测价值，年死亡或心肌梗死发生率＜0.5%。而静息时室壁运动异常、运动引发更严重的室壁运动异常者高危。

核素检查显示运动时心肌灌注正常则预后良好，年心脏性猝死、心肌梗死的发生率＜1%，与正常人群相似；运动灌注明显异常提示有严重的冠状动脉病变，预示患者高危，应动员患者行冠状动脉造影及血运重建治疗。

（三）左心室收缩功能

左心室射血分数（LVEF）＜35%的患者年病死率＞3%。男性稳定型心绞痛伴心功能不全者 5 年存活率仅 58%。

（四）冠状动脉造影

冠状动脉造影显示的病变部位和范围决定患者预后。CASS 注册登记资料显示正常冠状动脉 12 年的存活率 91%，单支病变 74%，双支病变 59%，三支病变 50%，左主干病变预后不良，左前降支近端病变也能降低存活率，但血运重建可以降低病死率。

六、诊断和鉴别诊断

（一）诊断

根据典型的发作特点，结合年龄和存在的其他冠心病危险因素，除外其他疾病所致的胸痛，即可建立诊断。发作时典型的心电图改变为：以 R 波为主的导联中，ST 段压低，T 波平坦或倒置，发作过后数分钟内逐渐恢复。心电图无改变的患者可考虑做心电图负荷试验。发作不典型者，诊断要依靠观察硝酸甘油的疗效和发作时心电图的变化，如仍不能确诊，可以考虑做心电图负荷试验或 24 h 的动态心电图连续监测。诊断困难者可考虑行超声心动图负荷试验、放射性核素检查和冠状动脉 CTA。考虑介入治疗或外科手术者必须行选择性冠状动脉造影。在有 CTA 设备的医院，单纯进行冠心病的诊断已经很少使用选择性冠状动脉造影检查。

(二)鉴别诊断

稳定型心绞痛尤其需要与以下疾病进行鉴别。

(1)心脏神经症:患者胸痛常为短暂(几秒钟)的刺痛或持久(几小时)的隐痛,胸痛部位多在左胸乳房下心尖部附近,部位常不固定。症状多在劳力之后出现,而不在劳力的当时发生。患者症状多在安静时出现,体力活动或注意力转移后症状反而缓解,常可以耐受较重的体力活动而不出现症状。含服硝酸甘油无效或在十多分钟后才“见效”,常伴有心悸、疲乏及其他神经衰弱的症状,常喜欢叹息性呼吸。

(2)不稳定型心绞痛和急性心肌梗死不稳定型心绞痛:包括初发型心绞痛、恶化劳力型心绞痛、静息型心绞痛等。通常疼痛发作较频繁、持续时间延长、对药物治疗反应差,常伴随出汗、恶心呕吐、濒死感等症状。

(3)肋间神经痛:本病疼痛常累及1～2个肋间,沿肋间神经走向,疼痛性质为刺痛或灼痛,持续性而非发作性,咳嗽、用力呼吸和身体转动可使疼痛加剧,局部有压痛。

(4)其他疾病:包括主动脉严重狭窄或关闭不全、冠状动脉炎引起的冠状动脉口狭窄或闭塞、肥厚型心肌病、X综合征等疾病均可引起心绞痛,要根据其他临床表现来鉴别。此外,还需与胃食管反流、食管动力障碍、食管裂孔疝等食管疾病以及消化性溃疡、颈椎病等鉴别。

七、治疗

治疗有两个主要目的:一是预防心肌梗死和猝死,改善预后;二是减轻症状,提高生活质量。

(一)一般治疗

症状出现时立刻休息,在停止活动后3～5 min症状即可消除。应尽量避免各种确知的诱发因素,如过度的体力活动、情绪激动、饱餐等,冬天注意保暖。调节饮食,特别是一次进食不宜过饱,避免油腻饮食,禁绝烟酒。调整日常生活与工作量;减轻精神负担;同时治疗贫血、甲状腺功能亢进等相关疾病。

(二)药物治疗

药物治疗的目的是预防心肌梗死和猝死,改善生存率;减轻症状和缺血发作,改善生活质量。在选择治疗药物时,应首先考虑预防心肌梗死和死亡。此外,应积极处理心血管病危险因素。

1.预防心肌梗死和死亡的药物治疗

(1)抗血小板治疗:冠状动脉内血栓形成是急性冠心病事件发生的主要特点,而血小板的激活和白色血栓的形成,是冠状动脉内血栓的最早期形式。因此,在冠心病患者,抑制血小板功能对于预防事件、降低心血管死亡具有重要意义。

阿司匹林:通过抑制血小板环氧化酶从而抑制血栓素 A_2(TXA_2)诱导的血小板聚集,防止血栓形成。研究表明,阿司匹林治疗能使稳定型心绞痛患者心血管不良事件的相对危险性降低33%,在所有缺血性心脏病的患者,无论有否症状,只要没有禁忌证,应常规、终身服用阿司匹林75～150 mg/d。阿司匹林不良反应主要是胃肠道症状,并与剂量有关。阿司匹林引起消化道出血的年发生率为1‰～2‰,其禁忌证包括过敏、严重未经治疗的高血压、活动性消化性溃疡、局部出血和出血体质。因胃肠道症状不能耐受阿司匹林的患者,在使用氯吡格雷代替阿司匹林的同时,应使用质子泵抑制药(如奥美拉唑)。

二磷酸腺苷(ADP)受体拮抗药:通过ADP受体抑制血小板内 Ca^{2+} 活性,从而发挥抗血小板作用,主要抑制ADP诱导的血小板聚集。常用药物包括氯吡格雷和噻氯匹定,氯吡格雷的应用剂量为75 mg,每日1次;噻氯匹定为250 mg,1～2次/日。由于噻氯匹定可以引起白细胞、中性粒细胞和血小板减少,因此要定期做血常规检查,目前已经很少使用。在使用阿司匹林有禁忌证时可口服氯吡格雷。在稳定型心绞痛患者,目前尚无足够证据推荐联合使用阿司匹林和氯吡格雷。

(2)β肾上腺素能受体阻滞药(β受体阻滞药):β受体阻滞药对冠心病病死率影响的荟萃分析显示,心肌梗死后患者长期接受β受体阻滞药治疗,可以使病死率降低24%。而具有内在拟交感活性的β受体阻滞药心脏保护作用较差,故推荐使用无内在拟交感活性的β受体阻滞药(如美托洛尔、比索洛尔、阿罗洛尔、普萘洛尔等)。β受体阻滞药的使用剂量应个体化,从较小剂量开始,逐级增加剂量,以达到缓解症状、改善预后的目的。β受体阻滞药治疗过程中,以清醒时静息心率不低于50次/分为宜。

β受体阻滞药长期应用可以显著降低冠心病患者心血管事件的患病率和病死率,为冠心病二级预防的首选药物,应终身服用。如果必须停药时应逐步减量,突然停用可能引起症状反跳,甚至诱发急性心肌梗死。对慢性阻塞性肺部/支气管哮喘、心力衰竭、外周血管病患者,应谨慎使用β受体阻滞药,对显著心动过缓(用药前清醒时心率<50次/分)或高度房室传导阻滞者不用为宜。

(3)HMG-CoA还原酶抑制药(他汀类药物):他汀类药物通过抑制胆固醇合成,在治疗冠状动脉粥样硬化中起重要作用,大量临床研究和荟萃分析均证实,降低胆固醇(主要是低密度脂蛋白胆固醇,LDL-C)治疗与冠心病病死率和总死亡率的降低有明显的相关性。他汀类药物还可以改善血管内皮细胞的功能、抑制炎症反应、稳定斑块、促使动脉粥样硬化斑块消退,从而发挥调脂以外的心血管保护作用。稳定型心绞痛的患者(高危)应长期接受他汀类治疗,建议将LDL-C降低至2.6 mmol/L(100 mg/dL)以下,对合并糖尿病者(极高危),应将LDL-C降低至2.1 mmol/L(80 mg/dL)以下。

(4)血管紧张素转换酶抑制药(ACEI):ACEI治疗在降低稳定型冠心病缺血性事件方面有重要作用。ACEI能逆转左心室肥厚、血管增厚,延缓动脉粥样硬化进展,能减少斑块破裂和血栓形成,另外有利于心肌氧供/氧耗平衡和心脏血流动力学,并降低交感神经活性。推荐用于冠心病患者的二级预防,尤其是合并高血压、糖尿病和心功能不全的患者。HOPE、PEACE和EUROPA研究的荟萃分析显示,ACEI用于稳定型心绞痛患者,与安慰剂相比,可以使所有原因死亡降低14%、非致死性心肌梗死降低18%、所有原因卒中降低23%。下述情况不应使用:收缩压<12 kPa(90 mmHg)、肾衰竭、双侧肾动脉狭窄和过敏者。其不良反应包括干咳、低血压和罕见的血管性水肿。

2.抗心绞痛和抗缺血治疗

(1)β受体阻滞药:通过阻断儿茶酚胺对心率和心收缩力的刺激作用。减慢心率、降低血压、抑制心肌收缩力,从而降低心肌氧耗量,预防和缓解心绞痛的发作。由于心率减慢后心室射血时间和舒张期充盈时间均延长,舒张末心室容积(前负荷)增加,在一定程度上抵消了心率减慢引起的心肌耗氧量下降,因此与硝酸酯类药物联合可以减少舒张期静脉回流,而且β受体阻滞药可以抑制硝酸酯给药后对交感神经系统的兴奋作用,获得药物协同作用。

(2)硝酸酯类药物:这类药物通过扩张容量血管、减少静脉回流、降低心室容量、心腔内压和心室壁张力,同时对动脉系统有轻度扩张作用,降低心脏后负荷,从而降低心肌耗氧量。此外,硝酸酯可以扩张冠状动脉,增加心肌供氧,从而改善心肌氧供和氧耗的失平衡,缓解心绞痛症状。近期研究发现,硝酸酯还具有抑制血小板聚集的作用,其临床意义有待于进一步证实。

硝酸甘油:为缓解心绞痛发作,可使用起效较快的硝酸甘油舌下含片,1～2片(0.3～0.6 mg),舌下含化,通过口腔黏膜迅速吸收,给药后1～2 min即开始起作用,约10 min后作用消失。大部分患者在给药3 min内见效,如果用药后症状仍持续10 min以上,应考虑舌下硝酸甘油无效。延迟见效或无效时,应考虑药物是否过期或未溶解,或应质疑患者的症状是否为稳定型心绞痛。硝酸甘油口腔气雾剂也常用于缓解心绞痛发作,作用方式同舌下含片。用2%硝酸甘油油膏或贴片(含5～10 mg)涂或贴在胸前或上臂皮肤而缓慢吸收,适用于预防心绞痛发作。

二硝酸异山梨酯:二硝酸异山梨酯(消心痛)口服3次/天,每次5～20 mg,服后半小时起作用,持续3～5 h。本药舌下含化后2～5 min见效,作用维持2～3 h,可用5～10 mg/次。口服二硝酸异山梨酯肝脏首过效应明显,生物利用度仅20%～30%。气雾剂通过黏膜直接吸收,起效迅速,生物利用度相对较高。

5-单硝酸异山梨酯:为二硝酸异山梨酯的两种代谢产物之一,半衰期长达4～6 h,口服吸收完全,普通剂型每日给药2次,缓释剂型每日给药1次。

硝酸酯药物持续应用的主要问题是产生耐药性,其机制尚未明确,可能与体内巯基过度消耗、肾素-血管紧张素-醛固酮(RAS)系统激活等因素有关。防止发生耐药的最有效方法是偏心给药,保证每天足够长

(8～10 h)的无硝酸酯期。硝酸酯药物的不良作用有头晕、头胀痛、头部跳动感、面红、心悸等，偶有血压下降(静脉给药时相对多见)。

(3)钙通道阻滞药：本类药物抑制钙离子进入心肌内，抑制心肌细胞兴奋收缩耦联中钙离子的作用。因而抑制心肌收缩；扩张周围血管，降低动脉压，降低心脏后负荷，因此减少心肌耗氧量。钙通道阻滞药可以扩张冠状动脉，解除冠状动脉痉挛，改善心内膜下心肌的供血；此外，实验研究发现钙通道阻滞药还可以降低血黏度，抑制血小板聚集，改善心肌的微循环。常用制剂包括二氢吡啶类钙通道阻滞药(氨氯地平、硝苯地平等)和非二氢吡啶类钙通道阻滞药(硫氮卓酮等)。

钙通道阻滞药在减轻心肌缺血和缓解心绞痛方面，与β受体阻滞药疗效相当。在单用β受体阻滞药症状控制不满意时，二氢吡啶类钙通道阻滞药可以与β受体阻滞药合用，获得协同的抗心绞痛作用。与硝酸酯联合使用，也有助于缓解症状。应避免将非二氢吡啶类钙通道阻滞药与β受体阻滞药合用，以免两类药物的协同作用导致对心脏的过度抑制。

推荐使用控释、缓释或长效剂型，避免使用短效制剂，以免明显激活交感神经系统。常见的不良反应包括胫前水肿、便秘、头痛、面色潮红、嗜睡、心动过缓和房室传导阻滞等。

(三)经皮冠状动脉介入治疗

经皮冠状动脉介入治疗(PCI)包括经皮冠状动脉球囊成形术(PTCA)、冠状动脉支架植入术和粥样斑块销蚀技术。自1977年首例PTCA应用于临床以来，PCI术成为冠心病治疗的重要手段之一。COURAGE研究显示，与单纯理想的药物治疗相比，PCI+理想药物治疗能减少血运重建的次数，提高患者的生活质量(活动耐量增加)，但是心肌梗死的发生和病死率与单纯药物治疗无显著差异。对COURAGE研究进一步分析显示，对左心室缺血面积大于10%的患者，PCI+理想药物治疗对硬终点的影响优于单纯药物治疗。随着新技术的出现，尤其是药物洗脱支架(DES)及新型抗血小板药物的应用，远期疗效明显提高。冠状动脉介入治疗不仅可以改善生活质量，而且可明显降低高危患者的心肌梗死发生率和病死率。

(四)冠状动脉旁路手术

冠状动脉旁路手术(CABG)是使用患者自身的大隐静脉、内乳动脉或桡动脉作为旁路移植材料，一端吻合在主动脉，另一端吻合在有病变的冠状动脉段的远端，通过引流主动脉血流以改善病变冠状动脉所供血心肌区域的血流供应。CABG术前进行选择性冠状动脉造影，了解冠状动脉病变的程度和范围，以供制定手术计划(包括决定移植血管的根数)的参考。目前在发达的国家和地区，CABG已成为最普通的择期心脏外科手术，对缓解心绞痛、改善冠心病长期预后有很好效果。随着动脉化旁路手术的开展，极大提高了移植血管桥的远期开通率；微创冠状动脉手术及非体外循环的CABG均在一定程度上减少创伤及围手术期并发症的发生，患者能够很快恢复。目前CABG总的手术死亡率在1%～4%。

对于低危(年病死率<1%)的患者，CABG并不比药物治疗给患者更多的预后获益。因此，CABG的适应证主要包括：①冠状动脉多支血管病变，尤其是合并糖尿病的患者。②冠状动脉左主干病变。③不适合于行介入治疗的严重冠状血管病变患者。④心肌梗死后合并室壁瘤，需要进行室壁瘤切除的患者。⑤闭塞段的远段管腔通畅，血管供应区有存活心肌。

(五)其他治疗措施

1.患者的教育

对患者进行疾病知识的教育，对长期保持病情稳定，改善预后具有重要意义。有效的教育可以使患者全身心参与治疗和预防，并减轻对病情的担心与焦虑，协调患者理解其治疗方案，更好地依从治疗方案和控制危险因素，从而改善和提高患者的生活质量，降低病死率。

2.戒烟

吸烟能使心血管疾病病死率增加50%，心血管死亡的风险与吸烟量直接相关。吸烟还与血栓形成、斑块不稳定及心律失常相关。资料显示，戒烟能降低心血管事件的风险。医务工作者应向患者讲明吸烟的危害，动员并协助患者完全戒烟，并且避免被动吸烟。一些行为及药物治疗措施，如尼古丁替代治疗等，可以协助患者戒烟。

3.运动

运动应与多重危险因素的干预结合起来，成为冠心病患者综合治疗的一部分。研究显示，适当运动能减少心绞痛发作次数、改善运动耐量。建议每日运动 30 min，每周运动不少于 5 d。运动强度以不引起心绞痛发作为度。

4.控制血压

目前高血压治疗指南推荐，冠心病患者的降压治疗目标应将血压控制在 17.3/10.7 kPa(130/80 mmHg)以下。选择降压药物时，应优先考虑 β 受体阻滞药和 ACEI。

5.糖尿病

糖尿病合并稳定型心绞痛患者为极高危患者，应在改善生活方式的同时及时使用降糖药物治疗，使糖化血红蛋白(HbA_{1c})在正常范围(≤7%)。

6.肥胖

按照中国肥胖防治指南定义，体重指数(BMI)24～27.9 kg/m^2 为超重，BMI≥28 kg/m^2 为肥胖；腹形肥胖指男性腰围≥90 cm，女性≥80 cm。肥胖多伴随着其他冠心病发病的危险因素，如高血压、胰岛素抵抗、HDL-C 降低和 TG 升高等。减轻体重(控制饮食、活动和锻炼、减少饮酒量)有利于控制其他多种危险因素，也是冠心病二级预防的重要组成部分。

八、预后

稳定型心绞痛患者在接受规律的冠心病二级预防后，大多数患者的冠状动脉粥样斑块能长期保持稳定，患者能够长期存活。决定稳定型心绞痛患者预后的主要因素包括冠状动脉病变的部位和范围、左心室功能、合并的心血管危险因子(如吸烟、糖尿病、高血压等)控制情况、是否坚持规律的冠心病二级预防治疗。一旦患者心绞痛发作在短期内变得频繁、程度严重、对药物治疗反应差，应考虑发生急性冠脉综合征，应采取更积极的药物治疗和血运重建治疗。

(裴宜斌)

第二节　不稳定性心绞痛

一、定义

临床上将原来的初发型心绞痛、恶化型心绞痛和各型自发性心绞痛广义地统称为不稳定型心绞痛(UAP)。其特点是疼痛发作频率增加、程度加重、持续时间延长、发作诱因改变，甚至休息时亦出现持续时间较长的心绞痛。含化硝酸甘油效果差，或无效。本型心绞痛介于稳定型心绞痛和急性心肌梗死之间，易发展为心肌梗死，但无心肌梗死的心电图及血清酶学改变。

不稳定型心绞痛是介于稳定型心绞痛和急性心肌梗死之间的一组临床心绞痛综合征。有学者认为除了稳定的劳力性心绞痛为稳定型心绞痛外，其他所有的心绞痛均属于不稳定型心绞痛，包括初发劳力型心绞痛、恶化劳力型心绞痛、卧位型心绞痛、夜间发作的心绞痛、变异型心绞痛、梗死前心绞痛、梗死后心绞痛和混合型心绞痛。如果劳力性和自发性心绞痛同时发生在一个患者身上，则称为混合型心绞痛。

不稳定型心绞痛具有独特的病理生理机制及临床预后，如果得不到恰当及时的治疗，可能发展为急性心肌梗死。

二、病因及发病机制

目前认为有五种因素与产生不稳定型心绞痛有关，它们相互关联。

（一）冠脉粥样硬化斑块上有非阻塞性血栓

为最常见的发病原因，冠脉内粥样硬化斑块破裂诱发血小板聚集及血栓形成，血栓形成和自溶过程的动态不平衡过程，导致冠脉发生不稳定的不完全性阻塞。

（二）动力性冠脉阻塞

在冠脉器质性狭窄基础上，病变局部的冠脉发生异常收缩、痉挛导致冠脉功能性狭窄，进一步加重心肌缺血，产生不稳定型心绞痛。这种局限性痉挛与内皮细胞功能紊乱、血管收缩反应过度有关，常发生在冠脉粥样硬化的斑块部位。

（三）冠状动脉严重狭窄

冠脉以斑块导致的固定性狭窄为主，不伴有痉挛或血栓形成，见于某些冠脉斑块逐渐增大、管腔狭窄进行性加重的患者，或 PCI 术后再狭窄的患者。

（四）冠状动脉炎症

近年来研究认为斑块发生破裂与其局部的炎症反应有十分密切的关系。在炎症反应中感染因素可能也起一定作用，其感染物可能是巨细胞病毒和肺炎衣原体。这些患者炎症递质标志物水平检测常有明显增高。

（五）全身疾病加重的不稳定型心绞痛

在原有冠脉粥样硬化性狭窄基础上，由于外源性诱发因素影响冠脉血管导致心肌氧的供求失衡，心绞痛恶化加重。常见原因有：①心肌需氧增加，如发热、心动过速、甲状腺功能亢进等。②冠脉血流减少，如低血压、休克。③心肌氧释放减少，如贫血、低氧血症。

三、临床表现

（一）症状

临床上不稳定型心绞痛可表现为新近发生（1 个月内）的劳力型心绞痛，或原有稳定型心绞痛的主要特征近期内发生了变化，如心前区疼痛发作更频繁、程度更严重、时间也延长，轻微活动甚至在休息也发作。少数不稳定型心绞痛患者可无胸部不适表现，仅表现为颌、耳、颈、臂或上胸部发作性疼痛不适，或表现为发作性呼吸困难，其他还可表现为发作性恶心、呕吐、出汗和不能解释的疲乏症状。

（二）体格检查

一般无特异性体征。心肌缺血发作时可发现反常的左室心尖冲动，听诊有心率增快和第一心音减弱，可闻及第三心音、第四心音或二尖瓣反流性杂音。当心绞痛发作时间较长，或心肌缺血较严重时，可发生左室功能不全的表现，如双肺底细小水泡音，甚至急性肺水肿或伴低血压。也可发生各种心律失常。

体检的主要目的是努力寻找诱发不稳定型心绞痛的原因，如难以控制的高血压、低血压、心律失常、梗阻性肥厚型心肌病、贫血、发热、甲状腺功能亢进、肺部疾病等，并确定心绞痛对患者血流动力学的影响，如对生命体征、心功能、乳头肌功能或二尖瓣功能等的影响，这些体征的存在高度提示预后不良。

体检对胸痛患者的鉴别诊断至关重要，有几种疾病状态如得不到及时准确诊断，即可能出现严重后果。如背痛、胸痛、脉搏不整，心脏听诊发现主动脉瓣关闭不全的杂音，提示主动脉夹层破裂，心包摩擦音提示急性心包炎，而奇脉提示心脏压塞，气胸表现为气管移位、急性呼吸困难、胸膜疼痛和呼吸音改变等。

（三）临床类型

1.静息心绞痛

心绞痛发生在休息时，发作时间较长，含服硝酸甘油效果欠佳，病程 1 个月以内。

2.初发劳力型心绞痛

新近发生的严重心绞痛（发病时间在 1 个月以内），CCS（加拿大心脏病学会的劳力型心绞痛分级标准，表 4-1）分级，Ⅲ级以上的心绞痛为初发性心绞痛，尤其注意近 48 h 内有无静息心绞痛发作及其发作频率变化。

表 4-1 加拿大心脏病学会的劳力型心绞痛分级标准

分级	特点
Ⅰ级	一般日常活动例如走路、登楼不引起心绞痛，心绞痛发生在剧烈、速度快或长时间的体力活动或运动后
Ⅱ级	日常活动轻度受限，心绞痛发生在快步行走、登楼、餐后行走、冷空气中行走、逆风行走或情绪波动后活动
Ⅲ级	日常活动明显受限，心绞痛发生在路一般速度行走时
Ⅳ级	轻微活动即可诱发心绞痛患者不能做任何体力活动，但休息时无心绞痛发作

3.恶化劳力型心绞痛

既往诊断的心绞痛，最近发作次数频繁、持续时间延长或痛阈降低（CCS 分级增加Ⅰ级以上或 CCS 分级Ⅲ级以上）。

4.心肌梗死后心绞痛

急性心肌梗死 24 h 以后至 1 个月内发生的心绞痛。

5.变异型心绞痛

休息或一般活动时发生的心绞痛，发作时 ECG 显示暂时性 ST 段抬高。

四、辅助检查

（一）心电图

不稳定型心绞痛患者中，常有伴随症状而出现的短暂的 ST 段偏移伴或不伴有 T 波倒置，但不是所有不稳定型心绞痛患者都发生这种 ECG 改变。ECG 变化随着胸痛的缓解而常完全或部分恢复。症状缓解后，ST 段抬高或降低、或 T 波倒置不能完全恢复，是预后不良的标志。伴随症状产生的 ST 段、T 波改变持续超过 12 h 者可能提示非 ST 段抬高心肌梗死。此外临床表现拟诊为不稳定型心绞痛的患者，胸导联 T 波呈明显对称性倒置（≥0.2 mV），高度提示急性心肌缺血，可能系前降支严重狭窄所致。胸痛患者 ECG 正常也不能排除不稳定型心绞痛可能。若发作时倒置的 T 波呈伪性改变（假正常化），发作后 T 波恢复原倒置状态；或以前心电图正常者近期内出现心前区多导联 T 波深倒，在排除非 Q 波性心肌梗死后结合临床也应考虑不稳定型心绞痛的诊断。

不稳定型心绞痛患者中有 75%～88%的一过性 ST 段改变不伴有相关症状，为无痛性心肌缺血。动态心电图检查不仅有助于检出上述心肌缺血的动态变化，还可用于不稳定型心绞痛患者常规抗心绞痛药物治疗的评估以及是否需要进行冠状动脉造影和血管重建术的参考指标。

（二）心脏生化标记物

心脏肌钙蛋白：肌钙蛋白复合物包括 3 个亚单位，即肌钙蛋白 T（TnT）、肌钙蛋白 I（TnI）和肌钙蛋白 C（TnC），目前只有 TnT 和 TnI 应用于临床。约有 35%不稳定型心绞痛患者显示血清 TnT 水平增高，但其增高的幅度与持续的时间与 AMI 有差别。AMI 患者 TnT＞3 ng/mL 者占 88%，非 Q 波心肌梗死中仅占 17%，不稳定型心绞痛中无 TnT＞3.0 ng/mL 者。因此，TnT 升高的幅度和持续时间可作为不稳定型心绞痛与 AMI 的鉴别诊断之参考。

不稳定型心绞痛患者 TnT 和 TnI 升高者较正常者预后差。临床怀疑不稳定型心绞痛者 TnT 定性试验为阳性结果者表明有心肌损伤（相当于 TnT＞0.05 μg/L），但如为阴性结果并不能排除不稳定型心绞痛的可能性。

（三）冠状动脉造影

目前仍是诊断冠心病的金标准。在长期稳定型心绞痛的基础上出现的不稳定型心绞痛常提示为多支冠脉病变，而新发的静息心绞痛可能为单支冠脉病变。冠脉造影结果正常提示可能是冠脉痉挛、冠脉内血栓自发性溶解、微循环系统异常等原因引起，或冠脉造影病变漏诊。

不稳定型心绞痛有以下情况时应视为冠脉造影强适应证：①近期内心绞痛反复发作，胸痛持续时间较长，药物治疗效果不满意者可考虑及时行冠状动脉造影，以决定是否急诊介入性治疗或急诊冠状动脉旁路移植术(CABG)。②原有劳力性心绞痛近期内突然出现休息时频繁发作者。③近期活动耐量明显减低，特别是低于 BruceⅡ级或 4METs 者。④梗死后心绞痛。⑤原有陈旧性心肌梗死，近期出现由非梗死区缺血所致的劳力性心绞痛。⑥严重心律失常、LVEF<40%或充血性心力衰竭。

(四)螺旋 CT 血管造影(CTA)

近年来，多层螺旋 CT 尤其是 64 排螺旋 CT 冠状动脉成像(CTA)在冠心病诊断中正在推广应用。CTA 能够清晰显示冠脉主干及其分支狭窄、钙化、开口起源异常及桥血管病变。有资料显示，CTA 诊断冠状动脉病变的灵敏度 96.33%、特异度 98.16%，阳性预测值 97.22%，阴性预测值 97.56%。其中对左主干、左前降支病变及大于 75%的病变灵敏度最高，分别达到 100%和 94.4%。CTA 对冠状动脉狭窄病变、桥血管、开口畸形、支架管腔、斑块形态均显影良好，对钙化病变诊断率优于冠状动脉造影，阴性者可排除冠心病，阳性者应进一步行冠状动脉造影检查。另外，CTA 也可以作为冠心病高危人群无创性筛选检查及冠脉支架术后随访手段。

(五)其他

其他非创伤性检查包括运动平板试验、运动放射性核素心肌灌注扫描、药物负荷试验、超声心动图等，也有助于诊断。通过非创伤性检查可以帮助决定冠状动脉造影单支临界性病变是否需要做介入性治疗，明确缺血相关血管，为血运重建治疗提供依据。同时可以提供有否存活心肌的证据，也可作为经皮腔内冠状动脉成形术(PTCA)后判断有否再狭窄的重要对比资料。但不稳定型心绞痛急性期应避免做任何形式的负荷试验，这些检查宜放在病情稳定后进行。

五、诊断

(一)诊断依据

对同时具备下述情形者，应诊断不稳定型心绞痛。

(1)临床新出现或恶化的心肌缺血症状表现(心绞痛、急性左心衰竭)或心电图心肌缺血图形。

(2)无或仅有轻度的心肌酶(肌酸激酶同工酶)或 TnT、TnI 增高(未超过 2 倍正常值)，且心电图无 ST 段持续抬高。应根据心绞痛发作的性质、特点、发作时体征和发作时心电图改变以及冠心病危险因素等，结合临床综合判断，以提高诊断的准确性。心绞痛发作时心电图 ST 段抬高或压低的动态变化或左束支阻滞等具有诊断价值。

(二)危险分层

不稳定型心绞痛的诊断确立后，应进一步进行危险分层，以便于对其进行预后评估和干预措施的选择。

1.中华医学会心血管分会关于不稳定型心绞痛的危险度分层

根据心绞痛发作情况，发作时 ST 段下移程度以及发作时患者的一些特殊体征变化，将不稳定型心绞痛患者分为高、中、低危险组(表 4-2)。

表 4-2　不稳定型心绞痛临床危险度分层

组别	心绞痛类型	发作时 ST 降低幅(mm)	持续时间(min)	肌钙蛋白 T 或 I
低危险组	初发、恶化劳力型，无静息时发作	≤1	<20	正常
中危险组	1 个月内出现的静息心绞痛，但 48 h 内无发作者(多数由劳力型心绞痛进展而来)或梗死后心绞痛	>1	<20	正常或轻度升高
高危险组	48 h 内反复发作静息心绞痛或梗死后心绞痛	>1	>20	升高

注：①陈旧性心肌梗死患者其危险度分层上调一级，若心绞痛是由非梗死区缺血所致时，应视为高危险组。②左心室射血分数(LVEF)<40%，应视为高危险组。③若心绞痛发作时并发左心功能不全、二尖瓣反流、严重心律失常或低血压[SBP≤12 kPa(90 mmHg)]，应视为高危险组。④当横向指标不一致时，按危险度高的指标归类。例如：心绞痛类型为低危险组，但心绞痛发作时 ST 段压低>1 mm，应归入中危险组

2.美国 ACC/AHA 关于不稳定型心绞痛/非 ST 段抬高心肌梗死危险分层

见表 4-3。

表 4-3　ACC/AHA 关于不稳定型心绞痛/非 ST 段抬高心肌梗死的危险分层

危险分层	高危(至少有下列特征之一)	中危(无高危特点但有以下特征之一)	低危(无高中危特点但有下列特点之一)
①病史	近 48 h 内加重的缺血性胸痛发作	既往 MI、外围血管或脑血管病,或 CABG,曾用过阿司匹林	近 2 周内发生的 CCS 分级Ⅲ级或以上伴有高、中度冠脉病变可能者
②胸痛性质	静息心绞痛>20 min	静息心绞痛>20 min,现已缓解,有高、中度冠脉病变可能性,静息心绞痛<20 min,经休息或含服硝酸甘油缓解	无自发性心绞痛>20 min 持续发作
③临床体征或发现	第三心音、新的或加重的奔马律,左室功能不全(EF<40%),二尖瓣反流,严重心律失常或低血压[SBP≤12 kPa(90 mmHg)]或存在与缺血有关的肺水肿,年龄>75 岁	年龄>75 岁	
④ECG 变化	休息时胸痛发作伴 ST 段变化>0.1 mV;新出现 Q 波,束支传导阻滞;持续性室性心动过速	T 波倒置>0.2 mV,病理性 Q 波	胸痛期间 ECG 正常或无变化
⑤肌钙蛋白监测	明显增高(TnT 或 TnI>0.1 μg/mL)	轻度升高(即 TnT>0.01,但<0.1 μg/mL)	正常

六、鉴别诊断

在确定患者为心绞痛发作后,还应对其是否稳定做出判断。

与稳定型心绞痛相比,不稳定型心绞痛症状特点是短期内疼痛发作频率增加、无规律,程度加重、持续时间延长、发作诱因改变或不明显,甚至休息时亦出现持续时间较长的心绞痛,含化硝酸甘油效果差,或无效,或出现了新的症状如呼吸困难、头晕甚至昏厥等。不稳定型心绞痛的常见临床类型包括初发劳力型心绞痛、恶化劳力型心绞痛、卧位型心绞痛、夜间发作的心绞痛、变异型心绞痛、梗死前心绞痛、梗死后心绞痛和混合型心绞痛。

临床上,常将不稳定型心绞痛和非 ST 段抬高心肌梗死(NSTEMI)以及 ST 段抬高心肌梗死(STEMI)统称为急性冠脉综合征。

不稳定型心绞痛和非 ST 段抬高心肌梗死(NSTEMI)是在病因和临床表现上相似、但严重程度不同而又密切相关的两种临床综合征,其主要区别在于缺血是否严重到导致足够量的心肌损害,以至于能检测到心肌损害的标记物肌钙蛋白(TnI、TnT)或肌酸激酶同工酶(CK-MB)水平升高。如果反映心肌坏死的标记物在正常范围内或仅轻微增高(未超过 2 倍正常值),就诊断为不稳定型心绞痛,而当心肌坏死标记物超过正常值 2 倍时,则诊断为 NSTEMI。

不稳定型心绞痛和 ST 段抬高心肌梗死(STEMI)的区别,在于后者在胸痛发作的同时出现典型的 ST 段抬高并具有相应的动态改变过程和心肌酶学改变。

七、治疗

不稳定型心绞痛的治疗目标是控制心肌缺血发作和预防急性心肌梗死。治疗措施包括内科药物治疗、冠状动脉介入治疗(PCI)和外科冠状动脉旁路移植手术(CABG)。

不稳定型心绞痛的危险分层和治疗过程可以参考以下示意图(图 4-1)。

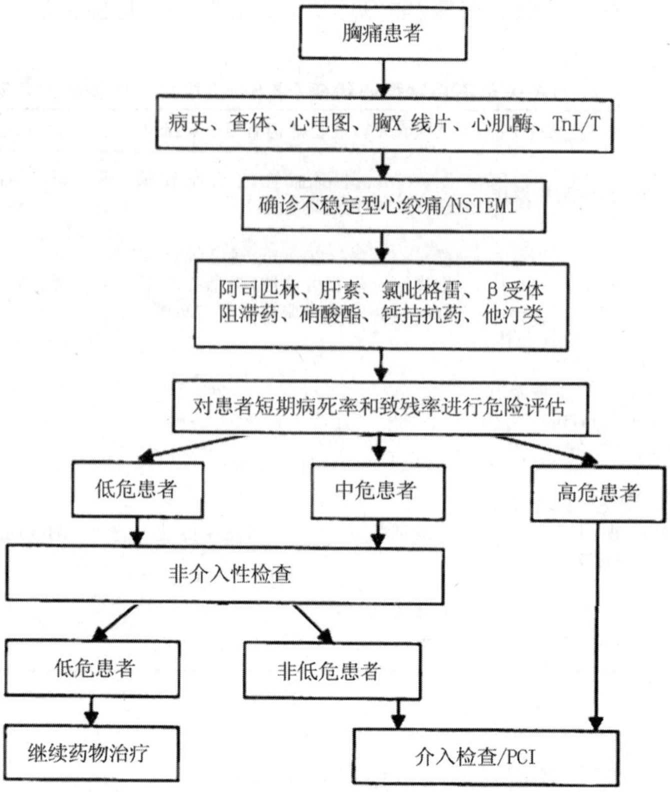

图 4-1　不稳定型心绞痛/非 ST 段抬高心肌梗死危险分层和处理流程

(一)一般治疗

对于符合不稳定型心绞痛诊断的患者应及时收住院治疗(最好收入监护病房),急性期卧床休息1～3 d,吸氧,持续心电监测。对于低危险组患者留观期间未再发生心绞痛,心电图也无缺血改变,无左心衰竭的临床证据,留观 12～24 h 期间未发现有 CK-MB 升高,TnT 或 TnI 正常者,可在留观 24～48 h 后出院。对于中危或高危组的患者特别是 TnT 或 TnI 升高者,住院时间相对延长,内科治疗亦应强化。

(二)药物治疗

1.控制心绞痛发作

(1)硝酸酯类:硝酸甘油主要通过扩张静脉,减轻心脏前负荷来缓解心绞痛发作。心绞痛发作时应舌下含化硝酸甘油,初次含硝酸甘油的患者以先含 0.5 mg 为宜。对于已有含服经验的患者,心绞痛发作时若含0.5 mg无效,可在 3～5 min 追加 1 次,若连续含硝酸甘油 1.5～2 mg仍不能控制疼痛症状,需应用强镇痛药以缓解疼痛,并随即采用硝酸甘油或硝酸异山梨酯静脉滴注,硝酸甘油的剂量以 5 μg/min 开始,以后每5～10 min增加 5 μg/min,直至症状缓解或收缩压降低 1.3 kPa(10 mmHg),最高剂量一般不超过80～100 μg/min,一旦患者出现头痛或血压降低[SBP<12 kPa(90 mmHg)]应迅速减少静脉滴注的剂量。维持静脉滴注的剂量以 10～30 μg/min 为宜。对于中危和高危险组的患者,硝酸甘油持续静脉滴注24～48 h 即可,以免产生耐药性而降低疗效。

常用口服硝酸酯类药物:心绞痛缓解后可改为硝酸酯类口服药物。常用药物有硝酸异山梨酯(消心痛)和 5-单硝酸异山梨酯。硝酸异山梨酯作用的持续时间为 4～5 h,故以每日 3～4 次口服为妥,对劳力性心绞痛患者应集中在白天给药。5-单硝酸异山梨酯可采用每日 2 次给药。若白天和夜间或清晨均有心绞痛发作者,硝酸异山梨酯可每 6 h 给药 1 次,但宜短期治疗以避免耐药性。对于频繁发作的不稳定型心绞痛患者口服硝酸异山梨酯短效药物的疗效常优于服用 5-单硝类的长效药物。硝酸异山梨酯的使用剂量可以从 10 mg/次开始,当症状控制不满意时可逐渐加大剂量,一般不超过 40 mg/次,只要患者心绞痛发作时口含硝酸甘油有效,即是增加硝酸异山梨酯剂量的指征,若患者反复口含硝酸甘油不能缓解症状,常提示患者有极为严重的冠状动脉阻塞病变，此时即使加大硝酸异山梨酯剂量也不一定能取得良好效果。

(2)β受体阻滞药：通过减慢心率、降低血压和抑制心肌收缩力而降低心肌耗氧量，从而缓解心绞痛症状，对改善近、远期预后有益。

对不稳定型心绞痛患者控制心绞痛症状以及改善其近、远期预后均有好处，除有禁忌证外，主张常规服用。首选具有心脏选择性的药物，如阿替洛尔、美托洛尔和比索洛尔等。除少数症状严重者可采用静脉推注β受体阻滞药外，一般主张直接口服给药。剂量应个体化，根据症状、心率及血压情况调整剂量。阿替洛尔常用剂量为12.5～25 mg，每日2次，美托洛尔常用剂量为25～50 mg，每日2或3次，比索洛尔常用剂量为5～10 mg每日1次，不伴有劳力性心绞痛的变异性心绞痛不主张使用。

(3)钙拮抗药：通过扩张外周血管和解除冠状动脉痉挛而缓解心绞痛，也能改善心室舒张功能和心室顺应性。非二氢吡啶类有减慢心率和减慢房室传导作用。常用药物有两类：①二氢吡啶类钙拮抗药：硝苯地平对缓解冠状动脉痉挛有独到的效果，故为变异性心绞痛的首选用药，一般剂量为10～20 mg，每6 h 1次，若仍不能有效控制变异性心绞痛的发作还可与地尔硫䓬合用，以产生更强的解除冠状动脉痉挛的作用，当病情稳定后可改为缓释和控释制剂。对合并高血压病者，应与β受体阻滞药合用。②非二氢吡啶类钙拮抗药：地尔硫䓬有减慢心率、降低心肌收缩力的作用，故较硝苯地平更常用于控制心绞痛发作。一般使用剂量为30～60 mg，每日3～4次。该药可与硝酸酯类合用，亦可与β受体阻滞药合用，但与后者合用时需密切注意心率和心功能变化。

如心绞痛反复发作，静脉滴注硝酸甘油不能控制时，可试用地尔硫䓬短期静脉滴注，使用方法为5～15 μg/(kg·min)，可持续静脉滴注24～48 h，在静脉滴注过程中需密切观察心率、血压的变化，如静息心率低于50次/分，应减少剂量或停用。

钙通道阻滞药用于控制下列患者的进行性缺血或复发性缺血症状：①已经使用足量硝酸酯类和β受体阻滞药的患者。②不能耐受硝酸酯类和β受体阻滞药的患者。③变异性心绞痛的患者。因此，对于严重不稳定型心绞痛患者常需联合应用硝酸酯类、β受体阻滞药和钙拮抗药。

2.抗血小板治疗

阿司匹林为首选药物。急性期剂量应在150～300 mg/d，可达到快速抑制血小板聚集的作用，3 d后可改为小剂量即50～150 mg/d维持治疗，对于存在阿司匹林禁忌证的患者，可采用氯吡格雷替代治疗，使用时应注意经常检查血常规，一旦出现明显白细胞或血小板降低应立即停药。

(1)阿司匹林：阿司匹林对不稳定型心绞痛治疗目的是通过抑制血小板的环氧化酶快速阻断血小板中血栓素A_2的形成。因小剂量阿司匹林(50～75 mg)需数天才能发挥作用。故目前主张：①尽早使用，一般应在急诊室服用第一次。②为尽快达到治疗性血药浓度，第一次应采用咀嚼法，促进药物在口腔颊部黏膜吸收。③剂量300 mg，每日1次，3 d后改为100 mg，每日1次，很可能需终身服用。

(2)氯吡格雷：为第二代抗血小板聚集的药物，通过选择性地与血小板表面腺苷酸环化酶耦联的ADP受体结合而不可逆地抑制血小板的聚集，且不影响阿司匹林阻滞的环氧化酶通道，与阿司匹林合用可明显增加抗凝效果，对阿司匹林过敏者可单独使用。噻氯匹啶的最严重不良反应是中性粒细胞减少，见于连续治疗2周以上的患者，易出现血小板减少和出血时间延长，亦可引起血栓性血小板减少性紫癜，而氯吡格雷则不明显，目前在临床上已基本取代噻氯匹啶。目前对于不稳定型心绞痛患者和接受介入治疗的患者多主张强化血小板治疗，即二联抗血小板治疗，在常规服用阿司匹林的基础上立即给予氯吡格雷治疗至少1个月，亦可延长至9个月。

(3)血小板糖蛋白Ⅱb/Ⅲa受体抑制药：为第三代血小板抑制药，主要通过占据血小板表面的糖蛋白Ⅱb/Ⅲa受体，抑制纤维蛋白原结合而防止血小板聚集。但其口服制剂疗效及安全性令人失望。静脉制剂主要有阿昔单抗和非抗体复合物替洛非班、lamifiban、xemilofiban、eptifiban、lafradafiban等，其在注射停止后数小时作用消失。目前临床常用药物有盐酸替罗非班注射液，是一种非肽类的血小板糖蛋白Ⅱb/Ⅲa受体的可逆性拮抗药，能有效地阻止纤维蛋白原与血小板表面的糖蛋白Ⅱb/Ⅲa受体结合，从而阻断血小板的交联和聚集。盐酸替罗非班对血小板功能的抑制的时间与药物的血浆浓度相平行，停药后血小板功能迅速恢复到基线水平。在不稳定型心绞痛患者盐酸替罗非班静脉输注可分两步，在肝素和阿司匹林应用条件下，可先给予负荷量 0.4 μg/(kg·min)(30 min)，而后以 0.1 μg/(kg·min)维持静脉点滴48 h。对于高度血栓倾向的冠脉血管成形术患者盐酸替罗非班两步输注方案为负荷量 10 μg/kg 于 5 min内静脉推注，然后以 0.15 μg/(kg·min)维持 16～24 h。

3.抗凝血酶治疗

目前临床使用的抗凝药物有普通肝素、低分子肝素和水蛭素，其他人工合成或口服的抗凝药正在研究或临床观察中。

(1)普通肝素：是常用的抗凝药，通过激活抗凝血酶而发挥抗栓作用，静脉滴注肝素会迅速产生抗凝作用，但个体差异较大，故临床需化验部分凝血活酶时间(APTT)。一般将 APTT 延长至 60～90 s 作为治疗窗口。多数学者认为，在 ST 段不抬高的急性冠状动脉综合征，治疗时间为 3～5 d，具体用法为75 U/kg 体重，静脉滴注维持，使 APTT 在正常的 1.5～2 倍。

(2)低分子肝素：低分子肝素是由普通肝素裂解制成的小分子复合物，分子量在 2 500～7 000，具有以下特点：抗凝血酶作用弱于肝素，但保持了抗因子Ⅹa 的作用，因而抗因子Ⅹa 和凝血酶的作用更加均衡；抗凝效果可以预测，不需要检测 APTT；与血浆和组织蛋白的亲和力弱，生物利用度高；皮下注射，给药方便；促进更多的组织因子途径抑制物生成，更好地抑制因子Ⅶ和组织因子复合物，从而增加抗凝效果等。许多研究均表明低分子肝素在不稳定型心绞痛和非 ST 段抬高心肌梗死的治疗中起作用至少等同或优于经静脉应用普通肝素。低分子肝素因生产厂家不同而规格各异，一般推荐量按不同厂家产品以千克体重计算皮下注射，连用一周或更长。

(3)水蛭素：是从药用水蛭唾液中分离出来的第一个直接抗凝血酶制药，通过重组技术合成的是重组水蛭素。重组水蛭素理论上优点有：无须通过 AT-Ⅲ激活凝血酶；不被血浆蛋白中和；能抑制凝血块黏附的凝血酶；对某一剂量有相对稳定的 APTT，但主要经肾脏排泄，在肾功能不全者可导致不可预料的蓄积。多数试验证实水蛭素能有效降低死亡与非致死性心肌梗死的发生率，但出血危险有所增加。

(4)抗血栓治疗的联合应用。①阿司匹林加 ADP 受体拮抗药：阿司匹林与 ADP 受体拮抗药的抗血小板作用机制不同，一般认为，联合应用可以提高疗效。CURE 试验表明，与单用阿司匹林相比，氯吡格雷联合使用阿司匹林可使死亡和非致死性心肌梗死降低 20%，减少冠状动脉重建需要和心绞痛复发。②阿司匹林加肝素：RISC 试验结果表明，男性非 ST 段抬高心肌梗死患者使用阿司匹林明显降低死亡或心肌梗死的危险，单独使用肝素没有受益，阿司匹林加普通肝素联合治疗的最初 5 d 事件发生率最低。目前资料显示，普通肝素或低分子肝素与阿司匹林联合使用疗效优于单用阿司匹林；阿司匹林加低分子肝素等同于甚至可能优于阿司匹林加普通肝素。③肝素加血小板 GPⅡb/Ⅲa 抑制药：PUR-SUTT 试验结果显示，与单独应用血小板 GPⅡb/Ⅲa 抑制药相比，未联合使用肝素的患者事件发生率较高。目前多主张联合应用肝素与血小板 GPⅡb/Ⅲa 抑制药。由于两者连用可延长 APTT，肝素剂量应小于推荐剂量。④阿司匹林加肝素加血小板 GPⅡb/Ⅲa 抑制药：目前，合并急性缺血的非 ST 段抬高心肌梗死的高危患者，主张三联抗血栓治疗，是目前最有效地抗血栓治疗方案。持续性或伴有其他高危特征的胸痛患者及准备做早期介入治疗的患者，应给予该方案。

4.调脂治疗

血脂增高的干预治疗除调整饮食、控制体重、体育锻炼、控制精神紧张、戒烟、控制糖尿病等非药物干预手段外，调脂药物治疗是最重要的环节。近代治疗急性冠脉综合征的最大进展之一就是 3-羟基-3 甲基戊二酰辅酶 A(HMGCoA)还原酶抑制药(他汀类)药物的开发和应用，该类药物除降低总胆固醇(TC)、低密度脂蛋白胆固醇(LDL-C)、三酰甘油(TG)和升高高密度脂蛋白胆固醇(HDL-C)外，还有缩小斑块内脂质核、加固斑块纤维帽、改善内皮细胞功能、减少斑块炎性细胞数目、防止斑块破裂等作用，从而减少冠脉事件，另外还能通过改善内皮功能减弱凝血倾向，防止血栓形成，防止脂蛋白氧化，起到了抗动脉粥样硬化和抗血栓作用。随着长期的大样本的实验结果出现，已经显示他汀类强化降脂治疗和 PTCA 加常规治疗可同样安全有效的减少缺血事件。所有他汀类药物均有相同的不良反应，即胃肠道功能紊乱、肌痛及肝损害，儿童、孕妇及哺乳期妇女不宜应用。常见他汀类降调脂药见表 4-4。

表 4-4 临床常见他汀类药物剂量

药物	常用剂量(mg)	用法
阿托伐他汀(立普妥)	10～80	每天 1 次，口服
辛伐他汀(舒将之)	10～80	每天 1 次，口服
洛伐他汀(美将之)	20～80	每天 1 次，口服
普伐他汀(普拉固)	20～40	每天 1 次，口服
氟伐他汀(来适可)	40～80	每天 1 次，口服

5.溶血栓治疗

国际多中心大样本的临床试验(TIMI ⅢB)业已证明采用 AMI 的溶栓方法治疗不稳定型心绞痛反而有增加 AMI 发生率的倾向，故已不主张采用。至于小剂量尿激酶与充分抗血小板和抗凝血酶治疗相结合是否对不稳定型心绞痛有益，仍有待临床进一步研究。

6.经皮冠状动脉介入治疗和外科手术治疗

在高危险组患者中如果存在以下情况之一则应考虑行紧急介入性治疗或 CABG。

(1)虽经内科加强治疗，心绞痛仍反复发作。

(2)心绞痛发作时间明显延长超过 1 h，药物治疗不能有效缓解上述缺血发作。

(3)心绞痛发作时伴有血流动力学不稳定，如出现低血压、急性左心功能不全或伴有严重心律失常等。

不稳定型心绞痛的紧急介入性治疗的风险一般高于择期介入性治疗，故在决定之前应仔细权衡。紧急介入性治疗的主要目标是以迅速开通“罪犯”病变的血管，恢复其远端血流为原则，对于多支病变的患者，可以不必一次完成全部的血管重建。对于血流动力学不稳定的患者最好同时应用主动脉内球囊反搏，力求稳定高危患者的血流动力学。除以上少数不稳定型心绞痛患者外，大多数不稳定型心绞痛患者的介入性治疗宜放在病情稳定至少 48 h 后进行。

目前认为，当不稳定型心绞痛患者经积极的药物治疗或 PCI 治疗效果不满意、或由于各种原因不能进行 PCI 时，可考虑冠脉搭桥术(CABG)治疗。对严重的多支病变和严重的主干病变、特别是左心室功能严重障碍的患者，应首先考虑 CABG。

7.不稳定型心绞痛出院后的治疗

不稳定心绞痛患者出院后仍需定期门诊随诊。低危险组的患者 1～2 个月随访 1 次，中、高危险组的患者无论是否行介入性治疗都应 1 个月随访 1 次，如果病情无变化，随访半年即可。

UA 患者出院后仍需继续服阿司匹林、β 受体阻滞药。阿司匹林宜采用小剂量，每日 50～150 mg 即可，β 受体阻滞药宜逐渐增量至最大可耐受剂量。在冠心病的二级预防中阿司匹林和降胆固醇治疗是最重要的。降低胆固醇的治疗应参照国内降血脂治疗的建议，即血清胆固醇＞4.68 mmol/L(180 mg/dL)或低密度脂蛋白胆固醇＞2.6 mmol/L(100 mg/dL)均应服他汀类降胆固醇药物，并达到有效治疗的目标。血浆三酰甘油＞2.26 mmol/L(200 mg/dL)的冠心病患者一般也需要服降低三酰甘油的药物。其他二级预防的措施包括向患者宣教戒烟、治疗高血压和糖尿病、控制危险因素、改变不良的生活方式、合理安排膳食、适度增加活动量、减少体重等。

八、影响不稳定型心绞痛预后的因素

(1)左心室功能：为最强的独立危险因素，左心室功能越差，预后也越差，因为这些患者的心脏很难耐受进一步的缺血或梗死。

(2)冠状动脉病变的部位和范围：左主干病变和右冠开口病变最具危险性，三支冠脉病变的危险性大于双支或单支者，前降支病变危险大于右冠或回旋支病变，近段病变危险性大于远端病变。

(3)年龄：是一个独立的危险因素，主要与老年人的心脏储备功能下降和其他重要器官功能降低有关。

(4)合并其他器质性疾病或危险因素：不稳定型心绞痛患者如合并肾衰竭、慢性阻塞性肺疾患、糖尿病、高血压、高血脂、脑血管病以及恶性肿瘤等，均可影响不稳定型心绞痛患者的预后。其中肾功能状态还明显与 PCI 术预后有关。

（裴宜斌）

第三节　急性心肌梗死

急性心肌梗死(AMI)是目前影响公众健康的主要疾病之一。根据发病后心电图有无 ST 段抬高，目前将 AMI 分为两大类，即 ST 段抬高的 AMI 和非 ST 段抬高的 AMI。本文主要阐述 ST 段抬高的 AMI。

一、AMI 的病理学及发病机制

冠脉内血栓形成是 AMI 的主要发病原因。

冠状动脉内血栓形成是由于冠状动脉粥样硬化斑块的破裂，一些足够数量的致血栓形成的物质暴露，冠状动脉腔就可能被纤维蛋白、血小板凝聚物和红细胞集合而堵塞。如果有丰富的侧支循环可以防止心肌坏死发生，使冠脉闭塞不出现症状。如果冠脉完全闭合而无充足的侧支循环的支持，最终发展到冠状动脉相关的心肌完全或几乎完全坏死(所谓透壁性心肌梗死)，在心电图上表现为 ST 段抬高，往往有 Q 波产生。使管腔不完全闭塞的血栓和(或)那些由较少比例的稳定纤维蛋白和较大比例的血小板组成的血栓产生不稳定型心绞痛和非 Q 波 AMI，后者在心电图上典型表现为 ST 段压低和 T 波倒置。

虽然绝大多数 AMI 与冠脉粥样硬化有关，但 AMI 与冠脉粥样硬化所致管腔的狭窄程度之间常无恒定关系。多支较大冠脉及其分支有严重粥样硬化阻塞性病变的患者可长期不发生 AMI；相反，有些患者冠脉粥样硬化程度较轻，因粥样斑块出血、破溃和(或)新鲜血栓形成致使管腔急性阻塞，或者冠脉无明显器质性狭窄，可因发生严重痉挛而发生 AMI。前者可能是由于粥样硬化的斑块性质不同所造成的，这种轻度狭窄的粥样硬化斑块可能为软斑块或脆性斑块容易破裂、出血引发血栓形成。

冠脉阻塞几秒之内，细胞代谢转向无氧糖原酵解。心肌收缩停止、磷酸肌酸盐、ATP 等高能贮备耗尽，最后损伤不可逆，细胞死亡前从心内膜扩向心外膜而终致穿壁性心肌坏死。细胞完全坏死所需要的缺血时间平均 2～6h；若无再灌注，6～8h 内首先从光镜见到细胞损伤，12h 内梗死区边缘出现轻度的细胞浸润，而 24h 发生明显肌细胞断裂及凝固性坏死。在第 4 天呈现单核细胞浸润及肌细胞迁移，使梗死心肌易于扩展或破裂。在 10～12 d 后开始胶原纤维沉着于梗死周围，而于 4～6 周大多愈合为致密瘢痕形成，但大面积梗死不在此时限内。

当梗死过程中早期发生再灌注时，恢复的血流使组织水分、钠及钙大大增加，不可逆损伤的肌细胞不可能调控其细胞容量而发生爆炸性断裂。但挽救了心室壁中层及心外膜下层缺血但仍存活的心肌，因而常常只发生心内膜下梗死。

严重缺血一开始，最早引起心肌舒张期僵硬度增加并升高舒张末期压力、受累的心室壁活动消失或活动障碍，进而使收缩功能也降低。但在较小的梗死中，非梗死心肌代偿活动增强可保持心脏排血功能无明显降低。如果梗死面积较大则可进展到严重心脏收缩功能障碍，并且由于梗死节段内室壁张力增高发生心室扩张及心室重塑。

二、临床表现

(一)症状

1.诱发因素

(1)过于剧烈的运动是诱发 AMI 的一个因素，尤其是情绪激动的患者，过于剧烈的运动以及高度紧张等可以触发斑块破裂，导致 AMI。

(2)不稳定型心绞痛可发展而导致 AMI。

(3)急性失血的外科手术也是 AMI 的诱因。

(4)休克、主动脉瓣狭窄、发热、心动过速和焦虑不安等也可能是心肌梗死的诱因。AMI 的发生也有昼夜周期性,上午 6～12 点是 AMI 发生的高峰。可能与清晨数小时有血浆儿茶酚胺、皮质醇浓度升高和血小板聚集性增加有关。

不稳定型心绞痛可能是 AMI 的前驱症状。在 AMI 前常有全身不适或显著疲倦。

2.缺血性胸痛

AMI 胸痛强度轻重不一。大部分患者程度严重,有些甚至难以忍受。疼痛时间长,常超过 30min,可达数小时。对于 AMI 患者胸部不适感的性质可有缩窄、压榨、压迫等描述,患者自觉为窒息、压榨样痛或闷痛较为常见,但也有刺痛、刀割样、钻痛或烧灼痛等。疼痛的部位通常在胸骨后,多向胸廓两侧传播,尤以左侧为甚。这种疼痛常向左臂尺侧放射,在左腕部、手掌及手指部产生刺痛的感觉。有些患者仅仅在腕部有钝痛或者麻木,伴有严重的胸骨后或心前区不适,有些患者疼痛发生在上腹部易误诊为消化道病变。也有一些患者疼痛放射到肩胛部、上肢、颈部、下颌和肩胛间区,通常以左侧为多。对于原有心绞痛的患者,梗死的疼痛部位经常于心绞痛的部位一致,但是疼痛的程度加重,疼痛的时间延长,并不能为休息和服用硝酸甘油所缓解。

在某些患者,特别是老年人,AMI 的临床表现不是胸痛而是急性左心衰竭和胸腔发紧,也有表现为显著虚弱或症状明显的昏厥。这些症状常伴有出汗、恶心和呕吐。AMI 的疼痛一般镇痛药是难以缓解的。吗啡常可缓解疼痛。这种疼痛是由于围绕坏死中央部位的心肌缺血区神经纤维受刺激而产生,而不是坏死的心肌引起疼痛。因此,疼痛意味着缺血而不是梗死,疼痛可作为心肌缺血的一种标记。

3.其他症状

50%以上的透壁性 AMI 和严重胸痛患者有恶心、呕吐,这是由于迷走神经反射活动或左室受体作为 Bezold-Jarisch 反射弧的一部分受刺激而引起,下壁梗死时更常见。偶尔也有患者伴有腹泻及剧烈的排便感。其他还可以出现显著无力、眩晕、心悸、出冷汗、濒死感。

4.无痛性 AMI

有的患者发生 AMI 时无明显症状,而仅在以后的心电图检查中发现。未察觉或无痛性 AMI 多见于无前驱心绞痛的患者和并有糖尿病、高血压的老年患者。无痛性 AMI 之后常有无症状心肌缺血。无痛性和有症状的 AMI 患者预后可能相似。

(二)体格检查

1.一般情况

AMI 患者常有焦虑、痛苦面容,如胸痛严重则可能坐立不安。患者常常按摩或抓紧胸部,用握紧的拳头放在胸骨前描述疼痛。对于左室衰竭和交感兴奋的患者,出冷汗和皮肤苍白明显;典型患者坐位,或撑在床上,屏住呼吸。咳泡沫状粉红色或血丝痰是 AMI 发生急性左心衰竭的表现心源性休克的患者常有精神疲惫,皮肤湿冷,四肢皮肤有蓝色花斑,面色苍白,口唇和甲床重度青紫。

2.心率、血压、体温和呼吸

(1)心率变化不一,起初常有心率快,当患者疼痛和焦虑减轻时心率减慢,室性早搏多见。无并发症的 AMI 患者血压大部分正常。

(2)发病前血压正常者发病后偶有高血压反应,由于疼痛、焦虑也可使血压高的患者更高。发病前有高血压的患者,部分患者在 AMI 后不用降压药而血压常可正常,在以后的 3～6 个月部分患者可再次出现血压升高。一般情况下,下壁心梗一半以上患者有副交感神经过度逆转症状,伴有低血压、心动过缓;而前壁心梗中的一半患者显示交感神经兴奋体征,有高血压、心动过速。

(3)大部分广泛 AMI 患者有发热,一般发生在梗死后的 24～48h,也可在 4～8h 开始升高,5～6d可消退。

(4)AMI 患者在发病后呼吸频率可加快,常与左心衰程度相关。

3.肺部体征

在左室衰竭和(或)左室顺应性下降的 AMI 患者两肺均可出现湿啰音,严重者两肺可满布哮鸣音。

4.心脏检查

即使有严重症状和大面积心梗的心脏检查也可能没有值得重视的异常情况。部分患者出现心脏搏动弥散,少数人可触及收缩期膨出。听诊可有第一心音低钝,常可出现第四心音,但临床意义不大。出现第三心音常反映心室充盈压升高的左室功能不全。一过性或持续性收缩期杂音在 AMI 患者也多见,往往继发于二尖瓣装置功能不全。一个新出现的、心前区伴有震颤的全收缩期杂音提示可能有乳头肌部断裂。室间隔破裂的杂音和震颤沿着胸骨左缘更明显,胸骨右缘也可听见。6%～30%的 AMI 患者有心包摩擦音,透壁性心梗患者发生率较高。可发生在病后 24h 以内以及延迟至 2 周内发现,一般 2～3d 最多见。广泛心肌梗死的心包摩擦音可持续数日。延迟发生的心包摩擦音和伴有心包炎症状(迟至梗死后3 个月)是心肌梗死后综合征的典型表现。心包摩擦音在胸骨左缘或心尖冲动内侧处最清楚。

(三)实验室检查

心肌细胞坏死时,细胞膜的完整性遭到破坏,细胞内的大分子物质(血清心脏标记物)开始弥散至心脏间质组织并最后进入梗死区的微血管和淋巴管。目前临床所测的血清标记物有如下几种。

1.肌酸磷酸激酶(CK)及其同工酶

血清 CK 升高是一项检出 AMI 的敏感分析方法,CK 升高的量与心肌坏死量有直接定量关系。

CK 可用电泳法分出三种同工酶(MM、BB、MB)。心肌内主要含有 CK-MB,也含有 CK-MM。CK-MB 的升高多考虑心肌受损,这是诊断 AMI 的主要酶学根据。CK-MB 上升及峰值略早 CK 酶,AMI 在胸痛后1～6h即升高,6～8h 达峰值,36～72h 内恢复正常。

2.肌红蛋白

血清肌红蛋白在梗死发生后 1～4h 内即可查出,再灌注后,血清肌红蛋白上升更快,所以将其测定数值作为成功再灌注的指标以及梗死范围大小的有价值的指标。但是由于其升高的时间短(＜24h)和缺乏特异性(骨骼肌受损可使其升高);所以早期检出肌红蛋白后,应再测定 CK-MB,肌钙蛋白Ⅰ(cTnI)或肌钙蛋白 T(cTnT)等更具特异性的标记物予以证实。

3.心肌特异性肌钙蛋白

测定 cTnT、cTnI 已作为诊断心肌梗死的新标准,而且对诊断 AMI 的特异性和敏感性均高于其他酶学指标。cTnT、cTnI 在正常情况下周围循环血液中不存在,因此只要比参考值的上限略高即有诊断价值。能够检出非常小量的心肌坏死,cTnT 可能查出用 CK-MB 不能检出的心肌坏死。

4.乳酸脱氢酶(LDH)

此酶在 AMI 后 24～48h 超过正常范围,胸痛后 3～4d 达到峰值,梗死后 8～14d 恢复正常。尽管具有诊断敏感度,但是总 LDH 缺乏特异性。LDH 有 5 种同工酶($LDH_{1\sim5}$),LDH_1 在心肌含量较高。在 AMI 发生 8～24h 血清 LDH_1 即早于总 LDH 出现升高。

5.天冬氨酸转氨酶(AST)

由于其假阳性较高,可在大多数肝病(ALT＞AST)、骨骼肌病、肌内注射或肺栓塞以及休克时出现升高,所以目前已不作为常规诊断方法。

AMI 诊断时常规采用的血清心肌标记物及其检测时间见表 4-5。

表 4-5 AMI 的血清心肌标记物及其检测时间

项目	肌红蛋白	心肌肌钙蛋白		CK	CK-MB	AST	LDH
		cTnI	cTnT				
出现时间(h)	1～2	2～4	2～4	6	3～4	6～12	24～48
100%敏感时间(h)	4～8	8～12	8～12		8～12		
峰值时间(h)	4～8	10～24	10～24	24	10～24	24～48	3～6 d
持续时间(d)	0.5～1	5～10	5～14	3～4	2～4	3～5	8～14

(四)心电图检查

由于心电图检查方便、无创、广泛用于临床,连续的心电图检测不仅可明确 AMI 的诊断,而且对梗死部位、范围、程度以及心律失常情况做出判断。

AMI 的心电图表现主要特点有坏死性 Q 波、损伤性 ST 波段抬高和缺血性 T 波的直接征象,此外尚有梗死对应导联出现 R 波增高、ST 段压低和 T 波直立增大的间接征象。

1.据病理变化和心电图改变

可将 AMI 的心电图分为四期,各期心电图特点如下。

(1)AMI 早期心电图改变:①T 波高尖,(胸前导联 T>1 mV)两臂对称,这是 AMI 早期最先出现的心电图征象,可以在 ST 段抬高之前出现。②ST 段抬高,先呈上斜型抬高,继之呈弓背向上抬高,当 ST 段抬高至 R 波时,形成 QRS-T 单向曲线。③急性损伤阻滞,呈损伤区除极延缓所形成的心电图表现:有 R 波上升速度缓慢,室壁激动时间延长≥0.045 s;QRS 增宽,可达 0.12 s;QRS 振幅增高;无病理性 Q 波。

(2)AMI 急性期心电图改变:①坏死性 Q 波:常先出现小 Q 波,随着 R 波降低,Q 波增大,最后形成 QS。②ST 段抬高呈弓背形向上或抛物线形,对侧导联的 ST 段呈对应性压低。如在同一导联中有 ST 异常移位,又同时有 QRS 及 T 波改变,几乎都是由 AMI 所引起。③T 波倒置,在 ST 段还处于抬高时,其 T 波则开始倒置。

总之,Q 波、ST 段和 T 波呈现有相关联的动态变化,应结合起来诊断。

(3)新近期的心电图特点:坏死型 Q 波仍存在,ST 段回到等电线,T 波倒置加深,呈冠状 T 波。这种改变常在 2～3 周达高峰,5～9 个月后逐渐消退。

(4)慢性期心电图特点:坏死型 Q 波不变或变浅,有 7%～15%Q 波消失,ST 正常,T 波转直立或倒置变浅。

2.心电图对 AMI 的定位诊断

AMI 发生的部位不同其心电图改变也不同。体表心电图定位,基本上可反映心室解剖的梗死部位,详见下表 4-6。

表 4-6　心肌梗死心电图定位

心肌梗死部位	心电图改变的导联	
前间壁	V_1、V_2	左前降支近段
前壁心尖部	V_2～V_4	左前降支或其分支
前侧壁	V_4、V_5、V_6、I、aVL	左前降支中段或回旋支
广泛前壁	V_1～V_6	左前降支近段
高侧壁	I、aVL	左回旋支
下壁	Ⅱ、Ⅲ、a VF	右冠脉回旋支,前降支远端(不常见)
后壁	V_7、V_8、V_9、(V_1 及 V_{2R}波增高,ST 段下降,T 高尖)	后降支
后室	V_{3R}、V_{4R}、V_{5R}、及 V_1	右冠脉

心肌梗死的典型心电图改变也可被其他心电图异常所掩盖,特别是左束支阻滞。表现对左束支阻滞时诊断心肌梗死有高度特异性,但不敏感,即①I、aVL、V_3 至 V_6 两个导联有病理 Q 波。②心前区导联 R 波逐渐变小。③V_1～V_4 导联的 S 波升支有切迹。④ST 段与 QRS 主波同向偏移。

(五)超声心动图检查

符合 AMI 的胸痛患者,在心电图不能确认是 AMI 时,此时超声心动图的表现对诊断可能有帮助,出现明确的异常收缩区支持心肌缺血诊断。AMI 患者几乎都有室壁运动异常区,对于非透壁性梗死的患者可能较少表现为室壁运动异常。早期行超声检查,对检出可能存活而处于顿抑状态的心肌有收缩功能储备,残留心肌有缺血可能,AMI后有充血性心衰及AMI后有机械性并发症的患者的早期发现都有帮助。

(六)核素显像

放射性核素心血管造影,心肌灌注显像,梗死区核素闪烁显像和正电子发射断层显像已用于检查AMI患者。核素心脏显像技术对检出AMI,估价梗死面积、侧支循环血流量和受损心肌范围有用。可测定AMI对心室功能产生的效应,确定AMI患者的预后。但是要搬动患者,限制了这项技术的应用。

三、诊断及鉴别诊断

(一)急诊科对疑诊AMI患者的诊断

AMI早期诊断,及时治疗可提高患者存活率改善左室收缩功能。医生对送达的急性缺血性胸痛和疑诊AMI的患者,应迅速、准确做出诊断。询问缺血性胸痛史和描记心电图是急诊科医生迅速筛查心肌缺血和AMI的主要方法。

1.缺血性胸痛史

除了注意典型的缺血性胸痛外,还要注意非典型的缺血性胸痛。后者常见于女性患者和老年人。要与急性肺动脉栓塞、急性主动脉夹层、急性心包炎及急性胸膜炎引起的胸痛相鉴别。

2.迅速评价

初始18导联心电图应在10min内完成,18导联心电图是急诊科诊断的关键,可用以确定即刻处理方案。

(1)对ST段抬高或新发左束支传导阻滞的患者,应迅速评价溶栓禁忌证,也开始我缺血治疗,有适应证者尽快开始溶栓或PTCA治疗。

(2)对ST段明显下移、T波倒置或有左束支传导阻滞,临床高度提示心肌缺血的患者,应入院抗缺血治疗,并做心肌标记物及常规血液检查。

(3)对心电图正常或呈非特征性心电图改变的患者,应在急诊科继续对病情进行评价和治疗,并进行床旁监测,包括心电监护,迅速测定心肌标记物浓度及二维超声心动图检查等。

(二)诊断及鉴别诊断

1.AMI的诊断

必须至少具备下列三条标准中的两条。

(1)缺血性胸痛的临床病史。

(2)心电图的动态演变。

(3)心肌坏死的血清心肌标记物浓度的动态变化。

部分AMI患者心电图不表现为ST段抬高,因此血清心肌标记物浓度的测定对AMI的诊断起更重要的作用。在应用心电图诊断AMI时应注意到超急性期T波改变、后壁心肌梗死、右室梗死及非典型心肌梗死的心电图表现,伴有左束支传导阻滞时可造成心电图诊断AMI困难。

如果已具备AMI的典型表现,即开始紧急处理,如果心电图表现无决定性的诊断意义,早期血液化验结果为阴性,但临床表现高度可疑,则应进行血清心肌标记物连续监测。

2.AMI的鉴别诊断

详见下表4-7。

表 4-7　AMI 应与下列疾病鉴别

心绞痛	疼痛持续时间短，程度轻，休息及用硝酸甘油可缓解。
主动脉夹层	撕裂样剧痛，放射至背部，常发生神经症候，可有脉搏丧失，可有主动脉瓣关闭不全，胸部及腹部 CT 扫描或主动脉造影可证实诊断。
急性肺栓塞	呼吸困难，低血压，发生肺梗死时，可出现胸膜性疼痛，心电图为非特异性，LDH 可升高，但 CK 不高，肺灌注扫描和肺动脉造影可肯定诊断。
心包炎	可先有病毒感染史，胸部锐痛，体位性和胸膜性疼痛，前倾位可缓解，常有心包摩擦音，广泛 ST 段抬高而不发生 Q 波，CK 一般正常，偶可升高，对抗感染药物有效。
心肌炎	有病毒感染史，胸痛轻度、含糊，CK 常升高，偶尔发生 Q 波，常有心律失常。
骨髓肌肉病变	包括肋软骨炎、颈椎骨关节炎、脊神经根炎。疼痛不典型、锐痛、局限性、活动可加重，无心电图改变。
胃肠道、食管疾病	餐后常发生，可伴有反酸、呕吐，用抗酸药可缓解，饮寒冷液体可诱发痉挛发作，硝酸酯类不缓解，上消化道钡透、内镜或食管压力计可确定诊断。溃疡病、胰腺炎及胆囊炎时在腹部有相应部位的压痛，超声和血清淀粉酶的检查可有助于诊断。
气胸	突发胸膜性锐痛及呼吸困难，可有气管移位、病侧呼吸音消失、胸部 X 线检查可确诊。
胸膜炎	胸部锐痛，深吸气加重，可有病侧摩擦音和叩浊音，胸部 X 线检查可确定诊断。

四、治疗

（一）院前急救

院前急救的主要任务是将 AMI 患者安全、迅速地转运到医院，以便尽早开始再灌注治疗。应使有 AMI 高危因素的患者提高识别 AMI 的能力，以便自己一旦发病立即采取以下急救措施：①停止任何活动，立即卧位或坐位休息。②立即舌下含服硝酸甘油 1 片（0.5 mg），每 5min 可重复含服。如含服 3 片仍无效，应拨打急救电话。由急诊专业医护人员用救护车运送至有条件的医院进行急救治疗。在此过程中专业医护人员应根据患者的病史、查体和心电图结果做出初步诊断和急救处里。AMI 患者被送达急诊室后，应迅速做出诊断并尽早给予再灌注治疗。力争在 10～20 min 完成病史采集、临床检查和记录 18 导联心电图以明确诊断。对 ST 段抬高的 AMI 患者，应在 30min 内收住 CCU 开始溶栓，或 90min 内开始行急诊 PTCA 治疗。

（二）一般治疗

AMI 住院后立即开始持续心电、血压和血氧饱和度的监测，并同时建立静脉通道开始一般治疗。

1.卧床休息

对无并发症的患者一般卧床休息 1～3d，对病情不稳定及高危患者卧床时间适量延长。

2.吸氧

AMI 患者初起即使无并发症，也应给予鼻导管吸氧，以纠正因肺瘀血和肺通气/血流比例失调所致的缺氧。在严重左心衰竭、肺水肿和并发机械并发症的患者，多伴有严重低氧血症，需面罩加压给氧或气管插管机械通气。

3.镇痛

剧烈胸痛可使交感神经过度兴奋，心动过速，血压升高，心肌收缩力增强，从而增加心肌耗氧量，易诱发快速性室性心律失常，应立即给予最有效的镇痛剂。可给吗啡 3 mg 静脉注射，必要时每 5min 重复 1 次，总量不宜超过 15 mg。但要注意其不良反应，有恶心、呕吐、低血压和呼吸抑制，尤其有慢阻肺的老年人。一旦出现呼吸抑制，可立即静脉注射纳洛酮 0.4 mg，每隔 3min 1 次（最多 3 次）以拮抗之。

4.饮食和通便

AMI 患者需要禁食至胸痛消失，然后给予流质和半流质饮食，逐步过渡到普通饮食。所有 AMI 患者均应服用缓泻剂，以防便秘时排便用力导致心脏破裂或引起心律失常、心力衰竭。

（三）再灌注治疗

1.溶栓治疗

冠脉完全闭塞至心肌透壁性坏死有一时间窗，大约为6h。在该时间内使冠脉再通，可挽救濒临坏死的心肌。症状出现后越早溶栓，病死率越低。但对6～12h仍有胸痛及ST段抬高的患者进行溶栓仍可获益。

（1）溶栓适应证：①持续性胸痛≥半小时，含服硝酸甘油不缓解。②两个以上相邻导联ST段抬高（胸导联≥0.2 mV，肢导联≥0.1 mV）。③发病≤6h者。对于6～12h者如仍有ST段抬高及胸痛者也可溶栓。④年龄<75岁。

对前壁心肌梗死、低血压（SBP<100 mmHg）或心率增快（>100次/分）患者治疗意义更大。对于≥75岁的患者无论是否溶栓死亡的危险均很大，应权衡利弊后再行溶栓。AMI发病时血压高［SBP>180 mmHg和（或）DBP>110 mmHg］的患者进行溶栓发生颅内出血的危险较大，应首先镇痛、降低血压，将血压降至150/90 mmHg以下再行溶栓。

（2）溶栓的禁忌证和注意事项：①既往任何时间发生过出血性脑卒中，1年内发生过缺血性脑卒中或脑血管事件。②颅内肿瘤。③近期（2～4周）活动性内脏出血（月经除外）。④可疑主动脉夹层。⑤未控制的高血压（180/110 mmHg）或慢性严重高血压病史。⑥目前正在使用治疗量的抗凝药，已知的出血倾向；⑦近期（2～4周）创伤史，包括创伤性心肺复苏或较长时间（>10 min）的心肺复苏，外科手术。⑧近期（<2周）在不能压迫部位的大血管穿刺。⑨曾使用链激酶（尤其5d～2年内使用者）或对其过敏的患者，不能重复使用链激酶。⑩妊娠及有活动性消化性溃疡者。

（3）静脉用药的种类和方法：①尿激酶（UK）：为我国应用最广的溶栓药物，目前建议剂量为150万IU（约2.2万IU/kg）用10 mL生理盐水溶解，再加入100 mL 5%或10%的葡萄糖液中于30min内静脉滴入。滴完6h，酌情皮下注射肝素7 500 IU，每12h一次，或低分子肝素皮下注射，每日2次，持续3～5d。②链激酶或重组链激酶（SK或r-SK）：150万IU用10 mL生理盐水溶解，再加入100 mL 5%或10%的葡萄糖内，于60min内滴入。配合肝素皮下注射7 500～10 000 IU，每12h一次，或低分子肝素皮下注射，每日2次。③重组组织型纤维溶酶原激活剂（rt-PA）国外较为普遍的用法是加速给药方案（即GUSTO方案），首先静脉注射15 mg，继之在30 min内静脉滴注0.75 mg/kg（不超过50 mg），再于60 min内静脉滴注0.5 mg/kg（不超过35 mg）。给药前静脉注射肝素5000U，继之以1 000 U/h的速度静脉滴注，以APTT结果调整肝素的药剂量，使aPTT维持在60～80s。

2.介入治疗

（1）直接PTCA：直接PTCA与溶栓治疗比较，梗死相关血管（IRA）再通率高，达到心肌梗死溶栓试验（TIMI）3级血流者明显增多，再闭塞率低，缺血复发少，且出血（尤其脑出血）的危险性低。

直接PTCA的适应证：①在ST段抬高和新出现或怀疑新出现左束支传导阻滞的AMI患者，直接PTCA作为溶栓治疗的替代治疗。于发病12h内或虽超过12h但缺血症状仍持续时，对梗死相关动脉进行PTCA。②急性ST段抬高/Q波心肌梗死或新出现左束支阻滞的AMI并发心源性休克患者，年龄<75岁，AMI发病在36h内，并且血管重建术可在休克发生18h完成者，应首先直接PTCA治疗。③适宜再灌注治疗而有溶栓治疗禁忌者，可直接PTCA治疗。④AMI患者非ST段抬高，但IRA严重狭窄，血流减慢（TIMI血流≤2级），可在发病12h内完成PTCA治疗。

直接PTCA在AMI急性期不应对非梗死相关动脉行选择性PTCA；在发病12h以上或已接受溶栓治疗且已无心肌缺血证据者，不应进行PTCA。直接PTCA应迅速完成，时间的延误不能达到理想效果，治疗的重点应放在早期溶栓。

近年来提倡AMI行原发性支架置入术，常规置入支架在降低心脏事件的发生率和减少靶血管重建术方面优于直接PTCA和仅在夹层、急性闭塞或濒临闭塞时紧急置入支架，因此，支架置入可较广泛用于AMI患者的机械性再灌注治疗。

（2）补救性PTCA：对溶栓治疗未再通的患者使用PTCA恢复前向血流即为补救性PTCA。其目的是尽早开通梗死相关动脉，挽救缺血但仍存活的心肌，从而改善生存率和心功能。对溶栓后仍有胸痛，ST 段抬高无显著回落，应尽快行 PTCA，使梗死相关动脉再通。尤其对发病 12h 内广泛前壁心肌梗死，再次梗死及血流动力学不稳定的高危患者意义更大。

(3)溶栓治疗再通者 PTCA 的选择：对溶栓治疗冠脉再通者不主张立即行 PTCA，因为立即 PTCA 并不能完全挽救心肌及预防再梗死和死亡，且接受 PTCA 者不良心脏事件发生率可能增加。因此，对溶栓成功的患者，若无缺血复发，应在 7～10d 后进行择期冠脉造影，若病变适宜可行 PTCA 或支架置入。

(四)药物治疗

1.硝酸酯类药物

该药主要作用是松弛血管平滑肌产生血管扩张作用，对静脉的扩张作用明显强于对动脉的扩张作用。扩张静脉和动脉可减轻心脏前后负荷，从而减少心脏做功和心肌耗氧量。还可直接扩张冠状动脉，增加心肌血流，预防和解除冠状动脉痉挛，对已有严重狭窄的冠脉，硝酸酯类药物可扩张侧支血管增加缺血区血流，改善心内膜下心肌缺血，并可预防左室重塑。常用的有硝酸甘油、硝酸异山梨酯和 5-单硝酸异山梨醇酯。

AMI 患者硝酸酯治疗可轻度降低病死率，AMI 早期通常给予硝酸甘油静脉滴注 24～48h。尤其适宜用于 AMI 伴发再发性心肌缺血、充血性心力衰竭和高血压患者。

用法：静脉滴注硝酸甘油应从低剂量开始，即 10 μg/min，以后酌情逐渐增加剂量，每 5～10 min增加 5～10 μg，直至症状控制、血压正常者 SBP 降低 10 mmHg 或高血压患者 SBP 降低 30 mmHg 为有效治疗剂量。最高剂量以不超过 100/(μg・min)为宜，过高剂量可增加低血压危险。应用硝酸甘油 24h 内一般不会产生耐药，24h 以后如产生耐药出现疗效减弱或消失可增加滴注剂量。

静脉滴注二硝基异山梨酯的剂量从 30 μg/min 开始，观察 30min 以上，如无不良反应可逐渐加量。静脉用药后症状改善可改用口服制剂如硝酸异山梨酯 10～20 mg，每日 3 次或 4 次，或 5-单硝酸异山梨醇酯 20～40 mg，每日 2 次。

硝酸酯类药物常见的不良反应有头痛、反射性心动过速和低血压等。该药禁忌证为 AMI 合并低血压(SBP≤90 mmHg)或心动过速(心率＞100 次/分)，下壁伴右室梗死时易发生低血压故应慎用。

2.抗血小板治疗

在急性血栓形成中血小板活化起着十分重要的作用，抗血小板治疗已成为 AMI 的常规治疗，溶栓前即应使用。阿司匹林和噻氯匹啶或氯吡格雷是目前临床上常用的抗血小板药物。

(1)阿司匹林：阿司匹林通过抑制血小板内的环氧化酶使血栓素 A_2(TXA_2)合成减少，达至抑制血小板聚集的作用。AMI 急性期，阿司匹林使用剂量应为 300 mg/d，首次服用时应选择水溶性阿司匹林或肠溶阿司匹林嚼服以达到迅速吸收的目的，3d 后改为小剂量 50～150 mg/d 维持。

(2)噻氯匹啶和氯吡格雷：噻氯匹啶作用机制是抑制 ADP 诱导的血小板聚集。口服后 24～48h 起作用，3～5d 达高峰。开始服用的剂量为 250 mg，每日 2 次，1～2 周后改为 250 mg，每日 1 次维持。该药起作用慢，不适合急需抗血小板治疗的临床情况(如 AMI 溶栓前)，多用于对阿司匹林过敏或禁忌的患者或者与阿司匹林联合用于置入支架的 AMI 患者。该药的主要不良反应是中性粒细胞及血小板减少，应用时需注意经常检查血常规，一旦出现上述不良反应立即停药。

氯吡格雷是新型 ADP 受体拮抗药，其化学结构与噻氯匹啶十分相似，与后者不同的是口服后起效快，不良反应明显低于噻氯匹啶，现已成为噻氯匹啶替代药物。初始剂量 300 mg，以后剂量 75 mg/d 维持。

3.抗凝治疗

凝血酶是使纤维蛋白原转变为纤维蛋白最终形成血栓的关键环节，因此抑制凝血酶至关重要。

(1)普通肝素：在临床应用最普遍，对于 ST 段抬高的 AMI 肝素作为溶栓治疗的辅助用药，对于非 ST 段抬高的 AMI，静脉滴注肝素为常规治疗。一般使用方法是先静脉推注 5 000 U 冲击量，继之以 1 000 U/h维持静脉滴注，每 4～6h 测定 1 次 APTT 或 ACT，以便于及时调整肝素剂量，保持其凝血时间延长至对照的1.5～2倍。静脉肝素一般使用时间为48～72h，以后可改用皮下注射7 500 U每12h 1次，注射2～3d。

rt-PA溶栓前先静脉注射肝素5 000 U冲击量，继之以1 000 U/h维持静脉滴注48h，根据APTT或ACT调整肝素剂量（方法同上）。48h后改用皮下肝素7 500 U每日2次，治疗2～3d。尿激酶和链激酶溶栓后6h开始测定APTT或ACT，待APTT恢复到对照时间2倍以内时（约70 s）开始给予皮下肝素治疗。对于大面积前壁心肌梗死静脉未再通的患者有增加心脏破裂的倾向，采用皮下注射肝素治疗较为稳妥。

（2）低分子量肝素：其抗因子Ⅹa的作用是普通肝素的2～4倍，但抗Ⅱa的作用弱于后者。预防血栓形成的总效应优于普通肝素。低分子量肝素有应用方便、不需监测凝血时间、出血并发症低等优点，可代替普通肝素。

4.β受体阻滞药

β受体阻滞药通过减慢心率，降低血压和减弱心肌收缩力来减少心肌耗氧量，对改善缺血区的氧供需失衡，缩小心肌梗死面积，降低急性期病死率有肯定的疗效。常用的β受体阻滞药有美托洛尔25～50 mg，每日2次，阿替洛尔6.25～25 mg，每日2次。使用剂量必须个体化。

β受体阻滞药治疗的禁忌证为：①心率＜60次/分。②动脉收缩压＜100 mmHg。③中重度左心衰竭（≥KillipⅢ级）。④二、三度房室传导阻滞或PR间期＞0.24 s。⑤严重慢性阻塞性肺部疾病或哮喘。⑥末梢循环灌注不良。相对禁忌证为：①哮喘病史。②周围血管疾病。③胰岛素依赖性糖尿病。

5.血管紧张素转换酶抑制药（ACEI）

ACEI主要作用机制是通过影响心肌重塑、减轻心室过度扩张而减少充盈性心力衰竭的发生率和死亡率。在无禁忌证的情况下，溶栓治疗后血压稳定即可开始使用ACEI。ACEI使用的剂量应视患者情况而定，一般来说，AMI早期ACEI应从低剂量开始逐渐增加剂量。对于4～6周后无并发症和无左心室功能障碍的AMI患者，可停服ACEI制剂；若AMI特别是前壁心肌梗死合并左心功能不全，ACEI治疗期应延长。

ACEI的禁忌证：①AMI急性期动脉收缩压＜90 mmHg。②临床出现严重肾衰竭（血肌酐＞265 μmol/L）。③有双侧肾动脉狭窄病史者。④对ACEI制剂过敏者。⑤妊娠、哺乳期妇女等。

6.钙拮抗药

钙拮抗药在AMI治疗中不作为一线用药。临床试验研究显示，无论是AMI早期或晚期、Q波或非Q波心肌梗死、是否合用β受体阻滞药，给予速效硝苯地平均不能降低再梗死率和死亡率，对部分患者甚至有害，这可能与该药反射性增加心率，抑制心脏收缩力和降低血压有关。因此，在AMI常规治疗中钙拮抗药被视为不宜使用的药物。对于无左心衰竭临床表现的非Q波AMI患者，服用地尔硫䓬可以降低再梗死发生率，有一定的临床益处。AMI并发心房颤动伴快速心室率，且无严重左心功能障碍的患者，可使用静脉地尔硫䓬缓慢注射10 mg（5 min内），随之以5～15 μg/（kg·min）维持静脉滴注，静脉滴注过程中需密切观察心率、血压的变化。

7.洋地黄制剂

AMI 24h之内一般不使用洋地黄制剂，目前一般认为，AMI恢复期在ACEI和利尿药治疗下仍存在充血性心力衰竭的患者，可使用地高辛。对于AMI左心衰竭并发快速心房颤动的患者，使用洋地黄制剂较为适合，可首次静脉注射西地兰0.4 mg，此后根据情况追加0.2～0.4 mg，然后口服地高辛维持。

（五）并发症及处理

1.左心功能不全

AMI时左心功能不全由于病理改变的程度不同，临床表现差异很大。血流动力学监测可为左心功能的评价提供可靠指征。当肺毛细血管压（PCWP）18 mmHg、心脏指数（CI）＜2.5 L/（min·m^2）时为左心功能不全；PCWP＞18 mmHg、CI＜2.2 L/（min·m^2）、收缩压＜80 mmHg时为心源性休克。

（1）急性左心衰竭：临床上表现为程度不等的呼吸困难，严重者可端坐呼吸，咳粉红色泡沫痰。

急性左心衰竭的处理:①适量利尿药,KillipⅢ级(肺水肿)时静脉注射速尿 20 mg。②静脉滴注硝酸甘油,由 10 μg/min 开始,逐渐加量,直到收缩压下降 10%~15%,但不低于 90 mmHg。③尽早口服 ACEI,急性期以短效 ACEI 为宜,小剂量开始,根据耐受情况逐渐加量。④肺水肿合并严重高血压时是静脉滴注硝普钠的最佳适应证。小剂量(10 μg/min)开始,根据血压逐渐加量并调整至合适剂量。⑤洋地黄制剂在 AMI 发病 24h 内使用有增加室性心律失常的危险,故不主张使用。在合并快速心房颤动时,可用西地兰减慢心室率。在左室收缩功能不全,每搏量下降时,心率宜维持在 90~110 次/分,以维持适当的心排血量。⑥急性肺水肿伴严重低氧血症者可行人工机械通气治疗。

(2)心源性休克:AMI 伴心源性休克时有严重低血压,收缩压<80 mmHg,有组织器官低灌注表现,如四肢凉、少尿或神志模糊等。伴肺瘀血时有呼吸困难。心源性休克可突然发生,为 AMI 发病时的主要表现,也可在入院后逐渐发生。

心源性休克的处理:①在严重低血压时,应静脉滴注多巴胺 5~15 μg/(kg·min),一旦血压升至 90 mmHg以上,则可同时静脉滴注多巴酚丁胺,以减少多巴胺用量。轻度低血压时,可用多巴胺或与多巴酚丁胺合用。②AMI 心源性休克升压治疗无反应的患者,主动脉内囊球反搏(IABP)可有效逆转器官低灌注。IABP 对支持患者接受冠状动脉造影、PTCA 或 CABG 均可起到重要作用。③迅速使完全闭塞的梗死相关血管开通,恢复血流至关重要,AMI 合并心源性休克提倡 PTCA 或 CABG 再灌注治疗,可提高 AMI 合并心源性休克的生存率。

主动脉内球囊反搏适应证:①心源性休克药物治疗难以恢复时,作为冠状动脉造影和急诊血管重建术前的一项稳定措施。②AMI 并发机械性并发症,如乳头肌断裂、室间隔穿孔时,作为冠状动脉造影和修补手术及血管重建术前的一项稳定性治疗手段。③顽固性室性心动过速反复发作伴血流动力学不稳定;④AMI后顽固性心绞痛在冠状动脉造影和血管重建术前的一种治疗措施。

2.右室梗死和功能不全

急性下壁心肌梗死中,近一半存在右室梗死,下壁伴右室梗死者死亡率大大增加。右胸导联(尤为 V4R)ST 段抬高≥0.1 mV 是右室梗死最特异的改变。下壁梗死时出现低血压、无肺部啰音、伴颈静脉充盈或 Kussmaul 征(吸气时颈静脉充盈)是右室梗死的典型三联征。但临床上常因血容量减低而缺乏颈静脉充盈体征,主要表现为低血压。维持右心室前负荷为其主要处理原则。下壁心肌梗死合并低血压时应避免使用硝酸酯和利尿药,需积极扩容治疗,若补液 1~2 L 血压仍不回升,应静脉滴注正性肌力药物多巴酚丁胺。

3.并发心律失常的处理

急性心肌梗死由于缺血性心电不稳定可出现室性早搏、室性心动过速、心室颤动或加速性心室自主心律;由于泵衰竭或过度交感兴奋可引起窦性心动过速、房性早搏、心房颤动、心房扑动或室上性心动过速;由于缺血或迷走神经反射可引起缓慢性心律失常(如窦性心动过缓、房室传导阻滞)。

首先应加强针对急性心肌梗死、心肌缺血的治疗。溶栓、血管重建术(急诊 PTCA、CABG)、β 受体阻滞药、主动脉内球囊反搏、纠正电解质紊乱等均可预防或减少心律失常发生。

(1)AMI 并发室上性快速心律失常的治疗:①房性早搏:与交感兴奋或心功能不全有关,本身不需特殊治疗。②阵发性室上性心动过速:伴快速心室率,必须积极处理:维拉帕米、硫氮䓬酮或美多洛尔静脉用药;合并心力衰竭、低血压者可用直流电复律或心房起搏治疗。洋地黄制剂有效,但起效时间较慢。③心房扑动:少见且多为暂时性。④心房颤动:常见且与预后有关,治疗如下:血流动力学不稳定的患者,如出现血压降低、脑供血不足、心绞痛或心力衰竭者需迅速作同步电复律;血流动力学稳定的患者,以减慢心室率为首要治疗。无心功能不全、支气管痉挛或房室传导阻滞者,可静脉使用 β 受体阻滞药如美多洛尔 2.5~5 mg在 5min 内静脉注入,必要时可重复,15min 内总量不超过 15 mg。同时监测心率、血压及心电图,如收缩压<100 mmHg 或心率<60 次/分,终止治疗。也可使用洋地黄制剂,如西地兰静脉注入,其起效时间较 β 阻滞药静脉注射慢。心功能不全者应首选洋地黄制剂。无心功能不全者,也可静脉使用维拉帕米或硫氮䓬酮。维拉帕米 5~10 mg(0.075~0.75 mg/kg)缓慢静脉注射,必要时可重复;硫氮䓬酮静脉

缓慢注入，然后静脉滴注，用法见前述。以上药物静脉注射时必须同时观察血压及心率；胺碘酮对中止心房颤动、减慢心室率及复律后维持窦性心律均有价值，可静脉用药并随后口服治疗。

(2)AMI并发室性快速心律失常的治疗：在有良好监护条件的病房不主张常规用利多卡因预防性治疗。①心室颤动、持续性多形室性心动过速，立即非同步直流电复律，起始电能量200 J，如不成功可给予300 J重复。②持续性单形室性心动过速伴心绞痛、肺水肿、低血压(<90 mmHg)，应予同步直流电复律，电能量同上。③持续性单形室性心动过速不伴上述情况，可首先给予药物治疗。如利多卡因50 mg静脉注射，需要时每15～20min可重复，最大负荷剂量150 mg，然后2～4 mg/min维持静脉滴注，时间不宜超过24h。或胺碘酮150 mg于10min内静脉注入，必要时可重复，然后1 mg/min静脉滴注6h，再0.5 mg/min维持滴注。④频发室性早搏、成对室性早搏、非持续性室速可严密观察或利多卡因治疗(使用不超过24h)。⑤偶发室性早搏、加速的心室自主心律可严密观察，不作特殊处理。⑥AMI、心肌缺血也可引起短阵多形室性心动过速，酷似尖端扭转型室性心动过速，但QT间期正常，可能与缺血引起的多环路折返机制有关，治疗方法同上，如利多卡因、胺碘酮等。

(3)缓慢性心律失常的治疗：①无症状窦性心动过缓，可暂作观察，不予特殊处理。②症状性窦性心动过缓、二度房室传导阻滞、三度房室传导阻滞伴窄QRS波逸搏心律，患者常有低血压、头晕、心功能障碍、心动缓慢<50次/分等，可先用阿托品静脉注射治疗。阿托品剂量以0.5 mg静脉注射开始，3～5min重复一次，至心率达60次/分左右。最大可用至2 mg。③出现下列情况，需行临时起搏治疗：a.三度房室传导阻滞伴宽QRS波逸搏、心室停搏；b.症状性窦性心动过缓、窦性停搏(>3 s)、二度房室传导阻滞或三度房室传导阻滞伴窄QRS波逸搏经阿托品治疗无效；c.双侧束支传导阻滞，包括交替性左、右束支阻滞或右束支传导阻滞伴交替性左前、左后分支阻滞；d.新发生的右束支传导阻滞伴左前或左后分支阻滞和新发生的左束支传导阻滞并发一度房室传导阻滞。

4.机械性并发症

AMI机械性并发症为心脏破裂，包括左室游离壁破裂、室间隔穿孔、乳头肌和腱索断裂等。常发生在AMI发病第一周，多发生在第一次及Q波心肌梗死患者。临床表现为突然或进行性血流动力学恶化伴低心排血量、休克和肺水肿。药物治疗死亡率高。

(1)游离壁破裂：左室游离壁破裂引起急性心脏压塞时可突然死亡，临床表现为电一机械分离或停搏。亚急性心脏破裂在短时间内破口被血块封住，可发展为亚急性心脏压塞或假性室壁瘤。症状和心电图不特异，心脏超声可明确诊断。对亚急性心脏破裂者应争取冠状动脉造影后行手术修补及血管重建术。

(2)室间隔穿孔：病情恶化的同时，在胸骨左缘第3、4肋间闻及全收缩期杂音，粗糙、响亮，50%伴震颤。二维超声心动图一般可显示室间隔破口，彩色多普勒可见经室间隔破口左向右分流的血流束。室间隔穿孔伴血流动力学失代偿者提倡在血管扩张剂和利尿药治疗及IABP支持下，早期或急诊手术治疗。如室间隔穿孔较小，无充血性心力衰竭，血流动力学稳定，可保守治疗，6周后择期手术。

(3)急性二尖瓣关闭不全：乳头肌功能不全或断裂引起急性二尖瓣关闭不全时在心尖部出现全收缩杂音，但在心排血量降低时，杂音不一定可靠。二尖瓣反流还可能由于乳头肌功能不全或左室扩大所致相对性二尖瓣关闭不全所引起。超声心动图和彩色多普勒是明确诊断并确定二尖瓣反流机制及程度的最佳方法。急性乳头肌断裂时突然发生左心衰竭和(或)低血压，主张血管扩张剂、利尿药及IABP治疗，在血流动力学稳定的情况下急诊手术。因左室扩大或乳头肌功能不全引起的二尖瓣反流，应积极药物治疗心力衰竭，改善心肌缺血并主张行血管重建术以改善功能和二尖瓣反流。

五、冠心病的心理治疗

(一)冠心病与心理的关系

(1)冠心病的发病与社会因素、自身心理因素、行为因素、生物因素有关，是多种因素综合导致的。其中，社会因素包括生活事件、职业、文化、人际关系、家庭；自身心理因素包括神经质性人格、焦急、紧张、压力、心理、应激、A型行为等，这些都会引起冠心病。

(2)国外用焦虑量表、抑郁量表发现:急性心肌梗死患者80%有焦虑、58%有抑郁。此外,还有敌对情绪22%,不安情绪16%,否认情绪20%。流行病学研究表明,心理因素不仅与冠状动脉病变的发生相关,而且可能增加冠心病患者发生心脏事件的危险。

(二)心理情绪应激引发冠心病的机制

心理情绪应激是指人对外界有害物、威胁、挑战等刺激因素,经认识评价,并告知其将危害个人的生存和处境所产生的生理、心理和行为反应,是机体在某种环境因素刺激作用下,由于客观要求和应付能力不平衡而产生的一种适应环境的紧张反应状态。

情绪应激包括急性和慢性两种形式。引起急性应激的因素有车祸、亲友离世、遭遇抢劫、恐惧手术、公众面前演讲、法院出庭等情况。慢性应激则常有家庭或婚姻困境、经济负担、工作或学习紧张、夜班工作、吸毒或烟酒嗜好、照顾年迈的父母和抚养子女的压力、孤独感等。

急性或慢性的情绪应激可通过生理或心理介导机制,使交感—肾上腺、下丘脑—垂体—肾上腺皮质系统、垂体—甲状腺等神经内分泌系统发生功能障碍,从而产生某些急性或慢性疾病,包括心脑血管疾病、支气管哮喘、溃疡病、皮肤病和肿瘤等。

心脏性猝死是心血管疾病的主要死亡原因之一。心脏性猝死大多由恶性室性心律失常,如室性心动过速、心室颤动引起的。一些负性事件导致的情绪激动、心理应激、劳累等都是心脏性猝死的诱因。

情绪应激除可引起心肌缺血、心功能障碍以外,尚可促发各种心律失常甚至猝死。据统计,至少20%的严重室性心律失常或猝死的发作是由强烈的情绪应激而诱发。精神因素引起的情绪激动多出现在致命性心律失常发作前1h之内,人际冲突、当众受辱、丧偶、事业失败、失业等心理因素均可成为心律失常的触发因素。一项研究对42例置入心脏复律除颤器(ICD)患者107次电复律的室性心律失常事件进行分析,发现ICD放电前较为常见的情绪应激因素是生气,由此而诱发的心律失常频率较快、较难终止。另有研究提示,促发室颤和室速的情绪应激的基础有所不同,室速由愤怒或恐惧导致迅速促发,而室颤多发生于较长时间的应激状态之后。

(三)心理应激的分级与冠心病的关系

1级:表现为不高兴。

2级:出现烦躁和忙乱。

3级:发生轻度争吵。

4级:中度争吵,音量提高。

5级:大声争吵,紧握拳头。

6级:极度愤怒,拍桌子,几乎失控。

7级:狂怒,完全失控,乱扔东西,伤害他人或自伤。

凡是≥3级就成为有害的心理应激,≥5级的激怒可能引起急性心肌梗死等严重的心血管事件。

(四)冠心患者存在抑郁障碍的表现

(1)失眠或早醒,或睡眠过多。

(2)食欲缺乏,或体重明显减轻。

(3)对日常活动丧失兴趣,无愉快感。

(4)精力明显减退,无原因的持续疲乏感。

(5)自我评价过低,自责,有内疚感,可达妄想程度。

(6)觉得生活没有意义,反复出现想死的念头,或有自杀行为。

(7)联想困难,自觉思考能力和集中注意力显著下降。

(8)精神运动性迟滞或激越。

(9)性欲明显减退。

(10)无价值感和内疚感。

(11)感到前途暗淡。

(五)急性心肌梗死患者的心理反应

抑郁和焦虑是急性心肌梗死后的两种最主要的心理反应。由于急性心肌梗死剧烈胸痛的严重躯体症状,以及在抢救过程中紧张气氛的影响,从而加深了人们对心肌梗死可能导致的危险恐惧心理,使患者容易产生明显的心理障碍。急性心肌梗死后,15%的患者有焦虑抑郁症状,40%的患者自诉有焦虑抑郁情绪。焦虑反应多于抑郁反应,焦虑最容易出现在急性心肌梗死的1~3d。

(六)焦虑抑郁对心肌梗死的影响

焦虑抑郁可增加心肌梗死后急性期(3星期)内的病死率。原因之一是出现恶性心律失常,二是对心功能的影响。大多数患者急性心肌梗死后的焦虑抑郁症状被视为一种情绪反应,可以随着疾病的好转而消退。但是如果患者心肌梗死后,仍存在焦虑抑郁障碍,则会使患者康复不良,再次发生心肌梗死及猝死的风险就明显增多。

(七)冠心病心理障碍的治疗目标

(1)减少或消除心理障碍所引起的症状和体征。

(2)改善患者躯体疾病的预后。

(3)提高患者的生活质量。

(4)恢复患者的社会功能。

(5)降低患者复发或再发心理障碍的危险。

(八)冠心病心理障碍治疗的措施

冠心病心理障碍治疗措施有:药物治疗、心理治疗和自我调节。

它们的关系是:药物治疗是及时改善心理障碍症状、控制急性发作的有效手段。在此基础上,配合心理治疗、自我调节才能巩固治疗效果,防止疾病复发。

1.冠心病心理障碍的药物治疗

(1)抗焦虑紧张及镇静催眠药:以苯二氮䓬类为主,小剂量起到抗焦虑紧张作用,较大剂量则起到镇静催眠作用。

(2)抗抑郁药:抗抑郁的治疗原则是:①诊断基本明确,全面考虑患者症状特点,个体化合理用药;剂量逐步递增,采用最小有效剂量,使不良反应减至最小,提高服药依从性。②小剂量疗效不佳时,根据不良反应和耐受情况,增至足量(有效药物上限)和用足够长的疗程(>4~6周)。③如无效可考虑换药(同类另一种或作用机制不同的另一类药)。④尽可能单一用药,足量、足疗程治疗。一般不主张联用2种以上抗抑郁药。

2.冠心病心理治疗的具体方法

心理治疗的具体方法有:说理疏导法;认识疗法;暗示疗法;自我控制疗法;松弛疗法;轻松疗法。系统脱敏法;疏泄疗法;移情疗法。行为矫正治疗;爆破疗法;厌恶疗法。音乐疗法;生物反馈治疗等。

(1)冠心病心理障碍的治疗除了药物治疗,还要配合心理治疗。这有利于提高缓解率,巩固治疗效果,减少复发。

(2)心理治疗时医生要对患者的病情表示理解,对患者的病痛表示同情。

(3)了解患者对自身心脏疾病的认识,了解患者发病之初有无亲人病故、病重以及其他重大精神创伤和压力。

(4)对患者进行合情合理的安慰,打消其顾虑,使患者看到希望,恢复患者战胜疾病的勇气和信心。

3.自我调节

对于患有冠心病的中老年人来说,生活中的过度忧虑、激动、发怒等情绪常为急性心肌梗死的诱因。那么如何减少生活中的情绪波动呢?这就要注意情绪稳定中的"六多六少"。

一是多看一些情景喜剧类的欢快节目;少看一些悲伤、恐惧的节目。

二是多回忆一些有意义值得回味的事；少想一些苦恼、不愉快的事。

三是多做一些自己想做力所能及的事；少去干涉儿女和晚辈的事。

四是多参与一些对社会有益的事；少和别人攀比，和别人攀比你心理永远不会平衡。

五是多与亲朋好友来往，多交朋友；少议论他人的家事或不愉快的事。

六是多从客观角度来看问题，不管生活上也好，社会上也好，人与人之间客观地看问题；少去推理，少去劳神琢磨事，人活着，不能总是郁闷，应该拿得起、放得下。

只有保持平和的心态，心肌梗死患者才能避免情绪波动而引起的心绞痛发作。

4.心绞痛发作时患者心理状态的调节

突然的胸痛发作，可使患者产生“不会就这样地死去吧”或“那种疼痛会不会再发生”等恐惧和焦虑心理。这种精神上的不稳定状态，可导致交感神经的功能亢进、增加心脏的负担。了解患者对胸痛的心理活动，并做好精神心理方面的评估，给患者提供适宜的护理支持。

5.怎样做才能不成为冠心病的残疾人

每当患者出院时，医务人员总是告诉他们：“悠着点儿！”过去这样说是可以理解的。因为过去还不了解得过病的心脏究竟能承受多大的活动量。但却对患者如何安排今后活动只给出了模糊的概念。

随着医学研究的深入，目前主张冠心病恢复期应循序渐进地加大活动量。这对冠心病患者的康复非常有利，患者也应保持积极的心态面对心肌梗死后的恢复。记住，一次心肌梗死并不意味着将被禁锢在轮椅上。通过积极地控制危险因素，你仍可以乐观地面对生活，不能做冠心病的残疾人。

（吴勇波）

第四节 感染性心内膜炎

感染性心内膜炎（infective endocarditis，IE）为心脏内膜表面微生物感染导致的炎症反应。感染性心内膜炎最常累及的部位是心脏瓣膜，包括自体瓣膜（native valves）和人工瓣膜（prosthetic valves），也可累及心房或心室的内膜面。近年来随着诊断及治疗技术的进步，感染性心内膜炎的致死率和致残率显著下降，但诊断或治疗不及时的患者，死亡率仍然很高。

一、流行病学

由于疾病自身的特点及诊断的特殊性，很难对感染性心内膜炎进行注册或前瞻性研究，没有准确的患病率数字。每年的发病率为1.9/10万～6.2/10万。近年来，随着人口老龄化、抗生素滥用、先天性心脏病存活年龄延长以及心导管和外科手术患者的增多，感染性心内膜炎的发病率呈增加的趋势。

二、病因与诱因

（一）患者因素

1.瓣膜性心脏病

瓣膜性心脏病是感染性心内膜炎最常见的基础病。近年来，随着风湿性心脏病发病率的下降，风湿性心脏瓣膜病在IE基础病中所占的比例已明显下降，占6%～23%。与此对应，随着人口老龄化，退行性心脏瓣膜病所占的比例日益升高，尤其是主动脉瓣和二尖瓣关闭不全。

2.先天性心脏病

由于介入封堵和外科手术技术的进步，成人先天性心脏病患者越来越多，在此基础上发生的感染性心内膜炎也较前增加，室间隔缺损、法洛四联症和主动脉缩窄是最常见的原因。主动脉瓣二叶钙化也是诱发感染性心内膜炎的重要危险因素。

3.人工瓣膜

人工瓣膜置换者发生感染性心内膜炎的危险是自体瓣膜的5～10倍,术后6个月内危险性最高,之后在较低的水平维持。

4.既往感染性心内膜炎病史

既往感染性心内膜炎病史是再次感染的明确危险因素。

5.近期接受可能引起菌血症的诊疗操作

各种经口腔(如拔牙)、气管、食管、胆管、尿道或阴道的诊疗操作及血液透析等,均是感染性心内膜炎的诱发因素。

6.体内存在促非细菌性血栓性赘生物形成的因素

如白血病、肝硬化、癌症、炎性肠病和系统性红斑狼疮等可导致血液高凝状态的疾病,也可增加感染性心内膜炎的危险。

7.自身免疫缺陷

包括体液免疫缺陷和细胞免疫缺陷,如HIV。

8.静脉药物滥用

静脉药物滥用者发生感染性心内膜炎的危险可升高12倍。赘生物常位于血流从高压腔经病变瓣口或先天缺损至低压腔产生高速射流和湍流的下游,如二尖瓣关闭不全的瓣叶心房面、主动脉瓣关闭不全的瓣叶心室面和室间隔缺损的间隔右心室侧,可能与这些部位的压力下降及内膜灌注减少,有利于微生物沉积和生长有关。高速射流冲击心脏或大血管内膜可致局部损伤,如二尖瓣反流面对的左心房壁、主动脉瓣反流面对的二尖瓣前叶腱索和乳头肌及动脉导管未闭射流面对的肺动脉壁,也容易发生感染性心内膜炎。在压差较小的部位,例如房间隔缺损、大室间隔缺损、血流缓慢(如心房颤动或心力衰竭)及瓣膜狭窄的患者,则较少发生感染性心内膜炎。

(二)病原微生物

近年来,导致感染性心内膜炎的病原微生物谱也发生了很大变化。金黄色葡萄球菌感染明显增多,同时也是静脉药物滥用患者的主要致病菌;而草绿色链球菌感染明显减少。凝固酶阴性的葡萄球菌以往是自体瓣膜心内膜炎的次要致病菌,现在是人工瓣膜心内膜炎和院内感染性心内膜炎的重要致病菌。此外,绿脓杆菌、革兰阴性杆菌及真菌等以往较少见的病原微生物,也日渐增多。

三、病理

感染性心内膜炎特征性的病理表现是在病变处形成赘生物,由血小板、纤维蛋白、病原微生物、炎性细胞和少量坏死组织构成,病原微生物常包裹在赘生物内部。

(一)心脏局部表现

1.赘生物本身的影响

大的赘生物可造成瓣口机械性狭窄,赘生物还可导致瓣膜或瓣周结构破坏,如瓣叶破损、穿孔或腱索断裂,引起瓣膜关闭不全,急性者最终可发生猝死或心力衰竭。人工瓣膜患者还可导致瓣周漏和瓣膜功能不全。

2.感染灶局部扩散

产生瓣环或心肌脓肿、传导组织破坏、乳头肌断裂、室间隔穿孔和化脓性心包炎等。

(二)赘生物脱落造成栓塞

1.右心感染性心内膜炎

右心赘生物脱落可造成肺动脉栓塞、肺炎或肺脓肿。

2.左心感染性心内膜炎

左心赘生物脱落可造成体循环动脉栓塞,如脑动脉、肾动脉、脾动脉、冠状动脉及肠系膜动脉等,导致相应组织的缺血坏死和(或)脓肿;还可能导致局部动脉管壁破坏,形成动脉瘤。

（三）菌血症

感染灶持续存在或赘生物内的病原微生物释放入血，形成菌血症或败血症，导致全身感染。

（四）自身免疫反应

病原菌长期释放抗原入血，可激活自身免疫反应，形成免疫复合物，沉积在不同部位导致相应组织的病变，如肾小球肾炎（免疫复合物沉积在肾小球基膜）、关节炎、皮肤或黏膜出血（小血管炎，发生漏出性出血）等。

四、分类

既往习惯按病程分类，目前更倾向于按疾病的活动状态、诊断类型、瓣膜类型、解剖部位和病原微生物进行分类。

（一）按病程分类

分为急性感染性心内膜炎（病程<6 周）和亚急性感染性心内膜炎（病程>6 周）。急性感染性心内膜炎多发生在正常心瓣膜，起病急骤，病情凶险，预后不佳，有发生猝死的危险；病原微生物以金黄色葡萄球菌为主，细菌毒力强，菌血症症状明显，赘生物容易碎裂或脱落。亚急性感染性心内膜炎多发生在有基础病的心瓣膜，起病隐匿，经积极治疗预后较好；病原微生物主要是条件性致病菌，如溶血性链球菌、凝固酶阴性的葡萄球菌及革兰阴性杆菌等，这些病原微生物毒力相对较弱，菌血症症状不明显，赘生物碎裂或脱落的比例较急性感染性心内膜炎低。

（二）按疾病的活动状态分类

分为活动期和愈合期，这种分类对外科手术治疗非常重要。活动期包括：术前血培养阳性及发热，术中取血培养阳性，术中发现病变组织形态呈炎症活动状态，或在抗生素疗程完成之前进行手术。术后 1 年以上再次出现感染性心内膜炎，通常认为是复发。

（三）按诊断类型分类

分为明确诊断（definite IE）、疑似诊断（suspected IE）和可能诊断（possible IE）。

（四）按瓣膜类型分类

分为自体瓣膜感染性心内膜炎和人工瓣膜感染性心内膜炎。

（五）按解剖部位分类

分为二尖瓣感染性心内膜炎、主动脉瓣感染性心内膜炎及室壁感染性心内膜炎等。

（六）按病原微生物分类

按照病原微生物血培养结果分为金黄色葡萄球菌性感染性心内膜炎、溶血性链球菌性感染性心内膜炎、真菌性感染性心内膜炎等。

五、临床表现

（一）全身感染中毒表现

发热是感染性心内膜炎最常见的症状，除有些老年或心、肾衰竭的重症患者外，几乎均有发热，与病原微生物释放入血有关。亚急性者起病隐匿，体温一般<39 ℃，午后和晚上高，可伴有全身不适、肌痛/关节痛、乏力、食欲缺乏或体重减轻等非特异性症状。急性者起病急骤，呈暴发性败血症过程，通常高热伴有寒战。其他全身感染中毒表现还包括脾大、贫血和杵状指，主要见于亚急性者。

（二）心脏表现

心脏的表现主要为新出现杂音或杂音性质、强度较前改变，瓣膜损害导致的新的或增强的杂音通常为关闭不全的杂音，尤以主动脉瓣关闭不全多见。但新出现杂音或杂音改变不是感染性心内膜炎的必备表现。

（三）血管栓塞表现

血管栓塞表现为相应组织的缺血坏死和（或）脓肿。

（四）自身免疫反应的表现

自身免疫反应主要表现为肾小球肾炎、关节炎、皮肤或黏膜出血等，非特异性，不常见。皮肤或黏膜的表现具有提示性，包括：①瘀点，可见于任何部位；②指/趾甲下线状出血；③Roth 斑，为视网膜的卵圆形出血斑，中心呈白色，多见于亚急性者；④Osler 结节，为指/趾垫出现的豌豆大小红色或紫色痛性结节，多见于亚急性者；⑤Janeway 损害，为手掌或足底处直径 1～4 mm 无痛性出血性红斑，多见于急性者。

六、辅助检查

（一）血培养

血培养是明确致病菌最主要的实验室方法，并为抗生素的选择提供可靠的依据。为了提高血培养的阳性率，应注意以下几个环节。

（1）取血频次：多次血培养有助于提高阳性率，建议至少送检 3 次，每次采血时间间隔至少 1h。

（2）取血量：每次取血 5～10 mL，已使用抗生素的患者取血量不宜过多，否则血液中的抗生素不能被培养液稀释。

（3）取血时间：有人建议取血时间以寒战或体温骤升时为佳，但感染性心内膜炎的菌血症是持续的，研究发现，体温与血培养阳性率之间没有显著相关性，因此不需要专门在发热时取血。高热时大部分细菌被吞噬细胞吞噬，反而影响了培养效果。

（4）取血部位：前瞻性研究表明，无论病原微生物是哪一种，静脉血培养阳性率均显著高于动脉血。因此，静脉血培养阴性的患者没有必要再采集动脉血培养。每次取血应更换穿刺部位，皮肤应严格消毒。

（5）培养和分离技术：所有怀疑感染性心内膜炎的患者，应同时做需氧菌培养和厌氧菌培养；人工瓣膜置换术后、长时间留置静脉导管或导尿管及静脉药物滥用患者，应加做真菌培养。结果阴性时应延长培养时间，并使用特殊分离技术。

（6）取血之前已使用抗生素患者的处理：如果临床高度怀疑感染性心内膜炎而患者已使用了抗生素治疗，应谨慎评估，病情允许时可以暂停用药数天后再次培养。

（二）超声心动图

所有临床上怀疑感染性心内膜炎的患者均应接受超声心动图检查，首选经胸超声心动图（TTE）；如果 TTE 结果阴性，而临床高度怀疑感染性心内膜炎，应加做经食管超声心动图（TEE）；TEE 结果阴性，而仍高度怀疑，2～7 d 后应重复 TEE 检查。如果是有经验的超声医师，且超声机器性能良好，多次 TEE 检查结果阴性基本可以排除感染性心内膜炎诊断。

超声心动图诊断感染性心内膜炎的主要证据包括：赘生物，附着于瓣膜、心腔内膜面或心内植入物的致密回声团块影，可活动，用其他解剖学因素无法解释；脓肿或瘘；新出现的人工瓣膜部分裂开。

临床怀疑感染性心内膜炎的患者，其中约 50％经 TTE 可检出赘生物。在人工瓣膜，TTE 的诊断价值通常不大。TEE 有效弥补了这一不足，其诊断赘生物的敏感度为 88％～100％，特异度达 91％～100％。

（三）其他检查

感染性心内膜炎患者可出现血白细胞计数升高，核左移；血沉及 C 反应蛋白升高；高丙种球蛋白血症，循环中出现免疫复合物，类风湿因子升高，血清补体降低；贫血，血清铁及血清铁结合力下降；尿中出现蛋白和红细胞等。心电图和胸片也可能有相应的变化，但均不具有特异性。

七、诊断和鉴别诊断

(一)诊断

首先应根据患者的临床表现筛选出疑似病例。

1.高度怀疑

(1)新出现杂音或杂音性质、强度较前改变。

(2)来源不明的栓塞事件。

(3)感染源不明的败血症。

(4)血尿、肾小球肾炎或怀疑肾梗死。

(5)发热伴以下任何一项:①心内有植入物;②有感染性心内膜炎的易患因素;③新出现的室性心律失常或传导障碍;④首次出现充血性心力衰竭的临床表现;⑤血培养阳性(为感染性心内膜炎的典型病原微生物);⑥皮肤或黏膜表现;⑦多发或多变的浸润性肺感染;⑧感染源不明的外周(肾、脾和脊柱)脓肿。

2.低度怀疑

发热,不伴有以上任何一项。对于疑似病例应立即进行超声心动图和血培养检查。

1994 年 Durack 及其同事提出了 Duke 标准,给感染性心内膜炎的诊断提供了重要参考。后来经不断完善形成了目前的 Duke 标准修订版,包括 2 项主要标准和 6 项次要标准。具备 2 项主要标准,或 1 项主要标准+3 项次要标准,或 5 项次要标准为明确诊断;具备 1 项主要标准+1 项次要标准,或 3 项次要标准为疑似诊断。

(1)主要标准包括:①血培养阳性:2 次血培养结果一致,均为典型的感染性心内膜炎病原微生物如溶血性链球菌、牛链球菌、HACEK 菌、无原发灶的社区获得性金黄色葡萄球菌或肠球菌。连续多次血培养阳性,且为同一病原微生物,这种情况包括:至少 2 次血培养阳性,且间隔时间>12h;3 次血培养均阳性或≥4 次血培养中的多数均阳性,且首次与末次血培养间隔时间至少 1h。②心内膜受累证据。超声心动图阳性发现赘生物:附着于瓣膜、心腔内膜面或心内植入物的致密回声团块影,可活动,用其他解剖学因素无法解释;脓肿或瘘;新出现的人工瓣膜部分裂开。

(2)次要标准包括:①存在易患因素:如基础心脏病或静脉药物滥用。②发热:体温>38 ℃。③血管栓塞表现:主要动脉栓塞,感染性肺梗死,真菌性动脉瘤,颅内出血,结膜出血及 Janeway 损害。④自身免疫反应的表现:肾小球肾炎、Osler 结节、Roth 斑及类风湿因子阳性。⑤病原微生物证据:血培养阳性,但不符合主要标准;或有感染性心内膜炎病原微生物的血清学证据。⑥超声心动图证据:超声心动图符合感染性心内膜炎表现,但不符合主要标准。

(二)鉴别诊断

感染性心内膜炎需要和以下疾病鉴别,包括心脏肿瘤、系统性红斑狼疮、Marantic 心内膜炎、抗磷脂综合征、类癌综合征、高心排量肾细胞癌、血栓性血小板减少性紫癜及败血症等。

八、治疗

(一)治疗原则

(1)早期应用:连续采集 3~5 次血培养后即可开始经验性治疗,不必等待血培养结果。对于病情平稳的患者可延迟治疗 24~48h,对预后没有影响。

(2)充分用药:使用杀菌性而非抑菌性抗生素,大剂量,长疗程,旨在完全杀灭包裹在赘生物内的病原微生物。

(3)静脉给药为主:保持较高的血药浓度。

(4)病原微生物不明确的经验性治疗:急性者首选对金黄色葡萄球菌、链球菌和革兰阴性杆菌均有效的广谱抗生素,亚急性者首选对大多数链球菌(包括肠球菌)有效的广谱抗生素。

(5)病原微生物明确的针对性治疗:应根据药物敏感试验的结果选择针对性的抗生素,有条件时应测定最小抑菌浓度(Minimum inhibitory concentration,MIC)以判定病原微生物对抗生素的敏感程度。

(6)部分患者需要外科手术治疗。

(二)病原微生物不明确的经验性治疗

治疗应基于临床及病原学证据。病原微生物未明确的患者,如果病情平稳,可在血培养 3～5 次后立即开始经验性治疗;如果过去的 8d 内患者已使用了抗生素治疗,可在病情允许的情况下延迟 24～48h 再进行血培养,然后采取经验性治疗(图 4-2 所示)。2004 年欧洲心脏协会(ESC)指南推荐的方案以万古霉素和庆大霉素为基础(表 4-8)。我国庆大霉素的耐药率较高,而且庆大霉素的肾毒性大,多选用阿米卡星(丁胺卡那霉素)替代庆大霉素,0.4～0.6 g 分次静脉给药或肌内注射。万古霉素费用较高,也可选用青霉素类,如青霉素 320 万～400 万单位静脉给药,每 4～6h 一次;或萘夫西林 2 g 静脉给药或静脉给药,每 4h 一次。

病原微生物未明确的治疗流程图见图 4-2 所示,经验性治疗方案见表 4-8 所示。

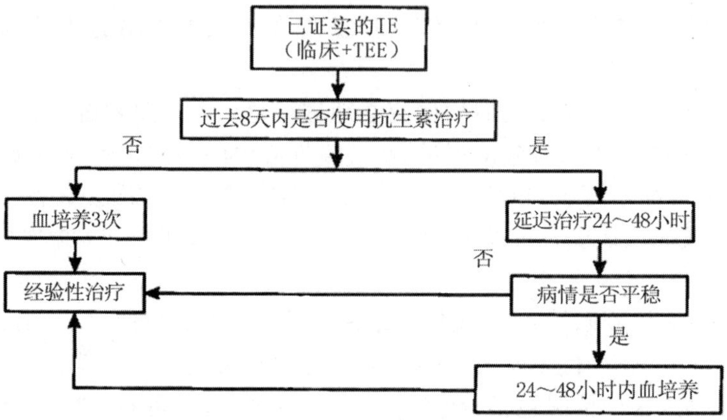

图 4-2　病原微生物未明确的治疗流程图

表 4-8　经验性治疗方案

		剂量	疗程
自体瓣膜 IE	万古霉素	15 mg/kg 静脉给药,每 12 小时一次	4～6 周
	* 庆大霉素	1 mg/kg 静脉给药,每 8 小时一次	2 周
人工瓣膜 IE	万古霉素	15 mg/kg 静脉给药,每 12 小时一次	4～6 周
	* 利福平	300～450 mg 口服,每 8 小时一次	4～6 周
	* 庆大霉素	1 mg/kg 静脉给药,每 8 小时一次	2 周

注:* 每日最大剂量 2 g,需要监测药物浓度,必要时可加用氨苄西林。

(三)病原微生物明确的针对性治疗

1.链球菌感染性心内膜炎

根据药物的敏感性程度选用青霉素、头孢三嗪、万古霉素或替考拉宁。

(1)自体瓣膜感染性心内膜炎且对青霉素完全敏感的链球菌感染(MIC≤0.1 mg/L):年龄≤65 岁,血清肌酐正常的患者,给予青霉素 1 200 万～2 000 万单位/24 h,分 4～6 次静脉给药,疗程 4 周;加庆大霉素 3 mg/(kg·24h)(最大剂量 240 mg/24 h),分 2～3 次静脉给药,疗程 2 周。年龄>65 岁,或血清肌酐升高的患者,根据肾功能调整青霉素的剂量,或使用头孢三嗪 2 g/24 h,每日 1 次静脉给药,疗程均为 4 周。对青霉素和头孢菌素过敏的患者使用万古霉素 3 mg/(kg·24h),每日 2 次静脉给药,疗程 4 周。

(2)自体瓣膜感染性心内膜炎且对青霉素部分敏感的链球菌感染(MIC 0.1～0.5 mg/L)或人工瓣膜感染性心内膜炎:青霉素2 000 万～2 400 万单位/24 h,分 4～6 次静脉给药,或使用头孢三嗪 2 g/24 h,每日 1 次静脉给药,疗程均为 4 周;加庆大霉素 3 mg/(kg·24h),分 2～3 次静脉给药,疗程 2 周;之后继续使用头孢三嗪 2 g/24 h,每日1 次静脉给药,疗程 2 周。对这类患者也可单独选用万古霉素,3 mg/(kg·24h),每日 2 次静脉给药,疗程 4 周。

(3)对青霉素耐药的链球菌感染(MIC>0.5 mg/L):治疗同肠球菌。

替考拉宁可作为万古霉素的替代选择,推荐用法为 10 mg/kg 静脉给药,每日 2 次,9 次以后改为每日 1 次,疗程 4 周。

2.葡萄球菌感染性心内膜炎

葡萄球菌感染性心内膜炎约占所有感染性心内膜炎患者的 1/3,病情危重,有致死危险。90%的致病菌为金黄色葡萄球菌,其余 10%为凝固酶阴性的葡萄球菌。

(1)自体瓣膜感染性心内膜炎的治疗方案有以下几种。①对甲氧西林(新青霉素)敏感的金黄色葡萄球菌(Methicillin-susceptible staphylococcus aureus,MSSA)感染:苯唑西林 8～12 g/24 h,分 4 次静脉给药,疗程 4 周(静脉药物滥用患者用药 2 周);加庆大霉素 3 mg/(kg·24h)(最大剂量240 mg/24 h),分 3 次静脉给药,疗程至少 3～5 天。②对青霉素过敏患者 MSSA 感染:万古霉素 3 mg/(kg·24h),每日 2 次静脉给药,疗程4～6 周;加庆大霉素 3 mg/(kg·24h)(最大剂量 240 mg/24 h),分 3 次静脉给药,疗程至少3～5 天。③对甲氧西林耐药的金黄色葡萄球菌(Methicillin-resistant staphylococcus aureus,MRSA)感染:万古霉素 30 mg/(kg·24h),每日 2 次静脉给药,疗程 6 周。

(2)人工瓣膜感染性心内膜炎的治疗方案有以下几点。①MSSA 感染:苯唑西林 8～12 g/24 h,分 4 次静脉给药,加利福平 900 mg/24 h,分 3 次静脉给药,疗程均为 6～8 周;再加庆大霉素 3 mg/(kg·24h)(最大剂量240 mg/24 h),分 3 次静脉给药,疗程 2 周。②MRSA 及凝固酶阴性的葡萄球菌感染:万古霉素30 mg/(kg·24h),每日 2 次静脉给药,疗程 6 周;加利福平 300 mg/24 h,分 3 次静脉给药,再加庆大霉素3 mg/(kg·24h)(最大剂量 240 mg/24 h),分 3 次静脉给药,疗程均为 6～8 周。

3.肠球菌及青霉素耐药的链球菌感染性心内膜炎

与一般的链球菌不同,多数肠球菌对包括青霉素、头孢菌素、克林霉素和大环内酯类抗生素在内的许多抗生素耐药。甲氧嘧啶一磺胺异嗯及新一代喹诺酮类抗生素的疗效也不确定。

(1)青霉素 MIC≤8 mg/L,庆大霉素 MIC<500 mg/L:青霉素 1 600 万～2 000 万单位/24 h,分 4～6 次静脉给药,疗程 4 周;加庆大霉素 3 mg/(kg·24h)(最大剂量 240 mg/24 h),分 2 次静脉给药,疗程 4 周。

(2)青霉素过敏或青霉素/庆大霉素部分敏感的肠球菌感染:万古霉素 30 mg/(kg·24h),每日 2 次静脉给药,加庆大霉素 3 mg/(kg·24h),分 2 次静脉给药,疗程均 6 周。

(3)青霉素耐药菌株(MIC>8 mg/L)感染:万古霉素 3 mg/(kg·24h),每日 2 次静脉给药,加庆大霉素 3 mg/(kg·24h),分 2 次静脉给药,疗程均 6 周。

(4)万古霉素耐药或部分敏感菌株(MIC 4～16 mg/L)或庆大霉素高度耐药菌株感染:需要寻求微生物学家的帮助,如果抗生素治疗失败,应及早考虑瓣膜置换。

4.革兰阴性菌感染性心内膜炎

约 10%自体瓣膜感染性心内膜炎和 15%人工瓣膜感染性心内膜炎,尤其是瓣膜置换术后 1 年发生者多由革兰阴性菌感染所致。其中 HACEK 菌属最常见,包括嗜血杆菌(Haemophilus)、放线杆菌(Actinobacillus)、心杆菌(Cardiobacterium)、埃肯菌(Eikenella)和金氏杆菌(Kingella)。常用治疗方案为头孢三嗪 2 g/24 h 静脉给药,每日 1 次,自体瓣膜感染性心内膜炎疗程 4 周,人工瓣膜感染性心内膜炎疗程 6 周。也可选用氨苄西林 12 g/24 h,分 3～4 次静脉给药,加庆大霉素 3 mg/(kg·24h),分 2～3 次静脉给药。

5.立克次体感染性心内膜炎

立克次体感染性心内膜炎可导致 Q 热,治疗选用强力霉素 100 mg 静脉给药,每 12h 一次,加利福平。为预防复发,多数患者需要进行瓣膜置换。由于立克次体寄生在细胞内,因此术后抗生素治疗还需要至少 1 年,甚至终生。

6.真菌感染性心内膜炎

近年来,真菌感染性心内膜炎有增加趋势,尤其是念珠菌属感染。由于单独使用抗真菌药物死亡率较高，而手术的死亡率下降，因此真菌感染性心内膜炎首选外科手术治疗。药物治疗可选用两性霉素 B 或其脂质体，1 mg/kg，每日 1 次，连续静脉滴注有助减少不良反应。

（四）外科手术治疗

手术指征包括以下几点。

（1）急性瓣膜功能不全造成血流动力学不稳定或充血性心力衰竭。

（2）有瓣周感染扩散的证据。

（3）正确使用抗生素治疗 7～10d 后，感染仍然持续。

（4）病原微生物对抗生素反应不佳，如真菌、立克次体、布鲁杆菌、里昂葡萄球菌、对庆大霉素高度耐药的肠球菌、革兰阴性菌等。

（5）使用抗生素治疗前或治疗后 1 周内，超声心动图探测到赘生物直径＞10 mm，可以活动。

（6）正确使用抗生素治疗后，仍有栓塞事件复发。

（7）赘生物造成血流机械性梗阻。

（8）早期人工瓣膜感染性心内膜炎。

九、预后

影响预后的因素不仅包括患者的自身情况及病原微生物的毒力，还与诊断和治疗是否正确、及时有关。总体而言，住院患者出院后的长期预后尚可（10 年生存率 81%），其中部分开始给予药物治疗的患者后期仍需要手术治疗。既往有感染性心内膜炎病史的患者，再次感染的风险较高。人工瓣膜感染性心内膜炎患者的长期预后较自体瓣膜感染性心内膜炎患者差。

（吴勇波）

第五节　原发性高血压

大多数高血压患者病因不明，称为原发性高血压（又称高血压病），占高血压患者的 95%以上，除了高血压本身有关的症状以外，长期高血压还可成为多种心血管疾病的重要危险因素，并影响重要脏器如心、脑、肾的功能，最终可导致这些器官的功能衰竭；在不足 5%患者中，血压升高是某些疾病的一种临床表现，本身有明确而独立的病因，称之为继发性高血压。

一、高血压定义、分类、测量

（一）定义

目前成人高血压的定义是收缩压≥18.7 kPa（140 mmHg）或舒张压≥12 kPa（90 mmHg）。正常血压和血压升高的划分并无明确界线，因此，高血压的标准是根据临床及流行病学资料人为界定的。但由于血压变化很大，在确定一个患者为高血压和决定开始治疗之前，必须在数周内多次测量核实血压水平升高。对于轻度或临界高血压范围内的血压值，监测应延续 3～6 周，对血压明显升高或有并发症者，所需观察期就短一些。

（二）高血压分类

高血压可以用三种方式分类，即血压、器官损害程度和病因学。目前，我国采用国际上统一的血压分类标准，根据血压升高水平，又进一步将高血压分为 1、2、3 级。下面所列的是《1999 年 WHO/ISH 高血压治疗指南》的分类标准。它将 18 岁以上成人的血压，按不同水平分类（表 4-9）。

高血压与总体心血管危险：在有心血管病史的老年患者中，每年 100 人中至少有 3～5 人将出现一次更严重的疾病。值得注意的是，中国和俄罗斯的脑卒中发病率高，是美国和西欧的 4 倍，但平均血压仅稍微增高。因此，在我国进行轻度高血压的治疗可能尤为有益。

表 4-9 血压水平的定义和分类(WHO/ISH)

类别	收缩压(mmHg)	舒张压(mmHg)
理想血压	<120	<80
正常血压	<130	<85
正常高值	130～139	85～89
1 级高血压("轻度")	140～159	90～99
亚组:临界高血压	140～149	90～94
2 级高血压("中度")	160～179	100～109
3 级高血压("重度")	≥180	≥110
单纯收缩性高血压	≥140	<90
亚组:临界高血压	140～149	<90

注:1 kPa=0.133 mmHg,患者收缩压与舒张压属不同级别时,应按两者中较高的级别分类;患者既往有高血压史,目前正服用抗高血压药,血压虽已低于 140/90 mmHg,亦应诊断为高血压。

(三)血压测量

这里只是在一般的测量技术基础上提出几点值得注意的地方。①根据 WHO 的建议,首先听到声响时的血压为收缩压(SBP),舒张压(DBP)则是声音消失(第五期)时刻的血压。多数主要研究均采用这一点,即以声音消失点确认舒张压;采用声音突然变小而低沉(第四期)来确认舒张压则导致舒张压值明显升高,这是应该避免的。②多数首次就诊者,还建议应测量坐位和站立位时的双臂血压。另外,老年患者的直立性低血压可能更多见,应定期测量站立位血压。③医生在场,即使影响程度稍小一些的护士在场,均能导致一些情绪性的血压升高(白大衣效应,可以更恰当地描述为单纯性诊室高血压)。④应当注意,家庭和动态血压读数较临床值平均要低数个毫米汞柱,老年人尤其如此,并且应把高血压的分界值和治疗的目标血压设定在较低的水平,以避免漏诊和漏治。

二、流行病学

流行病学研究不断发现高血压与多种疾病,尤其是冠心病、脑卒中、充血性心力衰竭和肾功能损害有某种重要的独立的关联。患高血压或糖尿病的中年人的认知能力与未患此病的中年人相比有明显的下降。

高血压患病率和发病率在不同国家、地区或种族之间有差别,工业化国家较发展中国家高,美国黑人约为白人的 2 倍。高血压患病率、发病率及血压水平随年龄增加而升高,高血压在老年人较为常见,尤其是收缩期高血压。

我国高血压患病率总体上呈明显上升趋势,估计现有高血压患者超过 1 亿人。流行病学调查显示,我国高血压患病率和流行存在地区、城乡和民族差别,北方高于南方;沿海高于内地,城市高于农村;高原少数民族地区患病率较高。男、女性高血压患病率差别不大。

由于高血压的危险性会因其他危险因素如吸烟、血清胆固醇升高和糖尿病的存在和程度增高而大大增加。当危险因素组合不同时,同等血压水平会带来不同的危险性。评估总体的心血管疾病危险性对确定高血压个体的干预阈值具有重要意义。

需要重视在整个人群而不是仅高危人群降低血压,研究血压分布也是有价值的。不论以何种标准判断,血压增高的群体构成一个危险性金字塔,基底部的人数最多,相对危险性增加但并不太高,顶部人数最少而相对危险性最大。因此,高血压所致的并发症大多数发生在金字塔基底部,也就是分布在轻度高血压的那部分。

三、病因

原发性高血压的病因复杂,是遗传易感性和环境因素相互作用的结果,亦受其他因素的影响。

（一）影响血压的一般因素

1.年龄

横断面调查以及前瞻性观察序列分析，都证明了在不同地理、文化和社会经济特征的多数群体中，年龄和血压存在正相关关系。在大多数西方人群中，收缩压有从儿童、青少年到成年人逐渐增高的倾向，至70或80岁达到18.7 kPa(140 mmHg)的平均值。舒张压也倾向于随年龄增加而增加，但速度较收缩压要慢，且平均值在50岁以后倾向于保持原水平或下降。这就导致了脉压的增加，而随年龄增长单纯收缩压增高更为常见。

但是在某些与外界隔绝的人群这种年龄相关的血压增高并不明显。低盐摄入的人群这点更突出。另外还观察到在未开化的社会，当他们接纳西方生活方式时易获得年龄相关的血压增高倾向，体现了环境的影响(尤其是饮食改变)。可见年龄相关的血压增高既不是不可避免的，也不是一个正常衰老过程的生物学伴随现象。

2.性别

从青春期开始，男性血压倾向于一个较高的平均水平。这种差异在青年人和中年人中最为明显。中年后，女性高血压发生所占比率的改变，部分是由于中年高血压男性的过早死亡率较高所致。

3.种族

黑人群体血压水平高于其他种族。非洲裔美国黑人被证实比非洲黑人血压要高，提示种族易感性的放大效应。

4.体育活动

规律的至少中等水平体格强度的需氧体育活动对预防和治疗高血压均有益处。

5.心率

高血压患者的心率均较快。

6.社会心理因素

急性精神应激、噪声污染、空气污染和软水都被视为高血压的危险因素。精神应激、城市脑力劳动者高血压患病率超过体力劳动者，从事精神紧张度高的职业者发生高血压的可能性较大，长期生活在噪声环境中听力敏感性减退者患高血压也较多。休息后往往症状和血压可获得一定改善。新的研究结果支持关于蓄积性铅暴露与高血压危险性增高有关的假设，骨铅(而非血铅)水平与高血压的发病率增高有关，这表明铅对高血压的影响很可能是一个缓慢的过程而非一种急性现象。

（二）遗传因素

可能存在主要基因显性遗传和多基因关联遗传两种方式。在遗传表型上，不仅血压升高发生率体现遗传性，而且在血压高度、并发症发生以及其他有关因素方面(如肥胖)，也有遗传性。高血压有明显的家族聚集性，父母均有高血压，子女的发病概率高达46%，约60%高血压患者可询问到有高血压家族史。

（三）环境因素

1.饮食

不同地区人群血压水平和高血压患病率与钠盐平均摄入量显著相关，摄盐越多，血压水平和患病率越高，但是同一地区人群中个体间血压水平与摄盐量并不相关，摄盐过多导致血压升高主要见于对盐敏感的人群。钾摄入量与血压呈负相关。多数人认为饮食低钙与高血压发生有关。高蛋白质摄入属于升压因素，动物和植物蛋白质均能升压。饮食中饱和脂肪酸或饱和脂肪酸/不饱和脂肪酸比值较高也属于升压因素。饮酒与血压水平呈线性相关，尤其与收缩压，每天饮酒酒精量超过50 g者高血压发病率明显增高。

2.其他因素

(1)体重：体重常是衡量肥胖程度的指标，高血压患者约1/3有不同程度肥胖。超重或肥胖是血压升高的重要危险因素。一般采用体重指数(BMI)，即体重(kg)/身高(m)^2(以20～24为正常范围)。血压与BMI呈显著正相关。肥胖的类型与高血压发生关系密切，腹型肥胖者容易发生高血压。

(2)避孕药:服避孕药妇女血压升高发生率及程度与服用时间长短有关。35岁以上易出现血压升高。口服避孕药引起的高血压一般为轻度,可逆转,在终止避孕药3～6个月后血压常恢复正常。

(3)阻塞性睡眠呼吸暂停综合征(OSAS):是指睡眠期间反复发作性呼吸暂停。OSAS常伴有重度打鼾,其病因主要是上呼吸道咽部肌肉收缩或狭窄、腺样体和扁桃体组织增生、舌根部脂肪浸润后垂以及下腭畸形。OSAS患者50%有高血压,血压高度与OSAS病程有关。

四、发病机制

从血流动力学角度,血压主要决定于心排血量和体循环周围血管阻力,平均动脉血压(MBP)=心排血量(CO)×总外周血管阻力(PR)。高血压的血流动力学特征主要是总外周血管阻力相对或绝对增高。从总外周血管阻力增高出发,目前高血压的发病机制较集中在以下几个环节。

(一)交感神经系统活性亢进

各种病因因素使大脑皮质下神经中枢功能发生变化,各种神经递质浓度与活性异常,包括去甲肾上腺素、肾上腺素、多巴胺、神经肽、5-羟色胺、血管加压素、脑啡肽、脑钠肽和中枢肾素—血管紧张素系统,导致交感神经系统活性亢进,血浆儿茶酚胺浓度升高,阻力小动脉收缩增强。

(二)肾性水钠潴留

各种原因引起肾性水钠潴留,机体为避免心排血量增高使组织过度灌注,全身阻力小动脉收缩增强,导致外周血管阻力增高,压力—利钠机制可将潴留的水钠排泄出去。也可能通过排钠激素分泌释放增加,例如内源性类洋地黄物质,在排泄水钠同时使外周血管阻力增高。这个学说的理论意义在于将血压升高作为维持体内水钠平衡的一种代偿方式,而水钠潴留是其基本的病理生理变化。

有较多因素可引起肾性水钠潴留,例如亢进的交感活性使肾血管阻力增加;肾小球有微小结构病变;肾脏排钠激素(前列腺素、激肽素、肾髓质素)分泌减少,或者肾外排钠激素(内源性类洋地黄物质、心房肽)分泌异常,或者潴钠激素(18-羟脱氧皮质酮、醛固酮)释放增多等。

(三)肾素—血管紧张素—醛固酮系统(RAAS)激活

肾小球入球动脉的球旁细胞分泌肾素,激活从肝脏产生的血管紧张素原,生成血管紧张素Ⅰ,然后经肺循环的转换酶(ACE)生成血管紧张素Ⅱ(AngⅡ),AngⅡ是RAAS的主要效应物质,作用于血管紧张素Ⅱ受体(AT_1),使小动脉平滑肌收缩,刺激肾上腺皮质球状带分泌醛固酮,通过交感神经末梢突触前膜的正反馈使去甲肾上腺素分泌增加。这些作用可使血压升高,参与高血压发病并维持。近年来发现很多组织,例如血管壁、心脏、中枢神经、肾脏及肾上腺,也有RAAS各种组成成分。组织RAAS对心脏、血管功能和结构的作用,可能在高血压发生和维持中有更大影响。

(四)细胞膜离子转运异常

血管平滑肌细胞有许多特异性的离子通道、载体和酶,组成细胞膜离子转运系统,维持细胞内外钠、钾、钙离子浓度的动态平衡。遗传性或获得性细胞膜离子转运异常,包括钠泵活性降低,钠、钙离子协同转运缺陷,细胞膜通透性增强,钙泵活性降低,可导致细胞内钠、钙离子浓度升高,膜电位降低,激活平滑肌细胞兴奋—收缩耦联,使血管收缩反应性增强和平滑肌细胞增生与肥大,血管阻力增高。

(五)胰岛素抵抗

胰岛素抵抗(IR)是指必须以高于正常的血胰岛素释放水平来维持正常的糖耐量,表明机体应用胰岛素处理葡萄糖的能力减退。约50%原发性高血压患者存在不同程度的IR,在肥胖、血三酰甘油升高、高血压与糖耐量减退同时并存的四联征患者中最为明显。近年来认为IR是2型糖尿病和高血压发生的共同病理生理基础,但是IR是如何导致血压升高,尚未明确。多数认为是IR继发性高胰岛素血症引起的,因为IR主要影响胰岛素对葡萄糖的利用效应,胰岛素的其他生物学效应仍然保留,继发性高胰岛素血症使肾脏水钠重吸收增强,交感神经系统活性亢进,动脉弹性减退,从而血压升高。IR所致交感活性亢进使机体产热增加,是对肥胖的一种负反馈调节,这种调节以血压升高和血脂代谢障碍为代价。

上述从总外周血管阻力增高出发的机制尚不能解释单纯收缩期性高血压和脉压明显增大。大动脉弹性和外周血管的压力反射波是收缩压与脉压的主要决定因素，因此，近年来重视动脉弹性功能在高血压发病中的作用。覆盖血管内膜面的内皮细胞能生成、激活和释放各种血管活性物质，例如，一氧化氮（NO）、前列腺素（PGI_2）、内皮素（ET-1）、内皮依赖性血管收缩因子（EDCF）等，调节心血管功能。随着年龄增长以及各种心血管危险因素，例如血脂异常、血糖升高、吸烟、高同型半胱氨酸血症等，氧自由基产生增加，NO 灭活增强，氧化应激反应等均影响动脉弹性功能和结构。由于大动脉弹性减退，脉搏波传导速度增快，反射波抵达中心大动脉的时相从舒张期提前到收缩期，出现收缩期延迟压力波峰，可以导致收缩压升高，舒张压降低，脉压增大。阻力小动脉结构（血管数目稀少或壁/腔比值增加）和功能（弹性减退和阻力增大）改变，影响外周压力反射点的位置或反射波强度，也对脉压增大起重要作用。

五、临床表现及并发症

（一）症状

一般无特殊临床表现，多起病缓慢。常见症状有头晕、头痛、颈项板紧、疲劳、心悸等，呈轻度持续性，在紧张或劳累后加重，不一定与血压水平有关，多数可自行缓解。也可出现视力模糊、鼻出血等较重症状。约 1/5 无症状，仅在测量血压时或发生心、脑、肾等并发症时才被发现。

（二）体征

血压随季节、昼夜、情绪等因素有较大波动。冬季血压较高，夏季较低；血压有明显昼夜波动，一般夜间血压较低，清晨起床活动后血压迅速升高，形成清晨血压高峰。患者在家中的自测血压值往往低于诊所血压值。体格检查听诊时可有主动脉瓣区第二心音亢进、收缩期杂音或收缩早期喀喇音，少数在颈部或腹部可听到血管杂音。

（三）恶性或急进型高血压

发病较急骤，血压显著升高，舒张压持续≥17.3 kPa（130 mmHg）；头痛、视力模糊、眼底出血、渗出和视盘水肿；肾脏损害突出，表现为持续蛋白尿，血尿及管型尿，并可伴肾功能不全；进展迅速，如不给予及时治疗，预后不佳，可死于肾衰竭、脑卒中或心力衰竭。

（四）并发症

1.高血压急症

是指原发性或继发性高血压在病情发展过程中或在某些诱因的作用下，血压急剧升高，病情迅速恶化，常伴有心、脑、肾功能障碍。除考虑血压升高的水平和速度外，靶器官受累的程度也很重要，当合并有急性肺水肿、心肌梗死、主动脉夹层动脉瘤及急性脑血管病变时，即使血压仅中度升高，也视为高血压急症。

（1）高血压危象：在高血压病程中，由于周围血管阻力突然上升，血压明显升高，出现头痛、烦躁、眩晕、恶心、呕吐、心悸、气急及视力模糊等症状。伴靶器官病变者可出现心绞痛、肺水肿或高血压脑病。以收缩压显著升高为主，也可伴舒张压升高。发作一般历时短暂，控制血压后病情可迅速好转，但易复发。危象发作时交感神经活动亢进，血中儿茶酚胺升高。

（2）高血压脑病：是指在高血压病程中发生急性脑血液循环障碍，引起脑水肿和颅内压增高而产生的临床征象。发生机制可能为过高的血压突破了脑血管的自身调节机制，脑灌注过多，液体渗入脑血管周围组织，引起脑水肿。临床表现有严重头痛、呕吐，甚至神志改变，较轻者仅有烦躁、意识模糊，严重者可发生抽搐、昏迷。

2.高血压相关靶器官损害

未治的高血压增加血管损害的危险，累及小动脉（阻力血管）、中等动脉及大动脉（传输血管）。这些损害导致心、肾、脑血管致残致死。在中国，脑血管意外仍是高血压最常见的表现，恶性及急进型高血压也常观察到。常见的高血压并发症包括左心室肥大、冠状动脉疾病、充血性心力衰竭、脑血管病（包括脑出血、脑血栓形成、腔隙性脑梗死、短暂性脑缺血发作)、视网膜病变、颈动脉粥样硬化、肾功能不全及主动脉和周围动脉疾病等。

3.主动脉夹层

血液渗入主动脉壁中层形成的夹层血肿,并沿着主动脉壁延伸剥离的严重心血管急症,也是猝死的病因之一。高血压是导致本病的重要因素。突发剧烈的胸痛易误诊为急性心肌梗死。疼痛发作时心动过速,血压更高。可迅速出现夹层破裂(如破入心包引起急性心脏压塞)或压迫主动脉大分支的各种不同表现。

(五)老年人的高血压

由于老年人口的增多,高血压的患病率随年龄而增长,60 岁以上的老年人中 40%～45%有高血压。流行病学提示,老年高血压患者的糖尿病、主动脉钙化、心肌梗死、脑卒中、间歇性跛行的发病率和心血管病病死率以及老年人总死亡率高于同龄血压正常人。美国高血压检测和随访结果表明,60～69 岁老年收缩期高血压患者,收缩压每增加 0.1 kPa(1 mmHg),每年死亡率增加 1%。这说明,老年人的抗高血压治疗的绝对利益特别高。由 Dahlof 等开展的 STOP-高血压研究表明,更老的患者(≥80 岁)接受治疗也有显著益处。然而对老年患者的药物应用应当谨慎,应当注意,小剂量药物治疗通常能控制老年患者的高血压。

老年高血压病的临床特点:①单纯收缩期高血压,动脉粥样硬化是其主要原因;②血压波动大,易发生直立性低血压,由于老年人存在不同程度的器官退行性变,体内各种血压调节机制敏感性降低,这些障碍影响对血压波动的缓冲能力,导致老年人血压波动大,尤其是收缩压,且易发生直立性低血压;③并发症多且严重;④假性高血压:由于老年人肱动脉僵硬,以致不能被血压计袖带所压迫而得出了错误的高读数。因此,当患者周围动脉僵硬,血压很高,而又无明显的靶器官损伤时,应考虑“假性高血压”的可能性。这类患者不易耐受降压治疗,服用降压药物会出现严重症状或并发症。

六、高血压诊断

全面而正确的高血压诊断非常重要,因为临床状况的严重程度取决于患者心血管危险状况和靶器官损害情况,特别是后者。

(一)血压测量

高血压诊断主要根据门诊测量的血压值,必须以未服用降压药物情况下≥2 次非同日多次血压测定所得的平均值为依据。采用经核准的水银柱或电子血压计,测量静息坐位时上臂肱动脉部位血压。必要时还应测量平卧位和站立位血压。

(二)病史采集

应注意危险因素、继发性高血压征象以及器官损害的症状等病史资料的收集。

(三)体格检查

应重视发现器官损害的可能体征及支持继发性高血压的体征。

(四)实验室检查

包括尿分析、血肌酐、血钾、血糖、血胆固醇和心电图。

(五)高血压诊断的分期、分级和危险分层

基础 SBP 每升高 1.3 kPa(10 mmHg),DBP 每增加 0.7 kPa(5 mmHg),脑卒中发病危险分别增高 49%及 46%。我国冠心病危险因素的前瞻性研究显示 SBP 16～18.5 kPa(120～139 mmHg),冠心病发病的相对危险比＜16 kPa(120 mmHg)者增高 40%,SBP18.7～21.2 kPa(140～159 mmHg)者增高 1.3 倍。高血压的治疗决策不仅根据其血压水平,还要根据下列诸方面:①其他危险因素的存在情况;②并存的临床情况如糖尿病、心、脑、肾、血管病;③靶器官损害;④患者的个人医疗情况等。为便于危险性分层，WHO/ISH 指南委员会根据“弗明汉心脏研究”观察对象（年龄 45～80 岁，平均 60 岁）的 10 年心血管病死亡、非致死性脑卒中和非致死性心肌梗死的患者资料，计算出年龄、性别、吸烟、糖尿病、胆固醇、早发性心血管病、靶器官损伤及心血管病和肾脏病史中某几项合并存在的对日后心血管事件绝对危险的影响，列于表 4-10。因此，确立高血压后，应根据影响预后的因素对高血压患者进行危险性分层，将其量化为低危、中危、高危和极高危 4 组。

表 4-10　影响高血压预后的因素

心血管疾病的危险因素	靶器官损害（TOD）	并存的临床情况
Ⅰ.用于危险性分 WHO 层的危险因素收缩压和舒张压的水平（1～3 级）男性＞55 岁女性＞65 岁吸烟总胆固醇＞5.72 mmol/L（220 mg/dL）糖尿病早发心血管疾病家族史（发病年龄男＜55 岁，女＜65 岁） Ⅱ.加重预后的其他危险因素高密度脂蛋白胆固醇降低低密度脂蛋白胆固醇升高糖尿病伴微清蛋白尿葡萄糖耐量减低肥胖以静息为主的生活方式血浆纤维蛋白原增高	左心室肥厚（心电图、超声心动图或 X 线） 蛋白尿和（或）血浆肌酐浓度轻度升高 106～177 pmol/L（1.2～2 mg/dL） 超声或 X 线证实有动脉粥样斑块（颈、髂、股或主动脉） 视网膜普遍或灶性动脉狭窄	1.脑血管疾病缺血性卒中脑出血短暂性脑缺血发作（TIA） 2.心脏疾病心肌梗死心绞痛冠状动脉血运重建充血性心力衰竭 3.肾脏疾病糖尿病肾病肾衰竭[血肌酐浓度＞177 μmol/L（2 mg/dL）] 4.血管疾病夹层动脉瘤症状性动脉疾病 5.重度高血压性视网膜病变出血或渗出视盘水肿

注：从以上可看出：①靶器官损害相当于以前 WHO 制订的 2 期高血压；②与高血压有关的临床疾病相当于以前 WHO 的 3 期高血压。

表 4-11　按危险分层，量化地估计高血压预后

血压（mmHg） 其他危险因素和病史	1 级 SBP140～159 或 DBP90～99	2 级 SBP160～179 或 DBP100～109	3 级 SBP≥180 或 DBP≥110
Ⅰ.无其他危险因素	低危	中危	高危
Ⅱ.1～2 个危险因素	中危	中危	极高危
Ⅲ.≥3 个危险因素或靶器官损害或糖尿病	高危	高危	极高危
Ⅳ.并存临床情况	极高危	极高危	极高危

注：1 mmHg＝0.133 kPa。

表 4-11 按危险因素、靶器官损伤及并存临床情况的合并作用将危险量化为低危、中危、高危、极高危四档。每一档既反映疾病的绝对危险。各档内又因患者的危险因素的数量与严重性还有程度的不同。

（1）低危组：男性年龄＜55 岁、女性年龄＜65 岁，高血压 1 级、无其他危险因素者，属低危组。典型情况下，随后 10 年随访中发生主要心血管事件的危险＜15%。临界高皿压患者的危险尤低。

（2）中危组：高血压 2 级或 1～2 级同时有 1～2 个危险因素，应否给予药物治疗，开始药物治疗前应经多长时间的观察，医生需予十分缜密的判断。典型情况下，该组患者随后 10 年内发生主要心血管事件的危险为 15%～20%，若患者属高血压 1 级，兼有一种危险因素，10 年内发生心血管事件的危险约 15%。

（3）高危组：高血压危险因素、兼患糖尿病或靶器官损伤或高血压 3 级而无其他危险因素者属高危组。典型情况下，随后 10 年间发生主要心血管事件的危险为 20%～30%。

（4）极高危组：高血压 3 级同时有 1 种以上危险因素或 TOD，或高血压 1～3 级并有临床相关疾病，典型情况下，随后 10 年间发生主要心血管事件的危险最高（≥30%），应迅速开始最积极的治疗。

患者收缩压与舒张压属于不同级别时，应按两者中较高的级别分类。高血压分类中将“期”改为“级”，认为术语“期”有疾病随时间进展的含义，这一点不完全适宜判断高血压程度，应以“级”为佳。原来应用的“临界高血压”概念不肯定，现改为 1 级高血压亚组，明确为高血压。因此，完整的高血压诊断应包括高血压水平分级和危险性分层。

七、治疗

(一)降压药物治疗原则

药物治疗降低血压可有效地降低心血管并发症的发病率和病死率,防止脑卒中、冠心病、心力衰竭和肾病的发生和发展。应采取以下原则。

(1)采用最小的有效剂量以获得可能的疗效而使不良反应减至最小。如有效,可以根据年龄和反应逐步递增剂量以获得最佳的疗效。

(2)为了有效地防止靶器官损害,要求 24 h 内降压稳定,并能防止从夜间较低血压到清晨血压突然升高而导致猝死、脑卒中和心脏病发作。要达到此目的,最好应用 1 次给药而有持续 24 h 降压作用的药物。其标志之一是降压谷峰比值>50%,即给药后 24 h 仍保持 50%以上的最大降压效应,这还可增加治疗的依从性。

(3)提高降压效果而不增加不良反应,用低剂量单药治疗疗效不够时可采用 2 种或 2 种以上药物联合治疗。

(4)判断某一种或几种降压药物是否有效以及是否需要更改治疗方案时,应充分考虑该药达到最大疗效所需的时间。在药物发挥最大效果前过于频繁的改变治疗方案是不合理的。

(5)高血压是一种终身性疾病,一旦确诊后应坚持终身治疗。应用降压药治疗时尤为如此。

(二)治疗策略

全面评估患者的总危险性后,判断患者属低危、中危、高危或极高危。高危及极高危患者:无论经济条件如何,必须立即开始对高血压及并存的危险因素和临床情况进行药物治疗;中危患者:先观察患者的血压及其他危险因素数周,进一步了解情况,然后决定是否开始药物治疗。低危患者:观察患者相当一段时间,然后决定是否开始药物治疗。监测患者的血压和各种危险因素。改变生活方式:所有患者,包括须予药物治疗的患者均应改变生活方式。

(三)高血压的控制与治疗

1.改善生活方式

改善生活方式是抗高血压的重要措施,同时应加强对健康保健价值的认识,作为医生,要担负随访和部分的教育责任。

(1)降低血压的生活方式措施:能明显降低血压的干预包括减轻体重,减少酒精摄入,加强体育活动和减少钠盐摄入。作用有限或未能证明效应的干预措施包括微量元素改变,饮食补充钾、鱼油、钙、镁和纤维素。如在人群中平均体重下降 5 kg,高血压患者体重减少 10%,则可使胰岛素抵抗、糖尿病、高脂血症和左心室肥厚改善。超重大于 10%的高血压患者,减轻体重能降低其中大多数人的血压,同时对相关的危险因素也有有益的效应。饮酒和血压水平以及高血压患病率之间呈线性关系,提倡高血压患者应戒酒。建议男性每日饮酒的酒精量应少于 20~30 g,女性则应少于 10~15 g。规律的锻炼对高血压的预防和治疗可能是有益的。运动降低收缩压和舒张压 0.7~1.3 kPa(5~10 mmHg)。每个参加运动特别是中老年人和高血压患者在运动前最好了解一下自己的身体状况,以决定自己的运动种类、强度、频度和持续时间。可选择步行、慢跑、太极拳、门球、气功、迪斯科等。动态的等张运动如步行较静态的等长运动如举重更为有效。运动强度须因人而异,常用运动强度指标可用运动时最大心率达到 180(或 170)减去平时心率,如要求精确则采用最大心率的 60%~85%作为运动适宜心率,需在医师指导下进行。运动频度一般要求每周 3~5 次,每次持续 20~60 min 即可,可根据运动者身体状况和所选择的运动种类以及气候条件等确定。减少钠盐摄入,我国膳食中约 80%的钠来自烹调或含盐高的腌制品,WHO 建议每人每日摄入量不超过 6 g。注意补充钾和钙:MRFIT(multiple risk factor intervention trial)资料表明钾与血压呈明显负相关,这一相关在 INTERSALT 研究中被证实。中国膳食低钾、低钙,应增加含钾多含钙高的食物,如绿叶菜、鲜奶、豆类制品等。

(2)治疗相关危险因素的生活方式。①戒烟:吸烟是一个主要的心血管病危险因素。吸烟的高血压患者脑卒中和冠心病的发病率是不吸烟者的2～3倍。虽然尼古丁只使血压一过性地升高,但它降低服药的顺应性并增加降压药物的剂量。控制吸烟是心血管疾病一级预防的一个不可分割的部分。②减少脂肪摄入:高血胆固醇,高LDL和低HDL可增加高血压动脉粥样硬化并发症的危险。高三酰甘油血症是一个更值得探讨的心血管病危险因素,常与胰岛素依赖或非胰岛素依赖型糖尿病及胰岛素抵抗有关。改善动物性食物结构,减少含脂肪高的猪肉,增加含蛋白质较高而脂肪较少的禽类及鱼类。蛋白质占总热量15%左右,动物蛋白占总蛋白质20%。③控制糖尿病:糖尿病需要综合的保健计划,包括具体的营养指导和恰当地应用胰岛素及口服降糖药物。改善生活方式(规律锻炼,适度地减轻体重及低脂肪、低糖、高纤维素饮食)能改善胰岛素敏感性及有助于降低胰岛素抵抗对血压增高的作用。④减轻精神压力,保持心理平衡长期精神压力和心情抑郁是引起高血压和其他一些慢性病重要原因之一,对于高血压患者,这种精神状态常使他们较少采用健康的生活方式,如酗酒、吸烟等,并降低对抗高血压治疗的顺应性。

2.抗高血压药物治疗

治疗目标应该是可耐受的最大限度降低血压。收缩压和舒张压在正常范围时,血压越低,发生脑卒中和冠脉事件的危险就越小。近年来明确提出高血压治疗的主要目标是最大限度地减少心血管发病和死亡的危险。由于心血管事件的危险与血压之间呈连续性相关,因此,控制血压的目标应是和血压诊断标准一致,即将血压降到"正常"甚至降到"理想"水平。临床实验观点建议对已有肾炎表现的患者当尿清蛋白0.25～1 g/d,理想血压为<17.3/10.7 kPa(130/80 mmHg);尿清蛋白>1 g/d时,理想血压为<16.7/11.3 kPa(125/75 mmHg),这样才能延缓和逆转肾实质损害,明显降低心血管病的危险性。老年患者收缩压降至<18.7 kPa(140 mmHg),舒张压<12 kPa(90 mmHg)比较理想。而对于纯收缩期高血压患者,应使收缩压至少降到18.7 kPa(140 mmHg),舒张压<12 kPa (90 mmHg)但不低于8.7～9.3 kPa (65～70 mmHg),舒张压降得过低可能抵消收缩压下降得到的益处。

当前用于降压的药物主要为以下6类,即利尿药、β受体阻滞药、血管紧张素转换酶抑制药(ACEI)、血管紧张素Ⅱ受体阻滞药(ARB)、钙拮抗药(CCB)和α受体阻滞药(已较少应用),见表4-12。

表4-12 口服降压药物种类及用法和不良反应列表

药物分类	每天剂量分服次数	主要不良反应
利尿药		血钠下降,尿酸升高
氢氯噻嗪	12.5～25 mg,每日1次	血钾下降,血钙升高,血胆固醇、血糖升高
吲达帕胺	1.25～2.50 mg,每日1次	血钾下降
布美他尼	0.5～4 mg,每日2次或3次	血钾下降
呋塞米	40～240 mg,每日2次或3次	血钾下降
螺内酯	20～100 mg,每日1次	血钾升高,男性乳房发育
交感神经阻滞药		
利血平	0.05～0.25 mg,每日1次	鼻充血,抑郁,心动过缓,消化性溃疡
中枢性阻滞药		
可乐定	0.2～1.2 mg,每日2次或3次	低血压
α受体阻滞药		直立性低血压
哌唑嗪	2～30 mg,每日2次货或3次	
特拉唑嗪	1～20 mg,每日1次	
β受体阻滞药		支气管痉挛,心功能抑制
普萘洛尔	30～90 mg,每日2次或3次	
美托洛尔	50～100 mg,每日1次	
阿替洛尔	12.5～50 mg,每日1次或2次	
倍他洛尔	5～20 mg,每日1次	
比索洛尔	2.5～10 mg,每日1次	
α、β受体阻滞药		直立性低血压,支气管痉挛,心功能抑制

续表

药物分类	每天剂量分服次数	主要不良反应
拉贝洛尔	200～600 mg,每日 2 次	
卡维地洛	12.5～25 mg,每日 1 次或 2 次	支气管痉挛,直立性低血压
血管扩张药		
肼屈嗪	50～200 mg,每日 2 次	狼疮综合征
钙拮抗药		
二氢吡啶类		水肿,头痛,颜面潮红
硝苯地平缓释片、胶囊	10～20 mg,每日 2 次	
控释片、胶囊	30～120 mg,每日 1 次	
尼群地平	20～60 mg,每日 2 次或 3 次	
非洛地平缓释片	2.5～20 mg,每日 1 次	
拉西地平	4～6 mg,每日 1 次	
氨氯地平	2.5～10 mg,每日 1 次	
非二氢吡啶类		
地尔硫䓬缓释片、胶囊	90～360 mg,每日 3 次	心脏传导阻滞,心功抑制
血管紧张素转换酶抑制药		咳嗽,血钾高,血管性水肿
卡托普利	25～150 mg,每日 2 次或 3 次	
依那普利	5～40 mg,每日 2 次	
贝那普利	5～40 mg,每日 1 次或 2 次	
赖诺普利	5～40 mg,每日 1 次	
福辛普利	10～40 每日 1 次或 2 次	
血管紧张素Ⅱ受体阻滞药		血管性水肿(罕见)、高血钾
氯沙坦	50～100 mg,每日 1 次	
缬沙坦	80～160 mg,每日 1 次	
依贝沙坦	150～130 mg,每日 1 次	

降压药的选择应根据治疗对象的个体状况参考以下各点做出决定:①治疗对象是否存在心血管病危险因素;②治疗对象是否已有靶器官损害,心血管疾病(尤其是冠心病)、肾病、糖尿病的表现;③治疗对象是否合并有受降压药影响的其他疾病;④与治疗合并疾病所使用的药物之间有无可能发生相互作用;⑤选用的药物是否已有降低心血管病发病率与病死率的证据及其力度;⑥所在地区降压药物品种供应与价格状况及治疗对象的支付能力。首先提高治疗率,然后在此基础上逐步提高控制率。因此,可先用一类药物,如达到疗效而不良反应少,可继续应用;如疗效不满意,则改用另一类药物,或按合并用药原则加用另一类药物;如出现不良反应而不能耐受,则改用另一类药物,如果几种降压药物中任何一类的某个药物对某一特定患者降压无效,那么就应从另一类中选择某一药物代替。如果单独使用某一种药物治疗,仅部分有效,最好是从另一类中择用某一药物作为第二种治疗用药,且小剂量联合使用,而不是增加原来用药的剂量。这样,使不同药物的主要疗效叠加,同时降低了限制血压下降的内环境代偿作用。通过鼓励小剂量、联合用药治疗就减少了药物的不良反应。

(1)利尿药:主要用于轻中度高血压,尤其在老年人高血压或并发心力衰竭时。痛风患者禁用,糖尿病和高脂血症患者慎用。小剂量可以避免低血钾、糖耐量降低和心律失常等不良反应。可选择使用氢氯噻嗪 12.5 mg,每日 1～2 次;吲达帕胺 1.25～2.50 mg,每日 1 次。呋塞米仅用于并发肾衰竭时。

(2)β受体阻滞药:主要用于轻中度高血压,尤其在静息时心率较快(>80 次/分)的中青年患者或合并心绞痛时。心脏传导阻滞、哮喘、慢性阻塞性肺疾病与周围血管病患者禁用。1 型糖尿病患者慎用。可选择使用美托洛尔 25 mg,每日 1～2 次;阿替洛尔 25 mg,每日 1～2 次;比索洛尔 2.5～5 mg,每日1 次;倍他洛尔 5～10 mg,每日 1 次。β受体阻滞药可用于心力衰竭,但用法与降压完全不同,应加注意。

(3)钙拮抗药:可用于各种程度高血压,尤其在老年人高血压或合并稳定性心绞痛时。心脏传导阻滞和心力衰竭患者禁用非二氢吡啶类钙拮抗药。不稳定性心绞痛和急性心肌梗死时禁用速效二氢吡啶类钙拮抗药。优先选择使用长效制剂,例如非洛地平缓释片 5～10 mg,每日 1 次;硝苯地平控释片 30 mg,每日 1 次;氨氯地平 5～10 mg,每日 1 次;拉西地平 4～6 mg,每日 1 次;维拉帕米缓释片 120～240 mg,每日 1 次。一般情况下也可使用硝苯地平或尼群地平普通片10 mg,每日 2～3 次。慎用硝苯地平速效胶囊。

(4)血管紧张素转换酶抑制药:主要用于高血压合并糖尿病或者并发心脏功能不全、肾脏损害有蛋白尿的患者。妊娠和肾动脉狭窄、肾衰竭(血肌酐>265 μmol/L 或 3 mg/dL)患者禁用。可以选择使用以下制剂:卡托普利 12.5～25 mg,每日 2～3 次;依那普利 10～20 mg,每日 1～2 次;培哚普利4～8 mg,每日 1 次;西拉普利 2.5～5 mg,每日 1 次;贝那普利 10～20 mg,每日 1 次;雷米普利2.5～5 mg,每日1 次;赖诺普利 20～40 mg,每日 1 次。

(5)血管紧张素Ⅱ受体(ATⅡ)拮抗药:例如氯沙坦 50～100 mg,每日 1 次,缬沙坦 80～160 mg,每日 1 次。适用和禁用对象与 ACEI 同,目前主要用于 ACEI 治疗后发生干咳的患者。

降压药的联合应用:联合用药时每种药物的剂量不大,药物的治疗作用应有协同或至少相加的作用,其不良反应可以相互抵消或至少不重叠或相加。联合用药时药物种数不宜过多,过多则有复杂的药物相互作用。现今认为比较合理的配伍为:①ACEI(或 ARB)与利尿药;②CCB 与 β 受体阻滞药;③ACEI 或 ARB 与 CCB;④利尿药与 β 受体阻滞药;⑤α 受体阻滞药与 β 受体阻滞药。合理的配伍还应考虑到各药作用时间的一致性。合并用药可以采用各药的按需剂量配比,其优点是易根据临床调整品种和剂量,另一种是采用固定配比的复方,其优点是方便,有利于提高患者的依从性。

3.其他药物治疗

对高血压患者的其他危险因素和临床疾病进行治疗也同样重要,如糖尿病、高胆固醇血症、冠心病、脑血管病或肾脏疾病合并存在时,应对上述疾病制定适宜的生活方式和药物治疗。

(1)抗血小板治疗:阿司匹林或其他抗血小板药物的应用已被证明可减少冠心病和脑血管患者的致死性和非致死性冠心病事件、脑卒中和心血管病死亡的危险。根据 HOT 研究,如果血压已得到严格的控制,或者是高危冠心病的高血压患者,无胃肠道和其他部位出血危险,可推荐较小剂量的阿司匹林治疗。

(2)降脂治疗:高血压伴脂质代谢紊乱,使冠心病和缺血性脑卒中的危险增加。对伴脂质代谢紊乱者,应积极进行降脂治疗。

4.降压治疗的效果评估

抗高血压治疗对心血管病危险的绝对效益:据国外临床试验结果,收缩压每降低 1.3～1.9 kPa(10～14 mmHg)和舒张压每降低 0.7～0.8 kPa(5～6 mmHg),脑卒中减少 2/5,冠心病减少 1/6,人群总的主要心血管事件减少 1/3。据我国 4 项临床试验的综合分析,收缩压每降低 1.2 kPa(9 mmHg)和舒张压每降低 0.5 kPa(4 mmHg),脑卒中减少 36%,冠心病减少 3%,人群总的主要心血管事件减少 34%。患者的危险分层高低不同,治疗的绝对益处亦大小不一。越高危者受惠于治疗越大。极高危组患者获益最大,每治疗 1 000 例患者一年至少防止 17 例事件发生。低危组患者获益最少,每治疗 1 000 例患者一年仅防止 5 例以下事件发生。治疗对脑卒中及冠心病的绝对效益因心力衰竭及肾脏疾病的绝对效益较小而显得更为突出。

(四)治疗随诊

1.随诊目的及内容

开始治疗后的一段时间,为了评估治疗反应,使血压稳定地维持于目标水平须加强随诊,随诊相隔时间须较短。密切监测血压及其他危险因素和临床情况的改变并观察疗效,向患者进行宣教:让患者了解自己的病情及控制血压的重要性和终生治疗的必要性。应强调按时服药,让患者了解可能出现的不良反应,解释改变生活方式的重要性,长期坚持。

若患者血压升高仅属正常高值或 1 级,危险分层属低危,仅服一种药物治疗,可每6 个月随诊 1 次;较复杂病例随诊间隔应较短,经治疗后血压降低达标,其他危险因素得到控制,可减少随诊次数。若治疗 6 个月后血压仍未达标,可将患者转至高血压专科门诊。

减药：高血压患者一般须终生治疗，若自行停药，其血压（或迟或早）终将回复到治疗前水平。但血压若已长期控制，可小心、逐步地减少服药数或剂量。在"逐步减药"时，应仔细地监测血压。

2.剂量的调整

重症或急症高血压，不宜降压太快，开始可给小剂量药物，1 个月后如疗效不够而不良反应少或可耐受，可增加剂量；如出现不良反应不能耐受，则改用另一类药物。随访期间测定血压应在每天的同一时间，对重症高血压，须及早控制血压，可较早递增剂量和联合用药。随访时还要做必要的化验检查，以了解靶器官状况和有无不良反应。对于非重症或急症高血压，血压长期稳定达 1 年以上，可考虑减小剂量，以减小药物的不良反应，但以不影响疗效为前提。

（五）高血压的社区防治

国内外经验表明控制高血压最有效的方法是社区防治。社区防治应采用"高危人群策略"（只对高血压患者进行检出、治疗减少并发症）和"全人群策略"（对全体人群进行预防，减少发病）相结合的方法。社区高血压防治计划的根本目的是：在社区人群中实施以健康教育和健康促进为主导，以高血压防治为重点的干预措施，提高整个人群的健康水平和生活质量。其主要目标是在一般人群中预防高血压的发生；在高危人群中降低血压水平，提高高血压患者的管理率、服药率和控制率，最后减少并发症的发生。社区控制计划成功的三个关键因素是：公众教育、专业人员教育和高血压患者教育。

（胡　鹏）

第六节　心律失常

正常心脏激动起源于窦房结，以一定的频率沿着正常传导系统使心房和心室顺序激动，这一过程的任一环节发生异常，即可产生心律失常。心律失常多见于各种器质性心脏病，尤其是冠状动脉粥样硬化性心脏病、心肌炎、心肌病、风湿性心脏病、心力衰竭。其他病因还包括缺氧、自主神经功能调节失衡、电解质紊乱、内分泌失调以及药物影响等。正常健康者也可发生心律失常。

一、流行病学

人类从出生开始一直到终老，都有可能发生心律失常。在出生一周内的新生儿中，心律失常者占同期住院新生儿的 0.7%。随着年龄的增长、心脏功能的衰退，心律失常的发生率也增高，据报道，老年人心律失常的发生率高达 44.48%。

部分心律失常有一定的性别分布特征。女性静息心率较快，窦房恢复时间较短，Q-T 离散度较小，Q-T 间期较男性延长，尖端扭转性室速更多见，而女性心源性猝死较男性为少，可能与女性生育期雌激素的影响导致冠心病发病延迟有关。心房颤动更多见于男性。在阵发性室上性心动过速中，房室结折返性心动过速多见于女性，约为男性患者的 2 倍，而房室旁道介导的心动过速男性多见，是女性的 2 倍。

运动员是备受大众和心律失常专家关注的一类特殊人群，对强体力活动下的运动员心源性猝死事件的预测是其焦点之一。由于迷走神经张力增高以及过度运动，运动员的心率减慢，Q-T 间期延长。窦性心动过缓是运动员最常见的心律失常，心脏传导延缓和早搏也不少见，但运动后可消失。有统计显示，与正常人相比，运动员的早搏、房室传导阻滞、束支传导阻滞、预激综合征的发生率无明显差异。无潜在心脏疾病的室性心律失常并无心源性猝死的预测意义，无器质性心脏病的运动员很少发生猝死。40 岁以下运动员的死亡多由于先天性心脏病，如肥厚性心肌病、冠状动脉解剖异常；40 岁以上者多由于冠心病。

二、正常传导系统及其电生理

心肌细胞可分为普通心肌细胞和特殊心肌细胞，前者是组成心房、心室的主要成分，司心脏收缩；后者即心脏传导系统，主要功能是激动的产生和传导，包括窦房结、结间束、房室结、希氏束、左右束支和浦肯野纤维网。

窦房结是心脏正常的起搏点，多呈长梭形，位于上腔静脉与右心房交界处上 1/3 的心外膜下。窦房结内恒定地有窦房结动脉穿过其中央。窦房结内的细胞包括起搏细胞（P 细胞）和过渡细胞（T 细胞）以及丰富的胶原纤维，胶原组织随年龄的增长而增多，并影响心脏起搏功能。

结间束尚无充足的形态学证据，但从功能角度上，可以肯定在窦房结和心房之间存在着某些比其他部位传导快的组织。另外，Bechman 束连接于右心房和左心房之间。房室结，又称房室交界区，是最为重要的次级起搏点，可形成双向传导和双径路传导，因此，有不少复杂的心律失常发生在此部位。房室结位于房间隔底部、卵圆窝下，分为房结区、结区、结束区，向前延伸为房室束即希氏束，穿过中心纤维体，行走于室间隔膜部的后下缘成为左束支，并陆续分出左后分支、左前分支，本身延续为右束支。左后分支粗短，左前分支、右束支细长，两侧束支的分支在心内膜下交织成网，即浦肯野纤维网，进入到心室壁内。

心肌细胞具有自律性、兴奋性、传导性和收缩性，前三者与心律失常紧密相关。

心肌细胞在受到刺激时能产生动作电位，是细胞具有兴奋性的表现。影响兴奋性的因素有静息电位水平阈电位水平以及钠通道的状态。心肌细胞发生一次扩播性兴奋后，兴奋性会发生周期性变化，可分为以下几个时期：绝对不应期、有效不应期、相对不应期、超常期。在相对不应期或超常期产生的动作电位，其 0 期的幅度和上升速率均低于正常，主要是由于部分钠通道仍处于失活状态，这种动作电位传播速度较慢，容易形成折返、导致心律失常的发生。

心肌能自动地、按一定节律产生兴奋的能力，称为自律性。心脏内特殊传导系统（房室结的结区除外）的细胞均具有自律性。各部位的自律性高低不一，受 4 期自动除极的速度、最大舒张电位的水平以及阈电位水平的影响。窦房结的自律性最高，成为正常心脏活动的起搏点。其他部位的自律组织在正常情况下不表现自律性。

窦房结发出的兴奋，经心房肌及功能上的优势传导通路传播到左、右心房。与此同时，窦房结的兴奋也可通过心房肌传到房室交界区，然后由希氏束传到左右束支，最后经浦肯野纤维到达心室。房室交界处的传导速度较慢，易发生传导阻滞，使心房的兴奋不易或不能传导至心室。心肌传导性受结构和生理因素的影响。当兴奋落在通道失活状态的有效不应期内，则传导阻滞；如落在相对不应期或超常期内，则传导减慢。

三、心律失常形成机制

心律失常的发生机制包括冲动形成异常和（或）冲动传导异常。

（一）冲动形成异常

1.自律性升高

正常情况下窦房结自律性最高，规律地发放冲动，其他组织的自律性均被抑制，形成正常窦性心律；当窦房结自律性过高、过低或冲动发放不规律时，则形成窦性心动过速、过缓、不齐，甚至窦性停搏等窦性心律失常；若其他心肌细胞自律性超过窦房结，则形成异位心律失常，如期前收缩、室上性或室性心动过速、心房扑动或颤动等。

2.触发活动

触发活动是指心房、心室与希氏束一普肯耶纤维在动作电位后产生除极活动，被称为后除极；后除极若发生于动作电位第 2 相或第 3 相时，称为早期后除极，是由于 Ca^{2+} 内流所触发；若发生于动作电位第 4 相时，称为延迟后除极，是细胞内 Ca^{2+} 过多诱发 Na^{+} 内流所引起，后除极所致的触发活动是形成快速性心律失常的常见机制。常见于低血钾、高血钙、洋地黄中毒及儿茶酚胺浓度增高时。

（二）冲动传导异常

1.折返激动

折返是快速心律失常的最常见发生机制。产生折返的基本条件包括：①心脏两个或多个部位的传导性与不应期各不相同，相互连接形成一个闭合环；②其中一条通道发生单向传导阻滞；③另一通道传导缓慢,使原先发生阻滞的通道有足够时间恢复兴奋性;④原先阻滞的通道再次激动,从而完成一次折返激动。冲动在环内反复循环,产生持续而快速的心律失常。

2.传导阻滞

当冲动下传适逢心肌的相对不应期或绝对不应期时,则冲动传导延缓或中断,此为不完全或完全性传导阻滞;此不应期若为生理性不应期,则为生理性传导阻滞;若为病理性延长的不应期,则为病理性传导阻滞。

四、心律失常分类

(一)窦性心律失常

窦性心动过速、窦性心动过缓、窦性心律不齐、窦性停搏、病态窦房结综合征、窦房结折返性心动过速。

(二)室上性心律失常

房性早搏、交界区性早搏、室上性心动过速、心房扑动和心房颤动。

(三)室性心律失常

室性早搏、室性心动过速、心室扑动和心室颤动。

(四)传导阻滞

窦房传导阻滞、房内传导阻滞、房室传导阻滞和室内传导阻滞。

(五)综合征

预激综合征、Brugada 综合征、长 Q-T 综合征、短 Q-T 综合征。

五、心律失常的诊断

详细的病史询问和体格检查是心律失常诊断的第一步。相关的实验室和器械检查应遵循以下原则:从简单到复杂、从无创到有创、从便宜到昂贵。

(一)病史

心律失常患者主诉迥异,但最常见的症状包括心悸、晕厥、晕厥前症状、充血性心力衰竭。

1.发作方式

运动、恐惧、焦虑诱发的心悸多提示儿茶酚胺敏感性心动过速,肾上腺能阻滞剂可能有效;静息时发作心悸或患者夜间惊醒者多提示迷走神经兴奋,如心房颤动;衣领过紧、转头诱发晕厥者,多提示颈动脉窦高敏感。

2.终止方式

屏气、Valsalva 动作或其他使迷走神经兴奋的措施能终止者,房室结折返性心动过速可能性大,偶尔房速和室性心动过速者也能终止。

此外,发作频度、持续时间、症状的严重程度也有助于临床医生及时地制订出一份合适的诊疗计划。发作时心率可通过患者自数脉搏、血压心率监测仪获得。

还应该注意询问患者的用药史、饮食史、其他系统疾病史以及家族史。

(二)体格检查

心率、血压是关键的首要检查。颈静脉波形分析出现大炮 α 波,源自房室分离时,为对抗关闭的三尖瓣,右心房发生强烈收缩,见于完全性房室传导阻滞、室性心动过速,第一心音强度的变化也有相同的意义。心脏杂音对器质性心脏病有很大的诊断意义。

Valsalva 动作和颈动脉窦按摩能引起一过性的迷走张力增高,对于部分心动过速有一定的诊疗价值。依赖于房室结传导的快速型心律失常可因迷走刺激而终止或减慢,但也可能没有变化;房速偶尔可以终止;室性心动过速则很少可以终止;窦性心动过速可逐渐减慢,然后回复正常心率;房扑、心房颤动等房性心律失常的心室率多可减慢。对于宽 QRS 波心动过速，迷走神经张力的增高能终止或减慢室上速伴有的室内差异性传导。另一方面，它一过性地阻止房室结逆传而产生房室分离，以此确诊室性心动过速。Valsalva 动作和颈动脉窦按摩的效果仅持续数秒，因此必须及时观察和记录心电图上的任何节律改变。

颈动脉窦按摩时，患者取仰卧位，头侧向一边。鉴于曾有按摩时栓塞事件的报道，按摩前应仔细听诊颈动脉是否有杂音。颈动脉窦位于颈动脉分叉处，用两指轻压下颌角可扪及动脉良好搏动。在个别患者，即使很轻的按压也可导致高敏反应。由于两侧颈动脉窦的反应可能不同，可于对侧重复按摩，切记两侧不要同时按压。

(三)心电图

心电图是分析心律失常的首要工具。首先需要描记十二导联心电图。其次，P 波明显的长导联心电图常有助于仔细分析，常用的导联有Ⅱ、Ⅲ、aVF，有时也记录 V_1、aVR 目前临床上多采用同步记录十二导联心电图，有利于心电图的分析。发作时心电图的确切分析可免去一些不必要的检查。

整体分析一份心电图需要回答下面几个关键问题：

(1)如果 P 波清晰，心房率和心室率是否等同？

(2)P-P 间期、R-R 间期是否规则？如果不规则，是否持续性地不规则？

(3)P 波和对应的 QRS 波群是否相关？P 波和 QRS 波群的数目是否一致？P 波在 QRS 波群之前(长 RP 间期)还是之后(短 RP 间期)？此 RP 间期或 PR 间期是否恒定？

(4)心向量是否正常？

(5)P 波、PR 间期、QRS 波、Q-T 间期是否正常？

除此以外，还应结合临床背景对心电图进行整体综合评估。

食道心电图是一种常用的无创性诊断技术。食道紧贴左心房之后，位于左右肺静脉之间。将电极置入食道腔内可记录心房的电活动。此外，将导管电极置入食管可进行心房调搏，偶尔也可行心室调搏，并且能诱发或终止心动过速。与体表心电图同时描记可用来鉴别室上速伴差传和室速、对明确室上速机制也有价值。食道心电图和食道调搏的并发症很少，但大多数患者主诉不适是它应用受限的原因。

(四)心电图长程记录

延长心电图的描记时间对记录心律失常的发作频度、记载心律失常与症状的关系、评估抗心律失常药物的效果非常有用。一些记录仪还可分析 QRS 波、S-T 段、T 波的变异程度。

Holter 监测即运用磁带或数码记录仪对 2～3 个导联持续描记 24 小时的心电图。其显著的优点是能记载症状发作和异常心电图的关系。25%～50%的患者在 Holter 监测时会有不适主诉，其中 2%～15%由心律失常引起。

健康的年轻人一般不会记录到严重的心律失常。窦性心动过缓(35～40 次/分)、窦性停搏超过 3 秒、二度Ⅰ型房室传导阻滞(多在睡眠时)、交界区逸搏、房早、室早的出现如不伴有症状一般无临床意义。频发、复杂性的心律失常包括二度Ⅱ型房室传导阻滞应加以重视。国外研究显示频发、复杂性室早但无症状的健康人群，其长期预后与一般健康人群相比，死亡率并不增加。

大多数缺血性心脏病患者，尤其是心肌梗死早期会出现室早。频发、复杂性的室早是一个独立的危险因素，能使心肌梗死后患者心源性猝死率增加 2～5 倍。心律失常抑制试验(CAST)研究表明，室性异位搏动是鉴别高危患者的指标，但与猝死并无因果联系，采用ⅠC 类抗心律失常药物能有效控制室性早搏但增加总死亡率。

Holter 监测还可用于抗心律失常药物疗效的评定。

对于罕见症状乃至更为稀发的症状，需要更长时间的记录，包括事件记录仪、植入式事件回放记录仪，前者可记录 30 天，后者置入患者皮下可达数月。

(五)运动试验

运动诱发心律失常伴相关症状，如晕厥、心悸，应考虑行运动试验。运动试验有助于发现更为复杂的室性心律失常，并能促使室上性心律失常发作、鉴定心律失常与运动的关系、有利于抗心律失常治疗方法的选择和发现促发心律失常的因素。

大约 1/3 的正常人在运动试验后可发生室性异位心律，大多发生于快心室率时，表现为偶发的形态一致的室性早搏，或室早联律，而重复运动试验常不能再次诱发。室上性早搏在运动时比静息时更常见，随年龄增长频率增加，其发生并不表示器质性心脏病的存在。运动末心率持续性增快（恢复基线水平延迟）与心血管预后不良相关。大约 50％的冠心病患者在运动试验时会出现室性早搏，相对于正常人群，此类患者多在较慢的心率（＜130 次/分）时和恢复早期出现室性异位心律。

（六）直立倾斜试验

直立倾斜试验主要用于晕厥的鉴别诊断，明确晕厥的原因是血管抑制还是心脏抑制反应。患者仰卧于手术台上，倾斜 60°～80°，维持 20～45 分钟或更长时间。若试验阴性，可口服或静脉使用异丙肾上腺素以促发晕厥，或者在倾斜数分钟之后使用，以缩短产生阳性结果的试验时间。起始剂量为 1 μg/min，每次增加0.5 μg/min直至症状出现；或者直接给予 4 μg/min 的最大剂量。异丙肾上腺素引起直立位时血管抑制反应，易感者则会心率减慢，血压下降，并伴有晕厥前或晕厥症状。2/3～3/4 的血管迷走性晕厥患者该试验结果为阳性，80％的患者可以呈阳性结果，但假阳性率达 10％～15％。如果结果阳性同时并发症状则更有意义。阳性反应可分为心脏抑制型、血管抑制型和混合型。此外，直立倾斜试验还能增加患者对倾斜体位的耐受性、改善患者症状。

（七）电生理检查

电生理检查（EPS）是指使用多极导管通过静脉途经将电极置入心内不同的位置以记录或诱发心脏的电活动，用于诊断心律失常、终止心动过速、评价治疗效果、预防心动过速的复发和判断预后。EPS 对房室传导阻滞、室内传导阻滞、窦房结功能不全、心动过速、不明原因晕厥或心悸的诊断价值高。适应证包括：①心动过缓或心脏停搏引起晕厥或晕厥前症状、且无创性检查无阳性发现者。一方面通过测定AH 间期、HV 间期判断阻滞部位位于希氏束上方还是下方；通过窦房结恢复时间、窦房传导时间判断窦房结功能。②有症状、反复发作的药物治疗无效的室上速或室速患者，可采用程序电刺激终止心动过速。③鉴别室上速伴差传和室性心动过速。室上速患者的 HV 间期≥正常窦性节律者；室速时，HV 值偏小，或希氏束电位不能清晰记录。④经众多检查仍无法明确病因的晕厥患者，尤其是患有器质性心脏病者。临床研究结果显示针对 EPS 发现的晕厥原因进行治疗之后，避免了 80％患者晕厥复发。⑤脉搏快、心悸临床症状明显、无心电图记录者以明确病因。

电生理检查潜在的风险较小。偶有心脏穿孔伴心脏压塞、假性动脉瘤等并发症发生，但发生率都小于 1/500，如果加上治疗手段的并发症，总发生率会有所增高。随着心房颤动的治疗措施——左心房消融的广泛开展，体循环栓塞的并发症可能会增加。

（八）其他

如心率变异性、Q-T 离散度、晚电位、T 波交替、压力感受器敏感试验，对心律失常的诊断有一定的帮助，但临床应用仍很有限。

六、心律失常的治疗

心律失常的治疗并不仅仅在于心律失常本身，而在于患者整体病情的评估和治疗。具体包括病因治疗、药物治疗以及非药物治疗。

（一）病因治疗

主要是指心脏病理和病理生理改变的纠正，如心肌缺血、心功能不全、自主神经张力改变，其次就是心律失常促发因素的去除，如缺氧、电解质紊乱、内分泌失调以及可疑药物的使用。

（二）抗心律失常药物治疗

按 Vaughan Williams 分类法，抗心律失常药物可分为四类：Ⅰ类为钠通道阻滞剂，包括Ⅰa、Ⅰb、Ⅰc

类，分别以奎尼丁、利多卡因、普罗帕酮为代表；Ⅱ类为β受体阻滞剂；Ⅲ类为钾通道阻滞剂，以胺碘酮为代表药物；Ⅳ类即钙通道阻滞剂。虽然此分类法在临床应用方面有很多不足，但由于简便易行一直沿用至今。具体药物用法用量、不良反应见表4-13。

表4-13 抗心律失常药物

类别	药物	治疗量	维持量	主要不良反应	对APD或Q-T间期的影响
Ⅰa	普鲁卡因胺	5 min内静脉注射100 mg，共1 g	1～4 mg/min静脉滴注维持，口服250～500 mg，4～6 h一次	胃肠道反应、低血压、室性心律失常，传导阻滞，长期服用可出现白细胞减少和红斑狼疮样表现	延长＋
Ⅰb	利多卡因	50～100 mg，5～10 min一次，静脉注射，共300 mg	1～4 mg/min静脉滴注	嗜睡、头晕、房室传导阻滞、抑制心肌收缩	缩短＋
	美西律	10 min内静脉注射100～200 mg，口服100～200 mg，6～8 h一次	1～2 mg/min静脉滴注维持，口服100 mg，每日三次	头晕、恶心、心动过缓、低血压	缩短＋
Ⅰc	普罗帕酮	1～1.5 mg/kg稀释后5 min内静脉注射，口服150～200 mg，每日三次	0.5～1 mg/min静脉滴注，口服100 mg，每日三次	头晕、胃肠道反应、传导阻滞、体位性低血压	不变
Ⅱ	普萘洛尔	1～3 mg稀释后10～20 min内静脉注射，口服10 mg，每日三次	口服10 mg，每日三次	低血压、心动过缓、心力衰竭、哮喘	不变
	美托洛尔	5 mg稀释后5 min内静脉注射	12.5～50 mg，每日两次	低血压、心动过缓、心力衰竭、哮喘	不变
Ⅲ	胺碘酮	2.5～5 mg/kg稀释后5 min内静脉注射，口服200 mg，2～3次/天	0.5～1 mg/kg静脉滴注维持，口服100～200 mg/d	角膜混浊、甲状腺功能紊乱、肺间质纤维化、TDP	延长＋＋＋
	索他洛尔	口服40～240 mg每日两次，小剂量开始，0.5～2 mg/kg稀释后10 min以上静脉注射	40～80 mg bid口服，10 mg/h静脉滴注维持	低血压、心动过缓、哮喘、TDP	延长＋＋＋
Ⅳ	维拉帕米	5～10 mg稀释后5～10 min静脉注射，口服80 mg每日三次	40～80 mg每日三次口服	心动过缓、房室传导阻滞、低血压、头晕	不变
	地尔硫䓬	0.075～0.15 mg/kg缓慢静脉注射，口服30～60 mg每日三次	30 mg每日三次口服	心动过缓、房室传导阻滞、低血压、头晕	不变
其他	洋地黄毒甙	0.2～0.4 mg稀释后静推	0.05～0.1 mg每日一次	室性心律失常、房性或交界区性心动过速、房室传导阻滞	缩短＋＋
	腺苷	5～10 mg稀释后5 s内静脉注射，3～5 min后可重复		房室传导阻滞、室性心动过速、心脏停搏	缩短＋＋
	硫酸镁	1～3 g10 min以上静脉注射	3～20 mg/min静脉滴注	嗜睡、血压下降、呼吸心搏骤停、传导阻滞	
	肾上腺素	3～5 mg静脉注射，3～5 min后可重复		头痛、心悸、血压急骤增高、室性心律失常	
	异丙肾上腺素	10～15 mg 3～4 h一次，舌下含服，1～3 g/min静脉注射		头痛、心悸、心绞痛、室性心律失常	
	阿托品	0.3～0.6 mg每日三次，口服，1～2 mg皮下或静脉注射	0.3～0.6 mg每日三次口服	口干、皮肤潮红、尿潴留、视物模糊、心动过速、兴奋、烦躁、谵妄	缩短＋＋

抗心律失常药物引起原有心律失常加重，或诱发了新的心律失常，称为致心律失常作用。所有的抗心律失常药物都有致心律失常作用，发生率一般为10%～15%。如维拉帕米使预激综合征患者旁道前传的

心房颤动的心室率增加而促发心室颤动；洋地黄过量可引起房速，常伴有 2∶1 房室传导阻滞，也可引起非阵发性房室交界区性心动过速；奎尼丁、胺碘酮、索他洛尔等可致尖端扭转型室性心动过速；Ⅱ、Ⅳ类抗心律失常药物易致心动过缓。因此，必须严格掌握抗心律失常药物治疗的适应证，并注意致心律失常作用的易患因素，如心力衰竭、心肌缺血、室性心律失常、传导阻滞、原有复极异常、电解质紊乱、药物相互作用等。

(三)心律失常的非药物治疗

心律失常的非药物治疗已经成为一部分心律失常的首选治疗方法，包括电复律、电除颤、起搏、射频消融以及外科手术治疗。

1.电复律和电除颤

电复律和电除颤是终止异位快速心律失常的常用治疗方法，前者主要用于房扑、心房颤动、室上性和室性心动过速，后者则用于心室颤动。其原理是高压直流电短暂作用于心脏，使得正常和异位起搏点同时除极，以恢复窦房结最高起搏点的功能。

2.植入式心脏复律除颤器(ICD)

ICD 是近 20 年发展起来的一种多功能、多程控参数的电子装置，能够用于治疗室性心动过速、心室颤动、心动过缓。ACC/AHA 制订的 ICDⅠ类适应证包括：①非一过性或可逆性原因引起的心室颤动或室速所致的心脏骤停。②自发的持续性室速，且除外可消融者，如预激综合征伴心房颤动所致者、左心室分支型室速、右心室流出道室速。③不明原因晕厥，且电生理检查可诱导出持续性室速或心室颤动，药物治疗无效，尤其是左心室 EF 值偏低者。④非持续性室速，既往有冠心病、心肌梗死病史，左心室 EF≤35%，电生理检查可诱导出心室颤动或持续性室速者。

中国生物医学工程学会心脏起搏与电生理分会制定的 ICD 植入指南认为的非适应证包括：①原因不明的晕厥，又未证实系室速、心室颤动所致者。②持续性室速或心室颤动的病因可逆或可纠正，如急性心肌梗死、心肌炎、电解质紊乱或药物的不良反应等。③无休止的室速。④导管消融或外科手术可治疗的室速或心室颤动，如预激综合征合并心房颤动所致的心室颤动、特发性室速或束支折返性心动过速以及法洛四联征合并的室速。⑤有明显精神障碍，难以配合或随访的患者。⑥药物治疗无效的重度心功能不全(NYHA 心功能Ⅳ级)，且不宜行心脏移植的患者。⑦预期寿命小于 6 个月的终末期患者。

3.人工心脏起搏

人工心脏起搏是通过人造的脉冲电流刺激心脏，以带动心脏搏动的一种治疗方法。有临时起搏和永久起搏之分，前者多为后者的过渡性治疗手段。主要用于治疗缓慢性心律失常，也可用于某些快速性心律失常的诊断和治疗。其适应证包括：①有相关症状的心动过缓，如二度Ⅱ型房室传导阻滞、三度房室传导阻滞、双分支或三分支阻滞、病态窦房结综合征，ACC/AHA 已有关于心动过缓的起搏器安装适应证的详细指南。②异位快速性心律失常药物治疗无效，可用抗心动过速起搏器。③手术前后预防心率过慢。④协助某些心脏病的诊断。

4.射频消融

射频消融治疗是快速性心律失常治疗史上的里程碑，它使得某些快速性心律失常得到根治。它利用高频低压的电磁波毁损与心律失常发生相关部位的心肌组织而使心律失常得到根治。主要用于：①房室旁道所致的房室折返性心动过速。②房室结折返性心动过速。③自律性或折返性房速、房扑、心房颤动。④伴有严重症状的频发室早或非持续性室速、右心室流出道室速、左心室分支型室速、伴有症状的单一形态的持续性室速。

CARTO 系统和非接触标测系统是新型的标测系统，有利于提高复杂心律失常的消融成功率。CARTO 系统即电解剖标测系统，其特点是可以将心电生理与心内解剖结构相结合，并进行三维重建。通过 CARTO 系统可以确定激动的起源部位、传导顺序、折返环路以及瘢痕组织等，从而有助于鉴别心律失常的电生理机制、指导消融。

非接触球囊标测系统是另一种具有三维重建功能的标测系统，但其原理与 CARTO 系统不同。该系统使用球囊导管并将其游离于心腔内，球囊导管有 3 360 个电极可接受心腔(心房或心室)内各个部位的电信号，系统对每个心动周期中的整个心内膜激动进行详细的标测，并以不同的色彩动态显示出来，而且还能通过其导航系统指引消融电极到达靶点部位。该系统最大的优点是可以根据一次心跳或相邻的几次心搏确定心律失常的起源部位、激动顺序、折返环路、异常径路及缓慢传导区的出口，确定消融靶点，并即时判断消融效果。非接触标测系统的这一特点使其特别适用于短阵或血流动力学不稳定的室性心动过速。

CARTO 系统和非接触标测系统主要用于一些电生理基质复杂的快速心律失常的标测，如心肌梗死后室速、起源于左心房或房间隔部位的局灶性房速、手术切口性房速、非典型房扑、心房颤动等的标测。

5.外科手术

主要是将与心律失常发生相关的心脏组织切除、切割、分离以期保留甚至改善心脏功能。如冠心病患者多合并室速等心律失常，心脏搭桥术、室壁瘤切除能改善心肌供血，对心律失常的治疗也有所裨益，另外还有瓣膜病的外科修补或置换、长 Q-T 综合征的心交感神经切除术。COX 迷宫手术是心房颤动的经典治疗方法，它将心房组织分成一定大小的间隔，使得折返环不能维持以消除心房颤动，但 30%～40%的患者因窦房结功能不全需要安装起搏器。目前研究中的胸腔镜技术可望获得与迷宫手术同样的疗效，创伤性小，无须开胸。近年来导管射频消融将逐渐成为心房颤动治疗的新的有效方法。

（胡　鹏）

第七节　病毒性心肌炎

心肌炎常是全身性疾病在心肌上的炎症性表现，由于心肌病变范围大小及病变程度的不同，轻者可无临床症状，严重可致猝死，诊断及时并经适当治疗者，可完全治愈，迁延不愈者，可形成慢性心肌炎或导致心肌病。

一、病因病机

（一）病因

细菌性白喉杆菌、溶血性链球菌、肺炎双球菌、伤寒杆菌等。病毒如柯萨奇病毒、艾柯病毒、肝炎病毒、流行性出血热病毒、流感病毒、腺病毒等，其他如真菌、原虫等均可致心肌炎。但目前以病毒性心肌炎较常见。

致病条件因素：①过度运动：运动可致病毒在心肌内繁殖复制加剧，加重心肌炎症和坏死。②细菌感染：细菌和病毒混合感染时，可能起协同致病作用。③妊娠：妊娠可以增强病毒在心肌内的繁殖，所谓围生期心肌病可能是病毒感染所致。④其他：营养不良、高热寒冷、缺氧、过度饮酒等，均可诱发病毒性心肌炎。

（二）发病机制

从动物实验、临床与病毒学、病理观察，发现有以下 2 种机制。

1.病毒直接作用

实验中将病毒注入血循环后可致心肌炎。以在急性期，主要在起病 9d 以内，患者或动物的心肌中可分离出病毒，病毒荧光抗体检查结果阳性，或在电镜检查时发现病毒颗粒。病毒感染心肌细胞后产生溶细胞物质，使细胞溶解。

2.免疫反应

病毒性心肌炎起病 9d 后心肌内已不能再找到病毒，但心肌炎病变仍继续；有些患者病毒感染的其他症状轻微而心肌炎表现颇为严重；还有些患者心肌炎的症状在病毒感染其他症状开始一段时间以后方出现；有些患者的心肌中可能发现抗原抗体复合体。以上都提示免疫机制的存在。

（三）病理改变

病变范围大小不一，可为弥漫性或局限性。随病程发展可为急性或慢性。病变较重者肉眼见心肌非常松弛，呈灰色或黄色，心腔扩大。病变较轻者在大体检查时无发现，仅在显微镜下有所发现而赖以诊断，而病理学检查必须在多个部位切片，方使病变免于遗漏。在显微镜下，心肌纤维之间与血管四周的结缔组织中可发现细胞浸润，以单核细胞为主。心肌细胞可有变性、溶解或坏死。病变如在心包下区则可合并心包炎，成为病毒性心包心肌炎。病变可涉及心肌与间质，也可涉及心脏的起搏与传导系统如窦房结、房室结、房室束和束支，成为心律失常的发病基础。病毒的毒力越强，病变范围越广。在实验性心肌炎中，可见到心肌坏死之后由纤维组织替代。

二、临床表现

取决于病变的广泛程度与部位。重者可致猝死，轻者几无症状。老幼均可发病，但以年轻人较易发病。男多于女。

(一)症状

心肌炎的症状可能出现于原发的症状期或恢复期。如在原发病的症状期出现，其表现可被原发病掩盖。多数患者在发病前有发热、全身酸痛、咽痛、腹泻等症状，反映全身性病毒感染，但也有部分患者原发病症状轻而不显著，须仔细追问方被注意到，而心肌炎症状则比较显著。心肌炎患者常诉胸闷、心前区隐痛、心悸、乏力、恶心、头晕。临床上诊断的心肌炎中，90%左右以心律失常为主诉或首见症状，其中少数患者可由此而发生昏厥或阿－斯综合征。极少数患者起病后发展迅速，出现心力衰竭或心源性休克。

(二)体征

1.心脏扩大

轻者心脏不扩大，一般有暂时性扩大，不久即恢复。心脏扩大显著反映心肌炎广泛而严重。

2.心率改变

心率增速与体温不相称，或心率异常缓慢，均为心肌炎的可疑征象。

3.心音改变

心尖区第一音可减低或分裂。心音可呈胎心样。心包摩擦音的出现反映有心包炎存在。

4.杂音

心尖区可能有收缩期吹风样杂音或舒张期杂音，前者为发热、贫血、心腔扩大所致，后者因左室扩大造成的相对性左房室瓣狭窄。杂音响度都不超过三级。心肌炎好转后即消失。

5.心律失常

极常见，各种心律失常都可出现，以房性与室性期前收缩最常见，其次为房室传导阻滞，此外，心房颤动、病态窦房结综合征均可出现。心律失常是造成猝死的原因之一。

6.心力衰竭

重症弥漫性心肌炎患者可出现急性心力衰竭，属于心肌泵血功能衰竭，左右心同时发生衰竭，引起心排血量过低，故除一般心力衰竭表现外，易合并心源性休克。

三、辅助检查

(一)心电图

心电图异常的阳性率高，且为诊断的重要依据，起病后心电图由正常可突然变为异常，随感染的消退而消失。主要表现有 ST 段下移，T 波低平或倒置。

(二)X 线检查

由于病变范围及病变严重程度不同，放射线检查亦有较大差别，1/3～1/2 心脏扩大，多为轻中度扩大，明显扩大者多伴有心包积液，心影呈球形或烧瓶状，心搏动减弱，局限性心肌炎或病变较轻者，心界可完全正常。

(三)血液检查

白细胞计数在病毒性心肌炎可正常，偏高或降低，血沉大多正常，亦可稍增快，C 反应蛋白大多正常，

GOT、GPT、LDH、CPK 正常或升高，慢性心肌炎多在正常范围。有条件者可做病毒分离或抗体测定。

四、诊断

病毒性心肌炎的诊断必须建立在有心肌炎的证据和病毒感染的证据基础上。胸闷、心悸常可提示心脏波及，心脏扩大、心律失常或心力衰竭为心脏明显受损的表现，心电图上 ST-T 改变与异位心律或传导障碍反映心肌病变的存在。病毒感染的证据有以下各点：①有发热、腹泻或流感症状，发生后不久出现心脏症状或心电图变化。②血清病毒中和抗体测定阳性结果，由于柯萨奇 B 病毒最为常见，通常检测此组病毒的中和抗体，一在起病早期和 2～4 周各取血标本 1 次，如 2 次抗体效价示 4 倍上升或其中 1 次≥1∶640，可作为近期感染该病毒的依据。③咽、肛拭病毒分离，如阳性有辅助意义，有些正常人也可阳性，其意义须与阳性中和抗体测定结果相结合。④用聚合酶链反应法从粪便、血清或心肌组织中检出病毒 RNA。⑤心肌活检，从取得的活组织做病毒检测，病毒学检查对心肌炎的诊断有帮助。

五、治疗

应卧床休息，以减轻组织损伤，病变加速恢复。伴有心律失常，应卧床休息 2～4 周，然后逐渐增加活动量，严重心肌炎伴有心脏扩大者，应休息 6 个月 1 年，直到临床症状完全消失，心脏大小恢复正常。应用免疫抑制药，激素的应用尚有争论，但重症心肌炎伴有房室传导阻滞，心源性休克心功能不全者均可应用激素。常用泼的松，40～60 mg/d，病情好转后逐渐减量，6 周为 1 个疗程。必要时亦可用氢化可的松或地塞米松，静脉给药。心力衰竭者可用强心、利尿、血管扩张剂。心律失常者同一般心律失常的治疗。

六、健康教育

(1)讲解充分休息的必要性及心肌营养药物的作用。指导患者进食高蛋白、富含维生素、易消化饮食，尤其是补充富含维生素 C 的食物如新鲜蔬菜、水果，以促进心肌代谢与修复，戒烟酒。

(2)告诉患者经积极治疗后多数可以痊愈，少数可留有心律失常后遗症，极少数患者在急性期因严重心律失常、急性心力衰竭和心源性休克而死亡，有部分患者演变成慢性心肌炎。

(3)积极预防感冒，避免受凉及接触传染源，恢复期每日有一定时间的户外活动，以适应环境，增强体质。

(4)积极治疗和消除细菌感染灶，如慢性扁桃体炎、慢性鼻窦炎、中耳炎等。

(5)遵医嘱按时服药，定期复查。

(6)教会患者及家属测脉搏、节律，发现异常或有胸闷、心悸等不适应及时复诊。

（柯晓霞）

第八节　急性肺源性心脏病

急性肺源性心脏病是由于内源性或外源性栓子堵塞肺动脉或其分支使肺循环阻力增加，心排血量降低，引起右心室急剧扩张和急性右心衰竭的临床病理生理综合征。大块肺动脉栓塞尚可引起猝死。肺栓塞在西方发达国家年发病率约为 0.05%，未经治疗患者病死率约 30%。我国尚无这方面的流行病学资料，曾被认为是我国的少见病，以致长期以来国内临床界在很大程度上忽视了对该病的识别与诊断，使临床肺栓塞的识别与检出率低下。实际上，肺栓塞在我国也绝非少见，近年来由于对肺栓塞诊断的重视，临床病例有增加趋势。

一、病因

引起急性肺源性心脏病的肺动脉栓塞(pulmonary embolism，PE)主要由右心或周围静脉内血栓脱落所形成。

栓子可来自:①右心房[如有心力衰竭和(或)心房颤动时]、右心室(如心肌梗死波及右心室心内膜下引起附壁血栓时)、肺动脉瓣或三尖瓣(如发生心内膜炎时);②周围静脉,绝大多数见于下肢和盆腔深静脉。

常见的诱因包括久病或手术后长期卧床、静脉曲张、右心衰竭、静脉内插管、红细胞增多症、血小板增多症、抗凝血酶的缺乏、口服避孕药等引起的高凝状态所致血流淤滞、创伤、外科手术、静脉炎后等致静脉管壁损伤均易致血栓形成。

其他栓子可造成肺动脉栓塞者包括:长骨骨折所致脂肪栓,手术或腹腔镜、心血管造影等检查后的气栓,细菌性心内膜炎、动脉内膜炎、化脓性静脉炎后的菌栓,恶性肿瘤的瘤栓,羊水栓及寄生虫卵等。在我国,血栓性静脉炎和静脉曲张是下肢深静脉血栓形成的最主要原因。

二、病理解剖和病理生理

当静脉血栓从其形成的位点脱落,可通过静脉系统到达肺循环,如果栓子为大块型且非常大,可以停留在肺动脉分叉处,形成鞍形栓子或分别阻塞左、右肺动脉。分叉处有时栓子向右心室延伸至阻塞部分肺动脉瓣。右心室扩大,其心肌及左心室心肌,尤其是心内膜下心肌,可能因休克或冠状动脉反射性痉挛引起严重缺氧而常有灶性坏死。非大块型小的栓子位于肺动脉分支可致肺梗死,多发生在下叶,尤其在肋膈角附近,常呈楔形,其底部在肺表面略高于周围的正常肺组织,呈红色。存活者梗死处组织最后形成瘢痕。

肺血管阻塞的程度和潜在的心肺疾病,很可能是决定最终是否发生右心功能不全的最重要的因素。阻塞越重,肺动脉压力越高。缩血管物质的释放(例如,5-羟色胺)反射性引起肺动脉收缩,加之低氧血症,可进一步增加肺血管阻力而导致肺动脉高压。

肺动脉压力突然升高,使右心室后负荷急剧增加,有心室扩张,右室壁张力增加,继而功能不全。右心室扩张,室间隔向左心室移动,由于因心包的限制而出现的心腔充盈不足,加上有心室收缩功能不全,可使右心室排血量减少,从而进一步降低左心室的前负荷。一旦右心室扩张,冠状静脉压增高,同时左心室舒张期扩张亦减少。左心室前负荷的降低亦可使室间隔移向左心室,左心室充盈不足排血量减少,体循环血流量和压力均降低,冠状血管灌注受到潜在危机而引起心肌缺血。这种循环的不断持续可引起循环衰竭甚至死亡。总之,肺栓塞后可导致下述病理生理改变。

(1)由于肺血管阻塞,神经体液因素或肺动脉压力感受器的作用,引起肺血管阻力增加。

(2)肺血管阻塞,肺泡无效腔增加,使气体交换受损,肺泡通气减少导致低氧血症,从而使V/Q单位降低,血液由右向左分流,气体交换面积减少,使二氧化碳的运输受影响。

(3)刺激性受体反射性兴奋(过度换气)。

(4)支气管收缩,气道阻力增加。

(5)肺水肿、肺出血、肺泡表面活性物质减少,肺顺应性降低。

三、临床表现

(一)症状

起病急骤,有呼吸困难、胸痛、窒息感。重者有烦躁不安、出冷汗、神志障碍、昏厥、发绀、休克等。可迅速死亡,亦可表现为猝死。如能度过低血压阶段,可出现肺动脉压增高和心力衰竭。亦可有剧烈咳嗽、咯血、中度发热等。然而,临床表现有典型肺梗死三联症者(呼吸困难、胸痛及咯血)不足1/3。

(二)体征

常见呼吸急促、肤色苍白或发绀,脉细速、血压低或测不到,心率增快等。心底部肺动脉段浊音可增宽,可伴明显搏动。肺动脉瓣区第二音亢进、分裂,有响亮收缩期喷射性杂音伴震颤,也可有高频舒张期杂音。三尖瓣区可有反流性全收缩期杂音。可出现阵发性心动过速、心房扑动或颤动等心律失常。右室负荷剧增时,可有右心衰竭体征出现。气管有时向患侧移位,肺部可闻及哮鸣音和干、湿啰音,也可有肺血管杂音,并随吸气增强,此外还有胸膜摩擦音等。

四、实验室检查和辅助检查

(一)血液检查

白细胞可正常或增高,血沉可增快,血清肌钙蛋白、乳酸脱氢酶、肌磷酸激酶(主要是CK-MB)、血清胆红素常正常或轻度增高。血浆D-二聚体(肺交联纤维蛋白特异的降解产物)增高,如小于500 μg/L提示无肺栓塞存在。动脉血气分析动脉氧分压可降低,但肺泡-动脉氧离曲线正常者,不能排除急性PE的诊断。因此,当怀疑PE时,进行动脉血气分析并非诊断所必需。

(二)心电图检查

心电图不仅有助于除外急性心肌梗死,而且可对某些大块肺栓塞者做出快速鉴别,此类患者的心电图上存在右心室劳损的表现。发生大块肺栓塞的患者可出现窦性心动过速,ST和T波异常,但也可表现为正常的心电图。其中最有价值的一个发现是,倒置的T波出现在V_1~V_4导联。其他的异常包括:不完全或完全性右束支传导阻滞,或出现$S_{Ⅰ}$-$Q_{Ⅲ}$-$T_{Ⅲ}$(Ⅰ导联S波深,Ⅲ导联Q波显著和T波倒置)的表现。上述变化多为一过性的,动态观察有助于对本病的诊断。

(三)胸部X线检查

急性肺源性心脏病本身X线表现的特异性不强。

(1)栓塞部位肺血减少(Westermark征),上腔静脉影扩大,肺门动脉扩张,右肺下动脉横径可增宽,也可正常或变细。

(2)肺梗死时可发现肺周围浸润性阴影,形状不一,常累及肋膈角,也可出现盘状肺不张及Hampton驼峰征,系继发性肺小叶血液填充影,患侧膈肌抬高,呼吸轻度减弱及少量至中量胸腔积液。

(3)心影可向两侧扩大。

(四)CT扫描

最新一代的多排CT扫描仪,只需被检查者屏气不到10 s钟即可完成整个胸部的扫描,而且分辨率在1 mm或不到1 mm。恰当地使用新一代的多排CT扫描,似乎可以取代肺动脉造影,成为诊断肺栓塞影像学上的金标准。

(五)磁共振成像

常规采用自旋回波和梯度回波脉冲序列扫描,对肺总动脉和左、右肺动脉主干的栓塞诊断有一定价值。但是,由于MRI对中央型肺栓塞诊断的敏感性与特异性均低于多排CT,因此,在没有CT设备时,MRI可以作为二线检查方法用于诊断。

(六)选择性肺动脉造影

是诊断肺栓塞最可靠的方法,如今已很少进行。这是因为新一代的多排CT扫描仪解决了大多数诊断上遇到的难题。然而,选择性肺动脉造影仍适用于准备进行介入治疗的患者,如导管介导的溶栓、吸出性栓子切除术、机械性血栓粉碎等。肺动脉造影检查有一定危险性,特别是并发肺动脉高压的患者应谨慎使用。

(七)超声心动图

经胸超声心动图适用于肺动脉总干及其左右分支的栓塞。表现为右室扩大,室壁不同步活动,右室运动减弱,肺动脉增宽等。经食管二维超声心动图可见右心室或肺动脉内游浮血栓,血管腔内超声检查则可能更为清晰。

(八)放射性核素肺扫描

^{99m}Tc-标记聚合人血清蛋白(MAA)肺灌注扫描是安全、无创及有价值的肺栓塞诊断方法。典型所见是呈肺段分布的灌注缺损,不呈肺段性分布者诊断价值受限。肺灌注扫描的假阳性率较高,为减少假阳性可做肺通气扫描以提高诊断的准确性。

五、诊断和鉴别诊断

本类疾病由于诊断困难，易被漏诊或误诊，非常重要的是提高对肺栓塞的诊断意识。若患者出现突发"原因不明"的气短，特别是劳力性呼吸困难，窒息、心悸、发绀、剧烈胸痛、昏厥和休克，尤其发生在长期卧床或手术后，应考虑肺动脉大块栓塞引起急性肺源性心脏病的可能；如发生体温升高、心悸、胸痛和血性胸腔积液，则应考虑肺梗死的可能。结合相关检查有助于诊断。诊断仍不明确时可行选择性肺动脉造影。本病需与其他原因引起的休克和心力衰竭，尤其是急性心肌梗死及心脏压塞等相鉴别。

六、治疗

绝大多数的肺栓塞都是可以治疗的。其治疗措施随临床类型而不同。近年肺栓塞的治疗研究进展迅速，治疗更趋规范化。接受治疗的患者病死率为5%～8%，不治疗者为25%～30%。

大块肺动脉栓塞引起急性肺源性心脏病时，必须紧急处理以挽救生命。

（一）一般处理

密切监测呼吸、心率、血压、心电图及血气等变化。使患者安静，绝对卧床2～3周，已采取了有效抗凝治疗者卧床时间可适当缩短。吸氧，保持大便通畅，勿用力排便，应用抗生素控制下肢血栓性静脉炎和预防肺栓塞并发感染。

（二）急救处理

合并休克者，可用多巴胺20～40 mg、多巴酚丁胺5～15 μg/(kg・min)加入至5%葡萄糖溶液250～500 mL中静脉滴注，并迅速纠正引起低血压的心律失常，如心房扑动、心房颤动等。胸痛重者可用罂粟碱30～60 mg皮下注射或哌替啶50 mg或吗啡5 mg皮下注射以止痛及解痉。心力衰竭时按常规处理。

溶栓主要用于2周内的新鲜血栓栓塞，愈早愈好，2周以上也可能有效。指征包括：①大块肺栓塞（超过2个肺叶血管）；②肺栓塞伴休克；③原有心肺疾病的次大块肺栓塞引起循环衰竭患者。具体用药方案：链激酶负荷量30 min 25 000 U，继而100 000 U/h，维持24 h静脉滴注；尿激酶负荷量10 min 4 400 U/kg静脉滴注，继而2 200 U/(kg・h)维持24 h静脉滴注；重组组织型纤溶酶原激活剂(rt-PA)2 h 100 mg，静脉滴注。国内常用尿激酶2～4 h 20 000 U/kg静脉滴注；rt-PA 2 h 50～100 mg，静脉滴注。溶栓数小时后病情明显好转。溶栓治疗结束后继以肝素或华法林抗凝治疗。

（三）外科疗法

(1)去栓术，即在呼吸机和体外循环支持下的急诊去栓手术，为一种成功、有效的治疗手段。主要是对于那些发生大块肺栓塞或中等大小肺栓塞，但有溶栓禁忌的以及需要进行右心房血块切除或关闭卵圆孔的患者。在心源性休克发生前进行的去栓术结果一般较乐观，成活率高达89%。

(2)放置下腔静脉滤网，其主要指征为：较多的出血而无法抗凝治疗；正规的抗凝治疗无法预防肺栓塞的复发。介入治疗，置入心导管粉碎或吸出栓子，同时可局部行溶栓治疗，本治疗不宜用于有卵圆孔未闭的患者，以免栓子脱落流入左心，引起体循环栓塞。

七、预后和预防

大多数肺动脉栓塞经正确治疗后预后良好。近年，随着溶栓治疗与去栓术的开展，可使大部分患者恢复。然而，进一步提高肺栓塞的诊断意识，减少误诊和漏诊，是改善患者预后的关键。肺栓塞的预防主要防止栓子进入肺动脉，其中以防止静脉血栓形成和脱落最为重要。对下肢静脉炎、静脉曲张应及时彻底治疗，采用手术、药物以及物理等方法，必要时放置入下腔静脉滤网，防止下肢静脉血栓形成和脱落导致肺栓塞。避免长期卧床或下肢固定姿势不活动，鼓励手术后早期下床活动，促进血液循环。对慢性心肺疾病或肿瘤患者，要提高可能并发肺栓塞的警惕性，高危患者可用肝素和(或)阿司匹林等药物抗凝、抗血小板治疗。

（柯晓霞）

第九节　慢性肺源性心脏病

慢性肺源性心脏病简称肺心病，是指由肺组织、胸廓或肺动脉系统病变引起的肺动脉高压，伴或不伴有右心衰竭的一类疾病。

肺心病在我国是常见病、多发病，平均患病率为0.48%，病死率在15%左右。本病占住院心脏病的构成比为38.5%～46%。我国北部及中部地区15岁以上人口患病率为3%，估计全国有2 500万人罹患此病，约有30%为非吸烟人群，与国外有明显差别，而且以农村女性多见，个体易感因素、遗传、气道高反应性、环境因素、职业粉尘和化学物质、空气污染等与本病的发病密切相关。

一、病因

影响支气管－肺为主的疾病，主要包括以下几个方面。

(1)COPD、支气管哮喘、支气管扩张等气道疾病，其中在我国80%～90%左右的慢性肺心病病因为COPD。

(2)影响肺间质或肺泡为主的疾病，如特发性肺间质纤维化、结节病、慢性纤维空洞性肺结核、放射性肺炎、尘肺以及结缔组织疾病引起的肺部病变等。

(3)神经肌肉及胸壁疾病，如重症肌无力、多发性神经病，胸膜广泛粘连、类风湿关节炎等造成的胸廓或脊柱畸形等疾病，影响呼吸活动，造成通气不足，导致低氧血症。

(4)通气驱动失常的疾病，如肥胖－低通气综合征、睡眠呼吸暂停低通气综合征、原发性肺泡通气不足等，因肺泡通气不足，导致低氧血症。

(5)以肺血管病变为主的疾病，如反复肺动脉栓塞、广泛结节性肺动脉炎、结缔组织疾病SLE引起的肺血管病变等。

(6)特发性疾病，如原发性肺动脉高压，即不明原因的持续性、进行性肺动脉压力升高。各种肺血管病变可导致低氧血症以及肺动脉高压，并最终导致慢性肺心病。

二、病理解剖

由于支气管黏膜炎变、增厚、黏液腺增生、分泌亢进，支气管腔内炎症渗出物及黏液分泌物潴留，支气管纤毛上皮受损，影响了纤毛上皮净化功能。病变向下波及细支气管，可出现平滑肌肥厚，使管腔狭窄而不规则；又加上管壁痉挛、软骨破坏、局部管腔易闭陷等改变，使细支气管不完全或完全阻塞，致排气受阻肺泡内残气量增多压力增高，肺泡过度膨胀，肺泡在弹力纤维受损基础上被动扩张，泡壁断裂，使几个小泡融合成一个大泡而形成肺气肿。又慢性阻塞性肺病常反复发作支气管周围炎及肺炎，炎症可累及邻近肺小动脉，使腔壁增厚、狭窄或纤维化，肺细动脉Ⅰ及Ⅲ型胶原增多；此外可有非特异性肺血管炎，肺血管内血栓形成等。最后致右心室肥大、室壁增厚、心腔扩张、肺动脉圆锥膨隆、心肌纤维肥大、萎缩、间质水肿，灶性坏死，坏死灶后为纤维组织所替代。部分患者可合并冠状动脉粥样硬化性病变。

三、发病机制

肺的功能和结构改变致肺动脉高压(pulmonary hypertension，PH)是导致肺心病的先决条件。

(一)呼吸功能改变

由于上述支气管及肺泡病理改变出现阻塞性通气功能障碍。限制性肺部疾病或胸部活动受限制可出现限制性通气功能障碍，使肺活量、残气量和肺总量减低。进一步发展则通气/血流比值失调而出现换气功能失常，最终导致低氧血症和高碳酸血症。

(二)血流动力学改变

主要改变在右心及肺动脉，表现为右室收缩压升高和肺动脉高压。低氧作用于肺血管平滑肌细胞膜上的离子通道，引起钙内流增加和钾通道活性阻抑；刺激血管内皮细胞，使内皮衍生的收缩因子如内皮素-Ⅰ合成增加而内皮衍生的舒张因子如一氧化氮和降钙素产生和释放减少；某些血管活性物质如血栓素A_2、血管紧张素Ⅱ、血小板激活因子及肿瘤坏死因子等形成和释放均促使肺血管收缩。加上二氧化碳潴留使血中H^+浓度增高，均可加重肺动脉高压。缺氧又使肺血管内皮生长释放因子（平滑肌细胞促分裂素）分泌增加，使血管平滑肌增生；成纤维细胞分泌的转化生长因子β表达增加，使肺动脉外膜成纤维细胞增生，这种肺血管结构重建使肺血管顺应性下降，管腔变窄，血管阻力增加。缺氧引起的代偿性红细胞增多，血容量增加，血黏稠度和循环阻力增高。慢性炎症使肺血管重构、肺血管数量减少，肺微动脉中原位血栓形成，均更加重了肺动脉高压。

（三）心脏负荷增加，心肌功能抑制

肺心病由于心肌氧张力减低，红细胞增多和肺血管分流，使左、右心室尤其是右心室负荷增加，右心室扩大，右室排血不完全，最后产生右心衰竭。一般认为肺心病是右心室受累的心脏病，但肺心病也有左心室损害。尸检证明，肺心病有左室肥大者占61.1%～90%。缺氧、高碳酸血症、肺部感染对心肌的损害，心排血量的增加及支气管肺血管分流的形成对左心室负担的增加以及老年人合并冠心病存在，均可使心脏功能受损加重。

（四）多脏器损害

肺心病引起多脏器衰竭与低灌注、感染所致休克，炎症介质的释放，抗原抗体复合物形成，激活补体、释出C_3等活性物质使中性粒细胞黏附于复合体，释出氧自由基而引起血管内皮严重损害，肺毛细血管内皮细胞受损使血中微聚物及血管壁活性物质难以清除，从而自左心室排出而引起全身器官损害，最后导致多脏器衰竭。

四、临床表现

本病病程进展缓慢，可分为代偿与失代偿两个阶段，但其界限有时并不清楚。

（一）功能代偿期

患者都有慢性咳嗽、咳痰或哮喘史，逐步出现乏力、呼吸困难。体检示明显肺气肿表现，包括桶状胸、肺部叩诊呈过度清音、肝浊音上界下降、心浊音界缩小甚至消失。听诊呼吸音低，可有干湿啰音，心音轻，有时只能在剑突下听到。肺动脉区第二音亢进，剑突下有明显心脏搏动，是病变累及心脏的主要表现。颈静脉可有轻度怒张，但静脉压并不明显增高。

（二）功能失代偿期

肺组织损害严重引起缺氧、二氧化碳潴留，可导致呼吸和（或）心力衰竭。

1.呼吸衰竭

多见于急性呼吸道感染后。缺氧早期主要表现为发绀、心悸和胸闷等。病变进一步发展时发生低氧血症，可出现各种精神神经障碍症状，称为肺性脑病。

2.心力衰竭

亦多发生在急性呼吸道感染后，因此常合并有呼吸衰竭，以右心衰竭为主，可出现各种心律失常。此外，由于肺心病是以心、肺病变为基础的多脏器受损害的疾病，因此在重症患者中，可有肾功能不全、弥散性血管内凝血、肾上腺皮质功能减退所致面颊色素沉着等表现。

五、实验室检查和辅助检查

（一）血液检查

红细胞计数和血红蛋白增高，血细胞比容正常或偏高，全血黏度、血浆黏度和血小板黏附率及聚集率常增高，红细胞电泳时间延长，血沉一般偏快；动脉血氧饱和度常低于正常，二氧化碳分压高于正常，以呼吸衰竭时显著。在心力衰竭期，可有丙氨酸氨基转移酶和血浆尿素氮、肌酐、血及尿β微球蛋白、血浆肾素活性、血浆血管紧张素Ⅱ含量增高等肝肾功能受损表现。合并呼吸道感染时，可有白细胞计数增高。在呼吸衰竭不同阶段可出现高钾、低钠、低钾或低氯、低钙、低镁等变化。

（二）痰细菌培养

旨在指导抗生素的应用。

（三）X线检查

诊断标准：①右肺下动脉横径≥15 mm；②肺动脉中度凸出或其高度≥3 mm；③右心室增大。

通常分为以下三型。

（1）正常型，心肺无异常表现。

（2）间质型，非血管性纹理增多，迷乱（含轨道征）或（和）网织结节阴影，多见于肺下野或中下野，或兼有一定程度的肺气肿。

（3）肺气肿型，表现为肺过度膨胀（如横膈低平、左肋膈角开大>35°等），肺血管纹理自中或内带变细、移位变形或（和）稀疏，有肺大疱或不规则局限透明区，或兼有一定程度的间质改变。

（四）心电图检查

通过心电图发现右心室肥大具有较高的特异性但其敏感性较差，有一定易变性。急性发作期由于缺氧、酸中毒、碱中毒、电解质紊乱等可引起ST段与T波改变和各种心律失常，当解除诱因，病情缓解后常可有所恢复及心律失常消失。心电图常表现为右心房和右心室增大。V_1 的R波振幅、V_1 的R/S比值和肺动脉压水平无直接关系。肺动脉高压伴COPD的患者心电图上的异常表现通常要少于肺动脉高压伴随其他疾病的患者。因为前者肺动脉高压的程度相对较轻，而且胸腔过度充气造成的桶状胸往往导致心电图呈低电压。

心电图诊断右心房及心室增大的标准如下。

（1）在Ⅱ、Ⅲ、aVF、V_1、V_2 导联P波电压达到0.25 mV。

（2）Ⅰ导联R波电压达到0.2 mV。

（3）A+R−PL=0.7 mV（Butler心电图诊断标准：A为 V_1 或 V_2 导联R或R′波的最大振幅，R为Ⅰ或 V_6 导联S波最大振幅，PL为 V_1 最小的S波或者Ⅰ或 V_6 最小的r波振幅）。用此标准评估肺动脉高压时，其敏感性可高达89%。

（五）超声心动图

常表现为右心房和右心室增大，左心室内径正常或缩小，室间隔增厚。右心室压力过高引起的室间隔活动异常具有特征性。而右心室壁和周围组织结构的分辨能力限制了心脏超声对于右心室扩大的辨别能力。右心室的功能障碍很难用心脏超声来量化，但可通过室间隔的位置和偏曲度从侧面得以反映。如果心脏超声发现心包积液，右房扩大，间隔移位，通常提示预后较差。由于慢性右心室压力负荷过重及左心室充盈不足，二尖瓣收缩期脱垂及室间隔运动异常相当常见。通过测量三尖瓣反流速度，用Bernoulli公式可得到右心室收缩高压的多普勒超声心动图证据。多普勒超声心动图显示二尖瓣反流及右室收缩压增高。多平面经食管超声心动图可显示右室功能射血分数（RVEF）下降。

（六）肺功能检查

在心肺功能衰竭期不宜进行本检查，症状缓解期可考虑测定。患者均有通气和换气功能障碍。表现为时间肺活量及最大通气量减少，残气量增加。此外，肺阻抗血流图及其微分图的检查在一定程度上能反映机体内肺血流容积改变，了解肺循环血流动力学变化、肺动脉压力大小和右心功能；核素心血管造影有助于了解右心功能；肺灌注扫描如肺上部血流增加、下部减少，则提示有肺动脉高压存在。

六、诊断

本病由慢性广泛性肺、胸部疾病发展而来，呼吸和循环系统的症状常混杂出现，故早期诊断比较困难。一般认为凡有慢性广泛性肺、胸部疾病患者，一旦发现有肺动脉高压、右心室增大而同时排除了引起右心增大的其他心脏疾病可能时,即可诊断为本病。肺动脉高压和右心室增大是肺心病早期诊断的关键。肺心病常可并发酸碱平衡失调和电解质紊乱。其他尚有上消化道出血和休克,其次为肝、肾功能损害及肺性脑病,少见的有自发性气胸、弥散性血管内凝血等,后者病死率高。

七、鉴别诊断

1.冠状动脉粥样硬化性心脏病

慢性肺心病和冠心病均多见于老年人,且均可有心脏扩大、心律失常及心力衰竭,少数肺心病患者心电图的胸导联上可出现Q波。但前者无典型心绞痛或心肌梗死的表现,其酷似心肌梗死的图形多发生于急性发作期严重右心衰竭时,随病情好转,酷似心肌梗死的图形可很快消失。

2.风湿性心瓣膜病

慢性肺心病的右房室瓣关闭不全与风湿性心瓣膜病的右房室瓣病变易混淆,但依据病史及临床表现,结合X线、心电图、超声心动图、血气分析等检查所见,不难做出鉴别。

3.其他

原发性心肌病(有心脏增大、心力衰竭以及房室瓣相对关闭不全所致杂音)、缩窄性心包炎(有颈静脉怒张、肝大、水肿、腹腔积液及心电图低电压)及发绀型先天性心脏病伴胸廓畸形时,均需与慢性肺心病相鉴别。一般通过病史、X线、心电图及超声心动图检查等进行鉴别诊断。

八、并发症

最常见的为酸碱平衡失调和电解质紊乱。其他尚有上消化道出血和休克,其次为肝、肾功能损害及肺性脑病。少见的有自发性气胸、弥散性血管内凝斑等,后者病死率高。

九、治疗

肺心病是原发于重症胸、肺、肺血管基础疾病的晚期并发症,防治很困难,其中81.8%的患者由慢性支气管炎、支气管哮喘并发肺气肿发展而来,因此积极防治这些疾病是避免肺心病发生的根本措施。应讲究卫生、戒烟和增强体质,提高全身抵抗力,减少感冒和各种呼吸道疾病的发生。对已发生肺心病的患者,应针对缓解期和急性期分别加以处理。呼吸道感染是发生呼吸衰竭的常见诱因,故需要积极予以控制。

(一)缓解期治疗

是防止肺心病发展的关键。可采用以下方式。

(1)冷水擦身和膈式呼吸及缩唇呼气以改善肺脏通气等耐寒及康复锻炼。

(2)镇咳、祛痰、平喘和抗感染等对症治疗。

(3)提高机体免疫力药物如核酸酪素注射液(麻疹减毒疫苗的培养液)皮下或肌内注射,或核酸酪素口服液10 mL/支,3次/天,36个月为一个疗程。气管炎菌苗皮下注射、卡介苗素注射液肌内注射等。

(4)临床试验表明,长期氧疗可以明显改善有缺氧状态的慢性肺心病患者的生存率。

(5)中医中药治疗,宜扶正固本、活血化瘀,以提高机体抵抗力,改善肺循环情况。对缓解期患者进行康复治疗及开展家庭病床工作能明显降低急性期的发作。

(二)急性期治疗

1.控制呼吸道感染

呼吸道感染是发生呼吸衰竭和心力衰竭的常见诱因,故需积极应用药物予以控制。目前主张联合用药。宜根据痰培养和致病菌对药物敏感的测定选用,但不要受痰菌药物试验的约束。可考虑经验性抗菌药物治疗。加拿大胸科学会2000年推荐的COPD急性期抗菌治疗方案,曾经被广泛引用。急性发作的COPD分为单纯型、复杂型和慢性化脓型3型,其中单纯型推荐的经验性治疗抗菌药物是阿莫西林、多西环素、复方磺胺甲噁唑;复杂型推荐的是喹诺酮类、β_2 内酰胺酶抑制药复方制剂、第2代或第3代头孢菌素、新大环内酯类;慢性化脓型推荐的是环丙沙星、其他静脉用抗假单胞菌抗生素(哌拉西林钠、头孢他啶、头孢吡肟、碳青霉烯类、氨基苷类)。除全身用药外，尚可局部雾化吸入或气管内滴注药物。长期应用抗生素要防止真菌感染。一旦真菌已成为肺部感染的主要病原菌，应调整或停用抗生素，给予抗真菌治疗。

2.改善呼吸功能，抢救呼吸衰竭

采取综合措施，包括缓解支气管痉挛、清除痰液、畅通呼吸道，可用沐舒坦 15 mg，2 次/天，雾化吸入；或 60 mg，口服 2 次/天，静脉滴注。持续低浓度给氧，应用呼吸兴奋药，BiPAP 正压通气等，必要时施行气管切开、气管插管和机械呼吸器治疗等。

3.控制心力衰竭

轻度心力衰竭给予吸氧，改善呼吸功能，控制呼吸道感染后，症状即可减轻或消失。较重者加用利尿药亦能较快予以控制。

(1)利尿药：一般以间歇、小量呋塞米及螺内酯(安体舒通)交替使用为妥，目的为降低心脏前、后负荷，增加心排血量，降低心腔充填压，减轻呼吸困难。使用时应注意到可引起血液浓缩，使痰液黏稠，加重气道阻塞；电解质紊乱尤其是低钾、低氯、低镁和碱中毒，诱致难治性水肿和心律失常。若需长时间使用利尿药，可合用有保钾作用血管紧张素转换酶抑制药，如卡托普利、培哚普利、福辛普利等，以避免肾素分泌增加、血管痉挛，增强利尿作用。中草药如复方五加皮汤、车前子、金钱草等均有一定利尿作用。

(2)洋地黄类：在呼吸功能未改善前，洋地黄类药物疗效差，且慢性肺心病患者肝、肾功能差，因此用量宜小，否则极易发生毒性反应，出现心律失常。急性加重期以静脉注射毛花苷丙(西地兰)或毒毛花苷 K 为宜，见效快，可避免在体内蓄积，若心力衰竭已纠正，可改用地高辛维持。

(3)血管扩张剂：除减轻心脏的前、后负荷，还可扩张肺血管，降低肺动脉压。全身性血管扩张药大多对肺血管也有扩张作用，如直接扩张血管平滑肌药物肼屈嗪、钙离子拮抗药硝苯地平、α 受体阻断药酚妥拉明、ACEI 卡托普利以及 β-受体激动药、茶碱类、依前列醇等，均可不同程度地降低肺动脉压力。但应注意这些药物对心排血量及动脉血压的影响，应从小剂量开始。慢性肺心病是以右心病变为主的全心病变，可发生右心衰竭、急性肺水肿或全心衰竭。并且心力衰竭往往与呼吸衰竭并存，因此，治疗心力衰竭前应先治疗呼吸衰竭，一般随着呼吸功能的改善，急性增高的肺动脉压可随之下降，右心室负担减轻，轻症心力衰竭患者可得到纠正。

4.控制心律失常

除常规处理外，需注意治疗病因，包括控制感染、纠正缺氧、纠正酸碱和电解质平衡失调等。病因消除后心律失常往往会自行消失。此外，应用抗心律失常药物时还要注意避免应用普萘洛尔等 β-受体阻滞药，以免引起气管痉挛。

5.应用肾上腺皮质激素

在有效控制感染的情况下，短期大剂量应用肾上腺皮质激素，对抢救早期呼吸衰竭和心力衰竭有一定作用。通常用氢化可的松 100～300 mg 或地塞米松 10～20 mg 加于 5%葡萄糖溶液 500 mL 中静脉滴注，每日 1 次，后者亦可静脉推注，病情好转后 2～3d 停用。如胃肠道出血，肾上腺皮质激素的使用应十分慎重。

6.并发症的处理

并发症如酸碱平衡失调和电解质紊乱、消化道出血、休克、弥散性血管内凝血等应积极治疗。

7.中医治疗

肺心病急性发作期表现为本虚标实，病情多变，治疗应按急则治标、标本兼治的原则。中西医结合治疗是一种很好的治疗途径。

十、预后和预防

本病常年存在，但多在冬季由于呼吸道感染而导致呼吸衰竭和心力衰竭，病死率较高。1973 年前肺心病住院病死率在 30%左右，1983 年已下降到 15%以下，目前仍在 10%～15%，这与肺心病发病高峰年龄向高龄推移、多脏器并发症、感染菌群的改变等多层因素有关，主要死因依次为肺性脑病、呼吸衰竭、心力衰竭、休克、消化道出血、弥散性血管内凝血、全身衰竭等。本病病程中多数环节是可逆的，因此积极控制感染、宣传戒烟、治理环境污染，以减少自由基的生成，并通过饮食中添加高抗氧化效能的食物及服用某些抗氧化药来相应地提高抗氧化系统的功能，对保护肺心病者的肺功能有着重要意义。对已发生肺心病的患者，应针对病情发展分别加以处理，通过适当治疗，心肺功能都可有一定程度的恢复，发生心力衰竭并不表示心肌已丧失收缩能力。

（柯晓霞）

第十节　急性心力衰竭

急性心力衰竭是指由于急性心脏病变引起心排血量急骤显著减少导致组织器官灌注不足和急性淤血综合征。急性右心衰竭肺源性心脏病少见，主要为大块肺梗死引起。临床上急性左心衰竭较为常见，是严重的急危重症，抢救是否及时、合理与预后密切相关。

一、病因

急性弥漫性心肌损害，引起心肌收缩无力，如急性心肌炎、广泛性心肌梗死等。急性的机械性阻塞，引起心脏压力负荷加重，排血受阻，如严重的瓣膜狭窄、心室流出道梗阻、心房内球瓣样血栓或黏液瘤嵌顿，动脉总干或大分支栓塞等。急性心脏容量负荷加重，如外伤、急性心肌梗死或感染性心内膜炎引起的瓣膜损害，腱索断裂，心室乳头肌功能不全，间隔穿孔，主动脉窦动脉瘤破入心腔以及静脉输血或输入含钠液体过多或过快。急起的心室舒张受限，如急性大量心包积液或积血、快速的异位心率等。严重的心律失常，如心室颤动(简称室颤)、其他严重的室性心律失常、心室暂停、显著的心动过缓等，使心脏暂停排血或排血量显著减少。

二、临床表现

根据心脏排血功能减退的程度、速度和持续时间的不同以及代偿功能的差别有下列四种不同表现。

(一)昏厥

昏厥发生数秒钟可有四肢抽搐、呼吸暂停、发绀等表现。发作大多短暂，发作后意识立即恢复。

(二)休克

由于心脏排血功能低下导致心排血量不足而引起的休克。临床上除一般休克的表现外，多伴有心功能不全，肺毛细血管楔压升高，颈静脉怒张等表现。

(三)急性肺水肿

为左侧心力衰竭的主要表现。典型发作为突然、严重气急；呼吸可达 30～40 次/分，端坐呼吸，阵发咳嗽，面色灰白，口唇青紫，大汗，常咳出大量粉红色泡沫样痰。

(四)心搏骤停

为严重心力衰竭的表现。

三、诊断和鉴别诊断

根据典型症状和体征，诊断急性心力衰竭并不困难。主要应与其他原因(特别是血管功能不全)引起的昏厥、休克和肺水肿相鉴别。昏厥当时心律、心率无明显过缓、过速、不齐或暂停，又无引起急性心功能不全的心脏病基础的，可排除心源性昏厥。心源性休克时静脉压和心室舒张末期压升高，与其他原因引起的休克不同。肺水肿伴肺部哮鸣音时应与支气管哮喘鉴别，此时心尖部奔马律有利于肺水肿的诊断。其他原因引起的肺水肿，如化学或物理因素引起的肺血管通透性改变(感染、低蛋白血症、过敏、有毒气体吸入和放射性肺炎、肺间质淋巴癌性浸润等)或胸腔负压增高(胸腔穿刺放液过快或过多)、支气管引流不畅

(液体吸入支气管或咳嗽反射消失)等。根据相应的病史和体征不难与急性心力衰竭引起的肺水肿鉴别，但心脏病患者可由非心源性原因引起肺水肿，而其他原因引起的肺水肿合并心源性肺水肿的也并不罕见。应全面考虑，做出判断。

四、治疗

首先根据病因给予相应的处理。

(一)心源性昏厥发作的治疗

心源性昏厥大多数较短暂，但有反复发作的可能，治疗应包括预防发作。昏厥发生于心脏排血受阻者，经卧位或胸膝位休息、保暖和给氧后，常可缓解。由于房室瓣口被血栓或肿瘤阻塞者，发作时改变体位可能使阻塞减轻或发作中止。由于严重心律失常引起者，应迅速控制心律失常。彻底治疗在于祛除病因，如手术解除流出道梗阻、切除血栓或肿瘤、控制心律失常的发作等。

(二)急性肺水肿的治疗

1.治疗原则

(1)降低左房压和(或)左室充盈压。

(2)增加左室搏出量。

(3)减少循环血量。

(4)减少肺泡内液体渗入，保证气体交换。

2.具体措施

(1)使患者取坐位或半卧位，两腿下垂，使下肢静脉回流减少。

(2)给氧：面罩给氧较鼻导管给氧效果好。

(3)镇静：静脉注射 3～5 mg 吗啡，可迅速扩张体静脉，减少静脉回心血量，降低左房压。

(4)舌下或静脉滴注硝酸甘油可迅速降低肺毛细血管楔压或左房压，缓解症状的效果很显著，但有引起低血压的可能。确定收缩压在 13.3 kPa(100 mmHg)以上后，舌下含服首剂0.3 mg，5 min 后复查血压，再给 0.3～0.6 mg，5 min 后再次测血压。如收缩压降低至 12 kPa(90 mmHg)或以下，应停止给药。静脉滴注硝酸甘油的起始剂量为 10 μg/min，在血压测定监测下，每 5 min 增加 5～10 μg，直至症状缓解或收缩压下降至 12 kPa(90 mmHg)以下。继续以有效剂量维持静脉滴注，病情稳定后逐步减量至停用，突然中止静脉滴注可能引起症状反跳。

(5)静脉注射呋塞米 40 mg 或依他尼酸钠 50 mg(以 50%葡萄糖溶液稀释)，前者在利尿作用开始前即可通过扩张静脉系统降低左房压，减轻呼吸困难症状。给药后 15～30 min 尿量开始下降。对血压偏低的患者，尤其是急性心肌梗死或主动脉狭窄引起的肺水肿患者应慎用，以免引起低血压或休克。

3.其他辅助治疗

(1)静脉注射氨茶碱 0.25 g(50%葡萄糖溶液 40 mL 稀释，15～20 min 注完)可解除支气管痉挛，减轻呼吸困难。还可能增强心肌收缩，扩张周围血管，降低肺动脉压和左房压。

(2)洋地黄制剂对室上性快速心律失常引起的肺水肿有显著疗效。洋地黄减慢房室传导，使心室率减慢，从而改善左心室充盈，降低左房压。静脉注射毛花苷 C 或地高辛，对 1 周未用过地高辛者首次应给予毛花苷 C 0.6 mg，地高辛 0.5～0.75 mg；1 周内用过地高辛者则宜从小剂量开始。

(3)高血压性心脏病引起的肺水肿，静脉滴注硝普钠，可迅速有效地减轻心脏前后负荷，降低血压。用法为 15～20 μg/min 开始，每 5 min 增加 5～10 μg，直至症状缓解，或收缩压降低到13.3 kPa(100 mmHg)以下。有效剂量维持至病情稳定，以后逐步减量、停药。突然停药可引起反跳。长期用药可引起氰化物和硫氰酸盐中毒，因而近年来已逐渐被硝酸甘油取代。酚妥拉明静脉滴注 0.1～1 mg/min，也有迅速降压和减轻后负荷的作用，但可致心动过速，且降低前负荷的作用较弱，近年来已较少采用。

(4)伴低血压的肺水肿患者，宜先静脉滴注多巴胺 2～10 μg/min，保持收缩压在 13.3 kPa(100 mmHg)，再进行扩血管药物治疗。

(5)静脉穿刺放血 300～500 mL,可用于上述治疗无效的肺水肿患者,尤其是大量快速输液或输血所致的肺水肿。

(柯晓霞)

第十一节　慢性心力衰竭

慢性原发性心肌病变和心室长期压力或容量负荷过重,可分别引起原发性或继发性心肌舒缩功能受损。在早期,通过代偿调节,尚能使心室每搏量和心排血量(心输出量)满足休息和活动时组织代谢的需要;在后期,即使通过充分代偿调节已不能维持足够的每搏量和心排血量。前者称为慢性心功能不全的代偿期,亦称潜在性、代偿性或无症状性心功能不全;后者称为慢性心功能不全的失代偿期,亦称为失代偿性心功能不全。由于慢性心功能不全的失代偿期大多有各器官阻性充血(或淤血)的表现,因而通常称为充血性心力衰竭,亦称有症状性心力衰竭。

一、病因

先天或获得性心肌、心瓣、心包或大血管、冠脉结构异常,导致血流动力功能不全是慢性心功能不全的基础病因。成人充血性心力衰竭的常见的病因为冠状动脉粥样硬化心脏病(冠心病)、高血压心脏病(高心病)、瓣膜病、心肌病和肺源性心脏病(肺心病)。其他较常见的病因有心肌炎、肾炎和先天性心脏病。较少见的易被忽视的病因有心包疾病、甲状腺功能亢进与减退症、贫血、维生素 B_1 缺乏病、动静脉瘘、心房黏液瘤以及肿瘤、结缔组织疾病、高原病及少见的内分泌病等。

上述心力衰竭的基本原因,可通过下列机制影响心功能,引起心力衰竭。①原发性心肌收缩力受损:包括心肌梗死、心肌炎症、变性或坏死(如冠心病、肺心病、心肌病等)、心肌缺氧或纤维化(如冠心病、肺心病、心肌病等)、心肌的代谢、中毒性改变等,都使心肌收缩力减弱而导致心力衰竭。②心室的压力负荷(后负荷)过重:肺及体循环高压,左、右心室流出道狭窄,主动脉瓣或肺动脉瓣狭窄等,均能使心室收缩时阻力增高、后负荷加重,引起继发性心肌舒缩功能减弱而导致心力衰竭。③心室的容量负荷(前负荷)过重:瓣膜关闭不全、心内或大血管间左至右分流等,使心室舒张期容量增加,前负荷加重,也可引起继发性心肌收缩力减弱和心力衰竭。④高动力性循环状态:主要发生于贫血、体循环动静脉瘘、甲状腺功能亢进症、维生素 B_1 缺乏性心脏病,由于周围血管阻力降低,心排血量增多,也能引起心室容量负荷加重,导致心力衰竭。⑤心室前负荷不足:二尖瓣狭窄,心脏压塞和限制型心肌病等,引起心室充盈受限,体、肺循环充血。

心力衰竭的诱发因素常见有:①感染:呼吸道感染为最多,其次为风湿热。在儿童风湿热则占首位。女性患者中泌尿系感染亦常见。亚急性感染性心内膜炎也常因损害心瓣膜和心肌而诱发心力衰竭。②过度体力活动和情绪激动。③钠盐摄入过多。④心律失常,特别是快速性心律失常,如伴有快速心室率的心房颤动(房颤)、心房扑动(房扑)。⑤妊娠和分娩。⑥输液(特别是含钠盐的液体)、输血过快和(或)过多。⑦洋地黄过量或不足。⑧药物作用:使用抑制心肌收缩力的药物,如β受体阻滞药,体内儿茶酚胺的消耗药物(如利血平类),交感神经节阻滞药(如胍乙啶)和某些抗心律失常药物(如奎尼丁、普鲁卡因胺、维拉帕米等);水钠潴留,激素和药物的应用,如肾上腺皮质激素等造成水钠潴留。⑨其他:出血和贫血、肺栓塞、室壁瘤、心肌收缩不协调、乳头肌功能不全等。

二、临床表现和实验室检查

按心力衰竭开始发生于哪一侧和充血主要表现的部位,将心力衰竭分为左侧心力衰竭、右侧心力衰竭和全心衰竭。心力衰竭开始发生在左侧心脏,以肺充血为主的称为左侧心力衰竭;开始发生在右侧心脏并以肝、肾等器官和周围静脉淤血为主的,称为右侧心力衰竭。两者同时存在的称全心衰竭。以左侧心力衰竭开始的情况较为多见,大多经过一段时间发展为肺动脉高压而引起右侧心力衰竭。单独的右侧心力衰竭较少见。

(一)左侧心力衰竭

可分为左心室衰竭和左心房衰竭两种。左心室衰竭多见于高血压心脏病、冠心病、主动脉病变和二尖瓣关闭不全。急性肾小球肾炎和风湿性全心炎是儿童和少年患者左心室衰竭的常见病因。二尖瓣狭窄时,左心房压力明显增高,也有肺充血表现,但非左心室衰竭引起,因而称为左心房衰竭。

1.症状

(1)呼吸困难:是左侧心力衰竭的主要症状。不同情况下肺充血的程度有差异,呼吸困难的表现有下列不同形式。①劳力性呼吸困难:开始仅在剧烈活动或体力劳动后出现呼吸急促,如登楼、上坡或平地快走等活动时出现气急。随肺充血程度的加重,可逐渐发展到更轻的活动时或体力劳动后、甚至休息时,也发生呼吸困难。②端坐呼吸:一种由于平卧时极度呼吸困难而必须采取的高枕、半卧位或坐位以解除或减轻困难的状态。程度较轻的,高枕或半卧位时无呼吸困难;严重的必须端坐;最严重的即使端坐床边,两腿下垂,上身向前,双手紧握床边,仍不能缓解严重的呼吸困难。③阵发性夜间呼吸困难:又称心源性哮喘,是左心室衰竭早期的典型表现。呼吸困难可连续数夜,每夜发作或间断发作。典型发作在夜间熟睡1～2h后,患者因气闷、气急而突然惊醒,被迫立即坐起,可伴阵咳、哮鸣性呼吸音或泡沫样痰。发作较轻的采取坐位后十余分钟至1h左右呼吸困难自动消退,患者又能平卧入睡,次日白天无异常感觉。严重的可持续发作,阵发咳嗽,咳粉红色泡沫样痰,甚至发展成为急性肺水肿。由于早期呼吸困难多在夜间发作,开始常能自动消退,白天症状可不明显,因而并不引起患者注意。即使就医,也常因缺少心力衰竭的阳性体征而被忽视。发作时伴阵咳或哮鸣的可被误诊为支气管炎或哮喘。④急性肺水肿:急性肺水肿的表现与急性左心功能不全相同。

(2)体力下降:倦怠、乏力、运动耐力减弱。

2.体征

(1)原有心脏病的体征。

(2)陈一施呼吸:见于严重心力衰竭,预后不良。呼吸有节律地由暂停逐渐增快、加深,再逐渐减慢、变浅,直到再停,约半分钟至一分钟后呼吸再起,如此周而复始。脑缺氧严重的患者还可伴有嗜睡、烦躁、神志错乱等精神症状。

(3)左心室增大:心尖冲动向左下移位,心率增快,心尖区有舒张期奔马律,肺动脉瓣区第二心音亢进,其中舒张期奔马律最有诊断价值,在患者心率增快或卧位并做深呼气时更容易听到。左心室扩大还可形成相对性二尖瓣关闭不全,产生心尖区收缩期杂音。

(4)交替脉:脉搏强弱交替。轻度交替脉仅能在测血压时发现。

(5)肺部啰音:阵发性呼吸困难或急性肺水肿时可有粗大湿啰音,满布两肺,并可伴有哮鸣音。

(6)胸腔积液:左侧心力衰竭患者中的25%有胸腔积液。胸腔积液可局限于肺叶间,也可呈单侧或双侧胸腔积液,胸腔积液蛋白含量高,心力衰竭好转后消退。

3.早期X线检查

肺静脉充盈左侧心力衰竭在X线检查时仅见肺上叶静脉扩张、下叶静脉较细,肺门血管阴影清晰。在肺间质水肿期可见肺门血管影增粗、模糊不清,肺血管分支扩张增粗,或肺叶间淋巴管扩张。在肺泡水肿阶段,开始可见密度增高的粟粒状阴影,继而发展为云雾状阴影。急性肺水肿时可见自肺门伸向肺野中部及周围的扇形云雾状阴影。此外,左侧心力衰竭有时还可见认到局限性肺叶间、单侧或双侧胸腔积液;慢性左侧心力衰竭患者还可以有叶间胸膜增厚,心影可增大(左心室增大)。

(二)右侧心力衰竭

多由左侧心力衰竭引起。出现右侧心力衰竭后,由于右心室排血量减少,肺充血现象有所减轻,呼吸困难亦随之减轻。单纯右侧心力衰竭多由急性或慢性肺心病引起。

1.症状

主要由慢性持续淤血引起各脏器功能改变所致,如长期消化道淤血引起的食欲缺乏、恶心、呕吐等;肾脏淤血引起尿量减少、夜尿多、蛋白尿和肾功能减退;肝淤血引起上腹饱胀,甚至剧烈腹痛,长期肝淤血可引起黄疸、心源性肝硬化。

2.体征

(1)原有心脏病体征。

(2)心脏增大:以右心室增大为主者可伴有心前区抬举性搏动(胸骨左缘心脏冲动有力且持久)。心率增快,部分患者可在胸骨左缘相当于右心室表面处听到舒张早期奔马律。右心室明显扩大可形成功能性三尖瓣关闭不全,产生三尖瓣区收缩期杂音,吸气时杂音增强。

(3)静脉充盈:颈外静脉充盈为右侧心力衰竭的早期表现。半卧位或坐位时在锁骨上方见到颈外静脉充盈,或颈外静脉充盈最高点距离胸骨角水平 10 cm 以上,都表示静脉压增高,常在右侧较明显。严重右侧心力衰竭静脉压显著升高时,手背静脉和其他表浅静脉也充盈,并可见静脉搏动。

(4)肝大和压痛:出现也较早,大多发生于皮下水肿之前。肝大剑突下较肋下肋缘明显,质地较软,具有充实饱满感,边缘有时扪不清,叩诊剑突下有浊音区,且有压痛。压迫肝脏(或剑突下浊音区)时可见颈静脉充盈加剧(肝一颈静脉反流现象)。随心力衰竭的好转或恶化,肝大可在短时期内减轻或增剧。右侧心力衰竭突然加重时,肝脏急性淤血,肝小叶中央细胞坏死,引起肝脏急剧增大,可伴有右上腹与剑突下剧痛和明显压痛、黄疸,同时血清 ALT 常显著升高,少数人甚至达 1000 U 以上。一旦心力衰竭改善,肝大和黄疸消退,血清转氨酶也在 1~2 周内恢复正常。长期慢性右侧心力衰竭引起心源性肝硬化时,肝触诊质地较硬,压痛可不明显,常伴黄疸、腹腔积液及慢性肝功能损害。

(5)下垂性水肿:早期右侧心力衰竭水肿常不明显,多在颈静脉充盈和肝大明显后才引起凹陷性水肿。水肿最早出现在身体的下垂部位,起床活动者以足、踝内侧和胫前较明显,仰卧者骶区消肿;侧卧者卧侧肢体水肿显著。病情严重可发展到全身水肿。

(6)胸腔积液和腹腔积液:胸膜静脉回流至上腔静脉、支气管静脉和肺静脉,右侧心力衰竭时静脉压增高,可有双侧或单侧胸腔积液。双侧胸腔积液时,右侧量常较多,单侧胸腔积液也以右侧为多见,其原因不明。胸腔积液含蛋白量较高(2~3 g/100 mL),细胞数正常。大量腹腔积液多见于三尖瓣狭窄、三尖瓣下移和缩窄性心包炎,亦可见于晚期心力衰竭和右心房球形血栓堵塞下腔静脉入口时。

(7)心包积液:少量心包积液在右侧心力衰竭或全心衰竭时不少见。

(8)发绀:长期右侧心力衰竭患者大多数有发绀,可表现为面部毛细血管扩张、青紫和色素沉着。

(9)其他:晚期患者可有明显营养不良、消瘦甚至恶病质。

3.实验室检查

(1)静脉压增高:肘静脉压超过 1.37 kPa(14 cmH_2O)或重压肝脏 0.5~1 min 后上升 0.098~0.196 kPa(1~2 cmH_2O)以上的,提示有右侧心力衰竭[我国 1 425 例正常成年人测定正常范围 0.29~1.37 kPa(3~14 cmH_2O),平均 0.97 kPa(9.9 cmH_2O)]。

(2)血液检查:血清胆红素和丙氨酸氨基转移酶(ALT)可略增高。

(3)尿的改变:可有轻度蛋白尿、尿中有少量透明或颗粒管型和少量红细胞,可有轻度氮质血症。

(三)舒张性心力衰竭

正常心脏舒张期等容弛张阶段心室腔压力快速下降,持续至二尖瓣开放后,进入快速充盈阶段,再经过缓慢充盈和心房收缩阶段,心室充盈量在肺静脉平均压低于 1.6 kPa(12 mmHg)时足以提供适应机体需要的心排血量。舒张功能障碍时,心室舒张和(或)充盈不良,充盈压增高,充盈量减少,左心房和肺静脉压相应增高。心室充盈量在肺静脉平均压等于 1.6 kPa(12 mmHg)条件下才能提供足以适应机体需要的心排血量。舒张性功能障碍的主要后果是心室充盈压增高,与其上游静脉压增高所致肺或体循环淤血。

舒张功能障碍可表现为舒张早期心室功能受损和(或)心室顺应性减低,起始通过充盈压增高可能维持静息时每搏量正常,但常难以满足机体需要增高时的心排血量。心力衰竭患者大多有左室收缩功能障碍伴不同程度舒张功能障碍;部分患者以左室舒张功能障碍为主,静息时收缩功能正常或接近正常。心肌缺血、心肌肥厚和心肌纤维性变是舒张功能障碍常见的病理基础。最常见的病因包括冠心病、原发性高血压病、糖尿病、主动脉瓣狭窄、肥厚型心肌病、限制型心肌病等。心室顺应性降低也见于部分高龄正常人。

舒张性心力衰竭的临床表现可从无症状、运动耐力下降到气促、肺水肿。急性心肌缺血或高血压未满意控制的患者可出现急性舒张功能不全所致急性肺水肿。

超声心动图多普勒测定或核素心肌显影评估收缩和舒张功能是诊断舒张和(或)收缩功能障碍的常用方法。目前大多数采用多普勒超声心动图二尖瓣血流频谱间接测定心室舒张功能。

(四)心功能的判定和分级

心功能指心脏做功能力的限度。NYHA心功能的限度美国纽约心脏病学会据患者自觉症状的分级。①Ⅰ级:体力活动不受限,一般体力活动不引起过度的乏力、心悸、气促和心绞痛。②Ⅱ级:轻度体力活动受限,静息时无不适,但低于日常活动量即致乏力、心悸、气促或心绞痛。③Ⅲ级:体力活动明显受限,静息时无不适,但低于日常活动量即致乏力、心悸、气促或心绞痛。④Ⅳ级:不能无症状地进行任何体力活动,休息时可有心力衰竭或心绞痛症状,任何体力活动都加重不适。

1994年3月上述分级方案修订时,增加了客观评价指标(包括心电图、负荷试验、X线、超声心动图和核素显影检查结果)定为:A.无心血管疾病的客观依据。B.有轻度心血管疾病的客观依据。C.有中等程度心血管疾病的客观依据。D.严重心血管疾病的客观依据。轻、中、重心血管疾病的定义难以确切标明,由临床医师主观判断。

联合症状和客观指标分级可能弥补原有方案主观症状与客观指标分离,仅反映血流动力学的症状变化等不足。如客观检查示严重主动脉瓣狭窄或严重冠脉狭窄的患者,自觉症状不明显或极轻微,联合分级定为ⅠD。而客观检查示轻度主动脉瓣狭窄或轻度冠脉狭窄的无症状患者,则定为ⅠB。又如LVEF均<35%的无症状左室收缩功能障碍者定为ⅠC,而有症状性心力衰竭者定为Ⅱ~ⅢC。

本分组简便易行,新修订的联合指标分级在对比不同临床试验人选对象的心功能状态、评价治疗效果以及分析不同亚组的治疗影响时,均很有帮助。

三、诊断

典型的心力衰竭诊断并不困难。左侧心力衰竭的诊断依据为原有心脏病的体征和体循环淤血的表现,且患者大多有左侧心力衰竭的病史。

值得注意的是心力衰竭的早期诊断。早期心力衰竭患者症状可不明显,常能自由活动,坚持工作,劳力性气促和阵发性夜间呼吸困难是左侧心力衰竭的早期症状,但常不引起注意,并常因白天就诊缺少阳性体征而被忽视,如不详细询问病史、不仔细检查、未发现舒张期奔马律及X线典型表现,易被漏诊。颈静脉充盈和肝大是右侧心力衰竭的早期症状,易被忽视。心力衰竭时肝大等也不一定都是心力衰竭所致。如劳力性气促可由阻塞性肺气肿、肺功能不全、肥胖或身体虚弱引起。夜间呼吸困难也可由支气管哮喘发作引起。肺底湿啰音可由慢性支气管炎、支气管扩张或肺炎引起。心力衰竭引起的湿啰音大多为两侧对称性的,偶见于单侧,或仅有哮鸣音。下肢水肿可由静脉曲张、静脉炎、肾脏或肝脏疾病、淋巴水肿等所致,还可在久坐或月经前后、妊娠后期发生;妇女原因不明性下肢水肿亦不少见。另外,心力衰竭时可因长期卧床液体积聚在腰骶部而不发生下肢水肿。肝大可由血吸虫病、肝炎、脂肪肝引起。颈静脉充盈可由肺气肿或纵隔瘤压迫上腔静脉引起。胸腔积液可由胸膜结核、肿瘤和肺梗死引起;腹腔积液也可由肝硬化、低蛋白血症、腹膜结核、肿瘤引起。

心力衰竭时常伴心脏扩大,但正常大小的心脏也可发生心力衰竭,如急性心肌梗死。肺气肿时心脏扩大可被掩盖;心脏移位或心包积液又可被误认为心脏扩大。

X线是确诊左心肺间质水肿期的主要依据,还有助于心衰和肺部疾病的鉴别。超声心动图不能确诊心衰,但是区分收缩或舒张功能不全的主要手段,还能评估心脏结构和功能,帮助确立心力衰竭病因。静脉压测定有助于确诊早期右侧心力衰竭。血流动力学监测不适用于慢性心力衰竭的诊断。心电图和血生化指标则对心力衰竭诊断无帮助。

四、并发症

血流迟缓和长期卧床可导致下肢静脉血栓形成，继而发生肺栓塞和肺梗死，此时有胸痛、咯血、黄疸、心力衰竭加重甚至休克等表现。左、右心腔内附壁血栓可分别引起体动脉和肺动脉栓塞；体动脉栓塞可致脑、肾、脾、肠系膜梗死及上、下肢坏死。有卵圆孔未闭者，体循环静脉血栓脱落形成的栓子，有可能在到达右穿过未闭的卵圆孔到达左房，再经左房进入体循环，形成所谓反常栓塞。长期卧床患者特别是有肺水肿者极易并发呼吸道感染，特别是支气管肺炎。

五、防治

近年来对心力衰竭的防治有重大进展。评价疗效的方法除根据症状、血流动力学效应、运动耐量和生活质量的改善外，还增加了长期治疗的安全性、病死率、生存期、神经激素系统激活程度等指标。在防治的对策上日益强调预防心力衰竭形成和发展的重要性。对无症状的和轻度的心力衰竭主张用血管紧张素转换酶抑制药(ACEI)治疗以改善预后；对重度有症状的心力衰竭亦宜用 ACEI 联合利尿药和(或)地高辛治疗，以减轻症状、减少致残和延长生存期。

具体措施包括以下几方面。

(一)病因防治

风湿性心瓣膜病在我国仍属慢性心力衰竭的常见病因。应用青霉素治疗链球菌感染，已使风湿热和风湿性心瓣膜病在发达国家基本绝迹。择期手术治疗心瓣膜病，有效地控制高血压以及积极防治冠脉病变与心肌缺血等病因治疗；消除心力衰竭的诱因如控制感染、避免体力过劳和精神刺激等，可预防心力衰竭的发生。

(二)收缩性心力衰竭的治疗

1.减轻心脏负荷

包括减少体力活动和精神刺激。严重者宜绝对卧床休息，在心功能逐步改善过程中，适当下床活动，以免卧床休息过久并发静脉血栓形成或肺炎。此外，应注意解除精神负担，必要时给予小量镇静药。

2.限制钠盐的摄入

适当限制日常饮食中的钠盐摄入量，食盐量日 2～5 g，忌盐腌制食物。应用利尿药引起大量利尿时，钠盐限制不宜过严，以免发生低钠血症。

3.利尿药的应用

利尿药通过抑制肾小管不同部位的 Na^+ 重吸收，或增加肾小球 Na^+ 的滤过，增进 H_2O、Na^+ 排出，从而降低心室充盈压，减轻肺循环和(或)体循环淤血所致临床症状，其疗效肯定，但对心力衰竭整体过程的影响(如生存率等)不明，长期应用利尿药理论上可能产生以下不良反应：①降低心排血量，从而激活 RAS，血浆肾素和醛固酮增高。②导致低钾血症。③降低糖耐量。④导致高尿酸血症。⑤导致高脂血症。⑥导致室性心律失常。目前利尿药为治疗心力衰竭伴水钠潴留患者的一线药物，大多与其他心力衰竭的治疗药物(如地高辛、ACEI)联合应用，单纯舒张性心力衰竭利尿药宜慎用。

常用的利尿药：①噻嗪类利尿药。氢氯噻嗪 12.5～50 mg/d，氯噻酮 12.5～50 mg/d，美托拉宗 1～10 mg/d，氯噻嗪 250～1 000 mg/d。②襻利尿药。呋塞米口服 20～40 mg/d，布美他尼口服 0.5～1 mg/d，依他尼酸口服 25～50 mg/d。③保钾利尿药。螺内酯 25～75 mg/d，阿米洛利 2.5～7.5 mg/d，氨苯蝶啶 50～100 mg/d。

合理应用利尿药：①利尿药适用于有左或右心室充盈压增高表现的患者，如颈静脉充盈伴静脉压增高，肝大伴肝颈静脉反流征阳性，劳力性或夜间阵发气促，肺淤血，肺水肿以及心源性水肿等。②急性心力衰竭伴肺水肿时，静脉推注襻利尿药(呋塞米)是首选治疗。其静脉扩张作用可在利尿作用出现前迅速减轻前负荷与症状。③轻度钠潴留患者应用噻嗪类利尿药常可获得满意疗效，中度以上钠潴留患者多需应用襻利尿药。起始先用小剂量间断治疗，如每周 2～3 次，利尿效果不满意时，再增加剂量和(或)连续服用,病情减轻后再间断给药。定期测体重可及时发现隐性水肿,以调节利尿药用量。连续利尿应注意预防低钾血症,可联用保钾利尿药。④重度心力衰竭或伴肾功能不全的患者,宜选用襻利尿药,也可联用襻利尿药和美托拉宗。注意大量利尿所致并发症。⑤顽固性水肿大多联合应用利尿药,如大剂量襻利尿药和噻嗪类、保钾利尿药联用,间断辅以静脉推注襻利尿药。噻嗪类或襻利尿药与ACEI联用,可减少利尿药引起低钾血症和RAS系统激活等不良反应,降低耐药性的发生率。联用时应密切观察血压、血容量、肾功能与血电解质改变。

(三)正性肌力药物的应用

由于慢性心力衰竭患者心肌收缩力减弱,改善心肌收缩功能曾被认为是心力衰竭的首要治疗。

正性肌力药物主要有以下几种。

1.洋地黄类(表4-14)

(1)禁忌证:①洋地黄过量或中毒。洋地黄过量或中毒的表现之一是心力衰竭症状加重,常被误诊为剂量不足而盲目增加洋地黄量,甚至因而致死。②肥厚性梗阻型心肌病并发心力衰竭的病理生理机制为心室舒张不全与收缩过度,因而属单纯舒张性心力衰竭。洋地黄不能改善心室舒张功能,其正性收缩作用可使流出道梗阻加重,因而除并发心房颤动或其他房性快速心律失常外,不宜用洋地黄治疗。③房室阻滞。部分或完全性房室阻滞都属于洋地黄应用的禁忌证。但如并发急性肺水肿,来不及置人工心脏起搏器治疗时,可在严密观察下试用快速作用的洋地黄制剂,并在病情许可时安置起搏器。起搏器安置后仍有心力衰竭表现的患者,可以加用洋地黄治疗。④室性过早搏动(室性期前收缩)和室性心动过速(室速)曾被列为洋地黄应用的禁忌证。但由心力衰竭引起的室性期前收缩或室性心动过速以及因室性期前收缩或室性心动过速而加重的心力衰竭,而能排除洋地黄过量,则洋地黄治疗可中断上述的恶性循环。

表4-14 用于慢性心力衰竭的洋地黄类药物

制剂	给药途径	作用时间				负荷量		平均每日维持量
		开始	高峰	持续	消失	剂量	给药法	
洋地黄	口服	2~4 h	8~12 h	4~7 d	2~3周	0.7 g	3次/天,每次0.1 g(首剂0.2 g)共2 d	0.05 g
洋地黄毒苷	口服	2~4 h	8~12 h	4~7 d	2~3周	0.7 mg	3次/天,每次0.1 mg(首剂0.2 mg)共2 d	0.05 mg
地高辛	口服	1~2 h	4~12 h			1.5 mg	3次/天,每次0.25 mg共2d	0.25~0.375 mg
	静脉	10 min	第一峰 30~60 min 第二峰 4~6 h	1~2 h	3~6 d	0.75 mg	首剂0.25~0.5 mg,4~6 h后可再注射0.25 mg	
毛花苷C	静脉	10 min	1~2 h	1~2 d	3~6 d	0.8 mg	首剂0.6 mg或0.4 mg,2~4 h后再注射0.2~0.4 mg	
毒毛花苷K	静脉	5 min	1 h	1~2 d	2~3 d	0.25~0.375 mg	首剂0.25 mg,必要时可在2 h后再注射0.125 mg	

(2)预防性用药:已证明尚能维持代偿功能。使用洋地黄也能提高心肌工作效率,因而有主张在特殊条件下用洋地黄预防心力衰竭的。如:①准备进行心内手术的患者,术前洋地黄预防治疗。为避免手术完毕直流电复律时并发严重室性快速心律失常,一般于术前2天停用。②缩窄性心包炎、心包剥离术前用洋地黄可预防术后严重心力衰竭和心源性休克。

(3)给药方法:一般每日给予维持量即可。为使洋地黄制剂较早出现疗效,可选用毛花苷C或地高辛,先给负荷量继以维持量,负荷量可分次给予。3d内用过地高辛的一般不用负荷量,但如病情需要,可小剂量分次给药,并密切观察疗效及毒副作用。对急性左侧心力衰竭和心室率快速的房性快速心律失常(伴或不伴心力衰竭)患者,宜将负荷量一次给予。急性心肌梗死、急性心肌炎、肺心病、黏液性水肿或贫血等引起的心力衰竭,负荷量不宜过大,并应分次给予。肾功能不全者禁用负荷量。

2.非洋地黄类正性肌力药

(1)肾上腺素能受体兴奋药:多巴胺是去甲肾上腺素的前体,其作用随应用剂量的大小而表现不同,较小剂量[2 μg/(kg・min)]表现为心肌收缩力增强,血管扩张,特别是肾小动脉扩张,心率加快不明显。这些都是治疗心衰所需的作用。如果大剂量或更大剂量[5～10 μg/(kg・min)]则可出现心衰不利的相反作用。

此外,患者对多巴胺的反应个体差异较大,应由小剂量开始逐渐增量,以不引起心率加快及血压升高为度。

(2)磷酸二酯酶抑制药:氨力农用量为负荷量 0.75 mg/kg,稀释后静脉注入,再以 5～10 μg/(kg・min)静脉滴注,每日总量 100 mg。米力农用量为 0.75 mg/kg,稀释后静脉注入,再以 0.5 μg/(kg・min)静脉滴注 4 小时。

(四)血管紧张素转换酶抑制药的应用

提早对心力衰竭治疗,从心脏尚处于代偿期而无明显症状时,即开始给予 ACE 抑制药的干预治疗是心力衰竭治疗方面的重要进展。通过 ACE 抑制药限制心肌、小血管重构,以达到维护心肌的功能,推迟充血性心力衰竭的到来,降低远期死亡率。

ACE 抑制药目前种类很多,在选择应用时主要考虑其半衰期的长短,确定用药剂量及每日次数。卡托普利为最早用于临床的含巯基的 ACE 抑制药,用量为 12.5～25 mg,每日 2 次;贝那普利半衰期较长并有 1/3 经肝脏排泄,对有早期肾功能损害者较适用,用量为 5～10 mg,每日 1 次;培哚普利亦为长半衰期制剂,可每日用一次 2～4 mg。

(五)β受体阻滞药的应用

从传统的观念看来β受体阻滞药以其负性肌力作用而禁用于心力衰竭。但现代观点认为心力衰竭时心脑的代偿机制虽然在早期能维持心脏排血功能,但在长期的发展过程中将对心肌产生有害的影响,加速患者的死亡。代偿机制中交感神经兴奋性的增强是一个重要的组成部分,而 G 受体阻滞药可对抗这一效应。为此 20 世纪 80 年代以来不少学者在严密观察下审慎地进行了β受体阻滞药治疗心衰的临床验证,其中一项较大规模的试验应用美托洛尔治疗扩张型心肌病心衰,与对照组相比其结果证实患者不仅可以耐受用药,还可以降低致残率、住院率,提高运动量。

进一步研究是β受体阻滞药的制剂选择问题,美托洛尔选择性阻滞 $β_1$,受体而无血管扩张作用;卡维地洛作为新的非选择性并有扩张血管作用的β受体阻滞药,用于心力衰竭治疗,大规模临床试验其结果优于美托洛尔,可明显降低病死率、住院率以及提高患者的运动耐量。

由于β受体阻滞药确实具有负性肌力的作用,临床应用仍应十分慎重。待心衰情况稳定后,首先从小剂量开始,逐渐增加剂量,适量维持。

(六)舒张性心力衰竭的治疗

舒张性心力衰竭的治疗原则与收缩功能不全有所差别,主要措施如下。

(1)β受体阻滞药:改善心肌顺应性,使心室的容量一压力曲线下降,表明舒张功能改善。

(2)钙通道阻滞药:降低心肌细胞内钙浓度,改善心脏主动舒张功能,主要用于肥厚型心肌病。

(3)ACE 阻滞药:有效控制高血压,从长远来看改善心肌及小血管重构,有利于改善舒张功能,最适用于高血压心脏病及冠心病。

(4)尽量维持窦性心律,保持房室顺序传导,保证心室舒张期充分容量。

(5)对肺淤血症状较明显者,可适量应用静脉扩张药(硝酸甘油制剂)或利尿药降低前负荷,但不宜过度,因过分的减少前负荷可使心排血量下降。

(6)在无收缩功能障碍的情况下,禁用正性肌力药物。

(七)"顽固性心力衰竭"及不可逆心力衰竭的治疗

"顽固性心力衰竭"又称为难治性心力衰竭,是指经过各种治疗,心力衰竭不见好转,甚至还有进展者,但并非心脏情况已至终末期不可逆转者。对这类患者应努力寻找潜在的原因,并纠正,如风湿活动、感染性心内膜炎、贫血、甲状腺功能亢进症、电解质紊乱、洋地黄类过量、反复发生的小面积肺栓塞等。或者患者是否有与心脏无关的其他疾病如肿瘤等。同时调整心力衰竭用药,强效利尿药和血管扩张药及正性肌力药物联合应用等。对重度顽固性水肿也有试用血液超滤法。

对不可逆心衰患者大多是病因无法纠正的,如扩张型心肌病、晚期缺血性心肌病患者,心肌情况已至终末状态不可逆转。其唯一的出路是心脏移植。从技术上看心脏移植成功率已很高,5 年存活率已可达 60%以上,但限于我国目前条件,尚无法普遍开展。

(柯晓霞)

第十二节　二尖瓣狭窄

一、病理生理

正常成人二尖瓣口面积为 4～6 cm^2,瓣口直径 3～3.5 cm,静息状态下约有 5 L/min 血液在舒张期通过二尖瓣口流入左心室。当瓣口面积<1.5 cm^2 才会出现不同程度的临床症状。临床上根据瓣口面积不同,将二尖瓣狭窄分为轻度狭窄(瓣口面积 2～1.5 cm^2)、中度狭窄(瓣口面积 1.5～1 cm^2)、重度狭窄(瓣口面积<1 cm^2)。二尖瓣狭窄引起的基本血流动力学障碍是舒张期左心房内血液流入左心室受阻,进而左房压力升高、肺循环瘀血导致呼吸困难,最终致右心功能障碍。

(一)左心房压力升高

当二尖瓣狭窄时,舒张期左房血液不易通过二尖瓣口,使得左房压力异常增高,左房与左室之间的压力阶差增加,收缩期左室压力必须升高到超过明显升高的左房压时,二尖瓣才开始关闭,故二尖瓣关闭延迟。左房压升高,通过狭窄二尖瓣口的血流速度加快并产生涡流,患者出现舒张期杂音。随着左房压的升高,左房扩张增大,形成巨大左房。长期左房扩大、左房壁纤维化、心房肌束排列紊乱以及牵拉心房传导纤维,产生心房肌传导速度和不应期的不一致,导致心房颤动。心房颤动的发生使心房收缩消失,左室充盈量减少,心排血量减少 20%,加重血流动力学紊乱的程度。进行性左房扩大另一个并发症是左心房附壁血栓形成,有左房附壁血栓的二尖瓣狭窄患者中,有 20%的患者有栓塞史。发生栓塞的高危因素有:大于 35 岁、合并心房颤动、低心排血量、左心耳大。

(二)肺循环瘀血

左房肌层薄,代偿能力差,且与肺静脉之间无瓣膜装置,故二尖瓣狭窄时肺循环功能紊乱出现较早。左房压升高可引起肺静脉和肺毛细血管压力进一步升高、肺血管扩张和肺瘀血、肺动脉压被动性升高。肺毛细血管内血流在后方有肺动脉高压的驱动,前方又受阻于左房和肺静脉高压,一旦肺毛细血管压超过血浆胶体渗透压,液体漏入肺间质,引起间质性肺水肿。当肺动脉压进一步升高,液体不但积聚于肺间质,而且进入肺泡腔,产生肺泡水肿,出现左心功能不全的症状和体征。

一般认为,二尖瓣狭窄患者出现左心功能不全的症状时,瓣膜口面积减少到正常的 1/2 以下,要维持患者生存瓣口面积至少要在 0.5 cm^2 以上。

(三)右心功能障碍

中度肺动脉高压时,右室压力负荷增大使右室壁肥厚,右室收缩压升高,但右室舒张压和右房压正常,右心功能尚可正常,但重度肺动脉高压时,肺动脉干扩张,肺动脉瓣功能性关闭不全,舒张期血流从肺动脉向右心室反流。长期右心室压力及容量负荷过度,超过右心室的代偿能力,可致右心衰竭,引起肝瘀血及外周水肿。发生右心衰竭后,肺动脉压有所降低,肺瘀血程度有所减轻,肺水肿发生减少(图 4-3)。

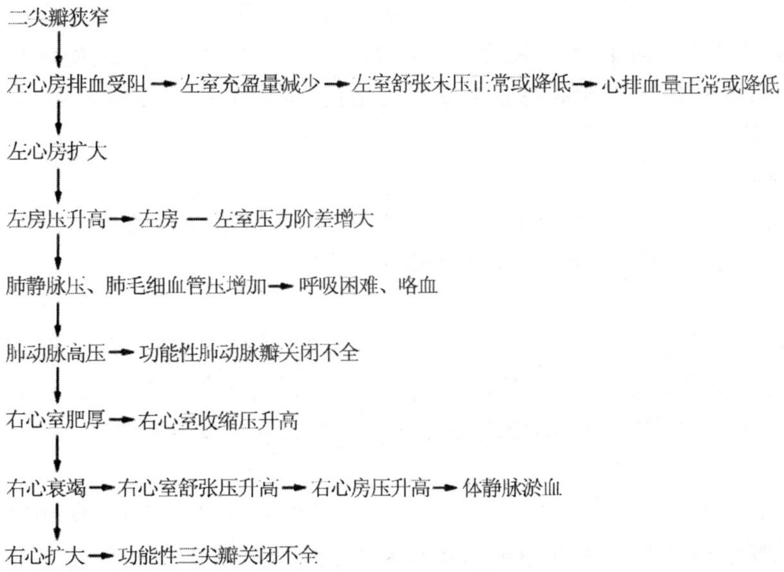

图 4-3　二尖瓣狭窄的血流动力学特征

二、临床表现

通常情况下，急性风湿热后至少 2 年才能形成明显的二尖瓣狭窄，15～20 年后才开始出现临床症状。从症状轻微（心功能 2 级）到症状明显（心功能 3～4 级）需 3～5 年，多数患者在 30～40 岁丧失劳动能力。

（一）症状

早期可无症状，患者能胜任一般体力活动或劳动，通常于体检时发现二尖瓣狭窄的明显体征而被确诊。以后随着二尖瓣狭窄的加重，在二尖瓣中度狭窄（瓣口面积＜1.5 cm^2）时，才有明显的症状，表现如下。

1.呼吸困难

是最主要的症状，是由于慢性肺瘀血、肺的顺应性下降所致。最早期表现劳力性呼吸困难，仅在重度体力劳动或剧烈运动时出现，稍事休息可以缓解，常不引起患者的注意。随着狭窄的加重，日常轻微活动即可出现呼吸困难，严重者出现休息时呼吸困难、端坐呼吸和夜间阵发性呼吸困难，当有劳累、情绪激动、呼吸道感染、性交、妊娠或快速心房颤动等诱因时，可诱发急性肺水肿。

2.咳嗽

除非合并呼吸道感染或急性肺水肿，多为干咳，多在夜间睡眠时及劳累后，系静脉回流增加，加重肺瘀血引起咳嗽反射。部分患者在卧位时干咳，可能由于增大的左心房压迫左主支气管而引起刺激性干咳。肺瘀血和支气管黏膜水肿、渗出，加上支气管黏膜上皮细胞纤毛功能减退，易引起支气管和肺部感染，此时患者咳黏液样或脓痰。

3.咯血

发生率 15％～30％，多见于中、重度二尖瓣狭窄患者，可有以下几种情况。

（1）突发大咯血：常见于妊娠期或较剧烈的体力活动时，是由于左房压的急剧升高，原已扩张的支气管静脉破裂所致。出血量可达数百毫升，因出血后肺静脉压下降，出血常自行终止，故极少发生出血性休克，但必须警惕咯血所致窒息。这种大咯血多发生在二尖瓣狭窄的早期，仅有轻、中度肺动脉压增高的患者。当肺静脉高压持续存在时，支气管静脉的管壁代偿性增厚，咯血发生率反而下降。

（2）粉红色泡沫痰：为急性肺水肿时肺泡毛细血管破裂的体征性表现。

（3）痰中带血或血痰：与支气管炎、肺部感染和肺充血或毛细血管破裂有关，常伴夜间阵发性呼吸困难。二尖瓣狭窄晚期出现肺梗死时，亦可以咳血痰。

4.胸痛

约有15%的二尖瓣狭窄患者有胸痛表现，多为胸骨后或心前区压迫感、闷痛感，持续时间较心绞痛久，硝酸甘油多无效，可能是由于肥大的右心室壁张力增高，同时心排血量降低致右心室缺血引起。经二尖瓣分离术或扩张术后可缓解。

5.右心室衰竭的症状

当右心受累致右心衰竭时，由于胃肠道瘀血和功能紊乱，可致食欲减退、恶心、呕吐。因肝瘀血和肝功能减退可出现肝区疼痛、肝大、腹胀、下肢水肿、消瘦等表现。

6.血栓栓塞症状

20%的二尖瓣狭窄患者在病程中发生血栓栓塞，其中80%合并有心房颤动。栓塞最易发生在脑血管，脑栓塞约占75%，可表现为失语、肢体活动不灵、重者出现昏迷等。其余包括冠状动脉、肠系膜动脉、脾动脉和肾动脉，表现为胸痛、腹痛等，部分患者可反复发生或为多发性栓塞。

7.其他

因二尖瓣狭窄致心排血量降低可出现疲乏无力；因阵发性心动过速或心房纤颤时可有心悸；扩张的左肺动脉和左房压迫左喉返神经时可出现声嘶（Ortner 综合征）；扩张的左房压迫食管而产生吞咽困难等，后两种症状少见。

（二）体征

1.视诊

重症二尖瓣狭窄患者的双颧呈紫红色、口唇轻度发绀，即所谓的"二尖瓣面容"，其发生机制与心排血量降低及外周血管收缩有关。肺动脉高压时可见颈静脉怒张。

2.触诊

心脏触诊：心尖最强搏动点可正常或变小，重度二尖瓣狭窄患者，由于充盈极度减少，心尖冲动不易触及。在心尖部可扪及舒张期震颤，左侧卧位时明显。当出现肺动脉高压时，可出现胸骨旁隆起，并可在胸骨左缘触及右心室的收缩期抬举样搏动。当出现右心衰竭时，颈部可触及颈动脉异常搏动；右肋下可触及肿大的肝脏，质软、有压痛；肝颈静脉回流征阳性；身体下垂部位出现指凹性水肿等。

3.叩诊

轻度狭窄患者心界常无扩大，中度以上狭窄患者，由于肺总动脉和右心室发生扩张，叩诊心浊音界在胸骨左缘第三肋间向左扩大，整个心浊音界呈梨形。

4.听诊

(1)二尖瓣狭窄的特征性杂音为心尖部舒张中晚期低调、递增型、隆样杂音，患者于左侧卧位时听诊明显。窦性心律时，由于舒张晚期心房收缩，促使血流加速，使杂音此时增强。心房颤动时，不再有杂音的舒张中晚期加强。该杂音的响度与瓣口的狭窄程度并无直接关系，但该杂音的持续时间常与二尖瓣狭窄的严重程度有关，持续时间越长，狭窄程度越重。二尖瓣呈轻度或中度狭窄时，该杂音位于舒张中晚期，二尖瓣重度狭窄时，该杂音占据整个舒张期。

(2)第一心音(S_1)亢进，呈拍击样，在临床上常常是最先发现的一个重要体征。心房颤动时，一个响亮的 S_1 通常应引起医师的注意，并寻找二尖瓣狭窄的其他证据。第一心音增强与病变的二尖瓣叶关闭有关，当合并有二尖瓣关闭不全或瓣膜严重钙化时 S_1 亦可减弱。

(3)二尖瓣开瓣音(OS)，为一紧随第二心音之后的、高调、短促而响亮的附加音，呼气时明显，多于胸骨左缘第3、第4肋间和心尖区的内上方听诊较清楚。其产生机制是血流经狭窄的二尖瓣口进入左室时，二尖瓣迅速开放到一定程度突然终止，引起二尖瓣前叶（隔膜型瓣膜口的主瓣）在开放时发生震颤所致，高度提示二尖瓣狭窄以及瓣膜仍有一定的柔顺性和活动力，对决定手术治疗有一定意义。

(4)Graham-Steel 杂音：严重肺动脉高压时，可在胸骨左缘第2～4肋间闻及一高调、递减型、舒张中晚期、吹风样杂音，沿胸骨左缘向三尖瓣区传导，吸气时增强。此乃由于肺动脉及其瓣环的扩张，造成相对性肺动脉瓣关闭不全所致。

(5)三尖瓣全收缩期吹风样杂音：严重二尖瓣狭窄患者，由于肺动脉高压，右心室扩大，引起三尖瓣瓣环的扩大，导致相对性三尖瓣关闭不全，出现三尖瓣区全收缩期吹风样杂音。右心室显著增大时，杂音可在心尖区听到，吸气时明显。

三、辅助检查

(一)X线检查

多表现为左房增大、右室增大、主动脉结缩小、肺动脉干和次级肺动脉扩张、肺瘀血、间质性肺水肿、含铁血黄素沉着和二尖瓣钙化等。

1.左心房增大

后前位可见左心缘变直，右心缘有双心房影，左前斜位可见左心房使左主支气管上抬，右前斜位钡剂透视可见增大的左房压迫食管下段后移。但应注意，胸片上左房的大小与二尖瓣狭窄的严重程度并无正比关系。

2.肺瘀血

肺静脉压力升高可致肺静脉淤积，早期为毛细血管及肺小静脉扩张，可有少量血浆外渗。首先累及下肺静脉，发生下肺静脉收缩，造成血液再分布，上肺静脉扩张。肺上叶血流再分布是二尖瓣狭窄的特征性表现。X线表现：①肺纹理普遍增多，稍增粗，边缘模糊，尤以中下肺野为著；②肺门影增大，尤其是上肺门影增宽，反映上肺静脉扩张，下肺静脉正常或变细。肺门影边缘模糊；③肺野透光度降低；④肺内含铁血黄素沉着、钙化。

3.间质性肺水肿

肺静脉压升高超过血浆蛋白渗透压(>3.3 kPa)，可因血浆外渗而引起肺水肿，首先渗入到肺间质出现间质性肺水肿，X线表现：①KerleyB线为纤细、致密、不透光的水平线，是由于左房压的升高导致肺静脉压增高以及肺脏的小叶间隔和淋巴管扩张伴水肿所致，常见于肺野中下部近肋膈角处。一般当左房压达2.7 kPa (20 mmHg)时，中下肺可见KerleyB线(图4-4)；②KerleyA线多见于较重患者，为一自肺野外围斜行引向肺门的线状阴影，多见于上叶(图4-5)；③叶间胸膜影增厚，肋膈角变钝，反映叶间和肋膈角少量渗液。

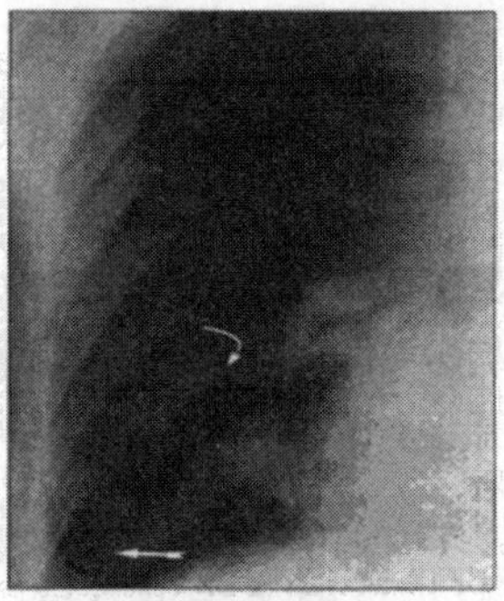

图4-4　二尖瓣狭窄时胸片上示KerleyB线

水肿液潴留于增厚的小叶间隔，多见于肋膈角区，长2～3 cm，宽1～3 cm，垂直于侧胸壁

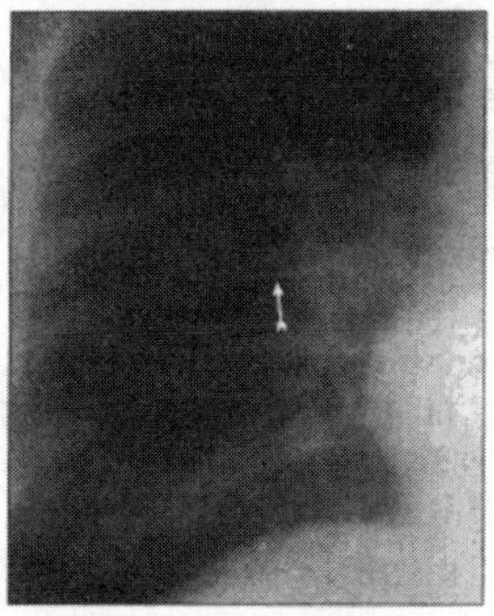

图4-5　KerleyA线

多见于急性左心衰竭，自肺野外围斜行引向肺门的线状阴影，长为5～10 cm，宽为0.5～1 mm

4.二尖瓣钙化

二尖瓣叶钙化是二尖瓣狭窄的一个重要表现，它有助于明确是否进行瓣膜成形和瓣膜置换的手术治疗方式。后前位及侧位X线片可发现二尖瓣钙化，但在X线透视下检查更为可靠。二尖瓣钙化在老年女性患者中常见。

5.肺动脉高压、右室增大

X线表现后前位心尖圆凸上翘，右下肺动脉干增宽侧位心前缘向前隆凸、右前斜位肺动脉圆锥部膨隆等(图4-6)。

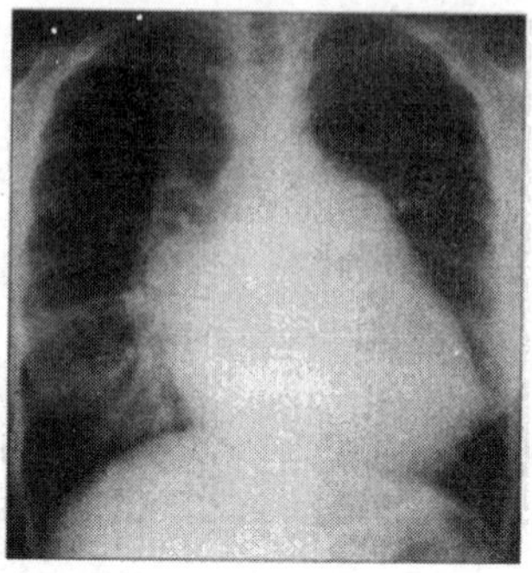

图4-6　二尖瓣狭窄时并右室扩大和肺动脉高压

(二)心电图检查

轻度二尖瓣狭窄者心电图可正常，特征性改变为P波增宽且呈双峰形，提示左房增大。合并肺动脉高压时，显示右心室增大，电轴右偏。晚期常合并心房颤动。

(1)二尖瓣型P波：宽度＞0.12 s，伴切迹，Pv_1 终末负性向量增大。P波电压多正常，振幅增高可见于合并肺动脉高压或三尖瓣狭窄者。

(2)心电轴右偏、右室肥厚、右束支传导阻滞。

(3)心房颤动：早期可表现为频发和多源房性期前收缩，为心房颤动的前兆。当左房明显增大时，往往出现心房颤动波，表现为正常P波消失、代之以锯齿状f波，R-R间期绝对不等。

(三)超声心动图检查

是最敏感和特异的无创性的诊断方法，对确定瓣口面积和跨瓣压力阶差、判断病变的程度、决定手术方法以及评价手术的疗效均有很大价值。超声心动图还可以对房室大小、室壁厚度和运动、心室功能、肺动脉压、其他瓣膜异常和先天性畸形等方面提供信息。

1.M型超声

舒张期充盈速率下降，即EF斜率降低；正常的双峰消失，E峰后曲线下降缓慢；二尖瓣前叶、后叶于舒张期呈从属前叶的同向运动，即所谓城垛样改变(图4-7)。左房扩大、右室肥大及右室流出道变宽。M型超声可定性诊断二尖瓣狭窄，但不能测量二尖瓣口面积。

2.二维超声

二尖瓣前后叶反射增强、变厚，活动幅度减小，舒张期前叶体部向前膨出呈气球状，瓣尖处前后叶距离明显缩短，开口面积减小。二维超声可准确测量二尖瓣口面积、各个瓣环内径及各房室腔径，并能对二尖瓣的形态和活动度做动态观察(图4-8)。

3.彩色多普勒超声

可显示缓慢而渐减的血流通过二尖瓣口，可实时观察二尖瓣狭窄的射流(图4-9)。主要用于评价是否合并二、三尖瓣反流。

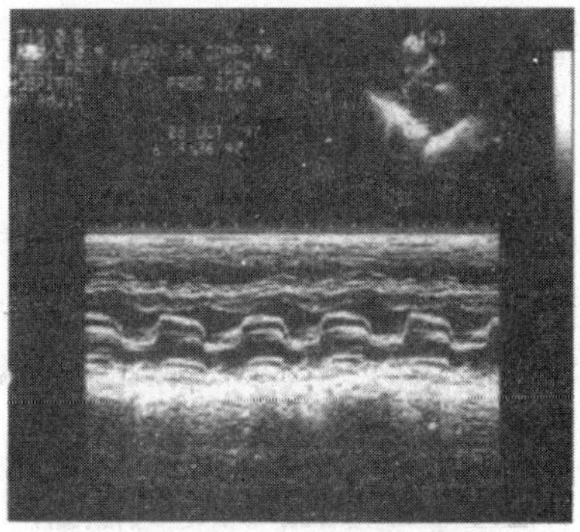

图 4-7　二尖瓣狭窄患者 M 型超声心动图

显示二尖瓣活动呈城垛样改变，前后叶同向运动

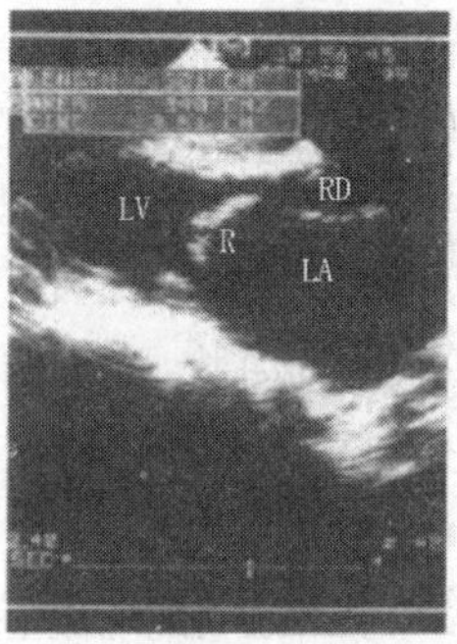

图 4-8　左心室长轴切面

示二尖瓣狭窄患者左心房扩大，而二尖瓣瓣前瓣呈鱼钩样改变

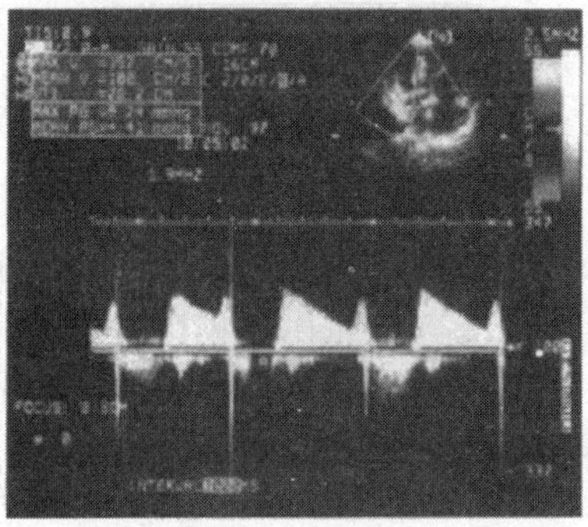

图 4-9　二尖瓣狭窄窦性心律患者的连续多普勒图像

4.经食管超声(TEE)

可准确检出左房耳部及左房附壁血栓。二尖瓣狭窄的患者左房内常可见浓密的“烟雾状”自发性回声影像(SCE)，系左房内血栓形成前期的表现。

（四）放射性核素检查

左房扩大，显像剂浓聚和通过时间延长，左室不大。肺动脉高压时，可见肺动脉主干和右室扩大。

（五）右心导管检查

右心导管检查是经股静脉或贵要静脉插管，在 X 线透视下将导管送达上腔静脉、右房、右室、主肺动脉及左右肺动脉。沿途分别在上述部位取血氧标本并连续测压，检测心血管血流动力学状况。主要适应证为先天性心脏病、肺动脉高压征象的诊断、危重患者血流动力学检测以及心血管疾病介入治疗前后血流动力学变化检测和随诊复查。

对极个别二尖瓣狭窄诊断有困难的病例才考虑行右心导管检查。其主要表现为右室、肺动脉及肺毛细血管压力增高，肺循环阻力增大，心排血量减低。穿刺心房间隔后可直接测定左房和左室的压力，二尖瓣狭窄早期舒张期跨瓣压力阶差正常，随着病情加重，压力阶差增大，左房收缩时压力曲线呈高大的 a 波。

（六）甲状腺功能检查

甲状腺功能亢进（甲状腺功能亢进）女性多见，发病率男女比率为 1∶（4～6）。二尖瓣狭窄有症状的妇女均应进行甲状腺功能检查。由于甲状腺功能亢进可增加二尖瓣血流及心排血量，故合并甲状腺功能亢进而二尖瓣狭窄并不严重的患者可能症状极为明显，这种情况下，积极治疗甲状腺功能亢进可以避免手术治疗。

四、诊断和鉴别诊断

发现心尖区隆样舒张期杂音伴 X 线或心电图示左房扩大，一般可诊断二尖瓣狭窄，超声心动图检查可确诊。

心尖区舒张期隆样杂音应注意与下列情况相鉴别。

（1）急性风湿性心肌炎：心尖区高调柔和的舒张早期杂音，每日变化较大，风湿活动控制后，杂音可消失。这是因为心室扩大，二尖瓣相对狭窄所致，即 Carey-Coombs 杂音。

（2）"功能性"二尖瓣狭窄：见于各种原因所致的左室扩大，二尖瓣口流量增大，或二尖瓣在心室舒张期受主动脉反流血液的冲击等，如大量左至右分流的动脉导管未闭和室间隔缺损、高动力循环的甲状腺功能亢进和贫血等。此杂音历时较短，无开瓣音，性质较柔和，吸入亚硝酸异戊酯杂音减低，应用升压药后杂音增强。

（3）左房黏液瘤：为心脏原发性肿瘤中最常见者。临床症状和体征与二尖瓣狭窄相似，但呈间歇性，随体位而变化，可闻及肿瘤扑落音，一般无开瓣音，有反复的周围动脉栓塞征象，心房颤动少见。超声心动图示收缩期和舒张期二尖瓣后面均可见一团云雾状回声波。心导管检查显示左房压力明显升高，造影示左房内充盈缺损。

（4）原发性肺动脉高压：多发生于女性，无心尖区舒张期杂音和开瓣音，左房不扩大，肺动脉楔嵌压和左房压正常。

（5）三尖瓣狭窄：胸骨左缘下端闻及低调的隆样舒张期杂音，吸气时回心血量增加可使杂音增强，呼气时减弱。而二尖瓣狭窄舒张期杂音位于心尖区，吸气时无变化或减弱。超声心动图可确诊。

（6）严重主动脉瓣关闭不全：心尖区可听到舒张中晚期隆样杂音，即 Austin-Flint 杂音，其产生机制目前认为是：快速前向血流跨越二尖瓣口时，严重的主动脉反流使左室舒张压快速升高，导致二尖瓣已处于半关闭状态。Austin-Flint 杂音不伴有开瓣音和第一心音亢进。

五、并发症

（一）急性肺水肿

是重度二尖瓣狭窄的严重并发症。多发生于剧烈体力活动、情绪激动、感染、突发心动过速或快速心房颤动时，妇女妊娠、分娩时更易诱发。患者多表现为重度呼吸困难、发绀、不能平卧、咳粉红色泡沫样痰、双肺满布干湿性啰音。如不及时救治，可能死亡。

（二）心房颤动

二尖瓣狭窄并发心律失常以房性心律失常最常见，先出现房性期前收缩，以后出现房性心动过速、心房扑动、阵发性心房颤动直至持久性心房颤动。心房颤动时，舒张晚期心房收缩功能丧失，左室充盈减少，可使心排血量减少 20%，所以，无症状的二尖瓣狭窄患者一旦发生心房颤动，可突然出现严重的呼吸困难，甚至肺水肿。此时恢复窦性心律或尽快控制心室率至关重要。

（三）血栓栓塞

以脑栓塞常见，偶尔为首发症状。栓子多来自于扩大的左心耳伴心房颤动者。80%体循环栓塞患者有心房颤动，约 2/3 体循环栓塞为脑动脉栓塞，其次为四肢、肠、肾、脾等部位血管栓塞。右心房形成的附壁血栓可致肺栓塞。妊娠合并二尖瓣狭窄的妇女，妊娠期间血栓栓塞发生率更高，主要与妊娠期间血液循环中凝血因子增高、纤维蛋白溶解抑制、凝血因子增多、血液呈高凝状态有关。

（四）大咯血

常见于妊娠期或较剧烈的体力活动时，是由于左房压的急剧升高，原已扩张的支气管静脉破裂所致。出血量可达数百毫升，因出血后肺静脉压下降，出血常自行终止，故极少发生出血性休克，但必须警惕咯血所致窒息。

（五）右心衰竭

为晚期常见并发症。肺动脉高压导致相对性三尖瓣关闭不全时，右心排血量明显减少，右心容量负荷加重，出现体循环瘀血等右心衰竭表现。同时，右心排血量减少时，肺循环血量亦减少，左房压下降，加之肺泡和肺毛细血管壁增厚，呼吸困难可有所减轻。

（六）肺部感染

二尖瓣狭窄患者常有肺静脉压增高及肺瘀血，易合并肺部感染。出现肺部感染后往往加重或诱发心力衰竭。

六、治疗

当瓣口有效面积＞1.5 cm^2 时，即二尖瓣轻度狭窄时，可给予一般治疗及并发症的治疗。当瓣口有效面积＜1.5 cm^2 且伴有症状，尤其是症状加重时，应予介入治疗或手术治疗扩大瓣口面积，减轻狭窄。

（一）一般治疗

(1)无症状者无须治疗，但应避免剧烈体力活动，注意预防上呼吸道感染，定期复查。

(2)对于风湿性二尖瓣狭窄患者一经确诊即开始应用青霉素预防链球菌感染和风湿热的复发，长期甚至终身应用苄星青霉素 120 万 U，每 4 周肌内注射 1 次。

（二）并发症的治疗

1.急性肺水肿

当患者因剧烈活动、情绪激动、肺部感染、妊娠、分娩等诱因出现呼吸困难、发绀、咳粉红色泡沫样痰、大汗等急性肺水肿征象时，应迅速抢救，下述步骤宜同时进行。

(1)患者取端坐位，双腿下垂，以减少静脉回流。

(2)持续高流量面罩给氧，4～6 L/min，有条件者可用麻醉机加压吸氧。

(3)吗啡：建立液路后，吗啡 3～5 mg 静脉注入，于 3～5 min 推完，必要时可间隔 15 min 重复给药，共 2～3 次。也可皮下或肌内注射 5～10 mg。吗啡是抢救急性肺水肿极为有效的药物，其作用机制是通过抑制中枢交感神经活性，减弱外周血管对交感缩血管活性物质的反应，从而降低外周血管阻力，减轻心脏负荷。此外，吗啡还具有镇静作用，可减轻或消除患者的烦躁不安。吗啡的不良反应为呼吸抑制、血压下降、呕吐等。若出现呼吸抑制时，可应用纳洛酮 0.4～0.8 mg静脉注射或肌内注射加以对抗。

(4)快速利尿：呋塞米（速尿）20～80 mg 静脉注射，于 2 min 推完。呋塞米进入体内最先发挥的是扩张静脉的作用，5 min 后才开始发挥利尿作用，一般在推完 15 min 后尿量才会增加。也可静脉注射其他襻类利尿药，如丁尿胺（布美他尼）1 mg。

(5)氨茶碱：可解除支气管痉挛并有一定的正性肌力及扩血管利尿作用，以 0.5 mg/(kg・h)静脉点滴，有条件者可监测茶碱浓度。若无禁忌证，也可静脉注射糖皮质激素，如地塞米松 5～10 mg，减轻支气管水肿，解除支气管痉挛。

(6)应慎用以扩张动脉为主的血管扩张药，因二尖瓣狭窄所致的肺水肿系二尖瓣口机械性阻塞引起。但若患者血压较高，也可应用硝普钠，从 6.25 μg/分开始，逐渐加量，将血压控制在正常范围内。此外，正性肌力药物对于单纯二尖瓣狭窄伴窦性心律的肺水肿无益，当心房颤动伴快速室率时可通过静脉注射毛花苷 C(西地兰)0.4～0.8 mg 以减慢心率。

(7)急性肺水肿症状开始缓解时要明确诱因并治疗诱因，特别是合并肺部感染时，要用抗生素控制肺部感染，否则，肺水肿不易纠正或反复发作。

2.心房颤动

治疗原则是控制室率、争取恢复维持窦性心律、预防血栓栓塞。

(1)阵发性心房颤动伴快速心室率者，若血流动力学稳定，首选洋地黄制剂如毛花苷 C(西地兰)0.4～0.8 mg分 1～2 次静脉注射，或β-受体阻滞药如艾司洛尔 0.5 mg/kg 静脉注射，必要时可重复，或地尔硫䓬 10 mg(0.25 mg/kg)静脉注射。若血流动力学不稳定，应首先电复律。慢性心房颤动：如心房颤动病程＜1 年，左房直径＜60 mm，无高度房室阻滞和病窦综合征，可行电复律或药物复律；如不宜复律或复律失败或复律后不能维持窦性心律而室率快者，可口服地高辛 0.125～0.25 mg/d，控制休息时的室率在70 次/分左右、活动后的室率在 90 次/分左右，心率控制不满意时可加地尔硫䓬或β-受体阻滞药。

(2)电复律或药物复律：复律前后各进行 3～4 周药物抗凝治疗，复律前抗凝是由于一个新形成的心房血栓需要至少 2 周的时间才能稳定；复律后抗凝则是由于部分患者的心房机械收缩功能需待 2 周以上才能恢复(心房顿抑现象)。①电复律：复律前 1 天给奎尼丁 0.2 g(普鲁卡因胺 0.25～0.5 g、普萘洛尔 10 mg、苯妥英钠 100 mg)，准备复律时，给予地西泮 0.3～0.5 mg/kg 或氯胺酮 0.5～1 mg/kg 麻醉，患者睫毛反射开始消失时，给予同步直流电转复，起始能量常为100 J，成功率在 75%以上，转复成功后每6～8 h口服奎尼丁 0.2 g。电复律并发症为体循环栓塞，并且由于电复律本身无维持窦律的作用，后者还需靠药物维持，且复发率为 50%，反可影响患者情绪；②药物复律：主要为钠通道阻滞药(奎尼丁、普洛帕酮)和钾通道阻滞药(索他洛尔、胺碘酮)。奎尼丁用法为第 1 日每次 0.2 g，每 2 h1 次，共 5 次，如未能转复，逐日每次递增 0.1 g 至第 3 日，仍未转复则停药。胺碘酮用法为 0.2 g/次，3～4 次/天，口服 3～7 d 后改为 0.2 g/d。

(3)预防血栓栓塞：二尖瓣狭窄患者合并下列情况发生血栓栓塞风险较大，需要抗凝治疗：二尖瓣狭窄和心房颤动(阵发性、持续性或永久性)患者；二尖瓣狭窄患者，以前有过栓塞现象，即使是窦性心律；二尖瓣狭窄患者伴有左房血栓。

常用抗凝药目前为华法林，华法林为双香豆素类抗凝药中的一种，抗凝机制是通过与维生素 K 竞争羧化酶，使维生素 K 依赖的凝血因子Ⅱ、Ⅶ、Ⅸ、Ⅹ合成障碍，从而达到抗凝目的。华法林起始剂量一般为3 mg，以后剂量应根据凝血酶原延长时间国际正常化比率(INR)来调节。INR 一般控制在 2～3。INR 过低抗凝不充分，INR 过高＞4.5 时易出现出血并发症。服华法林过程中应监测尿便常规，仔细观察是否有牙龈出血、鼻出血、皮肤黏膜出血等。合并高血压、溃疡病、血液病以及高龄患者宜慎用或不用。

二尖瓣狭窄并心房颤动妇女在妊娠期间尤其是妊娠前 3 个月，不主张用口服抗凝药，据报道一些口服抗凝药可引起胎儿脊柱异常及胎儿肝脏发育不成熟，过强的抗凝作用可引起华法林胎儿病，妊娠前 3 个月危险性最大，其程度与剂量相关性。美国文献提倡妊娠期间特别是前 3 个月，中断口服抗凝药，可给予肝素5 000 U，12 h 皮下肌内注射 1 次，使 APTT 延长至对照的 1.5 倍。或一旦确定妊娠，停用华法林，皮下肌内注射肝素 13 周，之后恢复口服华法林至第 9 个月末，换用肝素一直到分娩。华法林不随乳汁分泌排出，产后即可使用，哺乳期应用安全。

3.大咯血

应取坐位，用镇静药，静脉注射利尿药，一般为呋塞米(速尿)20～80 mg 静脉注入，降低肺静脉压效果好，止血药往往无效。如咯血量大，血红蛋白含量下降明显，可在严密观察下适当输血。

4.右心衰竭

宜严格限盐(每日进盐量低于 5 g)，视心功能情况，加用利尿药，有时还需用洋地黄类药物。

(1)利尿药：原则为间歇、小量、联合、交替使用。尽可能用口服利尿药，且保钾和排钾利尿药合用，同时注意血电解质以及体内酸碱平衡情况。如：氢氯噻嗪 25 mg、呋塞米 20 mg 隔日(单双日)交替使用，联合螺内酯(安体舒通)20 mg，3 次/天，连续使用 7～10 d 可停药数天，视病情重复上述用法。特别注意：当出现低钠、低氯时(血钠<125 mmol/L、血氯<90 mmol/L)时,尽管使用大剂量利尿药,利尿效果也极差。此时宜嘱患者多吃盐,每日口服氯化钠 3~6 g,但绝对控制饮水,同时每日静脉泵入 3%氯化钠 100~450 mL,此时口服利尿药加倍,螺内酯 120 mg/d,呋塞米 40~60 mg 隔日 1 次、氢氯噻嗪 50 mg 隔日 1 次,待心力衰竭纠正后,口服利尿药减量。

(2)洋地黄类药物:最常用的为地高辛,小剂量 0.125~0.25 mg/d 长期口服,注意观察洋地黄类药物毒性反应。

(三)介入治疗——经皮穿刺球囊二尖瓣成形术(PBMV)

为缓解单纯二尖瓣狭窄的首选方法。PBMV 是将球囊导管从股静脉经房间隔穿刺跨越二尖瓣,用生理盐水和造影剂各半的混合液体充盈球囊,分离瓣膜交界处的粘连融合而扩大瓣口。

1.适应证

(1)心功能Ⅱ~Ⅲ级。

(2)瓣膜无钙化,腱索、乳头肌无明显病变。

(3)年龄 25~40 岁。

(4)二尖瓣狭窄瓣口面积在 1~1.5 cm^2 为宜,可闻及明确的开瓣音,超声证实瓣膜弹性尚好。

(5)左房内径<50 mm,房内无血栓。

(6)近期无风湿活动,或感染性心内膜炎已完全控制,无动脉栓塞的病史等。

根据目前资料显示,PBMV 在缓解症状、保证顺利分娩有着良好的近期效果,且对胎儿无明显不良影响。二尖瓣狭窄合并妊娠进行 PBMV 主要顾虑是 X 线对胎儿的影响,研究表明,胎儿所接受的累积 X 线剂量为 0.5~1.5 拉德(rad),远低于可导致流产和致畸的 5 rad 的剂量,因此胎儿是安全的。尤其在对胎儿进行了保护和在孕 20 周以后进行 PBMV 时就更为安全。

2.禁忌证

(1)左房内新鲜血栓,特别是位于左房体部或房间隔上者;或左房内活动血栓患者。

(2)合并中度以上的二尖瓣关闭不全。

(3)瓣膜条件极差,wilkins 超声记分在 12 分以上者。

(4)未控制的感染性心内膜炎或有其他部位感染的患者。

3.术前准备

(1)术前完善各项化验检查,包括血、尿常规、肝功、肾功、血清电解质、凝血酶原时间及活动度、风湿活动指标(血沉、抗链“O”、C 反应蛋白)、乙肝、丙肝血清学检查及梅毒、艾滋病抗体检查。做心电图、心肺透视及心脏远达片、心脏超声心动图。

(2)心房颤动患者 PBMV 术前 3 d 停华法林。

(3)术前 4 h 禁食水;两侧腹股沟区备皮,双侧足背动脉搏动最强点用甲紫做线性标记;碘过敏试验及欲使用的抗生素皮肤试验。

(4)术前半小时肌内注射地西泮(安定)10 mg;对过敏体质或使用重复球囊导管的患者,术前肌内注射地塞米松 10 mg 或苯海拉明 25 mg;对于平卧困难或有发生急性肺水肿倾向,或入院时肺内有湿啰音的患者,术前 1 d 及术前半小时给予呋塞米(速尿)20 mg 静脉推注。

(5)术前可能出现月经的患者,术前 3 d 每天肌内注射黄体酮 1 mg。合并妊娠的患者,术前 3 d 同样开始肌内注射黄体酮,以预防流产或早产。

4.操作技术

以顺行途径技术为例说明。采用 Seldinger 技术,经右股静脉穿刺插管,行右心导管检查,观察各部血氧饱和度、肺动脉压、肺毛细血管嵌顿压以及测定心排血量,再行右心房造影,观察三尖瓣环、左心房及主动脉根部的相对解剖关系。穿刺股动脉,送入 5 F 猪尾导管,测量主动脉及左心室压力以及血氧饱和度,再做左心室造影,观察二尖瓣有无反流,然后将 5 F 猪尾导管后退至降主动脉,作为监测血压用。经右股静脉送入 Brockenbrough 穿刺针,穿刺房间隔。穿刺成功后,用 14 F 扩张器扩张股静脉穿刺孔和房间隔穿刺孔，然后经导丝送入球囊导管(Inoue 球囊导管系统)，在荧屏连续监视下充胀球囊扩张二尖瓣口。扩张结束后。重复左右心导管检查，观察扩张的效果。

5.术后处理及预后

(1)术后平卧 24 h，股动脉穿刺部位沙袋压迫 12 h，嘱患者穿刺侧下肢不宜活动，不宜抬头，以免穿刺部位出血。

(2)注意生命体征及心脏心音、杂音及肺部啰音听诊；特别注意穿刺侧足背动脉搏动情况及穿刺部位有无渗血及血肿形成，并且听诊穿刺部位有无血管杂音，注意动静脉瘘的形成。

(3)术后常规给予肠溶阿司匹林 0.3 g，1 次/天口服，心房颤动患者继续华法林抗凝治疗，并用洋地黄类药物控制室率。

(4)术后常规静脉应用抗生素 3 d。PBMV 其近期与远期(5 年)效果与外科闭式分离术相似，基本可以取代后者。PBMV 死亡率为 1%。

(四)手术治疗

1.术式

(1)闭式分离术：经开胸手术，将扩张器由左心室心尖部插入二尖瓣口分离瓣膜交界处的粘连融合，适应证和效果与经皮球囊二尖瓣成形术相似，目前临床已很少使用。

(2)直视分离术：适于瓣叶严重钙化、病变累及腱索和乳头肌、左房内有血栓或狭窄的患者。在体外循环下，直视分离融合的交界处、腱索和乳头肌，去除瓣叶的钙化斑、清除左房内血栓，较闭式分离术解除瓣口狭窄的程度大，因而血流动力学改善更好。手术死亡率<2%。

(3)人工瓣膜替换术：手术应考虑在有症状而无肺动脉高压时进行，严重肺动脉高压增加手术风险，但非手术禁忌。

2.适应证

(1)分离术适应证：①二尖瓣病变为隔膜型，无明显二尖瓣关闭不全；②无风湿活动并存或风湿活动控制后 6 个月；③心功能Ⅱ～Ⅲ级；④年龄 20～50 岁；⑤有心房颤动及动脉栓塞但无新鲜血栓时均非禁忌；⑥合并妊娠后，若反复发生肺水肿，内科治疗效果不佳时，可考虑在妊娠 4～6 个月期间行紧急手术。

(2)人工心脏瓣膜替换术适应证：①心功能不超过Ⅲ级；②隔膜型二尖瓣狭窄伴有明显关闭不全；漏斗型二尖瓣狭窄；或者瓣膜及瓣膜下有严重粘连、钙化或缩短者。但需注意若患者有出血性疾病，不能进行抗凝治疗时，不宜置换机械瓣。生物瓣经济价廉，不需长期抗凝，但有瓣膜老化问题存在。

(柯子立)

第十三节　二尖瓣关闭不全

一、病理生理

由于二尖瓣瓣叶异常、瓣环扩张或钙化、腱索断裂和乳头肌损伤，使二尖瓣在收缩期不能完全闭合，称为二尖瓣关闭不全。其基本血流动力学障碍是二尖瓣反流使得左心房负荷加重，导致左房压力增高、内径扩大，肺静脉和肺毛细血管压力升高出现肺瘀血。同时左室舒张期容量负荷增加，左室扩大。失代偿时，每搏量和射血分数下降，左室舒张末期容量和压力明显增加，临床上出现肺瘀血和体循环灌注低下等左心衰竭的表现，晚期可出现肺动脉高压和全心衰竭(表 4-15)。

表 4-15　二尖瓣关闭不全的血流动力学特征

指标	急性二尖瓣关闭不全	慢性代偿期	慢性失代偿期
左房容量负荷	急剧增加	缓慢增加	缓慢增加
左室容量负荷	急剧增加	缓慢增加	缓慢增加
左室收缩末期容量	正常或降低	降低	增加
左室舒张末期压力	明显增加	正常或轻度增加	增加
左房左室顺应性	正常或降低	增加	比代偿期降低
左房压	明显增加	正常或轻度增加	增加
射血分数	降低	增加	正常或降低
有效心排血量	降低	正常或轻度降低	降低
肺静脉及肺动脉压	明显增加	正常或轻度增加	增加

(一)左房容量负荷增加

二尖瓣关闭不全时,左房在舒张期不仅接受从肺静脉回流的血液,还要接受从左室反流的血液,左房容量负荷明显增大。二尖瓣关闭不全时左房和肺循环功能的影响除受反流血量的影响外,还与二尖瓣关闭不全发生的速度密切相关。

急性二尖瓣关闭不全多发生在二尖瓣穿孔及腱索或乳头肌断裂时,此时左房来不及进行代偿调节,左房顺应性正常,当突然接受大量反流血液时不能发生适应性扩张,左房压急剧上升,肺静脉压和肺毛细血管压明显升高,导致急性肺淤血和肺水肿。慢性二尖瓣关闭不全多发生于二尖瓣钙化、风湿热及结缔组织病,由于反流血量是逐渐增加的,左房发生代偿性调节,表现为左房肌层增厚、心肌顺应性增加、左房腔明显扩张。故慢性二尖瓣关闭不全患者左房压及肺静脉压可正常或轻度升高。

(二)左室容量负荷增加

二尖瓣关闭不全导致在收缩期左房容量负荷增加,在下一个舒张期充盈入左室的血量增多,左室容量负荷亦增加。左室容量压力改变同样与二尖瓣关闭不全发生的速度密切相关。

急性二尖瓣关闭不全时,左室顺应性正常,对突然增加的充盈量来不及发生代偿性扩张,左室舒张末期容量及压力明显升高,但收缩期由于二尖瓣反流,射入主动脉的前向血流明显降低,组织灌流量不足。

慢性二尖瓣关闭不全时,长期左室容量负荷过度,使舒张期室壁张力增加,心肌纤维长度增加,心室腔明显扩张,并且通过 Frank-Starling 机制对容量负荷过度进行代偿,心肌收缩力增强。由于容量负荷增大和心肌收缩力增强,左室每搏量增加,甚至可达正常的 2～3 倍。

(三)全心衰竭

左房和左室扩张可使二尖瓣环扩大,进一步加重二尖瓣反流,长期心肌肥大使心肌纤维化、左室容量负荷过度及前向血流量减少引起轻度外周阻力增加均造成心肌损伤,使左室收缩功能逐渐减弱,进入失代偿期。

左室收缩力减弱后,心排血量减少,左室收缩末期容量和压力均增大,引起左房压力升高,进而肺静脉压和肺毛细血管压升高,出现肺瘀血。长期肺瘀血导致肺动脉压升高,加重右心负担,严重时发生全心衰竭。

与二尖瓣狭窄相比,由于二尖瓣反流使心房血液在舒张期迅速流入左室,故左房压可迅速降至正常水平,使左房压和肺静脉压力有一个缓解间隙,不像二尖瓣狭窄时,左房压和肺静脉压处于持续增高状态。同时,因二尖瓣反流量大,室间隔右偏,造成右室流出道相对狭窄,肺血流量相对减少,故左房压及肺动脉压严重升高并不常见,出现肺水肿和右心衰竭也较二尖瓣狭窄迟。但因左房明显扩大及纤维化,易发生心房颤动。

二、临床表现

(一)症状

轻度二尖瓣关闭不全可终身无症状,严重反流有心排血量减少可出现疲乏无力,晚期可出现肺瘀血及右心衰竭表现,急性严重反流可诱发急性左心衰竭,甚至出现急性肺水肿或心源性休克。

1.疲乏无力

这是最早出现的突出症状。严重二尖瓣关闭不全的患者,由于心排血量降低,患者有极度疲乏无力的感觉,活动耐力受限。

2.呼吸困难

左室功能失代偿后,肺静脉压力升高,患者出现劳力性呼吸困难,严重时出现夜间阵发性呼吸困难。急性左心衰竭症状可由新发生的心房颤动、二尖瓣反流程度的增加、腱索断裂或发生心内膜炎所诱发,否则上述肺瘀血症状出现较晚。

3.右心衰竭症状

由于胃肠道瘀血可出现食欲下降、恶心呕吐。肝瘀血及肝功能减退可出现腹胀、肝大伴疼痛、下肢水肿或出现胸腔积液、腹腔积液。上述症状多出现在二尖瓣关闭不全的晚期。

4.胸痛

合并冠状动脉疾病时,可出现心绞痛的临床症状。

(二)体征

1.视诊

患者无特殊面容,出现肺动脉高压时可见颈静脉怒张。

2.触诊

心脏触诊:左室增大后,心尖最强搏动点左下移,心尖区触及局限性收缩期抬举样搏动。当出现肺动脉高压时,可出现胸骨旁隆起,并可在胸骨左缘触及右心室的收缩期抬举样搏动。当出现右心衰竭时,颈部可触及颈动脉异常搏动;右肋下可触及肿大的肝脏,质软、有压痛;肝颈静脉回流征阳性;身体下垂部位出现指凹性水肿等。二尖瓣关闭不全患者脉搏较细弱。

3.叩诊

轻度二尖瓣关闭不全患者心界常无扩大;中度以上出现左室增大者叩诊心界向左下扩大;晚期出现肺动脉高压及右室扩张时,心界在胸骨左缘第三肋间向左扩大。

4.听诊

(1)第一心音减弱:风心病时瓣叶缩短,导致重度关闭不全时 S_1 减弱。

(2)第二心音分裂:由于左室射血期缩短,主动脉瓣关闭提前,导致第二心音分裂。严重二尖关闭不全者可出现第三心音。

(3)心尖区全收缩期 3/6 级吹风样杂音,局限性,吸气时减弱,反流量小时音调高,瓣膜增厚时杂音粗糙。前叶损害为主时,杂音向左腋下或左肩胛下传导;后叶损害为主时,杂音向心底部传导,可伴收缩期震颤。

(4)严重二尖瓣关闭不全者,由于舒张期大量血液通过二尖瓣口,导致相对性二尖瓣狭窄,故心尖区可闻及低调、短促的舒张中期杂音。

(5)肺动脉高压时,肺动脉瓣区第二心音亢进。

三、实验室检查

(一)X 线检查

严重二尖瓣关闭不全者表现为左房和左室明显增大;可见肺静脉充血、间质性肺水肿及 KerleyB 线;肺动脉高压或右心衰时,右室增大,故呈二尖瓣一普大型心脏;常有二尖瓣叶和瓣环的钙化。慢性重度二尖瓣关闭不全者左房巨大，而肺瘀血较轻，急性二尖瓣关闭不全或二尖瓣狭窄与之相反。

1.左房增大

增大顺序为先向后、向上，再向右、向左。在正位胸片表现为：左上心缘膨凸形成第三弓，于右心房区域形成双边影，支气管隆凸角开大，左主支气管抬高。左侧位或右前斜位食管服钡剂显示相应段食管压迹或移位。可分三度：轻度增大-食管仅有局限性压迹，无位移；中度增大-食管除有压迹外并有向后位移，但尚未与脊柱相重；重度增大-食管明显后移与脊柱相重（图 4-10）。

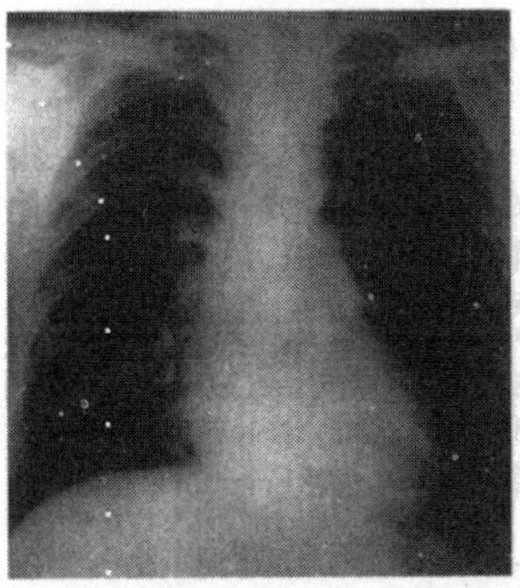

图 4-10　主动脉狭窄，左心室扩大

2.左室增大

左室位于心脏左后方，增大一般始于流出道，故先向左下，继之流入道增大向后上膨凸。后前位左室段延长，心尖下移，相反搏动点上移。左前斜位心后缘下段向后下膨凸、延长，心室间沟向前移位，心后间隙缩小。左侧位心后缘下段向后膨凸，如超过下腔静脉后缘 1.5 cm，可认为左室增大。上述征象以心尖部下移和左室段圆隆是左室增大的轻度早期征象。

3.二尖瓣叶和瓣环的钙化

在左侧位或右前斜位可见致密而粗的 C 型阴影，提示二尖瓣环钙化。

4.肺循环异常及右室增大

二尖瓣关闭不全肺循环高压较二尖瓣狭窄发生得晚而轻，表现为轻度肺瘀血征象：肺纹理增多，上腔静脉影增宽，重度肺瘀血表现肺野透光度降低，肺门影增大、模糊。晚期出现间质性肺水肿。右室增大见于二尖瓣关闭不全全心衰竭的患者，X 线后前位见心尖圆凸上翘，右下肺动脉干增宽，右前斜位见肺动脉圆锥膨隆。

（二）心电图检查

主要表现为左房增大或房内传导延迟，部分患者有左室肥厚和非特异性 ST-T 改变，少数患者有右室肥厚改变，心房颤动常见。

1.左房增大

可见二尖瓣型 P 波，窦性 P 波增宽且有切迹。

2.心房颤动

见于 75％的慢性二尖瓣关闭不全者。

3.左室肥厚

约 50％有左室肥厚劳损的表现。

4.右室肥厚

约 15％有右室肥厚劳损表现，较少见。

（三）超声心动图检查

M 型超声及二维超声心动图不能确定二尖瓣关闭不全，彩色超声多普勒是检测和定量二尖瓣反流的最准确的无创性诊断方法，敏感性几乎达 100％。

1.M 型超声

舒张期二尖瓣前叶 EF 斜率增大，瓣叶活动幅度增大；左房扩大，收缩期过度扩张；左室扩大及室间隔活动过度。

2.二维超声

可显示二尖瓣结构的形态和特征，有助于明确病因。二尖瓣前后叶反射增强、变厚，瓣口在收缩期关闭对合不佳。腱索断裂时，二尖瓣可呈连枷样改变，在左室长轴面可见伴有在收缩期呈鹅颈样钩向左房，舒张期呈挥鞭样漂向左室。

3.多普勒超声

左房收缩期反流。左房内最大射流面积＜4 cm^2 为轻度反流，4～8 cm^2 为中度反流，＞8 cm^2 为重度反流。

（四）放射性核素检查

可用于估计左室舒张末和收缩末容量及左右室 EF 值，并测定左、右室心搏量。表现为左房和左室扩大，左室舒张末期容积增加，左右室心搏量之比＞2.5 提示严重反流。

（五）心导管检查

左心导管检查提示左房压力增高，压力曲线 V 波显著，而排血量降低。右心导管检查提示右室、肺动脉及肺毛细血管压力增高。

四、诊断和鉴别诊断

心尖部典型的吹风样收缩期杂音伴 X 线及心电图示左房和左室扩大，一般可诊断二尖瓣关闭不全，超声心动图检查可确诊。心尖部收缩期杂音注意与下列疾病相鉴别。

(1)相对性二尖瓣关闭不全：可发生于高血压性心脏病、各种原因引起的主动脉瓣关闭不全或心肌炎、扩张性心肌病、贫血性心脏病等。由于左室或二尖瓣环明显扩大，造成二尖瓣相对关闭不全而出现心尖区收缩期杂音。

(2)三尖瓣关闭不全：胸骨左缘下端闻及局限性吹风样的全收缩期杂音，吸气时回心血量增加可使杂音增强，呼气时减弱。超声心动图可明确诊断。

(3)主动脉瓣狭窄：心底部主动脉瓣区或心尖部响亮粗糙的收缩期杂音，向颈部传导，伴收缩期震颤，心尖冲动呈抬举样。心电图和 X 线检查示左室肥厚和扩大，超声心动图可明确诊断。

(4)室间隔缺损：胸骨左缘第 3～4 肋间可闻及粗糙的全收缩期杂音，伴收缩期震颤，杂音向心尖部传导。超声心动图示心室间隔连续中断，心导管检查、心室造影见心室水平左向右分流。

(5)功能性心尖部收缩期杂音：多见于发热、贫血、甲状腺功能亢进的妇女，病因消除后杂音即消失。

五、并发症

（一）心房颤动

可见于 3/4 的慢性重度二尖瓣关闭不全患者，开始为房性期前收缩，之后出现阵发性心房扑动、心房颤动，最后转为慢性心房颤动。心房颤动时心室率的增快，使机体血流动力学发生变化，常常是二尖瓣病变患者症状加重的诱因，但由于慢性二尖瓣关闭不全患者左房压升高不如二尖瓣狭窄患者严重，故前者引起血流动力学恶化不如后者明显。

（二）感染性心内膜炎

是二尖瓣关闭不全主要并发症。感染性心内膜炎最主要的基础疾病就是瓣膜性心脏病和先天性心脏病，而瓣膜性心脏病中，二尖瓣关闭不全、风湿性主动脉瓣狭窄及关闭不全以及人工瓣膜置换术后最易发生感染性心内膜炎。在二尖瓣病变中，二尖瓣关闭不全较二尖瓣狭窄患者更易发生感染性心内膜炎。

（三）栓塞

体循环栓塞见于左房扩大、慢性心房颤动的患者，较二尖瓣狭窄少见。

(四)心力衰竭

多出现于二尖瓣关闭不全的晚期,表现为肺瘀血、肺水肿的征象,如劳力性呼吸困难、端坐呼吸等,晚期出现体循环瘀血右心衰竭表现。

六、治疗

(一)内科并发症治疗

1.急性左心衰竭

急性二尖瓣关闭不全时由于收缩期左房回流血液增多,左房压及肺静脉压增高,可造成急性肺水肿、左心衰竭。治疗目的是降低肺静脉压,增加心排血量和纠正病因。

静脉点滴硝普钠通过扩张小动静脉,降低心脏前后负荷,减少反流,增加心排血量。硝普钠从小剂量6.25～12.5 μg/min开始用,以后视血压情况上调硝普钠剂量,达到能维持正常血压的最大量。临床需警惕硝普钠代谢产物——亚铁氰化物中毒,表现为耳鸣、恶心、不自主肌肉运动、精神错乱以及昏迷。由于亚铁氰化物从肾脏排泄,对于肾功能不全的患者尤应警惕亚铁氰化物中毒。

对于严重二尖瓣反流已引起低血压的患者,不能应用静脉血管扩张药,以免加重低血压。必要时可用主动脉球囊反搏恢复平均动脉压,降低心脏后负荷,使前向心排血量增加,一旦病情稳定,应行紧急换瓣手术。

2.慢性心功能不全

应限制钠盐摄入,使用血管紧张素转换酶抑制药、血管扩张药、利尿药和洋地黄。晚期的心力衰竭患者可用抗凝药物防止血栓栓塞。血管紧张素转换酶抑制药(ACEI)不但能降低慢性心力衰竭的患病率和病死率,还能防止和逆转左室重构,是 1999 年 3 月美国心脏病学会 48 次会议建议治疗心力衰竭的首选药物。心力衰竭较重时可选用短效 ACEI 药物,如卡托普利 6.25～12.5 mg,3 次/天,病情平稳时可选用长效药物,如依那普利(悦宁定)2.5 mg,1 次/天,或蒙诺 10 mg,1 次/天,肾功能轻度受损时可选用脂溶性肝脏排泄的 ACEI 类药物,如贝那普利(洛丁新)10 mg,1 次/天。

血管扩张药主要是通过扩张动静脉来降低心脏前后负荷,以维持必要的心排血量。慢性心功能不全主要选择口服血管扩张药,扩张小动脉的药物主要是钙拮抗药(CCB),短效的常用硝苯地平(心痛定)5～10 mg,3～4 次/天,长效的可选用氨氯地平(络活喜)5 mg,1 次/天。扩张小静脉的药物主要是硝酸酯类,常用异山梨酯(消心痛)10～15 mg,3～4 次/天,或 5-单硝异山梨酯类,如单硝酸异山梨酯(鲁南欣康)20 mg,2～3 次/天。二尖瓣关闭不全患者应用血管扩张药时一定要注意血压,防止低血压造成重要器官灌注不足。

利尿药使用原则为间歇、小量、联合、交替使用。尽可能用口服利尿药,且保钾和排钾利尿药合用,同时注意血电解质以及体内酸碱平衡情况。如:氢氯噻嗪 25 mg 隔日(单双日)和呋塞米 20 mg 隔日(单双日)交替使用,联合螺内酯 20～40 mg,3 次/天。对于顽固性水肿,可以静脉泵入小剂量多巴胺 2～5 μg/(kg·min),主要兴奋多巴胺受体,增加肾血流量,应用多巴胺过程中,给予呋塞米 20～80 mg 静脉注入,利尿效果明显。使用利尿药特别注意电解质情况,防止低钾、低钠及低氯。利尿效果不好时要考虑是否存在入量不足、低蛋白血症、低钠血症以及利尿药物剂量是否有效等,及时对症处理。

洋地黄类药物宜用于出现心力衰竭的患者,对伴有快速心房颤动者更有效。给予地高辛0.25 mg/d,对于高龄以及肾功能损害患者药量减半,0.125 mg/d,注意洋地黄不良反应,有条件者可监测地高辛血药浓度。

3.心房颤动

处理同二尖瓣狭窄,但维持窦性心律不如在二尖瓣狭窄时重要。单纯二尖瓣关闭不全的左室充盈大多发生在舒张早、中期,除因心房颤动导致心功能显著恶化需恢复窦性心律者外,多数只需满意控制心室率,血流动力学即可得到较好的维持。

当前临床控制心房颤动心室率的药物有洋地黄、β-受体阻滞药和非二氢吡啶类钙拮抗药等。

洋地黄的正性肌力作用在服药15～30 min后出现，但控制心室率的作用在数小时后才开始出现，一般可静脉用毛花苷C(西地兰)0.4～0.8 mg，情况不紧急可口服地高辛0.125～0.25 mg，1次/天，长期服用。洋地黄不能控制劳力及活动时的心室率，此时可改用β-受体阻滞药或钙拮抗药。老年患者活动较少，单纯采用洋地黄能比较满意地控制室率。

β-受体阻滞药可快速控制心房颤动时的心室率。但有时可加重或诱发心功能不全，因此应根据心脏的收缩功能情况酌情使用。β-受体阻滞药主要是降低肾素-血管紧张素和交感神经系统活性，故长期口服可控制运动及日常活动时的心室率，紧急时可用爱司洛尔，长期使用可口服阿替洛尔6.25～12.5 mg，2次/天。

钙拮抗药用于治疗心房颤动的有地尔硫䓬和维拉帕米，因其直接作用于房室结而不是阻滞血液循环中的儿茶酚胺，并且可通过扩张小动脉降低心脏后负荷来部分抵消其负性肌力作用，故优于β-受体阻滞药，且比地高辛更能有效地控制运动时的心室率。常用合贝爽5～10 mg，静脉注入，或地尔硫䓬15～30 mg，3次/天，口服。

转复心律包括电转复和药物转复两种，当心房颤动心室率过快导致血流动力学障碍时应给予同步直流电转复心律。药物转复目前主要用胺碘酮，胺碘酮对持续性及阵发性心房颤动均有良效，对持续性心房颤动转复成功率达70%～80%，心房颤动持续1年，左房内径>45 mm仍然有效，对充血性心力衰竭患者也比较安全。具体治疗详见二尖瓣狭窄。

4.预防血栓栓塞

二尖瓣关闭不全患者有体循环栓塞史、慢性心房颤动以及超声见左房血栓者，应长期抗凝。具体治疗详见二尖瓣狭窄。

5.感染性心内膜炎

目前抗微生物药物治疗是最重要的治疗措施。抗生素使用原则为早期、充分、大剂量、长疗程静脉用药。

经验性用药：在病原菌尚未培养出来时，急性者选用针对金黄色葡萄球菌、链球菌和革兰阴性杆菌均有效的广谱抗生素，采用萘夫西林(新青霉素)2 g，每4 h静脉注射或滴注，加氨苄西林2 g，每4 h静脉注射或滴注庆大霉素，160～240 mg/d。亚急性选用针对大多数链球菌包括肠球菌的抗生素，氨苄西林2 g，静脉滴注，4 h 1次，加庆大霉素1 mg/kg，肌内注射或静脉滴注，8 h 1次。

根据血培养结果已知病原菌时，应根据致病微生物对药物的敏感程度选用抗生素。有条件者应测定最小抑菌浓度(MIC)以判断敏感程度，指导用药(表4-16)。

(二)外科治疗

二尖瓣反流外科手术治疗的目的是减轻患者的症状，或防止无症状患者左室功能进一步恶化，是恢复二尖瓣关闭完整性的根本措施，包括二尖瓣替换术和二尖瓣成形术，手术治疗后二尖瓣关闭不全患者心功能的改善明显优于药物治疗。

1.二尖瓣替换术

二尖瓣替换术替换的瓣膜有机械瓣和生物瓣。机械瓣包括球瓣、浮动碟瓣和倾斜碟瓣，其优点为耐磨损性强，但血栓栓塞的发生率高，需终身抗凝，术后10年因抗凝不足致血栓栓塞或抗凝过度发生出血所致的病死率高达50%，故换瓣术后应长期口服华法林，使INR保持在2～3。对于年轻患者和有心房颤动或血栓栓塞高危需抗凝治疗者，宜选用机械瓣。

生物瓣包括猪主动脉瓣、牛心包瓣和同种硬脑膜瓣，优点为发生血栓栓塞率低，不需终身抗凝并具有与天然瓣相仿的中心血流，但不如机械瓣牢固，3～5年后可发生退行性钙化性变而破损，10年后约50%需再次换瓣。生物瓣膜适用于：①希望怀孕的育龄期妇女；②不适宜抗凝治疗或对抗凝治疗有禁忌证的患者；③无条件进行抗凝治疗监测的患者；④年龄>60岁，和(或)合并其他疾患，二次瓣膜替换手术可能性小的患者。

表 4-16 病原菌培养结果及抗生素选用

1.草绿色链球菌、牛链球菌、肺炎球菌	
·青霉素敏感	青霉素 1 200 万～1 800 万 U/24 h，持续或分等量 6 次静脉注射；青霉素过敏者可用万古霉素 30 mg/(kg·d)，分 2 次静脉注射，总量应＜2 g/24 h。共用药 4 周
·青霉素不敏感	青霉素用药量加大为 400 万 U，1 次/4 h，同时加用庆大霉素，1 mg/kg 静脉注射或肌内注射，每 8 h 1 次，前者用药 4 周以上，后者不超过 2 周
·青霉素耐药	氨苄西林 2 g，静脉注射或滴注 1 次/4 h，加用庆大霉素 160～240 mg/d，用药 4～6 周，上述治疗不佳可改用万古霉素 1 g，静脉滴注 1 次/12 h
2.金黄色葡萄球菌和表皮葡萄球菌	
·萘夫西林或唑西林 2 g，1 次/4 h，静脉注射或点滴，用药 4～6 周	
·用青霉素后延迟出现皮疹，用头孢噻吩 1 次/4 h，或头孢唑啉(先锋 V)2 g，1 次/6 h，静脉注射或点滴，用药 4～6 周	
·对青霉素和头孢菌素过敏者，用万古霉素 4～6 周	
·严重感染者，每一方案的初始 3～5 d 加庆大霉素	
3.革兰阴性杆菌	
·氨苄西林 2 g，1 次/4 h，或派拉西林(氧哌嗪青霉素)3 g，1 次/4 h	
·头孢噻肟 2 g，1 次/4 h～1 次/6 h，或头孢他啶 2 g，1 次/8 h，加庆大霉素 160～240 mg/d，静脉滴注	
·环丙沙星 0.2 g，1 次/12 h，静脉滴注	
4.真菌感染	
·静脉滴注两性霉素 B，首日 1 mg，以后每日递增 3～5 mg，直至 25～30 mg/d，以后口服氟胞嘧啶 100～150 mg/(kg·d)，1 次/6 h，用药数月	
5.其他细菌	
·用青霉素、头孢菌素或万古霉素，加或不加氨基糖苷类，用药 4～6 周	

二尖瓣替换术的适应证：①二尖瓣关闭不全和狭窄，以二尖瓣关闭不全为主或者虽以狭窄为主，但为漏斗型病变；②心功能Ⅲ～Ⅳ级，或有急性二尖瓣关闭不全，症状进行性恶化并出现急性左心衰时；③年龄大于 75 岁的老年二尖瓣反流患者；④连枷样瓣叶引起的二尖瓣反流患者；⑤左室衰竭者，左室射血分数＜0.5、左室收缩末内径＞45 mm、平均肺动脉压均＞2.7 kPa(20 mmHg)者，可考虑行瓣膜替换术。

2.二尖瓣成形术

如果瓣膜损害较轻，瓣叶无钙化，瓣环有扩大，但瓣下腱索无严重增厚、活动度好，可行瓣膜修复成形术。优点为死亡率低，不需长期抗凝、左室功能恢复较好、疗效持久、术后发生感染性心内膜炎和血栓栓塞少。与换瓣相比，较早期和较晚期均可考虑修复术，但 LVEF＜0.15～0.2 时为禁忌。

(柯子立)

第十四节　主动脉瓣关闭不全

一、病理生理

主动脉瓣关闭不全引起的基本血流动力学障碍是舒张期左室内压力大大低于主动脉，故大量血液反流回左室，使左室舒张期负荷加重，左室舒张期末容积逐渐增大，容量负荷过度。早期收缩期左室每搏量增加，射血分数正常，晚期左室进一步扩张，心肌肥厚，当左室收缩减弱时，每搏量减少，左室舒张期末压力升高，最后导致左房、肺静脉和肺毛细血管压力升高，出现肺瘀血。主动脉瓣反流明显时，主动脉舒张压明显下降，冠脉灌注压降低，心肌供血减少，进一步使心肌收缩力减弱。

（一）左室容量负荷过度

主动脉瓣关闭不全时，左室在舒张期除接纳从左房流入的血液外，还接受从主动脉反流的血液，造成左室舒张期充盈量过大，容量负荷过度。左室的代偿能力是影响病理生理改变的重要因素，也决定了急、慢性主动脉瓣关闭不全血流动力学障碍的明显差异。

1.急性主动脉瓣关闭不全

左室顺应性及心腔大小正常，面对舒张期急剧增加的充盈量，左室来不及发生代偿性扩张和肥大，导致舒张期充盈压显著增高，迫使左房压、肺静脉和肺毛细血管压力升高，引起呼吸困难和肺水肿，并导致肺动脉高压和右心功能障碍，此时患者表现出体循环静脉压升高和右心衰竭的症状和体征。

当左室舒张末期压力超过 4～5.3 kPa(30～40 mmHg)时，可使二尖瓣提前关闭，对肺循环有一定的保护作用，但效力有限。由于急性者左室舒张末容量仅能有限的增加，即使左室收缩功能正常或增加，并有代偿性心动过速，心排血量仍减少。

2.慢性主动脉瓣关闭不全

主动脉反流量逐渐增大，左室充分发挥代偿作用，通过 Frank-Starling 定律调节左室容量－压力关系，使总的左室心搏量增加。长期左室舒张期充盈过度，使心肌纤维被动牵张，刺激左室发生离心性心肌肥大，心脏重量明显增加，心腔明显扩大。

代偿期扩张肥大的心肌收缩力增强，能充分将心腔内血液排出，每搏量明显增加，前向血流量、射血分数及收缩末期容量正常。

由于主动脉反流血量过大以及肥大心肌退行性变和纤维化，左室舒张功能受损。当左室容量负荷超过心肌的代偿能力时，进入失代偿期。此时，心肌顺应性降低，心室舒张速度减慢，左室舒张末压升高，左房压和肺循环压力升高，引起肺瘀血和呼吸困难。同时，心肌收缩力减弱，每搏量减少，前向血流量及射血分数降低。左室收缩末期容量增加是左心收缩功能障碍的敏感指标之一。

（二）脉压增宽

慢性主动脉瓣关闭不全时，因左室充盈量增加，每搏量增加，主动脉收缩压升高，而舒张期血液向左室反流又使主动脉舒张压降低，压差增大。当主动脉舒张压＜6.7 kPa(50 mmHg)时，提示有严重的主动脉瓣关闭不全。急性主动脉瓣关闭不全时，因心肌收缩功能受损，主动脉收缩压不高甚至降低，而左室舒张末压明显升高，主动脉舒张压正常或轻度降低，压差可接近正常。

（三）心肌供血减少

由于主动脉舒张压降低和左室舒张压升高，冠状动脉灌注压降低；左室壁张力增加压迫心肌内血管，使心肌供血减少。交感神经兴奋反射性引起心率加快以及心肌肥大和室壁张力增加又再次增加心肌耗氧量，故主动脉瓣关闭不全患者可出现心肌缺血和心绞痛，多出现在主动脉瓣关闭不全的晚期。

二、临床表现

（一）症状

主动脉瓣关闭不全患者一旦出现症状(表 4-17)，往往有不可逆的左心功能不全。

表 4-17　重度主动脉瓣关闭不全经典体征

视诊及触诊	
de Musset's sign	伴随每次心搏的点头征，由于动脉搏动过强所致
Muller's sign	腭垂的搏动或摆动
Quincke's sign	陷落脉或水冲脉，即血管突然短暂的充盈及塌陷
听诊	
Hill's sign	袖带测压时，上下肢收缩压相差 8 kPa(60 mmHg)，正常时＜2.7 kPa(20 mmHg)
Traube's sign	股动脉收缩音及舒张音增强，即枪击音
Duroziez's sign	用听诊器轻压股动脉产生的杂音
De tambour 杂音	第二心音增强，带有铃声特点，常见于梅毒性主动脉瓣反流

1.心悸和头部搏动

心脏冲动的不适感可能是最早的主诉,由于左室明显增大,左室每搏量明显增加,患者常感受到强烈的心悸。情绪激动或体力活动引起心动过速时,每搏量增加明显,此时症状更加突出。由于脉压显著增大,患者常感身体各部有强烈的动脉搏动感,尤以头颈部为甚。

2.呼吸困难

劳力性呼吸困难出现表示心脏储备能力已经降低,以后随着病情进展,可出现端坐呼吸和夜间阵发性呼吸困难,在合并二尖瓣病变时此症状更加明显。

3.胸痛

由于冠脉灌注主要在舒张期,所以主动脉舒张压决定了冠脉流量。重度主动脉瓣关闭不全患者舒张压明显下降,特别是夜间睡眠时心率减慢,舒张压下降进一步加重,冠脉血流更加减少。此外,胸痛发作还可能与左室射血时引起升主动脉过分牵张或心脏明显增大有关。

4.眩晕

当快速变换体位时,可出现头晕或眩晕,昏厥较少见。

5.其他

如疲乏、过度出汗,尤其在夜间心绞痛发作时出现,可能与自主神经系统改变有关。晚期右心衰竭时可出现食欲下降、腹胀、下肢水肿、胸腔积液、腹腔积液等。

(二)体征

1.视诊

颜面较苍白,头部随心脏搏动频率上下摆动(De-Musset′s sign);指(趾)甲床可见毛细血管搏动征(Quincke′s pulse);心尖冲动向左下移位,范围较广,且可见有力的抬举样搏动;右心衰竭时可见颈静脉怒张。

2.触诊

(1)颈动脉搏动明显增强,并呈双重搏动。

(2)主动脉瓣区及心底部可触及收缩期震颤,并向颈部传导。胸骨左下缘可触及舒张期震颤。

(3)颈动脉、桡动脉可触及水冲脉(Corrigan′s pulse),即脉搏呈现高容量并迅速下降的特点,尤其是将患者前臂突然高举时更为明显。

(4)肺动脉高压和右心衰竭时,可触及增大的肝脏,肝颈静脉回流征可阳性,下肢指凹性水肿。

3.叩诊

心界向左下扩大。

4.听诊

(1)主动脉舒张期杂音,为一与第二心音同时开始的高调叹气样递减型舒张早期杂音,坐位并前倾和深呼气时明显。一般主动脉瓣关闭不全越严重,杂音的时间越长,响度越大(表4-17)。轻度反流时,杂音限于舒张早期,音调高。中或重度反流时,杂音粗糙,为全舒张期。杂音为音乐时,提示瓣叶脱垂、撕裂或穿孔。

(2)心底部及主动脉瓣区常可闻及收缩期喷射性杂音,较粗糙,强度2/6～4/6级,可伴有震颤,向颈部及胸骨上凹传导,为极大的每搏量通过畸形的主动脉瓣膜所致,并非由器质性主动脉瓣狭窄所致。

(3)Austin-Flint杂音:心尖区常可闻及一柔和、低调的隆样舒张中期或收缩前期杂音,即Austin-Flint杂音,此乃由于主动脉瓣大量反流,冲击二尖瓣前叶,使其振动和移位,引起相对性二尖瓣狭窄;同时主动脉瓣反流与左房回流血液发生冲击、混合,产生涡流所致。此杂音在用力握拳时增强,吸入亚硝酸异戊酯时减弱。

(4)当左室明显扩大时,由于乳头肌外移引起功能性二尖瓣反流,可在心尖区闻及全收缩期吹风样杂音,向左腋下传导。

(5)心音:第一心音减弱,第二心音主动脉瓣成分减弱或阙如,但梅毒性主动脉炎时常亢进。由于舒张早期左室快速充盈增加，心尖区常有第三心音。

(6)周围血管征听诊：股动脉枪击音(Traube′s sign)；股动脉收缩期和舒张期双重杂音(Duro-ziez′s sign)；脉压增大(Hill′s sign)。

三、实验室检查

(一)X 线检查

急性期心影多正常，常有肺瘀血或肺水肿征。慢性主动脉瓣关闭不全常有以下特点。

(1)左室明显增大，心脏呈主动脉型。

(2)升主动脉普遍扩张，可以波及主动脉弓。

(3)透视下主动脉搏动明显增强，与左室搏动配合呈“摇椅样”摆动。

(4)左房可增大，肺动脉高压或右心衰时，右室增大并可见肺静脉充血、肺间质水肿。

(二)心电图检查

轻度主动脉瓣关闭不全者心电图可正常。严重者可有左室肥大和劳损，电轴左偏。Ⅰ、aVL、$V_{5\sim6}$导联 Q 波加深，ST 段压低和 T 波倒置；晚期左房增大，也可有束支阻滞(图 4-11)。

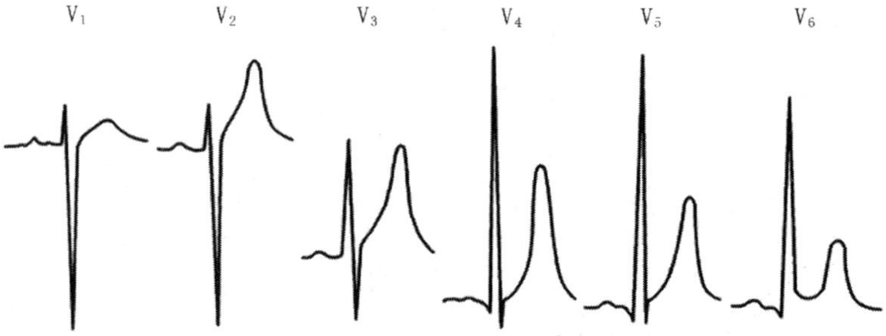

图 4-11　主动脉关闭不全示心电图改变

V_5、V_6 导联出现深 Q 波，R 波增大，ST 段抬高，T 波增大

(三)超声心动图检查

对主动脉瓣关闭不全以及左室功能评价很有价值，还可显示二叶式主动脉瓣、瓣膜脱垂、破裂或赘生物形成以及升主动脉夹层等，有助于病因的判断。

1.M 型超声

显示舒张期二尖瓣前叶和室间隔纤细扑动，为主动脉瓣关闭不全的可靠诊断征象。但敏感度低。

2.二维超声

可显示瓣膜和升主动脉根部的形态改变，可见主动脉瓣增厚，舒张期关闭对合不佳，有助于病因确定。

3.彩色多普勒

由于舒张早期主动脉压和左室舒张压间的高压差，主动脉瓣反流导致很高流速(超过4 m/s)的全舒张期湍流。彩色多普勒超声探头在主动脉瓣的心室侧可探及全舒张期高速血流，为最敏感的确定主动脉瓣反流方法，并可通过计算反流量与每搏量的比例，判断其严重程度。

(四)主动脉造影

当无创技术不能确定反流程度并且考虑外科治疗时，可行选择性主动脉造影，可半定量反流程度。

升主动脉造影提示：舒张期造影剂反流至左室，可以显示左室扩大。根据造影剂反流量可以估计关闭不全的程度。Ⅰ度：造影剂反流仅限于主动脉口附近，一次收缩即可排出。Ⅱ度：造影剂反流于左室中部，一次收缩即可排出。Ⅲ度：造影剂反流于左室全部，一次收缩不能全部排出。

(五)磁共振显像

诊断主动脉疾病如主动脉夹层极准确。可目测主动脉瓣反流射流，可半定量反流程度，并能定量反流量和反流分数。

四、诊断和鉴别诊断

发现典型的主动脉瓣关闭不全的舒张期杂音伴周围血管征即可诊断，超声心动图可明确诊断。主动脉瓣舒张早期杂音应与下列杂音和疾病鉴别。

(1)Graham Steell 杂音：见于严重肺动脉高压伴肺动脉扩张所致肺动脉瓣关闭不全，常有肺动脉高压体征，如胸骨左缘抬举样搏动、第二心音肺动脉瓣成分亢进等。

(2)肺动脉瓣关闭不全：胸骨左缘舒张期杂音吸气时增强，用力握拳时无变化。颈动脉搏动正常，肺动脉瓣区第二心音亢进，心电图示右房和右室肥大，X 线示肺动脉主干突出。多见于二尖瓣狭窄及房间隔缺损。

(3)冠状动静脉瘘：可闻及主动脉瓣区舒张期杂音，但心电图及 X 线检查多正常，主动脉造影可见主动脉与右心房、冠状窦或右室之间有交通。

(4)主动脉窦瘤破裂：杂音与主动脉瓣关闭不全相似，但有突发性胸痛，进行性右心衰竭，主动脉造影及超声心动图检查可确诊。

五、并发症

(1)充血性心力衰竭：为主动脉瓣关闭不全的主要死亡原因。一旦出现心功能不全的症状，往往在2～3 年内死亡。

(2)感染性心内膜炎：较常见。

(3)室性心律失常：较常见。

六、治疗

(一)内科治疗

1.预防感染性心内膜炎

避免上呼吸道感染及全身感染，防止发生心内膜炎。

2.控制充血性心力衰竭

避免过度的体力劳动及剧烈运动，限制钠盐摄入。无症状患者出现左室扩大，特别是 EF 降低时，应给予地高辛。

3.控制高血压

控制高血压至关重要，因为它可加重反流程度。当伴发升主动脉根部扩张时，高血压也可促进主动脉夹层的发生。目前研究证实，应用血管扩张药特别是血管紧张素转换酶抑制药(ACEI)能防止或延缓左心扩大，逆转左室肥厚，防止心肌重构。

(二)外科治疗

主动脉瓣关闭不全，一旦心脏失去代偿功能，病情将急转直下，多数在出现心力衰竭后 2 年内死亡。主动脉瓣关闭不全的彻底治疗方法是主动脉瓣置换术。最佳的手术时机为左心室衰竭刚刚开始即严重心力衰竭发生之前手术，或虽无症状，但左室射血分数低于正常和左室舒张末期内径＞60 mm 左右，应进行手术治疗。

对于左室功能正常而无症状的患者，心脏结构改变不明显的应密切随诊，每 6 个月复查超声心动图以及时发现手术时机。一旦出现症状或出现左心室衰竭或左心室明显增大应及时手术。

1.人工瓣膜置换术

风湿性和绝大多数其他病因引起的主动脉瓣关闭不全均宜施行瓣膜置换术。分机械瓣和生物瓣两种。心脏明显扩大、长期左心功能不全的患者，手术死亡率约 10%，尽管如此，由于药物治疗的预后较差，即使有左心功能衰竭亦应考虑手术治疗。

2.瓣膜修复术

较少用，通常不能完全消除主动脉瓣反流，仅适用于感染性心内膜炎主动脉瓣赘生物或穿孔、主动脉瓣与其瓣环撕裂。由于升主动脉动脉瘤使瓣环扩张所致的主动脉瓣关闭不全，可行瓣环紧缩成形术。

3.急性主动脉瓣关闭不全的治疗

严重急性主动脉瓣关闭不全迅速发生急性左心功能不全、肺水肿和低血压，极易导致死亡，故应在积极内科治疗的同时，及早采用手术治疗，以挽救患者的生命。术前应静脉滴注正性肌力药物如多巴胺或多巴酚丁胺和血管扩张药如硝普钠，以维持心功能和血压。

(张城炼)

第十五节　主动脉瓣狭窄

一、病理生理

正常主动脉瓣口面积超过 3.5 cm^2，当瓣口面积减小 1.5 cm^2 时，为轻度狭窄；1 cm^2 时为中度狭窄；< 1 cm^2 时为重度狭窄。主动脉瓣狭窄引起的基本血流动力学改变是收缩期左室血液流出受阻，进而左室压力增高，严重时左房压、肺动脉压、肺毛细血管楔嵌压及右室压均可上升，心排血量减少，造成心力衰竭和心肌缺血。

(一)左室壁增厚

主动脉瓣严重狭窄时收缩期左室血液流出受阻，左室压力负荷增加，左室代偿性通过进行性室壁向心性肥厚以平衡左室收缩压升高，维持正常收缩期室壁应力和左室心排血量。

(二)左房肥厚

左室舒张末压进行性升高后，左房后负荷增加，左房代偿性肥厚，肥厚的左房在舒张末期的强有力收缩有利于左室的充盈，使左室舒张末容量增加，达到左室有效收缩时所需水平，以维持心搏量正常。左房有力收缩也可使肺静脉和肺毛细血管内压力避免持续性增高。

(三)左室功能衰竭

主动脉瓣狭窄晚期，左室壁增厚失代偿，左室舒张末容量增加，最终由于室壁应力增高，心肌缺血和纤维化等导致左室功能衰竭。

(四)心肌缺血

严重主动脉瓣狭窄引起心肌缺血，机制为：①左室壁增厚、心室收缩压升高和射血时间延长，增加心肌耗氧；②左室肥厚，心肌毛细血管密度相对减少；③舒张期心腔内压力增高，压迫心内膜下冠状动脉；④左室舒张末压升高致舒张期主动脉－左室压差降低，减少冠状动脉灌注压。

二、临床表现

(一)症状

主动脉瓣狭窄症状出现晚，由于左室代偿能力较强，相当长的时间内患者可无明显症状，直至瓣口面积小于 1 cm^2 才出现临床症状，主要表现为呼吸困难、心绞痛、昏厥三联征，有 15%～20%发生猝死。

1.呼吸困难

劳力性呼吸困难为晚期肺淤血引起的常见首发症状，见于 90%的有症状患者，主要由于左室顺应性降低和左室扩大，左室舒张期末压力和左房压力上升，引起肺毛细血管楔嵌压和肺动脉高压所致，以后随着病程发展，可发生夜间阵发性呼吸困难、端坐呼吸和急性肺水肿。

2.心绞痛

见于60%有症状患者,常由运动诱发,休息后缓解,多为劳力性心绞痛。主要由于瓣口严重狭窄,心排血量下降,平均动脉压降低,使冠状动脉血流量减少,活动时不足以代偿增加的耗氧量,造成心肌缺血缺氧。极少数由瓣膜的钙质栓塞冠状动脉引起。

3.昏厥

轻者为黑矇,可为首发症状。多发生于直立、运动中或运动后即刻,由于脑缺血引起。机制为:运动时周围血管扩张,而狭窄的主动脉瓣口限制心排血量的增加;运动致心肌缺血加重,使左心室收缩功能降低,心排血量减少;运动时左室收缩压急剧上升,过度激活心室内压力感受器,通过迷走神经传入纤维兴奋血管减压反应,导致外周血管阻力降低;运动停止后回心血量减少,左室充盈量及心排血量进一步减少;休息后由于心律失常导致心排血量骤减也可导致昏厥。

4.其他症状

主动脉瓣狭窄晚期可出现心排血量降低的各种表现,如明显的疲乏、虚弱、周围性发绀。血栓栓塞及胃肠道出血主要多见于老年退行性主动脉瓣钙化男性患者,妇女少见。

(二)体征

1.视诊

心尖冲动位置正常或在腋中线以内,为缓慢的抬举样心尖冲动,若心尖冲动很活跃,则提示同时合并有主动脉瓣或二尖瓣关闭不全。

2.触诊

心尖区可触及收缩期抬举样搏动,左侧卧位时可呈双重搏动,第一次为心房收缩以增加左室充盈,第二次为心室收缩,持续而有力。心底部可触及收缩期震颤,在坐位、胸部前倾、深呼气后屏气时易触及,胸骨上窝、颈动脉和锁骨下动脉处也可触及。

脉搏较特殊,为细脉或迟脉,与强有力的心尖冲动不相称,脉率较低,在心衰时可低于70次/分。

3.叩诊

心浊音界正常,心力衰竭时向左扩大。

4.听诊

(1)胸骨右缘第2肋间可听到低调、粗糙、响亮的喷射性收缩期杂音,呈递增、递减型,第一心音后出现,收缩中期达到最响,以后逐渐减弱,主动脉瓣关闭前终止。胸骨右缘第2肋间或胸骨左缘第3肋间最响,杂音向颈动脉及锁骨下动脉传导,有时向胸骨下端或心尖区传导。通常杂音越长、越响,收缩高峰出现越迟,主动脉瓣狭窄越严重。合并心力衰竭时,通过瓣口的血流速度减慢,杂音变轻而短促。主动脉瓣狭窄杂音在吸入亚硝酸异戊酯或平卧时增强,在应用升压药或站立时减轻。

(2)瓣膜活动受限或钙化明显时,主动脉瓣第二心音减弱或消失,也可出现第二心音逆分裂。

(3)左室扩大和左心衰竭时可闻及第三心音(舒张期奔马律)。

(4)左室肥厚和舒张期末压力升高时,肥厚的左房强有力收缩产生心尖区明显的第四心音。

三、辅助检查

(一)X线检查

左心缘圆隆,心影不大。升主动脉根部发生狭窄后扩张,透视下可见主动脉瓣钙化。晚期心力衰竭时左室明显扩大,左房扩大,肺动脉主干突出,肺静脉增宽以及肺淤血的征象。

1.左室增大

心尖部下移和(或)左室段圆隆是左室增大的轻度早期征象。由于左室增大,心脏向右呈顺钟向转位,心脏呈“主动脉”型。

2.升主动脉扩张

升主动脉根部因长期血流的急促喷射而发生狭窄后梭形扩张,使右上纵隔膨凸,侧位透视下可见主动脉钙化。

3.肺淤血征象

晚期心力衰竭可出现左室明显扩大，左房扩大，肺动脉主干突出，肺静脉增宽以及肺淤血的征象，表现为肺纹理普遍增多、增粗，边缘模糊，以中下肺野明显；肺门影增大，上肺门影增宽明显；肺野透光度降低；肺内含铁血黄素沉着、钙化。

（二）心电图检查

大约 85%患者有左室肥厚的心电图表现，伴有继发性 ST-T 改变，左房肥厚、房室阻滞、室内阻滞（左束支传导阻滞或左前分支阻滞）、心房颤动以及室性心律失常。

多数患者左胸导联中 T 波倒置，并有轻度 ST 段压低，系左室收缩期负荷过重的表现。左胸导联中的 ST 段压低超过 0.3 mV，提示存在严重的左室肥厚。左房肥厚心电图表现为 V_1 导联 P 波的负性部分明显延迟（图 4-12）。其他心电图表现如房室阻滞主要是钙化浸润范围从主动脉瓣扩大到传导系统，在男性主动脉瓣钙化中较多见。

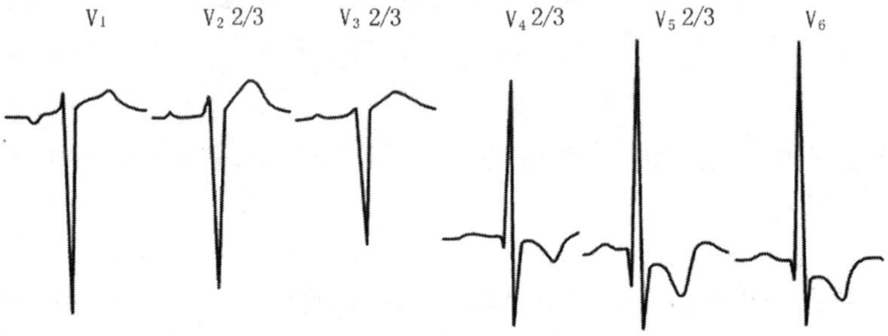

图 4-12　主动脉狭窄时心电图改变

$V_{4\sim6}$ 导联 R 波异常增大；ST 段呈下斜型下降；T 波倒置

（三）超声心动图检查

M 型超声诊断本病不敏感和缺乏特异性。二维超声心动图探测主动脉瓣异常敏感，有助于显示瓣叶数目、大小、增厚、钙化、瓣环大小、瓣口大小和形状等。彩色多普勒测定通过主动脉瓣的最大血流速度，可计算平均和跨膜压差以及瓣口面积，对瓣膜狭窄程度进行评价。

1.M 型超声

可见主动脉瓣叶增厚、钙化、开放受限，瓣膜开放幅度<15 mm，瓣叶回声增强提示瓣膜钙化。

2.二维超声

可观察左室向心性肥厚，主动脉瓣收缩呈向心性穹形运动，并能明确先天性瓣膜畸形、鉴别瓣膜狭窄原因（图 4-13）。

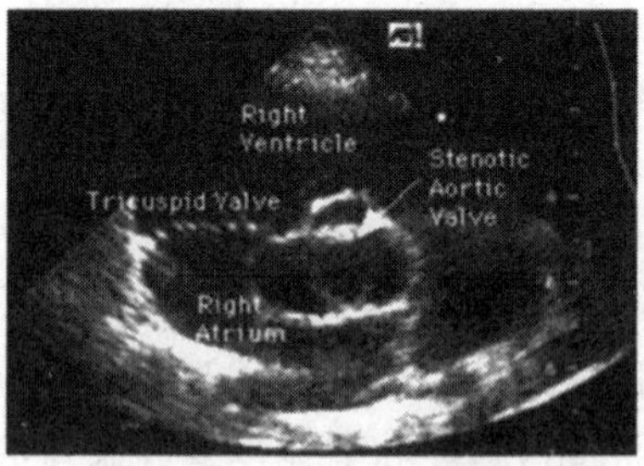

图 4-13　主动脉瓣狭窄

箭头所指为狭窄的主动脉瓣

3.多普勒超声

多普勒超声可准确测定主动脉瓣口流速，计算跨瓣压力阶差，评价瓣膜狭窄程度。彩色多普勒超声可帮助区别二尖瓣反流和主动脉狭窄的血流。连续多普勒超声提示主动脉瓣流速超过 2 m/s，又无过瓣血流增加(如主动脉瓣反流、动脉导管未闭等)时,是诊断主动脉瓣狭窄的根据之一。

(四)心导管检查

当超声心动图不能确定狭窄程度并考虑人工瓣膜置换时,应行心导管检查。将导管经股动脉置于主动脉根部及左室,可探测左室腔与主动脉收缩期压力阶差,并可推算出主动脉瓣口面积,从而明确狭窄程度。但对于重度主动脉瓣狭窄患者,应将导管经股静脉送入右心,经房间隔穿刺进入左室,测左室一主动脉收缩期峰压差。如怀疑合并冠状动脉病变,应同时行冠脉造影。

四、诊断及鉴别诊断

发现主动脉瓣狭窄典型的心底部喷射样收缩期杂音及震颤,即可诊断主动脉瓣狭窄。超声心动图检查可明确诊断。

(1)主动脉瓣收缩期杂音与下列疾病相鉴别。①二尖瓣关闭不全:心尖区全收缩期吹风样杂音,向左腋下传导;吸入亚硝酸异戊酯后杂音减弱。第一心音减弱,主动脉瓣第二心音正常;②三尖瓣关闭不全:胸骨左缘下端闻及高调的全收缩期杂音,吸气时回心血量增加可使杂音增强,呼气时减弱;③肺动脉瓣狭窄:于胸骨左缘第2肋间可闻及粗糙响亮的收缩期杂音,常伴收缩期咔嚓音,肺动脉瓣区第二心音减弱并分裂,主动脉瓣区第二心音正常;④主动脉扩张:见于各种原因如高血压、梅毒所致的主动脉扩张。可在胸骨右缘第2肋间闻及短促的收缩期杂音,主动脉瓣区第二心音正常或亢进,无第二心音分裂。

(2)主动脉瓣狭窄还应与其他左室流出道梗阻性疾病相鉴别。①先天性主动脉瓣上狭窄:杂音最响在右锁骨下,杂音和震颤明显传导至胸骨右上缘和右颈动脉,喷射音少见;②先天性主动脉瓣下狭窄:常合并轻度主动脉瓣关闭不全,无喷射音,第二心音非单一性;③肥厚梗阻性心肌病:杂音为收缩中晚期喷射性杂音,胸骨左缘最响,不向颈部传导。

五、并发症

(一)感染性心内膜炎

多见于先天性二叶式主动脉瓣狭窄,老年妇女钙化性主动脉瓣狭窄发病率较男性低,合并感染性心内膜炎危险性亦较低。

(二)心律失常

10%患者可发生心房颤动,致左房压升高和心排血量明显减少,可致严重低血压、昏厥或肺水肿。左室肥厚、心内膜下心肌缺血或冠状动脉栓塞可致室性心律失常。

(三)充血性心力衰竭

50%~70%的患者死于心力衰竭。发生左心衰竭后,自然病程明显缩短,因此终末期的右心衰竭少见。

(四)心脏性猝死

多发生于先前有症状者,无症状者发生猝死少见。

(五)胃肠道出血

15%~25%的患者有胃肠道血管发育不良,可合并胃肠道出血。多见于老年患者,出血为隐匿性或慢性。人工瓣膜置换术后出血停止。

六、治疗

无症状的轻度狭窄患者每2年复查一次,应包括超声心动图定量测定,中重度狭窄的患者应避免体力活动,每6~12个月复查一次。

(一)内科并发症治疗

1.心律失常

因左房增大,约10%患者可发生房性心律失常,如有频发房性期前收缩,应积极给予抗心律失常药物以预防心房颤动的发生。主动脉瓣狭窄的患者不能耐受心房颤动,一旦出现,病情会迅速恶化,发生低血压、心绞痛或心电图显示心肌缺血,故应及时用电转复或药物转复为窦性心律。其他有症状或影响血流动力学的心律失常也应积极治疗。

2.感染性心内膜炎

对于风湿性心脏病患者,应积极预防风湿热。如已合并亚急性或急性感染性心内膜炎,治疗同二尖瓣关闭不全。

3.心力衰竭

应限制钠盐摄入,使用洋地黄制剂和利尿药。利尿药使用需慎重,因过度利尿使血容量减少,降低主动脉瓣狭窄患者心排血量,导致严重的直立性低血压。扩张小动脉药物也应慎用,以防血压过低。

(二)介入治疗——经皮球囊主动脉瓣成形术(PBAV)

由于PBAV操作死亡率3%,一年死亡率45%,故临床上应用远远不如PBMV,它主要治疗对象为高龄、有心力衰竭和手术高危患者,对于不适于手术治疗的严重钙化性主动脉瓣狭窄的患者仍可改善左室功能和症状。

适应证:①儿童和青年的先天性主动脉瓣狭窄;②不能耐受手术者;③重度狭窄危及生命;④明显狭窄伴严重左心功能衰竭的手术过渡;⑤手术禁忌的老年主动脉瓣狭窄钙化不重的患者。

常用方法是经皮股动脉穿刺后将球囊导管沿动脉逆行送至主动脉瓣,用生理盐水与造影剂各半的混合液体充盈球囊,裂解钙化结节,伸展主动脉瓣环和瓣叶,撕裂瓣叶和分离融合交界处,减轻狭窄和症状。成形术后主动脉瓣口面积一般可比术前增加0.2～0.4 cm^2,术后再狭窄率为42%～83%。

(三)外科治疗

治疗关键是解除主动脉瓣狭窄,降低跨瓣压力阶差。常用有两种手术方法:一是人工瓣膜置换术;二是直视下主动脉瓣交界分离术。

1.人工瓣膜置换术

为治疗成人主动脉瓣狭窄的主要方法。重度狭窄(瓣口面积<0.75 cm^2 或平均跨瓣压差>50 mmHg)伴心绞痛、昏厥或心力衰竭症状为手术的主要指征。无症状的重度狭窄患者,如伴有进行性心脏增大和明显左室功能不全,也应考虑手术。术前多常规做冠状动脉造影,如合并冠心病,需同时做冠状动脉旁路移植术(CABG)。

手术适应证:①有症状,重度主动脉瓣狭窄,或跨瓣压差>6.7 kPa(50 mmHg);②重度主动脉瓣狭窄合并冠心病需冠状动脉旁路移植术治疗;③重度主动脉瓣狭窄,同时合并升主动脉或其他心脏瓣膜病变需手术治疗;④冠心病、升主动脉或心脏瓣膜病变需手术治疗,同时合并中度主动脉瓣狭窄[平均压差4～6.7 kPa(30～50 mmHg),或流速3～4 m/s](分级Ⅱa);⑤无症状,重度主动脉瓣狭窄,同时有左室收缩功能受损表现(分级Ⅱa);⑥无症状,重度主动脉瓣狭窄,但活动后有异常表现,如低血压(分级Ⅱa)。

手术禁忌证:晚期合并重度右心衰竭,经内科治疗无效;心功能4级以及75岁以上高龄患者;严重心力衰竭合并冠状动脉病变者。

手术死亡率小于2%,主动脉瓣机械瓣替换术后,患者平均年龄57岁时,5年生存率80%左右,10年生存率在60%。生物瓣替换术后,患者平均年龄74岁时,5年生存率70%,10年生存率35%。术后的远期预后优于二尖瓣疾病和主动脉瓣关闭不全的换瓣患者。

2.直视下主动脉瓣交界分离术

适用于儿童和青少年先天性主动脉瓣狭窄且无钙化者。妇女主动脉瓣狭窄患者多行介入治疗及换瓣术,行直视下主动脉瓣交界分离术者少见。

(张城炼)

第十六节　心肌病

一、限制型心肌病

限制型心肌病(restrictive cardiomyopathy,RCM)以一侧或双侧心室充盈受限和舒张期容量降低为特征,收缩功能和室壁厚度正常或接近正常,可见间质纤维化。其病因为特发性、心肌淀粉样变性、心内膜病变伴或不伴嗜酸性细胞增多症。无论在西方国家或我国,RCM 都是少见的。男女之比为 3∶1,发病年龄多在 15～50 岁。

(一)病因

RCM 的病因目前仍未阐明,可能与非化脓性感染、体液免疫反应异常、变态反应和营养代谢不良等有关。最近报道本病可以呈家族性发病,可伴有骨骼肌疾病和房室传导阻滞。心肌淀粉样变性是继发性限制型心肌病的常见原因。

(二)病理

在疾病早期阶段,心肌活检可见心内膜增厚,内膜下心肌细胞排列紊乱、间质纤维化。随着病情的进展,患者的心内膜明显增厚,外观呈珍珠样白色,质地较硬,致使心室壁轻度增厚。这种损害首先累及心尖部,继而向心室流出道蔓延,可伴有心室内附壁血栓形成。患者心脏的心室腔可无增大,心房增大与心室顺应性减低有关。冠状动脉很少受累。在病变发展到严重阶段,心内膜增厚和间质纤维化显著,组织学变化为非特异性。

(三)临床表现

临床表现可分为左心室型、右心室型和混合型,以左心室型最常见。在早期阶段,患者可无症状,随着病情进展出现运动耐量降低、倦怠、乏力、劳力性呼吸困难和胸痛等症状,这主要是由于 RCM 患者心排血量不能随着心率加快而增加所致。左心室型早期可出现左心功能不全的表现,如易疲劳、呼吸困难、咳嗽及肺部湿性啰音等。右心室型及混合型则以右心功能不全为主,如颈静脉怒张、吸气时颈静脉压增高(Kussmaul 征)、肝大、腹腔积液、下肢或全身水肿。心脏可闻及第三心音奔马律。当二尖瓣或三尖瓣受累时,可出现相应部位的收缩期反流性杂音,心房压力增高和心房扩大可导致心房颤动。发生栓塞者并非少见。此外,血压常偏低,脉压小。除有心力衰竭和栓塞表现外,可发生猝死。

(四)辅助检查

1.心电图

ST 段及 T 波非特异性改变。部分患者可见 QRS 波群低电压、病理性 Q 波、束支传,导阻滞、心房颤动和病窦综合征等心律失常。

2.X 线胸片

心影正常或轻中度增大,可有肺瘀血表现,偶见心内膜钙化影。

3.超声心动图

心室壁增厚和重量增加,心室腔大致正常,心房扩大。约 1/3 的病例有少量心包积液。较严重的病例可有附壁血栓形成。Doppler 心动图的典型表现是舒张期快速充盈随之突然终止。

4.心导管检查

心房压力曲线出现右房压升高和快速的 Y 下陷;左心充盈压高于右心充盈压;心室压力曲线上表现为舒张早期下降和中晚期高原波;肺动脉高压。

5.心内膜心肌活检

右心室活检可证实嗜酸性细胞增多症患者的心内膜心肌损害,对心内膜弹力纤维增生症和原发性限制型心肌病的组织学诊断具有重要价值。

（五）诊断和鉴别诊断

RCM临床诊断比较困难。对于出现倦怠、乏力、劳力性呼吸困难、胸痛、腹腔积液、水肿等症状，心室没有明显扩大而心房扩大的患者，应考虑本病。心内膜心肌活检有助于确定限制型心肌病，属原发性和继发性。本病主要与缩窄性心包炎鉴别诊断。

（六）治疗

限制型心肌病缺乏特异性治疗方法，其治疗原则包括缓解临床症状，改善心脏舒张功能，纠正心力衰竭，针对原发病的治疗。

1.对症治疗

(1)改善心室舒张功能：钙拮抗药可以防止心肌细胞钙超负荷引起的细胞僵直，改善心室舒张期顺应性，降低心室舒张末压，从而改善心室舒张功能。可试用地尔硫䓬30 mg，每日3次；或氨氯地平5 mg，每日1次；或尼群地平10 mg，每日2次。

β-受体阻滞药能减慢心率，延长心室充盈时间，减少心肌耗氧量，降低室壁张力，从而有利于改善心室舒张功能。美托洛尔从小剂量开始(6.25 mg，每日2次)，酌情逐渐增加剂量。ACEI可以常规应用，如卡托普利12.5 mg，每日2次；培哚普利4 mg，每日1次；或贝那普利5～10 mg，每日1次。

利尿药能有效地降低心脏前负荷，减轻肺循环和体循环瘀血，降低心室充盈压，改善患者气急和易疲乏等症状。

(2)洋地黄类药物：对于伴有快速性心房颤动或心力衰竭的患者，可选用洋地黄制剂，使用时必须小剂量和谨慎观察。

(3)抗心律失常治疗：发生心房颤动者较常见，可选用胺碘酮转复和维持心律。对于严重的缓慢性心律失常患者，可置入永久性心脏起搏器。

(4)抗凝治疗：为防止血栓形成，应给予阿司匹林抗血小板药物治疗。心腔内附壁血栓形成者，应尽早给予华法林或肝素治疗。

2.特殊治疗

对嗜酸性细胞增多症及其引起的心内膜心肌病变，皮质激素(泼尼松)和羟基脲或其他细胞毒性药物，能有效地减少嗜酸性粒细胞，阻止内膜心肌纤维化进展。最近报道联合应用左旋苯丙氨酸氮芥、泼尼松和秋水仙碱对淀粉样变性有一定疗效，心、肾功能损害较小。

3.手术治疗

对严重的内膜心肌纤维化可行心内膜剥脱术，切除纤维性心内膜。伴有瓣膜反流者，可行人工瓣膜置换术。对于附壁血栓者，行血栓切除术。有报道认为，手术后难治性心力衰竭可显著好转，术后随访2～7年未见纤维化病变复发。

（七）预后

本病预后不良。有报道认为手术后难治性心力衰竭可显著好转，术后随访2～7年未见纤维化病变复发。

二、扩张型心肌病

扩张型心肌病(dilated cardiomyopathy，DCM)是以一侧或双侧心腔扩大，收缩性心力衰竭为主要特征的一组疾病。病因不明者称为原发性扩张型心肌病，由于主要表现为充血性心力衰竭，以往又被称为充血性心肌病，该病常伴心律失常，五年存活率低于50%，发病率为5/10万～10/10万，近年来有增高的趋势，男多于女2.5∶1。

（一）病因

1.遗传因素

包括单基因遗传和基因多态性。前者包括显性和隐性两种，根据基因所在的染色体进一步分为常染色体和性染色体遗传。致病基因已经清楚者归为家族性心肌病。未清楚而又有希望的基因是编码

dystrophin和 cardiotrophin-1 的基因。基因多态性目前以 ACE 的 DD 型研究较多,但与原发性扩张型心肌病的关系尚有待进一步证实。

2.病毒感染

主要是柯萨奇病毒,此外尚有巨细胞病毒,腺病毒(小儿多见)和埃柯病毒等。以柯萨奇病毒研究较多。病毒除直接引起心肌细胞损伤外,尚可通过免疫反应,包括细胞因子和抗体损伤心肌细胞。

3.免疫障碍

免疫障碍分两大部分:一是引起机体抵抗力下降,机体易于感染,尤其是嗜心肌病毒如柯萨奇病毒感染;第二是以心肌为攻击靶位的自身免疫损伤,目前已知的有抗 β-受体抗体,抗 M 受体抗体,抗线粒体抗体,抗心肌细胞膜抗体,抗 ADP/ATP 载体蛋白抗体等。有些抗体具强烈干扰心肌细胞功能作用,如抗β-受体抗体的儿茶酚胺样作用较去甲肾上腺素强 100 倍以上,抗 ADP/ATP 抗体严重干扰心肌能量代谢等。

4.其他

某些营养物质、毒物的作用或叠加作用应注意。

(二)病理及病理生理

1.大体解剖

心腔大、室壁相对较薄、附壁血栓,瓣膜及冠状动脉正常,随着病情发展,心腔逐渐变为球形。

2.组织病理

心肌细胞肥大、变长、变性坏死、间质纤维化。组化染色(抗淋巴细胞抗体)淋巴细胞增多,约 46%符合 Dallas 心肌炎诊断标准。

3.细胞病理(超微结构)

(1)收缩单位变少,排列紊乱。

(2)线粒体增多变性,细胞化学染色示线粒体嵴排列紊乱、脱失及融合;线粒体分布异常,膜下及核周分布增多,而肌纤维间分布减少。

(3)脂褐素增多。

(4)严重者心肌细胞空泡变性,脂滴增加。

在上述病理改变的基础上,原发扩张型心肌病的病理生理特点可用一句话概括:收缩功能障碍为主,继发舒张功能障碍。扩张型心肌病的可能发生机制见图 4-14。

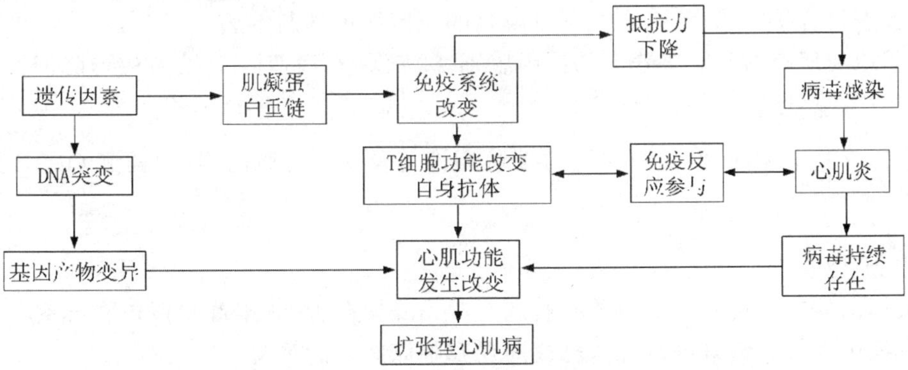

图 4-14 扩张型心肌病发病机制

(三)临床表现

(1)充血性心力衰竭的临床表现。

(2)心律失常:快速,缓慢心律失常及各种传导阻滞,以室内阻滞较有特点。

(3)栓塞:以肺栓塞多见。绝大部分是细小动脉多次反复栓塞,表现为少量咯血或痰中带血,肺动脉高压等。周围动脉栓塞在国内较少见,可表现为脑、脾、肾、肠系膜动脉及肢体动脉栓塞。有栓塞者预后一般较差。

（四）辅助检查

1.超声心动图

房室腔内径扩大，瓣膜正常，室壁搏动减弱、呈“大腔小口”样改变是其特点。早期仅左室和左房大，晚期全心大。可伴二、三尖瓣功能性反流，很少见附壁血栓。

2.ECG

QRS可表现为电压正常、增高（心室大）和减低。有室内阻滞者QRS增宽。可见病理性Q波，多见于侧壁和高侧壁。左室极度扩大者，胸前导联R波呈马鞍形改变，即V_3、V_4呈rS，$V_{1R}>V_{2R}$，$V_{5R}>V_{4R}>V_{3R}$。可见继发ST-T改变。有各种心律失常，常见的有室早、室性心动过速、房室传导阻滞、室内传导阻滞、心房颤动、心房扑动等。

3.X线

普大心影，早期肺瘀血明显，晚期由于肺动脉高压和（或）右心衰竭，肺野透亮度可增加，肺淤血不明显，左、右室同时衰竭者肺淤血亦可不明显。伴有心力衰竭者常有胸腔积液，以右侧或双侧多见，单左侧胸腔积液十分少见。

4.SPECT

核素心血池显像示左室舒张末容积（EDV）扩大，严重者可达800 mL，EF下降<40%，严重者仅3%～5%，心肌显像左室大或左、右室均大，左室壁显影稀疏不均，呈花斑样。

5.心肌损伤标志

CK-MB、cTnT、cTnI可增高。心肌损伤标志阳性者往往提示近期疾病活动、心力衰竭加重，亦提示有病毒及免疫因素参加心肌损伤。

6.其他检查

包括肝功、肾功、血常规、电解质、血沉异常等。

（五）诊断及鉴别诊断

原发性扩张型心肌病目前尚无公认的诊断标准。可采用下列顺序：①心脏大，心率快，奔马律等心力衰竭表现；②EF<40%（UCG、SPECT、LVG）；③超声心动图表现为“大腔小口”样改变，左室舒张末内径指数≥27 mm/m²，瓣膜正常；④SPECT示EDV增大，心肌显像呈花斑样改变；⑤以上表现用其他原因不能解释，即除外继发性心脏损伤。在临床上遇到难以解释的充血性心力衰竭首先应想到本病，通过病史询问、查体及上述检查符合①～④，且仍未找到可解释的原因即可诊断本病。

鉴别诊断：①应与所有引起心脏普大的原因鉴别；②ECG有病理性Q波者应与陈旧性心梗鉴别。

（六）治疗

与心力衰竭治疗基本相同，但强调的是：β-受体阻滞药及保护心肌药物（如辅酶Q_{10}、B族维生素）的应用。见心力衰竭。

三、右心室心肌病

这是近年来提出的另一种原因不明的心肌病。Fontaine在1976年首先报告右心室心肌病（ARVD），以后欧洲等地及我国都有病例报告，目前，已逐渐受到临床医师的重视。

（一）病因

本病病因尚未阐明。有人认为是先天性右心室发育异常所致，在一组大系列的报告中，约35%的病例是家族性的，家系调查呈常染色体显性遗传。也有人认为本病并非发生在新生儿和婴儿，患者的心肌萎缩并非胚胎发生异常所致，可能是后天获得的疾病。化学性毒素，特别是病毒感染都被提出过为致病因素。

（二）病理生理

病理所见均来自尸检报告。右心室心肌部分或全部阙如，由纤维、脂肪组织代替，肌小梁变平，心壁变薄，心内膜可贴近心外膜。病变广泛地累及右室，更多地集中在三尖瓣和肺动脉瓣下及心尖部。镜下见心肌灶性坏死和退行性变，伴有纤维组织增生和脂肪浸润，坏死心肌细胞周围有单核细胞浸润，但并不多见。

心肌病变使右心室心肌收缩力明显减弱，心搏量减少，右心室收缩末期和舒张末期容量增多，射血分数减少，右心室腔扩大，以后发生右心衰竭，部分患者发生起源于右心室的室性心律失常，多为折返机制引起，可致猝死。

（三）临床表现

由于病情轻重不同，临床表现差异很大。80%病例发生在7～40岁，未见新生儿或婴儿的报告。轻者心脏不增大，也无症状，死后尸检才发现患本病；亦有心脏增大但症状不明显，仅在活动时感觉心悸不适，在体格检查或尸检时才被发现。重者心脏增大，发生室性心律失常，可因反复出现室性心动过速而多次昏厥以致猝死。亦有以猝死为首发表现的患者。无论有无心律失常，本病患者均发生右心衰竭，在病变广泛的患者中尤为如此，心衰前常有乏力，易疲劳等不适。

本病体征不多，近半数患者体检无异常发现，部分患者肺动脉瓣区第二心音呈固定分裂，很少听到病理性杂音，偶可闻及右心室奔马律。右心室显著增大者，心浊音界增大，心前区可隆起，有室性心律失常者听诊或触诊脉搏时可以发现。

（四）实验室检查

1.X线检查

可见心影正常或增大。右心室已经增大的患者，X线检查未必能显示心影的增大，有时可呈球形。

2.心电图检查

胸导联T波倒置，多局限于 V_1 至 V_3 导联，亦可波及 V_4～V_6 导联。可有右束支传导阻滞，但不多见。出现室性心律失常者，其室早或室速的QRS波群多呈左束支传导阻滞，偶有呈右束支传导阻滞者，后者反映左心室受累。病变累及其他部位的患者亦可出现窦性或房性心律失常和窦房或房室传导阻滞。严重者发生心室颤动。心脏不增大亦无症状的患者，运动试验常有诱发室性心动过速的可能。

3.超声心动图检查

可见右心室扩大或局限性扩张，伴随运动幅度减低，肌小梁排列紊乱；右室射血分数减低。而左室功能正常。

4.心导管检查和选择性心血管造影

多数患者右心房和右心室压在正常范围，少数患者右心室舒张压增高，右心房α波压力读数增高。右心室造影见心腔扩大，肌小梁消失，室壁活动减弱或室壁节段性运动异常，甚至呈室壁瘤样突出。

5.心内膜心肌活体组织检查

可见心肌组织变性坏死、纤维化、脂肪浸润和单核细胞浸润等，该项检查对心脏不增大，无明显症状或仅有室性心动过速发作的患者，诊断价值更大。

（五）诊断和鉴别论断

主要依据右心室扩大，发生右心衰竭或昏厥、有室性过早搏动或室性心动过速、右胸导联心电图T波倒置室速发作时心电图QRS波群呈左束支传导阻滞型，超声心动图、放射性核素或选择性心血管造影检查示右心室扩大、右心室收缩力减弱或节段性运动异常、左心室功能正常，心内膜心肌活检有助于进一步确诊。凡有不明原因的昏厥或阵发性心动过速患者，宜考虑本病可能，并做进一步检查以确诊。鉴别诊断要注意排除冠状动脉粥样硬化性心脏病和其他类型的心肌病和右心室明显受累的疾病，尤其是三尖瓣病变等。

（六）治疗

在心功能代偿期中宜避免劳累和呼吸道感染以预防发生心力衰竭。有室性心律失常的患者宜避免剧烈的运动、焦虑或过度兴奋，因为这些情况可导致血中儿茶酚胺浓度的增高而诱发室性心动过速。对有频发的室性早搏者应予抗心律失常药物治疗。β-受体阻滞药及胺碘酮的有效率各为33%，如联合使用两种药,有效率可达83%。通过心脏电生理检查诱发室性心律失常来选择药物,疗效会更好。药物治疗无效时,通过电生理检查确定室性心律失常的起源部位,可施行手术切除或分离病灶,亦可用直流电击、射频波或激光销蚀。发生心室颤动时应立即进行电除颤和其他心肺复苏的措施。

四、肥厚型心肌病

肥厚型心肌病(hypertrophic cardiomyopathy,HCM)是指心室壁明显肥厚而又不能用血流动力学负荷解释,或无引起心室肥厚原因的一组疾病。肥厚可发生在心室壁的任何部位,可以是对称性,也可以是非对称性,室间隔、左室游离壁及心尖部较多见,右室壁罕见。根据有无左室内梗阻,可分为梗阻性和非梗阻性。根据梗阻部位又可分为左心室中部梗阻和左室流出道梗阻,后者又称为特发性肥厚型主动脉瓣下狭窄(idiopathic hypertrophic subaortic stenosis,IHSS),以室间隔明显肥厚,左室流出道梗阻为其特点,此种类型约占肥厚型心肌病的1/4。

(一)病因

本病30%～40%有明确家族史,余为散发。梗阻性肥厚型心肌病有家族史者更多见,可高达60%左右。目前认为系常染色体显性遗传疾病,收缩蛋白基因突变是主要的致病因素。儿茶酚胺代谢异常、高血压和高强度体力活动可能是本病的促进因素。

(二)病理生理

收缩功能正常乃至增强,舒张功能障碍为其共同特点。梗阻性肥厚型心肌病在心室和主动脉之间可出现压力阶差,在心室容量和外周阻力减小、心脏收缩加强时压力阶差增大。

(三)临床表现

与发病年龄有关,发病年龄越早,临床表现越严重。部分可无任何临床表现,仅在体检或尸检时才发现。心悸、劳力性呼吸困难、心绞痛、劳力性昏厥、猝死是常见的临床表现。目前认为昏厥及猝死的主要原因是室性心律失常,剧烈活动是其常见诱因。心脏查体可见心界轻度扩大,有病理性第四心音。晚期由于心房扩大,可发生心房颤动。亦有少数演变为扩张型心肌病者,出现相应的体征。梗阻性肥厚型心肌病可在胸骨左缘3～4肋间和心尖区听到粗糙混合性杂音,该杂音既具喷射性杂音的性质,亦有反流性杂音的特点。目前认为该杂音系不对称肥厚的室间隔造成左室流出道梗阻,血液高速流过狭窄的左室流出道,由于Venturi效应(流体的流速越快,压力越低)将二尖瓣前叶吸引至室间隔,加重梗阻,同时造成二尖瓣关闭不全所造成的。该杂音受心肌收缩力、左心室容量和外周阻力影响明显。凡能增加心肌收缩力、减少左心室容量和外周阻力的因素均可使杂音加强,反之则减弱。如含服硝酸甘油片或体力活动使左室容量减少或增加心肌收缩力,均可使杂音增强,使用β-受体阻滞药或下蹲位,使心肌收缩力减弱或左室容量增加,则均可使杂音减弱。

(四)辅助检查

1.心电图

最常见的表现为左心室肥大和继发性ST-T改变,病理性Q波亦较常见,多出现在Ⅱ、Ⅲ、aVF、aVL、V_5、V_6导联,偶有V_{1R}增高。上述改变可出现在超声心动图发现室壁肥厚之前,其机制不清。以V_3、V_4为中心的巨大倒置T波是心尖肥厚型心肌病的常见心电图表现。此外,尚有室内阻滞、心房颤动及期前收缩等表现。

2.超声心动图

对本病具诊断意义,且可以确定肥厚的部位。梗阻性肥厚型心肌病室间隔厚度与左室后壁之比≥1.3(图4-15A,B,D);室间隔肥厚部分向左室流出道突出,二尖瓣前叶在收缩期前向运动(systolic anterior motion,SAM)(图4-15C)。主动脉瓣在收缩期呈半开放状态。二尖瓣多普勒超声血流图示A峰>E峰,提示舒张功能低下。

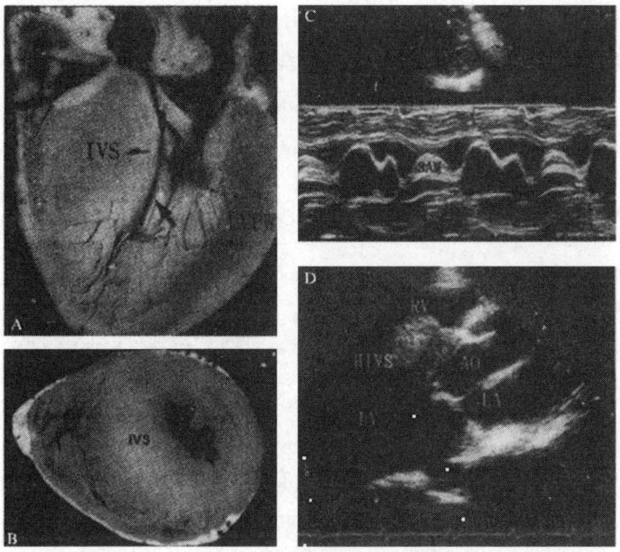

图 4-15　肥厚型心肌病

A：心脏纵切面观，室间隔厚度与之比＞1.3；B：肥厚梗阻型心肌病横断面；C：肥厚梗阻型心肌病 M 超声心动图 SAM 征；D：左室游离壁肥厚梗阻型心肌病 B 型超声心动图 HIVS 征象，HIVS：室间隔肥厚 RV：右心室，LV：左心室，IVS：室间隔，AO：主动脉 LVPW：左室后壁，SAM：收缩期前向运动

3.心导管检查和心血管造影

左室舒张末压升高，左室腔与左室流出道压力阶差大于 2.7 kPa(20 mmHg)者则可诊断梗阻存在。Brockenbrough 现象为梗阻性肥厚型心肌病的特异性表现。该现象系指具完全代偿期间的室早后心搏增强、心室内压增高而主动脉内压降低的反常现象。这是由于心搏增强加重左室流出道梗阻造成。心室造影显示左室腔变形，呈香蕉状（室间隔肥厚）、舌状或黑桃状（心尖肥厚）。冠状动脉造影多为正常，供血肥厚区域的冠状动脉分支常较粗大。

4.同位素心肌显像

可显示肥厚的心室壁及室壁显影稀疏，提示心肌代谢异常。此与心脏淀粉样变性心室壁厚而显影密度增高相鉴别。

5.心肌 MRI

可显示心室壁肥厚和心腔变形。

6.心内膜心肌活检（病理改变）

心肌细胞肥大、畸形、排列紊乱。

（五）诊断及鉴别诊断

临床症状、体征及心电图可提供重要的诊断线索。诊断主要依靠超声心动图、同位素心肌显像、心脏 MRI 等影像学检查，心导管检查对梗阻性肥厚型心肌病亦具诊断意义，而 X 线心脏拍片对肥厚型心肌病诊断帮助不大。心绞痛及心电图 ST-T 改变需与冠心病鉴别。心室壁肥厚需与负荷过重引起的室壁肥厚及心脏淀粉样变性室壁肥厚鉴别。冠心病缺乏肥厚型心肌病心室壁肥厚的影像特征，通过冠状动脉造影可显示冠状动脉狭窄。后负荷过重引起的心室壁肥厚可查出后负荷过重疾病，如高血压、主动脉狭窄、主动脉缩窄等；心脏淀粉样变性心室壁肥厚时，心电图表现为低电压，可资鉴别。

（六）治疗及预后

基本治疗原则为改善舒张功能，防止心律失常的发生。可用 β-受体阻滞药及主要作用于心脏的钙拮抗药。对重症梗阻性肥厚型心肌病[左室腔与左室流出道压力阶差≥8 kPa(60 mmHg)]患者可安装 DDD 型起搏器，室间隔化学消融及手术切除肥厚的室间隔心肌等方法治疗。本病的预后因人而异。一般而言,发病年龄越早,预后越差。成人多死于猝死,小儿多死于心力衰竭,其次是猝死。家族史阳性者猝死率较高。应指导患者避免剧烈运动、持重及屏气,以减少猝死发生。

五、未定型心肌病

未定型心肌病(unclassified cardiomyopathy,UCM)是指不适合归类于扩张型心肌病、肥厚型心肌病、限制型心肌病和右室心肌病等类型的心肌病,如弹性纤维增生症、非致密性心肌病、线粒体受累、心室扩张甚轻而收缩功能减弱等。

(一)心室肌致密化不全

心室肌致密化不全(noncompaction of ventricular myocardium,NVM)是一种先天性心室肌发育不全性心肌病,主要特征为左心室和(或)右心室,腔内存在大量粗大突起的肌小梁及深陷隐窝,常伴或不伴有心功能不全、心律失常及血栓栓塞。1984 年德国的 Engberding 等通过心血管造影和二维超声检查首次发现一成年女性患者左心室肌发育异常,心肌肌束间如海绵状的血液窦状隙持续存在;1985 年德国的 Goebel 等提出此类患者病变可能为一种新型疾病,从而引起人们关注。随着类似病例的不断发现,研究者们曾一度将此病称为"海绵样心肌病",直至 1990 年美国的 Chin 等将其正式命名为"心室肌致密化不全"。我国于 2000 年首次报道,其后 3 年陆续发现 30 余例,近 2 年有增多趋势。

1.病因

NVM 病因迄今不明,儿童病例多呈家族性。近年基因学研究认为,它可能与 Xq28 染色体上的 G415 基因突变有关,另有报道基因 RKBP12、11p15、LMNA 等也可能与本病相关。通常在胚胎早期,心肌为由心肌纤维形成的肌小梁和深陷的小梁间隙(即隐窝)交织成的"海绵"样网状结构,其中小梁间隙与心室腔相通,血液通过此通道供应心肌。胚胎发育 4～6 周后,心肌逐渐致密化,大部分隐窝压缩成毛细血管,形成冠状动脉微循环系统。心肌致密化过程是从心外膜向心内膜、从基底部向心尖部进行的,在此过程中若某区域心肌致密化停止,将造成相应区域的致密化心肌减少,而由多个粗大的肌小梁取代,导致心肌供血失常,影响心肌收缩功能;而粗大的肌小梁又可使心室壁顺应性下降、舒张功能障碍。另外,心肌结构的变异、血流的紊乱易致心律失常和附壁血栓形成,甚至发生猝死。

2.病理

病理学特征为心室腔内有大量粗大突起的肌小梁和与心室腔交通的深陷隐窝,组织学表现为隐窝表面覆以内皮细胞并与心外膜相延续。随着病程进展心脏逐渐扩大,类似于 DCM,发展到此阶段仍然可见扩大的心室腔内有大量粗大突起肌小梁和与心室腔交通深陷的隐窝,在心脏超声检查中应当注意这种病变的识别。

3.临床表现

本病起病隐匿,有些患者出生即发病,有些直至中年时才出现症状,也有终身无症状者。病程的进展由非致密化心肌范围和慢性缺血程度决定,临床表现为进行性收缩和(或)舒张功能障碍、各种类型的心律失常(以快速室性心律失常多见)和系统性血栓栓塞,少数患儿病例可伴有面部畸形,前额突出、低位耳和高颚弓等。

4.诊断

由于其临床表现无特异性,冠状动脉造影显示正常,X 线和心电图检查很难将其与 DCM 鉴别,而超声心动图则可显示本病心室肌的异常结构特征与功能。

2001 年 Jenni 等总结提出以下超声心动图诊断标准:①心室壁异常增厚并呈现两层结构,即薄且致密的心外膜层和厚而非致密的心内膜层,后者由粗大突起的肌小梁和小梁间的隐窝构成,且隐窝与左室腔交通而具有连续性。成人非致密化的心内膜层最大厚度/致密化的心外膜层厚度＞0.2,幼儿则＞1.4(心脏收缩末期胸骨旁短轴);②主要受累心室肌(＞80%)为心尖部、心室下壁和侧壁;③小梁间的深陷隐窝充满直接来自于左心室腔的血液(彩色多普勒显示),但不与冠状动脉循环交通;④排除其他先天性或获得性心脏病的存在。

少数 DCM 患者和正常心脏心室腔内也可能存在粗大的肌小梁(通常不超过 3 个),此时若无高质量的超声心动图识别,可通过磁共振成像提供更清晰的形态结构和更高的空间分辨率,心血管造影也可明确诊断。此外,这些影像学检查还可有助本病与肥厚型心肌病、心律失常型心肌病、心脏肿瘤和心室附壁血栓的鉴别。

NVM 在成年人多因心力衰竭就诊时超声心动图检查表现为左心室扩大,薄且致密的心外膜层和厚而非致密的心内膜层,后者由粗大突起的肌小梁和小梁间的隐窝构成,隐窝与左室腔交通具有连续性,主要累及心尖部、心室下壁和侧壁,小梁间的深陷隐窝充满直接来自左心室腔的血液。在诊断扩张型心肌病时应当注意病因诊断与鉴别诊断。

5.治疗与预后

目前尚无有效治疗方法。目前主要针对心力衰竭、各种心律失常和血栓栓塞等各种并发症治疗。药物可选用β-受体阻滞药和血管紧张素转化酶抑制药等抗心力衰竭;同时可使用辅酶 Q_{10} 和维生素 B 等改善心肌能量代谢;应用阿司匹林或华法林行抗栓治疗;必要时安置 ICD 控制恶性室性心律失常。Oechslin 等对 34 例有症状成人 NVM 患者随访(44±39)个月,18 例(53%)因心力衰竭住院,12 例(35%)死亡(心力衰竭死亡和猝死各 6 例),14 例(41%)出现室性心律失常,8 例(24%)发生血栓栓塞事件,提示本病预后不良。关注超声心动图对 NVM 特征性病变的识别,提高本病早期诊断水平,有助于延缓患者寿命。由于本病为心室肌发育不良,心脏移植是终末阶段的主要治疗方法。

(二)线粒体病累及心脏

线粒体病是指编码线粒体基因出现致病突变或与线粒体疾病相关的核 DNA 损害,导致 ATP 电子传递链酶的缺陷,ATP 产生障碍,线粒体的形态发生改变而出现的一组多系统疾病。该疾病主要累及神经肌肉系统,心肌组织也是最易受累的组织之一。患者在心脏表现为心肌病,包括肥厚型心肌病、扩张型心肌病及左室致密化不全。廖玉华曾收治一例 16 岁男性线粒体病患者,主要表现为显著的 LVH、心肌酶水平持续升高、静息及运动时乳酸及丙酮酸水平增高,乳酸与丙酮酸比值>20,肌肉与心肌活检显示心肌纤维间大量异型的线粒体堆积,见图 4-16。

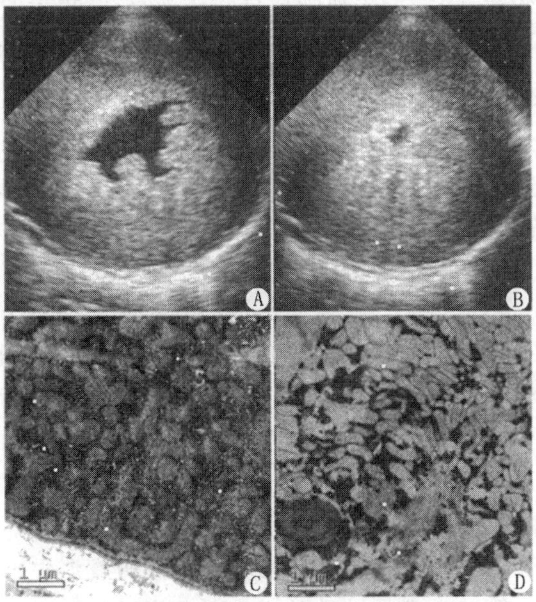

图 4-16 线粒体病累及心肌

二维超声心动图切面:A.左心室大小无明显增大,左心室后壁 3.4 cm,侧壁 3.2 cm;B.左心室在收缩末期几乎闭塞,内径 1.2 cm。透射电镜:C.股四头肌活检,骨骼肌肌膜下肌原纤维间大量异型线粒体堆积,糖原含量增多;D.心内膜心肌活检,心肌细胞肌纤维排列紊乱粗细不等,肌原纤维间亦可见大量异型线粒体堆积,糖原含量增多

(张城炼)

第十七节　心包炎

一、慢性心包炎

急性心包炎以后，可在心包上留下瘢痕粘连和钙质沉着。多数患者只有轻微的瘢痕形成和疏松的或局部的粘连，心包无明显的增厚，不影响心脏的功能，称为慢性粘连性心包炎（chronic adhesive pericarditis）。部分患者心包渗液长期存在，形成慢性渗出性心包炎（chronic effusive pericarditis），主要表现为心包积液，预后良好。少数患者由于形成坚厚的瘢痕组织，心包失去伸缩性，明显地影响心脏的收缩和舒张功能，称为缩窄性心包炎，它包括典型的慢性缩窄性心包炎（chronic constrictive pericarditis）和在心包渗液的同时已发生心包缩窄的亚急性渗液性缩窄性心包炎（subacute effusive constrictive pericarditis），后者在临床上既有心包堵塞又有心包缩窄的表现，并最终演变为典型的慢性缩窄性心包炎。

（一）病因

部分由结核性、化脓性和非特异性心包炎引起，也见于心包外伤后或类风湿性关节炎的患者。有许多缩窄性心包炎患者虽经心包病理组织检查也不能确定其病因。心包肿瘤和放射治疗也偶可引起本病。

（二）发病机制及病理改变

在慢性缩窄性心包炎中，心包脏层和壁层广泛粘连增厚和钙化，心包腔闭塞成为一个纤维瘢痕组织外壳，紧紧包住和压迫整个心脏和大血管根部，也可以局限在心脏表面的某些部位，如在房室沟或主动脉根部形成环状缩窄。在心室尤其在右心室表面，瘢痕往往更坚厚，常为 0.2～2 cm 或更厚。在多数患者中，瘢痕组织主要由致密的胶原纤维构成，呈斑点状或片状玻璃样变性，因此不能找到提示原发病变的特征性变化。有些患者则心包内尚可找到结核性或化脓性的肉芽组织。

由于时常发现外有纤维层包裹、内为浓缩血液成分和体液存在，提示心包内出血是形成心包缩窄的重要因素。心脏外形正常或较小，心包病变常累及贴近其下的心肌。缩窄的心包影响心脏的活动和代谢，有时导致心肌萎缩、纤维变性、脂肪浸润和钙化。

（三）临床表现

缩窄性心包炎的起病常隐袭。心包缩窄的表现出现于急性心包炎后数月至数十年，一般为 2～4 年。在缩窄发展的早期，体征常比症状显著，即使在后期，已有明显的循环功能不全的患者亦可能仅有轻微的症状。

1.症状

劳累后呼吸困难常为缩窄性心包炎的最早期症状，是由于心排血量相对固定，在活动时不能相应增加所致。后期可因大量的胸腔积液、腹腔积液将膈抬高和肺部充血，以致休息时也发生呼吸困难，甚至出现端坐呼吸。大量腹腔积液和肿大的肝脏压迫腹内脏器，产生腹部膨胀感。此外可有乏力、胃纳减退、眩晕、衰弱、心悸、咳嗽、上腹疼痛、水肿等。

2.体征

(1)心脏本身的表现：心浊音界正常或稍增大。心尖冲动减弱或消失，心音轻而远，这些表现与心脏活动受限制和心排血量减少有关。第二心音的肺动脉瓣成分可增强。部分患者在胸骨左缘第 3～4 肋间可听到一个在第二心音后 0.1 s 左右的舒张早期额外音（心包叩击音），性质与急性心包炎有心脏压塞时相似。心率常较快。心律一般是窦性，可出现过早搏动、心房颤动、心房扑动等异位心律。

(2)心脏受压的表现：颈静脉怒张、肝大、腹腔积液、胸腔积液、下肢水肿等与心脏舒张受阻，使心排血量减少，导致水、钠潴留，从而使血容量增加，以及静脉回流受阻使静脉压升高有关。缩窄性心包炎常有大量腹腔积液，而且较皮下水肿出现得早，与一般心力衰竭有所不同。一些患者可发生胸水，有时出现奇脉，心排血量减少使动脉收缩压降低，静脉淤血，反射性引起周围小动脉痉挛使舒张压升高，因此脉压变小。

（四）影像心电图及导管

1.X 线检查

心脏阴影大小正常或稍大，心影增大可能由于心包增厚或伴有心包积液，左右心缘正常弧弓消失，呈平直僵硬，心脏搏动减弱，上腔静脉明显增宽，部分患者心包有钙化呈蛋壳状，此外，可见心房增大。

2.心电图

多数有低电压，窦性心动过速，少数可有心房颤动，多个导联 T 波平坦或倒置。有时 P 波增宽或增高呈“二尖瓣型 P 波”或“肺型 P 波”表现左、右心房扩大，也可有右心室肥厚。

3.超声心动图

可见右心室前壁或左心室后壁振幅变小，如同时有心包积液，则可发现心包壁层增厚程度。

4.心导管检查

右心房平均压升高，压力曲线呈“M”形或“W”形，右心室压力升高，压力曲线呈舒张早期低垂及舒张晚期高原图形，肺毛细楔嵌压也升高。

（五）诊断

有急性心包炎病史，伴有体、肺循环淤血的症状和体征，而无明显心脏增大，脉压小，有奇脉，X 线显示心包钙化，诊断并不困难。

（六）鉴别诊断

本病应与肝硬化门静脉高压症及充血性心力衰竭相鉴别。肝硬化有腹腔积液及下肢水肿，但无静脉压增高及颈静脉怒张等。充血性心力衰竭者多有心瓣膜病的特征性杂音及明显心脏扩大而无奇脉，超声心动图及 X 线检查有助鉴别。

限制型心肌病的血流动力学改变与缩窄性心包炎相似，故其临床表现与钙化的缩窄性心包炎极为相似，很难鉴别，其鉴别要点可参见表 4-18。

表 4-18　缩窄性心包炎和限制性心肌病的鉴别

鉴别项目	缩窄性心包炎	限制型心肌病
疲劳和呼吸困难	逐渐发生，后来明显	一开始就明显
吸气时颈静脉扩张	有	无
心尖冲动	常不明显	常扪及
奇脉	常有	无
二尖瓣与三尖瓣关闭不全杂音	无	常有
舒张期杂音	在第二心音之后较早出现，较响，为舒张早期额外音（心包叩击音）	在第二心音之后较迟出现，较轻，为第三心音，常可听到第四六心音
X 线	心脏轻度增大，常见心包钙化	心脏常明显增大，无心包钙化，可有心内膜钙化
心电图	QRS 波群低电压和广泛性 T 波改变，可有心房颤动或提示左房肥大的 P 波改变	可有波群低电压和广泛性 T 波改变，有时出现异常 Q 波，常有房室和心室内传导阻滞（特别是左束支传到阻滞）和心室肥大劳损，也有心房颤动
收缩时间间期测定	正常	异常（PEP 延长，LVET 缩短，PEP/LVET 比值增大）
超声心电图		
心房显著扩大	不常见	常见
舒张早期二尖瓣血流速率	有明显的呼吸变化	随呼吸变化极小
彼此相反的心室充盈	有	无
血流动力学检查		
左、右室舒张末期压	相等，相差≤0.67 kPa(5 mmHg)	>0.67 kPa(5 mmHg)
右室收缩压	≤0.67 kPa(5 mmHg)	>50 mmHg
右室舒张末期压	大于 1/3 右室收缩压	<1/3 右室收缩压
计算机化断层显像	心包增厚	心包正常
心内膜心肌活组织检查	正常	异常
洋地黄治疗反应	静脉压不变	静脉压下降

（七）治疗

应及早施行心包剥离术。如病程过久，心肌常有萎缩和纤维变性，影响手术的效果。因此，只要临床表现为心脏进行性受压，用单纯心包渗液不能解释，或在心包渗液吸收过程中心脏受压重征象越来越明显，或在进行心包腔注气术时发现壁层心包显著增厚，或磁共振显像显示心包增厚和缩窄，如心包感染已基本控制，就应及早争取手术。结核性心包炎患者应在结核活动已静止后考虑手术，以免过早手术造成结核的播散。如结核尚未稳定，但心脏受压症状明显加剧时，可在积极抗结核治疗下进行手术。手术中心包应尽量剥离，尤其两心室的心包必须彻底剥离。因心脏长期受到束缚，心肌常有萎缩和纤维变性，所以手术后心脏负担不应立即过重，应逐渐增加活动量。静脉补液必须谨慎，否则会导致急性肺水肿。由于萎缩的心肌恢复较慢。因此手术成功的患者常在术后 4～6 个月才逐渐出现疗效。

手术前应改善患者一般情况，严格休息，低盐饮食，使用利尿药或抽除胸水和腹腔积液，必要时给以少量多次输血。有心力衰竭或心房颤动的患者可适应应用洋地黄类药物。

（八）预后

如能及早进行心包的彻底剥离手术，大部分患者可获满意的效果。少数患者因病程较久，有明显心肌萎缩和心源性肝硬化等严重病变，则预后较差。

二、急性心包炎

急性心包炎是一种以心包膜急性炎症病变为特点的临床综合征。

（一）病因

（1）急性非特异性。

（2）感染：细菌（包括结核杆菌）、病毒、真菌、寄生虫、立克次体。

（3）肿瘤：原发性、继发性。

（4）自身免疫和结缔组织病：风湿热及其他胶原性疾病如系统性红斑狼疮、结节性动脉炎、类风湿性关节炎等；心脏损伤后（心肌梗死后综合征、心包切开后综合征）、血清病。

（5）内分泌、代谢异常：尿毒症、黏液性水肿、胆固醇性痛风。

（6）邻近器官疾病：急性心肌梗死、胸膜炎。

（7）先天性异常：心包缺损、心包囊肿。

（8）其他：外伤、放射治疗、药物等。

（二）病理

急性心包炎根据病理变化可分为纤维蛋白性和渗液性心包炎。心包渗出液体无明显增加时为急性纤维蛋白性心包炎，渗出液增多时称渗液性心包炎。渗液可分为浆液纤维蛋白性、浆液血性、化脓性和出血性几种，多为浆液纤维蛋白性。液体量 100～500 mL，也可多达 2～3 L。心包渗液一般在数周至数月内吸收，但也可发生脏层和壁层的粘连。增厚而逐渐形成慢性心包炎。

（三）诊断

1.症状

（1）胸痛：心前区呈锐痛或钝痛，随体位改变、深呼吸、吞咽而加剧，常放射到左肩、背部或上腹部。病毒性者多伴胸膜炎，心前区疼痛剧烈。

（2）呼吸困难：是心包渗液时最突出的症状。在心脏压塞时，可有端坐呼吸、呼吸浅而快、身躯前倾、发绀等。

（3）全身症状：随病变而异。结核性者起病缓慢，低热、乏力、食欲减退等。化脓性者起病急，高热及中毒症状严重。病毒性者常有上呼吸道感染及其他病毒感染的表现。

2.体征

（1）心包摩擦音：是纤维蛋白性心包炎的重要体征，呈抓刮样音调，粗糙，以胸骨左缘 3、4 肋间及剑突下最显著，前倾坐位较易听到。心包摩擦音是一种由心房、心室收缩和心室舒张早期三个成分所组成的三相摩擦音，也可仅有心室收缩早期所组成的双相摩擦音。心包渗液增多时消失，但如心包两层之间仍有摩擦，则仍可听到摩擦音。

(2)心包积液引起的相应体征：心包积液在 300 mL 以上者心浊音界向两侧扩大，且随体位而改变。平卧时心底浊音区增宽，坐位时下界增宽，心尖冲动减弱或消失，或位于心浊音界左缘之内侧，心音遥远，心率快。大量心包积液可压迫左肺引起左下肺不张，于左肩胛下叩诊浊音，并可听到支气坚呼吸音，即左肺受压征(Ewart 征)。如积液迅速积聚，可发生急性心脏压塞。患者气促加剧、面色苍白、发绀、心排出量显著下降，产生休克。若不及时解除心脏压塞，可迅速致死；如积液较慢，可形成慢性心脏压塞，表现为发绀、颈静脉怒张、肝大、腹腔积液、皮下水肿、脉压小，常有奇脉。

(四)辅助检查

1.化验检查

感染性者常有白细胞计数增加及血沉增快等炎性反应。

2.X 线检查

一般渗液＞200 mL 时可出现心影；向两侧扩大，积液多时心影呈烧瓶状，心脏搏动减弱或消失，肺野清晰。

3.心电图

主要由心外膜下心肌受累而引起。

(1)常规 12 导联(除 aVR 及 V_1 外)皆出现 ST 抬高，呈弓背向下。

(2)一至数日后 ST 段回到基线，出现 T 波低平以至倒置。

(3)T 波改变持续数周至数月，逐渐恢复正常，有时保留轻度异常。

(4)心包积液时可有 QRS 波群低电压。

(5)心脏压塞或大量渗液时可见电交替。

(6)无病理性 Q 波。

4.超声心动图

M 型超声心动图中，右室前壁与胸壁之间或左室后壁之后与肺组织之间均可见液性暗区。二维超声心动图中很容易见有液性暗区，且还有助于观察心包积液量的演变。

5.放射性核素心腔扫描

用^{99m}Tc静脉注射后进行心脏血池扫描，正常人心血池扫描图示心影大小与 X 线心影基本相符，心包积液时心血池扫描心影正常而 X 线心影明显增大。两者心影横径的比值小于 0.75。

6.心包穿刺

(1)证实心包积液的存在，检查其外观和进行有关的实验室检查，如细菌培养，寻找肿瘤细胞，渗液的细胞分类，解除心脏压塞症状等。

(2)心包腔内注入抗生素、化疗药物。心包穿刺主要指征是心脏压塞和未能明确病因的渗液性心包炎。

7.心包活检

主要指征为病因不明确而持续时间较长的心包积液，可以通过心包组织学、细菌学等检查以明确病因。

(五)鉴别诊断

1.心脏扩大

心包积液与心脏扩大的鉴别见表 4-19。

表 4-19 心包积液与心脏扩大的鉴别

项目	心包积液	心脏扩大
心尖冲动	不明显或于心浊音内侧	与心浊音界一致
奇脉	常有	无
心音及杂音	第一心音远，一般无杂音(风湿性例外)	心音较清晰，常有杂音或奔马律
X线检查	心影呈三角形，肺野清晰	心影呈球形，肺野淤血
心电图	Q-T间期多正常或缩短或有电交替	Q-T间期延长，心肌病变者常伴有室内阻滞，左室肥大，心律失常多见
超声心动图	有心包积液征象，心腔大小正常	无心包积液征象，心腔多扩大
放射性核素扫描	心腔扫描大小正常，而X线片心影大	心腔大小与X线片心影大体一致
心包穿刺	见心包积液	不宜心包穿刺

2.急性心肌梗死

心包炎者年龄较轻，胸痛之同时体温、白细胞即升高、血沉加快；而急性心肌梗死常在发病后期48～72 h出现体温、白细胞升高、血沉加快。此外，心包炎时多数导联ST段抬高，且弓背向下，无对应导联ST段压低，ST段恢复等电位线后T波才开始倒置，亦无Q波。心肌酶谱仅轻度升高且持续时间较长。

3.早期复极综合征

本综合征心电图中抬高的ST段与急性心包炎早期的心电图改变易混淆，前者属正常变异。以下有助于鉴别，早期复极时ST段抬高很少超过2 mm，在aVR及V_1导联中ST段常不压低，运动后抬高的ST段可转为正常，在观察过程中不伴有T波演变。

(六)治疗

1.一般对症治疗

患者卧床休息，直至疼痛及发热等症状消退；解除心脏压迫和对症处理，疼痛剧烈时可给予镇痛剂如阿司匹林325 mg，每4 h一次，吲哚美辛25 mg，每4 h一次等。心包积液量多时，行心包穿刺抽液以解除压迫症状。

2.心包穿刺

以解除心脏压塞症状和减轻大量渗液引起的压迫症状，并向心脏内注入治疗药物。

3.心包切开引流

用于心包穿刺引流不畅的化脓性心包炎。

4.心包切除术

主要指征为急性非特异性心包炎有反复发作，以致长期致残。

(七)常见几种不同病因的急性心包炎

1.急性非特异性心包炎

急性非特异性心包炎是一种浆液纤维蛋白性心包炎，病因尚未完全肯定。病毒感染和感染后发生变态反应可能是主要病因，起病前1～8周常有呼吸道感染史。

(1)临床表现：起病多急骤，表现为心前区或胸骨后疼痛，为剧烈的刀割样痛，也可有压榨痛或闷痛。有发热，体温在4 h内达39 ℃或更高，为稽留热或弛张热。其他症状有呼吸困难、咳嗽、无力、食欲缺乏等。心包摩擦音是最重要的体征。心包渗液少量至中等量，很少发生心脏压塞。部分患者合并肺炎或胸膜炎。

(2)实验室检查：白细胞数正常或中度升高，心包积液呈草黄色或血性，以淋巴细胞居多，心包液细菌培养阴性。X线检查示有心影增大或伴有肺浸润或胸膜炎改变。心电图有急性心包炎表现。病毒所致者，血清或心包积液的补体结合实验效价常增高。

(3)治疗：本病能自愈，但可多次反复发作。无特异性治疗方法，以对症治疗为主，如休息，止痛剂给予水杨酸钠制剂或消炎痛，肾上腺皮质激素可抑制本病急性期，如有反复发作，应考虑心包切除。

2.结核性心包炎

5%～10%的结核患者发生结核性心包炎，占所有急性心包炎的7%～10%，在缩窄性心包炎的比例更大。结核性心包炎常由纵隔淋巴结结核、肺或胸膜结核直接蔓延而来，或经淋巴、血行播散而侵入心包。

(1)临床表现：①起病缓慢，不规则发热。②胸痛不明显，心包摩擦音较少见，心包积液量较多，易致心脏压塞。③病程长，易演变为慢性缩窄性心包炎。

(2)实验室检查：①心包积液多呈血性，内淋巴细胞占多数。②涂片、培养及动物接种有时可发现结核杆菌。③结核菌素试验阳性对本病诊断有一定帮助。

(3)治疗：①急性期卧床，增加营养。②抗结核治疗一般用链霉素、异烟肼及对氨基水杨酸钠联合治疗，疗程1.5～2年，亦可用异烟肼5 mg/(kg·d)、乙胺丁醇25 mg/(kg·d)及利福平10 mg/(kg·d)联合治疗。③常用肾上腺皮质激素4～6周，逐渐停药，减少渗出或粘连。④有心脏压塞征象者，应进行心包穿刺，抽液后可向心包腔内注入链霉素及激素。⑤若出现亚急性渗液缩窄性心包炎表现或有心包缩窄趋势者，应尽早做心包切除。

3.化脓性心包炎

化脓性心包炎主要致病菌为葡萄球菌、革兰阳性杆菌、肺炎球菌等。多为邻近的胸内感染直接蔓延如肺炎、脓胸、纵隔炎等，也可由血行细菌播散，如败血症等，或心包穿刺性损伤带入细菌。偶可因膈下脓肿或肝脓肿蔓延而来。

(1)临床表现：为高热伴严重毒血症，胸痛，心包摩擦音，部分患者可出现心脏压塞。发病后2～12周易发展为缩窄性心包炎。

(2)实验室检查：白细胞总数明显升高，血和心包液细菌培养阳性，心包液呈脓性，中性粒细胞占多数。

(3)治疗：①针对病原菌选择抗生素，抗生素用量要足，并在感染被控制后维持2周。②应及早心包切开引流。

4.肿瘤性心包炎

心包的原发性肿瘤主要为间皮瘤，且较少见。转移性肿瘤较多见，主要来自支气管和乳房的肿瘤，淋巴瘤和白血病也可侵犯心包。

(1)临床表现：为心包摩擦音、心包渗液的体征，渗液为血性，渗液抽走后又迅速产生，可引起心脏压塞。预后极差。

(2)实验室检查：心包渗液中寻找肿瘤细胞可以确诊。

(3)治疗：包括用心包穿刺术、心包切开术，甚至心包切除术以解除心脏压塞以及心包内滴注抗癌药。

5.急性心肌梗死并发心包炎

透壁性心肌梗死累及心包时可引起心包炎，多呈纤维蛋白性，偶有少量渗液。临床发生率7%～16%，常在梗压后2～4 h发生，出现胸痛及短暂而局限的心包摩擦音，心电图示ST段再度升高，但无与心肌梗压部位方向相反的导联ST段压低。治疗以对症处理为主，予以消炎痛、阿司匹林等，偶需要用肾上腺皮质激素。

6.心脏损伤后综合征

包括心包切开术后综合征、心脏创伤后综合征及心肌梗死后综合征，一般症状于心脏损伤后2～3周或数月出现，反复发作，每次发作1～4周，可能为自身免疫性疾病，亦可能与病毒感染有关。

(1)临床表现：有发热、胸痛、心包炎、胸膜炎渗液和肺炎等。白细胞总数增高，血沉加快，半数患者有心包摩擦音，亦可有心包渗液。症状有自限性，预后良好，但易复发，每次1周至数周。心脏压塞常见。

(2)治疗：并有心包积液或胸腔积液者，需穿刺抽液。发热胸痛者可用消炎痛，重症患者可予以肾上腺皮质激素，有较好效果。

7.风湿性心包炎

为风湿性全心炎的一部分，常伴有其他风湿病的临床表现，胸痛及心包摩擦音多见，心脏可有杂音，心包积液量少，多呈草绿色。抗链“O”滴定度及血清黏蛋白增高，血沉增快，抗风湿治疗有效。愈后可有心包粘连，一般不发展为缩窄性心包炎。

8.尿毒症性心包炎

尿毒症性心包炎是急、慢性肾功能不全的晚期并发症，发生率为40%～50%，通常为纤维蛋白性，少数为浆液纤维蛋白性或血性，机制不明。

(1)临床表现：一般无症状，或有发热、胸痛。心包摩擦音多见，如心包积液量多亦可导致心脏压塞。

(2)治疗：除按肾衰竭处理外，对无症状且未充分透析者应加强血液透析，对疑出血性心包炎者应采用局部肝素化或改行腹膜透析，以防心脏压塞。如经充分透析，心包积液反见增多者应暂停透析。对心包炎可给予消炎痛 25 mg，一日 3 次，部分患者可奏效。对大量心包积液者应予心包穿刺引流，或留置导管做持续引流 24～72 h，并向心包注入不易吸收的肾上腺皮质激素——羟氟烯索 50 mg 亦有效。若上述治疗仍不能解除心脏压塞，应考虑做心包胸膜开窗术。已发展成为亚急性或慢窄性心包炎者，在尿毒症基本控制以后，应考虑心包切除术。

9.放射性心包炎

约5%接受 4 000 rad 照射的胸部或纵隔肿瘤患者，数月或数年后可患放射性心包炎，尤以霍奇金病中发病率为高。通常表现为急性纤维蛋白性心包炎、心包积液、亚急性渗出缩窄性心包炎或慢性缩窄性心包炎。心肌、心内膜亦可受损，发展为纤维化，也可伴发肺炎及胸膜炎。放疗所致心包积液可予激素治疗，有心脏压塞者应做心包穿刺。若出现反复心脏压塞或缩窄性心包炎，应施行心包切除。

10.胆固醇性心包炎

常见于甲状腺功能减退、类风湿关节炎、结核病或其他原因所致高胆固醇血症，亦可发生于特发性(非特异性)心包炎。发生机制未明，可能是心包表面细胞坏死，释放出细胞内胆固醇；或心包积血，红细胞溶解，释放出胆固醇；也可能因心包炎影响，减少了心包淋巴引流，使胆固醇的回吸收减少所致。心包渗液中胆固醇含量高，可有胆固醇结晶析出，胆固醇可刺激心包，使渗液增加，心包增厚。临床上表现为缓慢发展的非缩窄性大量积液(除非是血性积液)，心包积液混浊而闪光，但也可澄清。胆固醇结晶使渗液呈金黄色。治疗应针对病因，多数患者需做心包切除。由黏液水肿所致者给予甲状腺片，从小剂量始，每日 15 mg，以后每 1～2 周增加 15～30 mg，平均每日量为 120～180 mg，待症状改善，基础代谢正常后减量维持之。

三、缩窄性心包炎

慢性心包炎病程通常在 3 个月以上，包括渗出性、粘连性和缩窄性心包炎。缩窄性心包炎是指心脏被致密厚实的纤维化心包所包围，使心脏舒张期充盈受限而产生一系列循环障碍的临床征象。近几年临床观察到急性心包炎 1～3 个月可以发生心包粘连、缩窄，迅速进展为缩窄性心包炎。

(一)病因和发病机制

缩窄性心包炎的病因以结核性占首位，其次为化脓性、创伤性。近年认为特发性、尿毒症性、系统性红斑狼疮性心包炎也可引起缩窄性心包炎，肿瘤性、放射性和心脏直视手术引起缩窄性心包炎者在逐年增多。

(二)病理

缩窄性心包炎的心脏外形一般在正常范围或偶有缩小，心包病变常累及心外膜下心肌，严重时导致心肌萎缩、纤维变性、脂肪浸润和钙化。心包脏层和壁层广泛粘连，心包增厚一般为 0.3～0.5 cm，心包腔有时被纤维组织完全填塞成为一个纤维瘢痕组织外壳，常伴有钙化。在多数患者中，瘢痕组织主要由致密的纤维组织构成，呈斑点状或片状玻璃样变性，而无提示原发病变的特征性病理改变。有些患者心包内找到结核性或化脓性的肉芽组织则可提供病因诊断依据。

（三）病理生理

典型的缩窄性心包炎，由于心包失去弹性而由坚硬的纤维组织代替，形成一个大小固定的心脏外壳压迫心脏，限制了所有心腔的舒张期充盈量而使静脉压升高。由于心包呈匀称性缩窄，四个心腔的舒张压同等升高，相当于肺小动脉楔嵌压。加之静脉压升高，在心室舒张早期，血液异常迅速地流入心室，然而在心室舒张的中晚期心室扩张突然受到失去弹性的心包的限制，充盈受阻，心室腔内压力迅速上升。实际上缩窄性心包炎心室的全部充盈在舒张早期完成，这种左和右心室舒张期充盈的异常表现在心导管所证实的压力曲线上是呈一具有特征性的左右心室压力曲线，即所谓开方根号样压力曲线。

在呼吸时，胸腔压力变化不能传到心包腔和心腔内。因此，当吸气时，大静脉和右房压不下降，由静脉进入右房的血液不增加，这与正常人及心脏压塞时的情况相反。由于心室充盈异常，静脉压升高，心排量下降，代偿性心率加快；当增加体力活动时，心率不能进一步加速，心排量不能适应身体需要，临床上出现呼吸困难和血压下降；同时肾脏水钠潴留，进一步增加静脉压，临床上则出现肝大、下肢水肿、腹腔积液和胸水等。

（四）临床表现

多数缩窄性心包炎病例起病隐匿，也可以在急性心包炎 1～3 个月发生，增加了心包炎急性期治疗的困难。判断心包缩窄的时间及临床症状出现的早晚对于外科治疗及判断其预后有意义。

1.症状

劳力性呼吸困难为缩窄性心包炎的最早期症状，是由于心排血量相对固定，在活动时不能相应增加所致。后期可因大量的胸水、腹腔积液使膈肌上抬，以致休息时也发生呼吸困难并伴有咳嗽、咳痰，甚至出现端坐呼吸。由于心排量降低、大量腹腔积液压迫腹内脏器或肝脾大，患者可呈慢性病容，有软弱乏力、体重减轻、食欲缺乏、上腹膨胀及疼痛等。

2.体征

颈静脉怒张是缩窄性心包炎最重要的体征之一，Kussmaul 征即吸气时颈静脉更加充盈，扩张的颈静脉在心脏舒张时突然塌陷。肝大、腹腔积液及下肢水肿是常见的体征。心排量减少使动脉收缩压降低，反射性引起周围小动脉痉挛使舒张压升高使脉压变小，脉搏细弱无力。因僵硬的心包不受胸内压力影响，大约 35％合并有心包积液患者可发现奇脉。心浊音界正常或稍增大，多数患者有收缩期心尖负性搏动，在胸骨左缘 3～4 肋间可闻及舒张早期额外音，即心包叩击音，通常发生在第二心音后 0.09～0.12 s，呈拍击样。心率较快，有时可出现心房颤动、心房扑动等异常节律，与心包钙化和心房扩大有关，提示预后较差。

（五）实验室检查和特殊检查

1.实验室检查

可有轻度贫血。病程较长者因肝瘀血常有肝功能损害，血浆蛋白尤其是清蛋白生成减少。腹腔积液和胸水常为漏出液。

2.心电图

心电图常表现为 QRS 波低电压、T 波平坦或倒置，两者同时存在是诊断缩窄性心包炎的强力佐证。心电图的改变常可提示心肌受累的范围和程度。50％左右的 P 波增宽有切迹，少于半数患者有心房颤动，而房室传导阻滞及室内束支阻滞较少见。有广泛心包钙化时可见宽的 Q 波。约 5％患者由于心包瘢痕累及右室流出道致右室肥厚伴电轴右偏。

3.X 线

心包钙化是曾患过急性心包炎最可靠的 X 线征象，在大多数缩窄性心包炎患者中均可见到，常呈不完整的环状。心影大小多正常，部分患者轻度增大可能与心包积液或心包增厚有关，部分患者心影呈三角形或球形，心影变直或形成异常心弓，如主动脉结缩小或隐蔽不见，左右心房、右心室或肺动脉圆锥增大，上腔静脉扩张等。X 线透视见心脏搏动减弱，以心包最厚处明显。还可见肺门影增宽、肺水肿、胸膜增厚或有胸水。

4.超声心动图

超声心动图虽然可见心包增厚,但没有特异性指标用于诊断缩窄性心包炎。M 型超声心动图可显示增厚的心包组成两条平行线,脏层和壁层心包之间至少有 1 mm 的清楚间隙。二维超声心动图可显示心包增厚、肝静脉和下腔静脉扩张等。

5.CT 与 MRI 检查

CT 检查对心包增厚具有相当高的特异性和分辨率,可评估心包的形状及心脏大血管的形态,如腔静脉扩张、左室后壁纤维化及肥厚等,是对可疑的缩窄性心包炎有价值的检测手段。MRI 可清楚显示缩窄性心包炎的特征性改变即心包增厚,能准确测量其厚度,判断其累及范围;并能显示心脏舒张功能受限所引起的心脏大血管形态及内径的异常改变,如右室流出道狭窄及肝静脉、下腔静脉扩张等。

6.心导管检查

缩窄性心包炎患者,可通过左右心导管同时记录左、右心的压力曲线。右心房压力曲线呈 M 或 W 波形,由增高并几乎相等的 a 波、V 波和加深的 Y 波及正常 X 波形成;右心室压力曲线呈现舒张早期下陷和舒张后期的高原波即开方根号样曲线。

(六)诊断和鉴别诊断

患者有腹腔积液、肝大、颈静脉怒张、Kussmaul 征、静脉压显著增高等体循环瘀血体征,而无显著心脏扩大或瓣膜杂音时,应考虑缩窄性心包炎。结合心脏超声、X 线检查或 CT、MRI 等检查提示有心包钙化或增厚,心电图示 QRS 波群及 ST-T 改变等,诊断更易确定。

缩窄性心包炎与限制型心肌病临床表现极为相似,鉴别甚为困难(表 4-20)。尚需与肝硬化、结核性腹膜炎和其他心脏病引起的心力衰竭相鉴别。

表 4-20　缩窄性心包炎与限制型心肌病鉴别

鉴别要点	缩窄性心包炎	限制型心肌病
疲劳和呼吸困难	逐渐发生、后来明显	一开始就明显
吸气时颈静脉扩张	有	无
触诊心尖冲动	常不明显	常扪及
奔马律	无	有
心包叩击音	有	无
奇脉	常有	无
X 线、CT、MRI 示心包钙化	有	无
血流动力学检查		
左右心室舒张末压	一致	左室＞右室
左室充盈	80%发生在舒张期前一半	40%发生在舒张期前一半
心内膜心肌活检	正常	异常

(七)治疗

缩窄性心包炎的治疗主要是外科手术治疗,即心包剥离术或心包切除术。手术宜在病程相对早期施行,病程过久,患者营养及一般情况不佳,心肌常有萎缩和纤维变性,即使心包剥离成功,但因心肌不健全,而影响手术效果,甚至因变性心肌不能适应进入心脏血流的增加而发生心力衰竭。内科治疗只能作为减轻患者痛苦及手术前准备的措施。

(八)预后和预防

缩窄性心包炎是心包增厚和血流动力学障碍进行性加重的慢性疾病,多因衰竭、腹腔积液及周围水肿或严重心脏并发症而致残或死亡,如果能及早进行彻底的心包剥离手术,大部分患者可取得满意的效果。少数患者因病程较久,有明显心肌萎缩和心源性肝硬化则预后不佳。

(王成军)

第十八节　主动脉瘤

一、病因

动脉壁中层受损，弹力纤维断裂，代之以纤维瘢痕组织，失去弹性。不能耐受血流冲击，动脉在病变段逐渐膨大，形成动脉瘤。引起主动脉瘤的主要原因如下。

(1)动脉粥样硬化最常见。多见于老年男性，男女之比为10 ： 1左右。

(2)感染以梅毒为主，常侵犯胸主动脉(详见“梅毒性心血管病”节)。败血症、心内膜炎时的菌血症使病菌经血流到达主动脉，主动脉邻近的脓肿直接蔓延，或在粥样硬化性溃疡的基础上继发感染，都可形成细菌性动脉瘤。

(3)囊性中层坏死较少见，病因未明。主动脉中层弹力纤维断裂，代之以异染性酸性黏多糖。主要见于升主动脉瘤，男性较多见。遗传性疾病如马方综合征、特纳(Turner)综合征、埃—当(Ehlers-Danlos)综合征等均可有囊性中层坏死，易致夹层动脉瘤。

(4)外伤贯通伤直接作用于受损处主动脉引起动脉瘤。间接损伤时暴力常作用于不易移动的部位，如左锁骨下动脉起源处的远端或升主动脉根部，而不是易移动的部位，受力较多处易形成动脉瘤。

(5)先天性以主动脉窦瘤为主。

(6)其他巨细胞性主动脉炎、白塞病、多发性大动脉炎等。

二、病理

1.按结构分类

(1)真性主动脉瘤：由动脉壁的一层或多层构成。

(2)假性主动脉瘤：由于外伤、感染等原因，血液从动脉内溢出至动脉周围的组织内，血块及其机化物、纤维组织与动脉壁一起构成动脉瘤的壁。

(3)夹层动脉瘤：由于主动脉内膜破裂，血液流入血管壁内，引起夹层血肿，而使主动脉病变整段薄弱扩大，无明显瘤样表现。

2.按形态分类

(1)梭形动脉瘤：较常见，瘤体对称性扩张涉及整个动脉壁周界，呈梭形或纺锤状。

(2)囊状动脉瘤：瘤体涉及动脉壁周界的一部分，呈囊状，可有颈，成不对称外凸。粥样硬化常呈梭状，外伤性动脉瘤常呈囊状。

3.按发生部位分类

(1)升主动脉瘤，常涉及主动脉窦。

(2)主动脉弓动脉瘤。

(3)降主动脉瘤或胸主动脉瘤，起点在左锁骨下动脉的远端。

(4)腹主动脉瘤，常在肾动脉的远端。涉及主动脉窦的近端升主动脉瘤常为先天性，其次为马方综合征、梅毒与感染；升主动脉瘤主要由粥样硬化、囊性中层坏死、梅毒引起；降主动脉瘤、腹主动脉瘤以粥样硬化为主要原因。主动脉瘤大多为单个，极少数为二个。随病程发展，主动脉瘤可以发生破裂、附壁血栓形成、继发感染。

三、临床表现

除了先天性和创伤性主动脉瘤可见于青年人外，绝大多数胸主动脉瘤均发生于40岁以上的壮年人。梅毒性者发病年龄在40～50岁，一般不超过55岁；动脉硬化性者则在50～70岁，故发病年龄愈大，动脉硬化性的可能性愈大。男女之比为(3～10) ： 1。早期病例并无表现，直至压迫周围组织器官后，始出现症状和体征。

（一）症状

与动脉瘤的发展速度、大小和位置有关。一般来说，不外乎疼痛和压迫这两个症状。前者常为降主动脉瘤的主要症状，后者则为弓部动脉瘤的主要症状。

1.疼痛症状

为动脉壁内神经因管壁扩张而受牵拉的结果，或为周围组织受动脉瘤压迫所致。疼痛的性质不一，多为钝痛，也有剧烈的穿刺痛，呈持续性，也可随运动或呼吸而加剧。升主动脉或弓部前壁的动脉瘤所引起的疼痛常位于胸骨后；弓降部以下的胸主动脉瘤，疼痛多向背部，尤其向左肩胛区放射，也有向上肢或颈部放射者。胸主动脉瘤所引起的疼痛较一般心绞痛持久，此点可资鉴别。个别病例可无疼痛，而主要呈现压迫症状。

2.压迫症状

为胸内各种器官受动脉瘤压迫而引起的各种功能紊乱。胸主动脉瘤患者，尤其弓部瘤体后壁或下方凸出者，常出现某种程度的呼吸困难。严重的呼吸困难，可能因气管、支气管（或上腔静脉）受压迫所致。气管受压而产生的呼吸困难，患者采取胸部前倾位可获得改善。咳嗽是气管或支气管受压迫刺激的结果。较严重压迫能引起支气管部分甚至完全阻塞，并由此产生之气管炎、支气管扩张、肺不张或肺脓肿。声音嘶哑或失声是左喉返神经受牵拉的缘故，为左半弓动脉瘤的特征。

胸主动脉弓降部以下动脉瘤可压迫食管，引起不同程度的吞咽困难。晚期病例可能发生咯血或呕血，这提示动脉瘤已经破裂入呼吸道或消化道。这类病例伴有严重休克，不及时抢救即导致死亡。弓降部动脉瘤侵蚀椎体，压迫脊神经，可引起下肢酸麻和刺痛感，甚至瘫痪。

Kampeier 分析 633 例动脉瘤的症状，弓部动脉瘤者 65％有疼痛，60％有呼吸困难，54％有剧烈咳嗽；降主动脉瘤者一般不伴有咳嗽及呼吸困难，而 86％均有疼痛。Fisher 指出，弓部动脉瘤以引起自觉症状为主，而升主动脉瘤则以体征为主。

（二）体征

动脉瘤体积增大至相当程度后，向前可侵蚀胸骨、肋骨或锁骨；向后可侵蚀肋骨或椎骨而使胸廓表面膨出，故晚期病例胸廓上可见搏动性肿块，皮肤局部隆起，并可发生溃烂。升弓部动脉瘤压迫上腔静脉时，常出现上腔静脉阻塞综合征，即颈静脉和胸壁静脉怒张、面颈部肿胀和发绀等。

叩诊时，胸前区有异常的浊音区。听诊时，常可闻及局限性收缩期杂音。胸主动脉瘤伴有主动脉瓣关闭不全时，则在主动脉瓣区第二心音之后有舒张期吹风样杂音。此外，尚有周围血管征象如低舒张压和水冲脉等。动脉瘤压迫胸交感神经时，可出现霍纳综合征。

（三）放射线检查

胸主动脉瘤在胸部放射线摄片或荧光透视下的主要特征为：纵隔显示搏动性块状阴影，边界清晰，有时尚可见钙化斑点。平片检查不能准确地确定动脉瘤的部位和范围，有时难与纵隔肿瘤鉴别。因此，一般放射线检查对于早期发现本症有一定的价值，但确诊尚需依赖特殊检查。

（四）心血管造影

逆行性主动脉造影术不仅能显示主动脉瘤的部位、形态、大小和范围，而且也能充分显示上下段动脉和其分支的情况以及主动脉瓣有无关闭不全。在阅读逆行性主动脉造影片时，应注意下列几点：①动脉瘤因血栓形成，可能不全部显影或完全不显影，因此在排除动脉瘤之前应注意这种可能性，而需仔细观察动脉壁的边缘是否光平；②动脉瘤近侧的胸主动脉呈现扩大，远侧则见萎缩，动脉瘤愈大，两者口径的差异愈大；③动脉瘤颈的主动脉弓上三个分支血管常有扩大或轻度扭曲，有时一支或两支不显影，并不意味着已被病变所累及。

（五）超声心动图检查

尤其是彩色多普勒检查。对动脉瘤的诊断有帮助。它是无创性检查。对瘤体的大小，瘤内有无血栓存在都可提供有价值的信息。在与胸内肿瘤的鉴别诊断上也有帮助。

(六)CT 或磁共振 MRI

在设备良好,技术熟练和经验丰富的医疗单位,对胸主动脉瘤的患者施行断层摄片或磁共振检查,可清晰看到动脉瘤的范围、瘤体内血栓及其与附近重要脏器和头臂分支的关系。在夹层动脉瘤中,可见到内膜剥离的范围、主动脉真腔和假腔以及发生夹层的入口或可见其出口。它具有心血管造影相同的诊断价值,并且为无创性检查,无心导管通过动脉瘤可能造成瘤体内血栓脱落导致栓塞的危险。因此,如有设备,是目前优先考虑选用的特殊检查。

四、诊断和鉴别诊断

动脉瘤的诊断并不困难,放射线检查能提供早期诊断的主要线索,与临床表现结合后常可做出诊断,但要明确诊断或拟行外科治疗尚需做断层摄片或磁共振检查,甚至心血管造影检查,并以此鉴别诊断在胸部放射线片上所示纵隔阴影。

五、病程演变和预后

胸主动脉瘤的预后很差:梅毒性主动脉瘤较动脉硬化性或创伤性者更差。据 Kampeier 综合 633 例囊状胸主动脉瘤,症状开始出现后生存超过 2 年者仅 18 例,生存到 14 年和 15 年者各 1 例,绝大多数患者在诊断确定后 6~8 个月死亡。在 Cranley 等(1954 年)统计的 189 例梅毒性主动脉瘤中,有 59%的患者在出现症状后。1 年内死亡,77%的患者在 2 年内死亡。死亡原因,半数为动脉瘤破裂。破裂部位不一,可在食管、心包、胸膜腔、肺、气管和大支气管、前胸壁、肺动脉、腹膜后间隙、腹腔、上腔静脉、纵隔等处。

创伤性主动脉瘤因起自于原来健康的组织,故其预后相对地较好。不少学者报道,患者经手术后可以存活至正常平均寿命。然而如不予治疗,也有于动脉瘤形成后数个月即破裂而致死者(Jay 和 French, 1954 年)。硬化性主动脉瘤的预后较梅毒性动脉瘤为佳,但如瘤的大小超过 70%将自行破裂。伴糖尿病、高血压或冠心病等疾病者预后极差。

总之,除某些演进缓慢的创伤性动脉瘤外,胸主动脉瘤的预后非常严重,多数病例均于发病后不久因动脉瘤破裂而死亡。因此,所有确定诊断的胸主动脉瘤都应尽早剖胸手术。

六、治疗

有药物保守治疗、外科手术治疗及介入治疗三种方法。

(一)内科治疗

减少危险因素是腹主动脉瘤内科治疗的主要内容。高血脂和高血压应该努力控制。大多数腹主动脉瘤患者是吸烟者,吸烟者动脉瘤破裂的危险性增加,必须戒烟。长期以来认为β-受体阻滞药有助于降低腹主动脉瘤扩张和破裂的危险性,动物试验和临床研究支持这一设想。几个试验表明普萘洛尔对较小型动脉瘤(直径<4 cm)的扩张率没有影响,但能够 50%或更多地减缓较大型动脉瘤(直径 4~5 cm 或更大)的扩张率。因此应推荐 β-受体阻滞药应用于大型动脉瘤患者。

对于胸主动脉瘤特别强调 β-受体阻滞药的应用。Shore 随机将一组 70 例马方综合征的患者分成β-受体阻滞药和无 β-受体阻滞药治疗组,随访了 10 年。β-受体阻滞药治疗明显减缓了主动脉扩张的速率,而且降低了主动脉瓣关闭不全、夹层、需要外科手术、心力衰竭、死亡的发生率。尽管研究的患者是马方综合征,但理论上对其他动脉瘤患者也是适用的。

(二)外科治疗

外科手术虽然仍是治疗胸主动脉瘤的经典方法,但外科手术的效果较之其他外科手术而言不能说是满意的。其一,胸主动脉瘤的自然病程还不很清楚,通常合并其他内科问题,破裂只占死亡原因的 32%~47%,有的患者的动脉瘤还未破裂就死于其他内科问题,手术是否值得做,什么时候做不清楚。其二,胸主动脉的外科手术死亡率和并发症偏高,其中,主动脉弓和降主动脉瘤手术的死亡率和并发症率更明显地高于升主动脉。降主动脉壁脆弱，血管缝合后血管壁撕裂导致出血。阻断主动脉造成脊髓的永久性损伤导致截瘫，发生率5%～6%。

手术治疗的适应证：动脉瘤直径≥6 cm或高危患者动脉瘤直径≥7 cm，动脉瘤扩张较快，伴有主动脉瓣关闭不全，存在与动脉瘤有关的症状的患者应该手术治疗。在马方综合征，手术应该更积极一些，动脉瘤直径≥5.5 cm就可以考虑手术。在高危马方综合征，手术还要更积极一些，例如主动脉瘤快速扩大，有夹层家族史，怀孕。

手术方法：①切除病变动脉段，移植人造血管；②Bentall手术，治疗累及主动脉瓣的升主动脉瘤的方法，切除动脉瘤，带有瓣膜的人造血管直接缝在动脉环上，将冠状动脉移植到人造血管上；③累及主动脉弓的动脉瘤要切除主动脉弓，然后将头臂动脉移植到人造血管上，容易并发脑卒中，发生率为3%～7%。

对于所有>6 cm的腹主动脉瘤，大多数直径>5 cm的腹主动脉瘤选择手术，尽管手术存在一定的危险。直径<4 cm的腹主动脉瘤则极少有手术指征，但直径4～5 cm的无症状动脉瘤选择手术是否有益还不能肯定。腹主动脉瘤患者患的是血管疾病，因此，本病合并冠状动脉、肾动脉、脑血管病可能性很大，增加了外科手术的风险。有研究发现腹主动脉瘤修补术50%的围术期死亡是心肌梗死引起。除此之外，腹主动脉瘤修补术患者常规冠状动脉造影显示严重可治愈的冠心病约占31%，包括18%的以前无冠心病表现的患者；而且，由冠状动脉造影确诊的患者中多支病变占大多数。对于高危患者每6个月或3个月CT扫描是随访这类患者的有效方法。腹主动脉瘤的外科修补术包括主动脉瘤切开和人造血管（通常由涤纶或扩张的聚四氟乙烯制成）置入。尽管手术常常必须达到远端的髂动脉，但有时只需要一根简单的人造血管就足够。若是较大的动脉瘤，大部分瘤壁可以被留在原位（Greech囊内法），因而减少了广泛分离的必要，缩短了主动脉钳夹时间。

（三）介入治疗

腔内覆膜支架置入术较外科手术的创伤更少，目前应用越来越多。1991年Parodi和其同事报道了成功应用腔内覆膜支架治疗主动脉瘤（腹主动脉瘤）。1992年出现了创伤小和更安全的治疗腹主动脉瘤的覆膜支架系统。1994年Dake及其同事应用腔内覆膜支架治疗胸主动脉瘤，其中包括了2例胸主动脉夹层患者。所有的13例患者均成功置入了支架。之后腔内治疗迅速发展。

其基本原理：在DSA动态监测下，将一段适宜的人造血管内支架经股动脉导入主动脉内，在腹主动脉瘤近远端以内支架将人造血管固定在正常动脉内壁上，在血管腔内将动脉瘤壁与血流隔绝，达到消除动脉瘤壁承受血流冲击并维持腹主动脉血流通畅的目的。

主要的优点是大大减轻了手术的创伤程度：降低了传统腹主动脉瘤切除术后常见的心、肺、肾等重要脏器并发症的发生率；失血量少，术中、术后输血少甚至可不输血；患者住院时间缩短。使那些有严重并发症而不能耐受腹主动脉瘤切除术的高危患者获得了救治希望，患者的生理和心理压力大大减轻，从而使一些较小的腹主动脉瘤患者亦愿意接受手术。

开展这一手术的必要条件有：①具备良好的手术室内血管造影学监测设备；②足够可供选用的各种导管、导丝、人造血管和人造血管内支架；③具备能够进行应急腹主动脉瘤切除术的血管外科医师；④血管外科和介入放射科的默契合作。

1.腹主动脉瘤介入治疗的适应证和禁忌证

与切开手术的适应证基本相同。①瘤体直径>5 cm；②瘤体直径每年增加>0.5 cm；③出现破裂或其他并发症的征象；④同时对造影剂无变态反应；⑤肌酐水平<221 μmol/L。瘤的直径在4～5 cm是否需要治疗还有较大的争议。如果经济状况允许，手术危险性小，即使瘤体不大也可以考虑手术。

有以下情况应谨慎：①动脉瘤与肾动脉的距离太短≤10 mm，支架没有足够的空间锚定。②动脉瘤的颈部弯曲>60°，容易发生内漏；③腹主动脉瘤已经累及两侧髂动脉，估计置入支架会覆盖两侧髂内动脉的开口，仅覆盖一侧髂内动脉是安全的；④一侧髂内动脉已经闭塞，而置入支架会堵塞另一侧髂内动脉；⑤肠系膜下动脉和腰动脉仍通畅，术后会出现Ⅱ型内漏；肠系膜下动脉是结肠的主要血供来源；⑥髂动脉多处硬化或弯曲度>90°，尤其伴有广泛钙化者，估计系统通过有很大困难，股动脉太小；⑦少儿或青少年患者，估计主动可能进一步发育。

胸主动脉瘤介入治疗的适应证：凡是左锁骨下动脉以远的真性或假性动脉瘤，只要动脉瘤的近端和远端有相对正常的动脉（1.5～2 cm）可供覆膜支架固定都是适应证。目前公认的适应证包括以下几种。①解剖特征理想（长度、位置、容易操作）；②高危患者动脉瘤直径＞5.5 cm；③低危患者动脉瘤直径＞6.5 cm；④患者知情同意；⑤外科手术危险性高。因为头臂动脉的缘故，目前这种方法还不能用于治疗升主动脉和主动脉弓处的动脉瘤。

2.测量

（1）胸主动脉瘤：术前要常规行增强的螺旋 CT 检查，从头臂动脉水平到腹腔动脉水平断层，每层 3～5 mm，如果能够行三维重建就更好。根据下图的要求测量。支架应超过动脉瘤两端至少 1.5～2.0 cm，支架的直径比参考血管直径大 4～6 mm。按图 4-17 所示测量各参数。

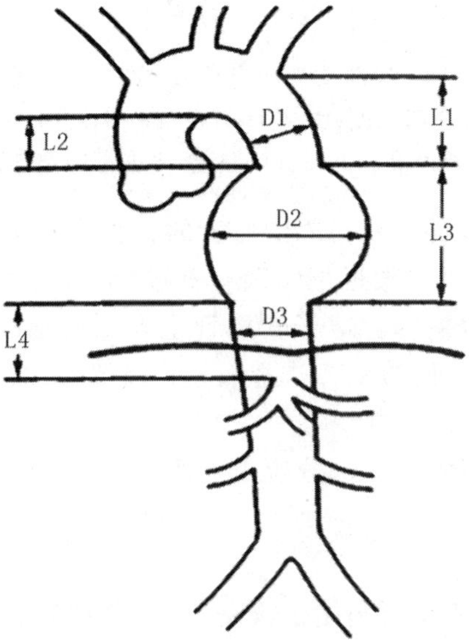

图 4-17　覆膜支架治疗胸主动脉瘤的测量参数

D1 动脉瘤近端参考血管的直径；L1 动脉瘤与左锁骨下动脉的距离；D3 动脉瘤远端参考血管的直径；L3 动脉瘤的长度；L4 动脉瘤与腹腔动脉的距离

（2）腹主动脉瘤：CT 检查和手术计划的制订是非常关键的步骤。CT 有特殊的要求。①断层厚度 3～6 mm；②断层范围应从肠系膜上动脉到髂内动脉开口以下。在分析 CT 片时，有几点应特别注意，首先要注意瘤体的颈部，也就是肾动脉与瘤体之间的一段动脉。颈部是支架固定的部位，其健康与否直接与远期效果有关。如果瘤体颈部过短（＜10 mm），支架与颈部没有足够的接触，固定就不稳固。如果颈部钙化比较重（动脉常常是椭圆形），不仅固定不牢，而且封闭不严，容易产生内漏。其次是髂总动脉。髂总动脉是支架落脚的地方，是内漏最常发生的部位。如果支架的两条腿在髂总动脉内的长度不够，支架的腿容易脱出，导致内漏。因此测量髂总动脉的长度非常重要。另外，还要注意髂动脉是否过度弯曲，估计支架系统能否顺利通过。动脉瘤波及髂总动脉并非少见，如果只是一侧，可以栓塞同侧的髂内动脉，将支架一直伸到髂外动脉完全健康的动脉段。要注意股动脉内径是否＞7 mm，以利于支架顺利通过。按下图的要求测量各参数（图 4-18）。

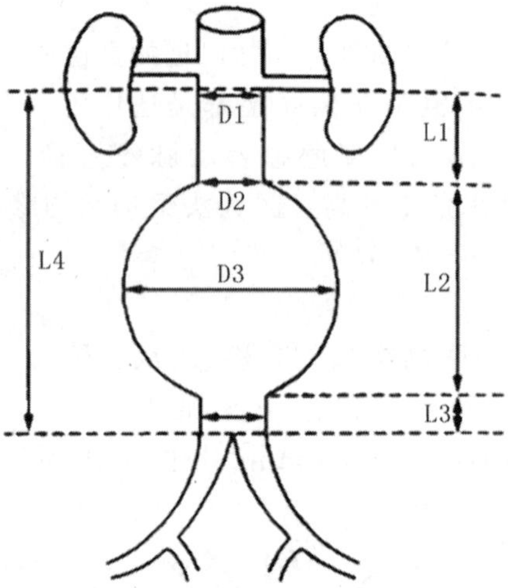

图 4-18　覆膜支架治疗腹主动脉瘤的测量参数

D1 瘤颈部直径；L1 瘤颈部长度；D3 瘤体直径；L3 瘤体长度；D4 髂动脉分叉上部直径；髂总动脉直径，到髂内动脉开口处的长度；支架欲固定部位的直径，股动脉直径

除上述径线测量外，主动脉瘤本身及其与周围血管的各种成角关系，其中主要有 5 个角度，对于操作及治疗效果也是至关重要的。α_1 对于支架近端贴壁有直接影响，当 α_1 角度较大时，瘤体近端颈部的长度和内径应从严掌握，以保证支架充分贴壁。对于安放管型人工血管的患者，α_3 具有同样意义。α_2 角度决定了支架的实际长度，若此角度过大，则应适当选择较长的支架系统，以保证支架远端有足够的封闭及支撑长度。

β_1 与 β_2 的大小比较决定了支架的主体部分应由何侧导入。显然，选择 β 较小一侧导入，更易于通过瘤腔而减少损伤囊壁的可能。

3.术前准备

应按气管插管全身麻醉和开胸手术进行术前准备，如果髂动脉和股动脉局部解剖不是非常复杂也可以在局部麻醉做覆膜支架置入。但局部麻醉不能很好解决疼痛的问题。我们在局麻下做过人造血管覆盖支架置入术，从而引起疼痛和动脉痉挛导致手术失败。局部麻醉只能解决切皮的疼痛，而不能很好地解决牵拉动脉的疼痛（如分离股动脉和输送粗大的动脉鞘）。另外手术时间较长，患者很难耐受。转手术的可能性也是存在的。人造血管覆盖支架置入术出血在300 mL左右，一般无须输血，但准备 800～1 000 mL 的全血是必要的。

4.效果和并发症

由于对操作成功有不同定义，因而结果有一些差异。在最近几个系列试验中，腹主动脉瘤支架置入的成功率是 78%～94%。尽管结果是比较理想的，但仅有 30%～60%的腹主动脉瘤患者的动脉瘤解剖结构适合行血管内修复。相对于传统的外科修复术，血管内修复的远期效果并不知晓。与支架技术相关的、尚未解决的主要问题是频繁发生的内漏。血管造影可以显示，由于支架未能完全将动脉瘤从主动脉循环中分离出去，造影剂持续流入动脉瘤囊内。如果内漏不能有效处理，那么就使患者处于动脉瘤扩张或破裂的持续危险中。

（董晓楠）

·第五章·

泌尿系统疾病

第一节　急性肾小球肾炎

急性肾小球肾炎(acute post-streptococcal glomerulonephritis，APGN)简称急性肾炎，是内、儿科的常见病、多发病，大多数发生在感染后，尤其是溶血性链球菌感染之后。5～14 岁为好发年龄，小于 2 岁少见，成人少见，男女之比约为 2∶1。临床上具有血尿、水肿、高血压三大主要症状。

一、病因与发病机制

大多数与溶血性链球菌感染有关，在我国上呼吸道感染约占 60%～70%，皮肤感染占 1%～20%。某些肾炎致病性链球菌，主要指咽部感染的 4 型、12 型、18 型，皮肤感染的 2 型、49 型、55 型及 60 型。除链球菌之外，葡萄球菌、肺炎链球菌、脑膜炎双球菌及伤寒杆菌等感染都可引起肾小球肾炎。

本病主要是由感染所诱发的免疫反应引起，链球菌胞浆或分泌蛋白的某些成分可能为主要致病抗原，导致免疫反应后可通过循环免疫复合物沉积于肾小球，或种植于肾小球的抗原与循环中的特异抗体相结合形成原位免疫复合物而致病，肾小球内的免疫复合物可激活补体，导致肾小球内皮细胞及系膜细胞增生，并吸引中性粒细胞及单核细胞浸润，导致肾脏病变。

二、临床表现

(一)潜伏期

链球菌感染后发生急性肾炎的潜伏期，通常为 1～2 周，平均为 10 天。一般上呼吸道感染所致急性肾炎多为 6～12 天，而皮肤感染所致者为 14～28 天。急性感染症状减轻或消退后才出现肾炎症状。

(二)典型表现

起病时可有头痛、食欲不振、恶心、呕吐、低热、乏力等一般症状。典型表现有以下几点：

(1)血尿：肉眼血尿为常见初起症状，约 40%～70%的患者可见到。尿呈浓茶样或洗肉水样，一般在数天内消失，也可持续 1～2 周转为镜下血尿。镜下血尿二般持续 3～6 个月，也有持续 1～3 年才完全消失。

(2)水肿：约占 70%。发生水肿之前，患者都有少尿。水肿多先出现于面部，特别以眼睑为著，面部及眼睑肿胀及皮肤苍白，呈现肾炎面容，下肢及阴囊水肿亦显著。水肿一般在 2～3 周内开始消退。少数患者可无明显水肿，但有水、钠潴留，尿量减少，体重增加。

(3)高血压：大多数患者有高血压，常为中等程度，收缩压及舒张压均增高，一般为 18.7～22.7/12.0～14.7 kPa(140～170/90～110 mmHg)，少数病例超过 24.0/14.7 kPa(180/110 mmHg)。血压增高往往与水肿及血尿同时发生，一般持续 2～3 周，多随水肿消退而降至正常，也可经利尿治疗后，恢复正常。

（三）并发症

急性肾炎临床经过时间长短不一，急性期各种并发症的发生常影响预后。

(1)急进性肾小球肾炎：是由于急性期肾小球囊腔的壁层上皮细胞形成新月体，肾小球毛细血管内皮细胞及系膜细胞大量增生，出现急进性肾小球肾炎，肾功能进行性恶化，很快出现尿毒症，病情危重。

(2)急性左心衰：由于尿量显著减少，水钠潴留，全身水肿，血容量增加，出现液体负荷过多的征象，如呼吸短促、心率加快、不能平卧、胸闷、咳嗽、烦躁不安等。听诊两侧肺底可闻及细小湿啰音，心前区可闻及奔马律等。

(3)高血压脑病：血压骤升，超过脑血管代偿性收缩机制，使脑组织血液灌注急剧增多而致脑水肿。临床表现有剧烈头痛、烦躁不安、恶心、呕吐、视力障碍、惊厥和昏迷等症状。

(4)急性肾衰竭：急性肾炎急性期，肾小球内皮细胞及系膜细胞大量增生，毛细血管狭窄及毛细血管内凝血，患者尿量减少，蛋白质分解代谢产物潴留，出现尿毒症，还可出现电解质紊乱及代谢性酸中毒等表现。

(5)感染：由于全身抵抗力降低，易继发感染，肺部感染和尿路感染常见。

三、实验室检查

(1)尿液检查：尿蛋白＋＋～＋＋＋，定量常为 1～3 g/d。尿红细胞＋＋～＋＋＋，可出现肉眼血尿。尿沉渣见变形红细胞占 80%以上，可见红细胞管型、透明管型和颗粒管型。

(2)血常规检查：常有轻、中度贫血，与血液稀释有关。细菌感染时白细胞总数及中性粒细胞常增高。

(3)肾功能检查：肾功能可一过性受损，表现为血尿素氮和血肌酐增高，随利尿消肿后多数逐渐恢复正常。少数病例肾功能损害严重而表现为急性肾衰竭。

(4)免疫学检查：抗链球菌溶血素 O(ASO)可增高，占 70%～80%，提示近期内曾有过链球菌感染。80%～95%的患者血清补体 C_3 降低，6～8 周内大多数恢复正常。C_3 持续降低不恢复，提示有膜增殖性肾炎的可能。

(5)其他检查：尿液纤维蛋白降解产物(FDP)反映肾血管内凝血，也能反映增生性肾小球肾炎的活动性和严重性。

四、诊断与鉴别诊断

根据有 1～3 周前驱感染史，发生血尿、蛋白尿、水肿、少尿、高血压等临床表现，ASO 效价增高，C_3 浓度降低，B 超双肾体积增大，可做出诊断。急性肾炎主要与下列疾病相鉴别。

(1)急进性肾小球肾炎：与急性肾小球肾炎起病过程相似，但多病情发展快，早期迅速出现少尿、无尿、进行性肾功能恶化、贫血等，血清 C_3 正常，血清抗 GBM 抗体或 ANCA 阳性。肾脏体积正常或增大，肾活检证实肾小球有大量新月体形成，可明确诊断。按免疫病理学分类可分为三型：Ⅰ型为抗肾小球基膜抗体型，肾小球基底膜可见 IgG 呈线状均匀沉积，新月体形成数量多，血清中可检测到抗 GBM 抗体，预后很差。Ⅱ型为免疫复合物型，IgG 及 C_3 呈颗粒状沉积在肾小球基底膜和系膜区，血清免疫复合物阳性，预后较Ⅰ型为好。Ⅲ型为血管炎型，血清抗中性粒细胞胞浆抗体阳性，肾小球有局灶性节段性纤维素样坏死，是急进性肾小球肾炎中最多见的类型，预后较Ⅰ型为好。治疗上主张积极行糖皮质激素和 CTX 冲击治疗，应用抗凝、抗血小板解聚药，有条件可行血浆置换疗法，应早期进行血液透析治疗，为免疫抑制剂的使用创造条件。

(2)慢性肾小球肾炎：详见慢性肾小球肾炎。

(3)IgA 肾病：好发于青少年，男性多见，典型患者常在呼吸道、消化道或泌尿道感染后 24～72 小时出现肉眼血尿，持续数小时至数日。肉眼血尿有反复发作的特点。还有一部分患者起病隐匿，主要表现为无症状镜下血尿，可伴或不伴有轻度蛋白尿。免疫病理学检查：肾小球系膜区或伴毛细血管壁以 IgA 为主的免疫球蛋白呈颗粒样或团块状沉积。临床表现多样化,治疗方案各不一样。

五、治疗

本病为自限性疾病,不宜应用糖皮质激素及细胞毒药物,治疗以休息和对症治疗为主。

(一)一般治疗

急性期应卧床休息,肉眼血尿消失、水肿消退及血压恢复正常后可下床活动。急性期应予低盐(每日3 g以下)饮食。尿少的急性肾衰竭患者需要限制液体入量。氮质血症期时应限制蛋白质摄入,以优质动物蛋白为主。

(二)抗感染治疗

常用青霉素肌注,连用10～14天,过敏者可用大环内酯类抗生素。一些慢性感染病灶,如扁桃体炎、咽炎、鼻窦炎、中耳炎等应彻底治疗。反复发作的慢性扁桃体炎,待尿蛋白少于(+),尿沉渣红细胞少于10个/HP,可考虑行扁桃体摘除,术前、术后需注射青霉素两周。

(三)对症治疗

1.水肿

本病多数于起病1～2周内自发利尿消肿,一般不必使用利尿剂。尿少、水肿明显者常用氢氯噻嗪25 mg,每日2～3次;螺内酯20 mg,每日3次。利尿治疗效果欠佳时,可选用襻利尿剂如:呋塞米每日20～120 mg,分次口服或静脉注射。

2.高血压

轻度高血压(舒张压<13.3 kPa)可不使用降压药,控制水盐摄入可使血压恢复正常。有钠水潴留容量依赖性高血压患者可选用氢氯噻嗪12.5～50 mg/d,对肾素依赖性高血压则首选ACEI制剂,如卡托普利25～100 mg/d,分次口服,或贝那普利10～20 mg,每日一次;也可用钙通道阻滞剂,氨氯地平5～10 mg,每日一次。肾衰竭时慎用ACEI制剂,以免导致高钾血症。

(四)并发症的治疗

(1)急性左心衰竭:应严格限制水、钠入量,用强利尿剂促使液体排出。如已发生肺水肿则可用硝普钠扩张血管降压,适当使用强心药,毛花苷丙0.2～0.4 mg静脉加管。

(2)高血压脑病:可用硝普钠静脉滴注降血压,同时给予镇静、防治惊厥、降颅压和脱水治疗。

(3)急性肾衰竭:严格控制液体入量,及时处理水过多、高钾血症和低钠血症等危及生命的水、电解质紊乱。必要时采用透析治疗帮助患者渡过急性期,一般不需要长期维持性透析。

六、预后

多数病例预后良好,可完全治愈,约6%～18%病例遗留尿异常和高血压而转为“慢性”,或临床治愈后多年又出现肾炎表现。避免劳累、防治感冒、避免淋雨受凉、减少进入公共聚集的场所、预防感染等是预防本病的关键。

(韩素真)

第二节　慢性肾小球肾炎

慢性肾小球肾炎(chronic glomerulonephritis,CGN)简称慢性肾炎,是指以蛋白尿、血尿、水肿、高血压为基本临床表现,起病方式不同,病情进展缓慢,可有不同程度的肾功能减退,最终发展为慢性肾衰竭的一组肾小球疾病。多以中、青年为主,男性多见。

一、病因与发病机制

病因不明，少数有急性肾炎病史，约占 15%～20%，多数由各种肾小球疾病发展而来，如 IgA 或非 IgA 系膜增生性肾炎、系膜毛细血管性肾炎、膜性肾病及局灶节段性肾小球硬化等。

起始因素多为免疫炎症介导。在慢性化发病过程中，非免疫非炎症因素占有重要作用：肾脏病变致肾内动脉硬化、缺血，加重了肾小球损害；肾小球内灌注压升高，毛细血管壁对蛋白质的通透性增加，加剧了肾小球结构损害，出现程度不等的肾小球硬化，相应肾单位的肾小管萎缩、肾间质纤维化；疾病晚期肾体积缩小、皮质变薄，病理类型转化为硬化性肾小球肾炎。

二、临床表现

大多数患者起病缓慢、隐袭，病程长，进展慢。少数患者有急性肾炎病史，病程超过 1 年以上发展至慢性肾炎，有些患者始发疾病即为慢性肾炎，临床表现典型。共同的表现如下。

(1)水肿：水肿可有可无，一般不严重。水肿程度、持续时间不一，常为眼睑水肿和轻度的下肢凹陷性水肿，缓解期可无水肿。

(2)高血压：多数患者血压升高，呈持续性中等程度的升高，血压在 21.3～24.0/13.3～14.7 kPa(160～180 /100～110 mmHg)。出现头痛、失眠、记忆力减退，还可有眼底出血、渗出，甚至视神经盘水肿。如血压控制不好，肾功能恶化较快，预后较差。

(3)尿液检查：不同程度的血尿、蛋白尿，尿蛋白定量常在 1～3 g/d。尿沉渣镜检红细胞可增多，可见颗粒管型。

(4)肾功能损害：随疾病进展，肾小球滤过率逐渐下降，血肌酐、尿素氮正常或轻度升高，以后出现夜尿增多、尿比重降低等肾小管功能损害表现。到晚期肾功能逐渐恶化，出现贫血等临床症状，进入尿毒症期。部分患者因感染、劳累呈急性发作，或用肾毒性药物后病情急剧恶化，及时去除诱因和适当治疗后病情可一定程度缓解。

(5)全身症状：不特异，可表现为头晕、乏力、食欲不佳、腰区酸痛、贫血等。

三、诊断与鉴别诊断

尿化验异常，有蛋白尿、血尿、管型尿，水肿，高血压病史超过 1 年以上，B 超示双肾体积缩小，肾功能损害等多考虑本病。慢性肾炎主要与下列疾病相鉴别。

(1)急性肾小球肾炎：详见前述。

(2)慢性肾盂肾炎：有慢性尿路感染史，尿蛋白量少(一般＜2 g/d)，尿沉渣以白细胞增多为主，有白细胞管型。肾小管功能受损，尿 β_2-微球蛋白、溶菌酶等增高，静脉肾盂造影见肾盂、肾盏变形，B 超提示双肾不等大，肾外型凹凸不平等，可资鉴别。

(3)隐匿性肾小球肾炎：表现为无症状性蛋白尿和(或)血尿，无水肿、高血压和肾功能损害。病理类型多样，单纯性血尿表现者多为 IgA 肾病。本病多见于青少年，男性多常见，排外生理性蛋白尿，功能性血尿及其他继发性、遗传性肾小球疾病后可确诊本病。治疗上无特殊方案，以保养为主，勿使用肾毒性药物，定期检测血压和尿常规，大多数患者能长期保持肾功能正常，少数患者转归不好，逐渐发展，出现水肿和高血压而转成慢性肾炎。

(4)继发性肾小球肾炎：如狼疮性肾炎、过敏性紫癜肾炎等，依据相应的系统表现和实验室检查，一般不难鉴别。

(5)原发性高血压肾损害：良性高血压中老年患者，有 10 年以上的高血压病史，由于肾小管缺血，远曲小管功能损伤，尿浓缩功能减退，出现夜尿增多，尿 β_2-微球蛋白及 NAG 增高，肾小球滤过率逐渐下降。尿蛋白量少，不超过 1 g/d，早期可有微清蛋白尿，常有高血压的心、脑血管并发症。治疗目标是控制血压达到 17.3/10.7 kPa(130/80 mmHg)左右，延缓肾脏损害。恶性高血压导致肾损害表现为血压＞24.0/17.3 kPa(180/130 mmHg)，视网膜有出血、渗出、视力障碍，常有蛋白尿，甚至大量蛋白尿，血尿常见，肾功能明显减退，最后发展为尿毒症。治疗应积极合理控制血压，肾功能达尿毒症期时可行血液透析治疗。

四、治疗

慢性肾炎的治疗应以防止或延缓肾功能进一步恶化，改善或缓解临床症状及防治严重并发症为主要的目的，可采用以下治疗措施。

（一）一般治疗

有明显水肿、大量尿蛋白、血尿、持续性中度高血压者均应卧床休息。症状轻，病情稳定者可以从事轻体力工作，但应避免劳累、受凉、感染等。

（二）对症治疗

1.积极控制血压

高血压是加速肾小球硬化，促进肾功能恶化的重要因素。要把血压控制在理想水平：尿蛋白≥1 g/d，血压应控制在 16.7/10.0 kPa（125/75 mmHg）以下；尿蛋白＜1 g/d，血压可放宽到 17.3/10.7 kPa（130/80 mmHg）以下。首选血管紧张素转换酶抑制剂（ACEI）和血管紧张素Ⅱ受体拮抗剂（ARB），如卡托普利 12.5～50 mg，3 次/天；贝那普利 10～20 mg，1 次/天；缬沙坦 80～160 mg，1 次/天；氯沙坦 50～150 mg，1 次/天。必要时可联合用钙通道阻滞剂和β受体阻滞剂等降压药。

2.限制蛋白及磷的入量

限制食物中蛋白及磷的入量。

3.抗凝治疗

长期口服抗血小板聚集药，如双嘧达莫，先由小剂量 25 mg 开始 3 次/天，逐渐增至 100 mg，3 次/天；小剂量阿司匹林 75 mg，1 次/天，能延缓肾功能衰退，但长期观察的研究结果并未证实该疗效。

4.避免肾受损伤的因素

感染、劳累、妊娠及应用肾毒性药物，均能损害肾脏，导致肾功能恶化，应以避免。

五、预后

慢性肾炎病情迁延，病变均为缓慢进展，最终发展至慢性肾衰竭。病变进展速度个体差异较大。预防上呼吸道感染、积极治疗慢性感染病灶、避免使用肾毒性药物等，都可延缓疾病的发展。

（韩素真）

第三节　肾病综合征

肾病综合征（nephrotic syndrome，NS）是肾小球疾病中最常见的一组临床综合征候群。肾病综合征传统上分为原发性和继发性两类。原发性是指原发于肾小球疾病并除外继发于全身性疾病引起的肾小球病变，如系统性红斑狼疮、糖尿病、多发性骨髓瘤、药物、毒物、过敏性紫癜和淀粉样变等。在肾病综合征中，约 75％是由原发性肾小球疾病引起，约 25％为继发性肾小球疾病引起，因此它不是一个独立性的疾病。NS 临床诊断并不困难，但不同病理改变引起者治疗效果不一，某些病理类型易发展为肾功能不全，但即使预后较好的病理类型，也可因其引起的严重全身水肿（胸腹水、心包积液等）影响到各脏器功能并易出现各种严重并发症如威胁生命的感染和肺动脉栓塞等，因此强调早期病因和病理类型诊断与整体治疗的重要性。本节仅讨论原发性肾病综合征。

一、病理

原发性肾病综合征病理类型在国内以肾小球系膜增殖最为常见，占 1/4～1/3，其次为膜性肾病，占

1/5～1/4,以成人较为多见;微小病变成人约占1/5,再次为膜增殖,约为15%,局灶性、节段性肾小球硬化占10%～15%。局灶性、节段性系膜增殖较少发生肾病综合征。各病理类型中均可伴有肾间质不同程度炎症改变和(或)纤维化,其中以炎症较为明显的类型如系膜增殖、膜增殖和少部分局灶节段性肾小球硬化常伴有肾间质炎症或纤维化改变;膜性引起者亦不罕见,肾间质炎症程度和纤维化范围对肾小球滤过功能减退有较大影响。

原发性肾病综合征病理类型不同,与临床表现(除均可有肾病综合征外)有一定关联,如微小病变和膜性肾病引起者多表现为单纯性肾病综合征,早期少见血尿、高血压和肾功能损害,但肾病综合征临床表现多较严重、突出,经尿丢失蛋白质多,可高达20 g/d;而系膜增殖和膜增殖等炎症明显类型尚常伴有血尿、高血压和不同程度肾功能损害,且肾功能损害发生相对较早。局灶、节段性肾小球硬化,常有明显高血压和肾功能损害,出现镜下血尿亦较多见。少数情况病理类型改变与临床表现相关性可不完全一致。

二、临床表现及发病机制

(一)大量蛋白尿

是肾病综合征最主要的诊断依据。大量蛋白尿是指每日从尿液中丢失蛋白质多达3.0～3.5 g,儿童为50 mg/kg;因此,体重为60 kg的成人尿液丢失3 g/d,即可认为大量蛋白尿。大量蛋白尿的产生是由于肾小球滤过膜通透性异常所致。正常肾小球滤过膜对血浆蛋白有选择性滤过作用,能有效阻止绝大部分血浆蛋白从肾小球滤过,只有极小量的血浆蛋白进入肾小球滤液。肾小球病变引起滤过膜对大中分子量蛋白质选择性滤过屏障作用损伤,导致大分子蛋白和中分子量清蛋白等大量漏出。其次,肾小球疾病时,肾小球基底膜组织结构功能异常,涎酸成分明显减少,使带负电荷的清蛋白滤过基底膜增多,出现蛋白尿。此外,肾小球血流动力学改变也能影响肾小球滤过膜的通透性,血压增高,尿蛋白增多,血压降低,蛋白尿减轻。肾内血管紧张素Ⅱ增加使出球小动脉收缩,肾小球内毛细血管压力增加,亦可增加蛋白质漏出。使用血管紧张素转换酶抑制剂或血管紧张素Ⅱ受体阻滞剂可因降低出球小动脉阻力而降低肾小球毛细血管压力,从而减轻蛋白尿。

临床上对肾病综合征患者不仅要定期进行准确的24小时尿液蛋白定量测定,以了解蛋白尿程度和判断治疗效果,从而调整治疗方案,而且要进行尿液系列蛋白检查,以了解丢失蛋白的成分,从而判断蛋白丢失部位是在肾小球或肾小管间质。尿液蛋白量多寡有时不能说明肾脏病变的广泛程度和严重程度,但蛋白尿成分的测定则可反映肾小球病变的程度,如尿液中出现大量IgG成分,说明大分子量蛋白从尿液中丢失,提示肾小球滤过膜体积屏障结构破坏严重,若尿液中蛋白几乎均为中分子量的清蛋白或转铁蛋白,一般提示病变在肾小球或肾小管间质,此时参考丢失蛋白质多寡甚为重要,一般说来肾小管性尿蛋白丢失较少超过3 g/d,个别超过3 g/d,后者多数对治疗反应相对较佳;若尿液出现较多小分子量蛋白,则应进一步检查以明确是否轻链蛋白引起大量蛋白尿,故尿蛋白成分检查有时尚有助于病因诊断。

(二)低清蛋白血症

低清蛋白血症见于绝大部分肾病综合征患者,即血浆清蛋白水平在30 g/L以下。其主要原因是尿中丢失清蛋白,但二者可不完全平行,因为血浆清蛋白值是清蛋白合成与分解代谢平衡的结果,它主要受以下几种因素影响:①肝脏合成清蛋白增加。在低蛋白血症和清蛋白池体积减小时,清蛋白分解速度是正常的,甚至下降。肝脏代偿性合成清蛋白量增加,如果饮食中能给予足够的蛋白质及热量,正常人肝脏每日可合成清蛋白达20 g以上。体质健壮和摄入高蛋白饮食的患者可不出现低蛋白血症。有人认为,血浆胶体渗透压在调节肝脏合成清蛋白方面可能有重要的作用。②肾小管分解清蛋白的量增加。正常人肝脏合成的清蛋白10%在肾小管内代谢。在肾病综合征时,由于近端小管摄取和分解滤过蛋白明显增加,肾内代谢可增加至16%～30%。③严重水肿时胃肠道吸收能力下降,肾病综合征患者常呈负氮平衡状态。年龄、病程、慢性肝病、营养不良均可影响血浆清蛋白水平。

由于低清蛋白血症,药物与清蛋白的结合会有所减少,因而血中游离药物的水平升高(如激素约90%与血浆蛋白结合而具有生物活性的部分仅占10%左右),此时,即使常规剂量也可产生毒性或不良反应。

低蛋白血症时，花生四烯酸和血浆蛋白结合减少，促使血小板聚集和血栓素（TXA_2）增加，后者可加重蛋白尿和肾损害。

（三）水肿

多较明显，与体位有关，严重者常见头枕部凹陷性水肿、全身水肿、两肋部皮下水肿、胸腔和腹腔积液，甚至出现心包积液以及阴囊或会阴部高度水肿，此种情况多见于微小病变或部分膜性肾病患者。一般认为，水肿的出现及其严重程度与低蛋白血症的程度呈正相关，然而也有例外的情况。机体自身具有抗水肿形成能力，其调节机制为：①当血浆清蛋白浓度降低，血浆胶体渗透压下降的同时，从淋巴回流组织液大大增加，从而带走组织液内的蛋白质，使组织液的胶体渗透压同时下降，两者的梯度差值仍保持正常范围。②组织液水分增多，则其静水压上升，可使毛细血管前的小血管收缩，从而使血流灌注下降，减少了毛细血管床的面积，使毛细血管内静水压下降，从而抑制体液从血管内向组织间逸出。③水分逸出血管外，使组织液蛋白浓度下降，而血浆内蛋白浓度上升。鉴于淋巴管引流组织液蛋白质的能力有限，上述体液分布自身平衡能力有一定的限度，当血浆胶体渗透压进一步下降时，组织液的胶体渗透压无法调节至相应的水平，两者间的梯度差值不能维持正常水平，而产生水肿。大多数肾病综合征水肿患者血容量正常，甚至增多，并不一定都减少，血浆肾素正常或处于低水平，提示肾病综合征的钠潴留，是由于肾脏调节钠平衡的障碍，而与低血容量激活肾素－血管紧张素－醛固酮系统无关。肾病综合征水肿的发生不能仅以一个机制来解释。血容量的变化，仅在某些患者身上可能是造成水、钠潴留，加重水肿的因素，可能尚与肾内某些调节机制的障碍有关。此外，水肿严重程度虽与病变严重性并无相关，但严重水肿本身如伴有大量胸腔积液、心包积液或肺间质水肿，则会引起呼吸困难和心肺功能不全；若患者长期低钠饮食和大量应用利尿剂，尚可造成有效血容量减少性低血压甚至低血容量性休克。

（四）高脂血症

肾病综合征时脂代谢异常的特点为血浆中几乎各种脂蛋白成分均增加，如血浆总胆固醇（Ch）和低密度脂蛋白胆固醇（LD-C）明显升高，甘油三酯（TG）和极低密度脂蛋白胆固醇（VLDL-C）升高。高密度脂蛋白胆固醇（HDL-C）浓度可以升高、正常或降低；HDL 亚型的分布异常，即 HDL_3 增加而 HDL_2 减少，表明 HDL_3 的成熟障碍。在疾病过程中各脂质成分的增加出现在不同的时间，一般以 Ch 升高出现最早，其次才为磷脂及 TG。除浓度发生改变外，各脂质的比例也发生改变，各种脂蛋白中胆固醇/磷脂及胆固醇/甘油三酯的比例均升高。载脂蛋白也常有异常，如 ApoB 明显升高，ApoC 和 ApoE 轻度升高。脂质异常的持续时间及严重程度与病程及复发频率明显相关。

肾病综合征时脂质代谢异常的发生机制为：①肝脏合成 Ch、TG 及脂蛋白增加。②脂质调节酶活性改变及 LDL 受体活性或数目改变导致脂质的清除障碍。③尿中丢失 HDL 增加。在肾病综合征时，HDL 的 ApoAⅠ可以有 50％～100％从尿中丢失，而且患者血浆 HDL_3 增加而 HDL_2 减少，说明 HDL_3 在转变为较大的 HDL_2 颗粒之前即在尿中丢失。

肾病综合征患者的高脂血症对心血管疾病发生率的影响，主要取决于高脂血症出现时间的长短、LDL 与 HDL 的比例、高血压史及吸烟等因素。长期的高脂血症，尤其是 LDL 上升而 HDL 下降，可加速冠状动脉粥样硬化的发生，增加患者发生急性心肌梗死的危险性。脂质引起肾小球硬化的作用已在内源性高脂血症等的研究中得到证实。脂代谢紊乱所致肾小球损伤的发病机制及影响因素较为复杂，可能与下述因素有关：肾小球内脂蛋白沉积、肾小管间质脂蛋白沉积、LDL 氧化、单核细胞浸润、脂蛋白导致的细胞毒性致内皮细胞损伤、脂类介质的作用和脂质增加基质合成。

（五）血中其他蛋白浓度改变

肾病综合征时多种血浆蛋白浓度可发生变化。如血清蛋白电泳显示 α_2 和 β 球蛋白水平升高，而 α_2 球蛋白水平可正常或降低，IgG 水平可显著下降，而 IgA、IgM 和 IgE 水平多正常或升高，但免疫球蛋白的变化同原发病有关。补体激活旁路 B 因子的缺乏可损害机体对细菌的调理作用，这是肾病综合征患者易发生感染的原因之一。纤维蛋白原和凝血因子 Ⅴ、Ⅷ、Ⅹ 可升高；血小板也可轻度升高；抗凝血酶Ⅲ可从尿中丢失而导致严重减少;C 蛋白和 S 蛋白浓度多正常或升高,但其活性降低;血小板凝集力增加和 β 血栓球蛋白的升高,后者可能是潜在的自发性血栓形成的一个征象。

三、肾病综合征的常见并发症

(一)感染

是最常见且严重的并发症。NS 患者对感染抵抗力下降最主要的原因是:①免疫抑制剂的长期使用引起机体免疫损害。②尿中丢失大量 IgG。③B 因子(补体的替代途径成分)的缺乏导致机体对细菌免疫调理作用缺陷。④营养不良时,机体非特异性免疫应答能力减弱,造成机体免疫功能受损。⑤转铁蛋白和锌大量从尿中丢失。转铁蛋白为维持正常淋巴细胞功能所必需,锌离子浓度与胸腺素合成有关。⑥局部因素。胸腔积液、腹腔积液、皮肤高度水肿引起的皮肤破裂和严重水肿使局部体液因子稀释、防御功能减弱,均为肾病综合征患者的易感因素。细菌感染是肾病综合征患者的主要死因之一,严重的感染主要发生在有感染高危因素的患者,如高龄、全身营养状态较差、长期使用激素和(或)免疫抑制剂及严重低蛋白血症者。临床上常见的感染有原发性腹膜炎、蜂窝织炎、呼吸道感染和泌尿道感染等。一旦感染诊断成立,应立即予以相应治疗,并根据感染严重程度,减量或停用激素和免疫抑制剂。

(二)静脉血栓形成

肾病综合征患者存在高凝状态,主要是由于血中凝血因子的改变。包括Ⅸ、Ⅺ因子下降,Ⅴ、Ⅷ、Ⅹ因子、纤维蛋白原、β 血栓球蛋白和血小板水平增加;血小板的黏附和凝集力增强;抗凝血酶Ⅲ和抗纤溶酶活力降低。因此,促凝集和促凝血因子的增高,抗凝集和抗凝血因子的下降及纤维蛋白溶解机制的损害,是肾病综合征患者产生高凝状态的原因和静脉血栓形成的基础。激素和利尿剂的应用为静脉血栓形成的加重因素,激素经凝血蛋白发挥作用,而利尿剂则使血液浓缩、血液黏滞度增加,高脂血症亦是引起血浆黏滞度增加的因素。

肾病综合征时,当血浆清蛋白低于 20 g/L 时,肾静脉血栓形成的危险性增加。肾静脉血栓在膜性肾病患者中的发生率可高达 50%,在其他病理类型中,其发生率为 5%～16%。肾静脉血栓形成的急性型患者可表现为突然发作的腰痛、血尿、尿蛋白增加和肾功能减退。慢性型患者则无任何症状,但血栓形成后的肾瘀血常使蛋白尿加重,出现血尿或对治疗反应差,有时易误认为激素剂量不足或激素拮抗等而增加激素用量。明确诊断需进行肾静脉造影,Doppler 血管超声、CT、MRI 等无创伤性检查也有助于诊断。血浆 β 血栓蛋白增高提示潜在的血栓形成,血中仅 α_2 抗纤维蛋白溶酶增加也被认为是肾静脉血栓形成的标志。外周深静脉血栓形成率约为 6%,常见于小腿深静脉,仅 12%有临床症状,25%可由 Doppler 超声发现。肺栓塞的发生率为 7%,仍有 12%无临床症状。其他静脉累及罕见。

(三)急性肾损伤

为肾病综合征最严重的并发症。急性肾损伤系指患者在 48 小时内血清肌酐绝对值升高26.5 μmol/L (0.3 mg/dL),或较原先值升高 50%,或每小时尿量少于 0.5 mg/kg,且持续 6 小时以上。常见的病因为:①血流动力学改变:肾病综合征常有低蛋白血症及血管病变,特别是老年患者多伴肾小动脉硬化,对血容量变化及血压下降非常敏感,故当呕吐、腹泻所致体液丢失、腹水、大量利尿及使用抗高血压药物后,都能使血压进一步下降,导致肾灌注骤然减少,进而使肾小球滤过率降低,并因急性缺血后小管上皮细胞肿胀、变性及坏死,导致急性肾损伤。②肾间质水肿:低蛋白血症可引起周围组织水肿,同样也会导致肾间质水肿,肾间质水肿压迫肾小管,使近端小管鲍曼囊静水压增高,GFR 下降。③药物引起的急性间质性肾炎。④双侧肾静脉血栓形成。⑤蛋白管型堵塞远端肾小管,可能是肾病综合征患者发生急性肾衰竭的机制之一。⑥急进性肾小球肾炎。⑦肾炎活动。⑧心源性因素,特别是老年患者常因感染诱发心力衰竭。一般认为心排出量减少 1 L/min,即可使肾小球滤过率降低 24 mL/min,故原发性 NS 患者若心衰前血肌酐为 177 μmol/L(2 mg/dL),则轻度心衰后血肌酐浓度可能成倍上升,严重者导致少尿。

(四)肾小管功能减退

肾病综合征患者的肾小管功能减退,以儿童多见。其机制被认为是肾小管对滤过蛋白的大量重吸收,使小管上皮细胞受到损害。常表现为糖尿、氨基酸尿、高磷酸盐尿、肾小管性失钾和高氯性酸中毒,凡出现多种肾小管功能缺陷者常提示预后不良。但肾小球疾病减少肾小管血供和肾小球疾病合并乙肝病毒感染导致肾小管损伤亦是肾小管功能减退的常见原因。

(五)骨和钙代谢异常

肾病综合征时血液循环中的维生素D结合蛋白(分子量65 kD)和维生素D复合物从尿中丢失,使血中1,25-$(OH)_2D_3$水平下降,致使肠道钙吸收不良和骨质对PTH耐受,因而肾病综合征患者常表现有低钙血症。此外体内部分钙与清蛋白结合,大量蛋白尿使钙丢失,亦是造成低钙血症的常见原因。

(六)内分泌及代谢异常

肾病综合征患者经尿丢失甲状腺结合蛋白(TBG)和皮质激素结合蛋白(CBG)。临床上甲状腺功能可正常,但血清TBG和T_3常下降,游离T_3和T_4、TSH水平正常。由于血中CBG和17羟皮质醇都减低,游离和结合皮质醇比值可改变,组织对药理剂量的皮质醇反应也不同于正常。由于铜蓝蛋白(分子量151 kD)、转铁蛋白(分子量80 kD)和清蛋白从尿中丢失,肾病综合征常有血清铜、血清铁和血清锌浓度下降。锌缺乏可引起阳痿、味觉障碍、伤口难愈及细胞介导免疫受损等。持续转铁蛋白减少可引起临床上对铁剂治疗有抵抗性的小细胞低色素性贫血。此外,严重低蛋白血症可导致持续性的代谢性碱中毒,因血浆蛋白减少10 g/L,则血浆重碳酸盐会相应增加3 mmol/L。

四、诊断与鉴别诊断

临床上根据大量蛋白尿(3~3.5 g/d)、低清蛋白血症(<30 g/L)、水肿和高脂血症四个特点,即可做出肾病综合征诊断;若仅有大量蛋白尿和低清蛋白血症,而无水肿和高脂血症者也可考虑诊断,因可能为病程早期所致。确定肾病综合征后,应鉴别是原发性或继发性;两者病因各异,治疗方法不一,一般需先排除继发性因素才能考虑原发性;故对常见继发性病因应逐一排除。继发性肾病综合征患者常伴有全身症状(如皮疹、关节痛、各脏器病变等)、血沉增快、血IgG增高、血清蛋白电泳γ球蛋白增多、血清补体下降等征象,而原发性则罕见。肾组织检查对病理类型诊断十分重要,对指导治疗十分有帮助,多数情况下也可做出病因诊断,但有时相同病理改变如膜性肾病,可由各种病因引起,故临床上必须结合病史、体征、实验室检查和病理形态、免疫荧光及电镜等检查做出综合诊断与鉴别诊断。

五、治疗

(一)引起肾病综合征的原发疾病治疗

1.糖皮质激素

一般认为只有对微小病变性肾病的疗效最为肯定,故首选治疗原发性NS中的原发性肾小球肾病(微小病变)。一般对微小病变首治剂量为泼尼松0.8~1 mg/(kg·d),治疗8周,有效者应逐渐减量,一般每1~2周减原剂量的10%~20%,剂量越少递减的量越少,减量速度越慢。激素的维持量和维持时间因病例不同而异,以不出现临床症状而采用的最小剂量为度,以低于15 mg/d为宜。成人首次治疗的完全缓解率可达80%或80%以上。在维持阶段有体重变化、感染、手术和妊娠等情况时应调整激素用量。经8周以上正规治疗无效病例,需排除影响疗效的因素,如感染、水肿所致的体重增加和肾静脉血栓形成等,应尽可能及时诊断与处理。若无以上情况存在,常规治疗8周无效不能认为是对激素抵抗,激素使用到12周才奏效的患者不在少数。

除微小病变外,激素尚适用于膜性肾病,部分局灶、节段性肾小球硬化,对增生明显的病理类型亦有一定的疗效,对伴有肾间质各种炎症细胞浸润也有抑制作用。此外,临床上对病理上有明显的肾间质炎症病变,小球弥漫性增生,细胞性新月体形成和血管纤维素样坏死以及有渗出性病变等活动性改变的患者,特别是伴有近期血肌酐升高者,应予以甲基泼尼松龙静脉滴注治疗,剂量为120~240 mg/d,疗程3~5天,以后酌情减为40~80 mg/d并尽早改为小剂量,这样可减少感染等不良反应。此外,NS伴严重水肿患者,其胃肠道黏膜亦有明显肿胀,影响口服药物吸收,此时亦应改为静脉用药。

长期应用激素可产生很多不良反应，有时相当严重。激素导致的蛋白质高分解状态可加重氮质血症，促使血尿酸增高，诱发痛风，加剧肾功能减退。大剂量应用有时可加剧高血压，促发心衰。长期使用激素时的感染症状有时可不明显，特别容易延误诊断，使感染扩散。激素长期应用可加重肾病综合征的骨病，甚至产生无菌性股骨颈缺血性坏死和白内障等。因此，临床上强调适时、适量用药和密切观察，对难治性NS患者要时时权衡治疗效果与治疗风险。

2.细胞毒药物

对激素治疗无效，或激素依赖型或反复发作型，或因不能耐受激素不良反应且全身情况尚可而无禁忌证的肾病综合征可以试用细胞毒药物治疗。由于此类药物多系非选择性杀伤各型细胞，可降低人体抵抗力，存在诱发肿瘤的危险，因此，它仅作为二线治疗药物，在用药指征及疗程上应慎重掌握。对严重肾病综合征特别是高度水肿、血清蛋白在20 g/L或以下，笔者不选择环磷酰胺(CTX)治疗。目前临床上常用的为CTX、硫唑嘌呤和苯丁酸氮芥(CB-1348)，三者选一，首选CTX。CTX作用于G_2期即DNA合成后期、有丝分裂前期，起到抑制细胞DNA合成、干扰细胞增殖并降低B淋巴细胞功能、抑制抗体形成的作用。约30%活性CTX经肾脏排泄，故肾功能减退者慎用。CTX的参考用量为1.5～2.5 mg/(kg·d)，起始宜从小剂量开始，疗程8周，以静脉注射或滴注为主。对微小病变、膜性肾炎引起的肾病综合征，有主张选用CTX间歇静脉滴注治疗，参考剂量为8～10 mg/(kg·次)，每3～4周1次，连用5～6次，以后按患者的耐受情况延长用药间隙期，总用药剂量可达6～12 g。间歇期治疗目的为减少激素用量，降低感染并发症并提高疗效，但应根据肝、肾功能和血白细胞数选择剂量或忌用。应用细胞毒药物应定期测定血常规和血小板计数、肝功能和尿常规，注意造血功能抑制、病毒和细菌感染及出血性膀胱炎等。

硫唑嘌呤每日剂量为50～100 mg；苯丁酸氮芥0.1 mg/(kg·d)，分3次口服，疗程8周，累积总量达7～8 mg/kg则易发生毒性不良反应。对用药后缓解、停药又复发者多不主张进行第二次用药，以免产生毒性反应。目前这两者已较少应用。

3.环孢素(CsA)

CsA能可逆性抑制T淋巴细胞增殖，降低Th细胞功能，减少IL-2和其他淋巴细胞因子的生成和释放。新剂型新山地明吸收快。目前临床上以微小病变、膜性肾病和膜增生性肾炎疗效较好。与激素和细胞毒药物相比，应用CsA最大优点是减少蛋白尿及改善低蛋白血症疗效可靠，不影响生长发育或抑制造血细胞功能。但此药亦有多种不良反应，最严重的不良反应为肾肝毒性。其肾损害发生率在20%～40%，长期应用可导致间质纤维化，个别病例在停药后易复发，故不宜长期用此药治疗肾病综合征，更不宜轻易将此药作为首选药物。CsA治疗起始剂量为3.5～4.0 mg/(kg·d)，分2次给药，使血药浓度的谷值在75～200 μg/mL(全血，HPLC法)，可同时加用硫氮唑酮30 mg每日3次以提高血药浓度、减少环孢素剂量。一般在用药后2～8周起效，但个体差异很大，个别患者则需更长的时间才显效，见效后应逐渐减量。用药过程中出现血肌酐升高应警惕CsA致肾损害的可能。血肌酐在221 μmol/L(2.5 mg/dL)不宜使用CsA。疗程一般为3～6个月，复发者再用仍可有效。

4.麦考酚吗乙酯

选择性地抑制T淋巴细胞增生和B淋巴细胞增生，对肾小球系膜细胞增生亦有抑制作用，此外尚抑制血管黏附分子，对血管炎症亦有较好的抑制作用，故近几年来已广泛用于治疗小血管炎和狼疮性肾炎，并试用于治疗原发性肾小球疾患特别是膜性肾炎、系膜增生性肾炎和IgA肾病，参考剂量为1.5～2.0 g/d，维持量为0.5～1.0 g/d，疗程为3～6个月，由于目前费用昂贵尚不能列为首选药物，不良反应为腹泻、恶心、呕吐和疱疹病毒感染等。

(二)对症治疗

1.休息

NS患者应绝对休息，直到尿蛋白消失或减至微量3个月后再考虑部分复课或半日工作。

2.低清蛋白血症治疗

(1)饮食疗法：肾病综合征患者通常存在负氮平衡，如能摄入高蛋白饮食，则有可能改善氮平衡。但肾病综合征患者摄入过多蛋白会导致尿蛋白增加,加重肾小球损害。因此,建议每日蛋白摄入量为 1 g/kg,每摄入 1 g 蛋白质,必须同时摄入非蛋白热量 138 kJ(33 kcal)。供给的蛋白质应为优质蛋白,如牛奶、鸡蛋和鱼、肉类。

(2)静脉注射或滴注清蛋白:使用人血清清蛋白应严格掌握适应证:①血清清蛋白浓度低于 25 g/L 伴全身水肿,或胸腔积液、心包腔积液。②使用呋塞米利尿后,出现血浆容量不足的临床表现。③因肾间质水肿引起急性肾衰竭。

3.水肿的治疗

(1)限钠饮食:肾功能正常者每日摄入钠盐均可由尿液等量排出,但肾病综合征患者常因水肿、激素、中药治疗、伴有高血压等,应酌情适量限制食盐摄入。但又由于患者多同时使用袢利尿剂,加之长期限钠后患者食欲不振,影响了蛋白质和热量的摄入,可导致体内缺钠,甚至出现低钠性休克,应引起注意。建议饮食的食盐含量为 3~5 g/d,应根据水肿程度、有无高血压、血钠浓度、激素剂量等调整钠摄入量,必要时测定尿钠排出量,作为摄钠量参考。

(2)利尿剂:袢利尿剂,如呋塞米(速尿)和布美他尼(丁尿胺)。一般呋塞米剂量为 20~40 mg/d,布美他尼 1~3 mg/d。严重水肿者应以静脉用药为妥,若使用静脉滴注者应以生理盐水 50~100 mL 稀释滴注。噻嗪类利尿剂对肾病综合征严重水肿效果较差,现已被袢利尿剂替代。排钠潴钾利尿剂螺内酯(安体舒通)常用剂量为 60~120 mg/d,单独使用此类药物效果较差,故常与排钾利尿剂合用。渗透性利尿剂可经肾小球自由滤过而不被肾小管重吸收,从而增加肾小管的渗透浓度,阻止近端小管和远端小管对水、钠的重吸收,而达到利尿效果。对无明显肾功能损害的高度水肿患者可间歇、短程使用甘露醇 125~250 mL/d,但肾功能损害者慎用。对用利尿剂无效的全身高度水肿患者可根据肾功能情况分别选用单纯超滤或连续性血液滤过,每日超滤量一般不超过 2 L 为宜。

4.高凝状态治疗

肾病综合征患者特别是重症患者均有不同程度血液高凝状态,尤其当血浆清蛋白低于 20~25 g/L 时,即有静脉血栓形成可能。因此,抗凝治疗应列为本综合征患者常规预防性治疗措施。目前临床常用的抗凝药物如下。

(1)肝素:主要通过激活抗凝血酶Ⅲ(ATⅢ)活性而发挥作用。常用剂量 50~75 mg/d 静滴,使 ATⅢ 活力单位在 90%以上。肝素与清蛋白均为负电荷物质,两者电荷相斥,故尚可减少肾病综合征的尿蛋白排出。目前尚有小分子量肝素 5 000 U 皮下注射,每日 1 次,但价格昂贵,不列为首选抗凝药物。

(2)尿激酶(UK):直接激活纤溶酶原,致使纤维蛋白溶解导致纤溶。常用剂量为 2 万~8 万 U/d,使用时从小剂量开始,并可与肝素同时静滴。

(3)华法林:抑制肝细胞内维生素 K 依赖因子Ⅱ、Ⅶ、Ⅸ、Ⅹ的合成,常用剂量 2.5 mg/d,口服,监测凝血酶原时间,使其在正常人的 50%~70%。

有静脉血栓形成者:①手术移去血栓。②溶栓:经介入导管在肾动脉端一次性注入 UK 24 万 U 以溶解肾静脉血栓,此方法可重复应用。③全身静脉抗凝,即肝素加尿激酶,尿激酶 4 万~8 万 U/d,可递增至 12 万 U/d,疗程 2~8 周。

抗凝和溶栓治疗均有潜在出血可能,在治疗过程中应加强观察和监测。有出血倾向者,低分子肝素相对安全;对尿激酶治疗剂量偏大者,应测定优球蛋白溶解时间,以维持在 90~120 分钟之间为宜;长期口服抗凝剂者应监测凝血酶原时间,叮嘱患者勿超量服用抗凝剂。

5.高脂血症治疗

肾病综合征患者,高脂血症与低蛋白血症密切相关,提高血清蛋白浓度可降低高脂血症程度,但对肾病综合征多次复发、病程较长者,其高脂血症持续时间亦久,部分患者即使肾病综合征缓解后,高脂血症仍持续存在。近年来认识到高脂血症对肾脏疾病进展的影响,而一些治疗肾病综合征的药物如。肾上腺皮质激素及利尿药,均可加重高脂血症,故目前多主张对肾病综合征的高脂血症使用降脂药物。可选用的降脂药物有:①纤维酸类药物:非诺贝特每日 3 次,每次100 mg,吉非贝齐每日 2 次,每次 600 mg,其降血甘油三酯作用强于降胆固醇。此药偶引起胃肠道不适和血清转氨酶升高。②HMG-CoA 还原酶抑制剂：适用于降低血胆固醇浓度，普伐他汀 10～20 mg/d 或氟伐他汀 20～40 mg/d，此类药物主要使细胞内 Ch 下降，降低血浆 LDL-C 浓度，减少肝细胞产生 VLDL 及 LDL。阿托伐他汀 20 mg，每日 1 次，既可降低血胆固醇，亦可控制甘油三酯。③血管紧张素转换酶抑制剂(ACEI)：主要作用有降低血浆中 Ch 及 TG 浓度，使血浆中 HDL 升高，而且其主要的载脂蛋白 ApoAⅠ和 ApoAⅡ也升高，可以加速清除周围组织中的 Ch，减少 LDL 对动脉内膜的浸润，保护动脉管壁。此外 ACEI 尚可有不同程度降低蛋白尿的作用。

6.急性肾损伤治疗

肾病综合征合并急性肾损伤时因病因不同而治疗方法各异。对于由血流动力学因素所致者，主要治疗原则包括合理使用利尿剂、肾上腺皮质激素，纠正低血容量和透析疗法。血液透析不仅控制氮质血症、维持电解质酸碱平衡，且可较快清除体内水分潴留。因肾间质水肿所致的急性肾衰竭经上述处理后，肾功能恢复较快。使用利尿剂时需注意：①适时使用利尿剂：肾病综合征伴急性肾衰竭有严重低蛋白血症者，在未补充血浆蛋白就使用大剂量利尿剂时，会加重低蛋白血症和低血容量，肾衰竭更趋恶化。故应在补充血浆清蛋白后(每日静脉用 10～50 g 人体清蛋白)再予以利尿剂。一次过量补充血浆清蛋白又未及时用利尿剂时，又可能导致肺水肿。②适量使用利尿剂：由于肾病综合征患者有相对血容量不足和低血压倾向，此时用利尿剂应以每日尿量 2 L 左右或体重每日下降在1 kg左右为宜。③伴血浆肾素水平增高的患者，使用利尿剂血容量下降后使血浆肾素水平更高，利尿治疗不但无效反而加重病情。此类患者只有纠正低蛋白血症和低血容量后再用利尿剂才有利于肾功能恢复。对肾间质活动病变应加用甲基泼尼松龙。

肾病综合征合并急性肾损伤一般均为可逆性，大多数患者在治疗后，随着尿量增加，肾功能逐渐恢复。少数患者在病程中多次发生急性肾衰竭也均可恢复。预后与急性肾衰竭的病因有关，一般来说急进性肾小球肾炎、肾静脉血栓形成的患者预后较差，而单纯与肾病综合征相关者预后较好。

(韩素真)

第四节　IgA 肾病

IgA 肾病(IgAN)又称 Berger 病，是一组以 IgA 为主的免疫复合物在肾小球系膜区沉积为特征、临床和病理表现多样化的原发性肾小球疾病。在我国 IgAN 占原发肾小球疾病的45.26%，占慢性肾衰竭患者肾活检的 26.69%。IgAN 预后相对良好，在确诊后的 20～25 年，约半数患者发展为肾功能不全，20%～30%(也就是说每年有 1%～2%)的患者不可逆转地进展为终末期肾病。

一、发病机制

其发病机制至今依然不清，当前对 IgAN 的分子遗传学及免疫学机制是研究热点。

(一)遗传基因多态性

IgAN 占肾活检患者的构成比有明显的地域和种族差别，高发区域依次为亚洲、欧洲、美洲，高发患者人种依次为黄种人、白人、黑人，同时部分 IgAN 患者有比较明确的家族史，提示许多遗传因素可能与 IgAN 的发病及发展进程相关。

血管紧张素Ⅱ由血管紧张素Ⅰ在血管紧张素酶(ACE)作用下生成，人类 50%的 ACE 水平变化受到 ACE 基因插入(Ⅰ)/缺失(D)多态性的调控，在进行性 IgA 肾病患者 ACE 基因的 DD 表型比 ID 和Ⅱ更多见。近来对 IgAN 患者血管紧张素Ⅰ、血管紧张素原和血管紧张素Ⅱ的Ⅰ型受体基因多态性研究发现，仅 DD 型基因者可能有患 IgAN 的倾向，但都不能预测是否发生终末期肾衰。载脂蛋白(Apo)E 与脂类结合后形成低密度脂蛋白，与肾脏进行性损害密切相关。$apoE_2$ 基因表型的 IgAN 患者血清中三酰甘油含量明显升高，出现严重肾组织损伤的频率显著增高，显示 $apoE_2$ 基因与 IgAN 的病理进展密切相关。细胞因子(CK)基因调节着 CK 在体内的含量，在免疫反应中起重要作用。白介素-1(IL-1)、肿瘤坏死因子

(TNF)可刺激肾小球系膜细胞的增生、促进中性粒细胞及单核巨噬细胞黏附和成纤维细胞分泌而导致肾纤维化,是 IgA 肾病病情加重的一个重要因素。Uteroglobin 基因 G38A 多态性中 GG 基因型可能和 IgAN 的进展及高血压相关,但和 IgAN 的易感性不相关。神经肽 Y 及一氧化氮合酶等基因多态性可能均与 IgAN 有关。

(二)免疫病理机制

IgAN 患者基础的免疫异常是 IgA 免疫系统,而不是肾脏。在大多数 IgAN 患者血清中发现 IgA 和含 IgA 的复合物水平升高,但是单纯浓度升高并不足以发生 IgAN。环境抗原可能刺激缺乏β-1,3 半乳糖苷酶(负责糖基化)的 B 细胞产生并过度合成糖基化缺乏的 IgA_1,对此机体产生自身抗体,而这些免疫复合物很难被网状内皮系统移除。循环中大分子 IgA 的分子成分包含低糖基化的 IgA_1 和 IgA-CD89。

有学者研究证实近 1/3 IgAN 患者血清 IgA_1 呈低糖基化,血清低糖基化程度重者发病年龄较轻,但肾功能损伤较重,血 IgA_1 低糖基化程度不能推测肾脏病理轻重或近期疗效。现已明确,沉积在系膜区的 IgA 主要是多聚型的 IgA_1,主要来自黏膜免疫系统和骨髓、部分是扁桃体来源的。部分骨髓移植和扁桃体摘除的患者,沉积在肾小球的 IgA 减少或消失。正常扁桃体的免疫细胞 IgG ∶ IgA ∶ IgM ∶ IgD 的百分比为 65 ∶ 30 ∶ 3.5 ∶ 1.2。IgA_1 ∶ IgA_2 的构成比为 80 ∶ 20。IgAN 复发性扁桃体炎患者分泌 IgG 的细胞占 37%,而分泌 IgA 的细胞占 56%,分泌二聚体 IgA 的细胞数量平行性增加。循环免疫复合物通过旁路途径激活补体瀑布引起肾脏损伤。糖基化异常 IgA_1 的循环免疫复合物体外刺激系膜细胞增生。该循环免疫复合物不能通过肝脏内皮细胞的窦状隙,但可通过肾小球内皮细胞的窗孔,沉积于肾小球的系膜区,刺激系膜细胞产生各种炎症介质,包括细胞因子、化学因子和生长因子。转铁蛋白受体(TfR)是人类系膜细胞表达的 IgA_1 受体之一。TfR 与 IgA_1 联合,不连接 IgA_2,与系膜区 IgA_1 复合沉积,并在 IgAN 患者过度表达。多聚 IgA_1 及转铁蛋白受体与培养的系膜细胞相互作用并介导内在化。低糖基化 IgA_1 比健康人更有效地联结转铁蛋白受体,异常糖基化 IgA_1 及其免疫复合物形成有利于系膜 TfR-IgA_1 相互作用,这在 IgAN 发病机制的最初阶段起作用。

二、临床表现和分型

IgAN 好发于青壮年,男性多见(约 2 倍于女性)。40%~50%的患者起病时主要表现为上呼吸道感染(包括扁桃体炎或咽炎)同步或先后发作性肉眼血尿,胃肠炎所致的肉眼血尿相对少见。血尿常常为无症状性,可伴有排尿不适,以致按细菌性膀胱炎治疗。肉眼血尿持续数小时或数日,可伴全身非特异性症状如不舒服、疲劳、肌肉疼痛和发热。部分患者起病时伴有腰酸或不定部位的腹部间断无规律隐痛或轻微的尿频。肉眼血尿在儿童比年轻人更常见。也有少数患者(<5%)起病时即表现为恶性高血压,(<10%)急性肾衰竭。部分患者起病隐匿,表现为无症状性镜下血尿和(或)蛋白尿,需定期健康查体或体检才能发现,随着生活水平的提高和人们对自我健康的重视,这部分患者的比例在逐年增加。

IgAN 临床表现和病理所见几乎涵盖了所有的肾小球肾炎患者的临床和病理表现,从无症状性血尿和(或)蛋白尿到急进性肾炎肾衰竭,从肾小球轻微病变到新月体肾小球肾炎,IgA 肾病其实是“肾脏病的垃圾篓”;此外,其预后差别非常大,有人确诊后数月即进入终末期肾衰竭,有人许多年后肾功能仍正常。

将其按照临床和病理进行分型诊断和治疗很有必要,因此参考南京军区总院的临床分型、结合我们的经验将 IgAN 分为反复肉眼血尿、肾病范围蛋白尿、无症状尿检异常、血管炎、高血压及终末期 IgAN 等六个类型。

(一)反复肉眼血尿型

肉眼血尿反复发作,血尿发作有明显的诱因,多数是各种感染,如上呼吸道感染、扁桃体炎、胆囊炎、腹泻等。常在感染数小时后出现肉眼血尿(可为新鲜血尿,也可为陈旧性)。发病期间有腰酸胀痛感,血尿间歇期间不伴大量蛋白尿和高血压。

(二)肾病范围蛋白尿型

持续性蛋白尿,通常无肉眼血尿,可以伴有高血压和(或)肾功能不全。

（三）无症状尿检异常型

多数患者起病隐匿，持续性镜下血尿，无蛋白尿，亦无高血压及肾功能不全等临床表现。持续性镜下血尿伴轻度蛋白尿（<1 g/d），临床表现轻重不一，少数患者伴有高血压及肾功能减退。本型病理改变差异较大。从轻度肾小球系膜增生性病变到肾小球硬化不等，间质病变轻重不一，往往与临床表现难以联系。

（四）血管炎型

普遍起病较急，临床上血尿症状较突出，可合并有高血压及肾功能损害。部分患者血液中抗中性粒细胞胞浆抗体（ANCA）阳性。肾组织学病理改变除系膜病变外，有毛细血管襻坏死及间质血管炎等病变，新月体可超过30％。

（五）高血压型

突出表现为血压持续升高，需用降压药物控制。少数患者发生恶性高血压，可伴有不同程度的肾功能不全。病理检查示肾组织中有较多的废弃性病变（如FSGS或全肾小球硬化以及广泛的间质纤维化）。

（六）终末期IgAN型（终末期肾病型）

除表现蛋白尿、镜下血尿及高血压外，还合并肾衰竭的其他症状，如贫血、乏力、夜尿增多、食欲下降、甚至恶心、呕吐。血肌酐超过442 μmol/L，B超显示肾脏缩小（长径短于9 cm）、双肾实质变薄（<1.5 cm）、回声增强、结构紊乱、皮髓交界不清。

三、实验室检查

尿液检查：镜下血尿，尿红细胞位相检查多为变形红细胞尿，芽孢形红细胞大于5％就有诊断意义。尿蛋白排泄量多少不等，约半数（与肾活检指征有关）患者尿蛋白小于1 g/d，约1/4患者为肾病范围蛋白尿或肾病综合征。约1/3患者血IgA和IgA_1浓度增高。有些患者有抗肾小球基膜、系膜肾小球内皮细胞的抗体。血补体（C_3、C_4、C_1q和C_2-C_9）水平正常或升高。50％～75％的患者补体C_3片段以及C_4联结蛋白浓度升高。IgAN患者皮肤活检显示皮肤毛细血管壁有IgA沉积的阳性率75％，诊断的特异性88％，也可以伴有C_3、裂解素和纤维蛋白原沉积。

四、病理

（一）免疫荧光

主要特征是免疫球蛋白IgA在肾小球系膜区沉积，在血管壁沉积者病理类型常较重。多数病例伴有C_3沉积；部分患者伴有IgG，IgM沉积；极少数病例有$C_{1\alpha}$沉积，但亮度较IgA弱，纤维蛋白原相关抗原在肾小球内沉积也常见。如果多种免疫球蛋白同时在肾小球内沉积，且亮度较强，应考虑狼疮肾炎。

（二）光镜

最常见的病理类型是不同程度的系膜增生性肾小球肾炎。Masson染色常见嗜复红蛋白在系膜区、内皮下沉积，部分病例小动脉壁也可见嗜复红蛋白沉积。光镜下从无明显病变、轻度系膜增生、局灶增生、FSGS样病变、中度系膜及重度系膜增生、毛细血管内增生性肾小球肾炎直至增生硬化和硬化性肾炎均可见到。毛细血管襻纤维样坏死及不同程度的新、旧新月体常见，但表现为新月体肾炎和膜增生性肾小球肾炎者少见。小动脉炎、小静脉炎也可以见到。可有小动脉内膜增厚和内膜下嗜复红蛋白沉积。红细胞管型及与肾小球病变程度一致的肾小管萎缩，肾间质淋巴、单核细胞浸润常见。

（三）病理分型

（1）WHO分型：分为五级。

Ⅰ级：光镜下大多数肾小球正常，少数部位有轻度系膜增生伴或不伴细胞增生，称轻微改变，无肾小管和间质损害。

Ⅱ级:轻度病变,半数以上肾小球正常,少部分肾小球可见系膜细胞增多,肾小球硬化、粘连等改变,新月体罕见。

Ⅲ级:局灶性节段性肾小球肾炎,系膜细胞弥散增生,系膜区增宽,病变呈局灶节段性改变,偶尔可见到粘连及新月体。间质病变较轻,仅表现间质水肿,灶性炎细胞浸润。

Ⅳ级:弥散系膜增生性肾炎,几乎所有肾小球都可以见到系膜细胞弥散性增生,系膜区明显增宽,肾小球硬化,常常还见到废弃的肾小球。半数以上肾小球合并有细胞粘连及新月体。间质小管病变较重,肾小管萎缩明显,间质可见大量的炎细胞浸润。

Ⅴ级:弥散硬化性肾小球肾炎,病变与Ⅳ级相似,但更重,可见到肾小球呈节段性和(或)全球性硬化,透明样变及球囊粘连等改变较为突出,新月体较Ⅳ级更多。小管间质病变也较Ⅳ级更重。

以上分型的不足之处是它过分强调了肾小球病变,对间质小管的损害未予以足够的重视。其次对肾小球损害程度缺少量的指标。因此,此分级很难客观准确反映 IgA 肾病病理损害的特点及严重程度。

(2)Lee 分类法:1982 年 Lee 等对大量 IgA 肾病病理研究的基础上,将一些能够反映 IgA 肾病病理损害程度的特征性改变,如系膜细胞的增生程度、肾小球硬化数目、有无毛细血管外增生和小管间质病变半定量化,提出了新的分级方案。此方案的优点是更加系统、准确地反映了 IgA 肾病患者的临床病理的相关性及轻重程度,更适合于临床的应用。见表 5-1。

表 5-1　Hass 的 IgA 肾病分级

	肾小球病变	小管一间质病变
Ⅰ	绝大多数肾小球正常,偶尔轻度系膜增宽(节段),伴或不伴细胞增生	无
Ⅱ	肾小球局灶系膜增殖和硬化(<50%),罕见新月体	无
Ⅲ	弥散系膜增生和增宽(偶尔局灶节段),偶见小新月体和粘连	局灶间质水肿,偶见细胞浸润,罕见小管萎缩
Ⅳ	重度弥散系膜增生和硬化,部分或全部肾小球硬化,可见新月体(<40%)	肾小管萎缩,间质浸润,偶见间质泡沫细胞
Ⅴ	病变性质类似Ⅳ级,但更严重,肾小球新月体形成超过 45%	类似Ⅳ级,但更严重

通过大量的临床观察发现 Lee 分类也存在部分缺陷,突出表现在它忽视了间质纤维化这样一个极为重要的指标,结果一些组织改变为 FSGS 累及肾小球 10%以上,按 Lee 分类法为Ⅱ级损害的患者预后普遍不好。分析其原因是没有将间质纤维化作为一个独立的指标来看待,从而使一些肾小球局灶硬化伴有间质纤维化的患者列入Ⅱ级损害,影响了分级的准确性。

(3)Hass 分级法:1996 年 Hass 在 Lee 分级的基础上,结合大量的临床观察,将一些被人们所忽视但确能反映 IgA 肾病预后的指标列入观察项目中,并进行半定量分析,如肾小管数目、肾小管萎缩的数目以及间质纤维化范围等,尤其是对一些组织学改变类似于 FSGS,但不存在新月体或间质纤维化改变,按 Lee 氏分类归入Ⅱ级病变的病例进行了改进,并将 IgA 肾病分为 5 个亚型,此分型的特点是综合了大量临床病理研究的结果,选出一些确能影响疾病预后的病理变化作为判断指标,从而使病理分型更加客观、全面,适合于临床运用。其中Ⅱ型是一个独特的亚型,它不同于预后较好的 LeeⅡ级及 WHO 的Ⅲ级损害,而是将一些肾小球损害类似于特发性 FSGS 病变的患者单独为一个类型,这些患者除个别肾小球有局灶硬化外,并无其他异常,既无新月体形成,也不存在重度间质纤维化(低于 40%小管萎缩)等病变,但事实上这类患者的临床和预后并非普遍良好,不少患者的临床进展速度与 FSGS 相类似。其次是强调了间质纤维化在肾脏病理组织学中的地位,它指出无论肾小球的组织学改变属于哪种类型,只要皮质中 40%以上的小管发生萎缩或消失,即可归于第 5 种亚型,其预后不佳。见表 5-2。

(4)1997 年发表了 Memphis 积分系统,主要用于评估 IgA 肾病患者大宗临床和病理资料的回顾性分析和前瞻性的验证,判定 IgA 肾病的预后与哪些参数相关。见表 5-3。

表 5-2　Hass 的 IgA 肾病分级

亚型	肾小球改变	肾小管和间质改变
Ⅰ(轻微改变)	肾小球仅有轻微系膜增加,无节段硬化,无新月体	无病变
Ⅱ(FSGS 样病变)	肾小球类似特发性 FSGS 样改变,伴肾小球系膜细胞轻度增加,无新月体	无病变
Ⅲ(局灶增生性肾小球肾炎)	50%左右的肾小球细胞增生,细胞增生初期可仅限于系膜区,或可由于毛细血管内细胞增生致肾小球毛细血管襻阻塞。可见新月体。绝大多数Ⅲ型病变示肾小球节段性细胞增生	无病变
Ⅳ(弥散增生性肾小球肾炎)	超过 50%的肾小球细胞增生,像Ⅲ型病变一样,细胞增生可以是节段性或球性的,可见新月体	少于皮质小管的 40%萎缩或小管数目减少(PAS)
Ⅴ(晚期慢性肾小球肾炎)	40%以上肾小球硬化,可表现为上述各种肾小球病变	皮质小管的 40%以上萎缩或小管数目减少(PAS)

表 5-3　Memphis 积分系统

光镜	
肾小球数	
系膜细胞增生	肾小球受累%
系膜基质增加	无,轻,中,重(根据典型的肾小球)
毛细血管襻闭锁	无,轻,中,重(根据典型的肾小球)
肾小球硬化(球性)	肾小球数,病变肾小球%
肾小球硬化(节段性)	肾小球数,病变肾小球%
细胞性新月体,非纤维素性粘连,襻坏死	肾小球数,病变肾小球%
纤维性或纤维细胞性新月体,纤维素性粘连	肾小球数,病变肾小球%
间质水肿和(或)白细胞浸润	%(最好根据受累的皮质组织估计)
间质纤维化	%(最好根据受累的皮质组织估计)
小管萎缩	%(最好根据受累的皮质组织估计)
小管损伤:微绒毛消失,胞质嗜碱/酸,核过染,粗空泡,小管炎,上皮与基膜分离(≥3 个/6 个标准)	无,轻,中,重(根据观察标本)
动脉硬化	无,轻,中,重
小动脉硬化	无,轻,中,重
免疫荧光 IgG,IgA,IgM,κ、λ,C_3,C_4,C_{1q},P 物质,纤维蛋白原	分系膜区和毛细血管襻积分,如阴性,微量,+,++,+++,未做
电镜	
系膜区沉积物	无/有,透亮/致密
内皮下沉积物	无/有,透亮/致密
上皮下沉积物	无/有,透亮/致密
基膜改变	无,薄(成人<220 nm)厚(成人>450 nm),其他

(四)电镜表现

与光镜所见相对应,以系膜增生性肾小球肾炎为主要表现,常呈现不同程度系膜细胞和基质增生,早期以系膜细胞增生为主,晚期系膜基质增生为主,电镜特征性的病变是系膜旁区见电子密度高的、圆拱状或团块状的沉积物,系膜区则见大小不等、形态不一,电子密度较高的致密物,其量不定,常与免疫荧光染色的强度相平行。IgA 肾病亦可表现其他多种病理类型,有相应的电镜下表现。内皮下也可见中等电子密度的致密物,部分病例上皮下及肾小囊基膜中有小致密物。病变重者系膜区基膜样物质增加,致使肾小球硬化。有的病例致密层可明显增厚,尚见节段性基膜不规则增厚,分层,甚至系膜细胞及基质插入,形成双轨。少数病例基膜节段性变薄。上皮足突节段或大部融合,蛋白尿重者可见脏层上皮细胞病变,包括细胞肿胀、足突融合、微绒毛化等。还可见壁层上皮细胞增生及新月体形成,亦可见囊腔内变形红细胞。

五、诊断和鉴别诊断

本病依靠肾活检诊断,肾小球系膜区或伴毛细血管壁以 IgA 为主的免疫球蛋白呈颗粒样或团块状沉积。诊断原发 IgAN 时,必须除外狼疮肾炎、过敏性紫癜肾炎、肝硬化引起的肾脏损害等能导致继发性肾小球系膜区 IgA 沉积，才能考虑 IgAN 的诊断，见表 5-4。

表 5-4　IgA 系膜沉积相关性疾病

疾病种类	疾病名称
结缔组织病	系统性红斑狼疮、强直性脊柱炎、混合结缔组织病、感染后关节炎、白塞病、重症肌无力等
肠道疾病	口炎性腹泻、溃疡性结肠炎、局灶性肠炎、克罗恩病、麸质过敏性肠炎
皮肤病	过敏性紫癜、疱疹性皮炎、银屑病、结节性红斑
肿瘤	支气管癌、肺癌、黏膜分泌性癌、IgA 免疫球蛋白病、蕈样真菌病、非霍奇金淋巴瘤、肾细胞癌
血液系统疾病	周期性中性粒细胞减少症、混合性冷球蛋白血症、免疫性血小板减少症、红细胞增多症、良性单克隆免疫球蛋白
肝脏疾病	肝硬化(包括酒精性肝硬化)、非肝硬化性门脉高压症、肝移植、白介素治疗肝肿瘤后
感染性	急性链球菌感染、弓形虫病、E-B 病毒感染、艾滋病病毒、骨髓炎、麻风病、结核病、乳腺炎
其他	家族性地中海热、特发性肺含铁血黄素沉积症、腹膜后纤维化、淀粉样变、结节性多动脉炎、家族性 IgA 肾病、巩膜炎

六、治疗

治疗目的：有效降低蛋白尿，减少肉眼血尿发作次数，控制血压致目标值(尿蛋白低于 1 g/d 者，血压 17.3/11.3 kPa(130/85 mmHg)；糖尿病患者或尿蛋白高于 1 g/d，血压 16/10 kPa(120/75 mmHg)以下)和(或)高尿酸(血肌酐正常)血症，减轻或控制肾脏急性可逆性病变(毛细血管襻坏死、细胞新月体、细胞纤维新月体、系膜细胞增生等)，减少肾组织损伤，维持肾功能稳定，延缓肾衰竭进展等。

(一)一般治疗

1.预防和减少 IgA 的产生

本病属于免疫复合物肾炎，其抗原可能包括食物及各种病原体。对食物过敏者，尽量避免某些食物抗原(如肉、蛋、奶、麸类等)；预防呼吸道感染，积极寻找、治疗感染病灶，并尽可能在用免疫抑制药之前彻底治疗，如反复发作性扁桃体炎、胆囊炎、鼻窦炎、慢性肠炎、附件炎等，以减少病原体进入体内，以期降低肉眼血尿发作次数，减轻镜下血尿、减少尿蛋白量，延缓 IgAN 的进展。

2.扁桃体摘除术

在一些 IgAN 患者扁桃体摘除能改善尿检异常、稳定肾功能，有益于肾脏的长期存活，但不一定能改善明显肾损害患者的预后。IgAN 扁桃体摘除的主要指征是：①扁桃体感染后尿检恶化、轻至中度肾损害。②反复发作性扁桃体炎。③扁桃体肿大致鼾症者。

(二)对症治疗

血管紧张素转化酶抑制药(ACEI)和(或)受体拮抗药能有效地减少 IgAN 患者的蛋白尿、保护肾功能，尤其是伴有高血压和蛋白尿、甚至在血压正常的患者也应该应用。这些制剂也可改变肾小球基膜对分子大小的选择性而减少蛋白尿。

1.控制血压

(1)ARB/ACEI，首选 ARB 或双通道排泄 ACEI，血肌酐超过 265.2 μmol/L(3 mg/dL)时也可用 ACEI。

(2)钙通道阻滞药(CCB)和 β 受体阻滞药和(或)小剂量利尿药。

2.调脂治疗

他汀类药物阻断细胞内甲羟戊酸代谢途径，使细胞内胆固醇合成减少，反馈性刺激细胞膜表面(主要是肝细胞)低密度脂蛋白受体数量和活性增加，促进胆固醇的清除，从而降低胆固醇血浓度。他汀类药物还具有一定的抗炎、抗动脉粥样硬化，减少细胞外基质积聚，抑制系膜细胞增生，减少蛋白尿和延缓肾不全进展的作用。

3.延缓肾衰竭治疗

优质低蛋白饮食，减少蛋白尿、降血压、调脂及对症治疗等。

4.其他药物

(1)低分子肝素或肝素:用于抗凝和减少蛋白尿。低分子肝素:常用的制剂有法安明、立迈青。改善血液的高凝状态,抑制微血栓的形成,改善肾小球内凝血;药物本身具有负电荷,有利于保护肾小球基膜负电荷屏障,防止蛋白漏出;可以抑制肾小球系膜细胞和内皮细胞的增殖,从而减少系膜组织对肾小球毛细血管的压迫和破坏,使血流通畅具有扩张血管和促进脂蛋白酶释放的作用。肝素 50 mg,皮下注射,一日1～2次,因可引起免疫性血小板减少一血栓形成综合征及出血的不良反应,而较少应用。

(2)双嘧达莫(潘生丁):每日 300～400 mg 口服。尽管至今还没有关于抗凝药与抗血小板聚集药物应用于 IgA 肾病治疗的循证医学的证据,但已应用多年。双嘧达莫抑制血小板中磷酸二酯酶活性,使血小板内 cAMP 增加,使 ADP 释放及 ADP 与血小板聚集;抑制环氧化酶,使血小板生成 TXA_2 及肾内合成 PGE_2 减少,合成 PGI_2 增多;大剂量可使小血管扩张;抑制肾小球毛细血管通透性因子释放,降低毛细血管通透性;阻断免疫复合物沉积;使出球血管扩张,球内压力减低,滤过分数下降,尿蛋白排出减少。也有学者认为是通过抑制氧自由基,阻止微量蛋白的滤出而降低蛋白尿。

(3)鱼油:中富含 ω-3,是多聚不饱和脂肪酸,能竞争抑制花生四烯酸,减少前列腺素、血栓素和白三烯的产生,从而减轻肾小球和肾间质的炎症反应,降低系膜细胞收缩,抗血小板凝聚和血管收缩,达到保护肾脏的作用。鱼油的疗效尚未被公认。

(4)尿激酶:25 万 U 静脉点滴,每日 1 次,持续 15 d 1 个疗程联合贝那普利治疗病变超过 3 级,SCr＜353.6 μmol/L(4 mg/dL),肾组织内纤维蛋白沉积的 IgA 肾病,可能有效。尿激酶治疗的机制:该药通过促纤溶,可能清除沉积在肾组织的纤维蛋白或减少其继续沉积,而保护内皮细胞功能,阻抑内凝血向炎症转化,延缓 IgA 肾病进展,需密切检测出、凝血功能,防止出血。

(三)免疫抑制药治疗

1.糖皮质激素

IgA 肾病尿蛋白超过 1 g/d,肾功能下降不太明显的患者用糖皮质激素(甲泼尼龙或泼尼松)治疗能有效地减少蛋白尿,防止肾功能恶化,减少系膜基质的堆积。IgA 肾病伴重度蛋白尿或肾功能受损者,泼尼松(龙)合用免疫抑制药。具体用法:每天泼尼松 0.8～1 mg/kg,一般不超过 60 mg/d,治疗8～12 周;减量期:每次减 5 mg/d,3～4 周减 1 次;维持期量为 15 mg/d,每次减 2.5 mg/d,4 周减 1 次,总疗程1～2 年。激素治疗非肾病范围蛋白尿以低剂量为好,对肾功能改善有益。

IgA 肾病伴蛋白尿者,无论是否合并高血压,均在口服泼尼松的同时联合服用 ACEI 或 ARB。其目的是减少蛋白尿,防止肾小球硬化,避免由于肾单位数减少而处于代偿性肥大的肾小球进一步损伤。

糖皮质激素冲击治疗的指征:病理检查有大或小细胞新月体和(或)纤维素样坏死(血管炎型)等活动病变者,伴或不伴大量蛋白尿及肾功能急骤恶化的患者。甲泼尼龙 0.5～1 g/d,静脉滴注 3 d 后,泼尼松维持。合用吗替麦考酚酸酯(MMF)或环磷酰胺(CTX)冲击治疗。

长期服用糖皮质激素的患者,30%～50%会发生骨质疏松,其抑制原始骨细胞增生和成骨细胞活性,抑制胶原生成和骨钙素的合成,促进成骨细胞的凋亡,增加破骨细胞的生成,促进破骨细胞的活性,增加甲状旁腺素分泌,使破骨细胞增加骨吸收;增加肾脏排泌钙和抑制肠道的钙吸收,造成机体钙负平衡,减少骨形成、增加骨吸收,使骨的强度和硬度下降。糖皮质激素致骨质疏松的高危人群:基础骨密度减低、年龄大于 50 岁、肾小球疾病病程长,泼尼松用量大(尤其是甲泼尼龙冲击治疗者)更易发生骨质疏松;其中基础骨密度是糖皮质激素治疗后是否发生骨质疏松的重要因素;而体质量指数(体重/身高^2)和年龄是基础骨密度的主要决定因素。伊班膦酸钠 1 mg,每 3 个月 1 次,静脉滴注,可防治糖皮质激素所致的骨量减少或骨质疏松。

2.环磷酰胺与糖皮质激素联合

应用于 IgAN 伴大量蛋白尿、进行性肾功能下降者。单用环磷酰胺治疗肾病综合征疗效不如糖皮质激素,但对于“激素抵抗”和“激素依赖”患者,环磷酰胺与糖皮质激素联合治疗有较好的疗效。

常用方法:每次 50 mg,每日 2～3 次。冲击疗法为每次 800～1 000 mg。每月 1 次,持续 3 次;而后每

1～3 个月 1 次。一般主张总量不超过口服 12 g、静脉 8 g。注意其骨髓抑制，出血性膀胱炎，肝脏损害及性腺抑制的不良反应。

3.MMF

1.5～2 g/d 持续 6 个月；1 g/d 持续 6 个月；0.75 g/d 持续 6 个月。总疗程 1.5～2 年。若体重 50 kg 以下的患者，MMF 的起始剂量为 1～1.5 g/d。MMF 抑制免疫，但不引起显著的骨髓抑制；减轻残余肾的代偿肥大，并显著降低细胞增生、肌成纤维细胞形成和胶原Ⅲ的沉积；抑制平滑肌细胞增生的作用，可作用于纤维化早期的炎性细胞激活、中期肾间质细胞的增生和肌成纤细胞的转分化、晚期的细胞外基质聚集等，而抑制肾间质纤维化。MMF 对减少 IgAN 蛋白尿、保护肾功能有效；也有无效的报道。

4.硫唑嘌呤

2 mg/kg 治疗 IgAN 降蛋白尿有效。多用于其他免疫抑制药的后续维持治疗，维持期视病情而定。需注意其肝酶升高、骨髓抑制的不良反应。

5.雷公藤多苷

20 mg，必要时增加至 40 mg，每天 3 次，口服。有效降低患者蛋白尿、维持肾功能稳定，无大规模的临床研究结果。

该药有多种免疫抑制作用，诱导 T 细胞凋亡、抑制 T 细胞增生、抑制 NF-κB 以及白介素-2 的产生、抑制内皮细胞血管内皮细胞生长因子（VEGF）mRNA 表达以及 VEGF 的生成和分泌，抑制肾小管上皮细胞抗原呈递。体外试验证明，大黄素能抑制肾小球系膜细胞的增生，抑制培养的正常（异常）增生的系膜细胞 cmyc 原癌基因的表达，阻抑细胞向 S 期转化，拮抗转化生长因子 β 刺激系膜细胞产生细胞外基质。但需注意雷公藤多苷对肾间质的不良影响。

6.来氟米特（爱若华）

20 mg，每天一次。它通过抑制酪氨酸激酶和二氢乳清酸脱氢酶而抑制 T 细胞和 B 细胞的活化增殖。近来用于治疗 IgAN 蛋白尿有效，但应用时间较短，无大规模的临床研究。

7.咪唑立宾

咪唑立宾是一种嘌呤核苷合成抑制药，能特异性地抑制快速增长的淋巴细胞，如 T 细胞、B 细胞的分裂和增殖，从而产生免疫抑制作用。数篇文章报道，该药减少蛋白尿、血尿，改善组织学且不良反应小。

（四）对单纯性血尿的治疗

既往认为肾小球源性血尿是 GBM 断裂引起，无有效药物治疗。近来有人用泼尼松龙和硫唑嘌呤（0.1 g/d）持续 4 月，平均随访 5 年并重复肾活检。治疗结束时治疗组 77%的患者血尿消失。作者推荐早期治疗防止免疫损伤，改善肾组织病理特征。

七、预后

大量蛋白尿尤其是正规应用免疫抑制药治疗 3 个月后仍大于 3 g/24 h 者、高血压（药物疗效不好）、血尿酸增高（血尿酸可能对发生小管间质病变以及肾组织的炎症有独立作用）和肾功能受损；明显的球性肾小球硬化、小管萎缩、间质纤维化是目前公认的预后不良的指标。而节段性肾小球硬化、球囊粘连、新月体形成、沿毛细血管襻免疫复合物沉积、肾内严重的小动脉病变或肾小管周围毛细血管丢失也是预后不良的指标。但这些均不是一成不变的，肾活检的组织也只是肾穿刺当时的情况，经过积极治疗部分病变尚可以逆转。那些反复发作的肉眼血尿患者预后良好，可能与其伴有自限性炎症过程有关，急性肾衰（急性肾小管损伤）伴肉眼血尿并不影响预后。

IgAN 患者妊娠的时机：一般认为肾小球滤过率大于 70 mL/min，肾活检无严重小动脉或间质的损伤，尿蛋白排泄量接近正常，已按疗程治疗结束。

（韩素真）

第五节　膜增生性肾小球肾炎

膜增生性肾小球肾炎(MPGN),亦称系膜毛细血管性肾炎,是一病理形态学诊断名称,为小儿肾病综合征常见的病理类型之一,也是发生在年长儿童及青年人最常见的原发性慢性进行性肾炎。男女发病相等。MPGN 不是一个独立的疾病,而是一组临床病理证候群。其病变的共同特点为肾小球基膜增厚,系膜细胞增生及系膜基质扩张,临床常伴有持续性低补体血症,最终多发展为慢性肾衰竭而死亡。

一、病因及发病机制

MPGN 可见于原发性肾小球疾病,亦可见于继发性肾小球损害(表 5-5)。

表 5-5　膜增生性肾小球肾炎的病因分类

原发性	
Ⅰ型	内皮下和系膜区电子致密物沉积及 C_3 和免疫球蛋白的颗粒状分布
Ⅱ型	基膜内和系膜区电子致密物沉积及 C_3 的线性分布
Ⅲ型	上皮下电子致密物沉积的形态学特征及 C_3 和免疫球蛋白沿肾小球毛细血管壁和系膜区呈颗粒状分布
继发性	
系统性免疫复合物性疾病	系统性红斑狼疮、混合型冷球蛋白血症、干燥综合征
感染性疾病	亚急性感染性心内膜炎、获得性免疫缺陷综合征(AIDS)
肿瘤	白血病、淋巴瘤
慢性肝病	慢性活动性肝炎(HBV、HCV)、肝硬化
其他	脂肪营养不良(Ⅱ型),药物(海洛因、喷他佐辛)、结节病、镰状细胞病等

MPGN 的发病机制尚不完全清楚,原发性及继发性的 MPGN 均认为是由免疫复合物介导致病,其主要依据有以下几方面。

(1)肾小球内有免疫反应物的沉积(各种补体成分及较少程度的免疫球蛋白)。

(2)原发性与继发性 MPGN 的多数患者循环免疫复合物水平增高。

(3)MPGN 患者长期存在与感染相关的抗原血症。

(4)补体系统的激活(旁路途径及经典途径)导致血中补体水平的降低,是原发性 MPGNⅠ型、Ⅱ型病变的特征。

此外,补体水平的降低也发生在继发性 MPGN 病例中,如系统性红斑狼疮(SLE)、混合型冷球蛋白血症、遗传性补体成分缺陷。

二、病理

原发性 MPGN 具有一些明显的病理形态学和免疫病理学特征(表 5-6)。

表 5-6　MPGN 临床表现与补体水平

类型	临床表现	补体
Ⅰ型	肾病综合征或尿检异常	C_3 降低;C_{1q}、C_4 轻度降低
Ⅱ型	发病年龄较小,急性肾炎综合征或发作性肉眼血尿	C_3 降低;C_{1q}、C_4 正常;C_3NeF 阳性
Ⅲ型	肾病综合征	50%患者 C_3 水平降低

本病基本病变部位在肾小球基膜及系膜。根据电子致密物的沉积部位及基膜病变的特点可分为 3 种亚型。

(一)Ⅰ型

(1)光镜下肾小球呈弥散性肿大,由于系膜细胞和基质的增多,系膜区增宽而常使整个毛细血管球呈明确的分叶状结构。因增生的系膜组织沿内皮下间隙插入外周部毛细血管襻而使管壁增厚、管腔狭窄，PASM染色可见基膜呈双轨结构。有时可伴有毛细血管襻坏死、粘连或新月体形成。晚期常有小管萎缩、间质炎症和纤维化。

(2)电镜下可见内皮下电子致密物的沉积，外周毛细血管系膜插入，不同程度的系膜增生和(或)硬化，以及内皮细胞下新形成的基膜。内皮细胞常肿大，上皮细胞肥大，足突消失。基膜内、系膜区、上皮细胞下也可见沉积物。

(3)免疫荧光检查可见IgG、IgM、C_3呈颗粒状弥散性分布于肾外周毛细血管。系膜区亦有沉积。

(二)Ⅱ型

又称致密物沉积病(DDD)，以基膜内大量、大块电子致密物呈条带状沉着为特点。

(1)光镜下系膜细胞及基质增多较Ⅰ型轻。由于致密物在基膜中沉积，使基膜增厚，呈折光性，PAS阳性，嗜银染。毛细血管和肾小囊粘连，偶见肾小球硬化，部分病例有新月体形成。小管间质病变无特异性。

(2)电镜下可见基膜致密层中均质、浓密的电子致密物，形如缎带状。系膜区、肾小管及肾小球囊基膜也有类似的沉积，并有上皮细胞肿胀，足突融合等变化。

(3)免疫荧光检查以C_3沉积为主，呈不连续线性或稀疏的结节状弥散分布于毛细血管襻和系膜中。系膜内沉积在致密物周边呈环状改变，称系膜环。免疫球蛋白沉积较少见。

(三)Ⅲ型

本型是在Ⅰ型病变的基础上，伴有与膜性肾病一样的上皮下免疫复合物沉积，基膜钉状突起，称为膜性肾病与增生性肾炎的混合型。

(1)光镜下兼有Ⅰ型MPGN和膜性肾病的特征。但本型系膜增生的程度较其他两型轻，并常见呈节段性增生。小管间质改变类似Ⅰ型，但程度较轻。

(2)电镜下可见系膜细胞数增多，内皮下系膜基质插入，上皮下可见较多电子致密物沉积。基膜破裂及不规则增厚。沉积物可插入基膜内，有的基膜出现分层和网状结构。

(3)免疫荧光检查可见已呈颗粒状弥散分布于毛细血管壁和系膜中，伴或不伴IgG及IgM的沉积。

三、诊断

凡临床呈持续性非选择性蛋白尿(或肾病综合征)伴肾性血尿，并有持续性低补体血症者应怀疑本病。确诊依靠肾活检病理检查。

(一)临床表现

本病呈急性或隐匿起病，部分病例起病前有上呼吸道感染史。各型病理类型的临床表现无明显差别，均以蛋白尿及持续性镜下血尿或肉眼血尿同时存在为特点。蛋白尿为非选择性。Ⅰ型MPGN多以肾病综合征起病，少数以无症状蛋白尿伴有肉眼血尿的急性肾炎起病。Ⅱ型MPGN多表现为急性肾炎综合征或发作性肉眼血尿。Ⅲ型MPGN的临床过程类似Ⅰ型。多数患者有水肿、高血压，或起病时伴一过性高血压和(或)肾功能减退。个别患者可无任何临床症状，只在尿检时发现异常。

继发性MPGN尚有原发病的临床表现。晚期患者高血压和肾功能不全平行出现，迅速发展为终末期肾衰。

(二)实验室检查

1.血常规

患者可有明显的正细胞、正色素性贫血。贫血的程度与肾功能减退程度不成比例，可能与红细胞表面补体激活有关。

2.尿常规

蛋白尿呈非选择性，尿盘状电泳呈混合性蛋白尿。相差显微镜检查可见形态多样、严重变形的红细胞。

3.血液生化检查

血尿素氮和肌酐可增加，C_3 肾炎因子(C_3NeF)常呈阳性。循环免疫复合物及冷球蛋白可为阳性。补体水平的变化在Ⅰ型与Ⅱ型之间有所不同。

四、鉴别诊断

(一)急性链球菌感染后肾炎

起病前 1～3 周有前驱感染史，临床表现有水肿、血尿、高血压。血清补体 C_3、CH_{50} 明显降低，但于 6～8 周后恢复正常。肾活检病理检查有助鉴别。

(二)乙型肝炎病毒相关性肾炎

乙型肝炎病毒相关性肾炎病理类型多见膜性肾炎，其次为膜增生性肾炎。但乙型肝炎病毒相关性肾炎患者血清 HBV 抗原阳性，肾组织切片中找到 HBV 抗原有助于与 MPGN 鉴别。

五、治疗

目前对原发性 MPGN 的治疗尚无成熟的方案。综合文献对 MPGN 的治疗步骤(图 5-1)及治疗效果的评价，其推荐方案有几种。

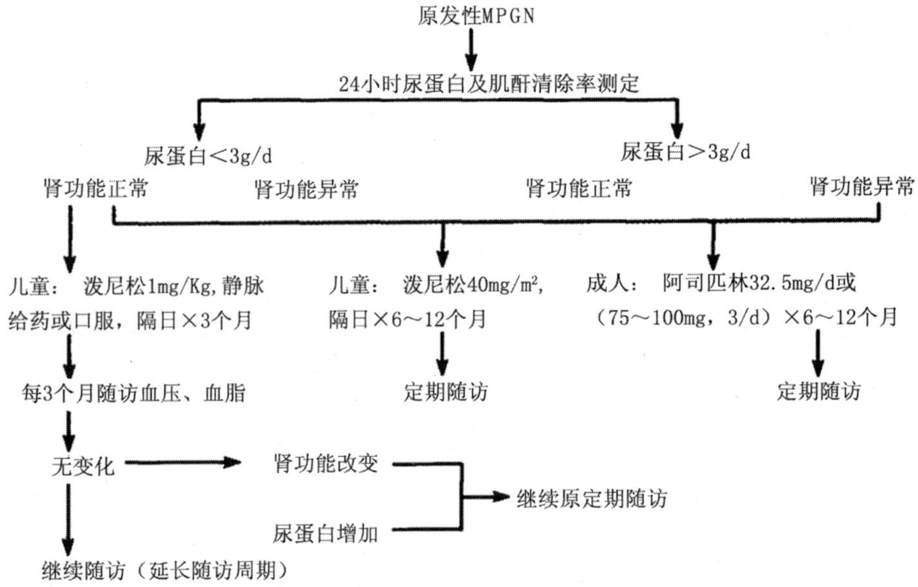

图 5-1 MPGN 治疗与随访步骤

(一)激素和环磷酰胺

对于儿童原发性 MPGN，激素治疗确有一定疗效。建议对肾病综合征和(或)肾功能损害者采用激素大剂量隔日疗法(40 mg/m²)，维持 6～12 个月，无效则停用。

taka 报道 41 例患儿，采用 3 种激素治疗方案：小剂量、大剂量隔日服后改小剂量、仅大剂量隔日服，疗程 8 年。结果以大剂量隔日服者效果好。

Emre 报道 15 例患儿，甲泼尼龙 30 mg/kg，隔日静脉冲击 9～15 d；然后改泼尼松 1 mg/kg 口服 1 个月，逐渐减量 1 个月，疗程 6～84 个月(平均 27 个月)。结果 9/15 例患儿尿蛋白明显减少。

Arslap 报道 96 例患儿，泼尼松或环磷酰胺联合甲泼尼龙静脉冲击，随访 10 年。结果，泼尼松治疗无效时，用环磷酰胺联合甲泼尼龙静脉冲击，使 50%病例缓解，10 年存活率达 61%～81%。

Tarshish 随机对照研究了 80 例患儿，采用泼尼松 40 mg/m² 隔日疗法，平均治疗 130 个月，结果 61%的患儿(Ⅰ型)保持肾功能稳定。

（二）抗凝治疗及血小板抑制药

双嘧达莫可能对保护肾功能、延长肾存活时间有一定效果。

（三）对症治疗

对于激素治疗无效，或表现为无症状蛋白尿的患者，均应密切随访，监测肾功能、蛋白尿、高血压及代谢紊乱的变化，并予相应的处理。

六、预后

本病为原发性肾小球疾病中引起少年和青年肾衰竭的主要原因。据统计，MPGN 肾脏 10 年存活率为 50%～65%。影响预后的因素有：①以肾病综合征或重度蛋白尿起病者预后差。②Ⅱ型者预后不如Ⅰ型和Ⅲ型，儿童自发病至终末期肾衰平均时间分别为 8.7 年（Ⅱ型）、15.3 年（Ⅰ型）、15.9 年（Ⅲ型）。③伴有肾小管及间质损害是预后不良的重要病理指征。④高血压及肾功能损害均为预后不良的指标。⑤C_3NeF无预后价值。

（韩素真）

第六节　系膜增生性肾小球肾炎

系膜增生性肾小球肾炎（MSPGN）是一组以光镜下肾小球呈弥散性系膜细胞增生和（或）系膜基质增多为主要病理特征的肾小球肾炎。依据免疫病理系膜区免疫球蛋白沉积，可分为 IgA 肾病（以 IgA 沉积为主）和非 IgA 肾病[IgM 肾病、非 IgA、寡免疫复合物肾病（即免疫复合物阴性的 MSPGN）]，本节重点介绍非 IgA 肾病中的 IgM 肾病。

一、病因

按病因 MSPGN 可分为原发性和继发性两大类，原发性 MSPGN 原因未明，继发性 MSPGN 可见于狼疮肾炎、紫癜性肾炎、遗传性肾炎、类风湿关节炎、青霉胺肾损害、中毒性肾病、多种感染性疾病（如传染性单核细胞增多症、病毒性肝炎、结核及疟疾）以及风湿热等。由于 IgA 肾病相对较多，约占 PGN 39.55%，通常把 IgA 肾病单独分出来，而把后三者统称为 non-IRAMSPGN，即在肾小球系膜区看不到 IgA 沉积的 MSPGN。系膜增生性肾小球肾炎在欧美比较少见，约占原发性肾小球疾病（PGN）的 2%～10%，我国本病是常见病理类型，约占成人 PGN 活检病例的 20.3%～24.7%。

二、发病机制

(1)系膜增生性肾小球肾炎发病存在明显地区差异，提示本病的发病可能与遗传因素有关，发病率在某些国家（我国与澳大利亚）较高，欧美少见，可能与环境因素，尤其是与感染有关，我国 40%～50%的本病患者起病前有感染史，以上呼吸道感染居多，病原菌不明确，支持其发病与感染有关。

(2)免疫发病机制：大部分系膜增生性肾小球肾炎是免疫复合物性肾炎，肾小球系膜区可见免疫球蛋白 IgG、IgM 及补体 C_3 沉积，提示免疫复合物有致病的可能。一般认为多价抗原与其高亲和力的抗体在接近等量情况下结合成较大难溶的免疫复合物沉积于系膜区，致系膜细胞增生。若系膜功能低下或受抑制，免疫复合物难以被清除则更易致病。动物实验表明，由抗胸腺细胞抗体诱发大鼠系膜损伤可造成系膜增生性肾炎模型，肾小球中有免疫复合物沉积，提示原位免疫复合物引起致病的可能，此外，慢性血清病肾炎家兔模型所致的 MSPGN 改变，为循环免疫复合物沉积于系膜区，引起系膜细胞增生，支持该型肾炎由免疫复合物致病。而免疫病理检查阴性的系膜增生性肾小球肾炎的发病机制尚不明确。

(3)非免疫发病机制：本病属免疫炎症反应，虽然免疫反应是系膜增生性肾小球肾炎的始动因素，但肾小球系膜细胞在免疫介导性炎症致病过程中不仅是被动受害者，还是主动参与者，炎症介质刺激系膜细胞增生后产生并释放炎症介质，如白介素-1、白介素-6 等，这些因子又作用于系膜细胞分泌更多的细胞因子，形成恶性循环。此外，肾小球的高滤过、高压、高灌注及纤溶系统异常等，也对本病的发生发展起促进作用。

三、临床表现

本病可发生于任何年龄，以青少年最多见，男性多于女性，起病隐匿。40%～50%的患者有前驱感染史，以上呼吸道感染多见，可呈急性发病。部分患者隐袭起病，无诱发因素和感染证据。本病临床表现多样，以无症状蛋白尿和(或)血尿最为常见，25%～27%以肾病综合征表现起病，急性肾炎综合征起病者占20%～25%，血尿的发生率较高 70%～90%，其中约 30%患者表现为反复发作的肉眼血尿。20%～40%的患者就诊时已有高血压，10%～25%出现肾功能减退。

四、实验室检查

血清 IgA 一般正常，表现为肾病综合征者血清 IgG 降低，血清补体成分正常，IgM 肾病患者血清 IgM 可升高。不同程度的肾小球性血尿、蛋白尿，重症患者可伴有血肌酐升高、浓缩功能减退和正细胞正色素性贫血。

五、病理

(一)免疫荧光

IgM 肾病患者，IgM 在系膜区弥散沉积(图 5-2)，有时伴血管壁沉积。

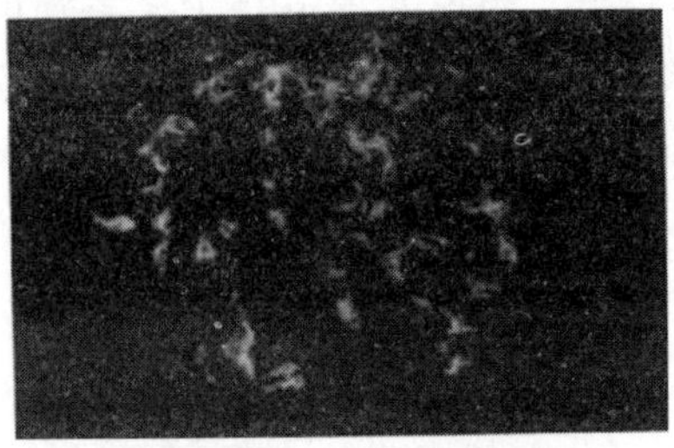

图 5-2　IgM 肾病

IgM 在系膜区沉积，免疫荧光 IgM 染色×200

(二)光镜

系膜细胞和系膜基质轻度、中度及重度增生(图 5-3，图 5-4)。肾小球病变重者，可出现不同程度肾小管萎缩，间质纤维化和间质淋巴、单核细胞浸润(图 5-5)。可有小动脉内膜增厚和内膜下嗜复红蛋白沉积。

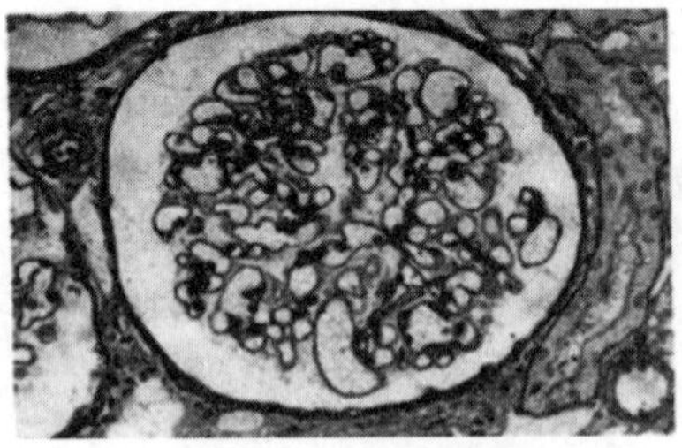

图 5-3　IgM 肾病

肾小球基本正常，PAS 染色×200

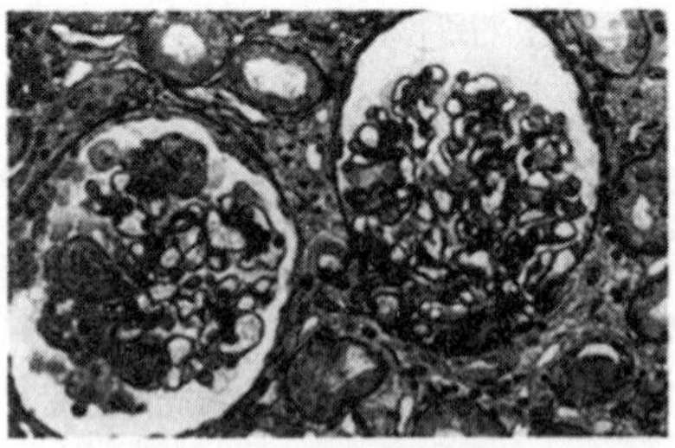

图 5-4　局灶增生性 IgM 肾病 Masson 染色×200

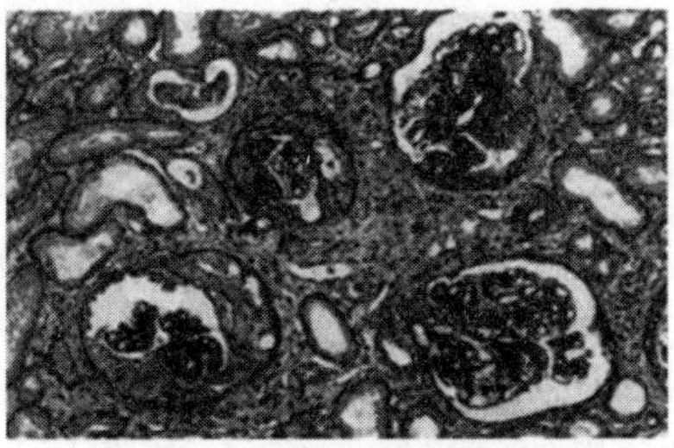

图 5-5　重度系膜增生

肾小球肾炎,小球周围肾小球萎缩,间质纤维化,间质淋巴、单核细胞浸润 PASM+Masson 染色×100

(三)电镜表现

电镜下,可见系膜细胞、系膜基质单独或系膜细胞伴有系膜基质不同程度增生,部分病例系膜区伴有低密度的电子致密物(图 5-6),免疫电镜证实主要是 IgM。部分病例则无电子致密物沉积,毛细血管基膜基本正常,若出现大量蛋白尿,则上皮细胞足突可广泛融合。

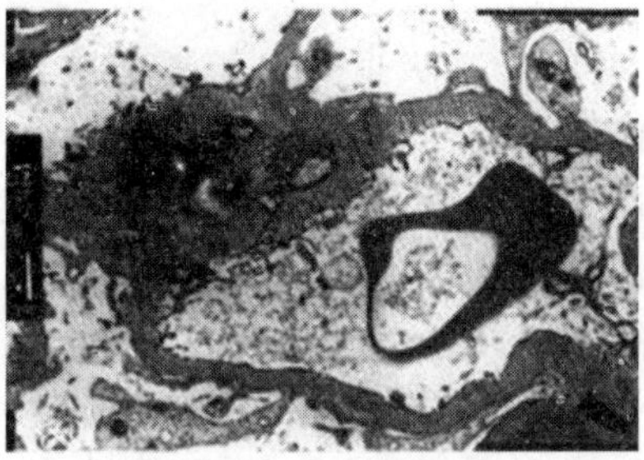

图 5-6　IgM 肾病

系膜区低密度的电子致密物沉积×5 000

六、诊断和鉴别诊断

(一)诊断

青少年患者,隐匿起病或前驱上呼吸道感染后急性发病,有蛋白尿、血尿、NS、不同程度高血压或肾功能减退,血清 IgA、C_3 补体正常,IgM 可升高,肾活检示系膜增生性肾小球炎,免疫病理除外 IgA 肾病。同时还需除外以弥散性系膜增生为主的继发性肾小球肾炎如狼疮肾炎、紫癜性肾炎等,才可确诊为系膜增生性肾小球肾炎。

(二)鉴别诊断

1.IgA 肾病

常于上呼吸道感染后数小时至 3 d 内出现咽炎同步血尿,肾病综合征发生率较低,肉眼血尿发生率较高,部分患者血清 IgA 升高,血清 IgA 免疫复合物含有异常糖基化的 IgA_1,肾活检免疫病理以系膜区 IgA 沉积为主。

2.急性肾炎消散期

患者有典型急性肾炎病史(感染后 1～3 周起病,呈典型急性肾炎综合征表现,病初 8 周血清 C_3 降低),肾活检肾免疫病理常见 IgG 及 C_3 沉积为主。症状不典型者,应予追踪随访。

3.局灶性节段性肾小球硬化

FSGS 与重度系膜增生性肾小球肾比较,两者均可表现为重度蛋白尿,镜下或肉眼血尿,高血压或肾功能减退,对治疗反应差,光镜下本病表现为弥散系膜细胞、系膜基质增生;FSGS 主要表现为局灶、节段性病变,经典 FSGS 免疫病理于病变受累节段可见 IgM 及 C_3 呈团块状沉积。

4.狼疮肾炎(LN)

Ⅱ型 LN 为系膜增生性,与本病肾组织病变相似,但 LN 在临床上伴有多系统损害,如发热、关节炎、皮疹、口腔溃疡、面部红斑、浆膜炎及神经系统症状等，实验室检查有 ANA，AdsDNA 等多种自身抗体阳性，活动期血清 IgG 升高，补体 C_3 降低等特征可资鉴别；病理方面 LN 病理有多样性特点，可见新月体、白细胞浸润、多部位嗜复红蛋白沉积、白金耳样改变及苏木精小体等，免疫病理呈现多种免疫复合物多部位沉积的特征。

5.紫癜性肾炎

病理表现常为弥散系膜增生，但临床上有过敏性紫癜病史，如四肢远端、臀部和下腹部对称性出血点，有时伴非游走性、多关节肿痛和或腹痛、黑便等胃肠道症状，血清 IgA 升高，免疫病理以 IgA 沉积为主，不难鉴别。

6.糖尿病肾病

糖尿病史一般在 10 年以上，血尿少见，肉眼血尿更是罕见，眼底检查可见特征性糖尿病眼底改变微血管瘤；神经源性膀胱，末梢神经炎等。光镜病理显示系膜基质增多，晚期呈结节状或弥散毛细血管壁增厚，几乎不伴系膜细胞增生。免疫病理阴性或非特异性 IgG 沿肾小球毛细血管壁、肾小管基膜及肾小囊线状沉积。

七、治疗

(1)去除诱因、积极寻找感染灶。对有上呼吸道感染等前驱症状者，可用青霉素治疗 10～14 d；对反复发作伴慢性扁桃体炎者，宜行扁桃体摘除术。

(2)对无症状性蛋白尿、孤立性血尿及非肾病范围蛋白尿和(或)合并血尿患者，应去除诱因，如上呼吸道感染，控制高血压，应用血管紧张素转化酶抑制药(ACEI)和(或)血管紧张素转化酶受体拮抗药、抗凝剂如双嘧达莫等。以减少蛋白尿，控制高血压，保护肾功能。

(3)对肾病综合征或尿蛋白高于 3.5 g/d 的患者，如肾病理示轻度系膜增生性肾小球肾炎、肾功能正常，可按微小病变型肾病治疗方案进行治疗。对激素无效、依赖或反复发作的患者，宜加用细胞毒药物，如环磷酰胺口服 2 mg/(kg · d)，静脉推注(200 mg/d，隔天 1 次)或 CTX 静脉冲击(0.6～1.2 g，每个月 1 次)，总量低于 150 mg/kg，以期增加缓解和减少复发。亦可加用骁悉(吗替麦考酚酯)初始剂量为 1～1.5 g/d，分 2 次口服，治疗 3～6 个月后减量，疗程至少 1 年。如肾病理提示中一重度系膜增生性肾小球肾炎、肾功能基本正常的肾病综合征患者，可考虑用激素合并细胞毒药物，但激素应采用中等剂量，这类患者试用激素 8 周后，无效应逐渐减量。肾脏病理类型重且伴肾功能不全者，可用 ACEI、血管紧张受体拮抗药、抗凝剂等药物治疗。

雷公藤能通过抑制 T 细胞的增生、白介素-2 产生、诱导 T 细胞凋亡而产生免疫抑制作用，既往认为雷公藤多苷只适于辅助治疗或用激素有禁忌的患者，近年有学者认为雷公藤多苷可以作为首选药物，86 例轻一中度原发性系膜增生性肾炎患者，发现 8 周内临床总有效率达87.22%，13 例激素治疗无效或在激素减量过程中复发的病例，用雷公藤多苷治疗仍有 52.33%的患者完全缓解。

八、预后

系膜增生性肾小球肾炎患者预后与病理轻重、药物敏感性及肾功能状态等密切相关。

(1)患者肾病理提示病变轻微、系膜细胞及系膜基质轻度增生，对糖皮质激素敏感者，预后良好，但伴有肾小球节段性硬化病变者，10 年存活率明显下降。肾病理提示中度至重度弥散性系膜增生或伴球囊粘连、肾小球硬化、肾小管萎缩和间质纤维化者，常对糖皮质激素反应差，易出现持续性蛋白尿并逐渐出现肾功能减退，最终进展为终末期肾衰竭。近年认为间质病变比肾小球病变更能决定其转归，并发现肾间质细胞浸润和纤维化可较为准确地预测 5 年或更长时间以后肾功能恶化的情况。

(2)以孤立性血尿或轻度蛋白尿(<1 g/d)伴血尿为主要临床表现者，能长期维持正常肾功能状态，预后良好，以肾病综合征或肾病范围蛋白尿(>3.5 g/d)为主要临床表现者，如对激素及细胞毒药物敏感者预后较好，即使病程中多次复发，但再治疗仍有效者，预后也好，如对激素及细胞毒药抵抗者，预后差。

(3)持续大量蛋白尿、高血压、肾小球滤过率降低，系膜细胞及系膜基质明显增多并伴球囊粘连、肾小球硬化、肾小管萎缩和间质纤维化者预后更差。 **(韩素真)**

第七节　膜性肾病

膜性肾病(MN)是成人肾病综合征中最常见的病理类型之一,国外报道占成人肾病综合征的25%～40%。典型病理特点为肾小球上皮细胞下免疫复合物沉积,肾小球毛细血管袢增厚。20%～25%膜性肾病是有继发因素引起,如感染(包括乙型肝炎病毒、丙型肝炎病毒、疟疾、伤寒和其他感染)、自身免疫性疾病(最常见为系统性红斑狼疮,还可见干燥综合征、类风湿性关节炎、甲状腺炎等)、药物治疗(包括金制剂、青霉胺、非甾体类抗炎药和卡托普利等)、恶性肿瘤(如肺癌、结肠癌、淋巴瘤等)以及肾移植新生肾炎。剩余的75%～80%为特发性膜性肾病(IMN)。

一、膜性肾病的自然病情特点

(一)膜性肾病

可发生在任何人种,发病高峰年龄在40～50岁,男、女之比约为2∶1,成人与小儿之比约为26∶1。

(二)临床表现

几乎都有蛋白尿,可表现为无症状性蛋白尿,也可表现为肾病综合征(NS)或伴有肾功能不全,有70%～85%MN表现为肾病性蛋白尿,10%～20%蛋白尿低于2 g/d,30%～50%有镜下血尿,20%～40%有轻、中度高血压。低于10%起病时即被发现肾功能不全,10%～50%存在血栓、栓塞并发症。

(三)病情变化

缓慢,存在着肾功能逐渐恶化及自发缓解两种倾向。有报道膜性肾病患者随访10年约有25%可出现蛋白尿完全缓解。10年存活率65%～75%。

(四)多因素

回归分析显示,男性、年龄大于50岁、病理显示肾小管间质损伤、大量蛋白尿、肾功能异常、高血压者,预后差,有可能进展至终末期肾衰竭。女性、儿童、年龄较轻、24 h尿蛋白小于3 g、起病时肾功能正常者,预后较好。

二、发病机制

(一)体液免疫

目前免疫复合物沉积和蛋白尿形成机制仍未明,参与膜性肾病免疫复合物沉积的抗原特性和来源也未明。已知许多不同的抗原-抗体结合可导致膜性肾病。致肾炎抗原可是内源性也可是外源性。内源性抗原可作为循环免疫复合物沉积在上皮下区,也可作为游离抗原产生或种植在上皮下区,在原位与抗体形成免疫复合物。

(二)炎症介质

在Heymann肾炎模型的免疫复合物中发现$C_{5b\text{-}9}$,又称膜攻击复合体(MAC)。MAC是Heymann肾炎的主要炎症介质。正常情况下,足细胞可从免疫沉积物中吞饮MAC,将其排入肾小囊随尿液排出。在病理情况下MAC可诱导足细胞损伤,从而形成蛋白尿。MAC可激活氧自由基,抗氧化治疗可减少蛋白尿。诱导蛋白酶的产生,导致基膜胶原降解,增加蛋白通透性。刺激TGF-B的产生和其受体上调,是细胞外基质的过度聚集。刺激足细胞肥大,而不是增生,使得细胞外基质产生增多,肾小球硬化,这与细胞周期调控蛋白的异常表达有关,可能激活特殊的信号传导通路。

(三)遗传因素

HLA对膜性肾病的易感性和预后起重要作用。日本的研究显示在膜性肾病HIA-DR2抗原频率显著增加。而英国研究显示 HLA-DR3 抗原频率明显增加。在美国、德国、法国和意大利等国研究显示 HLA-DR3 和 HIA-B8 抗原与膜性肾病相关。

三、治疗

膜性肾病缺乏病因性治疗方法，由于其病情变化缓慢且自发性波动，预后差别大以及药物治疗相对不敏感等特点，因而，至今尚无公认的方案。治疗包括对肾病综合征的对症（如水肿、高脂血症）治疗和以诱导蛋白尿缓解防止发展到终末期肾病的治疗。具体可分为 4 大类：①免疫抑制治疗以延缓或阻止免疫介导的反应。②非特异的、非免疫抑制治疗以减少蛋白尿、延缓肾功能不全的进展。③治疗并发症如高脂血症、血栓、栓塞等。④减少因治疗所致并发症如减少长期激素治疗所致的骨病和感染。

（一）免疫抑制治疗

1.低危患者的治疗

低危患者是指肾功能正常，在 6 个月观察期蛋白尿低于 4 g/d。这些患者预后好。对于这些低危患者推荐采取 ACEI 类药物使血压控制在正常范围和减少蛋白尿，而不推荐使用免疫抑制药治疗。长期随访，监测肾功能、血压、蛋白尿、定期评估危险性。研究显示加拿大（184 例）、意大利（78 例）和芬兰（101 例），在无症状蛋白尿且肾功能正常[>60 mL/(1.73m^2 · min)]的患者（分别占 28%、23%和 17%）仅有少数发展为持续的肾功能不全（分别为 6%，0%和 24%；分别随访 70、104 和 59 个月）。但这些研究仍有其缺陷，如病例数较少，随访时限较短。

2.中危患者的治疗

中危患者是指肾功能正常或接近正常，在 6 个月观察期蛋白尿高于 4 g/d 但低于 8 g/d。

(1)糖皮质激素：多年来大量临床循证医学研究资料初步得出结论，糖皮质激素在诱导膜性肾病患者 NS 的缓解或保护肾功能方面，无论是短期还是长期隔天口服均无益处，故不应单独使用。

(2)糖皮质激素联合细胞毒药物：在蛋白尿缓解和肾脏存活方面已被证明有效。①糖皮质激素＋苯丁酸氮芥：其中最有说服力的证据是 Poticelli 等发表的一个前瞻性随机对照的 6 个月皮质激素和苯丁酸氮芥周期性治疗（意大利方案）的随访 10 年试验的结果[甲基泼尼松龙联合苯丁酸氮芥（MP＋CH）]，入选者都是肾功能正常的 NS 患者，治疗组 41 例，对照组 39 例，治疗组治疗包括疗程的第 1、3、5 个月的前 3 d 静脉滴注甲基泼尼松龙 1 g，接着的 27 d 口服泼尼松0.4 mg/(kg · d)，在第 2、4、6 个月口服苯丁酸氮芥 0.2 mg/(kg · d)，总疗程半年，两组接受相同的对症治疗。10 年观察结果为治疗组不仅在 NS 的缓解率（治疗组有 58%在随访期蛋白尿保持在非 NS 性，而对照的非治疗组仅 22%）还是肾脏 10 年存活率（治疗组仅有 8%进入肾衰竭，而非治疗组有 40%）有显著增加。②糖皮质激素＋环磷酰胺：Poticelli 对比甲基泼尼松龙联合环磷酰胺（MP＋CTX）与甲基泼尼松联合苯丁酸氮芥（MP＋CH）的治疗，患者入选情况同前，MP＋CTX 组 43 例，MP＋CH 组 44 例，MP＋CTX 组给药方法为甲基泼尼松龙 1 g 静脉滴注 3 d，接着的 27 d 口服泼尼松 0.4 mg/(kg · d)，后改为口服环磷酰胺 0.5 mg/(kg · d)30 d，循环上述治疗 3 次，总疗程半年；MP＋CH 组治疗同前。结果 3 年内两组蛋白尿完全缓解率分别为 93%和 82%，两组的肾功能都保持在正常。提示环磷酰胺和苯丁酸氮芥都可用于特发性膜性肾病缓解蛋白尿和延缓肾功能进展的治疗。目前认为糖皮质激素联合环磷酰胺治疗有效，甚至优于 MP＋CH 方案。③糖皮质激素（Pred）＋硫唑嘌呤（AZA）：Ahuja 等报道泼尼松联合硫唑嘌呤随机对照前瞻性研究，入选者是肾病水平蛋白尿患者，部分患者肾功能不全，治疗组 38 例，对照组 20 例。治疗组采用方案为泼尼松 1 mg/(kg · d)，最大剂量为 60 mg/d，逐步减量至 6 个月后的10 mg/d，12 个月后的 5 mg/d，以此剂量长期维持；同时予硫唑嘌呤 2 mg/(kg · d)，最大剂量 150 mg/d，12 个月后减至 1 mg/(kg · d)，以 50 mg/d 长期维持。两组接受相同的对症治疗。4 年随访结果为 Pred＋AZA 无论在降低尿蛋白还是保护肾功能方面都无效。

(3)环孢素 A(CsA)：Cattran 等进行随机对照的 6 个月 CsA 治疗试验（与安慰剂为对照）。51 例入选患者蛋白尿均高于 4 g/d 但低于 8 g/d，且肾功能正常。所有患者都控制血压和限制饮食中蛋白量 0.8 g/(kg · d)，CsA 用量为 3.7±2 mg/(kg · d)，半年在蛋白尿的缓解率方面治疗组达 75%，而对照组仅为 22%。随访 1 年，治疗组蛋白尿的缓解率为 48%，而对照组仅 13%。说明环孢素 A 对 IMN 治疗有效。

(4)霉酚酸酯(MMF)：MMF 治疗 IMN 有少量报道。国内赵明辉等报道，18 例 IMNNS 患者，给予泼尼松(20～60 mg/d)联合 MMF(1～2 g/d)治疗，观察 6 个月，尿蛋白定量从7±2.5g/d降至3.1±2.6 g/d，其中完全缓解 3 例，部分缓解 10 例，总有效率 72.2%。另有报道，但大多病例数少，观察时间短，但对于常规治疗失败的患者可作为一种尝试。

(5)普乐可复(KF506)：KF506 是一种新型免疫抑制药，对膜性肾病的治疗只有个案报道治疗有效。

3.高危患者的治疗

高危患者是指在 6 个月观察期肾功能不全和(或)严重蛋白尿 8 g/d。许多研究都有应用以上相似的免疫抑制治疗方案来治疗肾功能不全的患者，希望能延缓肾衰竭的进展。这些研究多是小样本，非对照性的，因此难以用这些结果来指导临床中具体患者的治疗。

(二)非特异性、非免疫抑制治疗

1.限制饮食中蛋白治疗

虽然限制饮食中蛋白的摄入不能使 NS 完全缓解，但对于大量蛋白尿的患者仍可起到减少蛋白尿和延缓肾功能进展的作用。

2.积极控制血压

可以减少蛋白尿。若尿蛋白低于 1 g/d，血压应控制在 17.2 g/10.64 kPa(130/80 mmHg)；若尿蛋白高于 1 g/d，血压应控制在 16.63/9.98 kPa(125/75 mmHg)。临床治疗高血压的靶目标不单单是降低血压，更重要的是降低蛋白尿，延缓肾功能不全进展，降低心血管并发症的发生率和病死率，提高总体生存率。现多选择联合用药降压治疗，可选择的药物有 ARB 和 ACEI 类、CCB 类等。

3.ACEI 药物的应用

ACEI 降低尿蛋白，保护肾功能的作用在糖尿病肾病患者中被认定，虽然 ACEI 对于膜性肾病患者的作用没有糖尿病肾病或其他肾小球疾病明显，但有研究表明它可以提高肾小球基膜的蛋白选择性从而保护肾脏。

(三)并发症的治疗

1.高脂血症

NS 患者多伴有血胆固醇和三酰甘油水平升高，但高密度脂蛋白(HDL)多正常或偏低，低密度脂蛋白(LDL)水平升高。高脂血症不仅可致动脉粥样硬化并能促进肾小球硬化，因此，应同时治疗。以三酰甘油增高为主选用纤维酸类，如非诺贝特 0.1 g，每天 3 次或苯扎贝特 0.2 g，每天 3 次，也可用缓释片。以胆固醇增高为主者选用他汀类，如氟伐他汀 20 mg 每晚 1 次。调脂药有抑制转化因子 β 在肾小球的表达，抑制病变进展，并能加强抗凝药的作用。

2.血栓栓塞

肾静脉血栓形成常见于所有 NS 患者，据报道膜性肾病肾静脉血栓形成的发生率 5%～60%。大多数治疗中心并不常规预防性应用抗凝剂，但 Sarasin 和 Schifferli 应用确诊模型研究证明，预防性应用抗凝剂利大于弊，建议对 NS 患者常规应用。可给予潘生丁 0.1 g，每日 3 次，或阿司匹林 20～30 mg，每日 3 次，明显高黏血症和高凝血症可使用低分子肝素[30～40 U/(kg・d)]或尿激酶 5 万 U，每日 1 次静脉滴注，共用 20～30 d，但需监测抗Ⅹa 或凝血酶原时间。

3.减少因治疗所致并发症

激素的不良反应有：①感染：较常见的感染是呼吸道、皮肤、尿路等感染和结核病等。②骨病：激素能增加钙磷排泄，减少钙的吸收，长期大量应用，可引起骨质疏松、自发性骨折和无菌性股骨头坏死。③消化系统并发症：激素可使胃酸、胃蛋白酶分泌增加，抑制胃黏液，降低胃黏膜的抵抗力，可导致胃及十二指肠溃疡，重者可造成消化道出血或穿孔。④心血管并发症：长期应用可引起高血压和动脉粥样硬化。

细胞毒类药物的不良反应，以环磷酰胺为主要不良反应有：①严重的骨髓抑制。②发生感染。③出血性膀胱炎。④消化道症状如恶心、呕吐等。⑤睾丸生精能力损害。⑥发生恶性肿瘤。

首先要排除继发性因素，确定为特发性的膜性肾病。尿蛋白低于 4 g/d 的患者，应严格控制血压，以 ACEI 为基本用药，同时接受合理的生活指导，定期复查。尿蛋白 4～8 g/d 肾功能正常的患者，除上述处理外，应密切观察 6 个月，病情无好转者应接受免疫抑制药治疗。尿蛋白高于 8 g/d 或轻度肾功能不全的患者，应立即接受免疫抑制药治疗，首选糖皮质激素（泼尼松 40～60 mg/d）联合 CTX，疗效不佳的可用小剂量 CsA 或 MMF 治疗，疗程半年以上。对于肾功能不全（Scr＞354μmol/L）或肾活检示Ⅳ期、广泛间质纤维化的患者，ACEI 类药物和控制血压在17.29/10.64 kPa（130/80 mmHg）仍是首选的治疗。

免疫抑制药治疗一般不推荐使用。对于持续存在 NS 的患者，还应注意高脂血症、高凝倾向的处理和减少任何一种免疫治疗的不良反应。高龄患者可酌情减量，并密切注意药物的不良反应。

（韩素真）

第八节　狼疮性肾炎

系统性红斑狼疮（systemic lupus erythematosus，SLE）是一种累及多脏器、多系统的自身免疫性疾病，我国发病率约为 70/10 万人口。该病可发生于任何年龄，儿童期以 10～14 岁多见，婴幼儿少见，有报道 3 岁发病者。女性患者占绝大多数，女：男为（5～9）：1。SLE 并发肾损害时，称为系统性红斑狼疮性肾炎，简称狼疮性肾炎（lupus nephritis，LN）。狼疮性肾炎是常见的继发性肾小球疾病，儿童常比成人表现严重，其肾脏受累的比率与诊断标准有关。临床观察。肾受累占 50%～70%，通过肾活检诊断的肾受累病例达 90%以上，多数病例都有轻重不同的肾损害，未成年女性以肾脏损害起病者尤甚。狼疮性肾炎是影响 SLE 预后的重要因素，也是死亡的重要原因。

中医古代文献虽没有以狼疮性肾炎为病名的论述，但根据其临床证候，中医将其归属于“阴阳毒”“丹疹”“痹证”“肾着”等一系列中医病名的范围。

一、病因

（一）体液免疫因素

由于病毒、细菌内毒素、脂多糖促发因素以及自体组织破坏、释放 DNA 等原因，导致中等相对分子质量的可溶性 DNA 免疫复合物经过血液循环至肾脏（或其他脏器）而沉积于肾小球。

（二）细胞免疫因素

本病发生时，抑制性 T 细胞功能及数量下降。

（三）遗传因素

SLE 发病且有明显的遗传倾向，如家族中发病率高，单卵双胎比双卵双胎发病率高等。

二、发病机制

其发病机制是多元性的，已公认本病是机体对内源性（自体）抗原所发生的免疫复合物性疾病，并伴有 T 细胞功能紊乱。

（一）自身抗体的产生

SLE 时自身抗原或与自身抗原结构相似的异体抗原刺激机体，使骨髓及外周血中的 B 细胞功能亢进，产生多种自身抗体。包括：抗核抗体、抗细胞质抗体、抗细胞膜抗体、抗球蛋白抗体等。抗 DNA 抗体滴度升高与 SLE 尤其是与 LN 的严重程度呈正相关。

（二）免疫复合物的形成与沉积

自身抗体与相应的抗原结合形成免疫复合物主要沉积于肾小球基膜或系膜区；也可沉积于肾小管、肾小管周围毛细血管壁上，引起组织损害。这是 LN 的主要发病机制。引起肾炎的主要是 DNA-抗 DNA 免疫复合物,包括循环免疫复合物、原位免疫复合物。

(三)细胞免疫改变

目前认为 T、B 淋巴细胞调控功能障碍是自身免疫性疾病的关键。本病血清中 TS 功能及数量下降,这可能是自身抗体产生增多的原因,而 TH 功能及数量增加,也促进了体液免疫反应。

三、临床表现

(一)肾外表现

1.一般症状

常见乏力、体重减轻及发热。

2.多系统损害表现

常见皮疹、毛细血管扩张、脱发、浅表淋巴结及肝脾肿大。90%病例有关节痛,30%有肌痛。心脏受累也常见,多表现为心包炎,少数为心肌炎。神经系统受累时常表现为精神异常、癫痫、头痛、舞蹈症、周围神经病及视网膜病变等。其他可见贫血、紫癜、腮腺肿大、间质性肺炎及胸膜炎等。或可发生多浆膜腔积液。

(二)肾损害表现

LN 病变可累及肾小球、肾小管和肾间质。临床表现可有以下几种。

1.血尿和(或)蛋白尿

患者不伴水肿和高血压,仅有轻至中度蛋白尿和(或)血尿。

2.肾炎综合征

常伴水肿或高血压,蛋白尿和血尿。急性起病者的临床表现类似急性肾炎,可伴肾功能损害。部分病例起病急剧,肾功能急剧恶化,短期内进展为肾衰竭。也有部分病例起病时可无肾功能损害,尿液改变也不显著,但经过几年逐渐发展为慢性肾衰竭。

3.肾病综合征

此型可占 LN 的 50%~60%,有水肿、大量蛋白尿、血尿、低蛋白血症和肾功能损害。

4.间质性肾炎

大约有半数患者病理证实有间质和小管病变。

四、实验室检查

(一)常规及相关检查

1.血常规

80%患者中度贫血(正细胞正色素性贫血)、血小板减少、1/4 的患者全血细胞减少。血沉明显加快。

2.尿常规

大量蛋白尿、血尿、管型尿,尿比重低。

3.血浆蛋白、免疫球蛋白抗体检查

血浆总蛋白降低,清蛋白低,球蛋白高,蛋白电泳示球蛋白明显增高,A/G 比值倒置,类风湿因子部分患者呈阴性。抗核抗体阳性,抗双链 DNA 抗体阳性,抗 SM 抗体阳性,循环免疫复合物增高,血清总补体下降。皮肤狼疮带阳性。

(二)其他检查

1.双肾 B 超、CT 检查

了解肾脏的大小、位置、厚薄及有无肾盂积液、结石、肿块、结核。

2.肾脏 ECT(发射性电子计算机扫描)

以了解肾脏的大小、血流量等。

3.放射性检索肾图

了解双肾分泌排泄功能。

4.腹部X线片和分泌性肾盂造影

以了解肾脏大小、形态，泌尿系有无结石；肾功能不全时慎作此项检查。

五、诊断和鉴别诊断

(一)诊断要点

(1)系统性红斑狼疮的多系统损害特点。

(2)肾脏受累的表现，如水肿、高血压及尿液异常。

(3)系统性红斑狼疮的实验室证据，如低补体血症、白细胞及血小板降低、高球蛋白血症、抗核抗体及狼疮细胞阳性。

(二)鉴别诊断

1.原发性肾小球疾病

狼疮性肾炎以肾脏损害为明显表现时需与原发性肾小球疾病鉴别。根据血抗核抗体、抗dsDNA抗体阳性，血清补体C_3下降，以及其他系统表现可资鉴别。必要时通过肾活检明确诊断。

2.紫癜性肾炎

两者均好发于青年，紫癜性肾炎伴有皮肤紫癜，以下肢内侧多见，部分患者伴腹痛、消化道出血，少数伴癫痫，血小板正常，免疫指标检查可助鉴别。

六、治疗

(一)肾上腺皮质激素

常用泼尼松每日2 mg/kg口服，病情缓解后逐步减量，以最适宜小剂量长期维持，一般疗程至少一年以上。对有严重的肾损害者，可用大剂量甲基泼尼松龙(甲基强的松龙)冲击疗法，每次15～30 mg/kg，每日或隔日静脉滴注，3次为一个疗程。如病情不见好转，酌情重复应用2个疗程。

(二)免疫抑制药

1.环磷酰胺(CTX)

用于LN不能耐受激素；或对激素疗效不好；或用小剂量激素不能充分控制病情活动；或有明显的激素不良反应者。剂量：每次CTX 0.5～1 g/m^2，加入生理盐水100 mL静脉滴注1 h以上，每半月到1月1次，连用6～8次，总量6～8 g。

2.环胞素A

如经4～8周无效，可间隔1～2月增加0.5～1 g/kg，最大剂量为1日5 mg/kg，如有效则稳定3个月后可间隔1～2月减少0.5～1 mg/kg。

3.麦考酚酸酯(骁悉)

每日儿童剂量为20～25 mg/kg，疗程为2年，其不良反应有骨髓抑制、感染、肝功能受损、胃肠道反应，或有多毛、贫血。

(三)抗凝及血小板抑制药

1.肝素

每日50～100 U/kg，稀释后静脉滴注，1 d1次，2周为一个疗程，最长4周。

2.潘生丁片

每日5～10 mg/kg，分3次口服，6个月为一个疗程。

(四)血浆置换

用于狼疮肾急进性肾炎型，以及弥散性增生型或激素、免疫抑制药不能控制疾病活动。用法：每次每千克体重去除 40 mL 血浆，每周 3 次，共 2～6 周。但血浆置换价格昂贵，效果尚有争议，国内少用。

（五）ACEI 制剂

除降压作用外，也能降低肾小球内高压，并能直接影响肾小球基膜对蛋白质的通透性，消除蛋白尿，常用制剂有卡托普利、依那普利等。

（六）免疫球蛋白 IgG 静脉注射

可改变抗原与 IgG 的比例，从而溶解免疫复合物或起免疫调节作用。用法：每日 0.4 g/kg，静脉滴注，5d 为一个疗程，1 个月后可重复。

（七）透析治疗

对狼疮肾肾衰竭应积极采用透析，但同时仍应坚持药物治疗，只要双肾尚未完全萎缩，肾衰尚存在可逆性。

七、预后

狼疮性肾炎的预后与下列因素有关。

(1)年轻男性发生肾衰的危险性高。

(2)氮质血症缓慢进展预示慢性不可逆肾衰的来临，而肾功能迅速变坏表示存在活动性、可治性或潜在可逆性。

(3)持续低补体血症对预后狼疮性肾炎发生肾衰竭有一定参考价值。

(4)及时地、正确地控制狼疮性肾炎活动可明显改善狼疮性肾炎的预后。

(5)肾活检慢性指数与慢性肾衰发生呈正相关。狼疮性肾炎患者的病程和预后完全视疾病的恶化、缓解、组织学上的转化及治疗效果而不同。

（韩素真）

第九节　糖尿病肾损害

一、糖尿病肾脏病的临床病理表现、诊断与鉴别诊断

随着肥胖人口的增加及饮食结构改变，糖尿病已成为继肿瘤、心血管疾病之后第三大威胁人类健康的慢性非传染性疾病，2007 年全球有 1.7 亿糖尿病患者，至 2010 年全球糖尿病患者已达 2.8 亿，其增长速度每年达 2.2%。糖尿病的高发年龄在 40～60 岁，但有年轻化趋势。世界卫生组织（WHO）资料显示，2025 年中国和印度将有 1.3 亿糖尿病患者，该数字将消耗医疗预算的 40%，将严重阻碍经济发展。目前全球患者已达 3.66 亿。我国 2007—2008 年的全国抽样流行病学调查资料显示，20 岁以上成人糖尿病及糖尿病前期患病率已分别达到 9.7%和 15.5%；而 2010 年的再次流调资料显示，18 岁以上成人糖尿病及糖尿病前期患病率已更高，分别达到 11.6%及 50.1%。按此估计，我国成年人中现已有近 1.14 亿糖尿病患者和逾 4.93 亿糖尿病前期患者。

糖尿病肾病（diabetic nephropathy，DN）是糖尿病常见的慢性微血管并发症之一。15%～25%的 1 型糖尿病及 30%～40%的 2 型糖尿病将出现肾脏受累，DN 是西方国家终末期肾脏病（end stage renal disease，ESRD）及进行肾脏替代治疗的首位病因，在我国也是继慢性肾小球疾病后的第二位病因。1936 年有学者首先报道糖尿病本身病情进展能累及肾脏，导致肾损害，后命名为 DN。2007 年美国肾脏病基金会（NKF）下属组织 K/DOQI 制定的“糖尿病和慢性肾脏病临床实践指南和临床实践推荐”，建议把由于糖尿病导致的肾脏病命名为糖尿病肾脏病（diabetic kidney disease，DKD），来取代 DN。随着糖尿病发病率在全球范围的迅速增加以及糖尿病患者生存时间的延长，DKD 在糖尿病以及 ESRD 患者中的比例也在逐年增加。美国 USRDS 数据显示，糖尿病引起的 DKD 占 ESRD 的 44.1%；在我国，仅以 2012 年上

半年全国血液透析登记质控分析数据为例，新增血液透析患者32 000 例中，18.4％患者的基础肾脏病为 DKD；新增腹膜透析患者 9249 例中，17.5％为 DKD。DKD 的高发病率带来了沉重的社会经济负担。

迄今为止，DKD 发生发展的机制尚未完全明了，DKD 的防治也是医学界的难题。因此，探讨 DKD 的发病机制，寻求预防和综合治疗 DKD 的措施具有重要的社会意义和经济价值。

（一）DKD 的临床表现及早期筛查

作为糖尿病最主要的微血管并发症之一，糖尿病肾损害早期出现肾小球高滤过，实验室检查肾小球滤过率（GFR）增高，而后逐渐出现微量清蛋白尿、蛋白尿及进行性肾功能减退。2013 年美国糖尿病学会（ADA）制订的"糖尿病诊疗标准"要求，对糖尿病患者需早期实施尿清蛋白排泄和估算肾小球滤过率（eGFR）筛查，以早期发现糖尿病肾损害，及时进行干预。

1.尿清蛋白排泄

30～299 mg/d 范围的持续性清蛋白尿（既往称为 microalbuminuria，即微量清蛋白尿）已被认为是 1 型糖尿病患者出现 DKD 的早期表现及 2 型糖尿病患者肾脏病变进展的标志，同时，它也是糖尿病患者心血管疾病风险增高的标志。患者从微量清蛋白尿进展到更显著水平（≥300 mg/d，既往称为 macroalbuminuria，即显著清蛋白尿），则意味着 DKD 可能进展到终末期肾病（ESRD）。因此，2013 年 ADA 的"糖尿病诊疗标准"推荐，病程超过 5 年的 1 型糖尿病患者或新诊断的 2 型糖尿病患者均应每年进行 1 次尿清蛋白排泄率的筛查（证据等级 B）。

清蛋白尿的检测有 3 种方法：①留取任何时间点的尿液（最好留清晨首次尿），测定清蛋白和肌酐比值（ACR）。②留取 24 h 尿液，测定清蛋白浓度，计算全天尿清蛋白排泄量。③留取过夜 8 h 尿液，测定清蛋白浓度，计算 8 h 尿清蛋白排泄量。2013 年 ADA 制定的"糖尿病诊疗标准"推荐用 ACR 作为测定尿清蛋白排泄的检查法，并划定其正常值为＜30 μg/mg，≥30 μg/mg 为尿清蛋白排泄增加。

2.估算肾小球滤过率

2013 年 ADA 的"糖尿病诊疗标准"推荐，所有糖尿病患者无论其尿清蛋白排泄水平是否正常，每年均应检验一次血清肌酐水平，以估计 eGFR（证据等级 E）。由于肾脏病的并发症与肾功能水平密切相关，因此从 eGFR＜60 mL/(min · 1.73 m^2)起，即应筛查和处理慢性肾脏疾病的并发症（证据等级 E）。

（二）DKD 的病理表现

1.DKD 的病理改变

DKD 的主要病理表现为肾小球基膜弥散性增厚，肾小球系膜基质增宽及 Kimmelstiel-Wilson 结节形成，并可见渗出性病变（肾小囊滴和纤维素帽）及肾小球毛细血管瘤，而且肾小球入、出球小动脉常发生玻璃样变。这些组织学病变有助于 DKD 与其他类型肾小球疾病相鉴别。另外，随病变进展肾间质可出现不同程度的炎细胞浸润和纤维化，以及肾小管颗粒空泡变性和萎缩。

（1）系膜 Kimmelstiel-Wilson 结节：DKD 进展到第Ⅲ级病变时（详见后叙），即可能出现 Kimmelstiel-Wilson 结节，病变肾小球系膜基质高度增多，形成同心圆状排列的结节状硬化。在糖尿病患者中，Kimmelstiel-Wilson 结节的出现与糖尿病病程长和不良预后相关，故其被认为是 DKD 从早、中期转化为更严重阶段的一个标志。

（2）渗出性病变：渗出性病变包括肾小囊滴（出现在肾小球囊基膜与壁层上皮之间）及纤维素帽（出现在肾小球毛细血管壁基膜与内皮之间），内含血浆蛋白成分。渗出性病变常出现于 DKD 进展期。尽管它们并非 DKD 所特有，但在其他疾病时很少见。

（3）肾小球毛细血管瘤：毛细血管瘤样扩张虽然也非 DKD 特异病变，但是也主要见于糖尿病肾损害时。

2.DKD 的病理分级

DKD 不同于其他肾脏疾病，既往缺少一个统一的国际病理分级标准。直至 2010 年，由肾脏病理学会发起、多国肾脏病理学家共同完成的"糖尿病肾病病理分级"标准公布，才填补了这一空缺。此标准对 1 型和 2

型糖尿病继发的 DKD 都适用,它分成肾小球病变(表 5-7)及肾小管间质和血管病变(表 5-8)两部分讲述。

表 5-7 糖尿病肾病肾小球病变的病理分级

分级	描述	分级标准
Ⅰ	轻度或非特异性光镜改变,电镜显示肾小球基膜增厚	病变未达到Ⅱ～Ⅳ级标准,基底膜厚度>395 nm(女性)或>430 nm(男性)
Ⅱa	轻度细末增宽高	病变未达到Ⅲ及Ⅳ级标准,>25%的系膜区系膜呈轻度增宽
Ⅱb	重度系膜增宽	病变未达到Ⅲ及Ⅳ级标准,>25%的系膜区系膜呈重度增宽
Ⅲ	结节性硬化(Kimmelstie-Wilson 结节)	病变未达到Ⅳ级标准,至少可见一个确定的 Kimmelstie-Wilson 结节
Ⅳ	晚期糖尿病肾小球硬化	>50%的肾小球呈球性硬化

表 5-8 糖尿病肾病肾小管间质及血管病变

病变	诊断标准	评分
肾小管间质病变		
IFAT	无	0
	<25%	1
	25%～50%	2
	>50%	3
间质炎症	无	0
	仅仅润于 IFAT 相关区域	1
	无 IFAT 的区域也有浸润	2
小动脉玻璃样变	无	0
	至少 1 个区域存在	1
	多于 1 个区域存在	2
是否有大血管		是/否
动脉硬化	无内膜增厚	0
	内膜增厚未超过中膜厚度	1
	内膜增厚过中膜厚度	2

注:IFAT:间质纤维化与肾小管萎缩

(三)DKD 的诊断及鉴别诊断

1.诊断

由于 1 型糖尿病的 DKD 自然史比较清晰,丹麦学者 Mogensen1987 年将其分为如下 5 期,Ⅰ期:肾小球高滤过期(仅表现为 GFR 增高);Ⅱ期:正常清蛋白尿期(平时尿清蛋白排泄率正常,应激时出现微量清蛋白尿);Ⅲ期:早期糖尿病肾病期(出现持续性微量清蛋白尿);Ⅳ期:临床糖尿病肾病期(出现蛋白尿,并在数年内进展至大量蛋白尿及肾病综合征);Ⅴ期:肾衰竭期(进入肾衰竭)。

对于 2 型糖尿病所致 DKD,Mogensen 的分期标准仅能做参照,而且疾病进展速度也不一样。1 型糖尿病的肾损害约 5 年进展一期,而 2 型糖尿病肾损害却 3～4 年进展一期,这是因为后者常发生在中老年已出现退行性变的肾脏基础上,而且除高血糖外,还常有代谢综合征的其他因素如高血压、高血脂及高尿酸等共同作用损害肾脏,所以疾病进展相对较快。由于 2 型糖尿病起病较隐袭,许多患者并不知道自己糖尿病的准确起病时间,这在估计患者的病程上必须注意。

如患者糖尿病病程短、无糖尿病眼底病变、短期内 GFR 迅速下降、短期内尿蛋白急剧增多或(和)尿中红细胞增多时,应高度怀疑糖尿病合并其他肾脏疾病。如果患者无禁忌证,则应进行肾穿刺病理检查。国外研究资料显示,糖尿病患者做肾穿刺病理检查能发现 12%～39%患者并非 DKD。

2.鉴别诊断

光学显微镜检查肾小球系膜呈结节性硬化改变在DKD中常见，这需要与轻链沉积病、膜增生性肾炎、淀粉样变肾病等可能具有系膜结节改变的疾病相鉴别，表5-9为临床一病理表现的鉴别要点。

表5-9　具有肾小球系膜结节样改变的肾脏病鉴别要点

肾脏疾病	病理学特点	临床特点
糖尿病肾脏病	系膜基质增宽及结节形成，伴基底膜弥散增厚	具有长期糖尿病病史，临床呈现肾病综合征
轻链沉积肾病	系膜结节形成，刚果红染色阴性。免疫荧光检查可见轻链沉积。电镜检查于基底膜内皮测可见沙粒样电子致密物沉积	血清免疫固定电泳呈现轻链单克隆条带
膜增生性肾炎	弥散性系膜细胞增生及基质增多，广泛插入呈现双规征，严重时形成系膜结节。免疫荧光检查可见IgG及C_3于系膜区及毛细血管壁呈颗粒样沉积（花瓣样分布）。电镜检查于系膜区及皮下见到电子致密物	临床常出现肾炎综合征及肾病综合征，50%～75%患者血清补体C_3水平持续降低
肾脏淀粉样变	可见均质无结构物质及于系膜区及小动脉壁，有时形成系膜结节。刚果红染色阳性。电镜检查可见排列紊乱直径8～10 nm的细纤维结构	临床呈现肾病综合征，肾功能进行性减退。并常伴心脏及其他器官病变

二、糖尿病肾脏病发病机制

DKD发生发展的机制尚未完全明了。目前公认，由胰岛素分泌或（和）作用缺陷导致的长期高血糖是DKD发生的始动因素及关键。高血糖造成的肾脏血流动力学变化及代谢异常是造成肾损害的基础，众多细胞因子的激活及炎症介质的释放，也将作为上述机制的下游环节在DKD发病中发挥重要作用，而且DKD发生在某种程度上也有遗传因素参与，探讨DKD的发病机制一直是糖尿病领域的一个热点研究课题，对其深入了解将有利于发掘DKD的有效防治措施。

（一）DKD的肾小球损害机制

DKD既往被称为"糖尿病肾小球硬化症"，认为它是起源于肾小球的疾病，肾小管间质病变是继发于肾小球损害的结果。虽然其后已认识到DKD的肾小管间质病变在肾损害早期即已出现，并非完全是肾小球损害的结果，但是仍应认为DKD是以肾小球病变为主。

肾小球由肾小囊及其包裹的一团毛细血管构成，是肾单位的重要组成部分。肾小球结构复杂而独特，其固有细胞包括肾小球内皮细胞、系膜细胞和壁层及脏层上皮细胞，它们在结构和功能上密切联系，相互关联。

由于系膜细胞的分离、纯化和培养相对容易，在一个相当长的时期内，对DKD发病机制的研究主要集中在系膜细胞上，人们进行了大量研究工作，对糖尿病状态下系膜细胞肥大、细胞外基质（ECM）产生与降解失衡有了较清楚的认识。例如，目前认为转化生长因子-β（TGF-β）是DKD发病的重要因素，研究证实DKD时TGF-β在系膜细胞表达增强，它通过调节ECM的基因表达，增加ECM蛋白积聚，而促进DKD发生。细胞肥大被认为与细胞周期蛋白、细胞周期蛋白激酶和细胞周期蛋白激酶抑制药的调控失衡相关。P21和P27是目前已知的具有最广泛活性的细胞周期蛋白激酶抑制药，DKD时P21和P27在系膜细胞表达增加，导致细胞周期停滞，从而引起细胞肥大。此外，公认的DKD发病机制中蛋白激酶C（PKC）途径、己糖激酶途径、醛糖还原酶途径激活及糖基化终末产物（AGEs）形成也主要在系膜细胞中有较为深入的研究。

肾小球脏层上皮细胞是一种高度分化的、贴附于肾小球基底膜（GBM）外侧面的特殊细胞，它由胞体、主突起及次级突起构成，次级突起即为足突，故此细胞又被称为足细胞。其足突间的滤过裂孔是构成肾小球滤过屏障的结构之一。在生理状态下，足细胞不仅构成滤过屏障，对血浆蛋白发挥选择性滤过作用，而且还参与GBM的更新和修复。此外，在肾小球固有细胞功能调节以及机体免疫应答中足细胞也起着重要作用。糖尿病的代谢和血流动力学因素是足细胞损伤的始动因素。糖尿病状态下高糖、非酶糖基化反应引起足细胞裂孔膜蛋白nephrin表达下调，导致足细胞足突消失；另一方面，肾小球高压、高灌注及高滤过(所谓"三高"现象)造成的机械牵张力进一步影响足细胞功能,削弱足细胞与 GBM 的附着,加速足细胞凋亡。此外,血管紧张素Ⅱ(AngⅡ)也能导致 nephrin 表达下调,并激活其他细胞因子如 TGF-β 和血管内皮生长因子(VEGF),促进系膜基质合成、GBM 增厚、和足细胞凋亡及脱落;高糖条件下,活性氧簇(ROS)产物过表达,氧化一抗氧化平衡遭破坏,也能诱导足细胞结构和功能损伤。足细胞损伤导致患者出现大量蛋白尿,而大量蛋白尿本身又会进一步加重足细胞损伤,形成恶性循环,最终导致肾小球硬化。有人曾将 DKD 归类于足细胞病,此尚存争议,但是足细胞病变在 DKD 发病中占有重要地位,这已是共识。

肾小球毛细血管壁由一层扁平内皮细胞构成,是肾小球滤过膜的首道屏障。糖尿病患者血糖持续升高引发细胞功能紊乱时,内皮细胞是首当其冲的受害者。由于肾小球内皮细胞难以在体外分离、纯化和培养,因此对内皮细胞参与 DKD 发病机制的研究起步较晚。在糖尿病及其并发症中,内皮细胞受损被认为是多种血管病变发生的重要机制。导致糖尿病血管内皮损伤的因素包括高血糖、血脂异常、氧化应激反应、炎症因子及 AngⅡ活化等,其中炎症因子受到格外关注。内皮损伤可表现为内皮细胞通透性增加、舒缩功能障碍及黏附分子表达上调等。我们通过 1 型糖尿病模型大鼠的实验研究证实,在高糖刺激下,补体甘露聚糖结合凝集素(MBL)途径能被激活,最终产生补体膜攻击复合物 $C_{5b\text{-}9}$,导致肾小球内皮细胞损伤,且此 MBL 途径的激活与高糖浓度和时间呈依赖性。我们通过体外培养的人肾小球内皮细胞实验研究又证实,高糖刺激的 MBL 途径激活,可能导致多糖一蛋白复合物缺失和膜表面核心蛋白多配体蛋白聚糖及磷脂酰蛋白聚糖表达降低,如此造成内皮通透性增加,这可能也是 DKD 的发病机制之一。

总之,肾小球三种固有细胞——系膜细胞、脏层上皮细胞和内皮细胞均参与 DKD 的发生与发展。三种细胞之间又存在相互联系和相互影响。例如,VEGF 是一种内皮特异性有丝分裂原,是内皮细胞重要的存活因子,它主要表达于足细胞的足突,而 VEGF 受体则以跨膜蛋白的形式表达于内皮细胞,所以足细胞可以通过旁分泌途径调节内皮细胞功能。此外内皮细胞也可以通过分泌血小板源生长因子(PDGF)对系膜细胞的功能进行调节。进一步全面阐明肾小球固有细胞之间的相互联系和作用将有助于加深对 DKD 发病机制的认识。

(二)DKD 的肾小管间质损害机制

在 DKD 中对占肾脏体积 90%的肾小管间质病变的研究甚少。至 1999 年 Gilbert 提出 DKD 时肾小管间质损害并不依赖于肾小球病变,而是导致 DKD 的独立因素后,对肾小管间质在 DKD 发生发展中的作用才逐渐受到重视。事实上,DKD 早期其病理特征之一的肾脏肥大,在很大程度上即与肾小管上皮细胞肥大相关,早期发生的这些结构改变正是启动和促进肾小管间质纤维化进程的一个关键因素。进一步研究还证实,糖尿病时肾小管间质病变的严重程度直接影响 DKD 的预后,因此关注 DKD 的肾小管间质病变具有十分重要的意义。高血糖是引起 DKD 肾小管间质损害的始动因素。高糖时肾小管 Na^+-K^+-ATP 酶活性增强,此酶活性的改变在一定程度上参与了肾小管间质功能和结构的改变。另外,高糖能下调阻止细胞凋亡的 Bcl2 基因表达,并上调促进细胞凋亡的 *Bax* 基因表达,从而引起肾小管上皮细胞凋亡。近年研究指出,AngⅡ通过其受体在肾小管间质纤维化过程中扮演着重要角色。AngⅡ通过 AT_1 受体刺激肾小管上皮细胞肥大,诱导肾间质成纤维细胞增生,并促使它们转分化或分化为肌成纤维细胞,合成及分泌 ECM,导致肾小管间质纤维化。

(三)发病机制的研究热点

1.炎症机制

既往 DKD 并没有被视为炎症性疾病。近来的研究显示肾脏炎症在促进 DKD 的进展中起着重要作用。有学者认为,PKC 途径激活、AGEs 形成及肾小球内"三高"是导致 DKD 发生及发展的三大致病因素,而在这些致病因素的上游是始动因素高血糖,下游则是微炎症及其致成的 ECM 聚集。

传统观点认为,单核一巨噬细胞在肾组织中浸润是炎症的特征性表现,浸润的单核一巨噬细胞通过分泌炎症介质及产生氧自由基等造成肾组织破坏,促进 DKD 进展。但是,新近研究指出,远离血流的细胞如足细胞产生的细胞因子,也能作为炎症介质,共同诱发炎症反应,所以炎症细胞不仅限于单核一巨噬细胞等。另外,参与 DKD 发病的炎症介质也多种多样,包括前炎症细胞因子如肿瘤坏死因子-α(TNF-α)、白介素-1(IL-1)及白介素-6(IL-6),趋化因子如单核细胞趋化蛋白-1(MCP-1),黏附分子如细胞间黏附分-1(ICAM-1),脂肪细胞因子如瘦素,转录因子如 NF-κB,Toll 样受体及核受体等,它们可以进入血流发挥作用,也可以通过旁分泌和自分泌途径发挥效应。

越来越多的研究显示,DKD 的发病也涉及补体系统激活。正如前述,糖尿病患者可经 MBL 途径激活补体,最终形成补体膜攻击复合物 C_{5b-9}。有报道在 DKD 患者的肾组织和尿液中能检测到高浓度的膜攻击复合物。补体激活也是导致炎症的重要因素。

2.遗传因素

研究发现 DKD 发病常呈家庭聚集性及种族差异,提示 DKD 发病存在遗传易感性。全基因组连锁分析显示 3q,7q35-36,7p15,10q26,13q33.3,18q22-23 等区域与 DKD 相关。结合基因功能研究,发现了多个与 DKD 易感性相关的候选基因,例如 ADIPOQ,IGF1,IGFBP1,TIMP3,CNDP1,AGTR1,SMAD3,APOE,$SLC2A_1$ 等。利用候选基因关联分析或全基因组关联分析,也发现多个基因变异可能与 DKD 易感性相关。

Mooyaart 等对 671 篇有关 DKD 的遗传关联研究进行荟萃分析,发现有 34 个重复基因变种,通过随机效应荟萃分析显示,有 21 个变种与 DKD 显著相关,这些变种分别是或者邻近于下述基因:ACE,AKR1B1(两个变种),APOC1,APOE,EPO,NOS3(两个变种),HSPG2,VEGFA,FRMD3(两个变种),CARS(两个变种),UNC13B,CPVL,CHN2 和 GREM1,另外四个变种未邻近特殊基因。

3.microRNA

microRNA 是一类非编码的小分子 RNA,参与调控细胞的增生、分化和凋亡,在多种疾病的发生发展过程中起到了重要的调节作用。近年研究显示 microRNA 参与了 DKD 的发生发展。研究发现 DKD 患者肾脏组织的 microRNAs 表达谱与正常人存在明显差异,其中 miR-155 及 miR-146a 表达明显增高,原位杂交结果进一步证实其主要表达于肾小球系膜及内皮细胞。体外研究发现,高糖可以诱导人肾小球内皮细胞高表达 miR-155 及 miR-146a,而 miR-155 及 miR-146a 可促进该细胞产生炎症因子 TNF-α、IL-1β 及致纤维化因子 TGF-β_1 和结缔组织生长因子(CTGF),参与 DKD 发病。除此而外,文献报道还有 miR-192、miR-216a、miR-217、miR-377、miR-93 及 miR-29a 等表达异常与 DKD 发病相关。

总之,DKD 的发病机制错综复杂,炎症与非炎症效应相互影响,许多机制尚未明了,存在宽广的研究空间。但是于不同侧面和深度探讨 DKD 的发病机制时,还应注意从系统的层面对已有的认识进行整合与分析,以便得出相对完整的概念。

三、糖尿病肾脏病的防治方案现状与探索

如何将 DKD 发病机制的研究和疾病早期诊断指标的开发成果用于指导临床治疗,优化治疗方案,改善患者预后,提高生存质量,这是医学研究的终极目标,也是每一个临床医师的职责。面对 DKD 患者日渐增多的趋势及 DKD 对人类健康的危害,加强 DKD 防治十分重要,同时也极具挑战性。

由于 DKD 病程长,并发症多,因此依据病期具体制订防治方案就很重要。近年来,人们提倡实施三级预防:①一级预防:患者一经诊断为糖尿病或发现糖耐量减低(impaired glucose tolerance,IGT)就应积极治疗。仅为 IGT 者,应纠正 IGT 状态,防范糖尿病发生;已诊断为糖尿病者,则应竭力防止微量清蛋白尿出现。这一阶段的防治措施主要是改变生活方式(饮食管理、运动、降低体重)和严格控制血糖(合理选择和使用降糖药物),使糖化血红蛋白(HbA1c)水平达标。②二级预防:糖尿病患者出现微量清蛋白尿是其肾脏损害进展的标志,应积极加以干预以减少和延缓蛋白尿产生。这一阶段的危险因素包括血糖水平及尿清蛋白水平等,防治措施除饮食及生活方式管理和继续控制血糖达标外,还应该服用血管紧张素转化酶抑制药(ACEI)或血管紧张素 AT_1 受体拮抗药(ARB),以减少尿清蛋白排泄。③三级预防:此阶段的尿蛋白量、高血压、高血糖、高血脂及高尿酸血症等都是导致肾损害持续进展的重要危险因素,所以尽力控制这些危险因素是延缓 DKD 进程、预防肾功能不全发生发展的主要措施,也是防治心血管并发症及降低病

死率的主要措施。

(一)生活方式的改善和饮食管理

生活方式的改善仍然是糖尿病和DKD治疗的基础,如控制糖类及热量摄入减肥、适度体力活动、戒烟限酒等。

2011年的ADA制订的“糖尿病诊疗标准”强调医学营养治疗对糖尿病及其肾病患者极为重要,且应根据糖尿病的类型、肥胖情况、蛋白尿的程度、肾功能的状态及有无并发症而进行个体化的食谱制订和营养管理,最好由注册营养师来进行相关辅导,并应将其纳入医保或其他第三方付款范围。

对慢性肾功能不全患者实施低蛋白饮食,能减轻胰岛素抵抗,改善蛋白、糖及脂肪代谢,并能减少尿蛋白排泄,延缓DKD进展,减轻尿毒素所致症状。2005年我国专家协作组修订的“慢性肾脏病蛋白营养治疗共识”推荐对DKD患者实施如下治疗方案:①蛋白质入量:从出现蛋白尿起即减少饮食蛋白入量,推荐0.8 g/(kg·d);从GFR下降起即开始低蛋白饮食治疗推荐蛋白入量为0.6 g/(kg·d),并可同时补充复方-α酮酸制剂0.12 g/(kg·d)。②热量摄入:实施低蛋白饮食治疗时,热量摄入需维持于125.5～146.4 kJ/(kg·d),即30～35 kcal/(kg·d)。但是,肥胖的2型糖尿病患者需适当限制热量(每日总热量摄入可比上述推荐量减少1046～2092 kJ,即250～500 kcal),直至达到标准体重。由于患者蛋白入量(仅占总热量的10%左右)及脂肪入量(仅能占总热量的30%左右)均被限制,故所缺热量往往只能从糖类补充,必要时应注射胰岛素保证糖类利用。

慢性肾功能不全患者从GFR小于60 mL/min起即容易发生营养不良,故从此时起即应对患者进行营养状态监测;对已实施低蛋白饮食治疗的患者,为防止营养不良发生,就更应对患者营养状态进行密切监测。常用的营养状态监测指标包括:摄入的热量(据饮食记录计算,连续3日),摄入的蛋白质量(测定氮表现率蛋白相当量或蛋白分解代谢率),体质指数(BMI)、上臂肌围及皮褶厚度检测,血浆清蛋白、前清蛋白及胆固醇检验,以及主观综合营养评估(SGA)等。

(二)控制血糖

1.血糖控制目标值

近年ADA制定的“糖尿病诊疗标准”都对HbA1c的治疗目标值作了基本相同的推荐,指出:①无论1型或2型糖尿病患者,将HbA1c水平控制在7%左右或7%以下,可以降低糖尿病微血管并发症发生的风险;如果在糖尿病确诊后立即将HbA1c水平控制达标,也能长时期地降低大血管疾病发生风险。②对于糖尿病患病时间短、无心血管并发症、预期寿命长并能很好耐受治疗(无低血糖或其他不良反应)的患者,可以考虑将HbA1c水平控制得更严格(如低于6.5%)。③对于有低血糖病史、预期寿命短、存在较重的微血管或大血管并发症,以及多病并存的患者,应该放宽HbA1c水平的控制(如低于8%)。所以,应个体化地制订DKD患者的血糖控制目标值。

这里需要强调的是,已出现肾功能不全的DKD患者(多为老年人,常存在糖尿病的心脑血管并发症,且常合并其他疾病,因此预期寿命较短),特别是他们的血糖水平波动大或(和)曾有低血糖发生史时,均应将HbA1c控制水平放宽,根据我国内分泌学专家2011年制订的“中国成人2型糖尿病HbA1c控制目标的专家共识”,此时可放宽至7%～9%范围。对于这些患者避免因治疗引起严重低血糖反应尤为重要,否则可能诱发致命性心血管事件。

2.治疗药物的应用

(1)注射用胰岛素的应用:对于1型DM患者,以及DKD进入临床糖尿病肾病期或肾衰竭期的患者,应该选用胰岛素治疗。目前的胰岛素制剂有短效、中效及长效三大类:①短效者有正规胰岛素(RI),可供皮下及静脉注射。②中效者有低精蛋白锌人胰岛素(NPH)及慢胰岛素锌混悬液,仅供皮下注射。③长效者有精蛋白锌胰岛素(PZI)及特慢胰岛素锌混悬液,仅供皮下注射。市售商品还有不同比例的短效及中效胰岛素的预混制剂。例如,诺和灵30R,为30%RI与70%NPH的混悬液;诺和灵50R,为50%RI与50%NPH的混悬液。

除此而外，目前还有胰岛素类似物（氨基酸序列与胰岛素不同，但是能与胰岛素受体结合，发挥类似于胰岛素的功能）可供使用，包括：①速效者如赖脯胰岛素及门冬胰岛素。②长效者如甘精胰岛素。市售商品也有速效与中效双时相胰岛素类似物的预混制剂，例如诺和锐 30，为 30％的可溶性门冬胰岛素与 70％的精蛋白门冬胰岛素的混悬液。

使用胰岛素时应注意个体化，从小剂量开始。多数肾功能不全患者，体内胰岛素水平高，更需要减少外源性胰岛素注射量，以免低血糖发生。建议：当 eGFR 为 30～50mL/(min·1.73m^2)时，胰岛素用量宜减少 25％；当 eGFR＜30 mL/(min·1.73 m^2)时，胰岛素用量应减少 50％。

短效或预混胰岛素餐前 15～30 min 皮下注射，中效应餐前 1 h 给药；自行混合的胰岛素应先抽吸短效胰岛素，再抽吸中效胰岛素；动物胰岛素不与人胰岛素相混，不同厂家生产的胰岛素不能相混；动物胰岛素换用人胰岛素时，总量需减少 20％～30％。

（2）口服降糖药物的应用：临床常用的口服降糖药物如下：①促胰岛素分泌剂：包括磺脲类、格列奈类及二肽基肽酶 4(DPP4)抑制药。②胰岛素增敏剂：包括双胍类及噻唑烷二酮类。③α-葡萄糖苷糖抑制药。本文不拟对各种口服降糖药物的药理作用及临床应用做详细介绍，只想强调上述口服药中的某些药物，因为原药或（和）代谢产物主要经肾排泄，故在肾功能不全时必须减少用量或禁止使用，否则，它们在体内蓄积可导致严重不良反应，如磺脲类药物蓄积导致严重低血糖反应，双胍类药物蓄积导致乳酸酸中毒。

（三）肾素一血管紧张素系统阻断剂治疗

虽然 DKD 发生和发展的机制尚未完全阐明，但是目前认为肾素一血管紧张素系统（RAS）激活是其重要机制之一。20 世纪 80 年代至 21 世纪初，许多临床研究都已证实，RAS 阻断剂（包括 ACEI 及 ARB）除具有降压依赖性肾脏保护作用外，尚有独立于降压效应的肾脏保护作用，是它们直接作用于肾脏的结果。因此糖尿病患者只要出现微量清蛋白尿，无论有无高血压，都应给予 ACEI 或 ARB 治疗，这已经成为共识。美国 NKF2012 年更新的“糖尿病及慢性肾脏病 KDOQI 临床实践指南”指出：对于正常血压和正常清蛋白尿的糖尿病患者不推荐使用 ACEI 或 ARB 对 DKD 做一级预防（证据强度 1A）；对于正常血压，但 ACR 大于 30mg/g 的糖尿病患者（他们处于 DKD 高危或 DKD 进展中）建议使用 ACEI 或 ARB（证据强度 2B）。

在应用 ACEI 或 ARB 的过程中应该注意监测肾功能及血钾水平。由于应用 ACEI 或 ARB 后，AngⅡ效应被阻断，肾小球出球小动脉扩张，球内压、灌注及滤过降低，即有可能导致血清肌酐水平升高。若上升幅度＜35％是正常反应，不应停药；但是，如果上升幅度＞35％则为异常反应，主要见于肾脏有效血容量不足时（如脱水、肾病综合征、左心衰竭及肾动脉狭窄），此时应该及时停用 ACEI 或 ARB，认真寻找肾脏血容量不足原因并设法改善。如果肾脏有效血容量能改善，血清肌酐回落到用药前水平，ACEI 或 ARB 仍能重新应用；如果血容量不能改善（如肾动脉狭窄未行血管成形术），则不可再用。另外，肾功能不全时，肾脏排钾受限，此时若用 ACEI 或 ARB 可导致醛固酮生成减少，肾脏排钾进一步受阻，有可能诱发高钾血症。因此，肾功能不全患者要慎用 ACEI 或 ARB，并在整个用药过程密切监测血钾水平，一旦血钾增高必须及时处理。

（四）控制血压

高血压在 DKD 中不仅常见，同时还是导致 DKD 进展的一个重要因素。有效地控制高血压既能延缓 DKD 进展，又能改善心血管并发症。因此，对伴随 DKD 的高血压应该积极治疗。

1.降压治疗的目标值

高血压患者应该将血压降低到什么程度？是个一直在探索的问题。关于糖尿病合并高血压的降压目标值，2013 年欧洲高血压学会及欧洲心血管学会（ESH/ESC）修订的“高血压治疗指南”，及 2014 年美国高血压国家联合委员会修订的“成人高血压治疗指南（JNC8）”，都推荐糖尿病的降压目标值为≤18.62/11.97 kPa(140/90 mmHg)。关于 DKD 合并高血压的降压目标值，不同指南推荐值不同，2012 年KDIGO 制订的“CKD 高血压治疗临床实践指南”的推荐可能最为合理，该指南推荐：

AUE<30 mg/d的 CKD 患者降压目标值为≤18.62/11.97 kPa(140/90 mmHg)(证据强度 2B),而 AUE>30mg/d 的 CKD 患者降压目标值为≤17.29/10.64 kPa(130/80 mmHg)(证据强度 2DB)。所以绝大多数 DKD 属于后者,应该将高血压降达≤17.29/10.64 kPa(130/80 mmHg)。

2.降压药物的选择

在治疗糖尿病或 DKD 合并的高血压时,国内、外高血压治疗指南均一致推荐首选 ACEI 或 ARB,若无禁忌均应首先使用,所以 ACEI 或 ARB 已被称为治疗糖尿病或 DKD 高血压的基石药物。

为了有效地达到降压目标值,大多数患者均需要多种药物联合治疗。指南推荐,首先与 ACEI 或 ARB 配伍的降压药是钙通道阻滞药(CCB)或(和)利尿药。如此联用能增强疗效并减少不良反应。如果血压还不能达标,则应再联合其他降压药物,包括 α 受体阻滞药、β 受体阻滞药(2014 年的“美国成人高血压治疗指南 JNC8”,已不推荐它为第一线降压药)及其他降压药。

这里需要强调的是,近年国内、外高血压治疗指南均不提倡 ACEI 与 ARB 联合治疗。2009 年 ESH/ESC发表的“欧洲高血压治疗指南再评价”最先明确指出,ACEI 与 ARB 联合治疗并不能确切地增强降压疗效,但却可能增加严重不良反应,因此不提倡联用。至于两药联用能否增强减少尿蛋白及延缓肾损害的疗效?既往研究证据不足,但是 2013 年发表的两个大型随机对照试验却一致地获得了否定结论。西班牙完成的 PRONEDI 试验显示,厄贝沙坦与赖诺普利联用在减少尿蛋白及降低高血压上疗效并不比单药优越,不过不良反应也并未增加;美国完成的 VANEPHRON-D 试验显示,与单药治疗比较,氯沙坦与赖诺普利联合治疗并未减少原发肾脏终点事件、心血管事件及死亡率,而高钾血症及急性肾损害不良反应却显著增加,致使试验提前终止。

(五)控制血脂

糖尿病患者常伴脂代谢紊乱,同时高脂血症能加速 DKD 的肾损害进展,促进心血管并发症发生及增加病死率,因此应该积极治疗。在调脂治疗的靶目标上,近代指南都特别强调要首先将血清低密度脂蛋白控制正常。治疗首先要改变不良生活方式,如增加体力活动,进低胆固醇饮食及戒烟等,这是有效治疗的前提。在药物治疗上,美国 2012 年更新的“糖尿病及慢性肾脏病 KDOQI 临床实践指南”推荐,选用羟甲基戊二酰辅酶 A 还原酶抑制药(他汀类药物)治疗,或用该类药与依折麦布(ezetimibe,为肠道胆固醇吸收抑制药)进行联合治疗(证据强度 1B)。而对于已经进行维持性透析且未用他汀类药物治疗的患者,该指南不推荐开始应用(证据强度 1B),因为 4D、AURORA 及 SHARP 等几个大型随机对照临床试验并未提供能有效减少动脉粥样硬化事件的证据。至于透析前已经服用他汀类药物的患者是否需要停止服用?目前尚缺临床研究资料,还无法回答。

(六)其他探索中对 DKD 的治疗

1.蛋白激酶 C 抑制药

PKC 激活参与了 DKD 发病。动物实验证实 PKCβ 亚型选择性抑制药芦布妥林能减少肾间质巨噬细胞浸润和纤维化。2005 年 Tuttle 等通过多中心随机双盲对照研究发现芦布妥林可减轻 2 型 DKD 患者的蛋白尿,该研究对 123 例用 RAS 抑制药治疗仍有持续性蛋白尿的 2 型糖尿病患者,予以芦布妥林治疗,随访 1 年。芦布妥林治疗组 ACR 下降了 24%($P<0.05$),而安慰药组仅下降了 9%($P>0.05$);芦布妥林治疗组患者 GFR 无显著降低($P>0.05$),而安慰剂组却显著降低($P>0.01$)。

2.舒洛地特

舒洛地特是高纯度的醣胺聚糖类药物,它由 80%的肝素片断(硫酸艾杜糖糖胺聚糖)及 20%的硫酸肤质构成。该药进入体内后能迅速附着至血管内皮,它能促进肾小球毛细血管内皮细胞合成及分泌硫酸类肝素,并竞争性抑制肝素酶-1 活性减少酶对硫酸类肝素的降解,如此维护和修复 GBM 阴电荷,因此它能减少 DKD 的尿蛋白排泄。2002 年有学者完成的、纳入了 223 例患者的 DiN.A.S 临床研究显示,伴有微量清蛋白尿或显著清蛋白尿的 1 型和 2 型糖尿病患者经过舒洛地特治疗 4 个月后,尿清蛋白排泄均显著减少。但是,2012 年发表的 Sun-MACRO 临床研究却获得了阴性结果,此试验纳入了 1248 例 2 型糖尿病并发 DKD 和轻度肾功能不全的患者，用舒洛地特治疗观察 48 个月，试验结束时治疗组与安慰剂组在到达原发终点（血清肌酐上升 1 倍或达到≥530.4 μmol/L 或进入终末肾衰竭）上并无显著差别。因此，舒洛地特的确实疗效还需要更多临床研究进行验证，疗效可能与 DKD 病期、舒洛地特用量及给药途径（口服或静脉给药）均相关。

3.吗替麦考酚酯

炎症反应参与了 DKD 的发生和发展。目前已有学者在动物模型中尝试对 DKD 进行抗炎治疗，并取得了一定效果。吗替麦考酚酯（MMF）是一种新型高效免疫抑制药，但是它还能下调多种细胞因子表达，抑制氧化应激反应，从而具有抗炎症效应。从 2003 年首次报道开始，现在国内外已有不少动物实验研究，显示 MMF 对 DKD 大鼠模型具有肾脏保护效应（尿清蛋白排泄减少，肾组织病变改善）。但是，至今尚无用 MMF 治疗 DKD 的临床试验报告。

（七）肾脏替代治疗

一般认为，DKD 患者开始透析治疗应比非 DKD 的 ESRD 患者早，早期进入透析有利于心、脑等重要器官的保护。DKD 患者的内生肌酐清除率（CCr）下降至 20～30 mL/min 时，即可开始做透析准备，当 CCr 进一步降至 15～20 mL/min，或（和）血清肌酐升至＞530 μmol/L（6 mg/dL）时，即应开始透析治疗。若出现严重尿毒症症状或合并药物难以纠正的心力衰竭时，即使 CCr 或血清肌酐没有达到上述水平也应进行透析。

DKD 患者采用血液透析为好还是腹膜透析为好？文献报道并无一致。比如，在近年的文献报道中，有学者认为从总体上讲腹膜透析较优，而有学者却认为血液透析较优。其实血透与腹透谁优于谁？不应一概而论，两种透析模式各有各的适应证及禁忌证、优点及缺点，需要据患者具体情况进行个体化的分析才能决定。

DKD 的器官移植包括单独肾移植及胰肾联合移植，联合胰腺移植能使血糖、糖化血红蛋白及 C 肽浓度恢复正常。Martins 等报道胰肾联合移植、单独肾移植的 5 年存活率分别为 82%、60%，因此胰肾联合移植比单纯肾移植具有更好的效果，似应作为 1 型糖尿病 DKD 的首选治疗。

总之，随着对 DKD 发病机制认识的不断深入，DKD 的防治措施已取得了较大进展。我们深信，随着今后研究的继续深入，一定会有更多更有效的治疗药物和措施被进一步发掘，并应用于临床。

（韩素真）

第十节　间质性肾炎

一、急性间质性肾炎

（一）概述

急性间质性肾炎（acute interstitial nephritis，AIN）又被称为急性肾小管间质性肾炎，是指由多种原因引起的急性肾间质损伤，伴或不伴肾功能减退。其发病前常有药物使用史、感染病史或系统性疾病史。

临床表现常为突然出现的急性肾功能减退、蛋白尿、血尿及白细胞尿。病理表现为肾间质水肿、肾间质炎性细胞浸润，常伴有肾小管上皮受损和不同程度的细胞坏死，肾小球病变轻微。由其引起的急性肾衰竭占急性肾衰竭的 3%～10%。

常见病因：①药物。②感染。③自身免疫性疾病。④恶性肿瘤。⑤代谢性疾病。⑥特发性急性间质性肾炎等。

据文献报道，急性间质性肾炎发病率在肾活检中占 2%～3%，并且以每年 1%～4%的速度递增。急性间质性肾炎可以发生在任何年龄，但多见于老年人，儿童相对少见，国外报道平均起病年龄 65 岁。

Baker 等人对 128 例急性间质性肾炎患者的研究表明，药物相关占 71.1%，感染相关占 15.6%，结节病相关占 0.8%，Tinu 综合征占 4.7%，7.8%的患者病因不明。

对于多数急性间质性肾炎来说，都可以找到明确的病因，及时去除病因、及时治疗，病情多能得到较好的控制。

（二）入院评估

AIN 患者无特异性临床表现，仅表现为急性肾衰竭，多数不伴有蛋白尿或少量蛋白尿，为寻找病因，详细的病史询问在诊断中意义重大，肾活检是 AIN 的确诊依据。

1.病史询问要点

(1)临床症状：AIN 患者无特异性临床症状。①尿量和血压多正常，表现为少尿性急性肾衰竭的患者小于 20%。②全身变态反应：如发热（常见于甲氧西林相关的 AIN）、皮疹、关节痛等。③腰痛：约 50%的患者存在单侧或双侧腰痛，是由于肾间质免疫炎症反应和水肿导致肾包膜受牵张所致。④肉眼血尿：很少见，偶见于非甾体类消炎药（NSAIDs）引起的 AIN。⑤胃肠道症状：如恶心、呕吐、腹泻、腹痛等，可见于利福平或质子泵抑制药引起的 AIN。⑥眼部症状：如眼痛、畏光、流泪、视力损害等，可单侧或双侧。可以在急性肾衰竭之前数周、同时或之后数月内出现。可见于特发性 AIN 中的特殊类型：肾小管间质性肾炎一眼色素膜炎综合征（tubulointerstitial nephritis-uveitis syndrome，TINU 综合征）。⑦其他症状：如 β-溶血性链球菌感染、猩红热、白喉、流行性出血热、急性肾盂肾炎等感染性疾病的临床表现。如干燥综合征、结节病、ANCA 相关性系统性小血管炎等系统性疾病的临床表现；或淋巴瘤、白血病、浆细胞病等肿瘤的相关临床症状。

(2)可能病因。①用药史：常见可以引起 AIN 的药物。不同药物导致的 AIN 潜伏期长短不一，抗生素（尤其是 β-内酰胺类抗生素、磺胺类）接触后 2～3 周（1～2 个月）可以发病；NSAIDs（尤其是布洛芬）持续服用数月到1 年左右（平均 6 个月）发病，再次服用利福平或间断服用利福平后可以发病，服用别嘌醇的潜伏期为2～5 个月（平均 34 d），服用质子泵抑制药 2 周后可发病。②眼部症状病史。

2.体格检查

一般无特异性体征。偶有单侧或双侧肾区叩击痛。如存在皮疹则多为多形性鲜红色痒疹、多形红斑或脱屑样皮疹。

3.实验室检查

(1)肾功能损害：突然出现轻重程度不等的肾功能损伤是 AIN 的典型临床表现。20%～50%的患者可表现为急性肾衰竭，多数为非少尿型急性肾衰竭，多不需要透析治疗。肾衰竭持续时间通常在数日到数周之间。感染相关性 AIN 中的流行性出血热典型表现可以出现少尿性急性肾衰竭，常见在少尿期血尿素氮（BUN）急剧上升，多尿期的早期 BUN 仍可继续升高，随着尿量的增加，BUN 及血肌酐 Scr 可逐渐下降。不同原因导致的 AIN 发生肾功能损害的时间不同。

(2)肾小管损伤表现：AIN 时常见肾小管损伤，但往往不如慢性间质性肾炎明显。特发性 AIN 中的 TINU 综合征的肾小管功能障碍比较明显。可以出现糖尿、氨基酸尿、磷酸盐尿、高氯性代谢性酸中毒等近端小管受损的表现，也可有尿渗量下降、钠排泄障碍等远端小管功能障碍。可以检测到尿中 β_2-微球蛋白、视黄醇结合蛋白（RBP）、N-乙酰-β-D-氨基酸葡萄糖苷酶（NAG）和溶菌酶水平升高。

(3)尿液检查。①白细胞尿：多见，可出现无菌性脓尿、白细胞管型。尿白细胞中嗜酸细胞比例大于 1%。感染相关 AIN 可出现菌尿或尿培养阳性。②蛋白尿：多为少量蛋白尿（小于 1 g/24 h）。大量蛋白尿多见于 NSAIDs 导致的 AIN，干扰素及氨苄西林过敏也可以出现。③血尿：少见，出现时多为镜下血尿。甲氧西林过敏者约 90%存在镜下血尿，50%的患者出现肉眼血尿。

(4)其他实验室检查。①血嗜酸性细胞增多、IgE 水平上升：多见于伴有全身过敏反应的药物导致的 AIN 患者。②贫血：有些严重的药物导致的 AIN 可以伴有溶血。奥美拉唑引起的 AIN 贫血突出，常表现为正细胞正色素性贫血。③其他：不同原因导致的 AIN 还可以有各自不同的实验室检查异常，如 TINU 综合征还可以出现白细胞增高、红细胞沉降率增快、γ 球蛋白增高、低补体血症，甚至存在自身抗体（如

ANA、抗 dsDNA 抗体、cANCA 抗体等)

4.病理检查

AIN 的肾病理特征性表现是间质炎性细胞浸润,可伴有局灶分布的肾小管上皮细胞损伤、间质水肿基纤维化。肾小球及血管病变大多轻微。不同原因导致的 AIN 还可以见到一些各自的特殊表现,这里不一一详述。

(三)诊断及鉴别诊断

对于急性肾功能损伤的患者,根据详细的病史询问、小管功能受损的表现,不难做出 AIN 的诊断,必要时通过肾活检病理学确定诊断。

诊断和鉴别诊断过程中重点是对引起 AIN 原因的寻找和分析,这对于治疗和预防都有着重要的意义。

(四)治疗方法

1.病因治疗

(1)药物引起的 AIN。①去除病因:立即停用有关药物。②糖皮质激素:对于糖皮质激素在药物导致的 AIN 中的作用目前尚无确定性结论,所以一般建议在以下情况时可以考虑短期应用激素:明确为药物导致的 AIN 且在停用药物 1 周后肾功能仍不能恢复者;起病时即依赖透析治疗,且肾功能损害持续 2~3 周者;肾活检见间质水肿且伴大量嗜酸细胞浸润者。通常泼尼松起始剂量可以为 1 mg/(kg·d),在1 个月内逐渐减量并停药。重症者可以使用甲泼尼龙 0.5 g/d 冲击 2~4 d 后,再以口服泼尼松维持。

(2)感染导致的 AIN:治疗原则主要是积极控制感染和处理肾功能不全等并发症。

(3)系统性疾病导致的 AIN:大剂量激素能迅速改善自身免疫病相关的 AIN,但多需长期维持以避免复发。

(4)肿瘤导致的 AIN:需要积极治疗原发病。

(5)特发性 AIN:TINU 综合征多数情况下激素治疗有效,需维持治疗 6~12 个月。

2.支持治疗

常用支持治疗包括一般治疗(如检测尿量、血压、肾功能,维持容量平衡,纠正水电酸碱平衡紊乱,营养支持,避免感染等)和血液净化治疗。

3.促进肾小管上皮细胞再生的治疗

(1)冬虫夏草:冬虫夏草可以促进肾小管上皮细胞再生和修复,防治肾毒性药物所致的急性肾损伤。

(2)促红细胞生成素(EPO):EPO 可以减少肾小管上皮细胞凋亡,促进肾小管上皮细胞再生,维持血管内皮的完整性,减轻急性肾衰竭肾损伤,促进肾损伤修复。

二、慢性间质性肾炎

(一)概述

慢性肾小管间质性肾炎(chronic tubulointerstitial nephritis,CTIN),又称为慢性肾小管间质肾病(chronic tubulointerstitial nephropathy,CTIN),简称慢性间质性肾炎(chronic interstitialnephritis,CIN),是一组由多种病因引起的慢性肾小管间质性疾病。临床以肾小管功能障碍为主,表现为尿浓缩功能异常、肾小管酸中毒 Fanconi 综合征、低钾血症等,罕见水肿、大量蛋白尿和高血压。伴随有进展性慢性肾衰竭。

病理表现以肾间质纤维化、单个核细胞浸润和肾小管萎缩为主要特征,早期可无肾小球及血管受累,晚期存在不同程度肾小球硬化、小血管壁增厚或管腔闭塞。

多种原发或继发性肾小球疾病都可以伴有慢性肾小管间质病变,即继发性间质性肾炎。

多种病因均可引起本病,常见病因与急性肾小管间质性肾炎类似:①药物所致,如镇痛剂肾病、马兜铃酸肾病、钙调素抑制药相关肾病、锂相关肾病等。②代谢异常相关 CIN,如慢性尿酸肾病、低钾性肾病、高钙性肾病等。③免疫相关的CIN，如干燥综合征、系统性红斑狼疮、结节病等合并的CIN。④特发性，如肾小管间质性肾炎一眼色素膜炎综合征(TINU综合征)。

(二)入院评估

1.病史询问要点

(1)临床症状：慢性间质性肾炎起病隐匿，临床症状缺乏特异性。

小管功能受损的表现：有时在疾病早期可以出现，多表现为多饮、多尿、烦渴、夜尿增多。存在此类症状时应注意区分失眠、精神性、糖尿病等引起的多尿或夜尿增多。

慢性肾衰竭的相关临床症状：多在疾病的晚期出现。

不同病因引起CIN时各自的特异性表现，此类症状多依靠系统回顾来获得。如长期疼痛症状、存在脏器移植病史或自身免疫性疾病，高尿酸血症常见的痛风结节或结石病临床表现、低钾血症导致的肌无力、高钙血症导致的神经肌肉异常(记忆力减退、抑郁、精神错乱、肌无力等)、消化系统症状(恶心、呕吐、腹痛、便秘等)，干燥综合征引起的眼干、口干等症状；或其他系统性疾病导致的相关症状。

(2)相关病史。

用药史：①止痛剂：长期滥用止痛剂或咖啡因、可待因的病史。②含有马兜铃酸成分的中药：如广防己、关木通、青木香、天仙藤、寻骨风等。③钙调素抑制药：如环孢素和他克莫司。④锂制剂：通常用于治疗精神抑郁躁狂疾病。⑤其他毒物接触史：如斑蝥素、鱼胆等生物毒素；铜、铅、镉、汞等重金属接触史。

既往疾病史：如风湿性关节炎、干燥综合征、系统性红斑狼疮、结节病等系统性疾病史；痛风、低钾血症病史；恶性肿瘤病史；神经精神疾患病史；脏器移植病史等。

2.体格检查

CIN本身在疾病早期没有特异性体征，晚期可以见到慢性肾功能不全的相关体征。有时可以见到合并疾病的相关体征。

3.实验室检查

(1)肾小管功能障碍表现：间质性肾炎都有不同程度的肾小管功能障碍，具体表现因肾小管受累部位不同而各异。近端小管受损可以出现肾性尿糖、氨基酸尿、低尿酸血症、低磷血症、近端肾小管性酸中毒或Fanconi综合征。髓袢损伤可导致多尿和夜尿增多。远端小管功能障碍可以出现低钾血症、远端肾小管性酸中毒。集合管功能障碍可能引起多尿或肾性尿崩症。

尿检显示低比重尿、低渗尿。尿中β-微球蛋白、视黄醇结合蛋白(RBP)、N-乙酰-β-D氨基酸葡萄糖苷酶(NAG)和溶菌酶水平升高。

(2)慢性肾衰竭：在疾病晚期可以出现慢性肾功能不全相关的实验室检查异常。

(3)尿液检查。①蛋白尿：多为少量蛋白尿，定量常小于1 g/d。②白细胞尿：可表现为无菌性白细胞尿或无菌性脓尿。③血尿：少见，多为镜下血尿。

(4)其他实验室检查。①贫血：促红细胞生成素(EPO)是由肾皮质间质细胞分泌的一种激素。慢性间质性肾炎时EPO生成减少明显，可以引起贫血，其贫血程度往往重于肾功能损害程度。②血尿酸：高尿酸肾病时可以存在高尿酸血症，其他原因导致的CIN可以出现低尿酸血症。③血钾：慢性肾功能不全可以出现高钾血症，但CIN往往因为存在远端肾小管功能障碍而导致低钾血症，而低钾性肾病更是存在长期低钾血症的情况。④血钙、血磷：慢性肾功能不全通常表现为低钙高磷，如果出现高钙血症应警惕高钙性肾病的可能。而低磷血症在除外营养不良后往往提示存在近端小管功能受损。⑤酸中毒：除慢性肾功能不全可能导致代谢性酸中毒外，因为往往存在肾小管性酸中毒，所以此类患者通常存在较为严重的代谢性酸中毒。

4.影像学检查

(1)CIN时双肾往往显著萎缩，表面凹凸不平，尤其是马兜铃酸肾病时，肾萎缩非常明显，有时与肾衰竭程度不符。

(2)X线或CT检查发现肾乳头钙化、肾皱缩、肾凹凸不平对止痛剂肾病的诊断大有帮助。

5.病理检查

慢性间质性肾炎的病理改变以肾间质纤维化，伴单个核细胞浸润、肾小管萎缩、管腔扩张、上皮细胞扁平和小管基底膜增厚为特征。免疫荧光检查多为阴性。电镜检查对慢性间质性肾炎的意义不大。

（三）诊断及鉴别诊断

在临床上当患者存在长期小管功能障碍表现伴有慢性肾功能不全，同时尿常规检查多为阴性或轻微异常，伴双肾明显萎缩和与肾衰竭程度不符的重度贫血，再结合详细的病史采集，慢性间质性肾炎的诊断多可建立。也应注意对可能病因的寻找和分析，以及对各种并发症的诊断。

（四）治疗

治疗的关键是早期诊断。CIN 治疗原则包括：①去除病因，停用相关药物、清除感染灶、解除梗阻等。②对症支持治疗，EPO 治疗、纠正水电酸碱失衡。③促进肾小管再生，冬虫夏草制剂等。④免疫抑制药，只用于自身免疫性疾病、药物变态反应等免疫因素介导的 CIN。⑤抑制间质纤维化，积极控制血压，使用钙通道阻滞药、ACEI 或 ARB 类药物，低蛋白饮食等。出现慢性肾功能不全时还应针对慢性肾衰竭及其并发症进行治疗。

针对不同原因导致的 CIN 还有相应不同的特殊治疗，如高尿酸时积极降尿酸治疗。

（韩素真）

第十一节　急性尿路感染

一、概述

尿路感染（urinary tract infection，UTI），简称尿感，是临床最常见的感染性疾病之一。统计资料显示，在门诊感染性疾病中，UTI 的发病率仅次于呼吸系统感染。越基层的医院，门诊急性 UTI 患者越多。中心城市大医院的 UTI 患者，多数都曾在不同医院反复治疗，应用过多种抗生素，但疾病反复。因此，合理的诊断及治疗 UTI 这一看似简单的疾病，非常重要。

女性较易发生 UTI，约 60%的女性一生中曾有 UTI 病史，而且其中约 30%患者呈现反复感染。UTI 在育龄期和妊娠期妇女发病率更高。前瞻性研究表明，青年女性急性 UTI 的发病频度为 0.5～0.7 次/人年；65 岁以上老人急性 UTI 发病率女性为 9.3%；女性菌尿发生率 65～70 岁为 10%～15%，＞80 岁为15%～20%。

在 UTI 的诊断及治疗上误区还很多。不少临床医师常根据患者尿路刺激征（尿频、尿急、尿痛）的主诉就轻易下“膀胱炎”诊断，如果患者同时觉腰痛，则认为感染已波及肾脏而诊断“肾盂肾炎”。这种只根据临床症状做出的诊断很不可靠，事实上仅有不到 50%的这些患者能被证实存在菌尿。因此，对于有尿路刺激征的患者首先检查尿菌，只有存在有意义的菌尿，才能诊断 UTI。严格合理的诊断将有助于防止滥用抗生素，避免更多的细菌耐药菌株产生。

二、尿路感染的定义及分类

尿路感染是病原微生物（包括细菌、真菌、支原体、衣原体乃至病毒及寄生虫）侵入尿路黏膜，所引起的炎症反应。依据感染上、下尿路、复杂与单纯、急性与慢性进行分类。部分学者习惯把这三种分类结合起来，以期对治疗与预后有一个比较好的判断。

（一）上尿路感染和下尿路感染

尿路感染的定位对于指导临床治疗和评估患者预后具有非常重要的价值。上尿路感染指感染累及输尿管、肾盂和肾实质，又称肾盂肾炎。而下尿路感染是指感染仅累及尿道和膀胱。需要注意的是，没有任何可靠的定位方法能精确鉴别上、下尿路感染。急性 UTI 病例，医师常常依据临床表现，即有无明显感染中毒症状(如寒战及高烧)及体征(如脊肋角叩击痛),来帮助判断上、下尿路感染。

(二)复杂性和单纯性尿路感染

尿路感染又可分为复杂性和单纯性两类。若存在尿路解剖异常(如尿路畸形、结石、肿瘤及前列腺肥大等)或功能异常(如膀胱输尿管反流、神经源性膀胱等),或存在导致机体抵抗力低下的基础疾病(如糖尿病及使用免疫抑制药等),即诊断为复杂性 UTI。上述所有情况均不存在时,即诊断单纯性 UTI。对于复杂性 UTI 患者的治疗,一定要尽量去除诱因,抗菌药物治疗才能起效。

(三)急性和慢性尿路感染

急性 UTI 是指近期病原体侵入尿路引起的急性炎症反应;而慢性 UTI 是指炎症已导致尿路形态(如瘢痕)及功能的永久性损害。急性感染往往需要进行抗病原体治疗,而慢性 UTI 是否需要抗病原体治疗,则需依据患者具体情来做决定。

临床上还有许多分类的方法,譬如,分为有症状性 UTI 和无症状性菌尿,初发 UTI 及再发性感染,社区获得性 UTI 及医院获得性感染等。这些分类方法的多样性正提示了 UTI 问题的复杂性,只有认真考虑到所有情况,才能正确做出疾病诊断及进行治疗。

三、急性尿路感染的病原体及发病机制

(一)病原体

了解急性 UTI 的病原体,即致病微生物,是进行有效治疗的第一步。急性 UTI 的病原体主要是细菌,95%以上 UTI 是细菌感染所致,革兰阴性杆菌为主,其中大肠埃希杆菌约占 70%。极少数 UTI 为真菌、衣原体、支原体或病毒等引起。在经验性治疗时,了解你所在地区、医院细菌流行趋势与致病菌对药物的敏感性至关重要。譬如,在欧美国家,大肠埃希杆菌对氟喹诺酮类抗生素的耐药率不超过 30%,而在我国绝大多数地区,大肠埃希杆菌对氟喹诺酮类药物的耐药率大于 60%。某医院近 3 年抗菌药物耐药率监测数据显示,在 2009 年,大肠埃希杆菌对氟喹诺酮类药物的耐药率高达 70%,经过 3 年的反复的合理用药宣传教育,2012 年大肠埃希杆菌对氟喹诺酮类药物的耐药率降低到 60%。为什么耐药率有所下降?这是谨慎用药的效果。为什么不能继续下降?是因为大环境抗生素的滥用。这里既包括医师的滥用,更包括与动物饲养相关的滥用:鱼塘撒抗生素,猪牛羊鸡饲料添加抗生素等。所以,我们不但要注意在医疗单位的抗生素滥用,更要注意环境当中的抗生素本底问题。

在单纯性 UTI 中,致病菌主要为大肠埃希杆菌。而复杂性 UTI 虽然也以大肠埃希杆菌为主,但是肠球菌属、葡萄球菌属、克雷伯杆菌属、假单胞菌属、沙雷菌属、肠杆菌属的细菌明显增多,且多为耐药菌株。总结临床经验可以看到临床特征与不同病原体之间存在某些相关性,比如大肠埃希杆菌最常见于无症状菌尿、非复杂性 UTI 或首次发生的 UTI;凝固酶阴性的葡萄球菌感染较常发生于年青女性;而医院获得性 UTI、复杂性 UTI、反复再发的 UTI 和尿路器械检查后发生的 UTI,则多为粪链球菌、变性杆菌、克雷伯杆菌和铜绿假单胞菌等,其中铜绿假单胞菌常见于尿路器械检查后,变性杆菌则多见于伴有尿路结石者;金黄色葡萄球菌 UTI 则常见于败血症等血源性尿感;厌氧菌所致的 UTI 多发生于长期留置导尿管、肾移植以及身体抵抗力极差的患者。95%以上的 UTI 为单一病原菌所致,混合性细菌 UTI 较少见,他们多为长期使用抗生素或免疫抑制药治疗者、长期留置尿管、反复使用尿路器械检查和治疗者。

其他种类病原体所致急性 UTI 较少见。真菌性 UTI 的致病真菌多为念珠菌,大多数发生于接受广谱抗生素治疗的留置导尿管的患者,特别是合并糖尿病或给予免疫抑制药治疗时。沙眼衣原体及支原体所致尿道炎常发生于有不洁性交史的患者。病毒如麻疹病毒、腮腺炎病毒、柯萨奇病毒等也可引起 UTI,但临床上十分罕见。

近年来,随着抗生素和免疫抑制药的广泛应用及人口老龄化,UTI 的病原体谱发生了明显变化,革兰阳性菌与真菌性 UTI 发病率增高,耐药,甚至多重耐药病原体也呈现明显增加趋势。卫生部全国细菌耐药监测网 2006—2010 年尿标本细菌耐药监测结果发现,我国 UTI 致病菌仍以大肠埃希杆菌为代表的革

兰阴性杆菌为主，但肠球菌属等革兰阳性菌所占比例增加，而多药耐药菌株也呈现增加趋势。在美国大肠埃希菌对环丙沙星的耐药率从2000年的3%上升到2010年的17.1%。因此根据美国感染病学会(IDSA)的最新指南，氟喹诺酮类抗生素已经不建议作为急性非复杂性膀胱炎的一线治疗药物，以防耐药菌株的进一步增加。

(二)急性尿路感染的发病机制

1.病原体的侵入途径及致病力

(1)病原体的侵入途径：急性UTI的病原体的主要侵入途径是上行感染，即病原菌由尿道、膀胱、输尿管上行至肾盂引起感染性炎症，该途径占UTI的95%。而继发于败血症或菌血症的血行感染，和由外伤或泌尿系统周围脏器的感染性炎症所引起的直接感染以及经淋巴道感染较少见。

(2)病原体的致病力：细菌可产生一系列促进细菌定植和感染的因子：包括菌毛、铁运载体受体和细菌毒素等。

菌毛：大肠埃希杆菌的I型菌毛能通过其尖端的黏附素Fim H与尿路上皮表面的甘露糖苷受体结合，黏附并侵入上皮细胞；它还能影响其他毒力因子如P菌毛的表达，增强细菌致病力。而P菌毛能通过其尖端的黏附素PapG识别尿路上皮表面的Gal-Gal受体，与之结合致病。细菌黏附及侵入尿路上皮是其致病的重要一步，如此可刺激上皮细胞产生前炎症介质，引起炎症。

铁运载体受体：细菌依赖铁运载体与铁运载体受体(如IreA，IroN及Iha)系统，来摄取其重要营养元素铁，增强致病力。此外，Iha还能促进大肠埃希杆菌与膀胱上皮黏附。

细菌毒素：包括α及β溶血素及多种细胞毒性坏死因子，它们能降低机体防御能力，延长细菌存活。

2.机体的防御机制及易感因素

(1)防御机制：正常情况下机体对细菌入侵尿路有一系列的防卫机制：①尿道口和外阴分布正常菌群，抑制病原菌的生长。②尿液的冲刷作用，通过排尿可清除大约99%侵入尿路的细菌。③膀胱黏膜可分泌有机酸及IgA，并能通过吞噬细胞的吞饮作用杀灭致病微生物，同时膀胱壁的酸性糖胺聚糖作为一种抗黏附因子，阻止细菌的局部黏附。④尿液的低pH，含高浓度尿素和有机酸，不利于细菌的生长。⑤男性前列腺液具有抗革兰阴性肠道细菌的作用。

另外，在此还将介绍两个具有重要防御功能的蛋白质：①防御素：它是一组阳离子多肽抗生素，存在于尿路上皮细胞、中性粒细胞及单核巨噬细胞中。当尿路暴露于病原体时，产生的阳离子多肽抗生素即可杀灭细菌、真菌和一些有荚膜的病毒。防御素与细菌胞壁上的阴离子磷脂结合，破坏胞膜功能，增加细胞渗透性，导致细菌死亡。它还能诱发肥大细胞脱颗粒反应及增加白介素-8(IL-8)产生，来促进中性粒细胞趋化，增强免疫。②Tamm-Horsfall蛋白：它由肾小管髓袢升支粗段及远曲小管近段分泌，能与细菌I型菌毛黏附素Fim H结合形成复合物从尿排出，从而抗细菌黏附，发挥防御效应。另外，Tamm-forsfall蛋白还能通过Toll样受体4(TLR-4)介导机制活化天然免疫效应，并能与中性粒细胞结合加强其嗜菌效力。

(2)易感因素：某些情况下机体的上述防御机制能被破坏，患者即容易出现急性UTI。常见的易感因素包括。

泌尿道解剖或功能异常：如尿路结石、肿瘤、畸形、膀胱输尿管反流、神经源性膀胱等。据统计，有尿路梗阻者UTI的发生率较正常者高12倍。

使用尿路器械：任何有创性尿路系统的操作均可增加感染的风险。一次导尿后持续性菌尿的发生率为1%～2%，而留置导尿管更易发生UTI，留置导管1天，感染率约50%，3～4 d可达90%以上。

妊娠：妊娠早期雌激素和黄体酮水平升高使输尿管平滑肌松弛，可引起膀胱输尿管反流，增大的子宫压迫输尿管，可引起尿路梗阻。另外妊娠期间尿液化学成分改变有利于细菌生长，因此妊娠是UTI的重要诱因，约7%孕妇有无症状菌尿，如未及时发现和治疗，其中半数发生有症状尿感。

机体抵抗力低下：如老年人、罹患糖尿病、接受免疫抑制药治疗导致全身抵抗力低下时也易发生UTI。

生殖系统病灶：例如女性存在尿道旁腺炎、外阴炎等妇科炎症时易发生UTI，而男性的细菌性前列腺炎也是年青男性UTI的最常见原因。

随着研究的深入，近年来遗传因素在UTI发病中的作用已受到重视，有研究发现再发性UTI的女性患者有明显的家族相关性，而先天性免疫应答因子如TLR-4、IL-8受体(CXCR1)的基因多形性也与UTI发病相关。目前一级女性亲属(指母亲、姐妹及女儿)有UTI病史被认为是女性非复杂性UTI的易患因素之一。

3.炎症反应

炎症是机体对病原体的防御反应，但也同时造成组织损伤。有多种因素参与炎症反应，下面仅简单谈谈中性粒细胞及补体系统的作用。

(1)中性粒细胞的作用：中性粒细胞移行至受感染的黏膜是其与黏膜上皮细胞中的一些小分子蛋白相互作用的结果。细菌激活尿路上皮的趋化因子反应，趋化中性粒细胞移行至感染部位，参与灭菌。

(2)补体系统的作用：病原的侵入可通过经典激活途径、旁路激活途径及甘露聚糖结合凝集素途径引起补体级联反应。任一途径的激活都形成C_3和C_5转化酶和一些生物有效成分包括过敏毒素、调理素及膜攻击复合物(C_{5b-9})。过敏毒素C_{3a}、C_{5a}可趋化并激活中性粒细胞和巨噬细胞，调理素C_{3b}、C_{4b}能增强吞噬细胞的吞噬作用，而膜攻击复合体更能穿透细菌胞壁促其死亡。

可见，UTI是机体与致病病原体之间复杂作用的结果。在进行抗生素治疗之前，一定要深入了解患者的状态。随着研究的深入，我们会找到更加有效的治疗手段。

四、急性尿路感染的诊断

急性尿路感染的诊断包括：首先应该判断是否是UTI，其次应对UTI进行定位，然后确定有无易感因素。在诊断UTI时需要注意并思考以下问题。

(一)判断是否尿路感染

尿路感染需要综合临床症状、尿常规化验及尿微生物学检查来诊断，其中证实尿中存在致病微生物最为重要。

1.尿路刺激征

出现尿路刺激征时需要鉴别是UTI还是尿道综合征，文献报道，约2/3为UTI，而1/3为尿道综合征。尿道综合征，又称尿频尿急综合征，患者主诉轻重不一的尿频、尿急及尿痛(或尿道烧灼感)，但是反复做尿沉渣镜检正常，尿细菌学检查阴性。尿道综合征病因不明，可能与尿道受外用避孕药刺激、性生活导致损伤等相关，部分患者与焦虑、精神紧张状态相关。

2.尿常规化验

离心后尿沉渣高倍视野镜检白细胞>5个即为白细胞尿(或称脓尿)，是发现UTI的一个简易、敏感检查。反复化验均无白细胞尿应能排除UTI。但是，出现白细胞尿却不一定都是UTI，某些肾组织炎症细胞浸润十分明显的疾病如急性或急进性肾小球肾炎、活动性狼疮性肾炎、急性间质性肾炎等也会出现尿白细胞增多。

做此检验必须注意：①女性留尿标本前必须清洁外阴，避免因白带等污染出现假阳性。②尿标本放置温度过高或放置时间过长(2～3 h以上)，白细胞将被破坏，影响检验结果。

3.尿细菌学检查

包括下列检查。

(1)清洁尿普通涂片找菌：清洁后中段晨尿(尿在膀胱停留4～6 h以上)，不沉淀涂片行革兰染色镜检，检查10个油镜视野，若细菌>1个/油镜视野，结合临床尿路逆转症状即可确诊。

(2)清洁后中段尿细菌培养：若菌落数≥10^5/mL可诊断为真性菌尿；若菌落数在10^4～10^5/mL间应复查，复查后结果相同时，则需结合临床表现或做膀胱穿刺尿细菌培养来确诊。某些球菌如肠球菌、粪链球菌等，尿中细菌菌落数达10^3/mL也有诊断意义。

(3)做膀胱穿刺尿细菌培养：若阳性，无论菌落数多少即可确诊。

因为尿细菌培养阳性是诊断 UTI 的“金标准”，所以，在判读尿细菌培养结果时就要特别注意排除假阳性和假阴性。

尿细菌培养易出现假阳性结果：主要是收集尿液标本无菌操作不严格，细菌污染。无论男女，在留取尿标本之前，都要认真清洗外阴，清洗后，使用无刺激性的消毒液如洗必泰等进行消毒。

尿细菌培养易出现假阴性结果。主要是：①患者在进行细菌培养前已经使用抗生素。②收集尿液标本时消毒液混入到尿液中。③尿液在膀胱内停留时间过短，会显著降低细菌培养阳性率。④大量饮水，尿液被稀释，也会在一定程度上影响细菌培养阳性率。⑤特殊致病菌如厌氧菌等未做相应特殊培养。

（二）进行尿路感染定位

急性 UTI 的定位诊断对于指导临床治疗和评估患者预后具有非常重要的价值。急性下尿路感染患者常出现明显的尿路刺激征（尿频、尿急及尿痛）和下腹部疼痛，并可伴随出现肉眼血尿，患者无发热或仅有低热（一般不超过 38.5 ℃），查体耻骨上可有压痛，但无脊肋角叩痛，化验末梢血白细胞正常或轻度增高。急性肾盂肾炎患者尿路刺激征常较轻，而全身感染症状重，患者常出现寒战、高热，体检时常有患肾侧肋脊角叩痛及输尿管走行压痛，末梢血白细胞显著升高，出现核左移。急性上、下尿路感染主要依靠上述临床表现及化验来进行定位诊断及治疗，而不必进行更多检查。

（三）确定有无易感因素

对于反复发作的 UTI、难治性 UTI、50 岁之前的男性 UTI 等，均应积极寻找是否存在易感因素，尤其有无复杂因素，并设法纠正。

（四）尿路感染的并发症

急性 UTI 一般经积极、有效治疗很少出现并发症，但若治疗不当或存在复杂性 UTI 因素及机体抵抗力低下时，即可能出现并发症。严重并发症有：

1.肾乳头坏死

肾乳头及其邻近肾髓质的缺血性坏死，常发生于存在糖尿病、尿路梗阻等复杂性 UTI 因素的患者。临床出现寒战、高热、剧烈腰痛和血尿，尿中有坏死组织排出，可阻塞输尿管引起肾绞痛，可并发败血症和急性肾衰竭，静脉肾盂造影可见特征性肾乳头坏死环形征，病理检查显示随尿排出的坏死组织为肾乳头组织。本并发症非常罕见，但是一旦发生，则患者的肾功能乃至生命都会受到威胁。

2.肾周围脓肿

为急性肾盂肾炎直接扩展至肾周组织引起的化脓性炎症。临床出现持续性高热及明显的患侧腰痛，致腰部活动受限，查体患侧脊肋角明显压痛及叩痛。CT 和超声检查能帮助诊断。

3.败血症

革兰阴性杆菌败血症常见于复杂性 UTI 患者，特别是并发急性肾乳头坏死时，但也偶见于严重的单纯性肾盂肾炎。临床表现为寒战、高热，甚至感染中毒性休克。血培养阳性。

五、急性尿路感染的治疗

由于 UTI 患病率高，对人群健康构成了实实在在的危害。随着越来越多的细菌耐药菌株产生，对临床医师提出了更高的挑战。美国感染病协会 2010 年的指南强调应根据本地的致病菌、抗生素耐药情况以及患者既往病史等进行个体化治疗，另外也强调在考虑抗生素疗效的同时需要注意其不良反应。

急性 UTI 的治疗在于尽快清除病原体、缓解症状、预防和治疗并发症，应遵循以下普遍原则。

（1）治疗前均应进行晨尿涂片革兰染色镜检或中段尿细菌定量培养，以证实感染存在。

（2）治疗初可凭经验进行抗菌治疗，获得细菌培养及药敏试验结果后，再根据药敏试验选择抗生素。

（3）抗生素应选择肾毒性小、不良反应少、尿液内有较高浓度者；如果为肾盂肾炎，还需要选择肾组织内能达到较高浓度的抗生素。

（4）应根据尿感部位、病情轻重、是否合并复杂因素、及有无并发症而合理确定治疗疗程。

(5)尽可能寻找及纠正易感因素。

(6)抗生素治疗无效时应注意其他病原体(如结核杆菌、厌氧菌等)感染的可能。

近年来UTI的病原体谱发生了明显变化,耐药、甚至多重耐药的病原体比例明显增加。根据日本和新加坡的资料,在亚太地区,大肠埃希杆菌近50%耐左氧氟沙星或环丙沙星,30%耐第三代头孢菌素(头孢噻肟、头孢曲松或头孢他啶)和头孢吡肟。总体上,33%的尿大肠埃希杆菌产生了超广谱β-内酰胺酶的表型。产超广谱β-内酰胺酶表型大肠杆菌的高发国家和地区还有印度(60%)及中国香港(48%)。目前所有致UTI的大肠杆菌对厄他培南和亚胺培南均敏感。我国的情况已如前述。

(一)急性单纯性膀胱炎

急性单纯性膀胱炎的致病菌目前仍以大肠埃希杆菌为主,但是耐药菌株在逐年增加。

治疗急性单纯性膀胱炎是用单剂治疗、短程(3d)治疗或更长疗程治疗?存在不同意见。美国密执安大学关于UTI治疗的研究,把单剂治疗到7d或更长时间(2~6周)的治疗均列入了治疗方案中。近年大样本的临床试验资料显示,单剂治疗虽能有效清除膀胱内及尿道的致病菌。但与短程治疗相比,阴道和肠道内的致病菌仍不能有效清除,因此治疗后复发率相对较高。而短程(3d)抗生素治疗与传统的长疗程治疗同样有效,却减少了药物不良反应及治疗花费。为此,现在多提倡实施3d短程治疗。

(二)急性单纯性肾盂肾炎

治疗的目的是清除致病菌,防止复发,重症患者还应预防败血症发生。注意在治疗前留尿进行尿细菌定量培养及药敏试验。治疗初应先据经验选择抗生素静脉给药治疗,如果有效,可在热退72 h后改口服抗生素继续治疗,完成14 d治疗疗程。如果经验用药48~72 h仍未见效,则应根据药敏试验选择敏感药物治疗。为什么有时候治疗效果不好呢?除了抗生素的选择是否恰当外,是不是按照药物的药代动力学合理规范用药也是一个重要问题。绝大多数β内酰胺类抗生素都是时间依赖性药物,需要根据药物的半衰期及最低药物浓度(MIC),来选择合适的给药时间间隔与剂量,24 h内应分次给药。氟喹诺酮类药物多数属于浓度依赖性药物,如能达到合适的药一时曲线下面积(AUC),可能一天给药一次就行。

在疗程结束时及停药后第2周、6周应分别做尿细菌培养,并进行疗效评定。治愈标准:疗程结束时临床症状消失,尿菌阴转,且在停药后2周、6周复查尿细菌培养仍为阴性。治疗失败标准:疗程结束后尿菌仍阳性,或治疗后尿菌转阴,但在第2、6周复查时再次出现阳性,且为同一菌株。若治疗失败,应参考药敏结果改用其他有效抗生素,治疗4~6周。治疗失败的患者,容易转变成反复再发的UTI患者。

(三)无症状性细菌尿

无症状性细菌尿的患者是否需要治疗仍存在争议。但目前认为以下无症状菌尿患者无须治疗。

(1)老年无症状性细菌尿患者,因为治疗与否与死亡率无关,不能降低症状性UTI的发生,而且使耐药菌株的比例及抗生素不良反应的发生率增加。

(2)对于尿路有复杂情况的患者,多数会出现无症状性菌尿,一般无须使用抗生素。但是如果出现UTI症状,应立即治疗。肾内科有一位女性患者,几十年前做输卵管结扎时,误扎了输尿管,此后尿中白细胞几乎一直满视野,培养大肠埃希杆菌经常阳性。因为没有症状并未治疗。但是,对于妊娠期间发生的无症状菌尿、伴有高危因素(如中性粒细胞减少、肾移植等)的无症状性菌尿以及进行尿路器械操作前后的无症状性菌尿均需要治疗。

六、特殊类型的急性尿路感染

(一)妊娠期尿路感染

妊娠期容易发生无症状性细菌尿,主要致病菌为大肠埃希杆菌,如果未及时给予治疗,在妊娠晚期约30%可发生症状性UTI。因此,在妊娠期如果有真性细菌尿,无论有无症状均应及时治疗,不但有利于防止妊娠后期出现症状性UTI,而且有助于减少早产等妊娠并发症的发生。但是目前妊娠期UTI治疗的疗程尚无统一意见,一般认为应该持续用药治疗7 d,它较单剂量治疗有更高的治愈率。但是在抗生素的选择上要考虑对胎儿的影响。所有的抗生素，均没有胎儿用药的临床试验。但是，根据经验及国内外的食品药品管理局（FDA）资料，在妊娠早期可选用磺胺类药物、呋喃妥因、氨苄西林和头孢氨苄；在妊娠晚期，应避免使用磺胺类药物，以免诱发新生儿胆红素脑病。而喹诺酮类药物与四环素可影响胎儿软骨发育，也不建议使用。

（二）导尿管相关的尿路感染

导尿管的使用是引起医源性 UTI 的最常见原因。导尿管相关 UTI 最主要的危险因素是留置尿管的时间，其他危险因素还包括糖尿病、女性、肾功能不全等。应采取有效措施预防导尿管相关 UTI，估计 17%～69%的导尿管相关 UTI 能够被预防，其中最有效的方法是限制导尿管使用，且尽可能缩短留置时间。其他预防措施包括：插导尿管时严格执行无菌操作；采用无菌封闭导尿系统；选用避孕套式导尿管；保持尿袋位置在膀胱水平以下，保证尿液引流通畅；长期不能自行排尿时，宜改用耻骨上膀胱造瘘排尿。虽然对于导尿管相关的无症状性菌尿患者目前不主张使用抗生素，但是在拔除导尿管或更换导尿管之前应给予抗生素预防，可有效减少症状性 UTI 发生。另外，一些新型导尿管也正在研发，例如具有抗炎作用的银合金涂层导尿管、抗生素涂层导尿管和可以通过降低摩擦减少尿道损伤的亲水性导尿管等，它们目前还未应用于临床。

因为大多数导尿管相关性无症状菌尿患者并不进展至症状性 UTI，因此目前不主张对他们使用抗菌药物，但是一旦发展成症状性 UTI，仍应按照 UTI 的处理原则给予抗菌药物治疗。

（三）再发性尿路感染

尿路感染的再发在临床较常见，在一项调查中发现大约有 27%的 UTI 患者有 1 次 UTI 再发，而有 3%的患者出现 2 次以上的 UTI 再发。尿感的再发分为复发和重新感染。复发是指经过有效抗生素治疗症状消失、尿菌阴转后，在 6 周内再出现 UTI，且为同一致病菌致病。而重新感染是指有效抗生素治疗症状消失，尿菌阴转后再次出现 UTI，但致病菌不同，或者 6 周以后出现同一致病菌感染。超过 80%的 UTI 再发是重新感染。尿路感染再发的易感因素包括更年期、性生活、杀精剂的使用等。同时对于 UTI 再发的患者要注意除外复杂性 UTI。在给予抗生素治疗前，应建议患者采取一些措施预防 UTI 再发，比如减少杀精剂的使用、性交后排尿等。对于已经采取上述预防措施，仍在过去 12 个月内再发 3 次、或半年内再发 2 次以上的患者可考虑抗生素预防，已有研究证实了预防性使用抗生素可有效减少 UTI 再发。低剂量长程抑菌疗法可选用下列药物睡前口服：呋喃妥因 50 mg 每日 1 次；或复方磺胺甲噁唑（即复方新诺明，每片含磺胺甲噁唑 400 mg 和甲氧苄啶 80 mg）每次 1 片，每周 3 次；或喹诺酮类抗生素。但是疗程应该多长时间尚未确定，一般可以持续 6～12 个月。与性生活相关的 UTI 再发女性患者，可于性交后排尿，并预防性口服抗菌药物，如口服复方甲噁唑或环丙沙星。而绝经后妇女的再发 UTI 可考虑阴道内使用雌激素（雌三醇乳膏 0.5 mg 每晚 1 次，阴道内使用，连续 2 周，然后每周 2 次连续 8 个月）。

（四）真菌性尿路感染

真菌性 UTI 在健康人及无复杂因素 UTI 中较少见，但是目前在医院内获得性 UTI 中真菌感染的发病率在逐年增加，文献报道现占 10%～15%。致病真菌大多数为念珠菌，而其中白色念珠菌占 50%～70%，光滑念珠菌约占 20%，其次为热带念珠菌、近平滑念珠菌等。大多数真菌性 UTI 发生于接受广谱抗生素治疗的留置导尿管患者，特别是在合并糖尿病或给予糖皮质激素或（和）免疫抑制药治疗时。真菌性 UTI 可表现为肾盂肾炎或膀胱炎，并可引发输尿管梗阻（由真菌球移行至输尿管引起）或肾乳头坏死，但是仅 2%～4%的患者具有临床表现，约 96%的念珠菌 UTI 患者表现为无症状性菌尿。

念珠菌是正常寄生于外阴或尿道的真菌，65%正常人可以从口腔、肠道、肛门或阴道中分离培养出白色念珠菌。因此念珠菌培养阳性可能仅仅提示污染或者尿路定植，而非真菌 UTI。在诊断念珠菌 UTI 时，必须排除可能来自阴道、尿道口和生殖系统的污染，尤其是女性患者。目前尚无较好的方法能鉴别念珠菌尿是污染、定植还是感染。以下情况可考虑为真菌性 UTI：①未留置导尿管的情况下，连续 2 次尿培养提示念珠菌阳性（念珠菌菌落$>10^5$/mL）。②如果不能排除污染，可行直接导尿留尿标本进行培养，呈念珠菌阳性(念珠菌菌落$>10^5$/mL)。③已放置导尿管者,更换导尿管前后2次获得尿液培养提示念珠菌阳性(念珠菌菌落$>10^5$/mL)。上尿路真菌感染的患者需同时进行真菌血培养。但是,尿念珠菌定量培养的诊断价值存在着争议,因为研究显示,无论是念珠菌UTI还是念珠菌尿路定植,它们的菌落计数都存在较大的范围区间。大约25%的念珠菌UTI患者可同时并存细菌性UTI。

对于无症状性念珠菌尿患者,不推荐进行常规抗念珠菌治疗,去除诱因常常可以缓解念珠菌尿,包括拔除留置导尿管、解除尿路梗阻、停用抗生素、控制血糖等。Sobel等的一项前瞻性、多中心、对照研究显示,留置导尿管的无症状性念珠菌尿住院患者,在拔除导尿管后约41%患者能自愈,更换导尿管后20%患者能自愈。不过更换导尿管常只能短期清除尿中念珠菌,之后复发的可能性很大。对于无症状性念珠菌尿的高危患者(包括中性粒细胞减少症、准备接受泌尿道操作的患者及肾移植患者)及有症状性念珠菌UTI患者需给予抗念珠菌治疗。泌尿道操作可能增加念珠菌尿患者发生念珠菌血症的风险,因此在操作前建议给予预防性抗念珠菌治疗。

目前常用的抗真菌药物包括唑类抗真菌药(如氟康唑、伊曲康唑、伏立康唑等)、两性霉素B、氟胞嘧啶和新型抗真菌药棘白菌素(如卡泊芬净、米卡芬净、阿尼芬净等)。在选择药物时不但要考虑药物的敏感性,还要考虑药物在血和尿中浓度以及药物的不良反应。氟康唑是目前应用最多的药物,推荐剂量为首次400 mg,而后改为200 mg/d,维持14 d。因氟康唑有很高的生物利用度,因此以口服为主,不能耐受口服者也可静脉给药。氟康唑主要以活性形式通过尿液排泄,因此在尿中有较高浓度,对于大多数念珠菌(光滑念珠菌及克柔念珠菌除外)UTI均有很好疗效,因此广泛应用于临床,不过肾功能不全患者需要根据肾小球滤过率调整使用剂量。一项研究中显示给予氟康唑200 mg/d口服治疗14 d,对于无留置导尿管的患者念珠菌尿清除率可达78%,而留置导尿管的患者清除率也达52%,但是这部分患者停药后大多复发。多数光滑念珠菌和克柔念珠菌对氟康唑不敏感,此时可选用两性霉素B,剂量每日0.3~0.5 mg/kg,需要注意两性霉素B的不良反应如肾毒性。同时应注意两性霉素B脂质体在治疗念珠菌尿患者中的疗效可能劣于两性霉素B,因为两性霉素B脂质体没有活性形式通过尿液排泄,在尿液中达不到有效浓度。两性霉素B(50 mg/L)持续膀胱冲洗5 d可治疗唑类耐药株所致膀胱炎,但易复发,而且对上尿路感染无效。氟胞嘧啶(25 mg/kg,每日4次)可在尿中有较高的浓度,除了克柔念珠菌以外,念珠菌属对氟胞嘧啶均敏感,因此可用于治疗念珠菌性UTI。不过单独使用氟胞嘧啶较易出现药物抵抗,尤其是用药时间超过7 d时。而棘白菌素、伏立康唑等药物由于尿液中浓度较低,因此目前不推荐用于治疗念珠菌性UTI,但是对于侵袭性念珠菌血症导致的念珠菌性UTI,是否用较高组织浓度的抗真菌药能够有效治疗?目前尚无结论,成功和失败的结果都有报道,还需进一步研究。

(魏　哲)

第十二节　慢性肾衰竭

一、概述

美国肾脏病基金会(national kidney foundation,NKF)和肾脏病患者预后及生存质量(kidney disease outcome quality initiative,K-DOQI)将慢性肾脏病(chronic kidney disease,CKD)定义为肾脏损害和(或)肾小球滤过率(glomerular filtration rate,GFR)下降<60 mL/(min·1.73 m^2),持续3个月以上。据此,2001年K-DOQI按照GFR水平将慢性肾脏病分为5期(表5-10),代替了慢性肾衰竭(chronic renal failure,CRF)传统的4期临床分期。新的CKD分期将慢性肾脏病易患因素、启动因素、进展和并发症的因素、是否接受替代治疗等纳入分期以便早期干预,延缓慢性肾衰竭的发展,减少并发症。

慢性肾衰竭常常是肾脏以及肾脏相关疾病的最终归宿,是指各种病因作用于肾脏,使肾单位慢性进行性、不可逆性破坏,导致肾功能渐进性不可逆性减退,直至功能丧失所导致的以内环境紊乱和内分泌失调为特征的临床综合征。从原发病到肾衰竭，短则数月，长则数年。若不及时治疗，GFR 降至 15 mL/(min·1.73 m^2)，肾小球硬化，肾间质纤维化，并出现尿毒症症状和体征，需要进行透析或肾移植治疗，进展为终末期肾脏病(end stage renal disease，ESRD)。

表 5-10　慢性肾脏病的分期

分期	描述	GFR[mL/(min·1.73 m^2)]	相关术语
1	肾损伤，GFR 正常或↑	≥90	清蛋白尿、蛋白尿、镜下血尿
2	肾损伤，GFR 轻度↓	60～89	清蛋白尿、蛋白尿、镜下血尿
3	GFR 中度↓	30～59	慢性肾衰竭、早期肾功能不全
4	GFR 重度↓	15～29	慢性肾衰竭、晚期肾功能不全、ESRD 前
5	肾衰竭	<15 或透析	肾衰竭、尿毒症、ESRD

二、慢性肾衰竭的病因和发病机制

(一)CRF 的病因

CRF 是多种肾脏疾病晚期的最终结局。凡是能引起肾单位慢性进行性破坏的疾患均能引起慢性肾衰竭，包括原发性肾脏病和继发性肾脏病。引起 CRF 的原发性肾脏疾病包括原发性肾小球肾炎、继发性肾小球肾炎、慢性间质性肾炎等。继发于全身性疾病的肾损害如糖尿病肾病、高血压性肾损害、高血脂、肥胖相关性肾损害等。CRF 的病因因国家、地区、民族有所不同。在我国原发性肾小球疾病是导致终末期肾病的第一位原因，而经济发达国家 CKD 的重要构成是糖尿病肾病、高血压性及高血脂、肥胖相关肾损害。

(二)CRF 的主要发病机制

当功能性肾单位数量减少后，残存的肾单位形态和功能上会出现代偿性变化。代偿早期可以弥补肾单位减少带来的肾功能减退，以维持肾功能在正常范围。如持续代偿、代偿过度、则残存肾单位可进一步损毁，肾功能进行性减退。如果 GFR 将至正常的 25%，即使解除原发病的始动因素，也不可避免地走向 ESRD。

人们对慢性肾脏病进展、CRF 的发病机制，先后提出了各种各样的假说“尿毒症毒素学说”“完整肾单位学说”“矫枉失衡学说”“肾小球高滤过学说”“脂质代谢紊乱学说”“肾小管高代谢学说”等等，但没有一种学说能完整地解释其全部的发病过程。近 30 年，随着分子生物学的飞速发展及其在肾脏病领域的应用，加深了人们对 CRF 发生机制的认识，已有的学说不能得到补充和纠正，新的学说不断涌现，特别是逐渐认识了各种生长因子和血管活性物质在 CRF 进展中的作用，又有学者提出了“尿蛋白学说”“慢性酸中毒学说”等。有些假说是针对肾小球病变，有些则重点解释肾小管间质纤维化的机制。实际上，ESRD 病理改变呈现肾小球硬化和肾间质纤维化的特征。生理情况下，肾小球与肾功能存在精确的“球－管反馈”，以维持正常的肾功能和内环境的稳定。病理条件下，两者则互为因果、相互影响。若以肾小球病变为主，硬化的肾小球周围将存在肾小管萎缩和间质纤维化；以肾小管病变为主时，在萎缩的肾小管及纤维化的肾间质病变区的中央往往存在硬化的肾小球。介导肾小球硬化与肾小管间质纤维化的机制有所差异，却相互重叠，不能截然分开。下面简要介绍几个关于慢性肾衰竭的发病机制假说。

1.健存肾单位学说

20 世纪 60 年代初 Bricker 提出健存肾单位假说，认为各种损害肾脏的因素持续不断地作用于肾脏，造成病变严重部分的肾单位功能丧失，而另一部分损伤较轻或未受损伤的“残存”或“健存”肾单位则仍可保持功能。其中某些受损肾单位的肾小球与肾小管功能成比例地降低，但两个或两个以上受损肾单位功能之和，仍可相当于一个完整的肾单位。“健存”肾单位通过加倍工作代偿以适应机体的需要，维持体液和内环境稳定，因而出现代偿性肥大和滤过功能增强。实验研究表明，病侧肾小球滤过率降至 35%，健侧肾小球滤过率则增加 11%，故肾小球滤过率降低至 50%时，血尿素氮和血肌酐仍可保持在正常水平。随着疾病的进展，健存的肾单位日益减少，即使加倍工作也无法代偿时，临床上即出现肾功能不全的症状。因此，健存肾单位的多少，是决定 CRF 发展的重要因素。

2.肾小球高滤过学说

20 世纪 80 年代初，Brenner 等对大鼠作 5/6 肾切除，微穿刺研究证实残余肾的单个肾单位肾小球滤过率(single nephron GFR，SNGFR)增高(高滤过)、血浆流量增高(高灌注)和毛细血管跨膜压增高(高压力)即著名的“三高学说”或“肾小球高滤过学说”。当处于高压力、高灌注、高滤过的血流动力学状态下，肾小球可显著扩展，进而牵拉系膜细胞。应用体外培养的系膜细胞观察到，周期性机械性牵拉系膜细胞，系膜细胞增加细胞外基质的合成聚集，再加以高血流动力学引起肾小球细胞形态和功能的异常，又会使肾小球进行性损伤，最终发展为不可逆的病理改变即肾小球硬化。另外，肾小球上皮细胞是一种高度分化的终末细胞，出生后在生理情况下它不再增殖。当肾小球处于高血流动力学状况下，可发生局部毛细血管袢的扩张，及至整个肾小球的扩张和肥大。但肾小球上皮细胞不能增殖，与肾小球容积增加和毛细血管扩张很不适应，上皮细胞足突拉长、变薄和融合，甚至与肾小球基底膜(GBM)分离，形成局部裸露的 GBM，裸露的 GBM 处毛细血管跨膜压骤增，大大增加了大分子物质的滤过，引起大量蛋白尿。严重的上皮细胞损伤，GBM 裸露及毛细血管扩张，可引起肾小球毛细血管袢塌陷，最后导致局灶、节段性肾小球硬化发生。肾小球纤维化和硬化将进一步破坏健存肾单位，从而促进肾衰竭。肾小球过度滤过是 CRF 发展至尿毒症的重要原因之一。

3.矫枉失衡学说

20 世纪 70 年代 Bricker 等提出矫枉失衡学说使健存肾单位学说得到补充。该学说认为，某些引起毒性作用的体液因子，其浓度增高并非都是肾清除减少所致，而是肾小球滤过率降低时机体的一种代偿过程，或称“矫枉”过程。而在矫枉过程中出现了新的失衡，使机体进一步受损。

CRF 时，甲状旁腺激素(PTH)水平升高是说明矫枉失衡学说的一个例子。当肾小球滤过率下降时，尿磷排泄减少，出现血磷增高和血钙下降。后者使 PTH 分泌增加促进尿磷排泄，从而纠正高磷血症。当肾小球滤过率进一步下降时，再次出现高磷血症，机体仍进一步增加 PTH 的分泌，如此循环，使血浆 PTH 水平不断增高，最终发生继发性甲状旁腺功能亢进，使肾小管间质钙、磷沉积增多和进行性损害，从而引起肾单位的进行性破坏。这种持续性的体液因子(PTH)异常除影响肾小管功能外，也可造成机体其他系统功能失调。例如，PTH 增高使溶骨活动增强引起肾性骨营养不良，以及软组织坏死、皮肤瘙痒与神经传导障碍等发生。因此，这种矫枉失衡使肾单位破坏进一步加剧，加重内环境紊乱，甚至引起多器官功能失调，加重 CRF 发展。

4.肾小管高代谢学说

近年来，肾小管间质病变引起的进行性肾损害引起了人们的广泛重视。研究认为，在慢性肾衰进展过程中，肾小管并不是处于被动的代偿适应或单纯受损状态，而是直接参与肾功能持续减低的发展过程。其中，肾小管高代谢已为动物实验所证实，当大鼠切除 5/6 肾后，其残余肾单位氧耗量相当于正常大鼠的 3 倍。其机制可能是多方面的，如可能与残余肾单位生长因子增加、溶质滤过负荷增加、脂质过氧化作用增强、多种酶活性增加、Na^+-H^+ 反向转运亢进和细胞内 Na^+ 流量增多有关。肾小管的高代谢可引起剩余肾单位内氧自由基生成增多，自由基清除剂(如谷胱甘肽)生成减少，进一步引起脂质过氧化作用增强，进而导致细胞和组织的损伤，使肾单位进一步丧失。

此外，间质淋巴一单核细胞的浸润并释放某些细胞因子和生长因子，亦可导致小管一间质损伤，并刺激间质成纤维细胞，加快间质纤维化的过程。

5.蛋白尿学说

现已公认，决定肾脏病预后的主要因素是肾小管一间质性损害而非肾小球病变，除了上面提到肾小管高代谢学说可引起肾小管一间质损害以外，近年来，尿蛋白在肾小管一间质损害中的作用逐渐引起人们的重视，临床和实验研究均证实尿蛋白作为一个独立的因素直接同肾功能损害程度正相关，有学者称之为“蛋白尿学说”。蛋白尿特别是大量蛋白尿，可以通过介导肾小管上皮细胞释放蛋白水解酶，引起免疫反应，造成肾单位梗阻，促进氮质代谢产物产生以及对肾小管上皮细胞的直接毒性等多种机制导致肾间质纤维化、肾小管萎缩。蛋白尿也可激活肾内补体级联反应，通过行成补体攻击复合物与特异受体相互作用从而导致肾脏损伤。

三、慢性肾衰竭的发病过程

最新的CKD临床分期是以GFR的指标为依据的。不难看出，CKD进展到3期以后患者将出现慢性肾衰竭的临床表现，所以CRF的病程也是进行性加重的。

（一）肾脏损伤伴GFR正常或上升

虽然多种病因作用于肾脏，肾脏可有血（或）尿成分异常，但由于肾脏具有强大的代偿适应能力，GFR >90 mL/(min · 1.73 m^2)，故可在相当长的时间内维持肾功能于临界水平，使肾脏的排泄与调节水、电解质及酸碱平衡的功能维持正常，保持内环境相对稳定而不出现肾功能不全的征象。

（二）肾脏损伤伴GFR轻度下降

GFR处于60～89 mL/(min · 1.73m^2)时，肾脏仍能保持良好的排泄和调节功能，肾脏有血（或）尿成分异常，无明显临床症状，但肾单位不能耐受额外的负担。一旦发生感染、创伤、失血及滥用肾血管收缩药等导致组织蛋白分解加强而加重肾负担，或因肾血流量减少，肾小球滤过率进一步降低，均可诱发进入GFR的进一步降低。

（三）GFR中度下降

GFR处于30～59 mL/(min · 1.73m^2)时，肾排泄和调节功能下降，患者即使在正常饮食条件下，也可出现轻度的氮质血症和代谢性酸中毒。肾浓缩功能减退，可有夜尿和多尿。另外还可出现轻度贫血、乏力和食欲减退等临床症状。

（四）GFR严重下降

GFR下降至15～29mL/(min · 1.73m^2)时，患者出现明显的氮质血症、代谢性酸中毒、高磷血症和低钙血症、高氯及低钠血症，亦可有轻度高钾血症，夜尿多，并出现严重贫血及尿毒症部分中毒症状如恶心、呕吐和腹泻等。

（五）ESRD肾衰竭

GFR<15mL/(min · 1.73m^2)，大量毒性物质在体内积聚，出现全身性严重中毒症状，并出现继发性甲状旁腺功能亢进症，有明显水、电解质和酸碱平衡紊乱，常发生肾毒性脑病和多器官功能障碍和物质代谢紊乱，需进行肾脏替代治疗。

四、慢性肾衰竭时机体的功能代谢变化

（一）机体内环境稳态失衡

1.泌尿功能障碍

（1）尿量的变化。

夜尿：正常成人每日尿量约为1500 mL，白天尿量约占总尿量的2/3，夜间尿量只占1/3。CRF患者，早期即有夜间排尿增多的症状，夜间尿量和白天尿量相近，甚至超过白天尿量，这种情况称之为夜尿。

多尿：每24h尿量超过2000 mL时称为多尿。这是CRF较常见的变化，其发生机制是：①残存的有功能肾单位血流量增多，滤过的原尿量超过正常量，且在通过肾小管时因其流速加快，与肾小管接触时间缩短，重吸收减少。②在滤出的原尿中，溶质（尤其是尿素）浓度较高，可引起渗透性利尿。③髓袢和远端小管病变时，因髓质渗透梯度被破坏以及对抗利尿激素的反应降低，以致尿液浓缩能力减低。

在CRF时，多尿的出现能排出体内一部分代谢产物（如K^+等），有一定代偿意义，但此时由于肾单位广泛破坏，肾小球滤过面积减小，滤过的原尿总量少于正常，不足以排出体内不断生成的代谢产物。因此，在出现多尿的同时，血中非蛋白氮（NPN）仍可不断升高，这是由于此种多尿是未经浓缩或浓缩不足，故含

代谢产物少所致。

少尿：当肾单位极度减少时，尽管残存的尚有功能的每一个肾单位生成尿液仍多，但 24 h 总尿量还是少于 400 mL。

(2)尿渗透压的变化：因测定方法简便，临床上常以尿比重来判定尿渗透压变化。正常尿比重为 1.003～1.030。CRF 早期，肾浓缩能力减退而稀释功能正常，出现低比重尿或低渗尿。CRF 晚期，肾浓缩功能和稀释功能均丧失，以致尿比重常固定在 1.008～1.012，尿渗透压为 260～300 mmol/L，因此值接近于血浆晶体渗透压，故称为等渗尿。

CRF 晚期等渗尿的出现，表明患者对水的调节能力很差，不能适应水负荷的突然变化，易发生水代谢紊乱：在摄水不足或由于某些原因丢失水过多时，因肾对尿浓缩功能丧失，易引起血容量减低；当摄水过多时，因肾无稀释能力，又可导致水潴留和低钠血症。因此，应严格控制液体摄入量。

(3)尿成分的变化：CRF 时，由于肾小球滤过膜通透性增强，致使肾小球滤出蛋白增多，或(和)肾小管对原尿中蛋白质重吸收减少，出现轻度至中度蛋白尿。肾小球严重损伤时，尿中还可有红细胞和白细胞。在肾小管内尚可形成各种管型，随尿排出，其中以颗粒管型最为常见。

2.氮质血症

CRF 时，由于肾小球滤过下降导致含氮的代谢终产物，如尿素、肌酐、尿酸等在体内蓄积，因而血中非蛋白氮(non-protein nitrogen，NPN)含量增高(>28.6 mmol/L，相当于>40 mg/dL)，称为氮质血症。

(1)血浆尿素氮：CRF 患者血浆尿素氮(blood urea nitrogen，BUN)的浓度与肾小球滤过率的变化密切相关，但不呈线性关系。肾小球滤过率减少到正常值的 50%时，BUN 含量仍未超出正常范围。当肾小球滤过率降至正常值 20%以下时，BUN 可高达 71.4 mmol/L(200 mg/dL)以上。由此可见，BUN 浓度的变化并不能平行地反映肾功能变化，只有在较晚期才较明显地反映肾功能损害程度。BUN 值还受外源性(蛋白质摄入量)与内源性(感染、肾上腺皮质激素的应用、胃肠出血等)尿素负荷的大小影响，因此，根据 BUN 值判断肾功能变化时，应考虑这些尿素负荷的影响。

(2)血浆肌酐：血浆肌酐含量与蛋白质摄入量无关，主要与肌肉中磷酸肌酸分解产生的肌酐量和肾排泄肌酐的功能有关。其含量改变在 CRF 早期也不明显，只是在晚期才明显升高。临床上常同时测定血浆肌酐浓度和尿肌酐排泄率，根据计算的肌酐清除率(尿中肌酐浓度×每分钟尿量/血浆肌酐浓度)反映肾小球滤过率。肌酐清除率和肾的结构改变，如纤维性变、功能肾单位数减少等也有很大关系。因此，在某种意义上，肌酐清除率代表仍具有功能的肾单位数目。

(3)血浆尿酸氮：CRF 时，血浆尿酸氮虽有一定程度的升高，但较尿素、肌酐为轻。这主要与肾远曲小管分泌尿酸增多和肠道尿酸分解增强有关。

3.酸碱平衡和电解质紊乱

(1)代谢性酸中毒：在 CRF 的早期，肾小管上皮细胞氨生成障碍，与尿中 H^+ 结合减少，尿液酸化障碍。同时 PTH 继发性分泌增多，抑制近曲小管上皮细胞碳酸酐酶活性，使 H^+ 分泌减少，H^+-Na^+ 交换障碍，造成 $NaHCO_3$ 重吸收减少。此外 Na^+ 随水经尿排出增多，使细胞外液容量降低，从而激活肾素－血管紧张素－醛固酮系统，使来自饮食中的 NaCl 潴留，引起血氯增高，结果发生 AG 正常型高血氯性酸中毒。

在严重 CRF 患者，其肾小球滤过率降低至正常人的 20%以下时，体内酸性代谢产物特别是硫酸、磷酸等在体内积蓄，H^+ 在体内大量积聚，每天可达 20～40 mmol。此时(HCO_3^-)浓度下降，Cl^- 浓度无明显变化，则形成 AG 增高型正常血氯代谢性酸中毒。

(2)钠代谢障碍：正常肾脏可以依靠调节肾小球滤过及肾小管的重吸收维持钠离子代谢平衡。CRF 早期，由于 GFR 和肾小管重吸收功能虽然都减低，但两者之间处于暂时的平衡状态，故血钠水平在较长时间内仍可保持正常。

随着 CRF 的进展，有功能的肾单位进一步破坏，肾贮钠能力降低。如果钠的摄入不足以补充肾丢失的钠，即可导致机体钠总量的减少和低钠血症。其发生原因主要有。

通过残存肾单位排出的溶质(如尿素、尿酸、肌酐)增多，产生渗透性利尿作用，使近曲小管对水重吸收减少，而钠随水排出增多。同时残存肾单位的尿流速加快，妨碍肾小管对钠的重吸收。

体内甲基胍的蓄积可直接抑制肾小管对钠的重吸收。

呕吐、腹泻等可使消化道丢失钠增多。这些原因不仅引起低钠血症，还同时伴有水的丢失，造成血容量减少，导致肾血流量降低，残存肾单位的 GFR 下降，肾功能进一步恶化，甚至出现明显的尿毒症。

CRF 晚期，肾已丧失调节钠的能力，常因尿钠排出减少而致血钠增高。如摄钠过多，极易导致钠、水潴留，水肿和高血压。

(3)钾代谢障碍：CRF 患者只要尿量不减少，血钾可以长期维持正常。醛固酮代偿性分泌增多、肾小管上皮和集合管泌钾增多以及肠道排钾增加可维持血钾在正常水平。

由于 CRF 时尿中排钾量相对固定，和摄入量无关，因此一旦钾摄入量与排泄速度不平衡则很容易导致血钾水平异常。如严重酸中毒，急性感染、应用钾盐过多或急性并发症引起少尿，可很快发展成致命的高钾血症。而当患者进食甚少或伴有腹泻，则可出现严重的低钾血症。不论高钾血症或低钾血症均可影响神经肌肉和心脏功能，严重时可危及生命。

(4)镁代谢障碍：CRF 患者的肾小球滤过率＜30 mL/min 时，镁排出就可减少而引起血镁升高。常表现为恶心、呕吐、全身乏力、血管扩张、中枢神经系统抑制等。当血清镁浓度＞3 mmol/L 时可导致反射消失、呼吸麻痹、神志昏迷和心跳停止等。CRF 患者很难排泄过量的镁，应当避免使用含镁的药物治疗，防止严重的高镁血症。

(5)钙和磷代谢障碍：CRF 往往伴有高磷血症和低钙血症。

高磷血症：人体正常时有 60%～80%磷由尿排出。在 CRF 早期，尽管肾小球滤过率下降，可引起血磷浓度上升，但为维持钙磷乘积不变，血中游离 Ca^{2+} 减少，进而刺激甲状旁腺分泌 PTH，后者可抑制肾小管对磷的重吸收，使尿磷排出增多而维持血磷浓度在正常范围内。到 CRF 晚期，由于肾小球滤过率极度下降(＜30 mL/min)，继发性增多的 PTH 不能使磷充分排出，血磷水平明显升高。同时 PTH 的增多又增强溶骨活动，促使骨磷释放增多，从而形成恶性循环，导致血磷水平不断上升。

低钙血症：其原因有以下几种。①血磷升高：为维持血浆[Ca]×[P]乘积不变，在 CRF 出现高磷血症时，必然会导致血钙下降。②维生素 D 代谢障碍：肾功能受损使肾小管合成 1,25-$(OH)_2D_3$ 减少，影响肠道对钙的吸收。③肠道钙吸收减少：血磷增高使磷从肠道排出增多，在肠内与食物中的钙结合成难溶的磷酸钙排出，导致钙吸收减少；此外体内某些毒性物质的滞留使小肠黏膜对钙的吸收减少。

CRF 患者血钙降低很少出现手足搐搦，主要因为患者常伴有酸中毒，使血中结合钙趋于解离，故而游离钙浓度得以维持。同时 H^+ 对神经肌肉的应激性具有直接抑制作用，因此在纠正酸中毒要注意防止低钙血症引起的手足搐搦。

(二)多系统并发症

1.肾性骨营养不良

肾性骨营养不良又称肾性骨病，是指 CRF 时，由于钙磷及维生素 D 代谢障碍、继发性甲状旁腺功能亢进、酸中毒、铝中毒等所引起的骨病。可发生儿童的肾性佝偻病、成人的纤维性骨炎、骨软化、骨质疏松和骨硬化等(图 5-7)。

(1)钙磷代谢障碍和继发性甲状旁腺功能亢进：CRF 患者由于高血磷及低血钙，可刺激甲状旁腺引起继发性甲状旁腺功能亢进，分泌大量 PTH，使骨质生成与改建活动加强，导致骨质疏松和硬化，因此亦常将 PTH 所致的肾性骨营养不良为高代谢性骨病。

(2)维生素 D 代谢障碍：1,25-$(OH)_2D_3$ 具有促进骨盐沉着及肠吸收钙的作用。在 CRF 时，由于有功能的肾单位减少以及肾小管内磷浓度增加而使 1,25-$(OH)_2D_3$ 生成减少，导致骨盐沉着障碍而引起骨软化症；同时，肠吸收钙减少，使血钙降低，从而导致继发性甲状旁腺功能亢进而引起纤维性骨炎。

(3)酸中毒：CRF 时，多伴有长时间持续的代谢性酸中毒，可通过以下机制促进肾性骨营养不良的发生。①由于体液中$[H^+]$持续升高，于是动员骨盐来缓冲，促进骨盐溶解。②酸中毒干扰 1,25-$(OH)_2D_3$ 的合成。③酸中毒干扰肠吸收钙。

(4)铝中毒:CRF时,肾排铝功能减弱,当服用铝剂时,铝被吸收并在体内潴留,发生铝中毒。铝可直接抑制骨盐沉着和抑制PTH分泌,干扰骨质形成过程,导致骨软化,因此也有人将铝中毒所致的骨病称为低代谢性骨病。此外,铝在骨内沉积可抑制成骨细胞的功能,使骨质形成受阻,引起再生障碍性骨病,而1,25-$(OH)_2D_3$减少也可促进铝在骨内沉积,加重骨质软化。

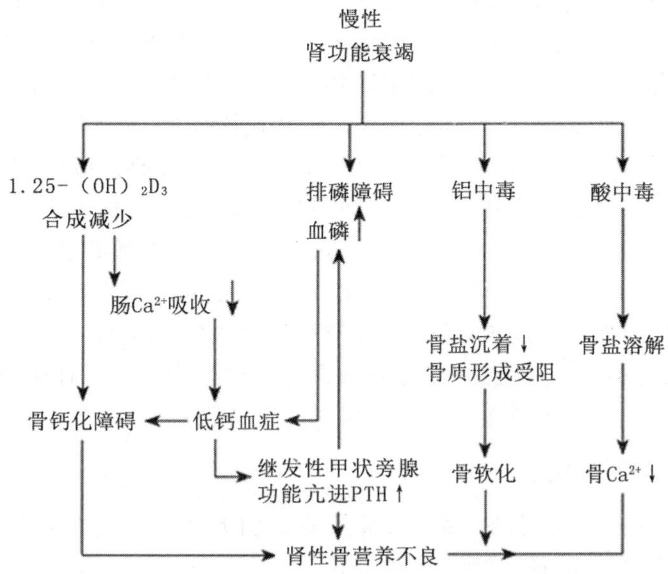

图5-7 肾性骨营养不良的发生机制

2.肾性高血压

由肾脏疾病引起的高血压称为肾性高血压。属于继发性高血压中最常见者。终末期肾病需要透析维持生命的患者几乎均伴发高血压。引发肾性高血压的发生机制主要包括以下几种。

(1)钠水潴留:CRF时,肾脏排钠功能降低进而继发水潴留。患者水、钠摄入过多和低蛋白血症也可导致体内水钠潴留。钠水潴留可引起:①血容量增多,心脏收缩加强,心排血量增加,血压升高。②动脉系统灌注压升高,反射性地引起血管收缩,外周阻力增加。③长时间血管容量扩张可刺激血管平滑肌细胞增生,血管壁增厚,血管阻力增加。上述这些因素共同促进了肾性高血压的发展。主要由钠水潴留所致的高血压称为钠依赖性高血压。对该类高血压患者限制钠盐摄入和应用利尿药以加强尿钠的排出,可以收到较好的降压效果。

(2)肾素—血管紧张素系统活性增高:肾素—血管紧张素系统活性增高主要见于慢性肾小球肾炎、肾小动脉硬化症、肾硬化症等疾病引起的CRF,由于常伴随肾血液循环障碍,使肾相对缺血,激活肾素—血管紧张素系统,使血管紧张素Ⅱ形成增多。血管紧张素Ⅱ可直接引起小动脉收缩和外周阻力增加,又能促使醛固酮分泌,导致钠水潴留,并可兴奋交感—肾上腺髓质系统,引起儿茶酚胺释放和分泌增多,故可导致血压上升。这种主要由于肾素和AngⅡ增多引起的高血压称为肾素依赖性高血压。对此类患者限制钠盐摄入和应用利尿药,不能收到良好的降压效果。只有采用药物疗法(如血管紧张素转化酶抑制药等)抑制肾素—血管紧张素系统的活性,消除血管紧张素Ⅱ对血管的作用,才有明显的降压作用。

(3)肾分泌的抗高血压物质减少:正常肾脏能生成前列腺素I_2和E_2等血管舒张物质。这些物质具有排钠、扩张血管、降低交感神经活性的作用。它们与肾素—血管紧张素系统既相互对抗又维持着平衡。所以,当肾髓质破坏时,产生抗高血压物质减少,则可促使高血压的发生。

上述三种机制,在肾性高血压发病中的作用,因肾疾患的种类、部位和程度不同而异。但在慢性肾疾患时,由于病变性质和部位复杂,三种机制常同时参与作用。出现高血压后又可进一步损害肾功能,形成恶性循环。

3.肾性贫血和出血倾向

(1)肾性贫血:97%的CRF患者常伴有贫血。贫血程度往往与肾功能损害程度一致。有时贫血可能是严重肾衰竭的最初表现。其发生机制如下。①促红细胞生成素减少:由于肾实质破坏,促红细胞生成素产生减少,从而使骨髓干细胞形成红细胞受到抑制,红细胞生成减少。这是肾性贫血的主要原因。②血液中潴留的毒性物质:CRF时一些毒性产物如甲基胍对红细胞生成具有抑制作用。③造血原料不足:CRF患者胃肠功能减退,导致铁和叶酸吸收减少、丢失过多,造血原料不足,影响红细胞生成。另外严重的慢性肾衰竭患者还可出现铁的再利用障碍。④红细胞破坏增加:由于ATP生成不足以及红细胞膜上ATP酶活性下降,钠泵失灵,导致红细胞内钠、水含量增多,细胞脆性增加,易于溶血。PTH也可增加红细胞脆性,而胍类物质则可引起溶血。此外,肾血管内常有纤微蛋白沉着,妨碍红细胞在血管内流动,使红细胞易受机械损伤而破裂。⑤失血:肾衰竭患者常有出血倾向与出血,因而可加重贫血。

(2)出血倾向:CRF患者有17%~20%出现皮下瘀斑、紫癜、鼻黏膜出血、牙龈出血、胃肠道黏膜出血等症状。目前研究认为,出血是因为血小板质的变化,而非数量减少所引起。血小板功能异常的表现是:①血小板的黏附性降低,使出血时间延长,认为与血清肌酐浓度有相关性。②血小板在ADP作用下的聚集功能减退。③血小板第三因子释放受抑,使凝血酶原激活物形成减少。有证据表明,尿毒症患者血浆中胍基琥珀酸含量显著增加,抑制了患者血小板第三因子的正常释放。

五、慢性肾衰竭的防治原则

近20年来以来,对各种慢性疾病的一级、二级预防已引起了医学界的广泛重视。CRF的防治是以CKD的发生发展为依据的,有效的预防治疗原则如下。

(一)积极治疗原发病与去除加重肾损伤因素

积极治疗某些原发病如慢性肾小球肾炎、肾结核等慢性肾脏疾病,可防止肾实质的继续破坏,从而改善肾功能。控制加重肾损伤的因素如感染、高血压、糖尿病等,避免使用血管收缩药物与肾毒性药物,及时纠正水、电解质和酸碱平衡紊乱,可以明显改善CRF患者的临床症状,延缓疾病进展。

(二)饮食控制与营养疗法

饮食控制与营养疗法是CRF非透析治疗最基本、有效的措施。其关键是蛋白质摄入量及成分的控制,要求采取优质低蛋白高热量饮食,保证足够的能力供给,减少蛋白质分解。其他方面还包括磷、嘌呤及脂质摄入的控制。

(三)防治并发症

防治并发症主要原则包括:

(1)有效控制CRF患者的高血压,可延缓肾功能恶化,减少心力衰竭和脑血管意外的发生率,但又要注意降压速度不能太快,以保证肾灌注压不下降,避免肾功能急剧恶化。

(2)根据发生心力衰竭的具体原因进行相应的处理:限制水、钠摄入和应用利尿药,以降低心脏前负荷;应用血管扩张剂以降低心脏后负荷。纠正电解质紊乱和酸碱平衡紊乱,有利于控制心律失常和增强心肌收缩力。纠正贫血,改善心肌供养。血液净化治疗,减轻肾毒素对心肌细胞的损伤。

(3)正确使用重组人红细胞生成素(rHuEPO),适当补充铁剂和叶酸,以治疗肾性贫血。

(4)限制食物中磷的摄入,控制钙、磷代谢失调,用维生素D和甲状旁腺次全切除术以治疗肾性骨病。

(5)选择有效的、肾毒性最小的抗生素控制可能出现的继发感染。

(四)透析疗法

CRF患者每天可从肠道排出一定量的尿素、肌酐、肌酸和磷。可利用某些药物如大黄制剂和甘露醇等刺激肠蠕动增加或提高肠道内渗透压,促进有毒代谢产物从肠道排出。肾功能严重障碍患者需采用透析疗法。透析疗法是用人工方法部分代替肾的排泄功能,但不能代替肾内分泌和代谢功能。常用方法有血液透析和腹膜透析。

(魏　哲)

·第六章·

血液系统疾病

第一节　贫　血

从功能上讲,贫血可以定义为机体红细胞总量减少,不能对组织器官充分供氧的一种病理状态,但因目前尚无适合临床检验要求的直接测定红细胞总量的方法,所以在诊断有无贫血时,一直沿用的是反映外周血红细胞浓度的指标,包括血红蛋白(hemoglobin,Hb)定量、红细胞(red blood cell,RBC)计数及血细胞比容(hematocrit,Hct)。凡单位体积血液中的血红蛋白水平、红细胞计数及血细胞比容低于可比人群正常值的下限即可认为有贫血存在。在评价贫血的实验室指标中,以血红蛋白最为常用和可靠。血红蛋白浓度受诸多因素影响,如年龄、性别和长期居住地的海拔高度等。国内诊断贫血的标准定为:成年男性血红蛋白<120 g/L,红细胞<4.5×10^{12}/L 及血细胞比容<0.42;成年女性血红蛋白<110 g/L,红细胞<4.0×10^{12}/L,血细胞比容<0.37。妊娠中后期因血浆量增加,血液发生生理性稀释,故孕妇贫血的诊断标准定为:血红蛋白<100 g/L,血细胞比容<0.30。因血红蛋白水平、红细胞计数及血细胞比容是浓度指标,故其测定值与血液稀释状态相关,凡可导致血浆量相对减少(血液浓缩或脱水)的情况如严重腹泻、大面积烧伤、高渗液腹膜透析、长期限制液体摄入及糖尿病酸中毒等,均能造成上述指标的相对升高。相反,凡引起血浆量相对增多(血液稀释)的病理情况如充血性心力衰竭及急性肾炎等,均可造成上述指标的相对降低。此外,在急性失血,机体来不及代偿时,红细胞总量虽明显减少,但因为构成血液的血浆和红细胞平行下降,故上述指标在 6 小时内仍可在正常范围。因此,在诊断贫血时对各种影响因素应加以全面考虑,以避免误诊。

一、病因和发病机制

贫血是继发于多种疾病的一种临床表现,其发病机制可概括为红细胞生成不足或减少、红细胞破坏过多和失血三类,分述如下。

(一)红细胞生成不足或减少

红细胞生成起源于多能造血干细胞。红细胞生成素(erythropoietin,EPO)作用于红系定向祖细胞水平,促进红细胞生成。红细胞生成不足的常见机制有:①骨髓衰竭:包括造血干细胞数量减少或质量缺陷,如再生障碍性贫血(aplastic anemia,AA)及范可尼贫血(Fanconi anemia,FA);②无效造血:包括获得性和遗传性无效造血,前者如骨髓增生异常综合征(myelodysplastic syndrome,MDS),后者如先天性红系造血异常性贫血;③骨髓受抑:如肿瘤的放射治疗或化学治疗造成造血细胞的损伤;④骨髓浸润:如血液恶性肿瘤、肿瘤骨髓转移、骨髓纤维化,可直接造成骨髓有效造血组织的减少;⑤造血刺激因子减少:如慢性肾衰竭所致的 EPO 合成减少;⑥造血微环境异常:造血微环境由多种基质细胞成分、非细胞性大分子生物活性物质、微循环、神经内分泌因子及其之间的复杂网络构成，为造血干细胞分化、发育、增殖和成熟提供必需的条件和场所。因目前无法模拟体内造血微环境的复杂体系，故对其在贫血发病中的确切意义尚所知甚少，但在某些贫血如再生障碍性贫血的发病中可能有一定的作用；⑦造血物质缺乏：叶酸和(或)维生素 B_{12} 缺乏导致细胞 DNA 合成障碍，引起巨幼细胞贫血。铁是合成血红蛋白的重要物质，铁缺乏可造成缺铁性贫血。

(二)红细胞破坏过多

此类贫血的共同特点是红细胞寿命缩短，称为溶血性贫血。红细胞破坏主要涉及红细胞内在和外在两种机制。①红细胞内在缺陷：红细胞基本结构包括细胞膜、代谢酶类和血红蛋白异常或缺陷均可造成其寿命缩短；②红细胞外在因素：基本可分为免疫相关性和非免疫相关性。前者主要是通过体液免疫抗体介导红细胞破坏所致的一类溶血性贫血。后者包括多种非免疫因素，如物理(机械、温度等)、化学(化学毒物、药物、代谢和生物毒素等)和生物(微生物感染)因素等所致的溶血性贫血。

(三)失血

包括急性和慢性失血。急性失血主要造成血流动力学的变化，而慢性失血才是贫血最常见的原因。

贫血的病因和发病机制复杂多样，有时是多因素叠加的结果。临床医师不能满足于贫血的初步诊断，而应仔细寻找出贫血的病因，才能采取针对性的有效治疗。

二、分类

贫血有多种分类方法。目前所用的分类方法各有其优缺点，临床上常合并应用，分述如下。

(一)细胞计量学分类

人工检测原称为形态学分类，如用自动血细胞分析仪检测时，宜称为细胞计量学分类，利用红细胞平均体积(mean cell volume，MCV)、红细胞平均血红蛋白含量(mean cell hemoglobin，MCH)和红细胞平均血红蛋白浓度(mean cell hemoglobin concentration，MCHC)3 项红细胞指数(RBC indices)对贫血进行分类(表 6-1)。

表 6-1 贫血的细胞计量学分类

类型	MCV(fl)	MCH(pg)	MCHC(%)
大细胞性贫血	>100	>32	31～35
正常细胞性贫血	80～100	26～32	31～35
单纯小细胞性贫血	<80	<26	31～35
小细胞低色素性贫血	<80	<26	<26

(二)病因和发病机制分类

根据病理生理学分类，可提示贫血的病因和发病机制，有助于指导临床治疗(表 6-2)。

表 6-2 贫血的病理生理学分类

红细胞生成减少	红细胞破坏增加(溶血性贫血)	失血
骨髓衰竭	内源性异常	急性失血性贫血
再生障碍性贫血	先天性红细胞膜缺陷	慢性失血性贫血
范可尼贫血	遗传性球形红细胞增多症	
红系祖细胞增殖分化障碍	遗传性椭圆形红细胞增多症	
纯红细胞再生障碍性贫血	遗传性热异形红细胞增多症	
慢性肾衰竭所致贫血	遗传性棘红细胞增多症	
内分泌疾病所致贫血	遗传性口形红细胞增多症	
先天性红系造血异常性贫血	获得性红细胞膜缺陷	

续表

红细胞生成减少	红细胞破坏增加(溶血性贫血)	失血
无效造血	阵发性睡眠性血红蛋白尿症	
骨髓增生异常综合征	红细胞酶异常	
先天性红系造血异常性贫血	红细胞葡萄糖-6-磷酸脱氢酶缺陷症	
营养性巨幼细胞性贫血	丙酮酸激酶缺乏症	
造血功能受抑	其他酶缺陷	
抗肿瘤化学治疗	卟啉病	
放射治疗	珠蛋白合成异常	
骨髓浸润	珠蛋白生成障碍性贫血	
白血病	异常血红蛋白病	
其他血液恶性肿瘤	外在因素异常	
实体瘤骨髓转移	免疫相关性(抗体介导性)	
DNA 合成障碍(巨幼细胞性贫血)	温抗体型自身免疫性溶血性贫血	
维生素 B_{12} 缺乏	冷性溶血病	
叶酸缺乏	药物相关抗体溶血性贫血	
先天性或获得性嘌呤和嘧啶代谢异常	新生儿同种免疫性溶血性贫血	
血红蛋白合成障碍	非免疫相关性	
缺铁性贫血	机械性因素	
先天性无转移铁蛋白血症	行军性血红蛋白尿症	
红系造血调节异常	心血管创伤性溶血性贫血	
氧亲和力异常血红蛋白病	微血管病性溶血性贫血	
原因不明或多重因素	其他物理和化学因素所致贫血	
慢性病性贫血	微生物感染所致贫血	
营养缺乏所致贫血	单核—吞噬细胞系统功能亢进	
铁粒幼细胞贫血	脾功能亢进	

按贫血的程度将贫血分为轻度(Hb＞90 g/L),中度(Hb 60～90 g/L),重度(Hb 30～60 g/L)和极重度(Hb＜30 g/L)。

三、临床表现

贫血的临床表现是机体对贫血失代偿的结果。活动耐力下降、心慌气短是贫血患者就医的常见原因。贫血患者通过下列机制进行代偿:①贫血刺激红细胞生成更多的 2,3-二磷酸甘油,使血红蛋白一氧解离曲线右移,血红蛋白氧亲和力降低,有利于氧的释放和被组织利用;②贫血时,血管发生选择性收缩,血流出现再分布,使更多的血液流向关键器官或部位。血流减少的器官或部位主要是皮肤和肾脏;③心排出量增加。一般来说,只有在贫血达到较严重的程度(Hb＜70 g/L)时,心排出量才增加。当贫血的程度超出上述代偿机制时,即会出现临床症状。贫血的临床表现由原发病和贫血本身的表现两部分组成。

贫血本身的临床表现主要取决于如下因素:①血液携氧能力的降低情况;②总血容量改变的程度;③上述两种因素发生发展的速率;④呼吸循环系统的代偿能力。贫血的临床表现与贫血的程度和贫血发生的速度相关,以后者的影响更为显著。在某些发病缓慢的贫血如缺铁性贫血和慢性再生障碍性贫血等,如心肺代偿功能良好,患者血红蛋白降至 70 g/L 甚至更低时才出现症状。反之,如贫血发展迅速,超过机体代偿能力,患者则可出现明显的临床表现。贫血导致向全身组织输氧能力的降低和组织缺氧,故可引起多器官和系统的不同表现。

(一)皮肤黏膜及其附属器

皮肤黏膜苍白是贫血最常见的体征。判断皮肤苍白受多种因素的影响,包括人种肤色、皮肤色素沉着的深浅和性质、皮肤血管的扩张程度以及皮下组织液体含量和性质等。黏膜颜色的改变较为可靠,如口腔黏膜、睑结膜、口唇和甲床。贫血的其他皮肤改变还有干枯无华,弹性及张力降低。皮肤附属器的变化包括毛发枯细,指甲薄脆。缺铁性贫血时,指甲可呈反甲或匙状甲。

(二)呼吸循环系统

贫血引起代偿性心率和呼吸加快,体力活动时尤为明显。在进展迅速的贫血,心慌气促症状明显。慢性贫血时症状表现较轻。长期严重的贫血可引起高动力性心力衰竭,待贫血纠正后可逐渐恢复。体检可闻及吹风样收缩期杂音,多为中等强度,在肺动脉瓣区最为清晰。心电图改变见于病情较重的贫血患者,表现为窦性心动过速、窦性心律不齐、ST 段降低和 T 波低平或倒置等非特异性变化,贫血纠正后可恢复正常。原已有心血管疾病的患者,其临床表现可因贫血而加重,如冠状动脉硬化性心脏病可出现心绞痛发作频度增加。值得注意的是贫血患者出现心律失常不应简单地归咎于贫血本身,而应进一步寻找其他可能的病因,并作相应处理。迅速发生的贫血(如急性出血或严重溶血发作)可出现与体位变动有关的心率增快和低血压。

(三)神经肌肉系统

严重贫血常有头痛、头晕、耳鸣、晕厥、视觉盲点、倦怠、注意力不集中和记忆力减退等神经系统表现,可能与脑缺氧有关。肌肉无力和易疲劳是肌肉组织缺氧的结果。感觉异常是恶性贫血的常见症状。

(四)消化系统

贫血患者常有食欲减退、恶心、腹胀、腹部不适、便秘或腹泻等消化系统症状。有些是原发病的表现,有些是贫血的结果。舌炎和舌乳头萎缩多见于维生素 B_{12} 缺乏所致的巨幼细胞贫血和恶性贫血,亦可见于缺铁性贫血。异食癖是缺铁性贫血特殊的表现。

(五)泌尿生殖系统

贫血患者因肾小球滤过和肾小管重吸收功能障碍,从而引起多尿和低比重尿。严重者可有轻度蛋白尿。育龄期女性患者可出现月经周期紊乱、月经量增多、减少或闭经。严重贫血者可出现性功能减退。

(六)其他

贫血患者有时伴发低热,如无病因可寻,则可能与贫血的基础代谢升高有关。若体温>38.5 ℃,则应查找发热病因如感染等。溶血性贫血常伴有黄疸。血管内溶血出现血红蛋白尿和高血红蛋白血症,可伴有腹痛、腰痛和发热。

四、诊断

根据临床表现和实验室检查结果,不难对贫血作出诊断,但贫血只是一种症状,所以贫血的诊断过程更主要的是查明引起贫血的病因。在明确病因之前,除支持治疗外,不应滥投药物,以免延误正确的诊断。

(一)病史

详细的病史采集可为查寻贫血病因提供有价值的线索。除常规病史内容外,询问范围应包括发病形式、发病时间及病程、饮食习惯、既往用药、职业、毒物或化学物暴露、出血倾向或出血史、慢性系统病史、月经史、生育史、黑便史及大便习惯改变、体重变化、尿色变化、家族遗传史以及有无发热等,并对诸项内容的重要性分别进行评估和综合分析。

(二)体格检查

全面而有重点的体格检查对贫血的病因诊断极有帮助。皮肤黏膜检查的内容包括颜色、皮疹、溃疡、毛发和指甲的改变以及出血点、淤斑和紫癜。皮肤黏膜苍白可大致反映贫血的程度。黄疸提示溶血性贫血。应特别注意有无胸骨压痛和全身表浅淋巴结及肝脾肿大。肛门和妇科检查亦不能忽略,痔出血或该部位的肿瘤是贫血常见的原因。心脏杂音可由贫血引起,但应排除可能的器质性病变。神经系统检查应包括眼底。脊髓后索和侧索变性体征提示维生素 B_{12} 缺乏和恶性贫血。

(三)实验室检查

贫血的病因和机制各异,有关特殊检查将在贫血各论中描述。此处介绍全血细胞计数和骨髓检查等贫血通用实验室检查。

1.全血细胞计数

原称血常规,为诊断贫血提供依据并可判断贫血的程度及受累细胞系。应包括网织红细胞计数,以判断红细胞生成活性。综合分析红细胞指数、网织红细胞计数和血涂片形态学观察提供的信息,有助于初步确定追查贫血病因的方向。

2.骨髓检查

有助于判断贫血的病因及机制,包括穿刺涂片和活检。溶血性贫血的红细胞生成明显活跃,髓细胞/红细胞比例可以倒置。再生障碍性贫血的骨髓造血活性全面降低,非造血细胞增多。白血病和其他血液系统恶性肿瘤的骨髓出现相应的肿瘤细胞,正常造血受到抑制。骨髓铁染色是评价机体铁储备的可靠指标。环形铁粒幼细胞见于 MDS 和铁粒幼细胞贫血。与骨髓穿刺相比,骨髓活检在有效造血面积评估、异常细胞浸润和分布以及纤维化诊断上更具优势。

3.其他

尿液分析应注意胆红素代谢产物和潜血。血尿可能是肾脏或泌尿道疾病本身的表现,也可能由血小板减少或凝血障碍所致。血红蛋白尿是血管内溶血的证据。大便潜血阳性提示消化道出血。

五、治疗

贫血病因不同,治疗也应因病而异。下列仅为贫血的一般处理原则,宜区别对待。

(一)病因治疗

病因治疗是贫血治疗的关键所在。所有贫血都应该在查明病因的基础上进行治疗,才能达到标本兼顾,最终治愈的目的。

(二)支持治疗

输血是贫血的对症治疗措施,但因不良反应和并发症较多,故应严格掌握适应证。慢性贫血血红蛋白 <60 g/L 和急性失血超过总容量 30%是输血的指征。应采用去除白细胞的成分输血。其他支持治疗包括纠正患者的一般情况及有效控制感染和出血等。

(三)补充造血所需的元素或因子

因缺乏造血元素或因子所致的贫血,在合理补充后可取得良好疗效,如缺铁性贫血,维生素 B_{12} 或叶酸缺乏导致的巨幼细胞贫血在补充相应造血元素后,病情可迅速改善。维生素 B_{12} 或铁在正常机体有一定的储备,只有在其耗竭后才发生贫血。因此,治疗此类贫血时应注意补足储备,以免复发。

(四)造血生长因子或造血刺激药物

肾性贫血红细胞生成素生物合成减少,是红细胞生成素治疗的适应证。此外,红细胞生成素对某些慢性病贫血和肿瘤性贫血亦有一定疗效。雄激素有刺激骨髓造血和红细胞生成素样的效应,对慢性再生障碍性贫血有效。

(五)免疫抑制剂

适用于发病机制与免疫有关的贫血。糖皮质激素是自身免疫性溶血性贫血(温抗体型)或纯红细胞再生障碍性贫血的主要治疗药物。抗胸腺细胞球蛋白或抗淋巴细胞球蛋白和环孢素可用于再生障碍性贫血特别是重症患者的治疗。

(六)异基因造血干细胞移植

适用于骨髓造血功能衰竭或某些严重的遗传性贫血如重型再生障碍性贫血、珠蛋白生成障碍性贫血及镰状细胞贫血等。干细胞来源首选人类白细胞抗原(human leukocyte antigen,HLA)相合的血缘或非血缘供者的外周血或骨髓。

(七)脾切除

脾脏是红细胞破坏的主要场所。某些贫血是脾切除的适应证,包括遗传性球形红细胞增多症、遗传性椭圆形红细胞增多症、内科治疗无效的自身免疫性溶血性贫血和脾功能亢进等。

(张建武)

第二节 急性白血病

急性白血病(AL)是一组起源于造血干细胞的恶性克隆性疾病。不成熟的造血细胞大量增殖并蓄积于骨髓和外周血,导致正常造血受抑,同时可浸润肝、脾、淋巴结等组织器官,临床表现为一系列浸润征象。病情发展迅速,如不及时治疗,通常数月内死亡。

一、分类

AL 分为急性髓系白血病(AML)和急性淋巴细胞白血病(ALL)两大类。

(一)AL 法美英(FAB)分型

1.AML 的 FAB 分型

M_0(急性髓系白血病微分化型,minimally differentiated AML):骨髓原始细胞>30%,无嗜天青颗粒及 Auer 小体,核仁明显,髓过氧化物酶(MPO)及苏丹黑 B 阳性细胞<3%;电镜下 MPO 阳性;CD_{33} 或 CD_{13} 等髓系标志可呈阳性,淋巴系抗原常为阴性,血小板抗原阴性。

M_1(急性粒细胞白血病未分化型,AML without maturation):原粒细胞(Ⅰ型+Ⅱ型,原粒细胞质中无颗粒为Ⅰ型,出现少数颗粒为Ⅱ型)占骨髓非红系有核细胞(NEC,指不包括浆细胞、淋巴细胞、组织嗜碱性细胞、巨噬细胞及所有红系有核细胞的骨髓有核细胞计数)的 90%以上,其中至少 3%以上的细胞为 MPO 阳性。

M_2(急性粒细胞白血病部分分化型,AML with maturation):原粒细胞占骨髓 NEC 的 30%~89%,其他粒细胞>10%,单核细胞<20%。

我国将 M_2 又分为 M_{2a} 和 M_{2b},后者由我国学者提出,特点为骨髓中原始及早幼粒细胞增多,但以异常的中性中幼粒细胞为主,有明显的核浆发育不平衡,核仁常见,此类细胞>30%。

M_3(急性早幼粒细胞白血病,acute promyelocytic leukemia,APL):骨髓中以颗粒增多的早幼粒细胞为主,此类细胞在 NEC 中>30%。

M_4(急性粒一单核细胞白血病,acute myelomonocytic leukemia,AMML):骨髓中原始细胞占 NEC 的 30%以上,各阶段粒细胞占 30%~80%,各阶段单核细胞>20%。

M_4Eo(AML with eosinophilia):除上述 M_4 型的特点外,嗜酸性粒细胞在 NEC 中>5%。

M_5(急性单核细胞白血病,acute monocytic leukemia,AMoL):骨髓 NEC 中原单核、幼单核及单核细胞≥80%。原单核细胞≥80%为 M_{5a},<80%为 M_{5b}。

M_6(红白血病,erythroleukemia,EL):骨髓中幼红细胞≥50%,NEC 中原始细胞(Ⅰ型+Ⅱ型)≥30%。

M_7(急性巨核细胞白血病,acute megakaryoblastic leukemia,AMeL):骨髓中原始巨核细胞≥30%。血小板抗原阳性,血小板过氧化物酶阳性。

2.ALL 的 FAB 分型

L_1:原幼淋巴细胞以小细胞(直径≤12 μm)为主,胞浆少,核型规则,核仁小而不清楚。

L_2:原幼淋巴细胞以大细胞(直径>12 μm)为主,胞浆较多,核型不规则,常见凹陷或折叠,核仁明显。

L_3:原幼淋巴细胞以大细胞为主,大小一致,胞浆多,内有明显空泡,胞浆嗜碱性,染色深,核型规则,核仁清楚。

(二)AL世界卫生组织(WHO)分型

WHO分型是基于FAB分型,结合形态学(morphology)、免疫学(immunology)、细胞遗传学(cytogenetics)和分子生物学(molecular biology)制定而成的,即所谓的MICM分型,其更能适合现代AL治疗策略的制定。

1.AML的WHO分型(2008年)

(1)伴重现性遗传学异常的AML:①AML伴t(8;21)(q22;q22);RUNX1-RUNX1T1;②AML伴inv(16)(p13.1q22)或t(16;16)(p13.1;q22);CBFβ-MYH11;③APL伴t(15;17)(q22;q12);PML-RARα;④AML伴t(9;11)(p22;q23);MLL-MLLT3;⑤AML伴t(6;9)(p23;q34);DEK-NUP214;⑥AML伴inv(3)(q21q26.2)或t(3;3)(q21;q26.2);RPN1-EVI1;⑦AML(原始巨核细胞性)伴t(1;22)(p13;q13);RBM15-MKL1;⑧AML伴NPM1突变(暂命名);⑨AML伴CEBPA突变(暂命名)。

(2)AML伴骨髓增生异常相关改变。

(3)治疗相关的AML。

(4)非特殊类型AML(AML,NOS):①AML微分化型;②AML未分化型;③AML部分分化型;④急性粒单核细胞白血病;⑤急性单核细胞白血病;⑥急性红白血病;⑦急性巨核细胞白血病;⑧急性嗜碱性粒细胞白血病;⑨急性全髓增生伴骨髓纤维化。

(5)髓系肉瘤。

(6)Down综合征相关的髓系增殖:①短暂性异常骨髓增殖(TAM);②Down综合征相关的髓系白血病。

(7)母细胞性浆细胞样树突细胞肿瘤。

2.ALL的WHO分型(2008年)

(1)前体B细胞ALL(B-ALL)①非特殊类型的B-ALL(B-ALL,NOS);②伴重现性遗传学异常的B-ALL:B-ALL伴t(9;22)(q34;q11),BCR/ABL;B-ALL伴t(v;11q23),MLL重排;B-ALL伴t(12;21)(p13;q22),TEL-AML1(ETV6-RUNX1);B-ALL伴超二倍体;B-ALL伴亚二倍体;B-ALL伴t(5;14)(q31;q32),IL3-IGH;B-ALL伴t(1;19)(q23;p13),E2A-PBX1(TCF3-PBX1)。

(2)前体T细胞ALL(T-ALL)。

(3)Burkitt型白血病。

二、临床表现

起病急缓不一。临床表现主要与正常造血受抑和白血病细胞浸润有关,多无特异性。

(一)正常骨髓造血功能受抑表现

白血病细胞大量增殖后,抑制了骨髓中正常白细胞(WBC)、血小板(PLT)和红细胞的生成,从而引起相关表现。

1.发热

半数患者以发热为早期表现,主要与粒细胞缺乏所致的感染或白血病本身发热有关,但后种情况多≤38.5 ℃。热度从低热至高热不等,热型不定。常见感染部位有上呼吸道、肺部、口腔、肛周及全身(败血症)等。因正常WBC减少,局部炎症症状可以不典型。最常见的致病菌为革兰阴性杆菌,其次为革兰阳性球菌。因伴有免疫功能缺陷,还可能出现病毒、真菌及卡氏肺孢子菌感染等。

2.出血

40%患者以出血为早期表现,主要与PLT减少和凝血功能异常有关。表现为皮肤瘀点瘀斑、鼻出血、牙龈出血、月经过多等。颅内出血可出现头痛、呕吐、双侧瞳孔不对称,甚至昏迷、死亡。约62%AL患者死于出血，其中87%为颅内出血。弥散性血管内凝血（DIC）常见于APL，表现为全身广泛性出血；ALL少见。

3.贫血

半数患者就诊时已有重度贫血，尤其是继发于骨髓增生异常综合征（MDS）者。多呈正常细胞性贫血，进行性加重。表现为面色苍白、虚弱、头昏甚至呼吸困难等。年老体弱患者可诱发心血管症状。

（二）白血病细胞增殖浸润表现

1.淋巴结和肝脾肿大

淋巴结肿大多见于ALL。以颈、腋下和腹股沟等处多见，一般无触痛和粘连，质地中等。可有轻至中度肝脾大，除非是继发于骨髓增殖性肿瘤（如慢性髓性白血病，CML），否则巨脾罕见。

2.骨骼和关节

常有胸骨下端的局部压痛，提示骨髓腔内白血病细胞过度增殖，具有一定特异性。白血病细胞浸润至骨膜、骨和关节会造成骨骼和关节疼痛，儿童多见。骨髓坏死时可引起骨骼剧痛。

3.粒细胞肉瘤

2%～14%AML患者出现粒细胞肉瘤，又称绿色瘤，因原始细胞聚集于某一部位，富含的MPO使切面呈绿色而得名。常累及骨膜，尤其是眼眶部，引起眼球突出、复视或失明。

4.口腔和皮肤

牙龈浸润时会出现牙龈增生和肿胀；皮肤浸润时呈蓝灰色斑丘疹或皮肤粒细胞肉瘤，局部皮肤隆起变硬，多见于M_4和M_5。部分患者具有Sweet综合征表现：发热、肢端皮肤红色斑丘疹或结节，皮肤组织病理检查见皮层大量成熟中性粒细胞浸润。

5.中枢神经系统白血病（central nervous system leukemia，CNSL）

多见于儿童、高白血病细胞、ALL和M_5患者，常发生在缓解期，少数以CNSL为首发表现。临床无症状或出现头痛、恶心、呕吐、颈项强直、抽搐及昏迷等。脊髓浸润可发生截瘫，神经根浸润可产生各种麻痹症状。由于化疗药物难以透过血一脑屏障，隐藏于CNS的白血病细胞不能有效杀灭，从而导致髓外复发。

6.胸腺

约10%的ALL患者有前纵隔（胸腺）肿块，多见于T-ALL。巨大的前纵隔肿块压迫大血管和气管，还会引起上腔静脉压迫综合征或上纵隔综合征，出现咳嗽、呼吸困难、发绀、颜面水肿、颅内压增高等表现。

7.睾丸

常为单侧、无痛性肿大，多见于ALL化疗缓解后的男性幼儿或青年，是除CNSL外又一重要的髓外复发的部位。

8.其他

胸膜、肺、心、消化道、泌尿系统等均可受累，可无临床表现。儿童患者的扁桃体、阑尾或肠系膜淋巴结被浸润时，常误诊为外科疾病。

三、实验室检查

（一）血象

大部分患者WBC增高。$>10\times10^9/L$者称为白细胞增多性白血病；$>100\times10^9/L$称高白细胞性白血病。也有不少患者WBC计数正常或减少，低者可$<1.0\times10^9/L$，称为白细胞不增多性白血病。血片分类检查常见原始和（或）幼稚细胞，但白细胞不增多性病例可能缺如。伴有不同程度的贫血，少数病例血片上红细胞大小不等，可找到幼红细胞。约50%患者$PLT<60\times10^9/L$。

（二）骨髓象

骨髓细胞形态学检查是诊断AL的基础。骨髓增生多明显活跃或极度活跃，约10%的AML增生低下，称为低增生性 AL。原始细胞占全部骨髓有核细胞≥30%(FAB 分型标准)或≥20%(WHO 分型标准)。多数病例骨髓象中白血病性的原幼细胞显著增多，而较成熟的中间阶段细胞缺如，并残留少量成熟粒细胞，形成“裂孔”现象。正常的巨核细胞和幼红细胞减少。Auer 小体常见于急性髓系白血病，有时可见于 AML M_4 和 M_5 白血病细胞，但不见于 ALL。

(三)细胞化学

将细胞学和化学相结合，在结构完整的白血病细胞中原位显示其化学成分和分布状况，为鉴别各类 AL 提供重要依据。常见反应见表 6-3。

表 6-3　常见 AL 类型鉴别

	急淋白血病	急粒白血病	急性单核细胞白血病
过氧化物酶(POX)	(−)	分化差的原始细胞(−)~(+)	
分化好的原始细胞(+)~(+++)	(−)~(+)		
糖原反应(PAS)	(+)成块或颗粒状	弥漫性淡红色(−)(+)	弥漫性淡红色或细颗粒状(−)/(+)
非特异性酯酶(NSE)	(−)	NaF 抑制不敏感(−)~(+)	能被 NaF 抑制(+)
碱性磷酸酶(AKP/NAP)	增加	减少或(−)	正常或增加

(四)免疫学

根据白血病细胞表达的系列相关抗原确定其来源，如淋巴系 T/B、粒一单系、红系、巨核系，后三者统称为髓系。白血病免疫分型欧洲组(EGIL)提出了免疫学积分系统(表 6-4)，将 AL 分为四型：①急性未分化型白血病(AUL)，髓系和 T 或 B 系抗原积分均≤2；②急性混合细胞白血病或急性双表型(白血病细胞同时表达髓系和淋巴系抗原)或双克隆(两群来源于各自干细胞的白血病细胞分别表达髓系和淋巴系抗原)或双系列(除白血病细胞来自同一干细胞外余同双克隆型)白血病，髓系和 B 或 T 淋巴系积分均>2；③伴有髓系抗原表达的 ALL(My+ALL)，T 或 B 淋巴系积分>2 同时髓系抗原表达，但积分≤2，和伴有淋巴系抗原表达的 AML(Ly+AML)；髓系积分>2 同时淋巴系抗原表达，但积分≤2；④单表型 AML，表达淋巴系(T 或 B)者髓系积分为 0，表达髓系者淋巴系积分为 0。

表 6-4　白血病免疫学积分系统(EGIL，1998)

分值	B 系	T 系	髓系
2	CD79a	CD_3	MPO
	Cy CD22	TCR-αβ	
	Cy IgM	TCR-γδ	
1	CD19	CD2	CD117
	CD20	CD5	CD_{13}
	CD10	CD8	CD_{33}
		CD10	CD65
0.5	TdT	TdT	CD14
	CD24	CD7	CD15

注：Cy，胞浆内；TCR，T 细胞受体

特定的免疫表型与细胞形态、染色体改变存在一定的相关性：如高表达 CD34 和 CD117 的白血病细胞往往分化较差；伴 t(8;21)的 AML 常伴有 B 细胞表面标志 CD19 和 CD79a；M3 细胞 CD13 和 CD33 强阳性，而 HLA-DR 表达缺失。

(五)细胞遗传学和分子生物学

半数以上 AL 患者存在染色体核型异常。AML 最常见的染色体改变为 t(15;17)、t(8;21)、inv(16)、+8、+21 等；而成人 ALL 中最常见的是 Ph 染色体。许多染色体异常伴有特定基因的改变。例如 M3t

(15;17)(q22;q21)系 15 号染色体上的 PML(早幼粒白血病基因)与 17 号染色体上 RARα(维 A 酸受体基因)形成 PML/RARα 融合基因。此外,某些 AL 还存在 N－RAS 癌基因点突变、活化,抑癌基因 P53、Rb 失活等。

(六)血液生化改变

血清乳酸脱氢酶可增高,AML 中 M_4 和 M_5 多见,但增高程度不如 ALL。血和尿中尿酸浓度增高,尤其是化疗期间。M_5 和 M_4 血清和尿溶菌酶活性增高,而 ALL 常降低。如发生 DIC 或纤溶亢进,则相应的凝血检测异常。合并 CNSL 时,脑脊液压力增高,WBC 增多($>0.01\times10^9$/L),蛋白质增多($>$450 mg/L),而糖定量减少,涂片中可找到白血病细胞。脑脊液清浊度随所含的细胞数而异。

四、诊断和鉴别诊断

(一)诊断

根据临床表现、血象和骨髓象特点诊断 AL 一般不难。但应尽可能完善初诊患者的 MICM 检查,综合判断患者预后并制定相应的治疗方案。

(二)鉴别诊断

1.类白血病反应

类白血病反应表现为外周血 WBC 增多,涂片可见中、晚幼粒细胞;骨髓粒系左移,有时原始细胞会增多。但类白血病有原发病,血液学异常指标随原发病的好转而恢复;NAP 活力显著增高;无 Auer 小体。

2.MDS

MDS 的 RAEB 型外周血和骨髓中均可出现原始和(或)幼稚细胞,但常伴有病态造血,骨髓中原始细胞$<$20%,易与 AL 鉴别。

3.再生障碍性贫血(AA)及特发性血小板减少性紫癜(ITP)

主要与 WBC 不增多性白血病相区别。根据 AL 的临床浸润征象和骨髓检查不难鉴别。

4.传染性单核细胞增多症(infectious monocytosis,IM)

临床表现类似,如发热、淋巴结和肝脾肿大等。外周血出现大量异形淋巴细胞,但形态不同于原始细胞;血清中嗜异性抗体效价逐步上升;可检测出 EB 病毒标志物;病程短,为自限性疾病。

五、治疗

AL 确诊后根据 MICM 结果进行预后分层,结合患者基础状况、自身意愿和经济能力等,制定个体化治疗方案并及早治疗。治疗期间,建议留置深静脉导管。适合造血干细胞移植(HSCT)的患者尽早行 HLA 配型。

(一)抗白血病治疗

1.治疗策略

(1)诱导缓解治疗:抗白血病治疗的第一阶段,主要是联合化疗使患者迅速获得完全缓解(complete remission,CR)。CR 定义为白血病的症状和体征消失,外周血中性粒细胞绝对值$\geq1.5\times10^9$/L,PLT $\geq100\times10^9$/L,白细胞分类中无白血病细胞;骨髓原粒细胞(原单＋幼单核细胞或原淋＋幼淋巴细胞)$\leq$5%,M_3 则要求原粒＋早幼粒细胞$\leq$5%且无 Auer 小体,红细胞及巨核细胞系正常,无髓外白血病。理想的 CR 状态,白血病免疫学、细胞遗传学和分子生物学异常均应消失。

(2)缓解后治疗:争取患者的长期无病生存(DFS)和痊愈。初治时体内白血病细胞数量 $10^{10}\sim10^{12}$,诱导缓解达 CR 时,体内仍残留白血病细胞,称为微小残留病(minimal residual disease,MRD),数量约 $10^8\sim10^9$,所以必须进行 CR 后治疗,以防复发。包括巩固强化治疗和维持治疗。

2.AML 的治疗

(1)诱导缓解(除 M_3):最常用的是阿糖胞苷(Ara-C)联合蒽环/蒽醌类药物组成的“3＋7”方案:蒽

环/蒽醌类药物，静脉注射，第1～3天；联合Ara-C 100～200 mg/(m^2·d)，静脉滴注，第1～7天。蒽环/蒽醌类药物主要有柔红霉素(DNR)、米托蒽醌(MIT)和去甲氧柔红霉素(IDA)，其中DNR最为常用。提高蒽环/蒽醌类药物剂量或采用高剂量Ara-C(HD Ara-C)不能提高CR率，但对延长缓解期有利。国内采用生物酯碱—高三尖杉酯碱(HHT)联合Ara-C诱导治疗AML，CR率为60%～65%(表6-5)。

表6-5　急性白血病常用联合化疗方案

方案	药物	剂量和用法
DA	柔红霉素	45 mg/(m^2·d)，静注，第1～3天
	阿糖胞苷	Ara-C 100～200 mg/(m^2·d)，静滴，第1～7天
MA	米托蒽醌	8～12 mg/(m^2·d)，静注，第1～3天
	阿糖胞苷	Ara-C 100～200 mg/(m^2·d)，静滴，第1～7天
IA	去甲氧柔红霉素	12 mg/(m^2·d)，静注，第1～3天
	阿糖胞苷	Ara-C 100～200 mg/(m^2·d)，静滴，第1～7天
HA	高三尖杉酯碱	3～4 mg/(m^2·d)，静滴，第5～7天
	阿糖胞苷	Ara-C 100～200 mg/(m^2·d)，静滴，第1～7天
VP	长春新碱	2 mg，每周静注1次
	泼尼松	1 mg/(kg·d)，分次口服，连用2～3周
DVLP	柔红霉素	30 mg/(m^2·d)，静滴，每2周第1～3天，共4周
	长春新碱	2 mg，每周第1天静注，共4周
	左旋门冬酰胺酶	10 000 U/d，静滴，第19天开始，连用10天
	泼尼松	1 mg/(kg·d)，分次口服，连用4周
Hyper—CVAD		
A方案	环磷酰胺	300 mg/(m^2·12 h)，静注3小时，第1～3天
	长春新碱	2 mg/d，静注，第4天、11天
	阿霉素	50 mg/(m^2·d)，静注，第4天
	地塞米松	40 mg，口服或静滴，第1～4天、第11～14天
B方案	甲氨蝶呤	1 g/m^2，静滴，第1天
	阿糖胞苷	3 g/m^2，每12小时1次，共4次，第2～3天

诱导化疗后早期(+7天)复查骨髓象，根据残留白血病水平和骨髓增生程度及时调整治疗强度，有利于提高诱导缓解率。

1个疗程获CR者DFS高，而2个疗程诱导才达CR者5年DFS仅10%。2个标准疗程仍未CR者，提示患者存在原发耐药，需更换方案，是进行异基因HSCT的适应证。

(2)M_3诱导缓解治疗：全反式维A酸(ATRA)25～45 mg/(m^2·d)口服直至缓解。治疗机制与ATRA诱导带有PML-RARα融合基因的早幼粒白血病细胞分化成熟有关。ATRA联合化疗可提高CR率、降低维A酸综合征(retinoic acid syndrome，RAS)的发生率和死亡率。RAS多见于M_3单用ATRA诱导过程中，发生率3%～30%，可能与细胞因子大量释放和黏附分子表达增加有关。临床表现为发热、体重增加、肌肉骨骼疼痛、呼吸窘迫、肺间质浸润、胸腔积液、心包积液、水肿、低血压、急性肾衰竭等。初诊时WBC较高或治疗后迅速上升者易发生RAS。治疗包括暂停ATRA、吸氧、利尿、高剂量地塞米松(10 mg，静脉注射，每日2次)和化疗等。M_3合并出血者可输注新鲜冰冻血浆和血小板。国内ATRA+砷剂±化疗也可作为M_3一线诱导治疗。

(3)缓解后治疗：①初诊时白血病细胞高，伴髓外病变，M_4/M_5，存在t(8;21)或inv(16)、$CD7^+$和$CD56^+$，或有颅内出血者，应在CR后做脑脊液检查并鞘内预防性用药。②AML比ALL的治疗时段明显缩短。但M3用ATRA获得CR后，仍需化疗、ATRA以及砷剂等药物交替维持治疗2～3年。AML CR

后可采用 HD Ara-C 方案(2～3 g/m^2,每 12 小时 1 次,静滴 3 小时)巩固强化,连用 6～8 个剂量,单用或与安吖啶、MIT、DNR、IDA 等联用。伴有累及 CBF 融合基因的 AML 适用 HD Ara-C 巩固强化至少 3～4 个疗程,长期维持治疗已无必要。建议:①高危组首选异体 HSCT;②低危组首选 HD Ara-C 为主的联合化疗;③中危组,HSCT 和化疗均可采用。自体 HSCT(auto-HSCT)适用于部分中低危组患者。

通过多色流式细胞术、定量 PCR 等技术监测患者体内 MRD 水平是预警白血病复发的重要方法。巩固治疗后 MRD 持续高水平或先降后升,往往提示复发高风险。

(4)复发、难治性 AML 的治疗:约 20%患者标准方案不能获得 CR1,同时很多患者 2 年内会复发,此类患者仍缺乏有效的治疗方式。异基因 HSCT(allo-HSCT)是唯一可能获得长期缓解的治疗措施,移植前通过挽救方案获得缓解有利于提高移植疗效。具体方案选择:①HD Ara-C 联合化疗:年龄 55 岁以下、身体状况及支持条件较好者,可选用。②新型药物联合化疗:新型烷化剂-cloretazine、核苷酸类似物一氯法拉滨、髓系单克隆抗体以及靶向药物如 FLT-3 抑制剂等。③年龄偏大或继发性 AML 可采用预激方案化疗(如粒细胞集落刺激因子 G-CSF+阿克拉霉素+Ara-C)。M_3 复发者用砷剂治疗仍有效。allo-HSCT 后复发患者可尝试供体淋巴细胞输注(DLI)、二次移植等。

3.ALL 的治疗

(1)诱导缓解:长春新碱(VCR)和泼尼松(P)组成的 VP 方案(参见表 11-6),仍是 ALL 诱导缓解的基本方案,能使 50%成人 ALL 获得 CR,但易复发,CR 期 3～8 个月。DVLP 方案现为 ALL 诱导的推荐标准方案[DNR+VCR+左旋门冬酰胺酶(L-ASP)+P],CR 率 75%～92%。DVLP 加用环磷酰胺(CTX)或 Ara-C,可提高 T-ALL 的 CR 率和 DFS。CTX 会致出血性膀胱炎,临床上常用美司钠(mesna)预防。hyper-CVAD 作为 ALL 的诱导治疗,CR 率也可达 90%以上。高剂量甲氨蝶呤(HD-MTX)+高剂量 CHOP(COPADM 方案)治疗成熟 B-ALL,CR 率 70%～80%,DFS 为 50%。对于极高危的 Ph+ALL 患者,诱导化疗期间联合伊马替尼,不仅提高 CR 率,还可减少继发耐药的发生。青少年和年轻成人 ALL 按照儿童治疗方案,酌情增加化疗药物的剂量会疗效更好。

(2)缓解后治疗:缓解后的巩固强化和维持治疗十分必要。高危或极高危组 ALL 应首选 allo-HSCT。如未行 allo-HSCT,ALL 总疗程一般需 3 年。为克服耐药并在脑脊液中达到治疗药物浓度,HD AraC(1～3 g/m^2)和 HD MTX(2～3 g/m^2)已广为应用。HD MTX 可致严重的黏膜炎,故治疗的同时需加用亚叶酸钙解救。巯嘌呤(6-MP)和 MTX 联用是普遍采用的有效维持方案。30%～40%的成人 ALL 可生存 5 年以上。

(3)CNSL 的防治:ALL 患者 CNSL 较常见,是最常见的髓外白血病。CNSL 防治措施有头颅放疗、鞘内注射化疗药物和高剂量全身化疗。预防一般采用后两种,通常在 ALL 缓解后开始鞘内注射 MTX。对未曾接受过照射的 CNSL 采用 HD Ara-C(或 HD MTX)化疗联合 CNS 照射(12～18 Gy),至少半数病例有效;或者可联合鞘内注射地塞米松、MTX 或(和)Ara-C。不过先前有照射史的 CNSL,鞘内给药的有效率仅 30%。

(4)睾丸白血病治疗:药物疗效不佳,必须进行放射治疗,即使仅有单侧睾丸肿大也要进行双侧照射和全身化疗。

(5)HSCT:auto-HSCT 复发率较高,对总体生存(OS)的影响并不优于高剂量巩固化疗,现正在被替代中。allo-HSCT 是目前唯一可能治愈 ALL 的手段,40%～65%患者长期存活。主要适应证为:①复发难治性 ALL。②第二次缓解期(CR2)ALL:CR1 持续时间<30 个月或者 CR1 期 MRD 持续高水平。③CR1期高危或极高危 ALL:指伴有染色体畸变如 t(9;22)、t(4;11)、+8;初诊时 WBC>30×10^9/L 的前 B-ALL 和>100×10^9/L 的 T-ALL;达 CR 时间>4～6 周;诱导化疗 6 周后 MRD>10^{-2}且在巩固维持期持续存在或不断增高者。

(6)ALL 复发治疗:骨髓复发最常见,髓外复发多见于 CNS 和睾丸。单纯髓外复发者多能同时检出骨髓 MRD,随之出现血液学复发;因此髓外局部治疗的同时,需进行全身化疗。ALL 一旦复发,不管采用何种化疗方案,CR2 期通常都较短暂(中位时间 2～3 个月),长期生存率<5%,应尽早考虑 allo-HSCT 或

二次移植。

4.老年 AL 的治疗

>60 岁的 AL 中,由 MDS 转化而来、继发于某些理化因素、耐药、重要器官功能不全、不良核型者多见,疗效近 30 年来未能取得明显进步,治疗更应强调个体化。多数患者化疗需减量用药,有条件的单位应鼓励患者加入临床研究。有 HLA 相合的同胞供体者可行降低强度预处理 HSCT(RIC-HSCT)。

(二)一般治疗

1.紧急处理高白细胞血症

循环血液中 WBC>200×10^9/L 时,患者可产生白细胞淤滞症,表现为呼吸困难、低氧血症、言语不清、颅内出血、阴茎异常勃起等,病理学显示白血病血栓梗死与出血并存。当血 WBC>100×10^9/L 时可使用血细胞分离机(APL 除外),快速清除过高的 WBC,同时给以化疗药物及水化碱化处理,预防高尿酸血症、酸中毒、电解质紊乱、凝血异常等并发症,减少肿瘤溶解综合征的发生风险。化疗药物可选用所谓化疗前短期预处理方案:AML 用羟基脲 1.5~2.5 g/6 h(总量 6~10 g/d),约 36 小时;ALL 用地塞米松 10 mg/m^2,静脉注射,联合或不联合其他化疗药物(如 CTX)。

2.防治感染

AL 患者常伴有粒细胞减少,特别是在化、放疗后,可持续相当长时间,同时化疗常致黏膜损伤,故患者宜住消毒隔离病房或层流病房,所有医护人员和探访者在接触患者之前应洗手、消毒。G-CSF 或粒一单核系集落刺激因子(GM-CSF)可缩短粒细胞缺乏期,适用于 ALL;对于老年、强化疗或伴感染的 AML 也可使用。如有发热,应积极寻找感染源并迅速经验性抗生素治疗,待病原学结果出来后调整抗感染药物。

3.成分输血

严重贫血可吸氧、输浓缩红细胞,维持 Hb>80 g/L;但白细胞淤滞时不宜马上输注,以免增加血黏度。PLT 过低会引起出血,需输注单采血小板,维持 PLT≥10×10^9/L;合并发热和感染者可适当放宽输注指征。为预防输血反应及输血后移植物抗宿主病(GVHD)的发生,建议成分血经白细胞过滤并经辐照(约 25 Gy)处理灭活淋巴细胞后再输注。

4.代谢并发症

白血病细胞负荷较高者,尤其是在化疗期间,容易产生高尿酸血症、高磷血症和低钙血症等代谢紊乱,严重者会合并高钾血症和急性肾功能损害。因此临床上应充分水化(补液量>3 L/d,每小时尿量>150 mL/m^2)、碱化尿液,同时予别嘌醇(每次 100 mg,每日 3 次)降低尿酸。无尿和少尿患者按急性肾衰竭处理。

六、预后

AL 若不经特殊治疗平均生存期仅 3 个月;经过现代治疗,不少患者可长期存活。对于 ALL,1~9 岁且 WBC<50×10^9/L 者预后最好,CR 后经过巩固与维持治疗,50%~70%能够长期生存至治愈。成人 ALL 预后远不如儿童,3 年以上存活率仅 30%。年龄较大与白细胞计数较高的 AL 患者,预后不良。M_3 若能避免早期死亡则预后良好多可治愈。AML 患者,基因突变情况可能更能提示疾病预后。正常染色体 AML 伴单独 NPM1 突变者预后较好;而伴单独 FLT3 突变者,预后较差。t(8;21)及 inv(16)患者预后虽然相对较好,但如同时伴有 KIT 基因突变则预后较差。此外,继发于放化疗或 MDS 的白血病、早期复发、多药耐药者、需较长时间化疗才能缓解、合并髓外白血病者预后均较差。

(张建武)

第三节 慢性白血病

慢性髓性白血病(CML),惯称慢粒,起病缓慢,多表现为外周血粒细胞显著增多伴成熟障碍,嗜碱性粒细胞增多,伴有明显脾肿大,甚至巨脾。自然病程分为慢性期、加速期和急变期。Ph 染色体(Philadelphia 染色体)和 BCR/ABL 融合基因为其标记性改变。

一、发病机制

CML 患者骨髓及有核血细胞中存在的 Ph 染色体,其实质为 9 号染色体上 C-ABL 原癌基因移位至 22 号染色体,与 22 号染色体断端的断裂点集中区(BCR)连接,即 t(9;22)(q34;q11),形成 BCR/ABL 融合基因。其编码的 p210BCR/ABL 蛋白具有极强的酪氨酸激酶活性,使一系列信号蛋白发生持续性磷酸化,影响细胞的增殖分化、凋亡及黏附,导致 CML 的发生。粒系、红系、巨核系及 B 淋巴细胞系均可发现 Ph 染色体。

二、临床表现

各年龄组均可发病,中年居多,男女比例 3∶2。起病缓慢,早期常无自觉症状,往往在偶然情况下或常规检查时发现外周血白细胞(WBC)升高或脾肿大,而进一步检查确诊。

(一)一般症状

CML 症状缺乏特异性,常见有乏力、易疲劳、低热、食欲减退、腹部不适、多汗或盗汗、体重减轻等。

(二)肝脾大

脾大见于 90%的 CML 患者。部分患者就医时已达脐或脐下,甚至伸至盆腔,质地坚实,常无压痛;如发生脾周围炎可有触痛,脾梗死时出现剧烈腹痛并放射至左肩。脾大程度与病情、病程、特别是 WBC 数密切相关。肝肿大见于 40%～50%患者。但近年来由于定时接受健康体检,以 WBC 升高为首发表现的患者增多,而此时肝脾大并不明显。

(三)其他表现

包括贫血症状、胸骨中下段压痛等。WBC 过多可致"白细胞淤滞症"。少见有组胺释放所致的荨麻疹、加压素反应性糖尿病等。

(四)加速期/急变期表现

如出现不明原因的发热、虚弱、骨痛、脾脏进行性肿大、其他髓外器官浸润表现、贫血加重或出血,以及对原来有效的药物失效,则提示进入加速期或急变期。急变期为 CML 终末期,约 10%患者就诊时呈急变期表现,类似于急性白血病(AL)。多数呈急粒变,其次是急淋变,少数为其他类型的急变。

三、实验室和辅助检查

(一)血象

慢性期,WBC 明显增高,多$>50\times10^9$/L,有时可达 500×10^9/L,以中性粒细胞为主,可见各阶段粒细胞,晚幼和杆状核粒细胞居多,原始细胞$<2\%$,嗜酸、嗜碱性粒细胞增多。疾病早期血小板(PLT)正常或增高,晚期减少,可出现贫血。中性粒细胞碱性磷酸酶(NAP)活性减低或呈阴性,治疗有效时活性恢复,疾病复发时复又下降。

(二)骨髓

增生明显活跃或极度活跃,以髓系细胞为主,粒∶红比例可增至(10～30)∶1,中性中幼、晚幼及杆状粒细胞明显增多。慢性期原始粒细胞$<10\%$;嗜酸、嗜碱性粒细胞增多;红系细胞相对减少;巨核细胞正常

或增多，晚期减少。进展到加速期时原始细胞≥10%；急变期≥20%，或原始细胞+早幼细胞≥50%。骨髓活检可见不同程度的纤维化。

(三)细胞遗传学及分子生物学改变

Ph染色体是CML的重要标志。CML加速及急变过程中，可出现额外染色体异常，例如+8、双Ph染色体、i(17q)、+21等，往往早于骨髓形态的进展，对病情演变有警示作用。Ph染色体阴性而临床怀疑CML者，行荧光原位杂交技术(FISH)或反转录-聚合酶链式反应(RT-PCR)可发现BCR/ABL融合基因。实时定量PCR(RQ-PCR)定量分析BCR/ABL融合基因，对微小残留病灶(MRD)的动态监测及治疗有指导作用。

(四)血液生化

血清及尿中尿酸浓度增高；血清维生素 B_{12} 浓度及维生素 B_{12} 结合力显著增加，与白血病细胞增多程度呈正比；血清乳酸脱氢酶增高。

四、诊断和鉴别诊断

(一)诊断

根据脾大，NAP积分偏低或零分，特征性血象和骨髓象，Ph染色体和(或)BCR/ABL融合基因阳性可诊断。确诊后进行临床分期，WHO标准如下：

1.慢性期(chronic phase，CP)

无临床症状或有低热、乏力、多汗、体重减轻和脾大等；外周血WBC增多，以中性粒细胞为主，可见各阶段粒细胞，以晚幼和杆状粒细胞为主，原始细胞<2%，嗜酸和嗜碱性粒细胞增多，可有少量幼红细胞；骨髓增生活跃，以粒系为主，中晚幼和杆状核增多，原始细胞<10%；Ph染色体和(或)BCR/ABL融合基因阳性。

2.加速期(accelerated phase，AP)

具有下列之一或以上者。①外周血WBC和(或)骨髓中原始细胞占有核细胞10%～19%；②外周血嗜碱性粒细胞≥20%；③与治疗无关的持续性PLT减少($<100\times10^9/L$)或治疗无效的持续性PLT增高($>1\,000\times10^9/L$)；④治疗无效的进行性WBC数增加和脾大；⑤细胞遗传学示有克隆性演变。

3.急变期(blastic phase or blast crisis，BP/BC)

具有下列之一或以上者。①外周血WBC或骨髓中原始细胞占有核细胞≥20%；②有髓外浸润；③骨髓活检示原始细胞大量聚集或成簇。

(二)鉴别诊断

1.类白血病反应

常并发于严重感染、恶性肿瘤、创伤等疾病。血WBC反应性增高，有时可见幼稚粒细胞，但该反应会随原发病的控制而消失。此外，脾大常不如CML显著，嗜酸和嗜碱性粒细胞不增多，NAP反应强阳性，Ph染色体及BCR/ABL融合基因阴性。

2.骨髓纤维化(MF)

原发性MF脾脏可显著肿大；外周血WBC增多，但多$\leq30\times10^9/L$；且幼红细胞持续存在，泪滴状红细胞易见。NAP阳性。半数患者JAK2 V617F突变阳性。Ph染色体及BCR/ABL融合基因阴性。

3.慢性粒单核细胞白血病(CMML)

临床特点和骨髓象与CML类似，但具有单核细胞增多的特点，外周血单核细胞绝对值$>1\times10^9/L$。Ph染色体及BCR/ABL融合基因阴性。

4.Ph染色体阳性的其他白血病

2%急性髓系白血病(AML)、5%儿童急性淋巴细胞白血病(ALL)及20%成人ALL中也可出现Ph染色体，注意鉴别。

5.其他原因引起的脾大

血吸虫病肝病、慢性疟疾、黑热病、肝硬化、脾功能亢进等均有脾大，但同时存在原发病的临床特点，血象及骨髓象无 CML 改变，Ph 染色体及 BCR/ABL 融合基因阴性。

五、治疗

治疗着重于 CP。初始目标为控制异常增高的 WBC，缓解相关症状及体征；而最终目标是力争达到血液学、细胞遗传学和分子生物学三个层次的缓解，避免疾病进展。

（一）一般治疗

CP 时白细胞淤滞症并不多见，一般无需快速降低 WBC，因快速降低白细胞反而易致肿瘤溶解综合征。巨脾有明显压迫症状时可行局部放射治疗，但不能改变 CML 病程。

（二）甲磺酸伊马替尼（IM）

IM 为低分子量 2-苯胺嘧啶复合物，是一种酪氨酸激酶抑制剂（tyrosine kinase inhibitor，TKI）。其通过阻断 ATP 结合位点选择性抑制 BCR/ABL 蛋白的酪氨酸激酶活性，抑制细胞增殖并诱导其凋亡，是第一个用于 CML 的靶向药物，也是目前 CML 首选治疗药物。此外，IM 还可以抑制其他两种酪氨酸激酶，即血小板衍生生长因子受体（PDGFR）和 C-KIT。IM 治疗的 7 年无事件生存率（EFS）81%，总生存率（OS）86%，而 MCyR 和 CCyR 分别为 89%和 82%。IM 主要不良反应为早期 WBC 和 PLT 减少，水肿、皮疹及肌肉挛痛等。CP、AP、BP 的治疗剂量分别为 400 mg/d、600 mg/d、600～800 mg/d。

随着临床开展的深入和时间的推移，IM 耐药逐步显现，其定义为：①3 个月后未获 CHR；②6 个月未获 MCyR 或 12 个月未获 CCyR；③先前获得的血液学或细胞遗传学缓解丧失。IM 耐药与激酶结构区基因点突变、BCR/ABL 基因扩增和表达增加、P 糖蛋白过度表达等有关。此时可予药物加量（最大剂量 800 mg/d），或改用新型 TKI，或接受异基因造血干细胞移植（allo-HSCT）。

（三）化学治疗

1.羟基脲（HU）

为周期特异性抑制 DNA 合成的药物，起效快，持续时间短。常用剂量 3 g/d，分2 次口服，待 WBC 减至 20×10^9/L 左右剂量减半，降至 10×10^9/L 时改为 0.5～1 g/d 维持治疗。治疗期间监测血象以调节剂量。不良反应较少，较平稳地控制 WBC，但不改变细胞遗传学异常。目前多用于早期控制血象或不能耐受 IM 的患者。

2.白消安（马利兰）

烷化剂的一种，起效慢，后作用长。用药过量或敏感者小剂量应用会造成严重骨髓抑制，且恢复慢。现已少用。

3.其他

阿糖胞苷、高三尖杉酯碱、靛玉红、砷剂等。

（四）干扰素 α（α-interferon，IFN-α）

IFN-α 具有抗肿瘤细胞增殖、抗血管新生及细胞毒等作用。300 万～900 万单位/天，皮下或肌内注射，每周 3～7 次，持续数月至 2 年不等。起效慢，WBC 过多者宜在第 1～2 周并用 HU。CP 患者用药后约 70%获得血液学缓解，1/3 患者 Ph 染色体细胞减少。与小剂量阿糖胞苷联用可提高疗效。如治疗 9～12 个月后仍无细胞遗传学缓解迹象，则需调整方案。

（五）新型 TKI

包括尼洛替尼、达沙替尼和博舒替尼等，特点如下：①较 IM 具有更强的细胞增殖、激酶活性的抑制作用；②对野生型和大部分突变型 BCR/ABL 细胞株均有作用，但对某些突变型（如 T315I）细胞株无效；③常见不良反应有骨髓抑制、胃肠道反应、皮疹、水钠潴留、胆红素升高等。目前主要用于对 IM 耐药或 IM 不能耐受的 CML 患者，临床经验仍然在积累中。

（六）allo-HSCT

allo-HSCT 是目前唯一可能治愈 CML 的方法，但在 TKI 问世后地位已经下降。CP 患者移植后 5 年生存率 60%～80%。欧洲血液和骨髓移植组（EBMTG）认为患者年龄＜20 岁、疾病在 12 个月内、CP1 期、非女供男受者及 HLA 全相合同胞供者是预后较好的因素。存在移植高风险的患者可先接受 IM 治疗，动态监测染色体和 BCR/ABL 融合基因，治疗无效时再行 allo-HSCT；IM 耐药且无 HLA 相合的同胞供体时，可予新型 TKI 短期试验（3 个月），无效者再行 allo-HSCT。

移植后密切监测 BCR/ABL 融合基因，若持续存在或水平上升，则高度提示复发可能。复发的主要治疗措施包括：①立即停用免疫抑制剂；②药物治疗，如加用 IM；③供体淋巴细胞输注（DLI）；④二次移植。

（七）AP 和 BP 治疗

推荐首选 IM 600～800 mg/d，疾病控制后如有合适供体，应及早行 allo-HSCT。如存在 IM 耐药或无合适供体可按 AL 治疗，但患者多对治疗耐受差，缓解率低且缓解期短。

六、预后

CML 自然病程 3～5 年，经历较平稳的 CP 后会进展至 AP 和 BP。治疗后中位数生存 39～47 个月，个别可达 10～20 年，5 年 OS 25%～50%。预后相关因素有：①初诊时预后风险积分（Sokal1984 或 Hasford1998 积分系统）；②治疗方式；③病程演变。

（张建武）

第四节　霍奇金淋巴瘤

一、病因与发病机制

不完全清楚。

（一）感染因素

1.EB 病毒

荧光免疫法检查霍奇金淋巴瘤患者血清，可发现部分患者有高价抗 EB 病毒抗体。霍奇金淋巴瘤患者淋巴结在电镜下可见 EB 病毒颗粒。在 20%霍奇金淋巴瘤的 RS 细胞中也可找到 EB 病毒。因此，EB 病毒与霍奇金淋巴瘤关系极为密切。在我国，霍奇金淋巴瘤组织中的 EBV 检出率在 48%～57%之间。

2.人类免疫缺陷病毒（human immunodeficiency virus，HIV）

感染人类免疫缺陷病毒可增加某些肿瘤的发生风险，其中包括霍奇金淋巴瘤。获得性免疫缺陷综合征（acquired immunodeficiency syndrome，AIDS）患者中霍奇金淋巴瘤的发病率约增加 2.5～11.5 倍。

3.HHV-6

人疱疹病毒（human herpesvirus，HHV）是一种 T 淋巴细胞双链 DNA 病毒，广泛存在于成年人中。霍奇金淋巴瘤患者的 HHV-6 阳性率和抗体滴度均较非霍奇金淋巴瘤者高，且随着霍奇金淋巴瘤疾病进展，HHV-6 的抗体滴度也逐渐升高。

4.麻疹病毒

有报道在霍奇金淋巴瘤患者组织中可检测到麻疹病毒（measles virus，MV）抗原和 RNA。最近流行病学研究证实在孕期或围生期 MV 暴露与霍奇金淋巴瘤发病具有相关性。

（二）遗传因素

霍奇金淋巴瘤在家庭成员中群集发生的现象已得到证实，有霍奇金淋巴瘤家族史者患霍奇金淋巴瘤危险较其他人高。同卵双胞胎同时发生霍奇金淋巴瘤的风险比异卵双胞胎显著增高。此外，特定等位基因可增加 HL 易感性。携带HLA-DPB1位点 DPB1 * 0301 等位基因可增加霍奇金淋巴瘤的危险性，携带 DPB1 * 0201 等位基因则危险性下降。

二、病理和分型

组织病理学检查发现 RS 细胞是霍奇金淋巴瘤的特点。RS 细胞大小不一，约 20～60 pm，多数较大，形态极不规则，胞浆嗜双色性。核外形不规则，可呈“镜影”状，也可多叶或多核，偶有单核。核染质粗细不等，核仁大而明显。可伴各种细胞成分和毛细血管增生以及不同程度纤维化。结节硬化型霍奇金淋巴瘤中 RS 细胞由于变形，浆浓缩，两细胞核间似有空隙，称为腔隙型 RS 细胞。霍奇金淋巴瘤通常从原发部位向邻近淋巴结依次转移，越过邻近淋巴结向远处淋巴结区的跳跃传布较少见。

霍奇金淋巴瘤的分型曾普遍采用 1965 年 Rye 会议的分型方法。之后 WHO 在欧美淋巴瘤分型修订方案(revised European American lymphoma classification，REAL 分型)基础上制定了造血和淋巴组织肿瘤病理学和遗传学分型方案。该方案既考虑了形态学特点，也反映了应用免疫组化、细胞遗传学和分子生物学等新技术对血液和淋巴系统肿瘤的新认识和确定的新病种。WHO 分类将霍奇金淋巴瘤分为结节性淋巴细胞为主型霍奇金淋巴瘤(nodular lymphocytic predominance Hodgkin′s lymphoma，NLPHL)和经典型霍奇金淋巴瘤(classical Hodgkin′s lymphoma，CHL)两大类，这种分类反映了两类肿瘤在病理形态学、免疫表型及分子生物学、临床表现和生物学行为方面的差异。其中 CHL 又分为 4 个亚型：结节硬化型(nodular sclerosis，NSHL)、混合细胞型(mixed cellularity，MCHL)、富于淋巴细胞型(lymphocyte-rich，LRCHL)及淋巴细胞减消型(lymphocytic depletion，LDHL)。WHO 分型和 Rye 分型的主要区别在于将淋巴细胞为主型分为结节性淋巴细胞为主型和富于淋巴细胞经典型。结节性淋巴细胞为主型表现为淋巴结结构完全或部分被结节样或结节和弥漫混合的病变取代，细胞成分主要为淋巴细胞、组织细胞，可见特征性的“爆米花样”RS 细胞，免疫表型为 $CD20^+$、$CD15^-$、$CD30^-$。患者多伴Ⅰ～Ⅱ期病变，男性多见。富于淋巴细胞经典型形态学上以淋巴细胞、组织细胞为主，RS 细胞呈现经典 HL 的形态学和免疫表型($CD30^+$，$CD15^+$，$CD20^-$)。

国内以混合细胞型为最常见，结节硬化型次之，其他各型均较少见。各型并非固定不变，部分患者可发生类型转化，仅结节硬化型较为固定。霍奇金淋巴瘤的组织分型与预后有密切的关系，将在预后中阐述。

三、临床表现

霍奇金淋巴瘤多见于青年。

(一)全身症状

发热、盗汗和消瘦(6 个月内体重减轻 10%以上)较多见，其次是皮肤瘙痒和乏力。30%～40%HL 患者以原因不明的持续发热为起病症状。周期性发热(Murchison-Pel-Ebstein 热)约见于 1/6 患者，表现为在数日内体温逐步上升至 38 ℃～40 ℃之间，持续数日，然后逐步下降至正常，经过 10 天至 6 星期或更长的间歇期，体温又开始上升，如此周而复始反复出现，并逐步缩短间歇期。此外，可有局部及全身皮肤瘙痒，多为年轻患者，特别是女性。全身瘙痒可为霍奇金淋巴瘤的唯一全身症状。

(二)淋巴结肿大

浅表淋巴结肿大最为常见，常是无痛性的颈部或锁骨上的淋巴结进行性肿大(占 60%～80%)，其次为腋下淋巴结肿大。肿大的淋巴结可以活动，也可互相粘连，融合成块，质地为硬橡皮样，边缘清楚。少数患者仅有深部淋巴结肿大。淋巴结肿大可压迫邻近器官，如压迫神经，可引起疼痛；纵隔淋巴结肿大，可致咳嗽、胸闷、气促、肺不张及上腔静脉压迫症等；腹膜后淋巴结肿大可压迫输尿管，引起肾盂积水，硬膜外肿块导致脊髓压迫症等。特殊症状为饮酒痛，即饮酒后引起肿瘤部位疼痛，表现为酒后数分钟至几小时发生。发生饮酒痛患者多有纵隔侵犯，且女性较多，并常随病变的缓解或发展，而消失或重现，近年来，随早期诊断和有效治疗，饮酒痛不常见。

(三)淋巴结外受累

与非霍奇金淋巴瘤相比要少得多,即使累及器官,亦有器官偏向性,累及脾组织较常见,侵犯肺、胸膜较非霍奇金淋巴瘤多见,但病变累及胃肠道很少见。结外浸润可引起如肺实质浸润、胸腔积液、骨痛、腰椎或胸椎破坏、脊髓压迫症、肝大和肝痛、黄疸、脾大等。结外病变与淋巴结内病变常同时出现,或出现在淋巴结病变后。总的说来,独立的结外表现(如皮下结节)而无淋巴结受累的情况是没有的,后者常提示非霍奇金淋巴瘤。

四、实验室和辅助检查

(一)血液和骨髓检查

霍奇金淋巴瘤常有轻或中等贫血,少数白细胞轻度或明显增加,伴中性粒细胞增多。约1/5患者嗜酸性粒细胞升高。骨髓被广泛浸润或发生脾功能亢进时,可有全血细胞减少。骨髓涂片发现RS细胞是霍奇金淋巴瘤骨髓浸润依据。骨髓浸润大多由血源播散而来,骨髓穿刺涂片阳性率仅3%,但活检法可提高至9%～22%。

(二)化验检查

疾病活动期血沉加快,30%～40%患者出现血清乳酸脱氢酶活性增高,后者提示预后不良。当血清碱性磷酸酶活力或血钙增加,提示骨骼累及。β_2-微球蛋白(β_2-microglobulin,β_2-MG)是一种和HLA相关的细胞膜蛋白,与肿瘤负荷相关,广泛病变者高于局限病变者。

(三)影像学检查

1.浅表淋巴结的检查

B超检查和核素显像可更好显示肿大的浅表淋巴结。

2.纵隔与肺的检查

2/3的患者在初治时伴有胸腔内病变。胸部摄片了解纵隔增宽、肺门增大、胸水及肺部病灶情况,胸部CT可确定纵隔与肺门淋巴结肿大。纵隔淋巴结肿大常见,特别是结节硬化型的女性患者。其他包括肺间质累及、胸腔积液、心包积液、胸壁肿块等,均可在胸部CT中体现。

3.腹腔、盆腔的检查

CT是腹部检查首选的方法。约30%～60%具有横膈上方临床症状体征的患者CT发现有腹部和盆腔淋巴结累及。CT不仅能显示腹主动脉旁淋巴结,而且还能显示淋巴结造影所不能检查到的脾门,肝门和肠系膜淋巴结等受累情况,同时还显示肝、脾、肾受累的情况。CT阴性而临床上怀疑时,可考虑做下肢淋巴造影。B超检查准确性不及CT,重复性差,受肠气干扰较严重,但在无CT设备时仍不失是一种较好的检查方法。

4.肝脾的检查

CT、B超、核素显像及MRI只能查出单发或多发结节,对弥漫浸润或粟粒样小病灶难以发现。一般认为有两种以上影像诊断同时显示实质性占位病变时才能确定肝脾受累。

5.胃肠道的检查

淋巴瘤的结外病变中,以小肠和胃较常见,其他还有食管、结肠、直肠,还可侵犯胰腺。原发于胃肠道的霍奇金淋巴瘤较非霍奇金淋巴瘤少见。胃镜和肠镜有助于诊断。

6.正电子发射计算机断层显像(PET)

PET可以显示淋巴瘤或淋巴瘤残留病灶,可作为淋巴瘤诊断、疗效评估和随访的重要手段。淋巴瘤治疗结束后的PET检查,应至少在化疗或免疫治疗结束3周以上,最好为6～8周进行;放疗或同时放化疗的则为8～12周。

(四)病理学检查

病理诊断是确诊霍奇金淋巴瘤及病理类型的主要依据,选取较大的淋巴结,完整地取出,避免挤压,切开后在玻片上作淋巴结印片，然后置固定液中。淋巴结印片 Wright's 染色后作细胞病理形态学检查，固定的淋巴结经切片和 HE 染色后作组织病理学检查。深部淋巴结可依靠 B 超或 CT 引导下细针穿刺涂片作细胞病理形态学检查。病理检查见典型的 RS 细胞。约 85%的结节硬化型和混合细胞型霍奇金淋巴瘤表达 CD30(Ki-1)。大部分的经典霍奇金淋巴瘤的 RS 细胞表达 CD15 和白介素受体(CD25)。35%～40%的结节硬化型和混合细胞型 RS 细胞表达 B 细胞抗原 CD19 和 CD20。结节性淋巴细胞为主型(LPHD)是一种特殊亚型，其 RS 细胞如“爆米花样”，表达 B 细胞抗原 CD20 和 CD45。

(五)剖腹探查

患者一般不易接受。但必须为诊断及临床分期提供可靠依据时可考虑剖腹探查，如发热待查病例，临床高度怀疑淋巴瘤，B 超发现有腹腔淋巴结肿大，但无浅表淋巴结或病灶可供活检的情况下，为明确分期诊断，有时需要剖腹探查。

五、诊断和鉴别诊断

(一)诊断

确诊主要依赖病变淋巴结或肿块的病理活检检查。明确淋巴瘤的诊断和分类分型诊断后，还需根据淋巴瘤分布范围，按照下列 Ann Arbor 会议(1966)提出的霍奇金淋巴瘤临床分期方案(非霍奇金淋巴瘤也参照使用)进行临床分期和分组。

Ⅰ期：病变仅限于一个淋巴结区(Ⅰ)或单个结外器官局部受累(ⅠE)。

Ⅱ期：病变累及膈同侧 2 个或更多的淋巴结区(Ⅱ)，或病变局限侵犯淋巴结以外器官及同侧一个以上淋巴区(ⅡE)。

Ⅲ期：膈上下均有淋巴结病变(Ⅲ)，可伴脾累及(ⅢS)，结外器官局限受累(ⅢE)，或脾与局限性结外器官受累(ⅢSE)。

Ⅳ期：一个或多个结外器官受到广泛性或播散性侵犯，伴或不伴淋巴结肿大。肝或骨髓只要受到累及均属Ⅳ期。

分期记录符号：E.结外；X.直径 10 cm 以上的巨块；M.骨髓；S.脾脏；H.肝脏；O.骨骼；D.皮肤；P.胸膜；L.肺。

各期按全身症状有无分为 A、B 二组。无症状者为 A，有症状为 B。全身症状包括三个方面：①发热 38 ℃以上，连续 3 天以上，且无感染原因；②6 个月内体重减轻 10%以上；③盗汗：即入睡后出汗。

(二)鉴别诊断

(1)淋巴结肿大应与感染、免疫、肿瘤性疾病继发的淋巴结病变相鉴别。

(2)淋巴结炎多有感染灶，淋巴结肿大伴红、肿、热、痛等急性期症状。急性期过后，淋巴结缩小，疼痛消失。慢性淋巴结炎的淋巴结肿大一般为 0.5～1.0 cm，质地较软、扁、多活动，与 HL 肿大淋巴结的大、丰满和质韧不同。

(3)结节病多见于青少年及中年人，多侵及淋巴结，可伴多处淋巴结肿大，常见于肺门淋巴结对称性肿大，或有气管旁及锁骨上淋巴结受累，淋巴结多在 2 cm 直径内，质地一般较硬，可伴长期低热。活检病理可找到上皮样结节，Kvein 试验 90%呈阳性反应，血管紧张素转换酶在淋巴结及血清中均升高。

(4)肿瘤淋巴结转移多有原发病灶的表现，淋巴结活检有助于鉴别。

(5)病理方面，混合细胞型因基质细胞丰富，需与外周 T 细胞淋巴瘤和富 T 细胞的 B 细胞淋巴瘤鉴别，此时，免疫组化的结果非常关键。RS 细胞对霍奇金淋巴瘤的病理组织学诊断有重要价值，但近年报道 RS 细胞可见于传染性单核性细胞增多症、结缔组织病及其他恶性肿瘤。因此在缺乏霍奇金淋巴瘤其他组织学改变时，单独见到 RS 细胞，不能确诊霍奇金淋巴瘤。

六、治疗

早期病例(Ⅰ、Ⅱ期)对放射治疗敏感，治愈率达 80%以上，但因单一放疗的近期和远期毒副反应很大，为了减少治疗毒副反应，近 20 多年来对早期病例采用低毒性 ABVD 方案(阿霉素、博莱霉素、长春新碱、达卡巴嗪)联合化疗，也取得了类似放疗的好效果。进展期(Ⅲ、Ⅳ期)病例，主张以 ABVD 方案为金标准治疗，治愈率也在 60%以上。而预后最差的复发和难治性病例，由于大剂量化疗和自体造血干细胞移植的发展，其疗效和生存期也得到改善。

Ⅰ～Ⅱ期的霍奇金淋巴瘤，目前认为最佳的治疗方案是 4～6 个周期的 ABVD 方案联合 20～30 Gy 的受累野的照射治疗。ABVD 方案对生育功能影响小，较少引起继发性肿瘤。Ⅲ～Ⅳ期霍奇金淋巴瘤患者亦以化疗为主，ABVD 方案仍然是标准方案。ABVD 方案 6～8 个周期，其中在 4～6 个周期后复查，若达到完全缓解(complete remission，CR)/未确定的 CR(unconfirmed CR，CRu)，则继续化疗 2 个周期，伴有巨大肿块的患者需行巩固性放疗。

对于难治性的和联合化疗后复发的霍奇金淋巴瘤，则包括 3 种情况：

(1)原发耐药，初始化疗即未能获得 CR。

(2)联合化疗虽然获得缓解，但是缓解时间<1 年。

(3)化疗后缓解时间>1 年。缓解时间>1 年后复发病例，可仍然使用以前的有效方案。

近年来国际多个霍奇金淋巴瘤研究组推出多个解救方案，获得了一定的疗效，其中包括 ICE 方案(异环磷酰胺、卡铂、依托泊苷)、DHAP(地塞米松、顺铂、阿糖胞苷)、ESHAP(依托泊苷、甲泼尼龙、阿糖胞苷、顺铂)等。对于原发耐药或缓解不>1 年的病例，可以应用大剂量化疗结合自身造血干细胞移植治疗。异体造血干细胞移植的指征为：①患者缺乏足够的干细胞进行移植；②患者原有病变病情稳定但骨髓持续浸润；③自体移植后复发的患者。

七、预后

霍奇金淋巴瘤是化疗可治愈的肿瘤之一，其预后与组织类型及临床分期紧密相关。淋巴细胞为主型(包括 WHO 分类的 NLPHL 和 LRCHL)预后最好，5 年生存率可达 94.3%，但 NLPHL 和 LRCHL 的预后差异有待进一步研究，而淋巴细胞消减型最差，5 年生存率仅为 27.4%。霍奇金淋巴瘤临床分期为Ⅰ期与Ⅱ期 5 年生存率在 90%以上，Ⅳ期为 31.9%；有全身症状较无全身症状为差；儿童及老年人预后一般比中青年为差；女性预后较男性为好。

国际上将七个因素综合起来，以评估患者的预后，包括性别、年龄、Ann Arbor 分期、白细胞计数、淋巴细胞计数、血红蛋白浓度、血清清蛋白水平。男性、年龄≥45 岁、Ann Arbor 分期为Ⅳ期、白细胞数≥15×10^9/L，淋巴细胞绝对值<15×10^9/L，血红蛋白<105 g/L，血清清蛋白<40 g/L 中，具有上述 5～7 个因素的患者，5 年的无进展生存率只有 42%。

(张建武)

第五节　非霍奇金淋巴瘤

一、病因和发病机制

与霍奇金淋巴瘤一样，非霍奇金淋巴瘤的病因和发病机制尚未完全阐明，可能与以下多种因素有关：

(一)感染

1.EB 病毒

Burkitt 淋巴瘤有明显地方流行性。这类患者 80%以上的血清中 EB 病毒抗体滴定度明显增高，而非 Burkitt 淋巴瘤患者滴定度增高者仅 14%。普通人群中滴定度高者发生 Burkitt 淋巴瘤的机会也明显增多。均提示 EB 病毒是 Burkitt 淋巴瘤的病因。EB 病毒与 T 细胞淋巴瘤和免疫缺陷相关淋巴瘤也有密切的关系。

2.反转录病毒

日本的成人 T 细胞淋巴瘤/白血病有明显的家族集中趋势，且呈地区性流行。20 世纪 70 年代后期一种反转录病毒人类 T 细胞白血病/淋巴瘤病毒(HTLV)被证明是成人 T 细胞白血病/淋巴瘤的病因。另一反转录病毒 HTLVⅡ近来被认为与 T 细胞皮肤淋巴瘤(蕈样肉芽肿)的发病有关。非霍奇金淋巴瘤为 AIDS 相关性肿瘤之一，艾滋病患者患非霍奇金淋巴瘤的危险性是普通人群的 60～100 倍。

3.HHV-8

人类疱疹病毒-8(human herpesvirus-8，HHV-8)也称 Kaposi 肉瘤相关疱疹病毒，是一种亲淋巴细胞 DNA 病毒，与较少见的 NHL 类型即特征性体腔淋巴瘤/原发性渗出性淋巴瘤(primary effusion lymphoma，PEL)有关。

4.幽门螺杆菌

胃黏膜淋巴瘤是一种 B 细胞黏膜相关的淋巴样组织(MALT)淋巴瘤，幽门螺杆菌抗原的存在与其发病有密切的关系，抗幽门螺杆菌治疗可改善其病情。

(二)免疫功能低下

患者的免疫功能低下也与淋巴瘤的发病有关。近年来发现遗传性或获得性免疫缺陷患者伴发淋巴瘤者较正常人为多，器官移植后长期应用免疫抑制剂而发生恶性肿瘤者，其中 1/3 为淋巴瘤。干燥综合征患者中淋巴瘤发病率比一般人群高。

(三)环境因素及职业暴露

如使用杀虫剂、除草剂、杀真菌剂等，以及长期接触溶剂、皮革、染料及放射线等都与非霍奇金淋巴瘤的发生有关。

二、病理和分型

非霍奇金淋巴瘤病变淋巴结切面外观呈鱼肉样。镜下正常淋巴结构破坏，淋巴滤泡和淋巴窦可以消失。增生或浸润的淋巴瘤细胞成分单一排列紧密，大部分为 B 细胞性。非霍奇金淋巴瘤常原发累及结外淋巴组织，往往跳跃性播散，越过邻近淋巴结向远处淋巴结转移。大部分非霍奇金淋巴瘤为侵袭性，发展迅速，易发生早期远处扩散。有多中心起源倾向，有的病例在临床确诊时已播散至全身。

1982 年美国国立癌症研究所制定了非霍奇金淋巴瘤国际工作分型(IWF)，依据 HE 染色形态学特征将非霍奇金淋巴瘤分为 10 个类型。在相当一段时间内，被各国学者认同与采纳。但 IWF 未能反映淋巴瘤细胞的免疫表型(B 细胞或 T 细胞来源)，也未能将近年来运用免疫组化、细胞遗传学和分子生物学等新技术而发现的新病种包括在内。

WHO 分类对认识不同类型淋巴瘤的疾病特征和制定合理的个体化的治疗方案具有重要意义。按肿瘤的细胞来源确定类型，淋巴组织肿瘤包括淋巴瘤和其他淋巴组织来源的肿瘤，该分类已为病理与临床所沿用。

WHO(2008)分型方案中较常见的非霍奇金淋巴瘤亚型包括以下几种：

(一)边缘带淋巴瘤

边缘带淋巴瘤(marginal zone lymphoma，MZL)为发生部位在边缘带，即淋巴滤泡及滤泡外套之间结构的淋巴瘤。边缘带淋巴瘤系 B 细胞来源，$CD5^{+}$，表达 BCL-2，在 IWF 往往被列入小淋巴细胞型或小裂细胞型，临床经过较缓，属于“惰性淋巴瘤”的范畴。

1.淋巴结边缘区 B 细胞淋巴瘤(MZL)

系发生在淋巴结边缘带的淋巴瘤，由于其细胞形态类似单核细胞，亦称为“单核细胞样 B 细胞淋巴瘤”。

2.脾边缘区细胞淋巴瘤(SMZL)

可伴随绒毛状淋巴细胞。

3.结外黏膜相关性边缘区 B 细胞淋巴瘤(MALT)

系发生在结外淋巴组织边缘带的淋巴瘤，可有 t(11;18)，包括甲状腺的桥本甲状腺炎、涎腺的干燥综合征以及幽门螺杆菌相关的胃淋巴瘤。

(二)滤泡性淋巴瘤

滤泡性淋巴瘤(follicular lymphoma，FL)指发生在生发中心的淋巴瘤，为 B 细胞来源，$CD5^{+}$，$BCL\text{-}2^{+}$，伴 t(14;18)。为“惰性淋巴瘤”，化疗反应好，但不能治愈，病程长，反复复发或转成侵袭性。

(三)套细胞淋巴瘤

套细胞淋巴瘤(mantle cell lymphoma，MCL)曾称为外套带淋巴瘤或中介淋巴细胞淋巴瘤。在 IWF 常被列入弥漫性小裂细胞型。来源于滤泡外套的 B 细胞，$CD5^{+}$，$BCL\text{-}2^{+}$，常有 t(11;14)。临床上老年男性多见，占非霍奇金淋巴瘤的 8%。本型发展迅速，中位存活期 2～3 年，属侵袭性淋巴瘤，化疗完全缓解率较低。

(四)弥漫性大 B 细胞淋巴瘤

弥漫性大 B 细胞淋巴瘤(diffuse large B cell lymphoma，DLBCL)是最常见的侵袭性 NHL，常有 t(3;14)，与 BCL-2 表达有关，其 BCL-2 表达者治疗较困难，5 年生存率在 25%左右，而低危者可达 70%左右。

(五伯基特淋巴瘤

伯基特淋巴瘤(Burkitt lymphoma，BL)由形态一致的小无裂细胞组成。细胞大小介于大淋巴细胞和小淋巴细胞之间，胞浆有空泡，核仁圆，侵犯血液和骨髓时即为急性淋巴细胞白血病 L_3 型。$CD20^{+}$，$CD22^{+}$，$CD5^{-}$，伴 t(8;14)，与 MYC 基因表达有关，增生极快，是严重的侵袭性非霍奇金淋巴瘤。流行区儿童多见，颌骨累及是特点。非流行区，病变主要累及回肠末端和腹部脏器。

(六)血管免疫母细胞性 T 细胞淋巴瘤

血管免疫母细胞性 T 细胞淋巴瘤(angio-immunoblastic T cell lymphoma，AITCL)过去认为系一种非恶性免疫性疾患，称作“血管免疫母细胞性淋巴结病(angio-immunoblastic lymphadenopathy disease，AILD)，近年来研究确定为侵袭性 T 细胞淋巴瘤的一种，表现为淋巴结肿大、脏器肿大、发热、皮疹、瘙痒、嗜酸性粒细胞增多和免疫学谱异常。病理特征为淋巴结多形性浸润，伴高内皮小静脉和滤泡的树突状细胞常显著增生。CD4 表达比 CD8 更常见。

(七)间变性大细胞淋巴瘤

间变性大细胞淋巴瘤(anaplastic large cell lymphoma，ALCL)细胞形态特殊，类似 Reed-Sternberg 细胞，有时可与霍奇金淋巴瘤和恶性组织细胞病混淆。细胞呈 $CD30^{+}$，常有 t(2;5)染色体异常。位于 5q35 的核磷蛋白(nucleophosimn，NPM)基因融合到位于 2p23 的编码酪氨酸激酶受体的 ALK 基因，形成 NPM-ALK 融合蛋白。临床常有皮肤侵犯，伴或不伴淋巴结及其他结外部位病变。免疫表型可为 T 细胞型或 NK 细胞型。临床发展迅速，ALK 阳性者预后较好。

(八)周围 T 细胞淋巴瘤

周围 T 细胞淋巴瘤(peripheral T-cell lymphoma，PTCL)所谓“周围性”，指 T 细胞已向辅助 T 或抑制 T 分化，可表现为 $CD4^{+}$ 或 $CD8^{+}$，而未分化的胸腺 T 细胞 CD4，CD8 均呈阳性。本型为侵袭性淋巴瘤的一种，化疗效果可能比大 B 细胞淋巴瘤差。本型通常表现为大、小混合的不典型淋巴细胞，在工作分型中可能被列入弥漫性混合细胞型或大细胞型。本型日本多见，在欧美约占淋巴瘤中的 15%，我国也较多见。

(九)成人 T 细胞白血病/淋巴瘤

成人 T 细胞白血病/淋巴瘤是周围 T 细胞淋巴瘤的一个特殊类型，与 HTLV-1 病毒感染有关，主要见于日本及加勒比海地区。肿瘤或白血病细胞具有特殊形态。常表达 CD3、CD4、CD25 和 CD52。临床常有皮肤、肺及中枢神经系统受累，伴血钙升高，通常伴有免疫缺陷。预后恶劣，化疗后往往死于感染。中位存活期不足一年，本型我国很少见。

（十）蕈样肉芽肿（mycosis fungoides，MF）

侵及末梢血液为赛塞里综合征。临床属惰性淋巴瘤类型。增生的细胞为成熟的辅助性 T 细胞，呈 $CD3^+$、$CD4^+$、$CD8^-$。MF 系皮肤淋巴瘤，发展缓慢，临床分三期：红斑期——皮损无特异性；斑块期；最后进入肿瘤期。皮肤病变的病理特点为表皮性浸润，具有 Pautrier 微脓肿。赛塞里综合征罕见，见于成人，是 MF 的白血病期，可有全身红皮病、瘙痒、外周血有大量脑回状核的赛塞里细胞（白血病细胞）。后期可侵犯淋巴结及内脏，为侵袭性皮肤 T 细胞淋巴瘤。

三、临床表现

相对霍奇金淋巴瘤而言，非霍奇金淋巴瘤随年龄增长而发病增多，男性较女性为多。非霍奇金淋巴瘤有远处扩散和结外侵犯倾向，对各器官的侵犯较霍奇金淋巴瘤多见。除惰性淋巴瘤外，一般发展迅速。两者的临床表现比较见表 6-6。

表 6-6　非霍奇金淋巴瘤与霍奇金淋巴瘤临床表现比较

临床表现	非霍奇金淋巴瘤	霍奇金淋巴瘤
发生部位	结外淋巴组织发生常见	通常发生于淋巴结
发展规律	血源性扩散，非邻近淋巴结发展常见	向邻近淋巴结延续性扩散
病变范围	局部淋巴结病变少见	局部淋巴结病变常见
骨髓侵犯	常见	少见
肝侵犯	常见	少见
脾侵犯	不常见	常见
纵隔侵犯	除淋巴母细胞型等外，不常见	常见，尤其结节硬化型 HL
肠系膜病变	常见	少见
咽环	可见	罕见
滑车上淋巴结	偶见	罕见
消化道侵犯	常见	罕见
中枢神经侵犯	偶见	罕见
腹块	常见	少见
皮肤侵犯	偶见，T 细胞型较多见	罕见

（一）全身症状

发热、消瘦、盗汗等全身症状多见于晚期，全身瘙痒很少见。

（二）淋巴结肿大

为最常见的首发临床表现，无痛性颈和锁骨上淋巴结进行性肿大，其次为腋窝、腹股沟淋巴结。其他以高热或各系统症状发病也很多见。与霍奇金淋巴瘤不同，其肿大的淋巴结一般不沿相邻区域发展，且较易累及滑车上淋巴结、口咽环病变、腹腔和腹膜后淋巴结（尤其是肠系膜和主动脉旁淋巴结），但纵隔病变较霍奇金淋巴瘤少见。低度恶性淋巴瘤时，淋巴结肿大多为分散、无粘连，易活动的多个淋巴结，而侵袭性或高度侵袭性淋巴瘤，进展迅速者，淋巴结往往融合成团，有时与基底及皮肤粘连，并可能有局部软组织浸润、压迫、水肿的表现。淋巴结肿大亦可压迫邻近器官，引起相应症状。纵隔、肺门淋巴结肿块可致胸闷、胸痛、呼吸困难、上腔静脉压迫综合征等。腹腔内肿块可致腹痛、腹块、肠梗阻、输尿管梗阻、肾盂积液等。

（三）淋巴结外受累

非霍奇金淋巴瘤的病变范围很少呈局限性，多见累及结外器官。据统计，咽淋巴环病变占非霍奇金淋巴瘤的 10%～15%，发生部位最多在软腭、扁桃体，其次为鼻腔及鼻窦，临床有吞咽困难、鼻塞、鼻出血及颌下淋巴结大。胸部以肺门及纵隔受累最多，半数有肺部浸润或(和)胸腔积液。尸解中近 1/3 可有心包及心脏受侵。非霍奇金淋巴瘤累及胃肠道部位以小肠为多，其中半数以上为回肠，其次为胃，结肠很少受累。临床表现有腹痛、腹泻和腹块，症状可类似消化性溃疡、肠结核或脂肪泻等，常因肠梗阻或大量出血施行手术而确诊。活检证实1/4～1/2患者有肝脏受累，脾大仅见于较后期病例。原发于脾的非霍奇金淋巴瘤较少见。尸解 33.5%有肾脏损害，但有临床表现者仅 23%，主要为肾肿大、高血压、肾功能不全及肾病综合征。中枢神经系统病变多在疾病进展期，以累及脑膜及脊髓为主。骨骼损害以胸椎及腰椎最常见，股骨、肋骨、骨盆及头颅骨次之。骨髓累及者约 1/3～2/3，约 20%非霍奇金淋巴瘤患者在晚期发展成急性淋巴瘤细胞白血病。皮肤受累表现为肿块、皮下结节、浸润性斑块、溃疡等。

四、实验室和辅助检查

(一)血液和骨髓检查

非霍奇金淋巴瘤白细胞数多正常，伴有淋巴细胞绝对和相对增多。晚期并发急性淋巴瘤细胞白血病时可呈现白血病样血象和骨髓象。

(二)化验检查

血清乳酸脱氢酶常见升高并提示预后不良。当血清碱性磷酸酶活力或血钙增加，提示骨骼累及。B 细胞非霍奇金淋巴瘤可并发抗人球蛋白试验阳性或阴性的溶血性贫血，少数可出现单克隆 IgA 或 IgM。非霍奇金淋巴瘤累及中枢神经系统时，脑脊液可有改变。

(三)影像学检查

见本节“霍奇金淋巴瘤”。

(四)病理学检查

1.淋巴结活检、印片

见本节“霍奇金淋巴瘤”。

2.淋巴细胞分化抗原检测

测定淋巴瘤细胞免疫表型可以区分 B 细胞或 T 细胞免疫表型，非霍奇金淋巴瘤大部分为 B 细胞性。还可根据细胞表面的分化抗原了解淋巴瘤细胞的成熟程度。

3.染色体易位检查

有助非霍奇金淋巴瘤分型诊断。t(14;18)是滤泡细胞淋巴瘤的标记，t(11;18)是边缘区淋巴瘤的标记，t(8;14)是 Burkitt 淋巴瘤的标记，t(11;14)是套细胞淋巴瘤的标记，t(2;5)是 $CD30^+$ 间变性大细胞淋巴瘤的标记，3q27 异常是弥漫性大细胞淋巴瘤的染色体标志。

4.基因重排

确诊淋巴瘤有疑难者可应用聚合酶链式反应(polymerase chain reaction，PCR)技术检测 T 细胞受体(TCR)基因重排和 B 细胞 H 链的基因重排。还可应用 PCR 技术检测 BCL-2 基因等为分型提供依据。

(五)剖腹探查

见本节“霍奇金淋巴瘤”。

五、诊断和鉴别诊断

(一)诊断

凡无明显感染灶的淋巴结肿大，应考虑到本病，如肿大的淋巴结具有饱满、质韧等特点，就更应该考虑到本病，应做淋巴结印片及病理切片或淋巴结穿刺物涂片检查。怀疑皮肤淋巴瘤时可作皮肤活检及印片。伴有血细胞数量异常，血清碱性磷酸酶增高或有骨骼病变时，可作骨髓活检和涂片寻找淋巴瘤细胞了解骨髓受累的情况。根据组织病理学检查结果作出淋巴瘤的诊断和分类分型诊断。应尽量采用免疫组化、细胞遗传学和分子生物学检查，按 WHO(2008)的造血和淋巴组织肿瘤分型标准作出诊断。

同霍奇金淋巴瘤一样，诊断后按 Ann Arbor 方案进行临床分期和分组。

(二)鉴别诊断

1.淋巴瘤须与其他淋巴结肿大疾病相区别

局部淋巴结肿大要排除淋巴结炎和恶性肿瘤转移。结核性淋巴结炎多局限于颈两侧，可彼此融合，与周围组织粘连，晚期由于软化、溃破而形成窦道。

2.以发热为主要表现的淋巴瘤

须和结核病、败血症、结缔组织病、坏死性淋巴结炎和恶性组织细胞病等鉴别。结外淋巴瘤须和相应器官的其他恶性肿瘤相鉴别。

六、治疗

非霍奇金淋巴瘤不是沿淋巴结区依次转移，而是跳跃性播散且有较多结外侵犯，这种多中心发生的倾向使非霍奇金淋巴瘤的临床分期的价值和扩野照射的治疗作用不如霍奇金淋巴瘤，决定其治疗策略应以联合化疗为主。

(一)化学治疗

1.惰性淋巴瘤

B 细胞惰性淋巴瘤主要包括小淋巴细胞淋巴瘤，边缘带淋巴瘤和滤泡细胞淋巴瘤等。T 细胞惰性淋巴瘤指蕈样肉芽肿/赛塞里综合征。惰性淋巴瘤发展较慢，化放疗有效，但不易缓解。该组Ⅰ～Ⅱ期放疗或化疗后存活可达 10 年，部分患者有自发性肿瘤消退。Ⅲ～Ⅳ期患者化疗后，虽会多次复发，但中数生存时间也可达 10 年。故主张姑息性治疗原则，尽可能推迟化疗，如病情有所发展，可单独给以苯丁酸氮芥 4～12 mg，每天 1 次，口服或环磷酰胺 100 mg，每天 1 次口服。联合化疗可用 COP 方案。临床试验表明无论单药或联合化疗，强烈化疗效果差，不能改善生存。

嘌呤类似物是一种新的化疗药物，如氟达拉滨、克拉屈滨(2-氯脱氧腺苷，2-CdA)，对惰性淋巴瘤的治疗效果较好。两者单药治疗的反应率为 40%～70%。

2.侵袭性淋巴瘤

B 细胞侵袭性淋巴瘤主要包括套细胞淋巴瘤，弥漫大 B 细胞淋巴瘤和伯基特淋巴瘤等，T 细胞侵袭性淋巴瘤包括血管免疫母细胞性 T 细胞淋巴瘤、间变性大细胞淋巴瘤和周围 T 细胞淋巴瘤等。侵袭性淋巴瘤不论分期均应以化疗为主，对化疗残留肿块，局部巨大肿块或中枢神经系统累及可行局部放疗扩野照射(25 Gy)作为化疗的补充。

CHOP 方案的疗效与其他治疗非霍奇金淋巴瘤的化疗方案类似而毒性较低。因此，该方案为侵袭性非霍奇金淋巴瘤的标准治疗方案。使用粒细胞集落刺激因子 5 μg/kg，5～8 天，可减少白细胞下降。CHOP 方案每 3 周一疗程，4 个疗程不能缓解，应该改变化疗方案。完全缓解后巩固 2 个疗程，可结束治疗，但化疗不应＜6 个疗程。长期维持治疗并无好处。本方案 5 年无病生存率达 41%～80%。

CHOP 方案可治愈 30%的 DLBCL。单中心研究提示，三代方案如 m-BACOD、MACOP-B 缓解率较高，使长期无病生存率增加到 55%～65%。但随机临床研究比较 CHOP 方案与第三代方案治疗初治 DLBCL的疗效，结果发现各组的完全缓解率和部分缓解率无明显差异。随访 3 年时，患者的无病生存率没有因使用第三代方案而提高。相反，致命性毒性反应发生率上升。

血管免疫母细胞性 T 细胞淋巴瘤及伯基特淋巴瘤进展较快，如不积极治疗，几周或几个月内即会死亡，应采用强烈的化疗方案予以治疗。大剂量环磷酰胺组成的化疗方案对伯基特淋巴瘤有治愈作用，应考虑使用。

全身广泛播散的淋巴瘤或有向白血病发展倾向者或已转化成白血病的患者，可试用治疗淋巴细胞白血病的化疗方案，如 VDLP 方案(见本章“白血病”)。ESHAP 方案对复发淋巴瘤有一定的完全缓解率。

（二）生物治疗

1.单克隆抗体

非霍奇金淋巴瘤大部分为B细胞性，后者90%表达CD20。霍奇金淋巴瘤的淋巴细胞为主型也高密度表达CD20。凡CD20阳性的B细胞淋巴瘤均可应用抗CD20单抗（利妥昔单抗，375 mg/m^2）治疗。后者是一种针对CD20抗原的人鼠嵌合型单抗，它的主要作用机制是通过介导抗体依赖的细胞毒性（ADCC）和补体依赖的细胞毒性（CDC）作用杀死淋巴瘤细胞，并可诱导淋巴瘤细胞凋亡，增加淋巴瘤细胞对化疗药物的敏感性。抗CD20单抗与CHOP等联合化疗方案合用治疗惰性或侵袭性淋巴瘤可显著提高CR率和延长无病生存时间。关于利妥昔单抗单药维持治疗的问题，在滤泡性淋巴瘤中已经证明利妥昔单抗维持治疗可延长无进展生存期，甚至总生存期，但在DLBCL中的地位尚未确定。此外，B细胞淋巴瘤在造血干细胞移植前用CD20单抗作体内净化可以提高移植治疗的疗效。

2.干扰素

干扰素是一种能抑制多种血液肿瘤增殖的生物制剂，其抗肿瘤作用机制主要有：与肿瘤细胞直接结合而抑制肿瘤增殖，间接免疫调节作用。对蕈样肉芽肿和滤泡性淋巴瘤有部分缓解作用。

胃黏膜相关淋巴样组织淋巴瘤可使用抗幽门螺杆菌的药物杀灭幽门螺杆菌，经抗菌治疗后部分患者淋巴瘤症状改善，甚至临床治愈。

（三）造血干细胞移植（hematopoietic stem cell transplantation，HSCT）

大剂量化疗联合自体造血干细胞移植（auto-HSCT）已经成为治疗失败患者的标准治疗。也可作为预后差的高危淋巴瘤的初次CR期巩固强化的治疗选择，亦是复发性非霍奇金淋巴瘤的标准治疗。

异基因造血干细胞移植（allo-HSCT）的移植相关毒副反应较大，较少用于恶性淋巴瘤。但如属缓解期短、难治易复发的侵袭性淋巴瘤，如T细胞淋巴瘤、套细胞淋巴瘤和Burkitt淋巴瘤，或伴骨髓累及，55岁以下，重要脏器功能正常，可考虑行异基因造血干细胞移植，以期取得较长期缓解和无病存活。异基因移植一方面可最大限度杀灭肿瘤细胞，另一方面可诱导移植物抗淋巴瘤作用，此种过继免疫的形成有利于清除微小残留病灶（minimal residual disease，MRD），使治愈的机会有所增加。

（四）手术治疗

合并脾功能亢进者如有切脾指征，可行切脾术以提高血象，为后继化疗创造有利条件。

七、预后

临床上最常用而且已被证明有预后价值的风险评估系统是国际预后指数（international prognostic index，IPI）评分。该系统基于年龄（≤60岁/>60岁）、Ann Arbor分期（Ⅰ～Ⅱ期/Ⅲ～Ⅳ期）、血清乳酸脱氢酶水平（小于正常/大于等于正常）、体力状态（PS评分<2分/≥2分）和结外累及部位的数量（≤1个/>1个）五个因素，根据具有的预后因子数量将患者分为低危、低中危、高中危及高危四类。

（张建武）

·第七章·

内分泌及代谢疾病

第一节　甲状腺功能亢进症

甲状腺功能亢进症(Hyperthyroidism,简称甲状腺功能亢进),是指由于甲状腺本身或甲状腺以外的多种原因引起的甲状腺激素增多,进入循环血中,作用于全身的组织和器官,造成机体的神经、循环、消化等各系统的兴奋性增高和代谢亢进为主要表现的疾病的总称。甲状腺功能亢进是内分泌系统的常见病和多发病。本病可发生于任何年龄,从新生儿到老年人均可能患甲状腺功能亢进,但最多见于中青年女性。

甲状腺功能亢进的病因较复杂,其中以 Graves 病(GD)最多见,又称毒性弥散性甲状腺肿,是一种伴甲状腺激素分泌增多的器官特异性自身免疫病,约占所有甲状腺功能亢进患者的 85%;其次为亚急性甲状腺炎伴甲状腺功能亢进和结节性甲状腺肿伴甲状腺功能亢进;其他少见的病因有垂体性甲状腺功能亢进、碘甲状腺功能亢进等。本节主要讨论 Graves 病。

一、病因及发病机制

GD 的发病机制和病因未明,一般认为它是以遗传易患性为背景,在精神创伤、感染等应激因素作用下,诱发体内的免疫系统功能紊乱,“禁忌株”细胞失控,Ts 细胞减弱了对 Th 细胞的抑制,特异 B 淋巴细胞在特异 Th 细胞辅助下产生异质性免疫球蛋白(自身抗体)而致病。可作为这些自身抗体的组织抗原或抗原成分很多,主要有 TSH、TSH 受体、Tg、甲状腺 TPO 等。

二、病理

(一)甲状腺

多呈不同程度的弥散性、对称性肿大,或伴峡部肿大。质软至韧,包膜表面光滑、透亮,也可不平或呈分叶状。甲状腺内血管增生、充血,使其外观呈鲜牛肉色或猪肝色。滤泡增生明显,呈立方形或高柱状,并可形成乳头状皱褶突入滤泡腔内,腔内胶质常减少或消失。细胞核位于底部,可有分裂象。高尔基器肥大,内质网发育良好,有较多核糖体,线粒体常增多。凡此均提示滤泡上皮功能活跃,处于 TH 合成和分泌功能亢进状态。

(二)眼

浸润性突眼者的球后组织中常有脂肪浸润,纤维组织增生,黏多糖和糖胺聚糖沉积,透明质酸增多,淋巴细胞及浆细胞浸润。眼肌纤维增粗、纹理模糊,肌纤维透明变性、断裂及破坏,肌细胞内黏多糖亦增多。

(三)双下肢对称性胫前黏液性水肿

少见。病变皮肤切片在光镜下可见黏蛋白样透明质酸沉积,伴多数带颗粒的肥大细胞、吞噬细胞和内质网粗大的成纤维细胞浸润；电镜下可见大量微纤维伴糖蛋白及酸性糖胺聚糖沉积。

（四）其他

骨骼肌、心肌有类似上述眼肌的改变，但较轻。久病者或重度甲状腺功能亢进患者肝内可有脂肪浸润、灶状或弥散性坏死、萎缩，门静脉周围纤维化乃至肝硬化。颈部、支气管及纵隔淋巴结增大较常见，脾亦可增大。少数病例可有骨质疏松。

三、临床表现

女性多见，男女之比为 1：4～1：6，各年龄组均可发病，以 20～40 岁为多。临床表现不一，老年和儿童患者的临床表现常不典型，典型病例表现三联症。

（一）甲状腺激素分泌过多综合征

1.高代谢综合征

由于 T_3、T_4 分泌过多和交感神经兴奋性增高，促进物质代谢，氧化加速使产热、散热明显增多，患者常有疲乏无力、怕热多汗，皮肤温暖潮湿、体重锐减、低热（危象时可有高热）等。

2.心血管系统

可有心悸、胸闷、气短、心动过速，严重者可导致甲状腺功能亢进性心脏病。查体时可见：①心动过速，常为窦性，休息及熟睡时心率仍快。②心尖区第一心音亢进，常有收缩期杂音，偶在心尖部可听到舒张期杂音。③心律失常以期前收缩、房颤多见，房扑及房室传导阻滞少见。④可有心脏肥大、扩大及心力衰竭。⑤由于收缩压上升、舒张压下降，脉压差增大，有时出现水冲脉、毛细血管搏动等周围血管征。

3.精神、神经系统

易激动、烦躁、失眠、多言多动、记忆力减退。有时出现幻觉，甚而表现为亚躁狂症或精神分裂症。偶尔表现为寡言、抑郁者，以老年人多见。可有双手及舌平伸细震颤，腱反射亢进。

4.消化系统

常有食欲亢进、多食消瘦、大便频繁。老年患者可有食欲减退、厌食。重者可有肝大及肝功能异常，偶有黄疸。

5.肌肉骨骼系统

部分患者可有甲状腺功能亢进性肌病、肌无力及肌萎缩，多见于肩胛与骨盆带肌群。周期性瘫痪多见于青年男性患者，原因不明。

6.内分泌系统

早期血 ACTH、皮质醇及 24 h 尿 17-羟皮质类固醇（17-羟）升高，继而受过多 T_3、T_4 抑制而下降，皮质醇半衰期缩短。

7.生殖系统

女性常有月经减少或闭经，男性有阳痿，偶有乳腺发育。

8.血液和造血系统

周围血液中，淋巴细胞绝对值和百分比及单核细胞增多，但白细胞总数偏低。血小板寿命缩短。有时可出现皮肤紫癜或贫血。

（二）甲状腺肿

绝大多数患者有程度不等的弥散性、对称性甲状腺肿大，随吞咽动作上下运动；质软、无压痛、久病者较韧；肿大程度与甲状腺功能亢进轻重无明显关系；左、右叶上下极可扪及细震颤，可闻及收缩期吹风样或连续性收缩期增强的血管杂音，为诊断本病的重要体征。极少数无甲状腺肿大或甲状腺位于胸骨后纵隔内。甲状腺肿大压迫气管、食管及喉返神经时，出现气短、进食哽噎及声音嘶哑。

（三）眼征

GD 患者中，有 25%～50%伴有眼征，其中突眼为重要而较特异的体征之一。突眼多与甲状腺功能亢进同时发生，但亦可在甲状腺功能亢进症状出现前或甲状腺功能亢进经药物治疗后出现，少数仅有突眼而缺少其他临床表现。按病变程度可分为单纯性（干性、良性、非浸润性）和浸润性（水肿性、恶性）突眼两类。

1.非浸润性突眼

占大多数，无症状，主要因交感神经兴奋和 TH 的β肾上腺素能样作用致眼外肌群和提上睑肌张力增高有关，球后及眶内软组织改变不大，突眼度＜18 mm，经治疗常可恢复，预后良好。眼征有以下几种。①Dalrymple 征：眼裂增大。②Stellwag 征：瞬目减少。③Mobius 征：双眼聚合能力欠佳。④Von Graefe 征：眼向下看时巩膜外露。⑤Joffroy 征：眼向上看时前额皮肤不能皱起。

2.浸润性突眼

较少见，症状明显，多发生于成年患者，由于眼球后软组织水肿和浸润所致，预后较差。除上述眼征更明显外，往往伴有眼睑肿胀肥厚，结膜充血水肿。患者畏光、复视、视力减退、阅读时易疲劳、异物感、眼胀痛或刺痛、流泪，眼球肌麻痹而视野缩小、斜视、眼球活动度减少甚至固定。突眼度一般＞19 mm，左右突眼度常不等。由于突眼明显，不能闭合，结膜及角膜经常暴露，尤其睡眠时易受外界刺激而引起充血、水肿，继而感染。

四、实验室检查

（一）血清甲状腺激素测定

1.血清总三碘甲状腺原氨酸（TT_3）

TT_3 浓度常与 TT_4 的改变平行，但在甲状腺功能亢进初期与复发早期，TT_3 上升往往很快，约 4 倍于正常；而 TT_4 上升较缓，仅为正常的 2.5 倍，故测定 TT_3 为早期 GD、治疗中疗效观察及停药后复发的敏感指标，亦是诊断 T_3 型甲状腺功能亢进的特异指标。但应注意老年淡漠型甲状腺功能亢进或久病者 TT_3 可不高。

2.血总甲状腺素（TT_4）

TT_4 是判定甲状腺功能最基本的筛选指标，在估计患者甲状腺激素结合球蛋白 TBG 正常情况下，TT_4 的增高提示甲状腺功能亢进。甲状腺功能亢进患者 TT_4 升高受 TBG 影响，而 TBG 又受雌激素、妊娠、病毒性肝炎等影响而升高，受雄激素、低蛋白血症（严重肝病、肾病综合征）、泼尼松等的影响而下降，分析时必须注意。

3.血清游离甲状腺素（FT_4）及游离 T_3（FT_3）

不受血 TBG 影响，能直接反映甲状腺功能。其敏感性和特异性均明显高于 TT_4 和 TT_3，含量极微，正常值因检查机构而有不同。

4.血清反 T_3（rT_3）

rT_3 无生物活性，是 T_4 在外周组织的降解产物，其血浓度的变化与 T_3、T_4 维持一定比例，尤其与 T_4 的变化一致，可作为了解甲状腺功能的指标。

（二）促甲状腺激素（TSH）

甲状腺功能改变时，TSH 的波动较 T_3、T_4 更迅速而显著，故血中 TSH 是反映下丘脑－垂体－甲状腺轴功能的敏感指标。尤其对亚临床型甲状腺功能亢进和亚临床型甲减的诊断有重要意义。垂体性甲状腺功能亢进升高，甲状腺性甲状腺功能亢进正常或降低。

（三）甲状腺摄^{131}I率

本法诊断甲状腺功能亢进的符合率达 90%。正常值为：3 h，5%～25%；24 h，20%～45%，高峰出现在 24 h。甲状腺功能亢进患者摄^{131}I率增强，3 h＞25%，24 h＞45%，且高峰前移。缺碘性甲状腺肿摄^{131}I率也可增高，但一般无高峰前移，可做 T_3 抑制试验鉴别。影响摄^{131}I率的因素如下：①使摄^{131}I率升高的因素：长期服用女性避孕药。②使摄^{131}I率降低的因素：多种食物及含碘药物（包括中药）、抗甲状腺药物、溴剂、利舍平（利血平）、保泰松、对氨基水杨酸、甲苯磺丁脲等。做本测定前应停用上述药物、食物 1～

2 个月以上。孕妇和哺乳期妇女禁用。

(四)促甲状腺激素释放激素(TRH)兴奋试验

GD 时血 T_3、T_4 增高,反馈抑制 TSH,故 TSH 细胞不被 TRH 兴奋。如静脉注射 TRH 200 μg后 TSH 有升高反应,可排除甲状腺功能亢进;如 TSH 不增高(无反应)则支持甲状腺功能亢进的诊断。本试验因在体外进行测定 TSH,无须将核素引入人体,故不良反应少,对年老有冠心病或甲状腺功能亢进性心脏病者较 T_3 抑制试验安全。

(五)T_3 抑制试验

主要用于鉴别甲状腺肿伴摄^{131}I率增高系由甲状腺功能亢进或是单纯性甲状腺肿所致;也曾用于长期抗甲状腺药物治疗后,预测停药后复发可能性的参考。方法:先测定基础摄^{131}I率后,口服 $T_3$20 μg,每日 3 次,连续 6d(或干甲状腺 60 mg,每日 3 次,连服 8d),然后再测摄^{131}I率。对比两次结果,正常人及单纯性甲状腺肿患者摄^{131}I率下降 50%以上;甲状腺功能亢进患者不被抑制,故摄^{131}I的下降<50%。伴有冠心病、甲状腺功能亢进性心脏病或严重甲状腺功能亢进者禁用本项试验,以免诱发心律失常、心绞痛或甲状腺危象。

(六)甲状腺自身抗体测定

未经治疗的 GD 患者血 TSAb 阳性检出率可达 80%~100%,有早期诊断意义,对判断病情活动、是否复发也有价值;还可以作为治疗后停药的重要指标。50%~90%的 GD 患者血中可检出 TGAb 和(或)TPOAb,但滴度较低。如长期持续阳性且滴度较高,提示患者有进展为自身免疫性甲减的可能。

(七)影像学检查

超声、放射性核素扫描、CT、MRI 等可根据需要选用。

五、诊断及鉴别诊断

(一)诊断

根据临床表现三联症及实验室检查,诊断并不困难。但早期轻型、老年人、小儿表现不典型,尤其淡漠型甲状腺功能亢进应特别注意。

(二)鉴别诊断

1.单纯性甲状腺肿

无甲状腺功能亢进症状。摄^{131}I率虽也增高但高峰不前移。T_3 抑制试验可被抑制。T_3 正常或偏高,T_4 正常或偏低,TSH 正常或偏高。TRH 兴奋试验正常。血 TSAb、TGAb 和 TPOAb 阴性。

2.神经官能症

神经、精神症状相似,但无高代谢症状群、突眼及甲状腺肿,甲状腺功能正常。

3.其他疾病

以消瘦、低热为主要表现者,应与结核、恶性肿瘤鉴别;腹泻者应与慢性结肠炎鉴别;心律失常应与冠心病、风湿性心脏病鉴别;淡漠型甲状腺功能亢进应与恶性肿瘤、消耗病鉴别;突眼应与眶内肿瘤、慢性肺心病等相鉴别。

六、治疗

一般治疗:解除精神紧张和负担、避免情绪波动。确诊后应适当卧床休息并给予对症、支持疗法。忌碘饮食,补充足够热量和营养如蛋白、糖类及各种维生素。有交感神经兴奋、心动过速者可用普萘洛尔(心得安)、利舍平等;如失眠可给地西泮(安定)、氯氮䓬(利眠宁)。

甲状腺功能亢进的治疗,常用方法如下。

(一)控制甲状腺功能亢进的基本方法

(1)抗甲状腺药物治疗。

(2)放射性碘治疗。

(3)手术治疗。

(二)抗甲状腺药物治疗

疗效较肯定;一般不引起永久性甲减;方便、安全、应用最广。

1.常用药物

(1)硫脲类:甲硫氧嘧啶和丙硫氧嘧啶(PTU)。

(2)咪唑类:甲巯咪唑(他巴唑,MMI)和卡比马唑(甲亢平)。

2.作用机制

通过抑制过氧化物酶活性,使无机碘氧化为活性碘而作用于碘化酪氨酸减少,阻止甲状腺激素合成,丙硫氧嘧啶还可以抑制 T_4 在周围组织中转化为 T_3,故首选用于严重病例或甲状腺危象。

3.适应证

病情轻、甲状腺呈轻至中度肿大者;年龄在 20 岁以下,或孕妇、年迈体弱或合并严重心、肝、肾疾病等而不宜手术者;术前准备;作为放射性 ^{131}I治疗前后的辅助治疗;甲状腺次全切除后复发而不宜用 ^{131}I治疗者。

4.剂量用法与疗程

长程治疗分为初治期、减量期及维持期,按病情轻重决定剂量。

(1)初治期:丙硫氧嘧啶或甲硫氧嘧啶:300～450 mg/d,甲巯咪唑或卡比马唑:30～40 mg/d,分 2～3 次口服。至症状缓解或 T_3、T_4 恢复正常时即可减量。

(2)减量期:每 2～4 周减量 1 次,丙硫氧嘧啶或甲硫氧嘧啶每次减 50～100 mg/d,甲巯咪唑或卡比马唑每次减 5～10 mg/d,待症状完全消除,体征明显好转后再减至最小维持量。

(3)维持期:丙硫氧嘧啶或甲硫氧嘧啶 50～100 mg/d,甲巯咪唑或卡比马唑 5～10 mg/d,维持 1.5～2 年,必要时还可以在停药前将维持量减半。疗程中除非有较严重的反应,一般不宜中断,并定期随访疗效。

5.治疗中注意事项

(1)如经治疗症状缓解但甲状腺肿大及突眼却加重时,抗甲状腺药物应酌情减量,并加用甲状腺片,每日 30～60 mg。可能由于抗甲状腺药物过量,T_3、T_4 减少后对 TSH 反馈抑制减弱,故 TSH 分泌增多促使甲状腺增生、肥大。

(2)注意抗甲状腺药物不良反应:粒细胞减少与药疹甲巯咪唑较丙硫氧嘧啶常见,初治时每周化验白细胞总数、白细胞分类,以后每 2～4 周 1 次。常见于开始服药 2～3 个月。当白细胞低于 4×10^9/L 时应注意观察,试用升白细胞药物如维生素 B_4、利血生、鲨肝醇、脱氧核糖核酸,必要时可采用泼尼松。如出现突发的粒细胞缺乏症(对药物的变态反应),常表现咽痛、发热、乏力、关节酸痛等时,应紧急处理并停药。有些患者用抗甲状腺药物后单有药疹,一般不必停药,可给抗组胺药物,必要时可更换抗甲状腺药物种类,目前临床用药中丙硫氧嘧啶出现药疹者较少,但应该特别警惕出现剥脱性皮炎、中毒性肝炎等,一旦出现应停药抢救。

(3)停药问题:近年认为完成疗程后尚须观察,TRAb 或 TSI 免疫抗体明显下降者方可停药以免复发。

(三)放射性碘治疗

1.放射性碘治疗甲状腺功能亢进作用机制

利用甲状腺高度摄取和浓集碘的能力及 ^{131}I释放出 β 射线对甲状腺的毁损效应(β 射线在组织内的射程约 2 mm,电离辐射仅限于甲状腺局部而不累及毗邻组织),破坏滤泡上皮而减少 TH 分泌。另外,也抑制甲状腺内淋巴细胞的抗体生成,加强了治疗效果。

2.适应证

(1)中度甲状腺功能亢进、年龄在 25 岁以上者。

(2)对抗甲状腺药有过敏等反应而不能继用,或长期治疗无效,或治疗后复发者。

(3)合并心、肝、肾等疾病不宜手术,或术后复发,或不愿手术者。

(4)非自身免疫性家族性毒性甲状腺肿者。

(5)某些高功能结节者。

3.禁忌证

(1)妊娠、哺乳期妇女(^{131}I可透过胎盘和进入乳汁)。

(2)年龄在25岁以下者。

(3)严重心、肝、肾衰竭或活动性肺结核者。

(4)外周血白细胞在3×10^9/L以下或中性粒细胞低于1.5×10^9/L者。

(5)重症浸润性突眼症。

(6)甲状腺不能摄碘者。

(7)甲状腺危象。

4.方法与剂量

根据甲状腺估计重量和最高摄^{131}I率推算剂量。一般主张每克甲状腺组织一次给予^{131}I 70～100 μCi(1 Ci=3.7×10^{10} Bq)放射量。甲状腺重量的估计有三种方法:①触诊法。②X射线检查。③甲状腺显像。

5.治疗前注意事项

不能机械采用公式计算剂量,应根据病情轻重、过去治疗情况、年龄、甲状腺有无结节、^{131}I在甲状腺的有效半衰期长短等全面考虑;服^{131}I前2～4周应避免用碘剂及其他含碘食物或药物;服^{131}I前如病情严重,心率超过120次/分,血清T_3、T_4明显升高者宜先用抗甲状腺药物及普萘洛尔治疗,待症状减轻方可用放射性^{131}I治疗。最好服抗甲状腺药物直到服^{131}I前2～3d再停,然后做摄^{131}I率测定,接着采用^{131}I治疗。

6.疗效

一般治疗后2～4周症状减轻,甲状腺缩小,体重增加,3～4个月60%以上的患者可治愈。如半年后仍未缓解,可进行第二次治疗,且于治前先用抗甲状腺药物控制甲状腺功能亢进症状。

7.并发症

(1)甲状腺功能减退:分暂时性和永久性甲减两种。早期由于腺体破坏,后期由于自身免疫反应所致。一旦发生均需用TH替代治疗。

(2)突眼的变化不一:多数患者的突眼有改善,部分患者无明显变化,极少数患者的突眼恶化。

(3)放射性甲状腺炎:见于治疗后7～10d,个别可诱发危象。故必须在^{131}I治疗前先用抗甲状腺药物治疗。

(4)致癌问题:^{131}I治疗后癌发生率并不高于一般居民的自然发生率。但由于年轻患者对电离辐射敏感,有报道婴儿和儿童时期颈都接受过X线治疗者甲状腺癌的发生率高,故年龄在25岁以下者应选择其他治疗方法。

(5)遗传效应:经^{131}I治疗后有报道可引起染色体变异,但仍在探讨中,并须长期随访观察方能得出结论。为保证下一代及隔代子女的健康,将妊娠期列为^{131}I治疗的禁忌证是合理的。

(四)手术治疗

甲状腺次全切除术的治愈率可达70%以上,但可引起多种并发症,有的病例于术后多年仍可复发,或出现甲状腺功能减退症。

1.适应证

(1)中、重度甲状腺功能亢进,长期服药无效,停药后复发,或不愿长期服药者。

(2)甲状腺巨大,有压迫症状者。

(3)胸骨后甲状腺肿伴甲状腺功能亢进者

(4)结节性甲状腺肿伴甲状腺功能亢进者。

2.禁忌证

(1)较重或发展较快的浸润性突眼者。

(2)合并较重的心、肝、肾、肺疾病,不能耐受手术者。

(3)妊娠早期(第3个月前)及晚期(第6个月后)。

(4)轻症可用药物治疗者。

3.术前准备

先抗甲状腺药物治疗达下列指标者方可进行术前服药:①症状减轻或消失。②心率恢复到80~90次/分以下。③T_3、T_4恢复正常。④BMR<+20%。达到上述指标者开始进行术前服用复方碘溶液。服法:3~5滴/次,每日服3次,逐日增加1滴直至10滴/次,维持2周。作用:减轻甲状腺充血、水肿,使甲状腺质地变韧,方便手术并减少出血。近年来使用普萘洛尔或普萘洛尔与碘化物联合使用作术前准备,疗效迅速,一般于术前及术后各服1周。

4.手术并发症

(1)出血。须警惕引起窒息,严重时须气管切开。

(2)局部伤口感染。

(3)喉上与喉返神经损伤,引起声音嘶哑。

(4)甲状旁腺损伤或切除,引起暂时性或永久性手足抽搐。

(5)突眼加重。

(6)甲状腺功能减退症。

(7)甲状腺危象。

(五)高压氧治疗

1.治疗机制

(1)高压氧治疗可以迅速增加各组织供氧,甲状腺功能亢进患者因甲状腺素增多,机体各组织代谢旺盛、耗氧量增加,要求心脏收缩力增强、心率加快,增加心排血量为组织运送更多氧气和营养物质。心率加快、血压升高结果增加心肌的耗氧量。患者进行高压氧治疗可以迅速增加各组织的氧气供应,减轻心脏负担;高压氧治疗可以减慢心率,降低心肌耗氧量。

(2)高压氧治疗可以减低机体的免疫能力,减少抗体的产生、减少淋巴细胞的数量。

(3)高压氧治疗可以改善大脑皮质的神经活动,改善自主神经功能,稳定患者情绪。调整机体免疫功能。

(4)有实验证明,高压氧治疗可以调整甲状腺素水平,不论甲状腺素水平高或低,经高压氧治疗均有恢复正常水平的趋势。

2.治疗方法

(1)治疗压力不宜过高1.8~2 ATA、每次吸氧60min、每日1次、连续1~2个疗程。

(2)配合药物治疗。

(3)甲状腺危象患者可在舱内进行高压氧治疗同时配合药物治疗。

(4)甲状腺手术前准备,行高压氧治疗可减少甲状腺血流量。

七、护理措施

(1)卧床休息,持续吸氧,保持呼吸道通畅,以改善组织缺氧。

(2)鼓励患者进食高蛋白、高维生素、易消化软食或半流食,禁食过硬、粗糙的食物,保持大便通畅,大便时不可过于用力,必要时用开塞露等协助排便。对呼吸困难张口呼吸者,补充足够水分并做好口腔护理。

(3)预防和避免加重出血的护理(见第十章第四节特发性血小板减少性紫癜的护理)。

(4)监测生命体征,监测DIC常规,密切观察病情变化,有无各器官栓塞的症状和体征:突然胸痛、呼吸困难、发绀、咯血、头痛、抽搐、昏迷、腰痛、血尿、少尿或无尿等。

(5)保持静脉输液液路通畅,以维持血压和酸碱平衡,纠正电解质紊乱。

①各种药液如血制品、抗生素、凝血因子、升压药、碱性药应按时按量准确无误输入患者体内,并注意观察患者用药反应、输血反应。②应用肝素抗凝治疗时,要使用输液泵输液,严格掌握滴速,以保证用药量准确无误地进入患者体内,防止过量或用量不足。同时要密切观察患者的出血减轻和加重情况,监测CT,如用药过程中出血加重 CT>30 min,应考虑肝素过量,立即停用肝素,并按医嘱给予硫酸鱼精蛋白中和。③准确记录 24 h 液体出入量,尤其是尿量变化。

(6)密切观察皮肤黏膜出血点、淤点、瘀斑的消长情况。做静脉抽血时,要注意观察针头有无被血块堵塞的情况发生,拔出针头后按压数分钟有无继续渗血的可能。

(7)加强心理护理,了解患者的心理状况,关心和尊重患者,与患者进行交流,给予精神鼓励,帮助其树立信心。发现患者有出血情况时,护士应保持镇静,迅速通知医生采取各种止血措施,尽量清除一切血迹。

八、应急措施

(1)当患者出现明显呼吸困难、发绀、抽搐、昏迷、血压下降、心律失常等情况时,提示有急性呼吸衰竭的可能,立即建立人工气道,行气管插管或气管切开,保持呼吸道通畅,加压给氧,监测生命体征的变化,同时保持静脉液路通畅。

(2)一旦呼吸停止应立即行人工呼吸、气管插管,调用呼吸机进行合理的机械通气。

九、健康教育

(1)给患者讲述疾病的有关知识,如药物、输血治疗的目的、氧气吸入的重要性,使患者主动配合治疗。

(2)保持良好的情绪,保证充足的休息和睡眠,以促进身体恢复。

(3)康复期注意营养,适当户外活动,提高机体抵抗力。

(4)对恶性肿瘤坚持化疗者和病理产科患者再次怀孕者,应特别注意监测 DIC 常规,血小板计数,注意出血倾向,及时就诊。

(李养允)

第二节　甲状腺功能减退症

甲状腺功能减退症是一组由多种原因引起的 TH 缺乏或周围组织对 TH 不敏感所致的临床综合征。TH 对代谢、大脑发育及骨骼生长起着重要作用,甲减时代谢率下降引起一系列临床表现,儿童患者因影响生长和大脑发育,临床表现更为突出。

一、病因

(一)原发性甲状腺功能减退症

原发性甲状腺功能减退是指甲状腺本身病变所致。

(1)炎症:多数由自身免疫性甲状腺炎尤其慢性淋巴细胞性甲状腺炎引起,极少数因病毒感染所致。

(2)放疗:如^{131}I 治疗等。

(3)甲状腺全切或次全切除术后。

(4)甲状腺癌、血色病、淀粉样变性等。

(5)碘缺乏或碘过多。

(6)某些药物或食物:药物如锂盐、硫脲类等,食物如卷心菜、木薯等(长期大量食用)。

(7)先天性:甲状腺发育不全或缺如,或 TH 合成酶系异常。

(二)继发性甲状腺功能减退症

下丘脑肿瘤、炎症或放疗;垂体肿瘤、手术、炎症、放疗或产后大出血,均可导致 TH 分泌减少而引起甲减。

(三)TSH 或 TH 不敏感综合征

较少见。

二、临床表现

(一)成年型甲状腺功能减退症

女性多见,多数起病隐袭,发展缓慢。

1.一般表现

乏力、怕冷、体温偏低及动作缓慢等。

2.黏液性水肿

眼睑浮肿、唇厚舌大、毛发稀疏、眉毛外 1/3 脱落,皮肤干燥、声音嘶哑。严重时心包、胸腔、腹腔、关节腔等积液。

3.神经系统

如嗜睡、反应迟钝、智力低下、记忆力减退、听力减退、腱反射时间延长及抑郁、痴呆甚至精神失常。

4.消化系统

食欲减退、腹胀、便秘,严重者出现麻痹性肠梗阻。

5.心血管系统

心率缓慢、心音减弱及心包积液。

6.内分泌系统

女性月经过多,经期延长,约 1/3 合并溢乳。男性阳痿。

7.血液系统

常见贫血。

8.黏液性水肿昏迷

病情严重者因寒冷、感染、手术或使用麻醉、镇静药而诱发。临床表现为呼吸徐缓、低体温(<35 ℃)、血压下降、心动过缓、嗜睡甚至昏迷。

(二)呆小病

患儿表情呆钝、眼距增宽、鼻梁塌陷、唇厚、舌大外伸、发音低哑。智力低下、痴呆,常伴聋哑。骨龄延迟,身材矮小呈侏儒症,四肢比躯干更短小。腹饱满膨大伴脐疝。

(三)幼年型甲状腺功能减退

幼儿多表现为呆小病,较大儿童则近似成年型。

三、辅助检查

(一)一般检查

血胆固醇、甘油三酰常升高;心肌酶如 AST、LDH、CPK、CK-MB 均可升高;常存在贫血,可呈正细胞正色素性、小细胞低色素性或巨幼细胞性贫血。

(二)甲状腺功能检查

1.TSH 升高

TSH 升高是原发性甲减的最早表现,病变继续发展则 T_4 降低,最后 T_3 也降低。TSH 升高和(或)T_4 降低而 T_3 正常为亚临床甲减。临床型甲减时 T_3、T_4、rT_3、FT_3、FT_4 均降低,TSH 明显升高。

2.甲状腺摄^{131}I率降低

(三)病变部位检查

1.血 TSH

原发性甲减者升高,下丘脑-垂体性者降低或正常。

2.TRH 兴奋试验

垂体性甲减无反应,下丘脑性甲减呈延迟升高,原发性甲减血 TSH 本已升高,TRH 刺激后更高。

3.TH 不敏感性甲减

有甲减表现,血 T_3、T_4 升高,血 TSH 正常或升高,或甲减患者使用较大剂量 TH 疗效仍不明显。

4.影像学检查

影像学检查有助于下丘脑、垂体病变的确定。

(四)病因检查

TgAb、TPOAb 升高提示自身免疫性甲状腺疾病。过氯酸盐排泌试验有助于 TH 合成酶缺乏的诊断。

四、鉴别诊断

(1)低 T_3 综合征常见于伴血浆蛋白低下的肝肾疾病,FT_3、FT_4 及 TSH 均正常。

(2)甲减伴溢乳及高催乳素(PRL)血症者,应注意与催乳素瘤鉴别。

(3)早期轻型甲减症状不典型,应注意与单纯贫血、特发性浮肿、肾病鉴别。

五、治疗

(一)替代治疗

甲状腺素替代治疗是甲减的基本疗法。

1.左甲状腺素(L-T_4)

初始剂量一般为 25～50 μg/d,逐渐增加剂量,长期维持量约 75～150 μg/d(每日:1.4～1.6 μg/kg)。

2.甲状腺片

初始用量 10～20 mg/d,逐渐加量,长期维持量 40～120 mg/d。当选择好适宜的维持剂量后,每年测 1～2 次血 T_4 及 TSH 以评定药物剂量是否合适。应激时应适当增加剂量。妊娠期用量约需增加 50%～100%。老年人及冠心患者用量宜小,以免发生心律失常,心绞痛及心肌梗死。

(二)黏液水肿性昏迷的治疗

1.一般治疗

(1)吸氧:积极改善呼吸状况,必要时气管插管、使用人工呼吸机。

(2)保暖:应提高房间温度及增加被褥,不宜使用暖水袋,以免外周血管扩张,散热增加,且加重血容量不足。

(3)适当补充液体:补液应小心,TH 缺乏时常有水潴留,一般每日 500～1 000 mL。

(4)控制感染,纠正休克。

2.立即补充 TH

静脉注射 L-T_3,首次 40～120 μg,以后每 6 h 5～15 μg,患者清醒后改为口服;或静脉注射 L-T_4,首次 100～200 μg,以后每日 50～100 μg,患者清醒后改为口服。无注射剂时以 T_3 片剂每次 20～30 μg,每 4～6 h 1 次或 T_4 片剂首次 100～200 μg,以后每日 50～100 μg;或干甲状腺片每次 30～60 mg,每 4～6 h 1 次鼻饲,清醒后改口服。原有心脏疾病者起始量要小,是一般用量的 1/5～1/4。

3.氢化可的松

200～300 mg/d,静脉滴注,1～2 日后视病情逐渐减量。

(魏　哲)

第三节　原发性醛固酮增多症

一、西医概述

原发性醛固酮增多症(简称原醛症)是指肾上腺皮质发生病变(大多为腺瘤,少数为增生)使醛固酮分泌增多,导致水钠潴留,血容量扩张,从而抑制了肾素-血管紧张素系统,以高血压、低血钾、肌无力、夜尿多为主要临床表现的一种综合征。

原醛症的主要病理生理变化为醛固酮分泌增多,肾素活性被抑制,引起高血压、低血钾、肌无力、周期性麻痹,血钠浓度升高,细胞外液增多,尿钾排出相对地过多,二氧化碳结合力升高,尿 pH 为中性或碱性。原醛症患者之所以醛固酮分泌增多,肾上腺皮质腺瘤是一个主要原因,而且占原醛症病因的大多数,其次是增生,再其次是癌。Conn 氏为 95 例原醛症患者做手术探查,发现 82 例(86%)为腺瘤和 13 例(14%)为双侧肾上腺皮质增生。

二、诊断要点

(一)临床表现

1.高血压

高血压为最早出现的症状,一般不呈恶性演变,但随病情进展血压渐高,大多数在 22.7/13.3 kPa(170/100 mmHg)左右,高时可达 28.0/17.3 kPa(210/130 mmHg)。

2.神经肌肉功能障碍

(1)肌无力及周期性麻痹较为常见,一般说来,血钾愈低,肌肉受累愈重,常见诱因为劳累,或服用氢氯噻嗪、呋塞米等促进排钾的利尿药。麻痹多累及下肢,严重时累及四肢,也可发生呼吸、吞咽困难。麻痹时间短者数小时,长者数日或更久;补钾后麻痹即暂时缓解,但常复发。

(2)肢端麻木、手足抽搐。在低钾严重时,由于神经肌肉应激性降低,手足抽搐可较轻或不出现,而在补钾后,手足抽搐往往明显。

3.肾脏表现

(1)因大量失钾,肾小管上皮细胞空泡变性,浓缩功能减退,伴多尿,尤其夜尿多,继发口渴、多饮。

(2)常易并发尿路感染。

4.心脏表现

(1)心电图呈低血钾图形:R-T 间期延长,T 波增宽、降低或倒置,U 波明显,T、U 波相连或成驼峰状。

(2)心律失常:较常见者为过早搏动或阵发性室上性心动过速,严重时可发生心颤。

(二)实验室检查

1.血、尿生化检查

(1)低血钾:大多数患者血钾低于正常,一般在 2～3 mmol/L,严重者更低。低血钾往往呈持续性,也可为波动性,少数患者血钾正常。

(2)高血钠:血钠一般在正常高限或略高于正常。

(3)碱血症:血 pH 和 CO_2 结合力为正常高限或略高于正常。

(4)尿钾高:在低血钾条件下(低于 3.5 mmol/L),每日尿钾仍在 25 mmol 以上。

(5)尿钠排出量较摄入量少或接近平衡。

2.尿液检查

(1)尿 pH 为中性或偏碱性。

(2)尿常规检查可有少量蛋白质。

(3)尿比重较为固定而减低,往往在 1.010～1.018 之间,少数患者呈低渗尿。

3.醛固酮测定

(1)尿醛固酮排出量:正常人在普食条件下,均值为 21.4 nmol/24 d,范围 9.4～35.2 nmol/L(放免法),本症中高于正常。

(2)血浆醛固酮:正常人在普食条件下(含 Na 160 mmol/d,K 60 mmol/d)平衡 7 天后,上午 8 时卧位血浆醛固酮为 413.3±180.3 pmol/L,患者明显升高。

醛固酮分泌的多少与低血钾程度有关,血钾甚低时,醛固酮增高常不明显,此因低血钾对醛固酮的分泌有抑制作用。另一特征是血浆肾素-血管紧张素活性降低,而且在用利尿剂和直立体位兴奋后也不能显著升高。若为继发性醛固酮增多症,则以肾素-血管紧张素活性高于正常为特征。

4.肾素、血管紧张素Ⅱ测定

患者血肾素、血管紧张素Ⅱ基础值降低,有时在可测范围下。正常参考值前者为 0.55±0.09 pg/(mL·h),后者为 26.0±1.9 pg/mL。经肌内注射呋塞米(0.7 mg/kg 体重)并在取立位 2h 后,正常人血肾素、血管紧张素Ⅱ较基础值增加数倍,兴奋参考值分别为 3.48±0.52 pg/(mL·h)及 45.0±6.2 pg/mL。原醛症患者兴奋值较基础值只有轻微增加或无反应。醛固酮瘤中肾素、血管紧张素受抑制程度较特发性原醛症更显著。

5.24 小时尿 17-酮类固醇及 17-羟皮质类固醇

两者一般正常。

6.螺内酯试验

螺内酯可拮抗醛固酮对肾小管的作用,每日 320～400 mg(微粒型),分 3～4 次口服,历时1～2周,可使本症患者的电解质紊乱得到纠正,血压往往有不同程度的下降。如低血钾和高血压是由肾脏疾患所引起者,则螺内酯往往不起作用。此试验有助于证实高血压、低血钾是由于醛固酮过多所致,但不能据之鉴别为原发性或继发性。

7.低钠、高钠试验

(1)对疑有肾脏病的患者,可作低钠试验(每日钠摄入限制在 20 mmol),本症患者在数日内尿钠下降到接近摄入量,同时低血钾、高血压减轻,而肾脏患者因不能有效地潴钠,可出现失钠、脱水。低血钾、高血压则不易纠正。

(2)对病情轻、血钾降低不明显的疑似本症患者,可作高钠试验,每日摄入钠 240 mmol。如为轻型原发性醛固酮增多症,则低血钾变得更明显。对血钾已明显降低的本症患者,不宜行此试验。

三、诊断标准

(一)临床症状

(1)高血压。

(2)低钾血症。

(3)四肢麻痹、手足抽搦、多饮多尿。

(二)检查所见

(1)血浆肾素活性(PRA)受抑制及下述 A、B 任何一项刺激试验无反应。A:速尿 40～60 mg 静脉注射,立位 30～120 分钟。B:减盐食(10 mEq/d)4 天,再保持立位 4 小时。

(2)血浆醛固酮浓度(PAC)或尿醛固酮排泄量增多。

(3)尿 17-羟皮质类固醇及 17-酮类固醇排泄量正常。

(4)肾上腺肿瘤定位诊断:A.腹膜后充气造影。B.肾上腺静脉造影。C.肾上腺扫描(^{131}I-胆固醇、CT)。D.肾上腺或肾静脉血中醛固酮含量测定。

四、鉴别诊断

对于有高血压、低血钾的患者,除本症外,还要考虑以下一些疾病。

(1)原发性高血压患者因其他原因如服用氢氯噻嗪、呋塞米或慢性腹泻等而导致低血钾者。

(2)肾缺血而引起的高血压,如急进性原发性高血压、肾动脉狭窄性高血压,患这些疾病的一部分患者可因继发性醛固酮增多而合并低血钾,但患者的血压一般较本症患者更高,进展更快,可伴有明显的视网膜损害。此外,此组高血压患者往往有急进性肾衰竭的临床表现,伴氮质血症、酸中毒等。肾动脉狭窄患者中部分可听到肾区血管杂音,放射性肾图、静脉肾盂造影、分测肾功能显示一侧肾功能减退。这类患者血浆肾素活性高,对鉴别诊断甚重要。

(3)失盐性肾病(失钾性肾病):通常由于慢性肾盂肾炎所致,往往有高血压、低血钾,患者肾功能损害较明显,尿钠排出量较高,常伴有脱水。血钠不高反而偏低,无碱中毒,往往呈酸中毒。低钠试验显示肾不能保留钠。

(4)分泌肾素的肾小球旁细胞的肿瘤(肾素瘤):分泌大量肾素,可引起高血压、低血钾。但患者的年龄较轻,而高血压严重,血浆肾素活性甚高,血管造影可显示肿瘤。

(5)肾上腺其他疾病:皮质醇增多症,尤以腺癌和异位 ACTH 综合征所致者,可伴明显低血钾,临床症群可助鉴别诊断。

(6)先天性 11β-羟类固醇脱氢酶(11β-HSD)缺陷为近年确认的一种新病种。临床表现近似原发性醛固酮增多症,包括严重高血压、明显的低血钾性碱中毒,多见于儿童和青年人。可发生抗维生素 D 的佝偻病,此由于盐皮质激素所致高尿钙。此病用螺内酯治疗有效,用地塞米松治疗也可奏效。发病机制为先天性 11β-羟类固醇脱氢酶缺陷。患者 17-羟及游离皮质醇排量远较正常为低,但血浆皮质醇正常。此外,尿中皮质素(可的松)代谢物/皮质醇(氢可的松)代谢物比值降低。

五、诊断提示

(1)因早期症状常表现为单一血压升高而易误诊,此病所致高血压约占所有高血压症的0.4%~2%,多为轻一中度高血压。它可早于低血钾综合征 2~4 年出现。做出原发性高血压诊断应慎重,凡是小于40 岁的高血压患者或用一般降压药物治疗效果不佳,或伴有肌无力时应警惕本病的可能性。应常规检查血钾、24 小时尿钾排泄量、肾上腺 B 超。

(2)低钾所致发作性肌无力、肌麻痹易与周期性麻痹混淆,对于低血钾者,应仔细寻找低钾原因,在确立周期性麻痹诊断时应慎重。尤其在补钾过程中出现抗拒现象者应警惕此病。

(3)原醛症的定位诊断 CT 准确性更高;B 超强调采用多个切面探查,CT 扫描时则强调薄层增强扫描(3~5 mm),范围应包括整个肾上腺。

六、西医治疗

原醛症的治疗分手术治疗及药物治疗两方面。

(一)手术治疗

如系醛固酮瘤,单侧腺瘤者术后可使 65%患者完全治愈,其余患者也可获好转。如系双侧肾上腺皮质增生患者,安体舒通治疗效果不佳,则肾上腺全切除或次全切除也不能使血压下降。临床上诊断为特醛症的,经肾上腺手术后其醛固酮分泌过多可能得到纠正,低肾素活性仍存在,血压可能有所下降,但达不到正常水平。有时高血压仍持续不降。因此不少人主张,这一类型的醛固酮增多症不适合肾上腺外科手术。

(二)药物治疗

对肾上腺皮质增生所致的原醛症,近年来趋向于用药物治疗。

(1)安体舒通(Spironolactone)可能是治疗醛固酮分泌增多症患者最有效的药,它作为竞争抑制剂,竞争与醛固酮有关的细胞溶质受体,因此,在靶组织上有对抗盐皮质激素的作用。安体舒通也是一种抗雄激素和孕激素的药物,这可以解释它的许多不良反应,性欲减退、乳房痛和男子女性型乳房可发生在 50%或更多的男性。而月经过多和乳房痛可发生于服药妇女。这样,不良反应将有碍于安体舒通的长期使用,特别是年轻的男女,安体舒通的剂量范围从每天 50 mg 一次到每天 100 mg 两次。

(2)药物如 Amiloride(阿米洛利,咪吡嗪)或 triamterene(USP,氨苯喋啶,三氨喋呤)也可以对抗醛固酮对肾小管的作用,这些制剂是通过抑制钠的重吸收和钾的排泄,通过对肾小管细胞的直接作用,而不是竞争醛固酮的受体。这可以解释为什么氨苯喋啶和咪吡嗪比安体舒通的抗高血压作用要小。

(3)钙通道阻滞剂,如 Nifedipine(硝基吡啶,心痛定,利心平)也是醛固酮增多症患者有效的药物,它除了抗高血压作用外,还可减少醛固酮的生成。

(4)氨基导眠能也可抑制醛固酮的合成,治疗原醛症有一定疗效。

七、治疗提示

腺瘤的根除方法为手术切除。特发性增生型虽可作大部分肾上腺切除术(一侧切除,另一侧切除大部分),但手术疗效差,目前趋向于药物治疗,有时难以确定为腺瘤或增生,需做手术探查。

八、中医概述

本病是以头痛、眩晕、肌肉麻痹、震颤,甚至痿废不用、夜尿增多、膝软腰痛为主要临床表现。属中医"肝风""痉证""痿痹""眩晕""头痛"等范畴。中医学虽无原醛症的病名,但对其病因病机却早有类似的论述。如《素问·至真要大论》云:"诸风掉眩,皆属于肝。……诸痉项强,皆属于湿。"《证治汇补·眩晕》亦云:"以肝上连目系而应于风,故眩为肝风,然亦有因火、因痰,因虚、因暑、因湿者。"

中医学认为,本病病因多因肝肾阴虚,夹有实热湿瘀阻滞。肾为先天之本,肾中精气宜固藏,若生活不节、纵欲妄为,或大病久病之后、失于调理,或先天不足、素体多病,均可致肾精受损。湿热内伤、肝经湿热瘀阻,可致下肢沉重软弱无力,肌肉痹着麻木或阵发性肌肉痉挛。总之,本病病位在肝肾,多因肝肾阴虚、实热湿瘀阻滞所致。

九、辨证纲目

(一)肝肾阴虚

证候:目眩耳鸣,遗精盗汗,下肢痿软无力,腰脊酸软,不能久立,舌红少苔,脉细数。

辨析:肝肾精血亏虚,不能上承,故见目眩耳鸣。肾藏精,肾虚不能藏精,故见遗精盗汗。肝肾亏虚,精血不能濡养筋骨经脉,故下肢痿软不用。精髓不足,故腰脊酸软,不能久立。舌红少苔,脉细数,均为阴亏内热之象。

(二)肝阳上亢

证候:眩晕耳鸣,头痛且胀,每因烦劳或恼怒而头晕、头痛加剧,面时潮红,急躁易怒,少寐多梦,口苦,舌质红,苔黄,脉弦。

辨析:肝阳上亢,上冒清空,故头晕头痛。劳则伤肾,怒则伤肝,均可使肝阳更盛,故头晕头痛加剧。阳升则面部潮红,肝旺则急躁易怒。肝火扰动心神,故少寐多梦。口苦,舌质红,苔黄,脉弦,皆是肝阳上亢之征。

(三)肝经湿热

证候:胸痞脘闷,小便短赤涩痛,四肢痿软,身体困重,足胫热气上膝,或有发热,苔黄腻,脉细数。

辨析:湿阻气机,升降失常,故见胸膈痞闷。湿热下注,故小便热赤涩痛。湿热浸渍肌肤,则见肢体困重。浸淫经脉,气血阻滞,故痿软无力。湿热郁蒸,气机不化,可见身热不尽。苔黄腻,脉濡数,均为湿热内蕴之征。

十、治疗方法

(一)辨证选方

1.肝肾阴虚

治法:补益肝肾,滋阴清热。

方药：六味地黄丸合杜仲秦艽汤加减。熟地 30 g，山萸肉 15 g，干山药 12 g，泽泻 10 g，茯苓 10 g，丹皮 10 g，杜仲 15 g，秦艽 12 g，天麻 12 g，防己 10 g，乳香 10 g，没药 10 g，红花 10 g，威灵仙 10 g，桂枝 15 g。若阳亢明显者，加决明子、珍珠母以平肝潜阳。

2.肝阳上亢

治法：平肝潜阳，滋养肝肾。

方药：天麻钩藤饮合独活寄生汤加减。天麻 9 g，钩藤 12 g(后下)，石决明 18 g(先煎)，山栀、黄芩各 9 g，川牛膝 12 g，杜仲、益母草、桑寄生、夜交藤、茯神各 9 g，独活 10 g，寄生 10 g，细辛6 g，秦艽 10 g，茯苓 10 g，人参 6 g，甘草 3 g，当归 10 g，芍药 10 g，干地黄 12 g。

3.肝经湿热

治法：清热利湿，通利筋脉。

方药：二妙散加减。黄柏 15 g，苍术 15 g，生熟地各 12 g，枸杞子 12 g，当归 12 g，川芎 15 g，五加皮 10 g，桂枝 10 g。瘀阻偏盛者加龙胆草；阳盛上冲者加夏枯草、珍珠母。

(二)中成药

罗布麻叶冲剂：功能清火降压，平肝安神，强心利尿。每次 1 袋，每日 3 次，温开水冲服。

十一、中西医结合治疗思路与方案

(1)本病患者多以高血压、低血钾症群前来就诊，因此临床上首先给予西药以控制高血压的发展是必要的。

(2)待病情稳定后，根据中医辨证分型进行中西医结合治疗比单纯用西药治疗收效显著，无不良反应，不产生耐药性。但中药是否具有拮抗醛固酮的作用还尚待定论。

(魏　哲)

第四节　腺垂体功能减退症

腺垂体功能减退症(hypopituitarism)是一种或数种腺垂体激素分泌不足或缺失所导致的综合征。垂体分为 2 个部分：前叶和后叶。后叶为神经垂体，本身不合成激素，但是分泌由下丘脑合成的 2 种激素——血管升压素和缩宫素。前叶即腺垂体，分泌促甲状腺激素(TSH)、卵泡刺激素(FSH)、黄体生成素(LH)、生长激素(GH)、促肾上腺皮质激素(ACTH)、泌乳素(PRL)，作为沟通下丘脑和靶腺的桥梁，受下丘脑调控并影响全身内分泌腺体功能。

典型的腺垂体功能减退症不难诊断，症状和体征在轻症时不明显或没有特征，很容易被忽略，多以疲乏无力或异常的精神状态就医。垂体功能减退也可能是无法解释的异常检验数据和生命体征危险的原因。

一、病因

腺垂体功能减退的病因主要是下丘脑病变和垂体本身病变。由下丘脑损伤所致，则为继发性腺垂体功能减退；如病变发生在垂体，则属原发性腺垂体功能减退。此外，若垂体柄损伤，切断了两者间的联系，也导致该症发生。

(一)肿瘤

垂体肿瘤是造成该症最常见的原因，约占该病的 50%。体积较大的腺瘤压迫周围正常垂体组织，垂体前叶分泌激素的细胞遭到破坏，发生功能失调。破坏可殃及部分或全部垂体激素。若肿瘤向上生长，下丘脑因受压迫或损伤可造成继发性功能减退。此时，下丘脑的调节激素不足或缺失，干扰了垂体前叶激素的正常分泌。此外，若压迫到垂体柄，也可造成腺垂体功能减退。虽然尸检和磁共振检查表明垂体腺瘤的患病率高达10%～20%，但是表现出临床症状者极为罕见。

下丘脑及其邻近区域的肿瘤如颅咽管瘤等，可压迫下丘脑，引起腺垂体激素释放激素分泌减少，导致腺垂体功能减退。

(二)腺垂体缺血坏死

缺血性损伤很早即被认为是腺垂体功能减退症的原因之一。最典型的例子即为希恩综合征。怀孕期间，由于泌乳素细胞增生和肥大，使得垂体体积增加。当血容量减少时，向垂体供血的血管收缩，继而发生痉挛，导致垂体坏死。坏死的程度取决于出血的多少。30%经历过产后出血的女性会患上不同程度的垂体功能减退。这些患者还可能患有肾上腺功能不足、甲状腺功能减退、闭经、尿崩症和哺乳障碍(缺少乳汁)。

(三)外伤

严重头颅外伤可导致垂体前叶功能不足和尿崩症。有闭合性头部外伤史者应给予重视。脑外伤患者在损伤后3个月乃至12个月内会伴有一定程度的垂体功能减退。几乎所有由此造成的垂体功能不足患者都曾在创伤后出现过意识丧失，且大约半数患者伴随颅骨骨折。

其他原因还包括自身免疫性疾病、浸润性疾病、放射治疗损伤、感染等。此外，生理或心理状态会扰乱调节激素的合成和分泌，从而影响下丘脑-垂体轴。

二、临床表现

临床表现与垂体激素原发性缺乏或靶腺体功能不足密切相关。症状出现与否及严重程度取决于激素缺乏的程度和速度。垂体功能减退通常会合并数种激素缺乏，但很少累及全部垂体激素。而终末腺体激素分泌不足可认为是靶器官继发性功能缺乏。临床表现依激素缺乏的种类，表现为下丘脑一垂体一肾上腺轴、下丘脑一垂体一甲状腺轴、下丘脑一垂体一性腺轴功能减退，并涉及生长发育及乳汁分泌。不仅如此，原发病灶，如垂体肿瘤，会引起头痛、视神经受压、眼球运动障碍等，进一步侵犯下丘脑可出现类似下丘脑综合征反应。

(一)促性腺激素缺乏

由促性腺激素缺乏引起的性功能异常远较其他激素缺乏常见。绝经前女性促性腺激素缺乏可表现为月经紊乱，可从规律的无排卵月经直到绝经。此外，可见潮热、乳房萎缩、性欲减退、阴道干燥和性交困难、阴毛和腋毛脱落、外阴及子宫萎缩，尤以希恩综合征表现明显。绝经后女性通常表现为头痛或视觉异常，原因在于激素缺乏或肿瘤损伤。男性患者常表现为性欲减退、不同程度的勃起障碍、精液减少、肌肉无力和疲乏倦怠。长期性腺功能减退的男性患者出现头发稀疏、睾丸变软、乳房女性化。青春期前发病的患者依激素缺乏的程度可表现为青春期发育延迟或发育不全。此外，低FSH、LH和雌激素水平致骨密度降低，增加了罹患骨质疏松的风险，应引起注意。

(二)ACTH不足

ACTH不足的特征在于皮质醇的分泌下降。醛固酮分泌不受影响，因其分泌不受ACTH调节，而取决于肾素一血管紧张素系统。ACTH缺乏的症状和体征严重时很可能是致命的，具体包括肌痛、关节痛、疲劳、头痛、体重下降、食欲减退、恶心、呕吐、腹痛、精神或意识状态改变、皮肤皱缩、腋毛和阴毛稀疏、慢性贫血、稀释性低钠血症、低血糖、低血压乃至休克。该症的症状和原发性肾上腺功能不全几乎相似，但该症无色素沉着且多无低血钠、高血钾发生。

(三)TSH缺乏

由TSH分泌减少所致的继发性甲状腺激素缺乏，表现出与原发性甲状腺功能减退相似的症状，仅病情较轻微。TSH缺乏的症状和体征包括疲劳、虚弱、体重增加、皮下组织增厚、便秘、怕冷、精神状态改变、记忆力衰退及贫血等，偶可有幻觉、躁狂等精神症状。体格检查可能会发现心动过缓、深肌腱反射延缓及眶周水肿。先天性患者类似克汀病，身材矮小、智力低下，发育不全。

(四)GH 缺乏

单纯性生长激素缺乏,以儿童期最为常见,可引发侏儒症,但体型比例均匀;在成人,则不会造成明显改变,多不易觉察。表现为虚弱、伤口不愈、运动耐力下降和不愿交际。此外,GH 缺乏亦导致肌肉减少和脂肪增加,由于发展缓慢,也不易发觉。由于缺乏 GH 的糖异生作用,拮抗胰岛素的效应下降,患者可能会出现空腹低血糖。

(五)PRL 缺乏

PRL 缺乏非常罕见。肿瘤生长致使 PRL 合成下降,继而影响乳汁分泌。这些肿瘤仅在产后才表现得明显。任何影响下丘脑、垂体柄的病变都会减弱由下丘脑分泌的多巴胺对垂体 PRL 的正常抑制作用,导致 PRL 反跳性增高,出现高泌乳素血症,表现为溢乳、月经紊乱、性功能减退。

值得警惕的是垂体功能减退危象。各种应激如感染、腹泻、寒冷、急性心肌梗死、脑血管意外、手术、外伤等,均可在全垂体功能减退的基础上诱发垂体危象。临床表现多样,可出现高热、循环衰竭、休克、呕吐、头痛、抽搐、昏迷等严重急危症状。

三、辅助检查

(一)实验室检查

为确认诊断和评价病情,实验室检查是必需的。许多检验可以采用,但何种方法最理想,仍存在较大争议。急诊时由于许多特异的内分泌检查无法立即得到结果,垂体功能减退可能无法快速证实。通过病史采集和临床检查获取初步诊断,可能是揭示病因、指导随后诊治的唯一手段。但是,此时尽早评估 TSH 和 ACTH 缺乏程度还是非常必要,因为这两种疾病有可能威胁生命。

1.下丘脑一垂体一肾上腺轴功能评估

ACTH 缺乏患者通常检测发现 24 h 尿游离皮质醇下降,同时血 ACTH 缺乏。多次测定血皮质醇水平有一定的帮助作用。由垂体功能不足造成的继发性患者表现为面色较苍白,对醛固酮反应正常,ACTH 水平低下。原发性肾上腺功能不全表现与之相反。该症中,由于 ACTH 产生过多,同时伴有和 ACTH 共享同一前体的黑色素细胞刺激素产生过多,导致色素沉着过度。

用于评估下丘脑一垂体一肾上腺轴功能的 ACTH 兴奋试验可作为区分垂体功能减退和原发性肾上腺功能不全的良好手段。该动力试验需测定注射 ACTH 前后的血清皮质醇。在肾上腺功能正常时,注射 ACTH 后 30～60 min,皮质醇水平应至少升高 2 倍。注射 ACTH 后,未能升高的低皮质醇水平提示对皮质的反应异常低下,见于原发性肾上腺功能不全。然而,由于垂体功能减退患者的肾上腺发生萎缩,对 ACTH 反应常略微下降,即皮质醇水平可增加。

在评价 ACTH 缺乏程度时,对甲状腺功能的评估很重要。在甲状腺功能减退状态下,皮质醇清除率下降,导致血清皮质醇升高。如此时开始甲状腺素替代治疗,皮质醇水平急剧下降,导致肾上腺皮质功能减退危象。

2.下丘脑一垂体一甲状腺轴功能测定

应测定 TSH 和 FT_3、FT_4、T_3 和 T_4。正常 FT_4 水平可以排除甲状腺功能减退,相反这些激素均处在低水平。可通过 TRH 兴奋试验明确病变在下丘脑还是垂体。

3.下丘脑一垂体一性腺轴功能测定

LH、FSH、女性雌二醇、男性睾酮均处于低值,提示可能为继发性性腺功能减退。测定 LH、FSH 是可能的,但一日内其数值波动较大,故不可靠。确诊性腺激素缺乏前应测量多个标本并计算其均值。对于男性,测定血清睾酮水平是有帮助的。如垂体功能正常,睾酮减少应与 FSH、LH 水平升高相关。低下或正常的 FSH、LH 水平伴睾酮低下,提示垂体功能减退。精液分析也需进行。正常的精液可以排除原发性或继发性性腺功能减退。升高的 FSH、LH 水平可以区分原发性性腺功能减退和继发性性腺功能减退。

4.GH 轴功能测定

GH 缺乏可通过直接测定其血清浓度来确诊。考虑到 GH 的分泌呈脉冲样，单次测得的低 GH 水平必须再次重复以求确认。然而单次测得升高或正常的 GH 可排除 GH 缺乏。测定血清 IGF-1 水平也可反映机体 GH 分泌状态，其半衰期长，血清浓度稳定，可能较直接测定 GH 更加确切。

5.PRL 测定

PRL 缺乏也可以通过直接测定其血清水平来证实。相比其他大部分垂体激素，PRL 的分泌呈节段性，故为诊断必须多次采血以减小误差。

（二）影像学检查

腺垂体功能减退多由颅内占位病变所致，因此影像学检查在定位诊断中必不可少。尤其是病史和体格检查提示颅内损伤的患者，可进行头部检查（如 MRI、CT 扫描）。MRI 和 CT 都应该加做静脉增强对比以增加检查的敏感性。MRI 在定位和显示颅内损伤时占优，可作为首选的检查手段；而 CT 扫描更加快捷，用于不适合做 MRI 的患者。两者都可提供病灶定位、周围组织关系等信息，为治疗提供方案。

四、诊断

腺垂体功能减退症的诊断应包括评价内分泌状态的功能诊断和病因诊断。重视病史的采集，可以获得关键线索：产后大出血、产后泌乳减少、产后闭经、阴毛和腋毛脱落，多提示希恩综合征；头部外伤史、颅内感染、手术等提示腺垂体组织可能遭到破坏。完整的体格检查也是必需的，应包括甲状腺触诊、生殖器视诊，在神经和眼的检查中尤其应关注视力、眼球运动及双颞侧偏盲等。

五、鉴别诊断

垂体功能减退必须与其他疾病鉴别，包括神经性厌食症、慢性肝病、肌强直性营养不良、多内分泌腺体自身免疫病等。

六、治疗

诊断明确后，针对腺垂体功能减退的原因，采取适当的治疗。垂体腺瘤导致的垂体功能减退可以通过肿瘤切除而完全逆转，或采取药物、放射治疗的方式缩小肿瘤。垂体手术的取舍有赖于肿瘤的大小、邻近组织的破坏程度、神经外科医生的能力（确保切除肿瘤而不伤及正常垂体组织）。垂体放射治疗可作为肿瘤未完全切除的辅助治疗。若患者不适合手术，放射治疗可为初始选择。对于去除病因后内分泌仍然无法恢复正常的患者，以及下丘脑或垂体组织曾遭到放射线、手术（垂体全切）或出血而损伤，垂体功能几乎不可能恢复到基础水平的患者，激素替代治疗是缓解症状最简便的方法。在仔细地评估全部垂体激素后，有针对性地选择药物，避免使激素治疗复杂化。必须替代的激素包括糖皮质激素和甲状腺激素，从小剂量开始，逐步增加，直到合适的维持剂量。

甲状腺激素缺乏可通过每日服一次药轻松解决，但需要结合患者的年龄、伴发疾病、代谢水平等综合考量。通常可首次给予左甲状腺素初始剂量 25 μg，之后按需要递增到维持剂量。加量宜缓慢，以每两周增加 25 μg 为宜。需要注意的是，甲状腺功能减退可掩盖肾上腺皮质功能减退。开始甲状腺激素替代后，患者的皮质醇水平急剧下降，导致肾上腺皮质危象。在甲状腺激素替代前，如果可能存在肾上腺功能减退，应该凭经验给予糖皮质激素预防。

肾上腺功能不全的维持治疗为每日 10～20 mg 氢化可的松。通常，每日清晨服 10 mg，傍晚服 5 mg。相近的治疗可采取泼尼松（龙），每日清晨给予 5 mg 泼尼松，傍晚给予 2.5 mg。为避免医源性高皮质醇血症，应给予患者最小有效剂量。当遇到疾病、手术或外伤等应激时，需要增加剂量。推荐增加至基础量的 2～3 倍，在应激消退后逐步减量。在抢救急性肾上腺功能不全时，首剂静脉给予 100～250 mg 氢化可的松，随后每 8 h 静脉输注 100 mg 氢化可的松，此治疗可维持患者度过感染、损伤等急性应激。该症与原发性肾上腺功能不全不同，往往不需要补充盐皮质激素。平时患者应随时佩戴标识病情的腕环，以保证能在紧急时刻得到及时救助。

绝经前妇女补充雌激素非常重要。恰当的雌激素替代可维持患者的第二性征，阻止骨质疏松，预防血管舒缩，明显改善患者感觉。多种雌激素制剂可供选择，但需配合孕激素周期性使用，以实现撤药出血，人工模拟月经周期，避免子宫内膜过度增生。亦可采取含雌激素、孕激素的口服避孕药。药片可模拟激素周期性释放，并刺激子宫内膜的正常生长和脱落。男性患者可每2～3周口服睾酮的庚酸盐片剂200～300 mg，或每3周肌内注射己酸睾酮300 mg，有益于维持性欲、肌肉力量等。值得注意的是，男性应用雄激素替代可能会诱发或加重前列腺癌。

重组人GH对儿童有重大意义。在成人，人GH替代治疗的推荐初始剂量为300 μg/d或者更低，并根据IGF-1水平和对不良反应的耐受程度逐步增加剂量。但它不适宜于肿瘤患者。

PRL缺乏很少表现出来，仅在产后哺乳妇女中明显。然而，当前没有对PRL缺乏有效的替代治疗。通常经过合理的激素替代后，患者愈后良好。

对于垂体危象的处理：首先静脉注射50%葡萄糖液40～60 mL，继而补充10%葡萄糖氯化钠液，每500～1 000 mL中加入氢化可的松50～100 mg，以解除肾上腺功能减退危象。针对造成危象的诱因给予抗感染、抗休克治疗。体温过低者可给予小剂量甲状腺激素，并加强保温。有水中毒者需加强利尿，可给予泼尼松(龙)或氢化可的松。

（魏　哲）

第五节　糖尿病

一、概述

糖尿病(CDM)是一组由遗传和环境因素相互作用而引起的临床综合征。因胰岛素分泌绝对或相对不足以及靶组织细胞对胰岛素敏感性降低，引起糖、蛋白质、脂肪、水和电解质等一系列代谢紊乱。临床以高血糖为主要表现，多数情况下会同时合并脂代谢异常和高血压等，久病可引起多个系统损害。病情严重或应激时可发生急性代谢紊乱如酮症酸中毒等。

糖尿病患者的心血管危险是普通人群的4倍，超过75%的糖尿病患者最终死于心血管疾病。NCEP ATPⅢ认为，糖尿病是冠心病的等危症；有学者甚至认为糖尿病是“代谢性血管病”。

(一)分类

1.胰岛素依赖型糖尿病

该型多发生于青幼年。临床症状较明显，有发生酮症酸中毒的倾向，胰岛素分泌缺乏，需终身用胰岛素治疗。

2.非胰岛素依赖型糖尿病

非胰岛素依赖型糖尿病多发生于40岁以后的中、老年人。临床症状较轻，无酮症酸中毒倾向，胰岛素水平可正常、轻度降低或高于正常，分泌高峰延迟。部分肥胖患者可出现高胰岛素血症，非肥胖者有的胰岛素分泌水平低，需用胰岛素治疗。

3.其他特殊类型的糖尿病

其他特殊类型的糖尿病包括以下三种。

(1)B细胞遗传性缺陷：①家族有三代或更多代的成员在25岁以前发病，呈常染色体显性遗传，临床症状较轻，无酮症酸中毒倾向，称青年人中成年发病型糖尿病(简称MODY)。②线粒体基因突变糖尿病。

(2)内分泌病。

(3)胰腺外分泌疾病等。

4.妊娠期糖尿病(CDM)

CDM指在妊娠期发生的糖尿病。

（二）临床表现

1.代谢紊乱综合征

多尿、多饮、多食、体重减轻（三多一少），部分患者外阴瘙痒、视物模糊。胰岛素依赖型 DM 起病急，病情较重，症状明显；非胰岛素依赖型 DM 起病缓慢，病情相对较轻或出现餐后反应性低血糖。反应性低血糖是由于糖尿病患者进食后胰岛素分泌高峰延迟，餐后 3～5 h 血浆胰岛素水平不适当地升高，其所引起的反应性低血糖可成为这些患者的首发表现。患者首先出现多尿，继而出现口渴、多饮，食欲亢进，但体重减轻，形成典型的“三多一少”表现。患者可有皮肤瘙痒，尤其外阴瘙痒。高血糖可使眼房水、晶状体渗透压改变而引起屈光改变致视物模糊。患者可出现诸多并发症和伴发病、反应性低血糖等。

2.糖尿病自然病程

（1）胰岛素依赖型糖尿病：多于 30 岁以前的青少年期起病，起病急，症状明显，有酮症倾向，患者对胰岛素敏感。在患病初期经胰岛素治疗后，部分患者胰岛功能有不同程度的改善，胰岛素用量可减少甚至停用，称蜜月期。蜜月期一般不超过 1 年。10～15 年以上长期高血糖患者，可出现慢性并发症。强化治疗可减低或延缓并发症的发生。

（2）非胰岛素依赖型糖尿病：多发生于 40 岁以上中、老年人，患者多肥胖，起病缓慢，病情轻，口服降糖药物有效，对胰岛素不敏感；但在长期的病程中，胰岛 β 细胞功能逐渐减退，以至需要胰岛素治疗。

3.并发症

（1）急性并发症：①糖尿病酮症酸中毒（DKA）是糖尿病的急性并发症。多发生于胰岛素依赖型糖尿病患者，也可发生在非胰岛素依赖型糖尿病血糖长期控制不好者。其病因有：感染，饮食不当，胰岛素治疗中断或不足，应激情况如创伤、手术、脑血管意外、麻醉、妊娠和分娩等。有时可无明显的诱因，多见于胰岛素的作用下降。患者表现为原有的糖尿病症状加重，尤其是口渴和多尿明显，胃肠道症状、乏力、头痛、萎靡、酸中毒深大呼吸，严重脱水、血压下降、心率加快、嗜睡、昏迷。少数患者既往无糖尿病史，还有少数患者有剧烈腹痛、消化道出血等表现。②高渗性非酮症糖尿病昏迷（HNDC），简称高渗性昏迷，是糖尿病急性代谢紊乱的表现之一，多发生在老年人。可因各种原因导致大量失水，发生高渗状态，病情危重。患者易并发脑血管意外、心肌梗死、心律失常等并发症，病死率高达 40％～70％。有些患者发病前无糖尿病史。常见的诱因有感染、急性胃肠炎、胰腺炎、血液或腹膜透析、不合理限制水分、脑血管意外，某些药物如糖皮质激素、利尿、输入大量葡萄糖液或饮用大量含糖饮料等。患者的早期表现为原有糖尿病症状逐渐加重，可有呕吐，腹泻，轻度腹痛，食欲缺乏，恶心，尿量减少、无尿，呼吸加速，表情迟钝、神志淡漠，不同程度的意识障碍；随后可出现嗜睡、木僵、幻觉、定向障碍、昏睡以至昏迷。患者体重明显下降，皮肤黏膜干燥，皮肤弹性差，眼压低、眼球软，血压正常或下降，脉搏细速，腱反射可减弱。并发脑卒中时，有不同程度的偏瘫，失语，眼球震颤，斜视，癫痫样发作，反射常消失，前庭功能障碍，有时有幻觉。③感染：糖尿病患者常发生疖、痈等皮肤化脓性感染，可反复发生，有时可引起败血症或脓毒血症；尿路感染中以肾盂肾炎和膀胱炎最常见，尤其多见于女性患者，反复发作可转为慢性；皮肤真菌感染，如足癣也常见；真菌性阴道炎和巴氏腺炎是女性糖尿病患者常见并发症，多为白色念珠菌感染所致；糖尿病合并肺结核的发生率较高，易扩展播散形成空洞，下叶病灶较多见。

（2）慢性并发症：①大血管病变：大、中动脉粥样硬化主要侵犯主动脉、冠状动脉、大脑动脉、肾动脉和肢体外周动脉等，临床上引起冠心病、缺血性或出血性脑血管病、高血压，肢体外周动脉粥样硬化常以下肢动脉病变为主，表现为下肢疼痛、感觉异常和间歇性跛行，严重者可导致肢体坏疽。②糖尿病视网膜病变：是常见的并发症，其发病率随年龄和糖尿病的病程增长而增加，病史超过 10 年者，半数以上有视网膜病变，是成年人失明的主要原因。此外，糖尿病还可引起白内障、屈光不正、虹膜睫状体炎。③糖尿病肾病：又称肾小球硬化症，病史常超过 10 年以上。胰岛素依赖型 DM 患者 30％～40％发生肾病，是主要死因；非胰岛素依赖型糖尿病患者约 20％发生肾病，在死因中列在心、脑血管病变之后。④糖尿病神经病变：糖尿病神经病变常见于 40 岁以上血糖未能很好控制和病程较长的糖尿病患者。但有时糖尿病性神经病变也可以是糖尿病的首发症状，也可在糖尿病初期或经治疗后血糖控制比较满意的情况下发生。⑤糖尿病足(肢端坏疽):在血管、神经病变的基础上,肢端缺血,在外伤、感染后可发生肢端坏疽。糖尿病患者的截肢率是非糖尿病者的 25 倍。

(三)诊断

1.辅助检查

(1)尿糖测定:尿糖阳性是诊断线索,肾糖阈升高时(并发肾小球硬化症)尿糖可阴性。肾糖阈降低时(妊娠),尿糖可阳性。尿糖定性检查和 24 h 尿糖定量可判断疗效,指导调整降糖药物。

(2)血葡萄糖(血糖)测定:常用葡萄糖氧化酶法测定。空腹静脉正常血糖 3.3~5.6 mmol/L(全血)或 3.9~6.4 mmol/L(血浆、血清)。血浆、血清血糖比全血血糖高 1.1 mmol/L。

(3)葡萄糖耐量试验:有口服和静脉注射 2 种。当血糖高于正常值但未达到诊断糖尿病标准者,须进行口服葡萄糖耐量试验(OGTT)。成人口服葡萄糖 75 g,溶于 250~300 mL 水中,5 min 内饮完,2 h 后再测静脉血血糖含量。儿童按 1.75 g/kg 计算。

(4)糖化血红蛋白 A1(GHbA1):其量与血糖浓度呈正相关,且为不可逆反应,正常人 HbA1c 在 3%~6%。病情控制不良的 DM 患者 GHbA1c 较高。因红细胞在血液循环中的寿命约为 120 d,因此 GHbA1 测定反映取血前 8~12 周的血糖状况,是糖尿病患者病情监测的指标。

(5)血浆胰岛素和 C-肽测定:有助于了解胰岛 B 细胞功能和指导治疗。①血胰岛素水平测定:正常人口服葡萄糖后,血浆胰岛素在 30~60 min 达高峰,为基础值的 5~10 倍,3~4 h 恢复基础水平。②C-肽:正常人基础血浆 C-肽水平约为 0.4 nmol/L。C-肽水平在刺激后则升高 5~6 倍。

(6)尿酮体测定:对新发病者尿酮体阳性胰岛素依赖型糖尿病的可能性大。

(7)其他:血脂、肾功能、电解质及渗透压、尿微量清蛋白测定等应列入常规检查。

2.诊断要点

(1)糖尿病的诊断标准:首先确定是否患糖尿病,然后对被做出糖尿病诊断者在排除继发性等特殊性糖尿病后,做出胰岛素依赖型或非胰岛素依赖型的分型,并对有无合并症及伴发病做出判定。1999 年 10 月我国糖尿病学会采纳的诊断标准如下。①空腹血浆葡萄糖(FBG):低于6.0 mmol/L为正常,FBG 不低于 6.1 mmol/L 且低于 7.0 mmol/L(126 mg/dL)为空腹葡萄糖异常(IFG),FBG 不低于 7.0 mmol/L 暂时诊断为糖尿病。②服糖后 2 h 血浆葡萄糖水平(P2hBG):低于 7.8 mmol/L 为正常,P2hBG 不低于 7.8 mmol/L且低于 11.1 mmol/L 为糖耐量减低(IGT),P2hBG 不低于 11.1 mmol/L 暂时诊断为糖尿病。③糖尿病的诊断。标准症状+随机血糖不低于 11.1 mmol/L,或 FPG 不低于 7.0 mmol/L,或 OGTT 中 P2hBG 不低于11.1 mmol/L;症状不典型者,需另一天再次证实。

作为糖尿病和正常血糖之间的中间状态,糖尿病前期(中间高血糖)人群本身即是糖尿病的高危人群。及早发现和处置糖尿病和糖尿病前期高危人群的心血管危险,对预防糖尿病和心血管疾病具有双重价值。因此,OGTT 应是具有心血管危险因素和已患心血管病个体的必查项目,以便早期发现糖尿病前期和糖尿病,早期进行干预治疗,以减少心血管事件发生。

(2)糖尿病酮症酸中毒的诊断条件:①尿糖、尿酮体强阳性。②血糖明显升高,多数在500 mg/dL(28.9 mmol/L)左右,有的高达 600~1 000 mg/(33.3~55.6 mmol/L)。③血酮体升高,多大于50 mg/dL(4.8 mmol/L),有时高达 300 mg/dL。④CO_2 结合力降低,pH 小于 7.35,碳酸氢盐降低,阴离子间隙增大,碱剩余负值增大。⑤血钾正常或偏低,血钠、氯偏低,血尿素氮和肌酐常偏高。血浆渗透压正常或偏高。⑥白细胞计数升高,如合并感染时则更高。

(3)鉴别诊断:①其他原因所致的尿糖阳性:肾性糖尿由肾糖阈降低致尿糖阳性,血糖及 OGTT 正常。甲亢、胃空肠吻合术后,因碳水化合物在肠道吸收快,餐后 0.5~1 h 血糖过高,出现糖尿,但 FBG 和 P2hBG 正常;弥漫性肝病,肝糖原合成、储存减少,进食后 0.5~1 h 血糖高出现糖尿,但 FBG 偏低,餐后 2~3 h血糖正常或低于正常;急性应激状态时胰岛素对抗激素分泌增加,糖耐量降低,出现一过性血糖升高,尿糖阳性,应激过后可恢复正常;非葡萄糖的糖尿如果糖、乳糖、半乳糖可与班氏试剂中的硫酸铜呈阳性反应,但葡萄糖氧化酶试剂特异性较高,可加以区别;大量维生素 C、水杨酸盐、青霉素、丙磺舒也可引起尿糖假阳性反应。②药物对糖耐量的影响:噻嗪类利尿药、呋塞米、糖皮质激素、口服避孕药、阿司匹林、吲哚美辛、三环类抗抑郁药等可抑制胰岛素释放或对抗胰岛素的作用,引起糖耐量降低,血糖升高,尿糖阳性。③继发性糖尿病:肢端肥大症或巨人症、皮质醇增多症、嗜铬细胞瘤分别因生长激素、皮质醇、儿茶酚胺分泌过多,对抗胰岛素而引起继发性糖尿病。久用大量糖皮质激素可引起类固醇糖尿病。通过病史、体检、实验室检查,不难鉴别。④除外其他原因所致的酸中毒或昏迷,才能诊断糖尿病酮症酸中毒或高渗性非酮症糖尿病昏迷。

(四)治疗

治疗原则为早期、长期、综合、个体化。基本措施为糖尿病教育,饮食治疗,体育锻炼,降糖药物治疗和病情监测。

1.饮食治疗

饮食治疗是糖尿病治疗的基础疗法,也是糖尿病治疗成功与否的关键。目前主张平衡膳食,掌握好每天进食的总热量、食物成分、规律的餐次安排等,应严格控制和长期执行。饮食治疗的目标是维持标准体重,纠正已发生的代谢紊乱,减轻胰腺负担。饮食控制的方法如下。

(1)制订总热量:理想体重(kg)=身高(cm)－105。计算每日所需总热量(成年人),根据休息、轻度、中度、重度体力活动分别给予104.6～125.52 kJ/kg,125.52～146.44 kJ/kg,146.44～167.36 kJ/kg,不低于167.36 kJ/kg(40 kcal/kg)的热量。儿童、孕妇、乳母、营养不良和消瘦及伴消耗性疾病者应酌情增加,肥胖者酌减,使患者体重恢复至理想体重的±5%。

(2)按食品成分转为食谱三餐分配:根据生活习惯、病情和药物治疗的需要安排。可按每日分配为1/5、2/5、2/5或1/3、1/3、1/3;也可按4餐分为1/7、2/7、2/7、2/7。在使用降糖药过程中,按血糖变化再作调整,但不能因降糖药物剂量过大,为防止发生低血糖而增加饮食的总热量。

(3)注意事项:①糖尿病患者食物选择原则:少食甜食、油腻食品,多食含纤维多的蔬菜、粗粮,在血糖控制好的前提下可适当进食一些新鲜水果,以补充维生素,但应将热量计算在内。②糖尿病与饮酒:非糖尿病患者长期饮酒易发生神经病变,糖尿病患者长期饮酒可加重神经病变,并可引起肝硬化,胰腺炎及多脏器损坏。对戒酒困难者在血糖控制好和无肝肾病变的前提下可少量饮酒,一般白酒低于100 g(2两),啤酒低于200 mL。

2.体育锻炼

运动能促进血液循环,降低非胰岛素依赖型糖尿病患者的体重,提高胰岛素敏感性,改善胰岛素抵抗,改善糖代谢,降低血脂,减少血栓形成,改善心肺功能,促进全身代谢。运动形式有行走、慢跑、爬楼梯、游泳、骑自行车、跳舞、打太极拳等有氧运动,每周至少3～5次,每次30 min以上。胰岛素依赖型糖尿病患者接受胰岛素治疗时,常波动于相对胰岛素不足和胰岛素过多之间。在胰岛素相对不足时进行运动可使肝葡萄糖输出增多,血糖升高,游离脂肪酸(FFA)和酮体生成增加;在胰岛素相对过多时,运动使肌肉摄取和利用葡萄糖增加,肝葡萄糖生成降低,甚至诱发低血糖。因此对胰岛素依赖型糖尿病患者运动宜在餐后进行,运动量不宜过大。总之,体育锻炼应个体化。

3.药物治疗

目前临床应用的药物有6大类,即磺酰脲类(SU)、双胍类、α-葡萄糖苷酶抑制药、噻唑烷二酮类(TZD)、苯甲酸衍生物类、胰岛素。

(1)治疗原则:胰岛素依赖型糖尿病一经诊断,则需用胰岛素治疗。非胰岛素依赖型糖尿病患者经饮食控制后如血糖仍高,则需用药物治疗。出现急性并发症者则需急症处理;出现慢性并发症者在控制血糖的情况下对症处理。

(2)磺酰脲类:目前因第一代药物不良反应较大,低血糖发生率高,已较少使用,主要选用第二代药物。

用药方法:一般先从小剂量开始,1～2片/d,根据病情可逐渐增量,最大剂量为6～8片/d。宜在餐前半小时服用。优降糖作用较强,发生低血糖反应较重,老年人、肾功不全者慎用。格列齐特和格列吡嗪有增强血纤维蛋白溶解活性、降低血液黏稠度等作用,有利于延缓糖尿病血管并发症的发生。格列喹酮的代谢产物由胆汁排入肠道，很少经过肾排泄，适用于糖尿病肾病患者。格列美脲是新一代磺酰脲类药物，作用可持续 1 d，服用方便，1 次/天；它不产生低血糖，对心血管系统的影响较小。格列吡嗪控释片（瑞易宁）1 次/天口服，该药可促进胰岛素按需分泌，提高外周组织对胰岛素的敏感性，显著抑制肝糖的生成，有效降低全天血糖，不增加低血糖的发生率，不增加体重，不干扰脂代谢，不影响脂肪分布；与二甲双胍合用疗效增强。

药物剂量：格列本脲，每片 2.5 mg，2.5～15 mg/d，分 2～3 次服；格列吡嗪，每片 5 mg，5～30 mg/d，分 2～3 次服；格列吡嗪控释片（瑞易宁），每片 5 mg，5～20 mg/d，1 次/天；格列齐特，每片 80 mg，80～240 mg/d，分 2～3 次服；格列喹酮，每片 30 mg，30～180 mg/d，分 2～3 次服；格列美脲，每片 1 mg，1～4 mg/d，1 次/天。

(3)双胍类：常用的药物剂量：肠溶二甲双胍，每片 0.25 g，0.5～1.5 g/d，分 2～3 次口服；二甲双胍，每片 0.5 g，0.85～2.55 g/d，分 1～2 次口服，剂量超过 2.55 g/d 时，最好随三餐分次口服。

用药方法：二甲双胍开始时用小剂量，餐中服，告知患者有可能出现消化道反应，经一段时间有可能减轻、消失；按需逐渐调整剂量，以不超过 2 g/d 肠溶二甲双胍或 2.55 g/d 二甲双胍（格华止）为度；老年人减量。

(4)α-葡萄糖苷酶抑制药：用药方法：常用药物如阿卡波糖（拜糖平），开始剂量 50 mg，3 次/天，75～300 mg/d；倍欣 0.2 mg，3 次/天，与餐同服。合用助消化药、制酸药、胆盐等可削弱效果。

(5)胰岛素增敏（效）药：包括罗格列酮、吡格列酮等，属于噻唑烷二酮类口服降糖药。

吡格列酮：①用药方法：口服 1 次/天，初始剂量为 15 mg，可根据病情加量直至 45 mg/d。肾功能不全者不必调整剂量。②本品不适于胰岛素依赖型糖尿病、糖尿病酮症酸中毒的患者，禁用于对本品过敏者。活动性肝病者不应使用本品。水肿和心功能分级 NYHA Ⅲ～Ⅳ 患者不宜使用本品。本品不宜用于儿童。用药过程中若 ALT 水平持续超过 3 倍正常上限或出现黄疸，应停药。联合使用其他降糖药有发生低血糖的危险。③常见不良反应有头痛、背痛、头晕、乏力、恶心、腹泻等，偶有增加体重和肌酸激酶升高的报道。

罗格列酮：①用药方法：起始剂量为 4 mg/d，单次服用；经 12 周治疗后，如需要可加量至8 mg/d，1 次/天或 2 次/天服用。②临床适应证及注意事项同吡格列酮，但本品的肝不良反应少。

(6)胰岛素：①适应证包括以下几方面：胰岛素依赖型糖尿病；糖尿病酮症酸中毒、高渗性昏迷和乳酸性酸中毒伴高血糖时；合并重症感染、消耗性疾病、视网膜病变、肾病变、神经病变、急性心肌梗死、脑血管意外；因伴发病需外科治疗的围手术期；妊娠和分娩；非胰岛素依赖型糖尿病患者经饮食及口服降糖药治疗未获得良好控制；全胰腺切除引起的继发性糖尿病。②临床常用胰岛素制剂包括超短效胰岛素、人胰岛素类似物，无免疫原性，低血糖发生率低；短效胰岛素（R）；中效胰岛素（中性鱼精蛋白锌胰岛素 NPH）；预混胰岛素（30R、50R）；长效胰岛素（鱼精蛋白锌胰岛素 PZI）。

二、糖尿病酮症酸中毒

（一）概述

糖尿病酮症酸中毒（DKA）为最常见的糖尿病急症。酮体包括 β-羟丁酸、乙酰乙酸和丙酮。糖尿病加重时，胰岛素绝对缺乏，三大代谢紊乱，不但血糖明显升高，而且脂肪分解增加，脂肪酸在肝脏经 β 氧化产生大量乙酰辅酶 A，由于糖代谢紊乱，草酰乙酸不足，乙酰辅酶 A 不能进入三羧酸循环氧化供能而缩合成酮体；同时由于蛋白合成减少，分解增加，血中生糖、生酮氨基酸均增加，使血糖、血酮进一步升高。DKA 分为几个阶段：①早期血酮升高称酮血症，尿酮排出增多称酮尿症，统称为酮症。②酮体中 β-羟丁酸和乙酰乙酸为酸性代谢产物，消耗体内储备碱，初期血 pH 正常，属代偿性酮症酸中毒，晚期血 pH 下降，为失代偿性酮症酸中毒。③病情进一步发展，出现神志障碍，称糖尿病酮症酸中毒昏迷。目前本症延误诊断和缺乏合理治疗而造成死亡的情况仍较常见。

1.诱因

T1DM患者有自发DKA倾向,T1DM患者在一定诱因作用下也可发生DKA。常见诱因有感染、胰岛素治疗中断或不适当减量、饮食不当、各种应激如创伤、手术、妊娠和分娩等,有时无明显诱因。其中20%～30%无糖尿病病史。

2.病理生理

(1)酸中毒:β-羟丁酸、乙酰乙酸以及蛋白质分解产生的有机酸增加,循环衰竭、肾脏排出酸性代谢产物减少导致酸中毒。酸中毒可使胰岛素敏感性降低;组织分解增加,K^+从细胞内逸出;抑制组织氧利用和能量代谢。严重酸中毒使微循环功能恶化,降低心肌收缩力,导致低体温和低血压。当血pH降至7.2以下时,刺激呼吸中枢引起呼吸加深加快;低至7.1～7.0时,可抑制呼吸中枢和中枢神经功能、诱发心律失常。

(2)严重失水:严重高血糖、高血酮和各种酸性代谢产物引起渗透压性利尿,大量酮体从肺排出又带走大量水分,厌食、恶心、呕吐使水分大量减少,从而引起细胞外失水;血浆渗透压增加,水从细胞内向细胞外转移引起细胞内失水。

(3)电解质平衡紊乱:渗透性利尿同时使钠、钾、氯、磷酸根等大量丢失,厌食、恶心、呕吐使电解质摄入减少,引起电解质代谢紊乱。胰岛素作用不足,物质分解增加、合成减少,钾离子(K^+)从细胞内逸出导致细胞内失钾。由于血液浓缩、肾功能减退时K^+滞留以及K^+从细胞内转移到细胞外,因此血钾浓度可正常甚或增高,掩盖体内严重缺钾。随着治疗过程中补充血容量(稀释作用),尿量增加、K^+排出增加,以及纠正酸中毒及应用胰岛素使K^+转入细胞内,可发生严重低血钾,诱发心律失常,甚至心脏骤停。

(4)携带氧系统失常:红细胞向组织供氧的能力与血红蛋白和氧的亲和力有关,可由血氧离解曲线来反映。DKA时红细胞糖化血红蛋白(GHb)增加以及2,3-二磷酸甘油酸(2,3-DPG)减少,使血红蛋白与氧亲和力增高,血氧离解曲线左移。酸中毒时,血氧离解曲线右移,释放氧增加(Bohr效应),起代偿作用。若纠正酸中毒过快,失去这一代偿作用,而血GHb仍高,2,3-DPG仍低,可使组织缺氧加重,引起脏器功能紊乱,尤以脑缺氧加重、导致脑水肿最为重要。

(5)周围循环衰竭和肾功能障碍:严重失水,血容量减少和微循环障碍未能及时纠正,可导致低血容量性休克。肾灌注量减少引起少尿或无尿,严重者发生急性肾衰竭。

(6)中枢神经功能障碍:严重酸中毒、失水、缺氧、体循环及微循环障碍可导致脑细胞失水或水肿、中枢神经功能障碍。此外,治疗不当如纠正酸中毒时给予碳酸氢钠不当导致反常性脑脊液酸中毒加重,血糖下降过快或输液过多过快、渗透压不平衡可引起继发性脑水肿并加重中枢神经功能障碍。

(二)临床表现

早期"三多一少"症状加重;酸中毒失代偿后,病情迅速恶化,疲乏、食欲减退、恶心呕吐,多尿、口干、头痛、嗜睡,呼吸深快,呼气中有烂苹果味(丙酮);后期严重失水,尿量减少、眼眶下陷、皮肤黏膜干燥,血压下降、心率加快,四肢厥冷;晚期不同程度意识障碍,反射迟钝、消失,昏迷。感染等诱因引起的临床表现可被DKA的表现所掩盖。少数患者表现为腹痛,酷似急腹症。

(三)诊断

1.辅助检查

(1)尿:尿糖强阳性、尿酮阳性,当肾功能严重损害而肾阈增高时尿糖和尿酮可减少或消失。可有蛋白尿和管型尿。

(2)血:血糖增高,一般为16.7～33.3 mmol/L(300～600 mg/dL),有时可达55.5 mmol/L(1 000 mg/dL)以上。血酮体升高,正常低于0.6 mmol/L,高于1.0 mmol/L为高血酮,高于3.0 mmol/L提示酸中毒。血β-羟丁酸升高。血实际HCO_3^-和标准HCO_3^-降低,CO_2结合力降低,酸中毒失代偿后血pH下降;剩余碱负值增大,阴离子间隙增大,与HCO_3^-降低大致相等。血钾初期正常或偏低,尿量减少后可偏高,治疗后若补钾不足可严重降低。血钠、血氯降低,血尿素氮和肌酐常偏高。血浆渗透压轻度上升。部分患者即使无胰腺炎存在，也可出现血清淀粉酶和脂肪酶升高，治疗后数天内降至正常。即使无合并感染，也可出现白细胞数及中性粒细胞比例升高。

2.诊断要点

早期诊断是决定治疗成败的关键，临床上对于原因不明的恶心呕吐、酸中毒、失水、休克、昏迷的患者，尤其是呼吸有酮味（烂苹果味）、血压低而尿量多者，不论有无糖尿病病史，均应想到本病的可能性。立即查末梢血糖、血酮、尿糖、尿酮，同时抽血查血糖、血酮、β-羟丁酸、尿素氮、肌酐、电解质、血气分析等以肯定或排除本病。

3.鉴别诊断

(1)其他类型糖尿病昏迷：低血糖昏迷、高血糖高渗状态、乳酸性酸中毒。

(2)其他疾病所致昏迷：脑膜炎、尿毒症、脑血管意外等。部分患者以 DKA 作为糖尿病的首发表现，某些病例因其他疾病或诱发因素为主诉，有些患者 DKA 与尿毒症或脑卒中共存等使病情更为复杂，应注意辨别。

（四）防治

治疗糖尿病，使病情得到良好控制，及时防治感染等并发症和其他诱因，是主要的预防措施。

对早期酮症患者，仅需给予足量短效胰岛素及口服补充液体，严密观察病情，定期查血糖、血酮，调整胰岛素剂量；对酮症酸中毒甚至昏迷患者应立即抢救，根据临床情况和末梢血糖、血酮、尿糖、尿酮测定做出初步诊断后即开始治疗，治疗前必须同时抽血送生化检验。

治疗原则：尽快补液以恢复血容量、纠正失水状态，降低血糖，纠正电解质及酸碱平衡失调，同时积极寻找和消除诱因，防治并发症，降低病死率。

1.补液

补液是治疗的关键环节。只有在有效组织灌注改善、恢复后，胰岛素的生物效应才能充分发挥。通常使用生理盐水。输液量和速度的掌握非常重要，DKA 失水量可达体重 10%以上，一般根据患者体重和失水程度估计已失水量，开始时输液速度较快，在 1～2 h 内输入 0.9%氯化钠1 000～2 000 mL，前 4 h 输入所计算失水量 1/3 的液体，以便尽快补充血容量，改善周围循环和肾功能。如治疗前已有低血压或休克，快速输液不能有效升高血压，应输入胶体溶液并采用其他抗休克措施。以后根据血压、心率、每小时尿量、末梢循环情况及有无发热、吐泻等决定输液量和速度，老年患者及有心肾疾病患者必要时监测中心静脉压，一般每 4～6 h 输液 1 000 mL。24 h 输液量应包括已失水量和部分继续失水量，一般为 4 000～6 000 mL，严重失水者可达 6 000～8 000 mL。开始治疗时不能给予葡萄糖液，当血糖下降至 13.9 mmol/L(250 mg/dL)时改用 5%葡萄糖液，并按每 2～4 g 葡萄糖加入 1 U 短效胰岛素。有建议配合使用胃管灌注温0.9%氯化钠或温开水，但不宜用于有呕吐、胃肠胀气或上消化道出血者。

2.胰岛素治疗

目前均采用小剂量（短效）胰岛素治疗方案，即每小时给予每千克体重 0.1 U 胰岛素，使血清胰岛素浓度恒定达到 100～200 μU/mL，这已有抑制脂肪分解和酮体生成的最大效应以及相当强的降低血糖效应，而促进钾离子运转的作用较弱。通常将短效胰岛素加入生理盐水中持续静脉滴注（应另建输液途径），亦可间歇静脉注射，剂量均为每小时每千克体重 0.1 U。重症患者[指有休克和（或）严重酸中毒和（或）昏迷者]应酌情静脉注射首次负荷剂量 10～20 U 胰岛素。血糖下降速度一般以每小时约降低 3.9～6.1 mmol/L(70～110 mg/dL)为宜，每 1～2 h 复查血糖，若在补足液量的情况下 2 h 后血糖下降不理想或反而升高，提示患者对胰岛素敏感性较低，胰岛素剂量应加倍。当血糖降至 13.9 mmol/L 时开始输入 5%葡萄糖溶液，并按比例加入胰岛素，此时仍需每 4～6 h 复查血糖，调节输液中胰岛素的比例及每 4～6 h皮下注射一次胰岛素约 4～6 U，使血糖水平稳定在较安全的范围内。病情稳定后过渡到胰岛素常规皮下注射。

3.纠正电解质及酸碱平衡失调

本症酸中毒主要由酮体中酸性代谢产物引起，经输液和胰岛素治疗后，酮体水平下降，酸中毒可自行纠正,一般不必补碱。严重酸中毒影响心血管、呼吸和神经系统功能,应给予相应治疗,但补碱不宜过多、过快,补碱指征为血 pH 小于 7.1,HCO_3^-5 mmol/L。应采用等渗碳酸氢钠(1.25%～1.4%)溶液。给予碳酸氢钠50 mmol/L,即将 5%碳酸氢钠 84 mL 加注射用水至300 mL配成 1.4%等渗溶液,一般仅给 1～2 次。若不能通过输液和应用胰岛素纠正酸中毒,而补碱过多过快,可产生不利影响,包括脑脊液反常性酸中毒加重、组织缺氧加重、血钾下降和反跳性碱中毒等。

DKA 患者有不同程度失钾,失钾总量达 300～1 000 mmol。如上所述,治疗前的血钾水平不能真实反映体内缺钾程度,补钾应根据血钾和尿量:治疗前血钾低于正常,立即开始补钾,头2～4 h通过静脉输液每小时补钾 13～20 mmol/L(相当于氯化钾 1.0～1.5 g);血钾正常、尿量大于 40 mL/h,也立即开始补钾;血钾正常、尿量低于 30 mL/h,暂缓补钾,待尿量增加后再开始补钾;血钾高于正常,暂缓补钾。头 24 h 内可补氯化钾达 6～8 g 或以上,部分稀释后静脉输入、部分口服。治疗过程中定时监测血钾和尿量,调整补钾量和速度。病情恢复后仍应继续口服钾盐数天。

4.处理诱发病和防治并发症

在抢救过程中要注意治疗措施之间的协调及从一开始就重视防治重要并发症,特别是脑水肿和肾衰竭,维持重要脏器功能。

(1)休克:如休克严重且经快速输液后仍不能纠正,应详细检查并分析原因,例如确定有无合并感染或急性心肌梗死,给予相应措施。

(2)严重感染:是本症常见诱因,亦可继发于本症之后。因 DKA 可引起低体温和血白细胞数升高,故不能以有无发热或血象改变来判断,应积极处理。

(3)心力衰竭、心律失常:年老或合并冠状动脉病变(尤其是急性心肌梗死),补液过多可导致心力衰竭和肺水肿,应注意预防。可根据血压、心率、中心静脉压、尿量等调整输液量和速度,酌情应用利尿药和正性肌力药。血钾过低、过高均可引起严重心律失常,宜用心电图监护,及时治疗。

(4)肾衰竭:是本症主要死亡原因之一,与原来有无肾病变、失水和休克程度、有无延误治疗等密切相关。强调注意预防,治疗过程中密切观察尿量变化,及时处理。

(5)脑水肿:病死率甚高,应着重预防、早期发现和治疗。脑水肿常与脑缺氧、补碱不当、血糖下降过快等有关。如经治疗后,血糖有所下降,酸中毒改善,但昏迷反而加重,或虽然一度清醒,但烦躁、心率快、血压偏高、肌张力增高,应警惕脑水肿的可能。可给予地塞米松(同时观察血糖,必要时加大胰岛素剂量)、呋塞米。在血浆渗透压下降过程中出现的可给予清蛋白。慎用甘露醇。

(6)胃肠道表现:因酸中毒引起呕吐或伴有急性胃扩张者,可用1.25%碳酸氢钠溶液洗胃,清除残留食物,预防吸入性肺炎。

三、高血糖高渗状态

(一)概述

高血糖高渗状态(HHS),是糖尿病急性代谢紊乱的另一临床类型,以严重高血糖、高血浆渗透压、脱水为特点,无明显酮症酸中毒患者常有不同程度的意识障碍或昏迷。"高血糖高渗状态"与以前所称"高渗性非酮症性糖尿病昏迷"略有不同,因为部分患者并无昏迷,部分患者可伴有酮症。多见于老年糖尿病患者,原来无糖尿病病史,或仅有轻度症状,用饮食控制或口服降糖药治疗。

诱因为引起血糖增高和脱水的因素:急性感染、外伤、手术、脑血管意外等应激状态,使用糖皮质激素、免疫抑制剂、利尿剂、甘露醇等药物,水摄入不足或失水,透析治疗,静脉高营养疗法等。有时在病程早期因误诊而输入大量葡萄糖液或因口渴而摄入大量含糖饮料可诱发本病或使病情恶化。

(二)临床表现

本病起病缓慢,最初表现为多尿、多饮,但多食不明显或反而食欲减退,以致常被忽视。渐出现严重脱水和神经精神症状,患者反应迟钝、烦躁或淡漠、嗜睡,逐渐陷入昏迷、抽搐,晚期尿少甚至无尿。就诊时呈严重脱水、休克,可有神经系统损害的定位体征,但无酸中毒样大呼吸。与 DKA 相比,失水更为严重、神经精神症状更为突出。

（三）诊断

1.辅助检查

实验室检查：血糖达到或超过 33.3 mmol/L（一般为 33.3～66.8 mmol/L），有效血浆渗透压达到或超过 320 mOsl/L（一般为 320～430 mOsl/L）可诊断本病。血钠正常或增高。尿酮体阴性或弱阳性，一般无明显酸中毒（CO_2 结合力高于 15 mmol/L），借此与 DKA 鉴别，但有时两者可同时存在。[有效血浆渗透压（mOsl/L）＝2×（Na^+＋K^+）＋血糖（均以 mmol/L 计算）]。

2.诊断要点

本症病情危重、并发症多，病死率高于 DKA，强调早期诊断和治疗。临床上凡遇原因不明的脱水、休克、意识障碍及昏迷均应想到本病可能性，尤其是血压低而尿量多者，不论有无糖尿病史，均应进行有关检查以肯定或排除本病。

（四）治疗

治疗原则同 DKA。本症失水比 DKA 更为严重，可达体重 10％～15％，输液要更为积极小心，24 h 补液量可达 6 000～10 000 mL。关于补液的种类和浓度，目前多主张治疗开始时用等渗溶液如 0.9％氯化钠，因大量输入等渗液不会引起溶血，有利于恢复血容量，纠正休克，改善肾血流量，恢复肾脏调节功能。休克患者应另予血浆或全血。如无休克或休克已纠正，在输入生理盐水后血浆渗透压高于 350 mOsl/L，血钠高于 155 mmol/L，可考虑输入适量低渗溶液如 0.45％或 0.6％氯化钠。视病情可考虑同时给予胃肠道补液。当血糖下降至 16.7 mmol/L 时开始输入 5％葡萄糖液并按每 2～4 g 葡萄糖加入 1 U 胰岛素。应注意高血糖是维护患者血容量的重要因素，如血糖迅速降低补液不足，将导致血容量和血压进一步下降。胰岛素治疗方法与 DKA 相似，静脉注射胰岛素首次负荷量后，继续以每小时每千克体重0.05～0.1 U 的速率静脉滴注胰岛素，一般来说本症患者对胰岛素较敏感，因而胰岛素用量较小。补钾要更及时，一般不补碱。应密切观察从脑细胞脱水转为脑水肿的可能，患者可一直处于昏迷状态，或稍有好转后又陷入昏迷，应密切注意病情变化，及早发现和处理。

（魏　哲）

第六节　肥胖症

肥胖症（obesity）是指身体脂肪的过度堆积，以及体重的超重。在健康的个体中，女性身体脂肪约为体重量 25％，男性约为 18％。体重指数（body mass index，BMI），即体重（kg）/身高（m^2），与身体脂肪高度相关，因此目前国际上常常使用 BMI 来作为评估肥胖症水平的指标，一般认为 BMI 为 20～25 kg/m^2 代表健康体重，轻度超重的定义是 BMI 为 25～30 kg/m^2，或者体重在正常体重的上限与高于正常体重上限（根据标准身高一体重表）的 20％之间；而 BMI 高于 30 kg/m^2，或者体重高于正常体重上限的 20％，被定义为肥胖症。BMI 高于 30 kg/m^2 意味着患病风险极大地增高。肥胖症与神经性厌食和神经性贪食相比较不属于精神类疾病，但是属于医学类疾病。

在美国大约 35％的女性和 31％的男性显著超重（BMI≥27 kg/m^2）；如果以 BMI 超过25 kg/m^2来定义肥胖症，可能现在肥胖的美国人多于不肥胖的；如果以 BMI 超过 30 kg/m^2 来定义肥胖症，则有 11％的女性和 8％的男性有肥胖症。目前在美国，肥胖症的患病率至少是 20 世纪早期的 3 倍。

社会经济地位与肥胖症密切相关，在美国，社会经济地位低的女性肥胖症的患病率是社会经济地位高的女性的 6 倍。无论男性还是女性，体重在 25～44 岁增加是最明显的。怀孕可能导致女性体重大大地增加，如果一个女性接连怀孕，她们的体重平均会比上一次怀孕约有2.5 kg的增长。在 50 岁以后，男性的体重趋于稳定，在 60～74 岁，甚至会出现轻微下降；女性则相反，体重的持续增长会持续到 60 岁，在 60 岁以后才会开始下降。

一、病因学

肥胖症是一个复杂的多因素疾病，涉及生物、社会、心理等多方面因素。在今天，大多数研究者认为肥胖者是能量平衡障碍，即能量摄入与消耗的障碍；肥胖症也是与某个基因结构有关的疾病，而这个基因结构是通过文化和环境的影响来被调整的。

（一）生物学因素

1.遗传因素

遗传因素在肥胖症中起着重要作用。双生子研究和寄养子研究均显示遗传因素对患肥胖症有重要影响。大约80％的肥胖患者都有肥胖症家族史；80％的肥胖父母的下一代都是肥胖子女，父母其中之一是肥胖者，他们中40％的下一代有肥胖，而父母都很苗条的，只有10％的下一代是肥胖者。这些均提示了遗传的作用。虽然有研究发现肥胖基因能调节体重和身体脂肪的储存，但迄今为止，还未发现肥胖症特异的遗传标记物。

2.神经生物学

中枢神经系统，特别是外侧下丘脑存在“摄食中枢”或者“饥饿中枢”，可以根据能量需求的改变来调节食物摄取的量，并以此来维持体内脂肪的基线贮存量。动物试验发现，用电刺激动物的外侧下丘脑，已经吃饱了的动物又重新开始吃食物；损毁了大白鼠两侧的外侧下丘脑，结果发现动物拒绝吃东西。

饱足感与饥饿感对食物摄取起着调控作用，参与肥胖症的发病。饱足感是一种当饥饿被满足后的感觉。人会在就餐结束时停止进食是因为他们已经补充了那些耗尽的营养，来自已经被吸收的食物的新陈代谢的信号通过血液被携带到大脑，大脑信号激活了可能位于下丘脑的受体细胞，从而产生了饱足感。5-羟色胺、多巴胺和去甲肾上腺素的功能紊乱通过下丘脑参与调节进食行为，其他涉及的激素因子可能包括促肾上腺皮质激素释放因子（CRF）、神经肽Y、促性腺激素释放激素和促甲状腺激素。当重要营养物质耗尽，新陈代谢信号强度下降，便产生饥饿感。嗅觉系统对饱足感可能起着重要作用，实验显示通过使用一个充满特殊气味的吸入器使鼻子里的嗅球受到食物气味的强烈刺激，从而产生出对食物的饱足感。

有一种脂肪细胞产生的激素称为瘦素，是脂肪的自动调节器。当血液瘦素浓度低时，更多的脂肪被消耗，而当瘦素浓度高时，脂肪消耗较少。

（二）心理社会因素

尽管心理、社会因素是肥胖症发展的重要因素，但是这些因素如何导致肥胖症至今尚不清楚。饮食调节机制易受环境影响，文化、家庭和个体心理活动因素都影响着肥胖症的发展。

肥胖症与文化有着密切的关系，随着全球化的进展和经济飞速发展导致生活节奏加快、人们压力增大、活动锻炼时间明显减少，而快餐文化的迅速发展及餐馆餐饮消费的增多，使得当今社会肥胖症日益增多。躯体活动明显减少是作为公共卫生问题的肥胖症日趋增多的一个主要因素，原因是躯体活动不足限制了能量的消耗、而摄食却不一定会相应减少。

特殊的家族史、生活事件、人格结构或是潜意识冲突都可能导致肥胖症。有很多肥胖的患者因为在他们的成长环境里可以看到很多的过量进食例子，所以他们学会了用过量摄食作为应对情绪紊乱及各种心理问题的一种方式。

（三）其他因素

有很多临床疾病会导致肥胖症。肾上腺皮质功能亢进与特征性的脂肪分配有关（水牛型肥胖症）；黏液水肿与体重增加有关，尽管并非恒定；其他神经内分泌障碍，包括脑性肥胖症（Frohlich's综合征），是以肥胖症以及性与骨骼的异常为特征。

不少精神药物会导致体重增加。在非典型抗精神药物中，奥氮平、氯氮平、利培酮和喹硫平常见的不良反应即为体重增加；在心境稳定剂中，锂盐、丙戊酸盐和卡马西平也会引起体重增加；长期使用选择性

5-羟色胺再摄取抑制药也能导致体重增加。

二、临床特征

(一)心理和行为障碍

肥胖症的心理和行为障碍分成两类:进食行为紊乱和情绪紊乱。肥胖症患者的进食模式存在很大的差异,最常见的是,肥胖者经常抱怨他们不能限制自己进食,并且很难获得饱足感。一些肥胖者甚至不能区分饥饿和其他烦躁不安的状态,并且当他们心情不好时就会吃东西。

肥胖症患者不会出现明显的或者过度的病理心理学。通过对那些已经做过胃旁路术的严重肥胖的患者的研究,发现对他们最多见的精神科诊断是重性抑郁障碍。但是,在肥胖症患者中重性抑郁障碍的患病率并不高于普通人群。自我贬低自己的体像尤其见于那些从童年期就开始肥胖的人,这可能是由于对肥胖人群长期的社会偏见所致。有些研究反应肥胖者因病感觉羞耻和社会偏见在教育和就业问题上遭遇到不公正待遇。很多肥胖者在试图节食的过程中会出现焦虑和抑郁。

(二)生理障碍

肥胖会对生理功能产生很大的影响,产生一系列的医学并发症。

当体重增加时血液循环会负担过重,严重肥胖者可能会发生充血性心力衰竭;高血压和肥胖症高度关联;肥胖症患者的低密度脂蛋白水平升高,而高密度脂蛋白水平下降,低水平高密度脂蛋白可能是增加肥胖症心血管疾病风险的机制之一。如果一个人是上半身体脂肪增加、而非下半身,很可能与糖尿病的发生相关联。严重肥胖症患者肺功能受损非常严重,包括肺换气不足、高碳酸血症、缺氧症和嗜睡(即肥胖肺心综合征),且肥胖肺心综合征的死亡率很高。肥胖症可能会恶化骨关节炎及因皮肤伸张、擦烂和棘皮症而引起皮肤病问题。肥胖妇女存在产科风险,易患毒血症和高血压。

肥胖症还与一些癌症有关联。肥胖男性患前列腺癌和结肠直肠癌的比率更高,肥胖女性患胆囊癌、乳腺癌、宫颈癌、子宫癌和卵巢癌的比率更高。研究发现肥胖症通过影响雌激素分泌而导致子宫内膜癌和乳房癌的产生和恶化。

三、诊断与鉴别诊断

(一)诊断

肥胖症的诊断主要根据 BMI 或体重:BMI 高于 30 kg/m^2,或者体重高于正常体重上限的 20%,被诊断为肥胖症。

(二)鉴别诊断

1.其他综合征

夜间进食综合征的患者会在晚餐后过度进食,他们是被充满压力的生活环境而促发的,一旦得了往往就会每天反复发生,直到压力缓解。

暴食综合征(贪食症)被定义为在短时间里突然强迫性地摄取大量食物,通常随后伴有严重的不安和自责。暴食也可以表现为是一种应激反应。与夜间进食综合征比起来,暴食综合征的暴食发作并不是定时的,而且常常与特定的促发环境紧密相连。

肥胖肺心综合征(pickwickian syndrome,匹克威克综合征):当一个人的体重超过理想体重的 100%,并伴有呼吸和心血管疾病时才被认为患有肥胖肺心综合征。

2.躯体变形障碍(畸形恐惧症)

一些肥胖者感觉他们的身体畸形、令人厌恶,并且感觉他人对他们带有敌意和厌恶。这种感觉是与他们的自我意识以及社会功能受损紧密相连。情绪健康的肥胖者没有体像障碍,只有少数神经质的肥胖者才有体像障碍。该躯体变形障碍主要局限于从儿童期就已经肥胖的人,而在这些儿童期就肥胖的人中间,也仅有少于一半的人患躯体变形障碍。

四、病程和预后

肥胖症的病程是进展性的。减轻体重的预后很差，那些体重明显减轻的患者，90%最终体重再增加；儿童期就开始肥胖的患者预后特别差；青少年发病的肥胖症患者，往往更严重，更难治，与情绪紊乱的联系也比成人肥胖症更紧密。肥胖症的预后取决于肥胖产生的医学并发症。

肥胖症对健康有着不良影响，与心血管疾病、高血压[血压高于 21.3/12.7 kPa (160/95 mmHg)]、高胆固醇血症(血胆固醇高于 6.5 mmol/L)、由遗传决定的糖尿病特别是 2 型糖尿病(成年起病或非胰岛素依赖型糖尿病)等一系列疾病有关。根据美国健康协会的资料，肥胖的男性无论抽不抽烟，都会由于结肠、直肠和前列腺癌症而比正常体重的男性有更高的死亡率。肥胖的女性会由于胆囊、胆管、乳腺、子宫(包括子宫颈和子宫内膜)和卵巢的癌症而比正常女性有更高的死亡率。研究指出一个超重的人其体重越重，死亡的概率就越大。对那些极端肥胖的人，即体重为理想体重的 2 倍，减轻体重可能是挽救他们生命的方法，这些患者可能会出现心肺衰竭，特别是在睡觉的时候(睡眠呼吸暂停综合征)。

五、治疗

存在广泛的精神病理学如焦虑障碍、抑郁障碍的肥胖者，在节食过程中有过情绪紊乱病史的以及正处于中年危机的肥胖者，应该尝试减肥，并最好在专业人员严格的督导下进行。

(一)节食

减肥的基础很简单——通过摄入低于消耗减少热量摄入。减少热量摄入的最简单方式就是建立一个低热量的饮食方式，包含那些易获得食物的均衡节食计划可获得最佳长期效果。对大多数人来说，最满意的节食计划通常的食物数量参照标准的节食书上可获得的食物营养价值表，这样节食可以最大机会地长期保持体重的持续减少。

禁食计划一般用于短期减肥，但经常会引发一些疾病，包括直立性低血压、钠利尿和氮平衡的破坏。酮体生成节食是高蛋白、高脂肪的节食方式，用于促进减肥，但这种节食会增高胆固醇浓度并且会导致酮症，产生恶心、高血压和嗜睡等反应。无论各种节食方式多么有效，他们大多数都很乏味，所以当一个节食者停止节食并回到以前的饮食习惯，会刺激他们加倍地过度进食。

一般而言，减肥的最好方式就是有一个含有 4 602～5 021 kJ 的均衡饮食方案。这种节食方案可以长期执行，但必须另外补充维生素，特别是铁、叶酸、锌和维生素 B_6。

(二)锻炼

增加躯体活动常常被推荐为一种减肥养生法。因为多数形式的躯体活动所消耗的热量直接与体重成一定比例，所以做同样多的运动肥胖的人比正常体重的人消耗更多的热量。而且，以前不活动的人增加躯体活动事实上可能还会减少食物摄入。锻炼也有助于维持体重的减低。

(三)药物疗法

各种用于治疗肥胖症的药物中，有些药物效果较好，如：安非他明、右旋安非他明、苄非他明、苯二甲吗啡、苯丁胺、马吲哚等。药物治疗有效是因为它会抑制食欲，但是在使用几周后可能会产生对该作用的耐受。

奥利斯特是一个选择性胃和胰腺脂肪酶抑制药减肥药，这种抑制药用于减少饮食中脂肪(这种脂肪会通过粪便排泄出来)的吸收。它通过外围机制起作用，所以一般不影响中枢神经系统(即心跳加快、口干、失眠等)，而大多数减肥药都会影响中枢神经系统。奥斯利特主要的不良反应是肠胃道不良反应。该药可以长期使用。

西布曲明是一种 β-苯乙胺，它抑制 5-羟色胺和去甲肾上腺素的再摄取(在一定范围内还抑制多巴胺)，用于减肥，长期使用可以维持体重减轻。

(四)外科手术

那些可引发食物吸收不良或者减少胃容量的外科手术方法已经用于显著肥胖者。胃旁路术是一个通过横切或者固定胃大弯或胃小弯而使胃变小的手术。胃成形术使胃的入口变小从而使食物通过变慢。尽管会出现呕吐、电解质紊乱和梗阻，但是手术的结果还是成功的。抽脂术（脂肪切除术）一般是为了美容，而对长期的减肥并没有用。

（五）心理治疗

精神动力性心理治疗以内省为取向，可能对一些患者有效，但没有证据表明揭示过度进食的无意识原因可以改变肥胖者以过度进食来应对压力的症状。在成功的心理治疗和成功的减肥后的几年里，多数患者在遇到压力时还会继续过度进食，而且，许多肥胖者似乎特别容易过度依赖一个治疗师，在心理治疗结束过程中可能会发生紊乱的退行。

行为矫正已经是最成功的心理治疗法，并被认为是治疗肥胖症的选择。患者通过指导会认识到与吃有关的外界线索，并且在特定环境中保持每天的进食量，比如在看电影、看电视或处于焦虑、抑郁等某种情绪状态之下时。患者也会通过教导发展出新的进食模式，比如慢吃，细嚼慢咽，吃饭时不看书，两餐间不吃东西或不坐下就不吃东西。操作性条件治疗通过奖励比如表扬或新衣服来强化减肥，也已经使减肥获得成功。

团体治疗有助于保持减肥动机，有助于提高对已经减肥成功的成员的认同，并且可以提供有关营养方面的教育。

（六）综合治疗

一个管理肥胖症患者的真正全面的方法是以设备（如新陈代谢测量室）和人（如营养学家和锻炼生理学家）为核心；但是这些都很难获得。设计高质量的项目时，要有容易获得的资源（如治疗手册），以及合理运用锻炼、心理治疗和药物治疗相结合的综合方法。决定使用哪种心理治疗或体重管理方法是一项重要环节，并且与患者一起来决定哪些资源的结合可以控制体重将是最合适的方式。

（韩素真）

·第八章·

公共卫生

第一节　公共卫生的概念

一、公共卫生的定义

至于公共卫生的概念，各个国家和组织之间没有一个统一的、严格的定义。简单来讲，公共卫生实际上就是大众健康。它是相对临床而言的，临床是针对个体的，公共卫生是关注人群的健康。

1920 年，美国耶鲁大学的 Winslow 教授首次提出了早期经典的公共卫生概念。公共卫生是通过有组织的社区行动，改善环境卫生，控制传染病流行，教育个体养成良好的卫生习惯，组织医护人员对疾病进行早期诊断和预防性治疗，发展社会体系以保证社区中的每个人享有维持健康的足够的生活水准，最终实现预防疾病、延长寿命、促进机体健康、提高生产力的目标。随着社会和公共卫生实践的发展、人们认识的更新，公共卫生的概念也在不断地发展之中。

1988 年，艾奇逊将公共卫生定义为："通过有组织的社会努力预防疾病、延长生命、促进健康的科学和艺术。"这一概念高度概括了现代公共卫生的要素。

1995 年，英国的 Johnlast 给出了详细的定义，即"公共卫生是为了保护、促进、恢复人们的健康。是通过集体的或社会的行动，维持和促进公众健康的科学、技能和信仰的集合体。公共卫生项目、服务和机构强调整个人群的疾病预防和健康需求"。尽管公共卫生活动会随着技术和社会价值等的改变而变化，但是其目标始终保持不变，即减少人群的疾病发生、早死、疾病导致的不适和伤残。因此，公共卫生是一项制度、一门学科、一种实践。随着社会经济的发展，医学模式的转变，公共卫生的概念和内涵有了进一步发展。公共卫生通常涉及面都很广泛，包括生物学、环境医学、社会文化、行为习惯、政治法律和涉及健康的许多其他方面。现代公共卫生最简单的定义为"3P"，即 Promotion（健康促进），Prevention（疾病预防），Protection（健康保护）。

在我国，公共卫生的内涵究竟是什么？公共卫生包括哪些领域？对此至今尚无统一认识和明确定义。2003 年 7 月，中国原副总理兼卫生部部长吴仪在全国卫生工作会议上对公共卫生作了一个明确的定义：公共卫生就是组织社会共同努力，改善环境卫生条件，预防控制传染病和其他疾病流行，培养良好卫生习惯和文明的生活方式，提供医疗服务，达到预防疾病，促进人民身体健康的目的。因此，公共卫生建设需要政府、社会、团体和民众的广泛参与，共同努力。其中，政府主要通过制定相关法律、法规和政策，促进公共卫生事业发展；对社会、民众和医疗卫生机构执行公共卫生法律法规实施监督检查，维护公共卫生秩序；组织社会各界和广大民众共同应对突发公共卫生事件和传染病流行；教育民众养成良好卫生习惯和健康文明的生活方式；培养高素质的公共卫生管理和技术人才，为促进人民健康服务。

从这一定义可以看出，公共卫生就是"社会共同的卫生"。公共即共同，如公理公约。卫生是个人、集体的生活卫生和生产卫生的总称，一般指为增进人体健康，预防疾病，改善和创造合乎生理要求的生产环境、生活条件所采取的个人和生活的措施，包括以除害灭病、讲卫生为中心的爱国卫生运动。

一般情况来讲，公共卫生是通过疾病的预防和控制，达到提高人民健康水平的目的。如对传染病、寄生虫病、地方病，还有一些慢性非传染性疾病的预防控制；借助重点人群或者高危人群，如职业人群，妇女、儿童、青少年、老年人等人群进行的健康防护；通过健康教育、健康政策干预等措施，促进人群健康的社会实践。具体讲，公共卫生就是通过疾病预防控制，重点人群健康防护、健康促进来解决人群中间的疾病和健康问题，达到提高人民健康水平的目的。公共卫生就是以生物－心理－社会－医学模式为指导，面向社会与群体，综合运用法律、行政、预防医学技术、宣传教育等手段，调动社会共同参与，消除和控制威胁人类生存环境质量和生命质量的危害因素，改善卫生状况，提高全民健康水平的社会卫生活动。由此可见，公共卫生具有社会性、系统性、政策法制性、多学科性和随机性等特征。公共卫生的实质是公共政策。

二、公共卫生特征

2004 年，Beaglehole 教授将现代公共卫生的特征进行了总结，认为，公共卫生是以持久的全人群健康改善为目标的集体行动。这个定义尽管简短，但是充分反映了现代公共卫生的特点：①需要集体的、合作的、有组织的行动；②可持续性，即需要可持久的政策；③目标是全人群的健康改善，减少健康的不平等。

现代公共卫生的特征包括 5 个核心内容：①政府对整个卫生系统起领导作用，这一点对实现全人群的健康工程至关重要，卫生部门只会继续按生物医学模式关注与卫生保健有关的近期问题；②公共卫生工作需要所有部门协作行动，忽视这一点只会恶化健康的不平等现象，而政府领导是协作行动、促进全人群健康的核心保障；③用多学科的方法理解和研究所有的健康决定因素，用合适的方法回答相应的问题，为决策提供科学依据；④理解卫生政策发展和实施过程中的政治本质，整合公共卫生科学与政府领导和全民参与；⑤与服务的人群建立伙伴关系，使有效的卫生政策能够得到长期的社区和政治支持。

（马治国）

第二节　公共卫生的体系与职能

公共卫生体系一直是一个模糊的概念。普遍倾向，疾病预防控制机构、卫生监督机构、传染病院（区），构成了公共卫生体系。

一、发达国家公共卫生体系

美国、英国、澳大利亚、WHO 等国家和组织陆续制定了公共卫生的基本职能或公共卫生体系所需提供的基本服务。

美国提出的 3 项基本职能，即评估→政策发展→保证，并进一步具体化为 10 项基本服务。基本服务的概念与其他国家/组织提出的基本职能概念相似。在此框架下，美国疾病预防控制中心（CDC）与其他伙伴组织联合开展了国家公共卫生绩效标准项目研究，设计了 3 套评价公共卫生体系绩效的调查问卷，分别用于州公共卫生体系、地方公共卫生体系和地方公共卫生行政管理部门的绩效评估。调查问卷规定了每一项基本服务的内涵，并制定有具体的指标和调查内容。澳大利亚提出了公共卫生 9 项基本职能，阐述了每条职能的原有的和新的实践内容。

美国提出的公共卫生体系定义：在辖区范围内提供基本公共卫生服务的所有公、私和志愿机构、组织或团体。政府公共卫生机构是公共卫生体系的重要组成部分，在建设和保障公共卫生体系运行的过程中发挥着关键的作用。但是，单靠政府公共卫生机构无法完成所有的公共卫生基本职能，公共卫生体系中还应包括：医院、社区卫生服务中心等医疗服务提供者，负责提供个体的预防和治疗等卫生服务；公安、消防等公共安全部门，负责预防和处理威胁大众健康的公共安全事件；环境保护、劳动保护、食品质量监督等机构，保障健康的生存环境；文化、教育、体育等机构为社区创造促进健康的精神环境；交通运输部门，方便卫生服务的提供和获取；商务机构提供个体和组织在社区中生存和发展的经济资源；民政部门、慈善组织等，向弱势人群提供生存救助和保障以及发展的机会。

公共卫生基本职能是影响健康的决定因素、预防和控制疾病、预防伤害、保护和促进人群健康、实现健康公平性的一组活动。公共卫生基本职能需要卫生部门，还有政府的其他部门以及非政府组织、私营机构等来参与或实施。公共卫生基本职能属于公共产品，政府有责任保证这些公共产品的提供，但不一定承担全部职能的履行和投资责任。

公共卫生基本职能的范畴大大超出了卫生部门的管辖范围，在职能的履行过程中卫生部门发挥主导作用。卫生部门负责收集和分析本部门及其他部门、民间社团、私人机构等的信息，向政府提供与人群健康相关的、涉及国家利益的综合信息；卫生部门是政府就卫生问题的决策顾问，负责评价公共卫生基本职能的履行情况；同时，向其他部门负责的公共卫生相关活动提供必要的信息和技术支持，或展开合作；负责健康保护的执法监督活动。

二、我国公共卫生体系的基本职能

通过分析上述国家和组织制定的公共卫生基本职能框架，结合我国的现状，我们总结出10项现代公共卫生体系应该履行的基本职能，其中涉及三大类的卫生服务提供：①人群为基础的公共卫生服务，如虫媒控制、人群为基础的健康教育活动等；②个体预防服务，如免疫接种、婚前保健和孕产期保健；③具有公共卫生学意义的疾病的个体治疗服务，如治疗肺结核和性传播疾病等，可减少传染源，属于疾病预防控制策略之一；再比如治疗儿童腹泻、急性呼吸道感染、急性营养不良症等。在此基础上，我国现代公共卫生体系的基本职能应包括以下10个方面。

（一）监测人群健康相关状况

（1）连续地收集、整理与分析、利用、报告与反馈、交流与发布与人群健康相关的信息。

（2）建立并定期更新人群健康档案，编撰卫生年鉴。其中与人群健康相关的信息包括：①人口、社会、经济学等信息；②人群健康水平，如营养膳食水平、生长发育水平等；③疾病或健康问题，如传染病和寄生虫病、地方病、母亲和围产期疾病、营养缺乏疾病、非传染性疾病、伤害、心理疾患以及突发公共卫生事件等；④疾病或健康相关因素，如生物的、环境的、职业的、放射的、食物的、行为的、心理的、社会的、健康相关产品的；⑤公共卫生服务的提供，如免疫接种、农村改水改厕、健康教育、妇幼保健等，以及人群对公共卫生服务的需要和利用情况；⑥公共卫生资源，如经费、人力、机构、设施等；⑦公共卫生相关的科研和培训信息。

（二）疾病或健康危害事件的预防和控制

（1）对正在发生的疾病流行或人群健康危害事件，如传染病流行，新发疾病的出现，慢性病流行，伤害事件的发生，环境污染，自然灾害的发生，化学、辐射和生物危险物暴露，突发公共卫生事件等，开展流行病学调查，采取预防和控制措施，对有公共卫生学意义的疾病开展病例发现、诊断和治疗。

（2）对可能发生的突发公共卫生事件做好应急准备，包括应急预案和常规储备。

（3）对有明确病因或危险因素或具备特异预防手段的疾病实施健康保护措施，如免疫接种、饮水加氟、食盐加碘、职业防护、婚前保健和孕、产期保健等。

上述第一项和第二项内容包括，我国疾病预防控制机构常规开展的疾病监测、疾病预防与控制、健康保护、应急处置等工作。

（三）发展健康的公共政策和规划

（1）发展和适时更新健康的公共政策、法律、行政法规、部门规章、卫生标准等，指导公共卫生实践，支持个体和社区的健康行动，实现健康和公共卫生服务的公平性。

（2）发展和适时更新卫生规划，制定适宜的健康目标和可测量的指标，跟踪目标实现进程，实现连续的健康改善。

(3)多部门协调,保证公共政策的统一性。

(4)全面发展公共卫生领导力。

(四)执行公共政策、法律、行政法规、部门规章和卫生标准

(1)全面执行公共政策、法律、行政法规、部门规章、卫生标准等。

(2)依法开展卫生行政许可、资质认定和卫生监督。

(3)规范和督察监督执法行为。

(4)通过教育和适当的机制,促进依从。

(五)开展健康教育和健康促进活动

(1)开发和制作适宜的健康传播材料。

(2)设计和实施健康教育活动,发展个体改善健康所需的知识、技能和行为。

(3)设计和实施场所健康促进活动,如在学校、职业场所、居住社区、医院、公共场所等,支持个体的健康行动。

(六)动员社会参与,多部门合作

(1)通过社区组织和社区建设,提高社区解决健康问题的能力。

(2)开发伙伴关系和建立健康联盟,共享资源、责任、风险和收益,创造健康和安全的支持性环境,促进人群健康。

(3)组织合作伙伴承担部分公共卫生基本职能,并对其进行监督和管理。

第(三)~(六)项融合了国际上健康促进的理念,即加强个体的知识和技能,同时改变自然的、社会的、经济的环境,以减少环境对人群健康及其改善健康的行动的不良影响,促使人们维护和改善自身的健康。第(四)项的职能与1986年《渥太华宪章》中提出的健康促进行动的5项策略相吻合,即"制定健康的公共政策、创造支持性的环境、加强社区行动、发展个人技能、重新调整卫生服务的方向和措施"。

(七)保证卫生服务的可及性和可用性

(1)保证个体和人群卫生服务的可及性和可用性。

(2)帮助弱势人群获取所需的卫生服务。

(3)通过多部门合作,实现卫生服务公平性。

(八)保证卫生服务的质量和安全性

(1)制定适当的公共卫生服务的质量标准,确定有效和可靠的测量工具。

(2)监督卫生服务的质量和安全性。

(3)持续地改善卫生服务质量,提高安全性。

第(七)项和第(八)项是对卫生服务的保证,即保证卫生服务的公平和安全性。

(九)公共卫生体系基础结构建设

(1)发展公共卫生人力资源队伍,包括开展多种形式的、有效的教育培训,实现终身学习;建立和完善执业资格、岗位准入、内部考核和分流机制;通过有效的维持和管理,保证人力资源队伍的稳定、高素质和高效率。

(2)发展公共卫生信息系统,包括建设公共卫生信息平台;管理公共卫生信息系统;多部门合作,整合信息系统。

(3)建设公共卫生实验室,发展实验室检测能力。

(4)加强和完善组织机构体系,健全公共卫生体系管理和运行机制。

本项是对公共卫生体系基础结构的建设。公共卫生体系的基础结构是庞大的公共卫生体系的神经中枢,包括人力资源储备和素质、信息系统、组织结构等。公共卫生体系的基础结构稳固,整个公共卫生体系才能统一、高效地行使其基本职能。

（十）研究、发展和实施革新性的公共卫生措施

(1)全面地开展基础性和应用性科学研究，研究公共卫生问题的原因和对策，发展革新性的公共卫生措施，支持公共卫生决策和实践。

(2)传播和转化研究结果，应用于公共卫生实践。

(3)与国内外其他研究机构和高等教育机构保持密切联系，开展合作。这项职能为公共卫生实践和公共卫生体系的可持续发展提供科学支撑。

上述这十项职能的履行又可具体分解为规划、实施、技术支持、评价和质量改善、资源保障(包括人力、物力、技术、信息和资金等)等5个关键环节。不同的环节需要不同的部门或机构来承担。

三、卫生体系内部职能

疾病预防控制体系建设研究课题组对我国疾病预防控制机构应承担的公共职能进行了界定，共7项职能、25个类别、78个内容和255个项目。2005年卫生部发布施行了《关于疾病预防控制体系建设的若干规定》和《关于卫生监督体系建设的若干规定》，分别明确了疾病预防控制机构和卫生监督机构的职能。这些工作对我国疾病预防控制体系和卫生监督体系的建设具有重要的意义。

公共卫生体系是包括疾病预防控制体系、卫生监督体系、突发公共卫生事件医疗救治体系等在内的一个更大的范畴。首先应该将公共卫生体系作为一个整体来看待，明确其职能，避免体系中的各个成分如疾病预防控制体系、卫生监督体系等各自为政。这样将有助于实现公共卫生体系的全面建设，保证部门间的协调与合作，提高公共卫生体系总体的运作效率。

另外，公共卫生基本职能的履行必须有法律的保障。公共卫生体系的构成、职权职责及其主体都应该是法定的，做到权责统一，并应落实法律问责制。至今为止，我国已颁布了10部与公共卫生有关的法律，如母婴保健法、食品卫生法、职业病防治法、传染病防治法等，以及若干的行政法规和部门规章。虽然这些对我国公共卫生事业的发展起到了重要的保障作用，但是其中没有一部是公共卫生体系的母法，因而无法形成严密的、统一规划设计的、协调一致的法规体系。解决公共卫生问题所需采取的行动远远超出了卫生部门的职权和能力范围，需要政府其他部门以及非政府组织、私营机构等共同参与。因此，制定公共卫生体系的母法，明确公共卫生体系的构成及其所需履行的基本职能，协调体系中各成分体系或机构间相互关系，是当务之急。

（马治国）

第三节　公共卫生的主要内容

传统公共卫生是在生物医学模式下，以传染病、地方病和职业病的防治作为工作重点，提供以疾病为中心的公共卫生服务。按照行政区划设置的公共卫生机构，执行同级卫生行政部门的指令，独立开展辖区内的公共卫生工作。随着公共卫生实践与认识的重大变化，公共卫生的内容也逐渐丰富和完善。

一、公共卫生体系建设

公共卫生体系建设是我国卫生改革与发展面临的重要问题。医疗卫生体制改革的重点之一应加强公共卫生体系的建设，保证绝大多数人的健康，提高疾病预防控制能力，让大多数人不得病、少得病、晚得病。按照WHO的相关定义，基本医疗服务应纳入公共卫生的范畴，因此公共卫生体系建设应覆盖到医疗机构。因为传染病疫情一旦发生，医疗机构就处在疾病预防控制的第一线。

在公共卫生体系的建设过程中，应以系统的观念统筹规划、平衡发展。应综合考虑卫生资源的投入与分配，以最大限度地发挥公共卫生体系的作用。在体系建设中，应着重考虑如何确定正确的目标规划、完善的基础设施、灵敏的信息系统、科学的决策指挥和有效的干预控制策略。

加强疾病预防控制能力建设是公共卫生体系建设的核心内容。所谓疾病预防控制能力，是指履行疾病预防控制、突发公共卫生事件处置、疫情报告和健康信息管理、健康危害因素干预和控制、检验评价、健康教育与健康促进、科研培训与技术指导等公共职责的能力。在公共卫生体系建设过程中，应完善机制、落实职责，加强能力建设，加大人才队伍建设的力度，以推动公共卫生工作不断发展。

当前，我国已在公共卫生体系建设方面取得了成功经验，使公共卫生水平得到了不断提高。我国已建立了比较全面的公共卫生体系，提供的公共卫生服务从中央辐射到省、市、县，并建立了县、乡、村"三级农村卫生网络"。我国将政府的承诺和意愿与专家技术结合起来，促进了公共卫生体系的发展，为其他国家提供了较好的范例。例如，2004 年初正式启动的疫情及突发公共卫生事件的网络直报系统，覆盖包括乡镇卫生院在内的全国所有卫生医疗机构，是世界上最大的疾病监测系统。目前，全国 93.5％的县以上医疗卫生机构和 70.3％的乡镇卫生院均实现了疫情和突发公共卫生事件网络直报。通过不断建立和完善全国传染病疫情和突发公共卫生事件信息网络，我国已实现对传染病疫情、健康危害因素监测、死因监测等重要公共卫生数据的实时管理，传染病控制和应急反应能力明显提高。

公共卫生体系建设和完善是一个长期的庞大的系统工程，事关国民健康、国家安全大局，涉及每个人的健康、安全利益。公共卫生体系建设中的各种项目的设立和决策的正确与否，直接影响到公众的健康和安全。为保证公众公共卫生安全，建设和完善我国的公共卫生体系，需要大力提倡公共卫生体系建设的战略和战术研究。

循证公共卫生决策学的兴起为我国公共卫生体系的建设和完善准备了新型的科学工具，应该充分地利用新工具的优点，不断地学习和加强循证公共卫生决策的能力。高效、可靠、科学的公共卫生体系应来自于对科学技术、公众交流、公众健康需求和各种政治意愿的高度整合。

二、健康危险因素的识别与评价

能对人造成伤亡或对物造成突发性损害的因素，称为危险因素；能影响人的身体健康，导致疾病或对生物造成慢性损害的因素，称为有害因素。通常情况下，对两者并不加以区分而统称为健康危险因素。

健康危险因素包括物理性因素、化学性因素、生物性因素以及社会－心理－行为因素。如果能够早期识别到危险因素，并加强自我保健与防护，可以有效避免受到危险因素的侵害。采用筛检手段在"正常人群"中发现无症状患者是一种有效的预防策略，如果及时采取干预措施，阻断致病因素的作用，可以防止疾病的发生。由于人体有很强的自我修复功能，如果能及时发现和识别影响健康的危险因素，并及早采取适当的措施，阻止危险因素的作用，致病因素引起的疾病病程即可出现逆转，症状即可消失，并有可能恢复健康。当致病因素导致疾病发生后，要采取治疗措施并消除健康危险因素，改善症状和体征，防止或推迟伤残发生，减少劳动能力丧失。如果由于症状加剧，病程继续发展，导致生活和劳动能力丧失，此时的主要措施是康复治疗，提高其生命质量。

临床医学服务的起始点是在患者出现症状和体征后主动找医生诊治疾病，而健康危险因素评价是在症状、体征、疾病尚未出现时就重视危险因素的作用，通过评价危险因素对健康的影响，促使人们保持良好的生活环境、生产环境和行为生活方式，防止危险因素的出现。在危险因素出现的早期，可以测评危险因素的严重程度及其对人们健康可能造成的危害，预测疾病发生的概率，以及通过有效干预后可能增加的寿命。健康危险因素评价的重点对象是健康人群，开展的阶段越早，意义越大，因此它是一项推行积极的健康促进和健康教育的技术措施，也是一种预防和控制慢性非传染性疾病的有效手段。

三、疾病的预防与控制

疾病预防与控制是公共卫生的核心内容之一。我国疾病预防控制机构的主要职责包括：①为拟定与疾病预防控制和公共卫生相关的法律、法规、规章、政策、标准和疾病防治规划等提供科学依据，为卫生行政部门提供政策咨询；②拟定并实施国家、地方重大疾病预防控制和重点公共卫生服务工作计划和实施方案，并对实施情况进行质量检查和效果评价；③建立并利用公共卫生监测系统，对影响人群生活、学习、工作等生存环境质量及生命质量的危险因素进行营养食品、劳动、环境、放射、学校卫生等公共卫生学监测，对传染病、地方病、寄生虫病、慢性非传染性疾病、职业病、公害病、食源性疾病、学生常见病、老年卫生、精神卫生、口腔卫生、伤害、中毒等重大疾病发生、发展和分布的规律进行流行病学监测,并提出预防控制对策;④处理传染病疫情、突发公共卫生事件、重大疾病、中毒、救灾防病等公共卫生问题,配合并参与国际组织对重大国际突发公共卫生事件的调查处理;⑤参与开展疫苗研究,开展疫苗应用效果评价和免疫规划策略研究,并对免疫策略的实施进行技术指导与评价;⑥研究开发并推广先进的检测、检验方法,建立质量控制体系,促进公共卫生检验工作规范化,提供有关技术仲裁服务,开展健康相关产品的卫生质量检测、检验,安全性评价和危险性分析;⑦建立和完善疾病预防控制和公共卫生信息网络,负责疾病预防控制及相关信息搜集、分析和预测预报,为疾病预防控制决策提供科学依据;⑧实施重大疾病和公共卫生专题调查,为公共卫生战略的制定提供科学依据;⑨开展对影响社会经济发展和国民健康的重大疾病和公共卫生问题防治策略与措施的研究与评价,推广成熟的技术与方案;⑩组织并实施健康教育与健康促进项目,指导、参与和建立社区卫生服务示范项目,探讨社区卫生服务的工作机制,推广成熟的技术与经验。

此外,各级疾病预防控制机构还负责农村改水、改厕工作技术指导,研究农村事业发展中与饮用水卫生相关的问题,为有关部门做好饮用水开发利用和管理提供依据;组织和承担与疾病预防控制和公共卫生工作相关的科学研究,开发和推广先进技术;开展国际合作与技术交流,引进和推广先进技术等。

四、公共卫生政策与管理

公共卫生是一个社会问题,其实施涉及社会的方方面面,是单个机构无力承担,短期内难以获得回报却又关系到国家整体利益和长远利益的社会工程。从某种角度来说,公共卫生的实质是公共政策问题,要靠政府的政策支持和法律法规的保障。公共卫生政策是国家政策体系的一个重要组成部分,公共卫生政策的制定是一个复杂的过程,受众多因素的影响,包括意识形态、政治理念、传统价值观念、公众压力、行为惯性、专家意见、决策者的兴趣与经验等。

公共卫生管理的长效机制必须建立在法治的基础上。要建立公共卫生的法治机制,必须加强公共卫生的立法,并提高立法的质量。构建公共卫生管理机制,应建立职责明确、相互协调、有财政保障的公共卫生管理机构,建立完善的法制化的公共卫生管理制度,并建立起稳定的、持久的公共卫生管理长效机制。

五、突发公共卫生事件与公共卫生危机管理

突发公共卫生事件(公共卫生危机事件)是指突然发生,造成或者可能造成公众健康严重损害的重大传染病、群体性不明原因疾病、重大中毒、放射性损伤、职业中毒,以及因自然灾害、事故灾难或社会安全事件引起的严重影响公众身心健康的事件。公共卫生危机事件大多表现为突发性事故危机,其特点表现为:①危机的不可预见性,危机产生的诱因难以预测,危机的发生、发展和造成的影响难以预测;②危机的多发性、多样性和复杂性;③危机的紧迫性,使得迟缓的危机管理可能导致严重后果;④危机的危害性,公共卫生危机已经突破了地区界限,某一国家或地区的危机处理不当,就有可能在短时间内发展为全球危机。

公共卫生危机管理主要是指政府、卫生职能部门和社会组织为了预防公共卫生危机的发生,减轻危机发生所造成的损害并尽早从危机中恢复过来,针对可能发生和已经发生的危机所采取的管理行为。主要包括危机风险评估、危机监测、危机预防、信息分析、危机反应管理和危机恢复等。公共卫生危机管理的基础工作应贯穿于危机管理全过程,主要包括危机管理的组织机构、社会支持和公共卫生人力资源等。

公共卫生危机管理应遵循公众利益至上、公开诚实和积极主动的原则。政府和相关职能部门必须把公众利益放在首位,所采取的一切行动和措施都必须优先保障公众利益。在危机出现的第一时间采取有效措施,及时公开危机的相关信息,否则会导致政府公信度降低,造成不应有的混乱。公共卫生危机一旦发生,就会成为公众舆论关注的焦点,地方政府和职能部门必须快速反应,积极沟通协调,主动寻求社会各界的理解和支持,积极控制和掌握发言权。

六、公共卫生安全与防控

公共卫生安全如同金融安全、信息安全一样,已成为国家安全的重要组成部分,需要引起足够的重视

和关注。在全球化时代，既要重视传统安全因素，也要重视非传统安全因素。

非传统安全是相对于传统安全而言的，是一个泛化的概念，其内容涵盖政治安全、经济、文化、科技、生态环境、人类健康和社会发展等。非传统安全更加关注人类安全和社会可持续发展，是对非军事化安全的理解，即公众更加关注经济、社会、环境、健康等发展问题，甚至将其提高到与军事、政治问题同等的位置，从而使人们的安全观更加非国界化。2003 年的 SARS 事件对我国政府和民众传统的安全观是一个严重的挑战，使公众充分认识到公共卫生安全对于维护国家安全、构建和谐社会的重要性。

在分享全球化带来的好处的同时，务必要防范全球化带来的更多的不确定因素和风险。例如，传染病跨国界传播的可能性大大增加，很多以前局限于特定地区的未知病毒或细菌以及已知的传染病可能随着人流、物流迅速传播到全球；随着食品等与健康相关的产品贸易日趋活跃，境外食品污染流入的可能性不断增加，食品的微生物、化学和放射性污染问题一旦在某一国家或地区出现，就可能在全球范围内长距离、大面积地迅速波及蔓延；全球化带来的国际产品结构调整，可能促使污染密集型产业向发展中国家转移，导致职业病危害从经济发达地区向经济发展较慢的地区转移；生物恐怖带来的威胁明显增大，生物技术的迅猛发展使制造强杀伤性生物武器的能力大为提高。因此，有效预防和控制各类突发性公共卫生事件，确保公共卫生安全，保护公众的健康是现代公共卫生工作的重要任务。全球化加剧了公共卫生安全的危险因素，迫使人们要更加重视非传统安全因素。加强公共卫生安全必须强化政府对公共卫生的领导责任，建立突发性公共卫生事件应急处理机制，加强公共卫生领域的国际合作。

公共卫生安全是非传统安全的重要组成部分，也是构建和谐社会的重要内容，应从国家安全的高度考虑公共卫生问题。在突发公共卫生事件、突发伤害事件、突发环境污染事件、突发灾害事件以及恐怖袭击事件的处置过程中，应积极防治各种潜在风险，还应积极构建能够迅速调动社会资源的应急处理系统，并通过加强法律、制度建设以及平战结合系统的建设，合理配置和使用应急储备物资和资源。

每年 4 月 7 日是世界卫生日。“世界卫生日”是从 1950 年开始的，其宗旨就是要动员国际社会和社会各界，共同为控制疾病、为人类的安全做出贡献。历届世界卫生日的主题，从 1950 年的“了解你周围的卫生机构”、1960 年的“消灭疟疾——向世界的宣战”、1963 年的“饥饿，大众的疾病”、1970 年的“为抢救生命，及时发现癌症”、1980 年的“要吸烟还是要健康，任君选择”、1990 年的“环境与健康”、2000 年的“血液安全从我做起”到 2007 年的“国际卫生安全”，从中不难看出公共卫生的发展轨迹。根据“世界卫生日”主题的变化，可以发现一个非常明显的规律，就是从原来的注重单个局部性问题发展为关注全局性、影响面大的问题。

七、公共卫生伦理

伦理学是人类行动的社会规范，伦理学根据人类的经验确定某些规范或标准来判断某一行动是否应该做，应该如何做。“道德”与“伦理学”均为人类行动的社会规范。道德是一种社会文化现象，体现在教育、习俗、惯例、公约之中，传统道德依靠权威，无需论证，“道德”偏重于讲做人。而伦理学是道德哲学，必须依靠理性的论证，现代“伦理学”更强调做事。科学告诉我们能干什么，而伦理学则告诉我们该干什么。

公共卫生伦理是公共卫生机构和工作人员行动的规范，包括有关促进健康、预防疾病和伤害的政策、措施和办法等。在人群中所采取的促进健康、预防疾病和伤害行动，公共卫生伦理起指导作用，其行动规范体现在公共卫生伦理的原则之中。

公共卫生伦理的原则是评价公共卫生行动是否应该做的框架，可概括为四个方面：①公共卫生行动产生的结果要实现利益最大化，即公共卫生行动要使目标人群受益，避免、预防和消除公共卫生行动对目标人群的伤害，受益与伤害和其他代价相抵后盈余最大；②公正性原则，包括分配公正和程序公正，即受益和负担公平分配（即分配公正）和确保公众参与，包括受影响各方的参与（程序公正）；③对于人的尊重，即尊重自主的选择和行动，保护隐私和保密，遵守诺言，信息透明和告知真相；④建立和维持信任，即公共卫生机构和工作人员与目标人群之间应建立信任关系，公共卫生行动应取信于民。

按照公共卫生伦理的原则，公共卫生行动也是对公众应尽的义务，但这些义务并不是绝对的，而是初始义务。所谓初始义务是指假设情况不变时必须履行的义务。也就是说，如果情况有变，就不履行初始义务。其理由是，为了要完成一项更重要的义务时，不可能同时履行此初始义务。在公共卫生工作中发生原则或义务冲突的情况下，就面临一个伦理难题。例如，在 SARS 防控期间，保护公众和个人健康与尊重个人自主性发生矛盾。对 SARS 患者、疑似患者以及接触者必须采取隔离的办法，这对保护公众以及他们的健康都是不可少的，这种情况下不能履行尊重个人自主性和个人自由的初始义务。但如果情况没有改变，而不去履行初始义务，就违反了伦理学的规范。

八、公共卫生领域的国际合作

在现代社会中，伴随着科技的发展、通信与交通工具的发达，“非典”、禽流感、艾滋病等在短时间内迅速蔓延，不仅严重危害着公众的生命安全，而且严重损害着疾病来源国的国际形象、经济发展与社会稳定，其影响已经远远超出了公共卫生领域，在国家安全问题上应受到高度的重视。经济上的国际合作为其他社会生活领域中的国际合作奠定了基础，国际合作是各国实现发展的迫切需要。

在面对全球性的公共卫生问题时，主权国家不可能去他国实施自己的政策，这样就促生了公共卫生领域的国际合作。在面对公共卫生领域内的全球问题上，只有国际合作才是正确的选择。例如，在“非典”期间，通过采取隔离措施，抑制了“非典”的迅速蔓延，但在由飞鸟带来的禽流感病毒的防治上，隔离却起不到任何作用。可见，隔离并不能解决全球性的公共卫生问题，唯有国际合作才能有效地解决全球性的公共卫生问题。

公共卫生领域的国际合作，涉及新国际卫生条例下的全球公共卫生监测系统、传染病的实验室研究与诊断和治疗、国际合作的公共卫生应急机制的建立、公共卫生安全、高级卫生行政人员和专业技术人员的培训、公共卫生管理国际培训项目等诸多领域。自 20 世纪末期以来，全球在非洲抗疟疾行动、艾滋病防治、禽流感全球行动以及中国—东盟自由贸易区公共卫生安全合作机制、东亚公共卫生合作机制、国际公共卫生实验室网络建设等方面的国际合作堪称典范。

（马治国）

第四节　食品安全

一、食品安全与食源性疾病

食品从种植、养殖到生产、加工、贮存、运输、销售、烹调直至餐桌的整个过程中的各个环节，都有可能受到某些有毒有害物质污染，以致降低食品卫生质量或对人体造成不同程度的危害。为了保障人民群众身体健康，《中华人民共和国食品安全法》于 2009 年 6 月 1 日起正式实施，其定义食品安全（food safety）是指食品无毒、无害，符合应当有的营养要求，对人体健康不造成任何急性、亚急性或者慢性危害。《食品安全法》规定，国家应建立食品安全风险监测和评估制度，对食源性疾病、食品污染以及食品中的有害因素进行监测，对食品、食品添加剂中生物性、化学性和物理性危害进行风险评估。建立这一制度可以发现食品中的潜在危险，做到预防在先。食品生产经营者应当建立并执行从业人员健康管理制度，患有痢疾、伤寒、病毒性肝炎等消化道传染病的人员，以及患有活动性肺结核、化脓性或者渗出性皮肤病等有碍食品安全的疾病的人员，不得从事接触直接入口食品的工作。《食品安全法》规定，保健食品的标签、说明书不得涉及疾病预防、治疗功能，内容必须真实，应当载明适宜人群、不适宜人群、功效成分或者标志性成分及其含量等。

食源性疾病（foodborne disease）是世界上分布最广、最为常见的疾病之一，也是对人类健康危害最大的疾病之一。世界卫生组织（WHO）公布，发达国家每年约有 1/3 的人发生食源性疾病，这一问题在发展中国家更为严重。1984 年 WHO 对食源性疾病下了如下的定义：“食源性疾病是指通过摄食进入人体内的各种致病因子引起的、通常具有感染性质或中毒性质的一类疾病。”因此，食源性疾病除了包括食物中毒，还包括食源性的肠道传染病、食源性寄生虫病以及由食物中有毒、有害污染物所引起的中毒性疾病。随着人们对食源性疾病认识的逐渐加深，食源性疾病所包含的范畴也在不断扩大，如由于食物营养不平衡所造成的某些慢性疾病（如心脑血管疾病、肿瘤、糖尿病等）、食源性变态反应性疾病、食物中某些污染物引起的慢性中毒性疾病等，均属于食源性疾病的范畴。食源性疾病应具有三个基本的特征：①在食源性疾病暴发或传播流行的过程中，食物是传播病原物质的媒介；②引起食源性疾病的病原物质是食物中所含有的各种致病因子；③食源性疾病的临床特征是急性中毒性表现或感染性表现。引起食源性疾病暴发的因素通常与病原物质对食物的污染、在食品中增殖或残存等各种因素有关。食品中仅有少量病原体存在，未达到致病剂量时，一般不足以引起疾病暴发。能引起人体感染或毒性反应所需病原物质的最低含量或数量称为最低感染剂量（minimum infective dose，MID）或最小中毒剂量（minimum intoxicating dose，MID）。在食源性疾病暴发时，可能有一种或数种影响因素使得食品中已污染或存在的病原体数量达到了人体最低感染剂量或最小中毒剂量，从而引起食源性疾病。如果食用者人数较多或范围较广，就可能引起规模较大的食源性疾病的暴发或流行。

最近十多年，国际、国内重大食品安全事故屡有发生。卫生部权威专家认为食品的微生物污染是影响我国食品卫生与安全的最主要因素，农药残留、牲畜滥用抗生素和化学药品也是影响食品安全不可忽视的重要因素。

（一）食品污染

1.食品污染的概念与分类

（1）概念：食品污染（food contamination）是指在各种条件下，致使有毒有害物质进入到食物，造成食品安全性、营养性和（或）感官性状发生改变的过程。食品污染造成的危害，可以归结为：影响食品的感官性状；造成食物中毒；引起机体的慢性危害；对人类的致畸、致突变和致癌作用。

（2）分类：食品的污染物按其性质可分成如下三类：①生物性污染：食品的生物性污染主要来自于微生物、寄生虫及昆虫的污染等。微生物污染主要有细菌与细菌毒素、真菌与真菌毒素以及病毒等的污染。出现在食品中的细菌除包括可引起食物中毒、人畜共患传染病等的致病菌外，还包括能引起食品腐败变质并可作为食品受到污染标志的非致病菌。寄生虫和虫卵主要是通过患者、病畜的粪便间接通过水体或土壤污染食品或直接污染食品。昆虫污染主要包括粮食中的甲虫、螨类、蛾类以及动物食品和发酵食品中的蝇、蛆等。病毒污染主要包括肝炎病毒、脊髓灰质炎病毒和口蹄疫病毒。还包括动、植物中存在的天然毒素及动、植物性食物贮藏时产生的有毒物质。②化学性污染：食品的化学性污染主要来自于生产、生活和环境中的污染物，如农药、兽药、有毒金属、多环芳烃化合物等；食品容器、包装材料、运输工具等接触食品时溶入食品中的有害物质或滥用食品添加剂。掺假、制假过程中加入的物质。③物理性污染：食品的物理性污染主要来自于食品产、储、运、销时落入的杂物，具有放射性的废物不合理排放或意外泄漏导致食品污染。食品的掺杂造假，如粮食中掺入的沙石、肉中注入的水、奶粉中掺入大量的糖等。

2.食品的微生物污染及其预防

食品微生物污染是指食品在加工、运输、贮藏、销售过程中被微生物及其毒素污染。食品微生物污染一方面降低了食品的卫生质量，另一方面对食用者本身可造成不同程度的危害。根据对人体的致病能力可将污染食品的微生物分为三类：①直接致病微生物，包括致病性细菌、人畜共患传染病病原菌和病毒、产毒真菌和真菌毒素，可直接对人体致病并造成危害；②相对致病微生物，即通常条件下不致病，在一定条件下才有致病力的微生物；③非致病性微生物，包括非致病菌、不产毒真菌及常见酵母，它们对人体本身无害，却是引起食品腐败变质、卫生质量下降的主要原因。

（1）食品的细菌污染：食品中常见的细菌包括致病菌、相对致病菌和非致病菌。食品中的细菌，绝大多数是非致病菌，它们是评价食品卫生质量的重要指标。反映食品卫生质量的细菌污染指标有两个：一是菌落总数，二是大肠菌群。①食品中菌落总数及其卫生学意义：菌落总数是指在一定条件下（如需氧情况、营养条件、pH、培养温度和时间等）每克（每毫升）被检样品所生长出来的细菌菌落总数。以菌落形成单位（colony forming unit，CFU）表示，菌落总数代表食品中细菌污染的数量。其卫生学意义为：一是可作为食品被细菌污染程度即清洁状态的标志，我国许多食品卫生标准中都规定了食品菌落总数指标，以其作为控制食品污染的容许限度；二是可以用来预测食品耐存放程度或期限，即利用食品中细菌数量作为评定食品腐败变质程度或新鲜度的指标。②食品中大肠菌群及其卫生学意义：大肠菌群(coliform group)是指一群能在 36 ℃、24 小时内发酵乳糖产酸产气，需氧和兼性厌氧的革兰阴性无芽胞杆菌。它主要包括肠杆菌科的大肠埃希菌、枸橼酸杆菌、克雷伯菌和阴沟肠杆菌，这些菌属中的细菌，均系来自人和温血动物的肠道。其卫生学意义：一是作为食品粪便污染的指示菌，表示食品曾受到人与温血动物粪便的污染，因为大肠菌群都直接来自人与温血动物粪便；二是作为肠道致病菌污染食品的指示菌，因为大肠菌群与肠道致病菌来源相同，且在一般条件下大肠菌群在外界生存时间与主要肠道致病菌是一致的，可以推测该食品中存在着肠道致病菌污染的可能性。

(2)真菌与真菌毒素对食品的污染及其预防：真菌(fungi)污染食品后不仅可造成腐败变质，而且有些真菌还可产生毒素，造成误食人、畜真菌毒素中毒。真菌毒素(mycotoxin)是指真菌在其所污染的食品中产生的有毒代谢产物。真菌毒素通常具有耐高温、无抗原性、主要侵害实质器官的特性，而且真菌毒素多数还具有致癌作用。根据真菌毒素作用的靶器官，可将其分为肝脏毒、肾脏毒、神经毒、光过敏性皮炎等。人和动物一次性摄入含大量真菌毒素的食物常会发生急性中毒，而长期摄入含少量真菌毒素的食物则会导致慢性中毒和癌症。因此，粮食及食品由于霉变不仅会造成经济损失，有些还会造成误食的人、畜急性或慢性中毒，甚至导致癌症。

真菌最初污染食品后，在基质及环境条件适应时，首先可引起食品的腐败变质，不仅可使食品呈现异样颜色、产生霉味等异味，食用价值降低，甚至完全不能食用，而且还可使食品原料的加工工艺品质下降，如出粉率、出米率、黏度等降低。

黄曲霉毒素(aflatoxin，AF 或 AFT)是黄曲霉菌和寄生曲霉菌的代谢产物，黄曲霉是我国粮食和饲料中常见的真菌，但我国寄生曲霉罕见。AF 广泛存在于污染的食品中，尤以霉变的花生、玉米及谷类含量最多，其次是稻谷、小麦、大麦、豆类等。除粮油食品外，我国还有干果类食品，动物性食品等以及干辣椒中也有 AF 污染的报道。在我国南方高温、高湿地区一些粮油及其制品容易受到 AF 污染。AF 微溶于水，易溶于油脂和氯仿、甲醇等某些有机溶剂；AF 具有耐热的特点，100 ℃、20 小时也不能将其全部破坏，280 ℃高温下才裂解，故在通常的烹调条件下不易被破坏；AF 在酸性条件下比较稳定，但在碱性条件下可被破坏而失去毒性；紫外线照射可使 AF 降解而失去毒性。研究证实，AF 是到目前为止所发现的毒性最强的真菌毒素。AF 是一类结构类似的化合物，其基本结构都有二呋喃环和香豆素(氧杂萘邻酮)，在紫外线下都发生荧光，根据荧光颜色及其结构分别命名为 B_1、B_2、G_1、G_2、M_1、M_2、P_1、Q_1、H_1、毒醇、GM 等，目前已分离鉴定出的有二十余种，其中毒性较强的有 6 种，凡二呋喃环末端有双键者毒性较强并有致癌性，AF 的毒性顺序如下：$B_1 > M_1 > G_1 > B_2 > M_2$。其中以 AFB_1 的毒性和致癌性较强，比氰化钾大 100 倍。1993 年 AF 被 WHO 的癌症研究机构划定为Ⅰ类致癌物，是一种毒性极强的剧毒物质。由于天然污染的食物中 AFB_1 最多，且毒性最强，故在食品监测中 AF 一般以 AFB_1 作为代表。

AF 有很强的急性毒性，也有明显的慢性毒性与致癌性。AF 具有较强的肝脏毒，对肝脏有特殊亲和性并有致癌作用。主要强烈抑制肝脏细胞中 RNA 的合成，有破坏 DNA 的模板作用，阻止和影响蛋白质、脂肪、线粒体、酶等的合成与代谢，干扰动物的肝功能，导致突变、癌症及肝细胞坏死。同时，饲料中的毒素可以蓄积在动物的肝脏、肾脏和肌肉组织中，人食入后可引起慢性中毒。目前 AFB_1 中毒尚无特效治疗药物。

(3)食品腐败变质(food spoilage)：是指食品在微生物为主的各种因素作用下，造成其原有化学性质或物理性质发生变化，降低或失去其营养价值和商品价值的过程。例如肉、鱼、禽、蛋的腐臭、粮食的霉变、蔬菜水果的溃烂、油脂的酸败等。①食品腐败变质的原因和条件：食品腐败变质是以食品本身的组成和性质为基础，在环境因素影响下，主要由微生物的作用而引起；是食品本身、环境因素和微生物三者互为条件、相互影响、综合作用的结果。食品中水分含量是影响微生物繁殖及引起腐败变质的重要因素，一般情况下，食品的水分活性(water activity，Aw)值越小，微生物越不易繁殖，食品越不易腐败变质。此外，食品的营养成分、氢离子浓度、渗透压、状态等均会影响食品的腐败变质。②防止食品腐败变质的措施：针对食品腐败变质采取的控制措施常是对食品进行加工处理，延长食品可供食用的期限，即进行有效的食品保藏。食品保藏的基本原理是改变食品的温度、水分、氢离子浓度、渗透压以及采用其他抑菌杀菌的措施，将食品中的微生物杀灭或减弱其生长繁殖的能力，从而达到防止食品腐败变质的目的。常见的食品保藏方法包括有食品的化学保藏、低温保藏、高温保藏、干燥保藏和辐照保藏。

3.食品的化学污染

1)农药与兽药残留。

(1)农药残留：农药(pesticide)是指用于预防、消灭或者控制危害农业、林业的病、虫、草和其他有害生物以及有目的地调节植物、昆虫生长的化学合成或者来源于生物、其他天然物质的一种物质或者几种物质的混合物及其制剂。农药按用途分为杀虫剂、杀菌剂、除草剂、植物生长调节剂和熏蒸剂等；按化学成分分为有机氯类、有机磷类、氨基甲酸酯类、拟除虫菊脂类、汞制剂、砷制剂等。农药残留(pesticide residues)是指由于使用农药而在食品、农产品和动物饲料中出现的特定物质，包括农药本身的残留及具有毒理学意义的农药衍生物。根据其在环境中的半衰期可将其分为高、中和低残留农药。

由于农药品种和使用量不断增加，有些农药又不易分解，使农作物及畜禽、水产等动、植物体内受到不同程度的污染，通过食物链最终进入人体，给人类健康带来潜在危害。由于农药的化学性质不同，在环境中的降解度不同，对人体的影响也不同。环境中的农药，可通过消化道、呼吸道和皮肤等途径进入人体。其中有机磷农药、有机氯农药污染是造成人体急性或慢性中毒的主要污染物。有机磷农药是一种神经毒剂；有机氯农药慢性中毒表现为肝脏病变、血液和神经系统损害，还可以对人体和动物造成内分泌系统、免疫功能、生殖功能等广泛影响。此外，经动物试验证明它们还具有致突变、致畸和致癌作用。有机氯农药于 1984 年禁止使用，但由于其在环境中化学性质稳定和残留时间长，目前环境中残留的仍然可通过食物链对人体造成危害。目前广泛使用的农药是有机磷农药，其化学性质不稳定，易于降解而失去毒性，故不易长期残留，但毒性较大。

(2)兽药残留：兽药(animal drug)是指用于预防、治疗、诊断动物疾病或者有目的地调节动物生理功能的物质(含药物饲料添加剂)，主要包括血清制品、疫苗、诊断制品、微生态制品、中药材、中成药、化学药品、抗生素、生化药品、放射性药品及外用杀虫剂、消毒剂等(《兽药管理条例》，2004 年)。兽药残留(animal drug residues)是指给动物使用药物后蓄积和贮存在细胞、组织和器官内的药物原形、代谢产物和药物杂质。

兽药残留的危害：①产生毒性反应：长期食用兽药残留超标的食品后，当体内蓄积的药物浓度达到一定量时会对人体产生多种急慢性中毒；②耐药菌株的产生：抗微生物药物的广泛使用，特别是在饲料中长期亚治疗剂量添加抗微生物药物，易于诱导耐药菌株；③"三致"作用，研究发现许多兽药具有致癌、致畸、致突变作用；④变态反应：一些抗菌药物如青霉素、磺胺类、氨基糖苷类和四环素类能引起变态反应；⑤肠道菌群失调：有抗菌药物残留的动物源食品可对人类胃肠的正常菌群产生不良的影响，使一些非致病菌被抑制或死亡，造成人体内菌群的平衡失调，从而导致长期的腹泻或引起维生素的缺乏等反应；⑥生态环境毒性：兽药及其代谢产物通过粪便、尿等进入环境，由于仍具生物活性，对周围环境有潜在的毒性，会对土壤微生物、水生生物及昆虫等造成影响。

2)有毒重金属(poisonous heavy metal)：主要包括汞、镉、铅、砷、铬等，主要来自未经处理的工业废水、废气、废渣的排放，是重金属元素及其化合物对食品造成污染的主要渠道。大气中的重金属主要来源于能源、运输、冶金和建筑材料生产所产生的气体和粉尘。除汞以外，重金属基本上是以气溶胶的形态进入大气，经过自然沉降和降水进入土壤和水域。农作物通过根系从土壤中吸收并富集重金属，也可通过叶片从大气中吸收气态或尘态铅和汞等重金属元素，以重金属毒物为主的无机有毒成分或中间产物可通过废水或污水灌溉农作物造成严重污染。水产品通过食物链和生物富集作用，使体内重金属含量明显增加。作物和水产品中积累的重金属可通过食物链进入人体而给人类健康带来潜在的危害。

铅对生物体内的多器官组织都具有不同程度的损害作用，主要损害造血系统和肾脏，一次摄入铅超过

5 mg/kg 可导致急性中毒，但食品铅污染导致的中毒主要是慢性中毒，临床表现为贫血、神经衰弱、神经炎和消化系统症状。儿童对铅中毒比成人更敏感，铅对儿童的生长发育和智力发育会产生不良影响。

无机汞吸收率低，毒性小，而有机汞吸收率高，毒性大。甲基汞中毒的主要表现是神经系统损害的症状，还有致畸和胚胎毒的作用。镉是一种半衰期很长的有毒重金属和环境污染物，许多包装材料和容器含有镉。镉除了引起人和动物的急、慢性中毒外，还具有较强的致癌作用。镉中毒主要损害肾脏、骨骼和消化系统。日本曾发生“水俣病(minamata disease)”“骨痛病(osteodynia disease)”就是由于含汞、镉的工业废水灌溉农田，造成水产品和农作物严重污染所致。

3)N－亚硝基化合物(N－nitroso compound，NOC)：是对动物具有较强致癌作用的一类化学物质，根据分子结构的不同 N－亚硝基化合物可分为 N－亚硝胺和 N－亚硝酰胺。食物中 NOC 主要来源于鱼、肉制品、乳制品、不新鲜的蔬菜和水果及啤酒，但是近年来由于生产工艺的改进，许多大型啤酒企业已很难检测出亚硝胺类化合物。人体也能合成一定量的 NOC，作为 NOC 前体物的硝酸盐、亚硝酸盐和胺类物质，广泛存在于环境和食品中，在适宜的条件下，这些前体物质可通过化学或生物学途径合成各种各样的 NOC。口腔和胃是合成亚硝胺的主要场所。

人类许多的肿瘤都与 NOC 有关，如胃癌、食管癌、结直肠癌、膀胱癌、肝癌。引起肝癌的环境因素，除黄曲霉毒素外，亚硝胺也是重要的环境因素。一些肝癌高发区的副食以腌菜为主，检测肝癌高发区腌菜中的亚硝胺显示，其检出率为 60%。亚硝胺类化合物性质较稳定，进入机体需经肝脏微粒体 P450 的代谢活化，生成烷基偶氮羟基化合物，此类化合物具有高度的致癌和致突变性。而亚硝酰胺类化合物为直接致癌物和致突变物，不需要经过机体的代谢活化。

防止 NOC 可能对人带来的危害措施：①食品应冷藏，以保证食品的新鲜度，防止含蛋白质高的食物如鱼、肉、贝壳等腐败变质；②合理食用咸菜、泡菜，一般应在腌制 1 周后再食用，因为这时亚硝酸盐含量已明显下降；③经常摄取一定量的新鲜蔬菜、水果等含维生素 C 和胡萝卜素较高的食物，可以阻止前体在胃内合成 NOC；④不要长期大量饮用啤酒；⑤注意口腔卫生，饭后要刷牙，以防止食物残渣经细菌作用合成 NOC。

4)多环芳烃化合物(polycyclic aromatic hydrocarbon，PAH)：是有机物不完全燃烧时产生的挥发性碳氢化合物，是重要的食品和环境污染物，广泛存在于生产和生活环境中。多环芳烃通过对大气的污染，可直接落在蔬菜、水果、谷物和露天存放的粮食表面污染食物，也可在食品加工时如油炸、炭烤时产生而污染食物。植物也可从受多环芳烃污染的土壤及灌溉水中聚集这类物质。PAH 污染水体，可通过海藻、甲壳类动物、软体类动物和鱼组成的食物链向人体转移，最终都聚集在人体中。苯并(a)芘[benzo(a)pyrene，B(a)P]是一类主要的多环芳烃致癌物，广泛存在于烹饪油炸和烟熏的食物中。

B(a)P 被认为是高活性致癌剂，但不是直接致癌物，必须经细胞微粒体中的混合功能氧化酶激活才具有致癌性，最终致癌物为 7,8－二氢二羟基－9,10－环氧化 B(a)P，有四种异构体，它们与 DNA 形成共价键结合，造成 DNA 损伤，如果 DNA 不能修复或修而不复，细胞就可能发生癌变。B(a)P 主要导致上皮组织产生肿瘤，如皮肤癌、肺癌、胃癌和消化道癌。随食物摄入人体内的 B(a)P 大部分可被人体吸收，经消化道吸收后，通过血液很快遍布人体，人体乳腺和脂肪组织可蓄积 B(a)P。成年人每年从食物中摄取的 PAH 总量为 1～2 mg，如果累积摄入 PAH 超过 80 mg，即可能诱发癌症。

(二)食品添加剂

1.食品添加剂的定义与分类

(1)定义：在食品添加剂(food additives)使用卫生标准中，食品添加剂的定义是指为改善食品品质和色、香、味，以及为防腐和加工工艺的需要而加入食品中的化学合成或者天然物质。营养强化剂、食品用香料、胶基糖果中基础剂物质、食品工业用加工助剂也属于食品添加剂。食品工业用加工助剂(processing aid)是指保证食品加工能顺利进行的各种物质，与食品本身无关，如助滤、澄清、吸附、润滑、脱模、脱色、脱皮、提取溶剂等。

(2)分类：中国《食品添加剂使用卫生标准》按照食品添加剂主要功能作用的不同将其分为：酸度调节

剂、抗结剂、消泡剂、抗氧化剂、漂白剂、膨松剂、胶姆糖基础剂、着色剂、护色剂、乳化剂、酶制剂、增味剂、面粉处理剂、被膜剂、水分保持剂、营养强化剂、防腐剂、稳定和凝固剂、甜味剂、增稠剂 20 类，另有其他香料共 22 类。

2.食品添加剂的使用要求

《食品安全法》规定食品添加剂应当在技术上确有必要且经过风险评估证明安全可靠，方可列入允许使用的范围。食品生产者应当依照食品安全标准关于食品添加剂的品种、使用范围、用量的规定使用食品添加剂；不得在食品生产中使用食品添加剂以外的化学物质和其他可能危害人体健康的物质。食品添加剂的使用应该遵循《食品添加剂卫生管理办法》和《食品添加剂使用卫生标准》，同时还应遵守以下食品添加剂使用的基本要求：

(1)不应对人体产生任何健康危害。

(2)不应掩盖食品腐败变质。

(3)不应掩盖食品本身或加工过程中的质量缺陷或以掺杂、掺假、伪造为目的而使用食品添加剂。

(4)不应降低食品本身的营养价值。

(5)在达到预期的效果下尽可能降低在食品中的用量。

(6)食品工业用加工助剂一般应在制成最后成品之前除去，有规定食品中残留量的除外。

(7)未经卫生部门允许婴儿及儿童食品不得加入食品添加剂。

3.食品添加剂的作用

(1)防止食品腐败变质，有利于食品的保藏。如防腐剂的使用，可防止由微生物引起的食品腐败变质；抗氧化剂则可阻止或延缓食品的氧化。

(2)维持并提高食品的营养价值，改善食品感官性状。如某些天然的食品营养强化剂，可大大提高食品的营养价值；适当使用一些着色剂、发色剂、漂白剂、食用香料等，可明显提高食品的风味和感官质量。

(3)便于食品加工。如消泡剂、助滤剂、稳定剂等的使用，有利于加工过程的顺利进行。

(4)满足特殊需要。如糖尿病患者不能吃糖，可使用无营养甜味剂或低热能甜味剂制成无蔗糖食品供应；对于缺碘地区供给加碘食盐等。

4.食品添加剂安全性的评价

食品添加剂多为化学合成品，其中一些有一定的毒性，使用不当或过量使用，会对人体健康造成严重的影响，因此世界各国对食品添加剂的使用量和残留量都做了严格的规定。国家对食品添加剂的生产实行许可制度，食品添加剂生产企业必须取得省级卫生行政部门发放的卫生许可证后方可从事食品添加剂生产。

国际上通常采用“日允许摄入量(acceptable daily intake，ADI)”来确保食品添加剂的使用安全，对其进行毒理学评价。ADI 值是指人体每日容许摄入量，以人的体重(kg)为基准，人每天摄入某种物质(如添加剂)，而不产生可检测到的、对健康产生危害的剂量。添加剂的 ADI 值是根据添加剂毒理试验的结果所确定的，根据 ADI 即可确定添加剂在食品中的使用限量范围。

(三)转基因食品

1.转基因食品概念

转基因食品(genetically modified food，GMF)系指利用基因工程技术改变基因组构成的动物、植物和微生物生产的食品和食品添加剂，包括：①转基因动植物、微生物产品；②转基因动植物、微生物直接加工品；③以转基因动植物、微生物或者其直接加工品为原料生产的食品和食品添加剂。

基因工程技术的基本方法是采用体外核酸技术将供体基因植入受体植物、动物、微生物中，形成新的转基因生物。由于基因工程技术使外源性 DNA 分子与受体基因形成新的组合，打破了物种间的界限，使带有外源基因的新生物能够具有与固有遗传性状完全无关的新特性，由此取得预期的有利特性，如获得抗虫、抗病、抗除草剂和抗逆境的转基因植物种子，获得丰产优质的种畜禽、水产种苗等。

2.转基因食品的安全性评价

卫生部制定和颁布转基因食品食用安全性和营养质量评价规程及有关标准。转基因食品食用安全性和营养质量评价采用危险性评价、实质等同、个案处理等原则。首先应分析宿主生物、载体插入基因、重组及其基因表达产物的分子、生物学、化学特征和营养成分等，根据分析结果，再结合该新食品在人类膳食中的作用，确定是否进行进一步的体内、外毒理学、营养学评价。

目前，对于转基因食品的食用安全性，国际上尚无统一详细的评价程序和评价方法。比较认同的是经济合作与发展组织于1993年提出的"实质等同(substantial equivalence)"原则，并得到了FAO/WHO专家的支持与肯定，即在评价方法和安全性的可接受水平上应与传统对等物保持一致。该原则可归结为以下几个基本点：

(1)如果某一转基因食品与传统食品及其成分具有实质等同性，则认为该新食品与传统食品一样安全，不需作进一步安全性分析。

(2)除某些特定差异(指引入的新性状)外，与传统食品及其成分具有实质等同性，仅评价转基因产物及其催化产生的其他物质，如引入基因编码的蛋白质或产生的其他物质，是否改变内源成分或在宿主体内产生新的化合物，引入基因的稳定性，即是否发生基因转移等为安全性分析的重点。

(3)与传统食品及其成分无实质等同性，应全面分析新食品的营养性和安全性。首先应分析宿主生物、载体插入基因、重组及其基因表达产物的分子、生物学、化学特征和营养成分等，根据分析结果，再结合该新食品在人类膳食中的作用，确定是否进行进一步的体内、外毒理学、营养学评价。

3.转基因食品的卫生和安全管理

目前，国际上许多国家对转基因食品的管理已纳入"新食品"的范畴进行立法管理，类似我国的《新资源食品卫生管理办法》。对转基因食品管理的内容主要包括食用安全性评价和标识管理。目前不同国家对转基因食品的标签管理尚存在争议，对是否要求强制性标识及要求标识的内容也有所不同，对转基因食品标识管理存在多种模式。我国涉及转基因食品的管理规定有：国务院2001年发布的《农业转基因生物安全管理条例》；农业部2002年发布的《农业转基因生物安全评价管理办法》、《农业转基因生物进口安全管理办法》、《农业转基因生物标识管理办法》；卫生部2002年发布的《转基因食品卫生管理办法》。

二、食物中毒

(一)食物中毒概述

1.食物中毒的定义

《食品安全法》中定义食物中毒(food poisoning)是指食用了被有毒有害物质污染的食品或者食用了含有毒有害物质的食品后出现的急性、亚急性疾病。食物中毒属食源性疾病范畴，是食源性疾病中最为常见的疾病。食物中毒既不包括因暴饮暴食而引起的急性胃肠炎，食源性肠道传染病和寄生虫病，也不包括食物过敏及因一次大量或长期多次摄入某些有毒有害物质而引起的以慢性毒害为主要特征的疾病，如致癌、致畸、致突变。

2.食物中毒的分类

根据病原物质可将食物中毒分为以下5类：

(1)细菌性食物中毒(bacterial food poisoning)：指因摄入了细菌及细菌毒素污染的食品而引起的食物中毒，是食物中毒中的常见类型。发病率较高，但病死率较低，发病有明显的季节性，以每年的5～10月最为多见。

(2)真菌性食物中毒(fungi food poisoning)：指食用了被真菌及其毒素污染的食物而引起的食物中毒。真菌污染食品后，在适宜的温度、湿度等条件下可以大量繁殖并产生毒素，而且一般烹调方法加热处理不能破坏食品中的真菌毒素，人体食入后即可引起中毒。这种中毒发病率较高，死亡率也较高。发病有明显的季节性及地区性，如霉变甘蔗中毒常见于初春的北方。

(3)动物性食物中毒(animal food poisoning)：指食入了动物性中毒食品而引起的食物中毒。发病率较高，病死率因动物种类的不同而有所不同。中毒食品有两种：①将天然含有有毒成分的动物或动物的某一部分当作食品，如河豚、动物的甲状腺等；②在一定条件下，产生了大量有毒成分的可食动物性食品，如鲐鱼等引起的组织胺中毒。

(4)有毒植物中毒(toxic plant poisoning)：指食入了植物性中毒食品引起的食物中毒。中毒食品主要有三种：①将天然含有有毒成分的植物或其加工制品当作食品，如毒蘑菇、桐油、大麻油等；②在加工过程中未能破坏或除去有毒成分的植物当作食品，如含有氰苷的木薯、苦杏仁等；③在一定条件下，产生了大量有毒成分的可食动物性食品，如鲐鱼等引起的组织胺中毒。

(5)化学性食物中毒(chemical food poisoning)：指食用了化学性中毒食品引起的食物中毒。发病率和死亡率均较高，但发病季节性和地区性不明显。中毒食品有四种：①被有毒有害的化学物质污染的食品，如有机磷农药等；②误认为是食品、食品添加剂、营养强化剂的有毒有害的化学物质，如误将亚硝酸盐当作食盐使用等；③添加非食品级的或伪造的或禁止使用的食品添加剂、营养强化剂的食品，以及超量使用食品添加剂的食品，如亚硝酸盐作为发色剂在肉制品中添加过量等；④营养素发生了化学变化的食品，如酸败的油脂等。

3.食物中毒的特点

食物中毒发生的原因各不相同，但其发病均具有如下的共同特点。

(1)食物中毒的发病与特定的食物有关。中毒患者在相近的时间内均食用过某种共同的中毒食品，未食用者不中毒。停止食用中毒食品后，发病很快停止。

(2)发病潜伏期短，来势急剧，呈暴发性。短时间内可能有较多人发病，发病曲线呈突然上升趋势。

(3)所有中毒患者临床表现基本相似。最常见的临床症状是胃肠道症状，表现为恶心、呕吐、腹痛、腹泻等，且病程较短。

(4)一般无人与人之间的直接传染。

4.食物中毒的流行病学特点

(1)季节性：食物中毒发生的季节性与食物中毒的种类有关。如在夏、秋季气温较高、湿度较大的情况下，人体胃肠道的抵抗力降低；同时环境又适合于微生物的生长繁殖，因此，细菌性食物中毒主要发生于夏、秋季，而化学性食物中毒的发生则无明显的季节性，全年均可发生。

(2)地区性：绝大多数食物中毒的发生有明显的地区性，如我国东南沿海省区多发生副溶血性弧菌食物中毒，肉毒中毒主要发生在新疆等地区，霉变甘蔗中毒多见于北方地区等。地区性的分布主要与致病因素分布的区域、地理环境及特点有关。

(3)引起食物中毒的食品种类分布特点：我国的食物中毒的统计资料表明，动物性食物引起的食物中毒的起数和发病人数最多，其次为植物性食物。

(4)中毒原因分布特点：2004 年—2007 年我国的食物中毒的统计资料表明，按照中毒人数排序，依次为微生物、不明原因、植物性、化学性和动物性。致病因素中，病死率最高的为动物性和化学性食物中毒，其次为植物性食物中毒，微生物所致食物中毒的病死率最低。

(二)细菌性食物中毒

1.概述

细菌性食物中毒是最常见的食物中毒。根据我国食源性疾病监测网的资料，细菌性食物中毒发病数依次为沙门菌属、变形杆菌、葡萄球菌肠毒素、副溶血弧菌、其他细菌或细菌毒素。

(1)中毒原因：引起细菌性食物中毒发生的三个主要环节是：①食品被细菌污染：食物在加工、运输、贮藏、销售等过程中被致病菌污染；②细菌大量繁殖：被致病菌污染的食物在较高温度下存放，食品中充足的水分、适宜的 pH 及营养条件使食物中的致病菌大量生长繁殖或产生毒素，但对大多数细菌来讲，不耐高温，所以还需要有第三个条件；③食物吃前未加热或加热不彻底：被污染的食物未经高温彻底杀灭细菌，但是一般毒素耐高温，如果中毒是由毒素引起的，则加热不起作用。

(3)流行病学特点：①发病季节性明显，夏、秋季发病率最高，以 5～10 月较多；②常见的细菌性食物中毒病程短、恢复快、预后好、病死率低，但有一些细菌性食物中毒如李斯特菌、小肠结肠炎耶尔森菌、肉毒梭菌、椰毒假单胞菌食物中毒的病死率较高，而且病程长、病情重、恢复慢；③引起细菌性食物中毒的主要食品为动物性食品，其中畜肉类及其制品居首位，其次为禽肉，鱼、乳、蛋类也占一定比例。

（3）发病机制：细菌性食物中毒发病机制可分为感染型、毒素型和混合型三种，不同中毒机制的临床表现通常不同。①感染型：病原菌随食物进入肠道后，附着在肠黏膜上或侵入肠黏膜，引起肠黏膜的肿胀、充血、白细胞浸润、渗出等炎性病理变化。某些病原菌，如沙门菌进入肠黏膜后可被吞噬细胞吞噬或杀灭，死亡后的病原菌菌体裂解，随后释放出内毒素，内毒素可引起体温升高。②毒素型：细菌外毒素刺激肠壁上皮细胞，激活其腺苷酸环化酶或鸟苷酸环化酶，使细胞质内环磷酸腺苷或环磷酸鸟苷浓度增高，进一步促进胞质内蛋白质磷酸化过程并激活细胞有关酶系统，改变细胞分泌功能，使氯离子的分泌亢进，并抑制肠壁上皮细胞对钠离子和水的吸收，导致腹泻。③混合型：某些病原菌，如副溶血性弧菌，进入肠道后，可侵入肠黏膜，引起肠黏膜的病理变化，为感染型食物中毒的表现；此外，还产生引起急性胃肠道症状的肠毒素。这类病原菌引起的食物中毒是致病菌对肠道的侵入（感染型）及其产生的肠毒素（毒素型）的协同作用。

（4）临床表现：大多数细菌性食物中毒的临床症状以急性胃肠炎为主，如恶心、呕吐、腹痛、腹泻等。感染型食物中毒通常伴有发热，而毒素型食物中毒很少有发热。中毒的潜伏期的长短与食物中毒的类型有关。

（5）诊断标准。①流行病学调查资料：首先，根据食物中毒的特点，中毒者发病急，短时间内同时发病及发病范围局限在食用同一种有毒食物的人等特点，确定是食物中毒而不是其他胃肠道疾病。其次，根据细菌性食物中毒的流行病学特点，如明显的季节性、引起中毒的食品等确定为细菌性食物中毒并查明引起中毒的具体病原体。②患者的潜伏期和特有的中毒表现符合食物中毒的特征：不同的细菌性食物中毒的潜伏期长短不同，临床表现也各不相同，因此，应根据患者的潜伏期的长短及特有的临床表现作出初步的判断。③实验室检查：对中毒食品或与中毒食品有关的物品或患者的样品进行实验室检查。主要包括细菌学及血清学检查两个部分的检查。应该对可疑食物、患者呕吐物及粪便进行细菌学培养、分离鉴定菌型，作血清凝集试验。

（6）鉴别诊断。①非细菌性食物中毒：某些非细菌性食物中毒如食用发芽马铃薯、苦杏仁、河豚或毒蕈等中毒者，潜伏期通常较短，仅数分钟至数小时，一般不发热，胃肠道症状较轻，以多次呕吐为主，腹痛、腹泻较少，但神经症状较为明显，病死率较高。②霍乱及副霍乱：为无痛性腹泻，大多数患者先泻后吐，无发热，粪便呈米泔水样。潜伏期较长，约一周。粪便图片荧光素标记抗体染色，镜下检查及培养找到霍乱弧菌可确诊。③急性细菌性痢疾：一般呕吐较少，腹痛部位以下腹部及左下腹明显，有明显的里急后重，粪便多混有脓血，粪便镜检有红细胞、脓细胞及巨噬细胞，粪便培养痢疾杆菌阳性，常伴有发热。多为散发，偶见食物中毒型暴发。④病毒性胃肠炎：以急性小肠炎为特征，潜伏期 24～72 小时，主要表现发热、恶心、呕吐，腹胀，腹痛及腹泻等胃肠炎症状，粪便呈水样或蛋花汤样，吐泻严重者可发生水、电解质及酸碱平衡紊乱，粪便电镜检查可找到病毒颗粒。

（7）治疗原则。①对症治疗：一般不用抗菌药物，治疗腹痛、腹泻，纠正酸中毒和电解质紊乱，抢救呼吸衰竭等。②特殊治疗：症状较重，考虑为感染性食物中毒或侵袭性腹泻，可考虑使用抗菌药物，对肉毒毒素中毒应及时使用多价抗毒素血清。

（8）预防措施。①防止食物被细菌污染：应对污染源加强管理，如牲畜宰前、宰后的卫生检验，海产品的卫生管理。做好食具、炊具等的清洗消毒工作，要生、熟分开，防止交叉污染。食品企业、公共食堂要严格遵守饮食行业及炊事人员的个人卫生制度。②控制细菌繁殖：引起食物中毒菌污染食品必须达到中毒量才会引起食物中毒，因此为控制其繁殖，可采用冷藏、冷冻和加有效的抑菌剂等方法。值得注意的是，一些致病的细菌，如李斯特菌、耶尔森菌等在 4 ℃左右能缓慢繁殖，所以食品不宜在冰箱中过久保存，食用前必须再次加热。③杀菌或破坏其毒素：对污染食物中毒菌的食品进行杀菌或破坏其毒素，就可以防止食物中毒的发生。但对某些耐热毒素污染的食品，如葡萄球菌肠毒素一般的烹调方法不能使其破坏，预防重点在防止污染和控制繁殖。

2.沙门菌食物中毒

(1)病原:沙门菌属(salmonella)是肠杆菌科中的一个重要菌属,为革兰阴性杆菌,需氧或兼性厌氧,绝大部分具有鞭毛,能运动。沙门菌属在外界的生活能力较强,在水、土壤及肉食品中能存活较长时间;沙门菌属不耐热,55 ℃1 小时、60 ℃15~30 分钟、70 ℃经 5 分钟或 100 ℃数分钟即被杀死。由于沙门菌属不分解蛋白质、不产生靛基质,污染食物后无感官性状的变化,易引起食物中毒。

(2)流行病学特点。①季节:全年皆可发生,多见于夏、秋季,5~10 月发病数可达全年发病总数的 80%;②中毒食品:引起沙门菌食物中毒的食品主要为动物性食品,特别是畜肉类及其制品,其次为禽肉、蛋类、乳类,由植物性食物引起者很少。

(3)临床表现:潜伏期多为 4~48 小时。主要症状表现为恶心、头晕、头痛、寒战、冷汗、全身无力、饮食不振,呕吐、腹泻、腹胀、腹痛、发热,重者可引起痉挛、脱水、休克等。发热可达 39 ℃~40 ℃,急性腹泻以黄色或黄绿色水样便为主,有恶臭,腹泻次数每日可达数次至十余次。以上症状可因病情轻重而反应不同。病程约 3~5 天,预后一般良好,病死率低约为 1%,主要是抢救不及时的老人、病弱者及儿童。临床表现可分为胃肠炎型、类伤寒型、类霍乱型、类感冒型和败血症型,其中胃肠炎型最为多见。

(4)治疗与预防。①立即停止食用可疑中毒食品,根据病情不同对症治疗,及时纠正水、电解质紊乱,重症患者可应用抗菌药物。②防止肉类食品在储藏、运输、加工、销售等环节的污染,避免生、熟交叉污染。加热以彻底杀灭病原菌是防止沙门菌食物中毒的关键措施。

3.副溶血性弧菌食物中毒

(1)病原:副溶血性弧菌(vibrio parahaemolyticus)是一种嗜盐性细菌,革兰染色阴性。抵抗力较弱,56 ℃加热 5 分钟,90 ℃加热 1 分钟,1%食醋处理 5 分钟,稀释一倍的食醋处理 1 分钟均可将其杀灭。副溶血性弧菌在淡水中存活不超过 2 天,但在海水中可存活近 50 天。神奈川(Kanagawa)试验阳性,即副溶血性弧菌能使人或家兔的红细胞发生溶血,使血琼脂培养基上出现 β 溶血环。

(2)流行病学特点。①地区分布:沿海、喜食海产品地区发病率较高。②季节:夏、秋季节,尤其是 6~9 月常是副溶血性弧菌食物中毒的高发季节。③中毒食品:主要是海产品,其中以墨鱼、带鱼、虾、蟹最为多见,其次为咸菜、熟肉类、禽肉、禽蛋类。中毒原因主要是烹调时未烧熟煮透或熟制品被污染。

(3)临床表现:潜伏期一般为 11~18 小时,最短者 4~6 小时,长者可达 32 小时。临床症状主要表现为上腹部阵发性绞痛,继而腹泻、恶心、呕吐、发热,腹泻次数每天 5~10 次。约 15%的患者出现洗肉水样血水便,但很少有里急后重症状。病程一般 1~3 天,恢复较快,预后良好。重症患者可出现脱水、休克及意识障碍。

(4)治疗与预防。①立即停止食用可疑中毒食品,对症治疗,及时纠正水、电解质紊乱。②对加工海产品的器具必须严格清洗、消毒,海产品一定要烧熟煮透,加工过程中生熟用具要分开,烹调和调制海产品拼盘时可加适量食醋。食品烧熟至食用的放置时间不要超过 4 小时。

4.变形杆菌食物中毒

(1)病原:变形杆菌(proteus)为革兰阴性杆菌,属于肠杆菌科,为腐败菌,一般不致病。变形杆菌食物中毒是我国常见的食物中毒之一。引起食物中毒的变形杆菌主要是普通变形杆菌、奇异变形杆菌。变形杆菌为需氧或兼性厌氧,其生长繁殖对营养要求不高,在 4 ℃~7 ℃即可繁殖,属低温菌。变形杆菌不耐热,加热 55 ℃、1 小时即可被杀灭。

(2)流行病学特点。①季节:全年皆可发生,多在夏、秋季。②中毒食品:引起中毒的食品主要以动物性食品为主,其次为豆制品和凉拌菜等,由于制作时造成污染而引起食物中毒。③变形杆菌广泛分布于自然界,亦可寄生于人和动物的肠道,食品受其污染的机会较多。受污染的食品在较高温度下存放较长时间,细菌大量生长繁殖,食用前未加热或加热不彻底,食后即可引起食物中毒。

(3)临床表现:潜伏期多数为 5~18 小时。症状以上腹部刀绞样痛和急性腹泻为主,有的伴以恶心、呕吐、头疼、发热,体温一般在 38 ℃~39 ℃之间,腹泻物多为水样便,伴有黏液,有恶臭,一日数次至十余次。

病程较短，一般1～3天可恢复，很少有死亡。

(4)治疗与预防。①立即停止进食一切可疑中毒食物，根据患者症状及时抢救与对症治疗，较重者可用抗生素治疗，如氯霉素、庆大霉素等。②防止污染、控制繁殖和食用前彻底加热杀灭病原菌是预防变形杆菌食物中毒的主要环节。

5.葡萄球菌肠毒素食物中毒

(1)病原：葡萄球菌(staphylococcus)食物中毒是因进食含葡萄球菌肠毒素(enterotoxin)的食物引起，能够产生肠毒素的葡萄球菌主要是金黄色葡萄球菌(S.aureus)中血浆凝固酶阳性的菌株，此外表皮葡萄球菌的某些菌株也可以引起。葡萄球菌系微球菌科，为革兰阳性兼性厌氧菌。30 ℃～37 ℃、pH7.4为最适生长环境，对外界抵抗力强，耐热，70 ℃、1小时方能灭活。50%以上的金黄色葡萄球菌可产生肠毒素，多数肠毒素耐热性强，一般烹调温度不能将其破坏，如在100 ℃、30分钟不破坏，并能抵抗胃肠道中蛋白酶的水解作用。破坏食物中存在的葡萄球菌肠毒素需在100 ℃加热食物2小时或218 ℃～248 ℃油中经30分钟才能破坏。引起食物中毒的肠毒素是一组对热稳定的低分子量可溶性蛋白质，按其抗原性分为A、B、C_1、C_2、C_3、D、E、F共8个血清型，均能引起食物中毒，以A、D型较为多见，B、C型次之，F型为引起中毒性休克的毒素。

(2)流行病学特点。①季节：全年皆可发生，多见于夏、秋季。②中毒食品：国内最常见的中毒食品为乳及乳制品，蛋及蛋制品，各类熟肉制品，其次为含有乳制品的冷冻食品，个别也有含淀粉类食品。③金黄色葡萄球菌广泛分布于自然界，如空气、土壤、水、食具等。

人和动物的鼻腔、咽、消化道带菌率均较高。健康人带菌率为20%～30%，上呼吸道被金黄色葡萄球菌感染的患者，其鼻腔带菌率83.3%。金黄色葡萄球菌是常见的化脓性球菌之一，人和动物的化脓性感染部位常成为污染源。肠毒素的形成与温度、食品受污染的程度和食品的种类及性状有密切关系，食物存放的温度越高，产生肠毒素需要的时间越短；食物受金黄色葡萄球菌污染程度越严重，繁殖越快亦越易形成毒素；食物含蛋白质或油脂多，金黄色葡萄球菌污染后易形成毒素。

(3)临床表现：起病急，潜伏期短，一般为2～5小时。主要症状表现为剧烈呕吐，可吐出胆汁和血性胃液，并有头痛、恶心、腹痛、腹泻等。儿童发病较成年人多，且病情严重。体温一般正常。葡萄球菌中毒病程较短，一般数小时或1～2天症状消失痊愈，很少死亡。

(4)治疗与预防。①对症治疗，及时纠正脱水、电解质紊乱。②防止金黄色葡萄球菌污染食物，对乳和乳制品进行消毒和低温保存，从业人员定期健康检查。防止肠毒素形成，食物应冷藏，冰箱内存放的食品要及时食用，常温下剩饭应放置在阴凉、通风条件下，不要超过4小时。

6.肉毒梭菌食物中毒

(1)病原：肉毒梭菌(clostridium botulinum)为革兰阳性厌氧、短粗杆菌。在没有氧气的环境下生长、繁殖。肉毒梭菌芽胞抵抗力强，需经高压蒸汽121 ℃、30分钟，或干热180 ℃、5～15分钟，或湿热100 ℃、5小时才能将其杀死。它产生的肉毒毒素(creatoxin)是一种强烈的神经毒素，是已知毒性最强的急性毒物，毒性比氰化钾强1万倍，对人的致死量约为0.1 μg。人消化道中的消化酶、胃酸很难破坏其毒性。根据肉毒毒素的抗原性，肉毒梭菌已有A、B、C_α、C_β、D、E、F、G共8型，其中A、B、E、F四型可引起人类中毒，不同菌型的肉毒梭菌其耐热性有所差异，A、B型耐热性强、E型耐热性弱。食盐能抑制本菌的发育和毒素的形成，但是不能破坏已形成的毒素。提高食品中的酸度也能抑制本菌的生长和毒素的形成。

(2)流行病学特点。①季节：中毒多发生在冬、春季。②中毒食品：多为家庭自制发酵豆谷类制品，其次为肉类和罐头食品。③肉毒梭菌引起的食物中毒与人们的饮食习惯密切相关，多以家庭或个体形式出现，很少集体暴发。肉毒梭菌广泛分布于土壤、江河湖海淤泥沉淀物、尘埃及动物粪便中。粮谷豆类等食品受其污染的机会很多。

(3)临床表现：与其他细菌性食物中毒不同，临床症状以运动神经麻痹的症状为主，胃肠道症状少见。潜伏期一般为1～7天，病死率较高。主要症状表现为头晕、无力、视力模糊、眼睑下垂、复视、咀嚼无力、张口困难、伸舌困难、咽喉阻塞感、饮水发呛、吞咽困难、呼吸困难、头颈无力、垂头等，患者症状轻重程度和出现范围可有所不同,不一定发热。严重的导致呼吸困难,多因呼吸停止而死亡。

(4)治疗与预防。①及时抢救治疗,催吐、洗胃,及早给予多价抗肉毒毒素血清治疗。②对可疑污染食物进行彻底加热是预防肉毒梭菌中毒发生的可靠措施。加工后的食品应迅速冷却并在低温环境贮存,避免再污染和在较高温度或缺氧条件下存放,以防止毒素产生。

(三)真菌性食品中毒

真菌在谷物或其他食品中生长繁殖,产生有毒的代谢产物,人或动物食用了此类食物引起中毒。常见的有赤霉病麦中毒、霉玉米中毒、霉甘蔗中毒等。

1.赤霉病麦中毒

(1)病原菌及毒素:小麦、玉米等谷物被镰刀菌(fusarium)感染引起谷物的赤霉病。赤霉病麦引起中毒的有毒成分为赤霉病麦毒素,如雪腐镰刀菌烯醇、镰刀菌烯酮－X、T－2毒素等。这一类毒素属于单端孢霉烯族化合物,是镰刀菌产生的真菌代谢产物,主要引起呕吐。赤霉病麦毒素对热稳定,一般烹调方法不能去除。

(2)流行病学特点:中毒食品为赤霉病麦、霉变小麦、霉变玉米等。赤霉病麦食物中毒多发生在麦收季节5～7月,霉变小麦和霉变玉米食物中毒可发生在任何季节。在我国长江中、下游地区较为多见,东北、华北地区也有发生。

(3)临床表现:潜伏期一般0.5～2小时,短者10～15分钟,长者4～7小时。主要症状表现为胃部不适,恶心、呕吐、头痛、头晕、腹痛、腹泻等症状。还可有无力、口干、流涎,少数患者有发热、颜面潮红等。症状一般1天左右可自行消失,缓慢者一周左右,预后良好,呕吐严重者需进行补液。个别重病例有呼吸、脉搏、体温及血压波动,四肢酸软、步态不稳、形似醉酒,故有的地方称为“醉谷病”。

(4)治疗与预防。①对患者可采取对症治疗,严重呕吐者,应予以补液。②应注意田间管理,特别在春季低温多雨时,要预防赤霉病;使用高效、低毒、低残留的杀菌剂,以控制赤霉病病情;收获时则应及时脱粒、晒干或烘干,尽快将粮食的含水量降低,以防止真菌的继续蔓延生长。

2.变质甘蔗食物中毒

(1)病原菌及毒素:甘蔗是一种含水量很高,含糖量丰富的食物,虽然果皮坚硬,但收割时两端皆有切口,为真菌侵染提供了途径。甘蔗霉变后具有酒糟味和酸霉味,而且甘蔗质地较软,瓤部的外观色泽比正常甘蔗深,一般呈浅棕色,闻之有霉味。霉变甘蔗的产毒真菌为甘蔗节菱孢霉,所产生的毒素为3－硝基丙酸,是一种神经毒,主要损害中枢神经系统。新鲜甘蔗节菱孢霉的侵染率极低,仅为0.7%～1.5%,经过3个月储藏后,其污染率可达34%～56%。食用了保存不当而霉变的甘蔗可引起急性食物中毒。

(2)流行病学特点:中毒多发生于我国北方地区的2～4月。

(3)临床表现:潜伏期短者10分钟,长者十几个小时。重症患者多为儿童,严重者1～3天内死亡,幸存者常留有终生残疾的后遗症。症状最初表现为消化道功能紊乱,恶心、呕吐、腹痛、腹泻、黑便,随后出现神经系统症状,如头昏、头痛、复视等;重者可出现阵发性抽搐,抽搐时四肢强直、屈曲内旋、手呈鸡爪状,眼球向上偏向凝视、瞳孔散大,继而进入昏迷,患者可死于呼吸衰竭。诊断根据流行病学特点、临床表现及从中毒变质甘蔗中分离出节菱孢霉及3－硝基丙酸。

(4)治疗与预防。①霉变甘蔗中毒目前尚无特殊治疗,在发生中毒后应尽快洗胃、灌肠以排出毒物,并对症治疗,在急性期应消除脑水肿,改善脑血循环等。②甘蔗必须于成熟后收割,收割后需防冻,防真菌污染繁殖。贮存期不可过长,并定期对甘蔗进行感官检查,如发现甘蔗外观光泽不好,断面有白絮状或绒毛状菌丝,表面有深色霉斑,切面结构疏松、呈黄色或棕褐色或有红色黑色条纹,有酸味、酒糟味、辣味的甘蔗不能出售和食用。

(四)有毒动植物食物中毒

自然界中有毒的动植物种类很多,所含的有毒成分复杂,常见的有河豚中毒、含高组胺鱼类中毒、毒蕈中毒、含氰甙植物中毒、发芽马铃薯中毒、四季豆中毒、生豆浆中毒等。

1.河豚中毒

(1)河豚特点及河豚毒素:河豚(globefish)的种类很多,主要产于沿海江河口,是一种味道鲜美但含有剧毒的鱼类。河豚的外观较为特殊,头部呈菱形,眼睛内陷,半露眼球,上、下唇各有明显的两枚门牙。鳃小而不明显,身体浑圆、胸腹部大尾部小,肚腹为黄白色,背上有鲜艳的斑纹或色彩,背腹有小白刺,皮肤表面光滑无鳞呈黑黄色。由于河豚肉质细嫩,味道鲜美,我国沿海居民有食用河豚鱼的习惯。

河豚所含主要有毒成分是河豚毒素(spheroidine),是一种神经毒素,毒素进入人体后作用于周围神经及脑干中枢致神经呈麻痹状态。河豚毒素主要存在于河豚的肝、脾、肾、卵巢、卵子、睾丸、皮肤、血液及眼球中,其中以卵巢毒性最大,肝脏次之。一般鱼肉的毒性较低,即新鲜洗净的鱼肉内一般不含毒素,但如鱼死后时间较长,其内脏毒素便可从内脏渗透到肌肉中,仍不可忽视;有的河豚品种的鱼肉本身也具毒性。河豚毒素是毒性极强的非蛋白类毒素,0.5 mg 能毒死一个 70 kg 体重的人。对热稳定,煮沸、盐腌、日晒均不能将其破坏。河豚毒素的耐热性极强,100 ℃4 小时、115 ℃3 小时、200 ℃以上 10 分钟可使毒素全部破坏,故一般的烹调温度对河豚毒素无任何影响。

(2)流行病学特点:在每年春季 2～5 月为河豚的生殖产卵期,此时含毒素最多,毒性最强,因此春季最易发生河豚中毒。6～7 月产卵后,卵巢退化,毒性减弱。此外,肝脏也以春季产卵期毒性最强。

(3)临床表现:潜伏期短,为 10 分钟至 3 小时,早期症状是口唇、舌、指尖发麻,眼睑下垂,不久即出现消化道症状,主要有胃部不适、恶心呕吐、腹痛腹泻、口渴、便血,进而出现口唇、舌尖及肢端麻木、四肢无力或肌肉麻痹、共济失调等神经系统症状。重症者出现瘫痪、言语不清、发绀、呼吸困难、神志不清、休克,最后因呼吸、循环衰竭而死亡。

(4)治疗与预防:目前无特效解毒药,一般以排出毒物和对症处理为主。水产品收购、加工、供销等部门要严格把关,防止鲜河豚流入市场或混入其他水产品。在加工处理时,应先断头(弃掉)、充分放血、去除内脏、皮,最后用清水反复冲洗鱼肉,加入 2%碳酸钠处理 24 小时,然后将其制成干制品后,经鉴定安全无毒方可出售,其加工废弃物应妥善销毁。

2.鱼类引起的组胺中毒

鱼类引起的组胺(histamine)中毒的主要原因是食用某些不新鲜鱼类而引起的类过敏性食物中毒。

(1)有毒成分及其作用机制:青皮红肉的鱼类(如鲣鱼、鲐鱼、鱼参、秋刀鱼、沙丁鱼、竹荚鱼、金枪鱼等)肌肉中含血红蛋白较多,因此组氨酸含量也较高,当受到富含组氨酸脱羧酶的细菌(如莫根变形杆菌、组胺无色杆菌、埃希大肠杆菌、链球菌、葡萄球菌等)污染后,可使鱼肉中的游离组氨酸脱羧基而形成组胺。一般认为当机体摄入组胺量超过 100 mg 以上时,即有引起中毒的可能性。组胺引起毛细血管扩张和支气管收缩,导致一系列临床症状。

(2)临床表现:鱼类引起的组胺中毒的特点是发病快、症状轻、恢复快。潜伏期短,仅数分钟至数小时。主要症状表现为面部、胸部及全身皮肤潮红,眼结膜充血,并伴有头疼、头晕、脉快、胸闷、心跳呼吸加快、血压下降,有时出现荨麻疹,口渴、咽部烧灼感,口唇水肿;个别患者出现哮喘,呼吸困难、眼花目眩;部分患者伴有恶心、呕吐、腹痛、腹泻等胃肠道症状或发生口舌及四肢发麻,全身乏力、烦躁。一般体温正常,病程大多为 1～2 天,预后良好。

(3)治疗与预防:一般可采用抗组胺药物和对症治疗的方法。常用药物为口服盐酸苯海拉明,或静脉注射 10%葡萄糖酸钙盐,同时口服维生素 C。防止鱼类腐败变质,鱼类在产储运销等各个环节均应注意冷冻冷藏。

3.毒蕈中毒

1)有毒成分及其作用机制:蕈类(mushroom)通常称为蘑菇,属于真菌植物,毒蕈(toxic mushroom)是指食后可引起中毒的蕈类,在我国目前已鉴定的蕈类中,可食用蕈类近 300 种,有毒蕈类 180 多种,其中能威胁人生命的有 20 余种,含剧毒的有 10 余种。一种蕈往往含有多种毒素;中毒程度与毒蕈种类、进食量、加工方法及个体差异等有关。毒蘑菇含有的毒素成分尚不完全清楚。毒性较强的毒素有以下几种:毒肽主要损害肝脏,毒伞肽引起肝肾损害,毒蝇碱作用类似于乙酰胆碱,光盖伞素引起幻觉和精神症状,鹿花毒素导致红细胞破坏。

2)流行病学特点:毒蕈中毒在云南、贵州、四川三省发生的起数较多,多发生于春季和夏季,在雨后,气温开始上升,毒蕈迅速生长,常由于不认识毒蕈采摘食用而引起中毒。

3)中毒症状:按各种毒蕈中毒的主要表现,大致分为五型。

(1)胃肠炎型:由误食毒红菇、红网牛肝菌及墨汁鬼伞等毒蕈所引起。潜伏期10分钟~6小时,主要症状为剧烈恶心、呕吐、腹痛、腹泻等。经过适当对症处理可迅速恢复,病程2~3天,预后良好。

(2)神经精神型:由误食毒蝇伞、豹斑毒伞等毒蕈引起。其毒素为类似乙酰胆碱的毒蕈碱(muscarine)。潜伏期约1~6小时,中毒症状除有胃肠炎外,主要表现为副交感神经兴奋症状,可引起多汗、流涎、流泪、瞳孔缩小、缓脉等。重者有神经兴奋、精神错乱和精神抑制等。此型中毒用阿托品类药物及时治疗,可迅速缓解症状。病程短,1~2天可恢复,无后遗症。

(3)溶血型:因误食鹿花蕈等引起,其毒素为鹿花蕈素。潜伏期6~12小时。发病时除胃肠炎症状外,有溶血表现,并可伴随贫血、肝大、脾大等。此型中毒对中枢神经系统亦常有影响,有头痛等症状,给予肾上腺皮质激素及输血等治疗多可康复。重者可造成死亡。

(4)脏器损害型:因误食毒伞、白毒伞、鳞柄毒伞等所引起。此型中毒病情严重,死亡率较高。临床表现可分为六期:①潜伏期:食后15~30小时,一般无任何症状,潜伏期长短与中毒严重程度有关。②胃肠炎期:患者出现急性胃肠炎症状,恶心、呕吐、脐周围腹痛、水样便腹泻,多在1~2天后缓解。③假愈期:此时患者多无症状,或仅感乏力、不思饮食等,实际上肝脏损害已经开始。轻度中毒患者肝损害不严重,可由此进入恢复期。④内脏损害期:此期内肝、脑、心、肾等器官皆有损害,以肝损害最严重,可出现肝肿大、黄疸、转氨酶升高,严重者可出现急性肝坏死,甚至肝昏迷。侵犯肾脏可发生少尿、无尿或血尿,蛋白尿。严重者出现尿毒症,肾衰竭。可死于肝性脑病或肾衰竭,亦有死于休克或消化道大出血者。但也有因中毒性心肌炎或中毒性脑病而死亡者。⑤精神症状期:此期的症状主要是由于肝脏的严重损害出现肝昏迷所引起,患者可出现烦躁不安,表情淡漠、思睡,继而出现惊厥、昏迷,甚至死亡。⑥恢复期:经过积极治疗的病例一般在2~3周后进入恢复期,各项症状体征逐渐消失而痊愈。此外,有少数病例呈暴发型经过,潜伏期后1~2天突然死亡,可能为中毒性心肌炎或中毒性脑炎等所致。

(5)光过敏性皮炎型:猪嘴蘑(胶陀螺)中毒时,身体暴露部分出现明显的肿胀、疼痛,特别是嘴唇肿胀外翻,形如猪嘴唇。此外,还有人出现指尖剧痛、指甲根部出血等症状。

4)治疗与预防。

(1)应及时采用催吐、洗胃、导泻、灌肠等措施,迅速排出尚未吸收的有毒物质,对症治疗。特殊治疗,神经精神型可使用阿托品治疗,溶血型可使用肾上腺皮质激素治疗,肝肾损伤型可使用巯基解毒剂治疗。

(2)为预防毒蕈中毒的发生,最根本的办法是切勿采摘自己不认识的蘑菇食用,毫无识别毒蕈经验者,千万不要自采蘑菇。

(五)化学性食物中毒

1.亚硝酸盐中毒

(1)中毒原因及机制:亚硝酸盐(nitrite)中毒是指由于食用腐烂变质的蔬菜,腌制不久的咸菜或存放过久的熟菜,使用过量的亚硝酸盐腌肉,或误将亚硝酸盐当作食盐烹调食物而引起的中毒,也可见于饮用含有硝酸盐或亚硝酸盐的“苦井”水、蒸锅水引起。

中毒的机制是亚硝酸盐能使血液中正常携氧的低铁血红蛋白氧化成高铁血红蛋白,因而失去携氧能力而引起组织缺氧。亚硝酸盐的中毒量为0.3~0.5 g,致死量为1~3 g。亚硝酸盐有松弛平滑肌的作用,特别是小血管平滑肌易受影响,可造成血管扩张,血压下降。

(2)临床表现:轻者有头晕、头痛、乏力、胸闷、恶心、呕吐,口唇、耳廓、指(趾)甲轻度发绀等,高铁血红蛋白在10%~30%。重者可有心悸、呼吸困难,甚至心律不齐、惊厥、休克、昏迷、皮肤、黏膜明显发绀,高铁血红蛋白往往超过50%。可因呼吸衰竭甚至死亡。

(3)治疗与预防。①治疗:急救措施包括催吐、洗胃、导泻、静脉输液、利尿、纠正酸中毒,应用特效解毒剂亚甲蓝、吸氧及其他对症处理，亚甲蓝和维生素C联合使用效果更好。小剂量亚甲蓝在还原型辅酶Ⅱ的作用下，产生还原型亚甲蓝，还原型亚甲蓝可使高铁血红蛋白还原为正常血红蛋白，同时还原型亚甲蓝变为氧化型亚甲蓝，氧化型亚亚甲蓝再在还原型辅酶Ⅱ的作用下形成还原型亚甲蓝，故体内亚甲蓝可循环使用。如果亚甲蓝使用过量，超过体内还原型辅酶Ⅱ还原能力，多余的亚甲蓝反而可作为氧化剂加重病情。②预防：切勿食用存放过久的或腐烂变质的蔬菜。剩余的熟蔬菜应冷藏保存，不可在高温下存放过久；腌菜时所加盐的含量应达到15%～20%，至少需腌制20天以上再食用。加强对肉制品的监督、监测，严格控制亚硝酸盐的最大使用量。防止把亚硝酸盐误当成食盐或碱面食用。

2.有机磷农药中毒

(1)毒性及中毒机制：有机磷(organophosphate)农药是农业生产应用最广泛的一类高效杀虫剂，有机磷是一种神经毒物，经消化道、呼吸道及皮肤进入人体后，其磷酸根与体内胆碱酯酶活性部分紧密结合，形成磷酰化胆碱酯酶，使其丧失水解乙酰胆碱的能力，导致乙酰胆碱积聚，引起胆碱能神经和部分中枢神经功能的过度兴奋，继而转入抑制和衰竭，产生中毒症状。

(2)中毒原因：有机磷农药中毒的原因和途径，包括进食了未按《农药合理使用准则》施药致超过农药最大残留量的粮、菜、果、油等食物；食用了运输、贮藏过程中污染了有机磷农药的食物；误把有机磷农药当作食用油、酱油等调料烹调的食物。

(3)临床表现：潜伏期一般为30分钟，短者数分钟，长者达2小时。急性轻度中毒表现为头疼、头晕、恶心呕吐、出汗、视物模糊、无力等，全血胆碱酯酶活性一般在50%～70%。急性中度中毒，除上述症状加重外，还有肌肉跳动、瞳孔缩小、胸闷或全身肌肉紧束感、出汗、流涎(口腔、鼻孔可有大量的白色或淡红色泡沫样分泌物)、腹痛、腹泻、轻度呼吸困难、轻度意识障碍。全血胆碱酯酶活性一般在30%～50%。急性重度中毒，除上述症状外，并有心跳加快、血压升高、发绀、瞳孔缩小如针尖、对光反射消失、呼吸困难、肺水肿、大、小便失禁、惊厥、患者进入昏迷状态。最后可因呼吸中枢衰竭，呼吸肌麻痹或循环衰竭肺水肿而死亡。全血胆碱酯酶活性一般在30%以下。有些患者会出现迟发型神经毒性，即在急性重度中毒症状消失后2～3周，有的病例可出现感觉运动型周围神经病，神经一肌电图检查显示神经源性损害。

(4)急救治疗。①清除毒物：迅速给予中毒者催吐、洗胃，以排出毒物。②特效解毒药：轻度中毒者可单独给予阿托品，中度或重度中毒者，需要阿托品和胆碱酯酶复能剂(如解磷定、氯解磷定)两者并用。敌敌畏、乐果等中毒时，由于胆碱酯酶复能剂的疗效差，治疗应以阿托品为主。③对症治疗：急性中毒者临床表现消失后，应继续观察2～3天。乐果、马拉硫磷、久效磷等中毒者，应适当延长观察时间；重度中毒者，应避免过早活动，以防病情突变。

(王培宏)

第五节　职业卫生

一、职业性损害

职业性有害因素在一定条件下对劳动者的健康和劳动能力产生不同程度的损害，称为职业性损害(occupational injury)。劳动者接触职业性有害因素不一定发生职业性损害，只有当劳动者个体、职业性有害因素及有关的作用条件联系在一起，并达到引起职业性损害的条件时，才会造成职业性损害。职业性有害因素的致病模式如图8-1所示。

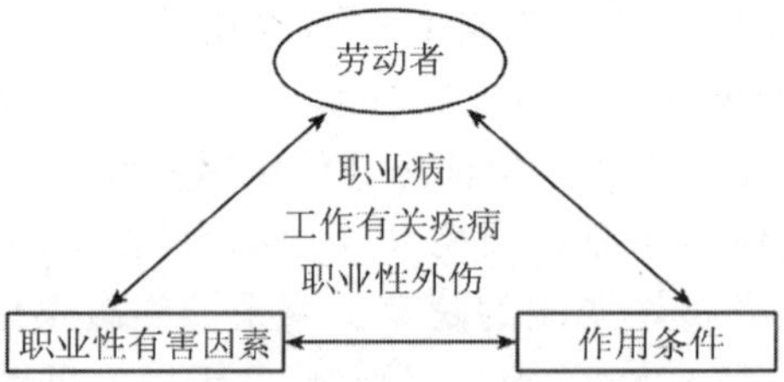

图 8-1　职业性有害因素的致病模式

作用条件包括：①接触机会：如在生产过程中，劳动者是否经常接触某些职业性有害因素；②接触方式：即劳动者以何种方式接触职业性有害因素，其可影响职业性有害因素进入人体的途径以及损伤部位；③接触时间：包括每天、每周、每年，甚至一生中累积接触职业性有害因素的总时间；④接触职业性有害因素的浓度（强度）。后两种因素是决定机体接受有害因素剂量（强度）的主要因素。

在同一工作场所从事同一种作业的劳动者中，由职业性有害因素所产生职业性损害的机会和程度可能有较大差别，这取决于劳动者本身的个体因素，包括遗传因素、年龄性别、健康状况、行为生活方式等。

职业性损害包括职业病（occupational disease）、工作有关疾病（work－related disease）和职业性外伤（occupational trauma）三大类。

（一）职业病

广义上讲，职业病是指与工作有关并直接与职业性有害因素有因果关系的疾病，即当职业性有害因素作用于人体的强度和时间超过机体所能代偿的限度时，其所造成的功能性和（或）器质性病理改变，并出现相应的临床征象，影响劳动能力，这类疾病统称为职业病（occupational disease）。由于社会制度、经济条件和科学技术水平以及诊断、医疗技术水平等的不同，各国均规定了各自的职业病名单，并用法令的形式所确定，即"法定职业病（reportable occupational disease）"。我国职业病诊断名词术语（GBZ/T157-2009）中所下的定义为：企业、事业单位和个体经济组织的劳动者在职业活动中，因接触粉尘、放射性物质和其他有毒、有害物质等职业病危害因素而引起的疾病。根据我国政府的规定，凡诊断为法定职业病的必须向主管部门报告，而且凡属法定职业病者，在治疗和休假期间及在确定为伤残或治疗无效而死亡时，应按劳动保险条例有关规定给予劳保待遇。

（二）工作有关疾病

不是由职业性有害因素引起的特定疾病，而是由职业性有害因素使得一些常见病的发病率升高，潜在疾病显现或现有疾病恶化。职业因素是该病发生和发展中的许多因素之一，但不是唯一直接的病因。例如接触二硫化碳可加剧动脉硬化的进展，接触噪声增加高血压的发病机会等。

（三）职业性外伤

属于工作中的意外事故，常在急诊范围内，较难预测。如高处坠落、机械外伤等。

二、职业性损害的预防和控制

（一）基本原则

职业性损害是人为所致，在整个防制工作过程应遵循"三级预防"原则和"安全第一，预防为主"安全生产原则。

1."三级预防"原则

（1）第一级预防：又称病因预防。即采取有效的措施，从根本上消除或最大可能地减少对职业性有害因素的接触和对职业人群健康的损害作用，也是职业性有害因素防制工作中最有效的措施。例如通过生产工艺改革和生产设备改进，合理利用防护设施和个人防护用品，使劳动者尽可能不接触或少接触职业性有害因素，或通过制订职业接触限值等，控制作业场所有害因素在职业安全卫生标准允许限度内。针对高危个体进行职业禁忌证检查。所谓职业禁忌证，是指劳动者从事特定或者接触特定职业病危害因素时，比一般职业人群更易于遭受职业病危害和罹患职业病或者可能导致原有自身疾病病情加重，或者在从事作业过程中诱发可能导致对他人生命健康构成危险的疾病的个人特殊生理或者病理状态。对有职业禁忌证者，不应参加相关的作业。

（2）第二级预防：又称临床前期预防。当第一级预防措施未能完全达到要求，职业性有害因素开始损及劳动者健康时，对作业人群实施职业健康监护，早期发现职业损害，及时合理处理，并进行有效治疗，防止损害的进一步发展。

（3）第三级预防：又称临床预防。当第一、第二级预防措施未能有效地防止和控制好职业性有害因素对劳动者健康的影响，有些劳动者已发展成职业病或工伤的患者，此时，应及时做出正确诊断和处理，包括脱离接触、实施合理有效治疗、预防并发症、促进患者尽快康复等。

从病因学上角度，职业性损害是完全可以预防的，故必须强调"预防为主"，着重抓好第一级和第二级预防。

职业性损害可累及各器官、系统，涉及临床医学的各个分科，如内科、外科、神经科、皮肤科、眼科、耳鼻喉科等。所以，需要牢固掌握和充分运用临床多学科的综合知识和技能，处理职业性损害的早期诊断、治疗、康复，以及职业禁忌证、劳动能力鉴定等问题。

2."安全第一、预防为主"原则

"安全第一，预防为主"作为我国安全生产管理的方针，为政府和企业的生产安全管理，提供了宏观的策略导向。在这一方针指导下，各生产经营单位逐步形成了"企业负责，政府监察，行业管理，群众监督"的职业安全工作体制。这些制度的建立和配套措施的实施，是消除和控制职业性损害和安全生产事故发生最有效的方法。

（二）防制措施

根据以上原则，职业性损害的防制措施应包括法律措施、组织措施、技术措施和卫生保健措施等几个方面。

1.法律措施

2001 年 10 月 27 日第九届全国人大常委会第二十四次会议正式通过了《中华人民共和国职业病防治法》，并从 2002 年 5 月 1 日起实施。自《职业病防治法》实施以来，卫生部又制定、发布了多个配套规章，制修订职业卫生标准六百余项，针对重点职业病危害，还制定了大量职业卫生技术规范。国务院于 2009 年 8 月印发了《国家职业病防治规划（2009－2015 年）》，在分析我国职业病防治现状及问题的基础上，提出我国职业病防治的指导思想、基本原则、规划目标、主要任务以及保障措施。我国职业病防治法律法规和标准体系已初步建立。

职业卫生监督是指国家授权工业卫生监督机构，对辖区内的企业、事业单位或部门贯彻执行国家有关工业劳动卫生的法令、法规、条例、办法和工业卫生标准情况所进行的监察、督促，并对违反法规及规章事件进行处理的一种执法行为，是工业卫生机构代表国家依法行使保护职工健康权力的一种管理方式。职业卫生监督是依法对职业卫生和职业病防治进行管理的重要手段之一，可分为经常性卫生监督、预防性卫生监督和事故性卫生监督。

（1）预防性卫生监督：属于预测和控制职业危害的前瞻性监督，指涉及所有生产设施的新建、改建、扩建、续建，以及技术改造和技术引进等工业企业建设项目的全过程进行卫生审查与评价，包括工业企业建设项目的可行性研究、初步设计、施工设计阶段的卫生审查，施工过程中一切卫生防护设施与主体工程同时设计、同时施工、同时投产使用，使之符合卫生学要求。对申请验收的建设项目，依据经卫生行政部门认证的业务单位所进行的调查、监测与卫生学评价结果进行竣工验收。根据劳动卫生工作规范以及卫生部有关文件的规定，预防性卫生监督实行分级管理。

（2）经常性卫生监督：经常性卫生监督是指对企业在日常和生产过程中贯彻国家和地方劳动卫生法规、卫生标准的情况进行监督检查。主要包括监督企事业单位贯彻执行国家和地方劳动卫生法规、标准，不断改善劳动条件、对企事业单位进行分级监督管理、根据作业场所有害因素测定与职业性体检结果，对企事业单位提出卫生监督意见等。

(3)事故性职业卫生监督:包括现场调查与取证、事故分析、立案上报,并提出监督处理意见及做出案件的结案报告。凡是有死亡或同时发生三名以上急性职业中毒或发生职业性炭疽的,应限期治理或停产整顿。对违反国家劳动卫生法规受到行政处分或罚款处理、追究刑事责任的及其他须立案的,均可作为事故性监督的立案条件,按照事故性职业卫生监督程序进行及时的监督。

2.组织措施

(1)领导重视:用人单位(企业)负责人树立"企业经济效益与职工安全卫生同步发展"的观念,严格按有关职业卫生法规、条例和标准组织生产,履行控制职业病危害的承诺和义务,保障职工的合法权益。

(2)加强人员培训和健康教育:更新观念和知识,给广大劳动者以"知情权",让他们了解有关职业性有害因素对健康的影响和防护办法,以增强自我保护意识,并积极参与职业性有害因素和职业病危害的控制。

(3)建立健全合理的职业卫生制度:在组织劳动生产过程中,用人单位应根据有关的法律法规和单位的实际情况,建立起合理的职业卫生和劳动制度。

3.技术措施

(1)改革工艺过程,消除或减少职业性有害因素的危害。如在职业中毒的预防时,采用无毒或低毒的物质代替有毒物质,限制化学原料中有毒杂质的含量。如喷漆作业采用无苯稀料,并采用静电喷漆新工艺;在酸洗作业限制酸中砷的含量;在机械模型铸造时,采用无声的液压代替噪声高的锻压等。

(2)生产过程尽可能机械化、自动化和密闭化,减少工人接触毒物、粉尘及各种有害物理因素的机会。加强生产设备的管理和检查维修,防止毒物和粉尘跑、冒、滴、漏及防止发生意外事故。对于噪声,可使用一些材料和装置将噪声源封闭等。

(3)加强工作场所的通风排毒除尘。厂房车间内的气流影响毒物、粉尘的排出,可采用局部抽出式机械通风系统及除尘装置排出毒物和粉尘,以降低工作场所空气中的毒物粉尘浓度。

(4)厂房建筑和生产过程的合理设置。有生产性毒物逸出的车间、工段或设备,应尽量与其他车间、工段隔开,合理地配置,以减少影响范围。

(5)其他技术措施。如矿山的掘进采用水风钻,石英粉厂的水磨、水筛,铸造厂的水爆清砂。在风道、排气管口等部位安排各种消声器,用多孔材料装饰车间内表面吸收反射声,以降低噪声强度等。

4.卫生保健措施

1)开展职业卫生技术服务

(1)建设项目职业病危害预评价和职业病危害控制效果评价:是职业卫生监督的重要内容,是预防、控制和消除职业病危害,从源头控制或消除职业病危害,防制职业病,保护劳动者健康。建设项目职业病危害预评价的目的是识别、分析建设项目可能产生的职业病危害因素,评价危害程度,确定职业病危害类别,为建设项目职业病危害分类管理提供科学依据。建设项目职业病危害控制效果评价的目的是明确建设项目产生的职业病危害因素,分析其危害程度及对劳动者健康的影响,评价职业病危害防护措施及其效果,对未达到职业病危害防护要求的系统或单元提出职业病防制措施的建议,并针对不同建设项目的特征,提出职业病危害的关键控制点和防护的特殊要求,为卫生行政部门对建设项目职业病防护设施竣工验收提供科学依据,为建设单位职业病防制的日常管理提供依据。

(2)工作场所职业病危害因素的检测与评价:目的在于及时发现和动态掌握工作场所中潜在的职业性有害因素的种类、存在形式、浓度(强度)、消长规律等,为改善劳动条件和实施有效的干预措施提供依据。

(3)职业健康监护:是指以预防职业病为目的,根据劳动者的职业史,通过定期或不定期的健康检查和健康相关资料的收集,连续性地监测劳动者的健康状况,分析劳动者健康变化与所接触的职业病危害因素的关系,并及时地将健康检查资料和分析结果报告给用人单位和劳动者本人,以便采取干预措施,保护劳动者健康。

职业健康监护主要内容包括医学监护、接触控制和信息管理。

医学监护:指对职业人群进行医学检查和医学实验以确定其处在职业危害中是否出现职业性疾患。职业健康检查包括上岗前、在岗期间(定期)、离岗时和应急健康检查,应由省级卫生行政部门批准从事职业卫生检查的医疗卫生机构承担。主要内容包括就业前健康检查、定期健康检查、离岗或转岗时体格检查和职业病健康筛查。就业前健康检查是指对准备从事某种作业人员进行的健康检查,目的在于了解受检查者原来的健康状况和各项基础,可发现职业禁忌证,防止接触劳动环境中的有害因素而使原有疾病加重,或对某种有害因素敏感而容易发生职业病。职业禁忌证在我国《职业病范围和职业病患者处理办法》中作出明确的规定。定期健康检查是指按一定时间间隔对从事某种有害作业的职工进行健康状况检查。目的在于及时发现职业性有害因素对职业人群的健康损害和健康影响,对作业者进行动态健康观察,从而使作业者得到及时治疗或适当的保护措施,对作业场所中职业性有害因素能及时采取预防措施,防止新的病例继续出现,同时,也为生产环境的防护措施效果评价提供资料。关于定期检查的间隔时间,一般可根据毒物的特性、接触方式、接触程度以及劳动条件等情况而定。职业性有害因素所致职业病的特殊体检项目根据国家颁布的《职业病诊断标准及处理原则》中的有关规定执行。离岗或转岗时体格检查是指职工调离当前工作岗位时或改换为当前工作岗位前所进行的检查。目的是为了掌握职工在离岗或转岗时的健康状况,分清健康损害责任,同时为离岗从事新岗位的职工和接受新岗位的职工的业主提供健康与否的基础资料。要求根据作业者拟从事工种和工作岗位,分析其可能存在的职业性有害因素及其对人体健康的影响,确定特定的健康检查项目。应考虑到有些职业性有害因素的健康危害效应是远期的,健康损害可能出现较晚,因此,还需要对接触这些有害因素的作业者进行离岗后的医学观察。职业病健康筛查是指对接触职业性有害因素的职业人群进行的筛选性医学检查。目的在于早期发现某种职业性疾患的可疑患者或发现过去没有认识的可疑的健康危害,并进一步进行确诊和早期采取干预措施或治疗措施,评价暴露控制措施及其他初级预防措施效果。

接触控制:主要包括职业环境监测和接触评定。职业环境监测是对作业者作业环境进行有计划、系统的检测,分析作业环境中有害因素的性质、浓度(强度)及其时间、空间的分布及消长规律。职业环境监测是职业卫生的重要常规工作,按照《职业病防治法》要求,企业应该根据工作规范,定时地监测作业环境中有毒有害因素。通过职业环境监测,既可以评价作业环境的卫生质量,判断是否符合职业卫生标准要求,也可以估计在此作业环境下劳动的作业者的接触水平,为研究接触一反应(效应)关系提供基础数据,进而确认安全的接触限值。接触评定与效应评定相对应,是通过对毒理学测试、环境监测、生物监测、健康监护和职业流行病学调查的研究资料进行综合分析,定性和定量的认定和评定职业性有害因素的潜在不良作用,并对其进行管理,为评价接触一反应(效应)关系及危险度分析提供依据。接触评定的内容主要包括接触人群特征分析,包括接触人群的数量、性别、年龄分布等,接触途径及方式评定,接触水平的估测。除采用作业环境监测和生物监测的资料来估算接触水平外,还应注意所研究人群通过食物、饮水及生活环境等其他方式的接触。

信息管理:信息管理是为了有效地开发和利用信息资源,以现代信息技术为手段,对信息资源进行计划、组织、领导和控制的社会活动。健康监护信息管理在于对职业健康监护的环境监测资料和有关个人健康资料,如劳动者的职业史、职业病危害接触史、职业健康检查结果和职业病诊疗等建立健康监护档案,并及时进行整理、分析、评价和反馈,实现职业健康监护工作信息化,利于职业病的防制。

(4)其他职业卫生技术服务:如职业病防护设施与职业病防护用品效果评价、化学品毒性鉴定、放射卫生防护检测与评价等。取得职业卫生技术服务机构资质的单位,通过这些职业卫生技术服务,可为企业提供一系列职业病危害因素控制的资料和建议,也为有效地消除或控制职业病的危害提供依据。

2)合理使用个体防护用品:个体防护用具主要有防毒防尘面具、防护服装及防护油膏等。防毒防尘面具包括各种口罩和面具,防护服装包括安全帽(或头盔)、工作服、手套、围裙、长筒靴、防护眼镜等。

3)合理供应保健食品和饮料:如对接触职业性毒物的劳动者,应根据所接触毒物的毒作用特点,在保证平衡膳食的基础上,补充某些特殊需要的营养成分(如维生素、无机盐、蛋白质等)。

三、职业中毒的预防和控制

近年来，我国职业中毒危害有不断加重的趋势，呈现以下特点：急性中毒明显多发，恶性事件有增无减；硫化氢、一氧化碳等窒息性气体以及苯中毒问题比较突出；新的职业中毒不断出现；中小企业和个体作坊的职业中毒呈上升趋势；农民工成为职业中毒的主要受害者。我国职业中毒人数在职业病发生人数中占有相当大的比例，是职业病防制的重点。

（一）职业中毒的表现与诊断

职业中毒可累及全身多系统的变化，其临床表现较为复杂，与中毒类型、毒物的靶器官有明显关系。例如，有些毒物（如一氧化碳、硫化氢、氯气、光气等），因其毒性大、蓄积性作用不明显，在生产事故中常引起急性中毒；有些毒物（如重金属类毒物），在产生环境条件下，常表现为慢性中毒。同一种毒物，不同中毒类型对人体的损害有时可累及不同的靶器官，如急性苯中毒主要影响中枢神经系统，而慢性苯中毒主要引起造血系统的损害。

1.职业中毒的表现形式

（1）急性职业中毒：通常是指在一次或一个工作日内接触生产中有害因素而引起的职业中毒。可在接触毒物后立刻发病（如吸入高浓度硫化氢）或数小时后发病（如吸入光气、氮氧化物等）或 1～2 d 后发病（如吸入高浓度溴甲烷、四乙基铅等）。

（2）慢性职业中毒：由于长期受到职业有害因素的影响所导致的职业中毒。常为低浓度、长期接触，往往在接触毒物几个月，甚至数年后才发病。

（3）亚急性中毒：介于急性中毒和慢性中毒之间，一般在接触毒物一个月内发病，如急性铅中毒。

2.职业中毒的主要临床表现

职业中毒按主要受损系统而具有不同的表现。

（1）神经系统：多种职业有害因素可选择性地作用于神经系统而导致损害，如金属、类金属及其化合物、窒息性气体、有机溶剂和农药等。临床表现为中毒性脑病、多发性神经炎和神经衰弱综合征。

（2）呼吸系统：引起呼吸系统损害的毒物主要是刺激性和窒息性气体，如氯气、光气、氮氧化物、二氧化硫、硫酸二甲酯等。一次大量吸入某些气体（如氨、氯、二氧化硫），可引起喉痉挛、声门水肿，甚至发生肺水肿，严重时可发生呼吸道机械性阻塞而窒息死亡；有些高浓度刺激性气体（如氯气），可使鼻黏膜内神经末梢受到刺激，引起反射性呼吸抑制；麻醉性毒物及有机磷农药可直接抑制呼吸中枢；有些毒物（如二异氰酸甲苯酯）可引发过敏性哮喘；一些毒物（如砷、铬等）还可引起肺部肿瘤及肺纤维化、肺气肿等。

（3）血液系统：许多毒物对血液系统具有毒性作用。例如，苯和三硝基甲苯、有机氯农药可损伤造血功能，引起白细胞、血小板减少，甚至再生障碍性贫血；苯的氨基、硝基化合物及亚硝酸盐可导致高铁血红蛋白；砷化氢、锑化氢、硒化氢、有机磷农药、苯胺、苯肼、硝基苯等可引起溶血性贫血。

（4）消化系统：消化系统的损伤包括口腔病变、胃肠病变和肝损伤。例如，汞中毒可引起口腔炎；汞盐、三氧化二砷急性中毒导致急性胃肠炎；四氯化碳、氯仿、砷化氢、三硝基甲苯中毒导致急性或慢性中毒性肝病。

（5）循环系统：有些毒物以心脏作为靶器官之一，引起循环系统的损害。例如，锑、铊、有机汞农药、四氯化碳和有机溶剂等可直接损害心肌；镍通过影响心肌氧化与能量代谢，引起心功能降低、房室传导阻滞；某些氟烷烃（如氟利昂）可使心肌应激性增强，诱发心率紊乱，促使室性心动过速或引起心室颤动；亚硝酸盐可导致血管扩张，血压下降；一氧化碳、二硫化碳与冠状动脉粥样硬化有关，使冠心病发病增加。

（6）泌尿系统：职业性泌尿系统损害主要表现为急性中毒性肾病、慢性中毒性肾病、中毒性泌尿道损害以及泌尿道肿瘤。例如，四氯化碳、砷化氢、铅、汞、镉等可引起泌尿道损害；β-萘胺、联苯胺可引起泌尿系统肿瘤。

（7）生殖系统：毒物对生殖系统的损害包括毒物对接触者和对后代发育的影响。其中，毒物对接触者生殖系统的影响包括对生殖器官的损害和对内分泌系统的影响；对后代发育的影响是指胎儿结构异常，发育迟缓，功能缺陷甚至死亡等。例如，铅对男性可引起精子数量减少、畸形率增加和活动能力减弱；对女性则引起月经周期和经期异常、痛经和月经血量改变等。

(8)皮肤：毒物对皮肤的损害包括接触性皮炎（如有机溶剂）、光敏性皮炎（如沥青、煤焦油）、职业性痤疮（如矿物油类、卤代芳烃化合物）、皮肤黑变病（如煤焦油、石油）、职业性皮肤溃疡（如铬的化合物、铍盐）、职业性疣赘（如沥青、煤焦油）、职业性角化过度和皲裂（如脂肪溶剂、碱性物质）等。有的毒物还可以引起皮肤肿瘤，如砷、煤焦油等。

3.职业中毒的诊断

职业中毒属于国家法定职业病范畴，而法定职业病的诊断及诊断程序国家均有明确的规定。2002年5月1日开始实施的《中华人民共和国职业病防治法》《职业病目录》中规定的56种职业中毒以及以国家标准形式确定的职业病诊断标准，是正确诊断职业中毒的依据。正确的诊断，不仅仅是医学上的问题，而且直接关系到劳动者能否享受劳动保险待遇和正确执行劳动保护政策。

对于职业中毒的正确诊断，应考虑下列因素：

(1)患者的职业史：定性和定量地获取有关工种、接触职业有害因素的机会和接触程度、工作环境条件资料、工龄等接触史资料。必要时，对职业中毒者的有害因素接触史和现场危害进行现场调查和评价。

(2)体格检查：根据劳动者接触的职业有害因素所致疾病的特点和临床表现，有针对性地进行体格检查。

(3)实验室检查：对于临床表现不明显的职业中毒，应依靠实验室的检查结果进行正确诊断。实验室检查包括：测定生物材料中的有害物质，以检测体内有害物质的符合水平，如尿、发、指甲中的重金属含量；测定毒物代谢产物，如接触苯之后，可测定尿中酚、马尿酸或甲基马尿酸；测定机体受毒物作用后的生物学或细胞形态的改变，如接触苯之后，可检查血常规，必要时检查骨髓象等。根据上述资料，经过综合分析，得出诊断结论。对于慢性职业中毒，往往需要长期动态随访，才能做出最后判断。在职业中毒的诊断中，应排出职业因素以外的因素所导致的疾病，可通过职业流行病学的方法予以鉴定。没有证据否定职业中毒危害因素与患者临床表现之间的必然联系的，在排出其他致病因素后，应当诊断为职业病。承担职业病诊断的医疗卫生机构在进行职业病诊断时，应当组织三名以上取得职业病诊断资格的执业医师集体诊断。

（二）职业中毒的调查与处理

为了规范职业病危害事故的调查处理，及时有效地控制职业病危害事故，减轻职业病危害事故造成的损害，根据《中华人民共和国职业病防治法》，卫生部于2002年制定了《职业病危害事故调查处理办法》（自2002年5月1日起施行）。县级以上卫生行政部门负责本辖区内职业病危害事故的调查处理。重大和特大职业病危害事故由省级以上卫生行政部门会同有关部门和工会组织，按照规定的程序和职责进行调查处理。

职业病危害事故调查处理的主要内容包括：①依法采取临时控制和应急救援措施，及时组织抢救急性职业病患者；②按照规定进行事故报告；③组织事故调查；④依法对事故责任人进行查处；⑤结案存档。

1.准备工作

为确保职业中毒发生时能够及时开展现场调查处理工作，有效地控制和减少职业中毒造成的危害和影响，在平时做好充分的各项应急准备工作是十分必要的。

(1)组织、指挥和通信等工作的准备：①组织和人员：卫生监督机构和疾病预防控制部门应组建相应的急性职业中毒应急处理小组，小组应包括有关领导、卫生监督员、卫生专业技术人员、有关医务技术人员、检验技术人员等。②分工：急性职业中毒调查处理小组人员必须有明确的职责分工，互相配合，并指定有关科室和人员进行业务值班。③车辆：要保证急性职业中毒调查处理小组的交通车辆的配备或优先使用权。④通信：有条件的单位应配备必要的通信工具。

(2)调查表及文书的准备。包括：①“急性职业中毒患者现场劳动卫生学调查表”；②“职业中毒报告卡”；③“急性职业中毒个案调查表”；④“现场采样记录表”；⑤有关样品“送检单”；⑥有关卫生监督执法文书等。

(3)现场调查采样仪器设备的准备。应装备急性职业中毒现场监测必需的采样仪器设备,并做好的专人保管和准备工作,以便急用。

主要的现场监测必需的采样仪器设备包括:①现场快速监测检验仪器,如快速检气管、快速气体采样仪、采气袋、100 mL 采气针筒等;②便携式、直读式的气体监测仪器,如一氧化碳测定仪、硫化氢气体测定仪、二氧化碳测定仪、氮氧化物测定仪等专用仪器,以利于在较短的时间内明确发生中毒的原因;③充电式的个体气体和粉尘测定仪;④直读式干湿温度计、风速仪和气压表;⑤各种采样脚架、吸收管、橡胶管、橡皮膏、砂轮、采样箱等必备物品。

(4)防护器材的准备:为保护现场调查人员的身体健康,防止发生意外中毒事故,便于开展现场第一线的调查处理工作,调查处理小组应配备一些必需的个人防护设备,如安全帽、防护手套、防护眼镜、防护鞋、防护衣、防护口罩、具有针对性的有效防毒面具、供气式防护面具等。

(5)急救治疗药品的准备:有条件开展现场急救处理工作的卫生监督执行机构和疾病预防控制部门,应配备一些现场急救和治疗需要的药品和器材。①氰化物解毒剂:亚硝酸异戊酯、3%亚硝酸钠、4-二甲氨基苯酚等;②高铁血红蛋白还原剂:美蓝;③有机磷解毒剂:解磷定、氯磷定、阿托品等;④金属络合剂:EDTA、促排灵、二巯基丙磺酸钠、二巯基丁二酸钠、青霉胺等;⑤其他如便携式输氧设备、听诊器、注射器材等。

2.职业中毒的报告

发生职业中毒事故时,用人单位应当立即向所在地县级卫生行政部门和有关部门报告。县级卫生行政部门接到职业中毒事故报告后,应当实施紧急报告:①特大和重大事故,应当立即向同级人民政府、省级卫生行政部门和卫生部报告;②一般事故,应当于 6 h 内向同级人民政府和上级卫生行政部门报告。接收遭受职业中毒患者的首诊医疗卫生机构,应当及时向所在地县级卫生行政部门报告。

职业病中毒事故报告的内容应当包括中毒事故发生的地点、时间、发病情况、死亡人数、可能发生原因、已采取措施和发展趋势等。

地方各级卫生行政部门按照《卫生监督统计报告管理规定》,负责管辖范围内职业中毒事故的统计报告工作,并应当定期向有关部门和同级工会组织通报职业病中毒事故发生情况。职业病中毒事故发生的情况,由省级以上卫生行政部门统一对外公布。任何单位和个人不得以任何借口对职业病中毒事故瞒报、虚报、漏报和迟报。

3.现场调查

到达中毒现场后,应与事件处理现场负责人取得联系,并获得配合。如果中毒现场尚未得到控制,应根据获悉的资料和调查得到的资料,立即就中毒事件的现场控制措施、中毒患者人数统计、检伤以及急救处理、救援人员的个体防护、现场隔离带设置、人员疏散等提出建议,并在确保调查人员安全的情况下开展调查工作;如果中毒现场已经得到了控制,应先了解中毒事件的概况(时间、地点、中毒人数、救治情况等),再进行现场勘察。

急性职业中毒的现场调查工作主要开展以下几项内容的调查工作,并填写急性职业中毒患者现场调查的相关表格。

(1)一般情况调查:主要调查发生急性职业中毒的单位名称、性质及隶属情况、单位地址、联系电话、引起职业中毒的原因、接触人数、中毒人数、死亡人数、发生中毒的时间、地点(车间)、产品名称及生产多长时间、有无各类规章制度、中毒发生时的现场状态、中毒者的主要症状和体征等。

(2)职业史的调查:主要调查接触工人、中毒者和死亡者的职业史及可能接触的有毒有害物质情况等。

(3)工艺过程:了解简单的生产工艺过程,对生产过程中的有关化学物质要进行了解、记录,并调查其简单的化学反应式。

(4)中毒经过和原因的调查:急性职业中毒的经过,包括从发生中毒前的操作情况、操作人员情况、使用的仪器设备、原料、产品及机器运行情况以及中毒发生时的情况和发生后的情况等。同时,应向临床救治单位进一步了解相关资料(如中毒者状况、抢救经过、实验室检查结果等),并采集中毒者的生物样品留待检验。

(5)防护情况的调查:调查生产环境有无有效的防护设备和防护措施,了解工人个体的防护情况、工人卫生情况和安全生产教育情况等。防护情况、工人卫生情况和安全生产教百情况等。

4.现场监测

为及时了解发生急性职业中毒的原因,为急性职业中毒的诊断提供依据,要进行现场监测工作,对可疑毒物进行浓度监测并采集样品留至实验室分析。现场空气或其他样品的毒物浓度即使已被稀释也应监测,必要时可在事后模拟现场进行检测作为参考。

(1)样品采集:在了解毒物种类和估测逸散数量及事件发生的具体过程和发生地情况后,再采集有代表性的样品,采样量应足够满足多次重复测定的需要。①环境样品:当毒物以气态和蒸气态形式存在时,使用吸收管、固体吸附剂管、采气瓶或采气袋进行采集,采集方法以集气法为主;当毒物以气溶胶形式存在时,使用滤料(如微孔滤膜、过滤乙烯滤膜等)、采样夹和冲击式吸收管采集;当存在形式不明时,可使用采气瓶或采气袋采集;当毒物呈固态或液态时,一般直接用适宜的工具采入有螺丝扣盖子的玻璃或无色的聚乙烯、聚四氟乙烯容器中,4 ℃冷藏保存。②生物样品:主要为中毒患者或中毒死亡者的血液、尿液。一般情况下,血液样品采集量为 10 mL,尿液样品采集量为 50～100 mL。

(2)现场快速检测:急性职业中毒事件中常用的现场快速检测方法主要有以下四种:①检气管法:具有简便、快捷、直读等特点,可根据检气管变色柱的长度测定出被测气体的浓度。可快速检测一氧化碳、氨气、氯气、二氧化碳、二氧化硫、甲醛、砷化氢、苯、甲苯、二甲苯、甲醇、乙醇、乙烯等多种有毒气体。②比色试纸法:具有简便、快速、便于携带的特点,适用于各种状态的有害物质的测定。常用比色试纸检测的物质包括氨气、有机氯农药、一氧化碳、光气、氢氰酸、硫化氢、甲醛、乙醛、二氧化氮、次氯酸、过氧化氢等。③气体检测仪:具有操作简便、快速、直读、精确度高、可连续检测等特点。适于检测的气体包括一氧化碳、二氧化碳、氧气、氢气、臭氧、一氧化氮、二氧化氮、氯乙烯、肼、二氧化氯、甲烷、乙烷、氮气、氯气、二氧化硫、氟化氢、硫化氢、砷化氢、光气、磷化氢、氰化氢、甲苯等。④气相色谱/质谱分析仪和红外线谱仪:精确度高、检测范围广,适用于未知毒物和多种混合毒物存在的现场。可为车载式或其他能够现场使用的分析仪,用于各种挥发性有机物的检测。

5.职业中毒事故的处理

(1)用人单位应采取的处理措施:发生职业中毒事故时,用人单位应当根据情况立即采取以下紧急措施:①停止导致职业病中毒事故的作业,控制事故现场,防止事态扩大,把事故危害降到最低限度;低限度。②疏通应急撤离通道,撤离作业人员,组织救险。③保护事故现场,保留导致职业病中毒事故的材料、设备和工具等。④对遭受或者可能遭受急性职业中毒的劳动者,及时组织救治、进行健康检查和医学观察。⑤按照规定进行事故报告。⑥配合卫生行政部门进行调查,按照卫生行政部门的要求如实提供事故发生情况、有关材料和样品。⑦落实卫生行政部门要求采取的其他措施。

(2)卫生行政部门应采取的处理措施:卫生行政部门接到职业中毒事故报告后,根据情况可以采取以下措施:①责令暂停导致职业中毒事故的作业。②组织控制职业中毒事故现场。③封存造成职业中毒事故的材料、设备和工具等。④组织医疗卫生机构救治遭受或者可能遭受急性职业中毒的劳动者。

(3)职业中毒事故调查组及其职责:职业中毒事故发生后,卫生行政部门应当及时组织用人单位主管部门、公安、安全生产部门、工会等有关部门组成职业中毒事故调查组,进行事故调查。事故调查组成员应当符合下列条件:①具有事故调查所需要的专业知识和实践经验;②与所发生事故没有直接利害关系。

职业中毒事故调查组的职责:①进行现场勘验和调查取证,查明职业中毒事故发生的经过、原因、人员伤亡情况和危害程度;②分析事故责任;③提出对事故责任人的处罚意见;④提出防范事故再次发生所应采取的改进措施的意见;⑤形成职业病事故调查处理报告。

(4)卫生行政部门对职业中毒事故的处理:职业中毒事故调查组进行现场调查取证时,有权向用人单位、有关单位和有关人员了解有关情况,任何单位和个人不得拒绝、隐瞒或提供虚假证据或资料,不得阻碍、干涉事故调查组的现场调查和取证工作。卫生行政部门根据事故调查组提出的事故处理意见,决定和实施对发生事故的用人单位的行政处罚，并责令用人单位及其主管部门负责落实有关改进措施建议。职业中毒事故处理工作应当按照有关规定在 90 d 内结案，特殊情况不得超过 180 d。事故处理结案后，应当公布处理结果。

（三）职业中毒的综合防制措施

预防职业中毒必须采取综合治理措施，从根本上消除、控制或尽可能减少毒物对劳动者的损害。应遵循“三级预防”原则，推行“清洁生产”，重点做好“前期预防”。通过改进生产工艺和生产设备，合理利用防护设施及个人防护用品，以减少劳动者接触毒物的机会和程度。

1.根除毒物或降低毒物浓度

从生产工艺中消除有毒物质，可用无毒或低毒的物质代替有毒或高毒的物质，例如用无苯材料代替苯和二甲苯；降低毒物浓度，减少人体接触毒物水平；严格控制毒物逸散，避免直接接触。对于逸出的毒物，要防止其扩散，采取密闭生产和局部通风排毒，以减少接触毒物的机会；经通风排出的毒物，必须加以净化处理后方可排放，或直接回收利用。

2.合理安排工艺和生产工序布局

采用的生产工艺、建筑与生产工序的布局应符合职业卫生要求。对于有毒物逸散的作业，应在满足工艺设计要求的前提下，根据毒物的毒性、浓度和接触人数等对作业区实行区分隔离，以免产生叠加影响。有害物质的发生源应布置在主要作业场所的下风侧。

3.加强个体防护

加强个体防护是防制职业中毒的重要措施。劳动者在生产过程中应准确选用和使用个人防护用品。个人防护用品包括呼吸防护器、防护帽、防护眼镜、防护面罩、防护服、皮肤防护用品等。在有毒物质作业场所，应设置必要的卫生设施，如盥洗设备、淋浴室、更衣室和个人专用衣箱等。此外，还应教育劳动者养成良好的卫生习惯，制定工作场所的卫生防护制度，以减少职业中毒的发生。

4.健全职业卫生服务

健全的职业卫生服务在预防职业中毒中极为重要。应按照国家的规定，定期或不定期监测作业场所空气中毒物浓度，将其控制在国家标准浓度以下。对接触有毒物质的劳动者实施上岗前体格检查，排除职业禁忌症。对于已经上岗的劳动者进行定期健康监护检查，发现早期的健康损害，以便及时处理。因地制宜地开展各种体育锻炼，组织劳动者进行有益身心健康的业余活动，以增强劳动者的体质。

5.强化安全卫生管理

企业的各级领导必须强化法制观念，在工作中认真贯彻执行国家有关预防职业中毒的法规和政策。企业要重视职业中毒的防制工作，结合企业内部接触毒物的性质和使用状况，制定预防措施和安全操作规程。建立相应的安全、卫生和处理应急事故的组织领导机构。做好管理部门与作业者职业卫生知识的宣传教育，使有毒作业人员充分享有职业中毒危害的知情权，企业安全卫生管理者应尽“危害告知”义务，共同参与职业中毒危害的预防与控制。

（王培宏）

第六节　伤害与暴力的预防控制

一、伤害的预防与控制

（一）道路交通伤害能否预见和预防

人们习惯上将交通事故看作是发生在某人身上的意外事件，并且是道路运输的一个不可避免的后果。术语“事故”给人一种似乎不可避免和无法预见的印象，因而是无法控制的事件。然而，事实并非如此，道路交通伤害是可以通过合理分析和采取措施加以控制的。道路交通伤害的研究结果显示，交通事故的发生并非是随机的意外事件，相反，其分布是不均匀的，存在一些明显和潜在的危险因素。如案例中，司机在道路拐弯处提前减速，或者交管部门能严禁旧车翻新的车辆上路，那车祸的悲剧则完全或部分避免。另外，西方发达国家在20世纪60年代和20世纪70年代早期，就开始注意到车祸的后果，采取一些针对性的预防方法，如安全带、安全头盔的强制佩戴、血液酒精含量的限制等措施，结果道路交通伤害的伤亡则明显减少。这均说明道路交通伤害是可预见且可预防的。

(二)道路交通安全属于公共卫生范畴吗

事实上长期以来，道路交通安全并不受公共卫生部门管辖，而是交通部门的责任。如在20世纪60年代初期，许多发达国家设立了交通安全机构，通常设在政府运输部门内，公共卫生部门并未参与其中。然而，道路安全存在一个无法回避的事实——道路交通事故导致的伤害。全世界每年约有120万人死于道路交通伤害，受伤者多达5 000万人，而且每年造成5 000多亿美元的直接经济损失和无法估算的间接伤害。因此，道路交通安全不仅仅是一个交通问题，更是一个重要的公共卫生问题。

(三)公共卫生如何预防和控制道路交通伤害

彻底避免道路交通伤害的最好办法是别发生道路交通安全事故，显然这不是公共卫生的方法所能做到的。道路交通伤害的预防和控制需要多部门协作，各司其责。其中公共卫生则提供了独一无二的科学的、以预防为导向的方法。

公共卫生用于预防道路交通伤害的方法是在科学的基础上，综合了医学、生物力学、流行病学、社会学、行为科学、犯罪学、教育学、经济学、工程学和其他多学科的知识。其具体作用和工作程序主要包括：

1.道路交通伤害监测

通过伤害监测和调查，系统地收集有关道路交通伤害的数量、范围、特征及其后果等方面的资料。

2.道路交通伤害危险因素

研究道路交通伤害的成因与决定因素：包括道路交通伤害的原因和有关因素、增加或降低危险的因素、通过干预措施可以改变的因素等。

3.预防与控制

探讨预防和降低道路交通事故伤害严重程度的方法，设计、实施、监测和评估干预措施。

4.评价

帮助各个部门实施各种情况下具体应用前景的干预措施，特别是通过信息传递，改变人的行为，并对这些项目的成本效益进行评价。

5.政策

影响政策制订者和决策者，使之认识到把伤害预防列为一项重要工作的必要性，以及采取改善道路交通安全措施的重要性。

6.服务

把行之有效的科学信息变为能够保护行人、骑自行车者和机动车拥有者的政策和措施。

7.宣传

促进上述各领域，特别是在信息收集和研究领域的能力建设。

(四)伤害的概念与分类

1.伤害的概念

道路交通伤害是伤害的一种，伤害的种类繁多，但所有伤害都是以能量的异常转移为特征。目前被广泛接受的伤害定义为：由于运动、热量、化学、电或放射线的能量交换超过机体组织的耐受水平而造成的组织损伤和由于窒息引起的缺氧以及由此引起的心理损伤统称为伤害。

准确地讲伤害与事故稍有不同，事故通常是一种偶然的不可知的，无法预防和控制的意料之外的突发事件，事故可能导致伤害，也可能不导致伤害，如将车祸看作事故，车祸可以有人员伤亡，也可以没有人员伤亡。伤害可以是无意识的(如车祸、溺水、中毒等),也可以是有意识的(如自杀、暴力);伤害发生的原因和危险因素是可以弄清的,也是可以预防的。因此不宜用事故的概念来代替伤害。

2.伤害的分类

美国伤害预防控制中心根据伤害的意图,将伤害分为意外伤害和故意伤害两种,见图 8-2。

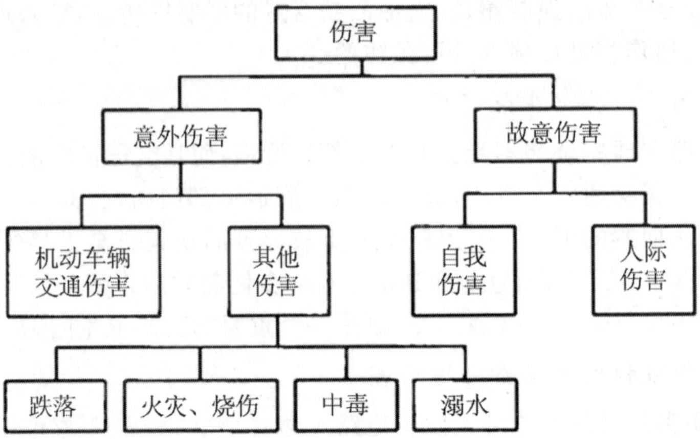

图 8-2 伤害的分类

(1)故意伤害:是指有意识、有目的地加害于自己或他人,常伴有暴力行为,如强奸、家庭暴力、殴打、他杀和自杀等。

(2)意外伤害:这类伤害是指无意识的、因意外事故导致的伤害。如车祸、跌落、火灾与烧伤、溺水、中毒、医疗事故等。

(五)流行概况

全球每年有 3 亿人遭受各类伤害,700 万人死亡,1 500 万人遗留功能障碍,800 万人终生残疾。每年仅车祸就死亡 120 万人(每天 3 000 多人),受伤 5 000 万人。世界卫生组织报告,伤害与传染病,慢性非传染病已成为危害人类健康的三大疾病,估计到 2020 年人类前三位死亡原因将是心血管疾病、伤害和神经精神疾病。每年每 3～4 个人中就有一人发生伤害,其中 3%～5%的人后遗躯体功能损害,1%～3%的人致残疾。1999 年美国 CDC 监测资料显示,美国 1～44 岁人口的第一位死因就是伤害。我国各类伤害每年发生约 2 亿人次,因伤害死亡人数约 70 万～75 万人,占死亡总人数的 9%左右,是继恶性肿瘤、脑血管病、呼吸系统疾病和心脏病之后的第五位死亡原因。以 1～44 岁人群死因排序,伤害则上升为第一位。

伤害给全球造成巨大经济损失和社会负担,伤害造成的经济损失和社会负担远远超过任何一种传染病和慢性非传染性疾病。美国伤害的医疗支付占医疗支出 12%,1998 年伤害损失 2 600 亿美元,等于肿瘤和心脏病两项损失之和,伤害的人群潜在寿命损失年数和社会负担均远高于癌症、心脏病、艾滋病和中风等。伤害导致的 PYLL 占总 PYLL 的 26%以上。全球每年仅因车祸一项伤害造成经济损失 5 180 亿美元,其中中低收入国家损失 650 亿美元,比他们所接受的经济援助资金还多。我国每年发生各类需要就医的伤害约为 6 200 万人次,占全年居民患病需要就诊总人次数的 4.0%,每年因伤害引起的直接医疗费达 650 亿元,因伤害休工而产生的经济损失达 60 多亿元。伤害是我国人群中导致社会负担与家庭损失第一位的原因。伤害是我国居民因伤致贫、因伤返贫的主要原因,WHO 报告称中国跌倒死亡疾病负担在全世界最高,跌倒造成伤残调整生命年损失约为世界其他地区的 2 倍。我国三城市调查显示,每位受伤儿童一年平均最低的治疗费用为 250 元,广州市平均每例伤害死亡所造成的 YPLL 高达 25 年,潜在工作损失年数(WYPLL)和潜在价值损失年数(VYPLL)为 11 年。我国中小学生每年发生伤害人数约为 4 250 万人,6 万人死亡,每天约有 40 多人因溺水、交通事故、食物中毒、建筑物倒塌等伤害死亡。其中门诊 1 360 万人、住院 34 万人、暂时性失能 105 万人、残疾 34.5 万人,缺课 2.38 亿天,相当于 80 万学生休学 1 学年;每年中小学生伤害的医疗费用为 32.6 亿元。我国每年青少年伤害的社会代价估计为 108.6 亿～

453.3 亿元。WHO2004 全球伤害报告称到 2010 年中国每年将有 140 万人因伤害而夭折，到 2030 年可能上升到 250 万人；如果把伤害预防纳入到疾病控制工作中，2010 年每年将有 50 万人可以避免因伤害死亡，2030 年每年将有 170 万人避免因伤害早亡。

（六）伤害控制的病因模型

包括致病因子、宿主和环境 3 个部分（图 8-3）。伤害发生的致病因子即为能量，能量在一定的外环境条件下，通过某种媒介传递到暴露个体而导致个体伤害。暴露个体的条件和耐受性将影响伤害的发生，只有能量传递超过人体耐受性时才会发生伤害。通过锻炼和防护可增强机体对能量的耐受力，但疾病状态、疲劳、酗酒等会使耐受力下降。

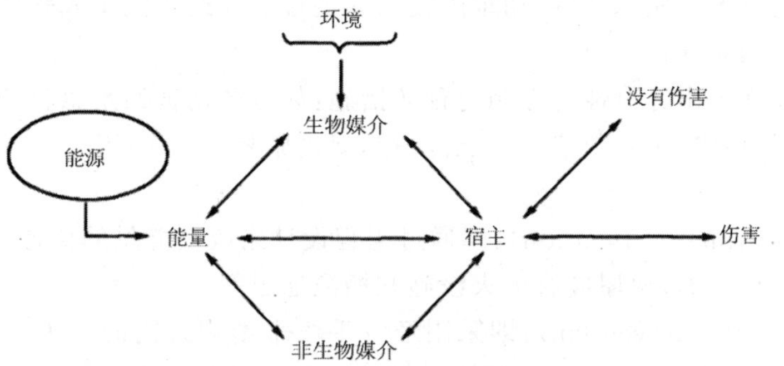

图 8-3 伤害控制的病因模型

（七）预防与控制

预防和控制伤害的目的就是防止伤害性事件的发生，减轻发生事件对人的伤害程度。如前所述，公共卫生问题的解决通常需要一系列部门的参与——分别针对深层次的经济、社会、法律和环境因素。但无论预防策略的参与部门有哪些，公共卫生特有的工作步骤与方法使其在协调、实施、监控和评估反应方面起领导作用。

1.公共卫生方法的基本步骤

（1）监测：就问题的规模、特点、范围和后果，在地方、国家和国际层面搜集数据。

（2）确认问题的原因：以及提高或降低个人遭遇问题的风险因素，并察看如何来修正这些因素。

（3）制定干预措施：基于第一步和第二步获得的信息，设计、实施、监控和评估旨在预防问题的干预措施。

（4）实施与评估：发布关于干预有效性的信息；在更大规模上实施有效的干预措施；评估更大规模干预工作的成本有效性。

2.预防策略与措施

1）三级预防策略。

（1）一级预防：一级预防是指在伤害发生之前采取措施，使伤害不发生或少发生。主动的一级预防是通过信息传递和行为干预，帮助居民提高安全意识、伤害防治常识和自我保护能力。可分为：①全人群策略：一般是针对全人群开展伤害预防的健康教育。以提高全民对伤害危害及伤害预防重要性的认识。提高个人的伤害预防意识与知识。②高危人群策略：针对伤害的高危险人群有针对性地开展伤害预防教育与培训。如驾驶员的安全培训。对学生进行防火、防电、交通安全和防溺水的专题教育等。③健康促进策略：即通过某些健康促进项目来预防伤害的发生。如某企业的健康促进项目可能包括把伤害预防纳入企业政策、讨论建立一个安全的工作环境、加强岗位培训和职业教育、改善不合理的生产环境等被动的一级预防是从工程和产品的设计阶段便充分考虑到伤害与安全问题。

（2）二级预防：二级预防是当灾难发生时，减少伤害的发生及其严重程度。如摩托车头盔、安全带、救生衣和防弹衣、自救互救、院前医护、院内抢救和治疗等。

（3）三级预防：是伤害已经发生后，控制伤害的结果。使受伤者恢复正常功能、早日康复和使残疾人得到良好的照顾和医治。如心肺复苏、康复等。

2)Haddon 伤害预防的十大策略：William Haddon 提出的伤害预防十大策略如下。

(1)预防危险因素的形成：如禁止生产有毒、致癌杀虫剂。

(2)减少危险因素的含量：如限制车速、限制武器使用。

(3)预防已有因素的释放或减少其释放的可能性：如将儿童药物放入专用容器、制造不太滑的浴盆等。

(4)改变危险因素的释放率及其空间分布：如机动车司机及前排乘客使用安全带及自动气囊等。

(5)将危险因素从时间、空间上与被保护者分开：如行人走行人道、工人戴安全帽。

(6)用屏障将危险因素与受保护者分开：如用绝缘物把电缆与行人隔开。

(7)改变危险因素的基本性质：如将机动车内突出的尖锐器件改成钝角或软体、加固油箱。

(8)增加人体对危险因素的抵抗力。

(9)对已经造成的损伤提出针对性的控制与预防措施：如各种伤害的紧急救护预案和绿色通道。

(10)使伤害患者保持稳定，树立起信心，配合治疗，促进康复。

3)五“E”干预措施。

(1)工程干预(ensineering intervention)：即通过工程设计来改变能量的传递和人的环境，以减少伤害的发生，如在汽车前面设计气囊，房屋应有灭火设施和撤离通道等。

(2)经济干预(economic intervention)：即采用经济手段来影响人们的行为。如行人由于不守交通规则而致的伤害，其经济责任自负。

(3)强制干预(enforcement intervention)：对超速行车、酒后驾车、无消防设施的建筑等给予强制性处罚。

(4)教育干预(educational intervention)：即通过说理教育及普及安全知识来影响人们的行为。这是一种十分有效的干预措施。

(5)紧急救护(emergency care and first aid)：第一时间的紧急救护。

4)Haddon 模型。

(1)Haddon 模型：Haddon 根据伤害发生的阶段和条件，以车祸预防为例，提出了著名的伤害预防模型，分析伤害发生原因，提出干预措施。①分析车祸发生前的危险因素。如，驾驶者饮酒、刹车失灵或环境能见度低等因素。②分析车祸发生时的危险因素。如，没有系好安全带、车上的硬物或锐边、环境易燃的建筑材料等。③分析车祸发生后影响伤亡的因素。如，车祸的后果取决于创伤严重程度、机动车损毁情况和急救医疗的反应。

(2)干预措施：①发生前：要遴选司机(宿主)，上路前车辆安全检查，尤其是车闸、轮胎、车灯(致病因子)，公路的状况及维修(环境)。②发生时：提高司机的应变能力和乘车者的自我保护意识(宿主)，车辆装备性能，尤其是轮胎(致病因子)，路面状况与路边障碍物(环境)。③发生后：防止失血过多，妥善处理骨折(宿主)，油箱质地的改善与防止漏油(致病因子)，车祸急救，消防应急系统与措施等(环境)。

3.伤害预防与控制的公共卫生实践与循证医学

表 8-1 列出了部分非故意伤害的预防干预措施的有效性，更多的有关伤害预防控制的措施和行动需要进一步循证医学评估，便于向社会推广。

表 8-1　**部分非故意伤害预防干预措施的有效性**

非故意伤害	干预措施	有效性	公共卫生部门职责
道路交通伤害	将摩托车司机和汽车司机的法定驾龄从 16 岁提高到 18 岁	经过评估，显示出预防效果的证据	宣教、合作、评估
	毕业司机执照系统	经过评估，显示出预防效果的证据	宣教、合作、评估
	交通镇静措施	经过评估，显示出预防效果的证据	宣教、合作、评估
	日间摩托车照明灯	经过评估，显示出预防效果的证据	宣教、合作、评估
	制定和实施安全带法	经过评估，显示出预防效果的证据	宣教、合作、评估
	儿童乘客限制	经过评估，显示出预防效果的证据	宣教、合作、评估
	引入和实施摩托车头盔法	经过评估，显示出预防效果的证据	宣教、合作、评估
	减速措施	经过评估，显示出预防效果的证据	宣教、合作、评估
失火	住房电子化	经过评估，显示出一些预防效果的证据，但还需要更多测试。	宣教、合作、评估
	禁止制造和销售烟花爆竹	经过评估，显示出一些预防效果的证据，但还需要更多测试。	负责实施
	减少住房中易燃物质的储备	经过评估，显示出一些预防效果的证据，但还需要更多测试。	负责实施
	烟雾警报和探测器	经过评估，显示出一些预防效果的证据，但还需要更多测试。	宣教、合作、评估
	提高建筑物标准	经过评估，显示出一些预防效果的证据，但还需要更多测试。	宣教、合作、评估
	改善产品——如煤油炉、烹饪器皿和烛台	经过评估，显示出一些预防效果的证据，但还需要更多测试。	宣教、合作、评估
中毒	防止儿童使用的容器	经过评估，显示出预防效果的证据	负责实施
	中毒控制中心	经过评估，显示出预防效果的证据	负责实施
	与存储器皿和放置地点同时相关的，更好的储存方法		负责实施
	警告标志的使用	经过评估，显示出一些预防效果的证据，但还需要更多测试。	负责实施

二、暴力：全球公共卫生问题

暴力，大到战争、小到人际间以及个人内心冲突导致的暴力行为，如同人类历史一样古老而且不断重复，社会的发展、文明的进步并没能使之消失。所幸的是，历史上从来没有像今天这样全世界开始如此关注暴力。自 2002 年世界卫生组织发布《世界暴力与卫生报告》，人们开始认识到，一直以来被作为犯罪以及侵犯人权的暴力行为同时也是一个公共卫生问题，一个严重阻碍经济、社会发展的发展问题。一场预防暴力的公共卫生运动已经在全世界多个国家掀起。

（一）暴力的概念与分类

1.暴力的概念

世界卫生组织（WHO，2002）关于暴力的定义是：蓄意地运用躯体的力量或权利，对自身、他人、群体或社会进行威胁或伤害，造成或极有可能造成损伤、死亡、精神伤害、发育障碍或权益的剥夺。

从该定义可以看出：①暴力是一种行为，既包括显而易见的暴力行为，也包括“运用权力”的效果如威胁、恐吓、漠视、剥夺等看不到的暴力行为；②暴力行为具有主观故意性；③故意实施暴力并等于故意造成伤害。

2.暴力的分类

早在 1996 年世界卫生大会（World Health As-sembly，WHA）49.2 项决议就宣布暴力是危害健康的重要原因，并建议 WHO 制定暴力的分类方法，以去区分不同的暴力类型。2002 年，WHO 在《世界暴力与卫生报告》（World Report on Violence and Health）中，根据施暴者的特点将暴力分为 3 种类型，即自我暴力（self-directed violence）、人际暴力（interpersonal violence）和集团暴力（collective violence）。而每一种类型又可根据暴力的性质以及发生的人群不同，则分成更多细分类型。然而由于暴力表现形式的复杂性，至今并没有被广泛接受的、统一的分类方法。以下分别根据暴力对象、施暴者以及暴力性质的不同对暴力做了分类(图 8-4)。

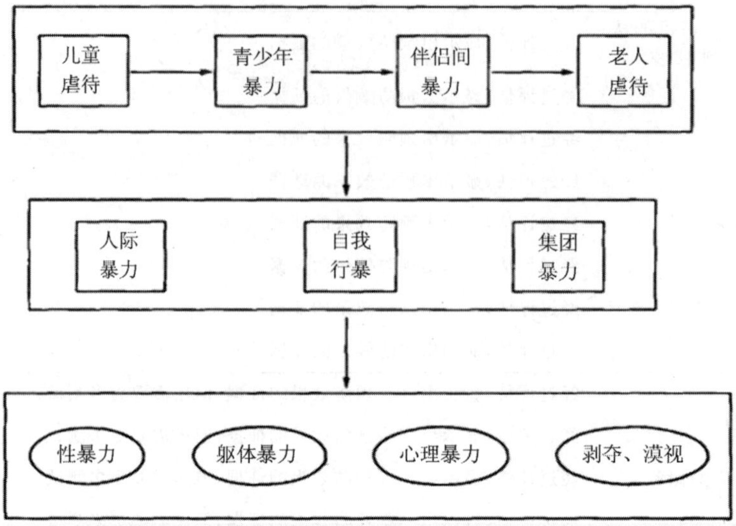

图 8-4　暴力的分类

(二)暴力的流行和危害

1.致死性暴力

2002 年，全球约有 160 万人死于各种暴力行为，包括自杀、人际暴力和集团暴力。这一数字相当于一大半死于艾滋病的人数，几乎等于全球死于结核病的人数，是因交通事故死亡人数的 1.5 倍。其中，87 万人死于自杀，56 万人死于他杀，另外 17 万人死于战争、恐怖主义等集团暴力。这些死亡 90%来自中低收入国家，只有不到 10%发生在发达国家。在年龄分布上，自杀和他杀是 15～44 岁人群的重要死因，60 岁以上人群自杀率最高。

2.非致死性暴力

就暴力对人类社会的危害来说，看得到的暴力引起的死亡数字只是暴力冰山一角，更多的非致死性伤害我们却无法获取准确的数字，但却真实存在。如自杀死亡者与自杀未遂者的比例估计为 1∶6。非致死性暴力之所以没有准确的数字，主要原因有：①很多国家没有建立非致死暴力监测系统；②各种原因导致的暴力受害者没有就诊或不愿报告。流行病学的专项调查资料结果显示，每年有数百万人遭受暴力并导致伤害、残疾或精神问题等。虽然来自述的结果可能被人为夸大或隐瞒，但无疑告诉我们不能忽略非致死性暴力的严重程度。

3.暴力的危害

暴力对人的危害曾长期局限于即时的躯体伤害。近年来越来越多的研究证据表明，暴力行为除了产生即时的躯体伤害外，还会导致一系列的有关健康的、经济的以及社会的不良后果，同时暴力的对人的危害具有长期性。如儿童期虐待经历会影响受虐儿童一生的躯体、心理健康以及对健康资源的利用。

(1)危害健康：与致死性暴力(如自杀和他杀)不同，非致死性暴力对健康的危害包括躯体的(如骨折、脑部受伤等)、心理的(如认知损伤、抑郁焦虑、创伤障碍综合征等)以及行为损害(如烟草、酒精和药物滥用等)。非致死性暴力受害者还是一些传染性疾病(如 HIV 感染)、慢性病等的高发人群。

(2)损害社会功能：暴力行为破坏了当事人的社会结构，影响了家庭内外的正常交往关系。例如伴侣间暴力可能导致当事人孤立于社会和他人，从而影响其与社会的整合。

(3)产生经济负担：因为暴力而额外支付的医疗卫生保健和司法成本、矿工以及残疾失能等每年给全球造成数十亿美元的经济损失，成为社会的一个巨大经济负担。如美国 1992 年的一项研究表明由于枪伤造成的直接和间接损失高达 1 260 亿美元，砍伤或刺伤造成 510 亿美元损失。

（三）暴力的根源

社会冲突理论认为，暴力是人们解决冲突的一种行为选择，因此避免这种选择在理论上没有障碍，但问题是人类社会在发展过程中，一定历史文化往往赋予一种行为以正当性。如在教育子女时，适当使用暴力在很多文化背景下被认为是正当的，虽然这种暴力行为给子女造成了危害。可见，冲突理论眼中对暴力的预防与控制难免有些悲观。

相反，公共卫生视野中对暴力的根源以及暴力的预防与控制则显得乐观很多。公共卫生关注的是暴力产生的环境因素特别是可变环境因素，并在此基础上设计干预措施。通过对暴力的流行病学资料分析，可以得出暴力的发生与很多因素有关联，这些因素包括生物学、人口统计学等个人因素，家庭、伙伴、伴侣等人际关系因素，学校、工作、居住等社区环境因素以及更大范围的社会文化方面的因素。但其中，并没有某个单一的因素可以完全解释为什么有些人会对他人（或自己）实施暴力，为什么暴力在有些国家比在其他国家更为常见。虽然可以对暴力行为的发生解释为多种因素相互作用的结果，但从公共卫生干预的角度，这一解释不足以提出有效的干预方案。美国学者 Urie Bronfenbrenner 提出的生态系统理论（1979；1989；1993；1995）为我们从多个水平、不同侧面理解暴力的根源提供理论依据，同时该理论也是不同干预假设的理论基础。目前，建立在生态系统理论基础上的社会生态学模型已经在儿童虐待、青少年暴力、伴侣间暴力以及老人虐待等领域得到应用，见图8-5。该模型解释了暴力各因素之间的关系，认为暴力行为的发生是一组套叠的、相互影响的多水平多因素系统作用的结果。而且，生态系统理论认为，近体系统及其因素（如家庭）是暴力行为发生主要原因。

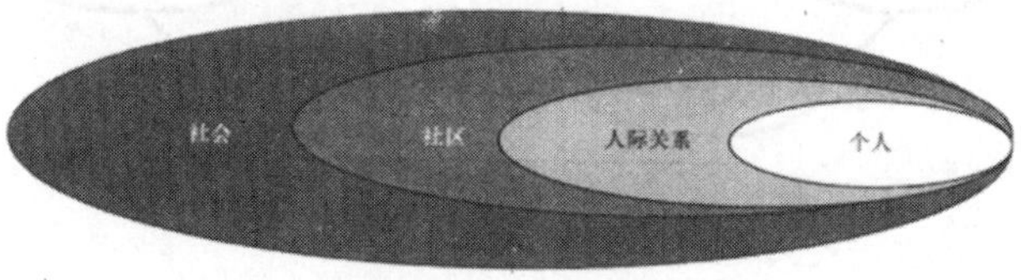

图 8-5 暴力根源的社会生态学模型

（四）暴力的预防和控制

1.传统暴力处理措施

传统上，暴力是作为一种犯罪行为而诉诸于司法系统来加以解决。这种方法主要是针对暴力行为发生后而采取的，具体措施包括：惩罚、威慑、剥夺施暴者自由（如入狱）、在特定场所进行改造等。

这种处理方法的一些主要特点是：①针对暴力行为的实施者，而对受害人没有进行处理；②着力于暴力行为发生后的处理，而不是暴力行为发生前的预防，忽略了暴力发生的原因；③关注发生暴力行为的个体，而不是针对群体，尤其是群体健康；④其对暴力行为控制的长期效果不明确。

2.公共卫生方法

与传统暴力处理措施不同，公共卫生预防和控制暴力的方法着眼于暴力行为（或事件）带来的群体健康问题，而不是个体；重点关注暴力受害者，而不仅仅是暴力的实施者（另外公共卫生将施暴者也视作暴力的受害者）；公共卫生措施的提出依赖于复杂的病因系统（有近因，也有社会经济等远因），而不是简单的行为和动机；不仅对发生暴力的行为进行处理更注重暴力发生前的预防；公共卫生也注重多学科、多部门的协作，包括司法部门。公共卫生方法的基本步骤为：监测、危险因素评估、干预评价和推广应用四步。实践证明，用公共卫生方法预防和控制暴力显示了比传统措施更好的长期效果。

3.预防策略与措施

1）三级预防策略。

（1）一级预防：指在暴力发生之前采取措施。①全人群措施：针对全人群开展暴力预防的健康教育，不考虑个人因素。如为学校全体学生开设预防暴力的课程。②高危人群措施：针对暴力的高危险人群，如对低收人家庭、单亲家庭进行抚养方法培训。③指向性干预措施：针对已显示暴力行为的人群，如针对家庭施暴者的措施。

(2)二级预防:处理暴力发生后的即刻效应的措施,如现场救护、急诊治疗等。

(3)三级预防:帮助受害者在暴力发生后进行康复,回归社会,减轻暴力损伤所做的其他努力。

目前,大部分国家预防暴力的措施主要集中在二级和三级预防方面。显然,为暴力受害者提供及时和长期的帮助并惩治施暴者是非常必要的,但我们必须清楚,显现的暴力行为只是冰山一角,更多的暴力是潜在的。因此,世界各国应该在一级预防上给予更多的投入和相应的评价。

2)多种水平的预防措施。

(1)个体水平:可改变危险因素的修饰。

(2)人际关系水平:家庭、生活方式的教育。

(3)社区水平:学校、工作、邻居环境的改善。

(4)社会水平:性别歧视、社会经济地位、态度等变化。

3)多部门协作的综合措施:伤害预防控制需要多部门协作,并需要政策的支持。见图8-6。

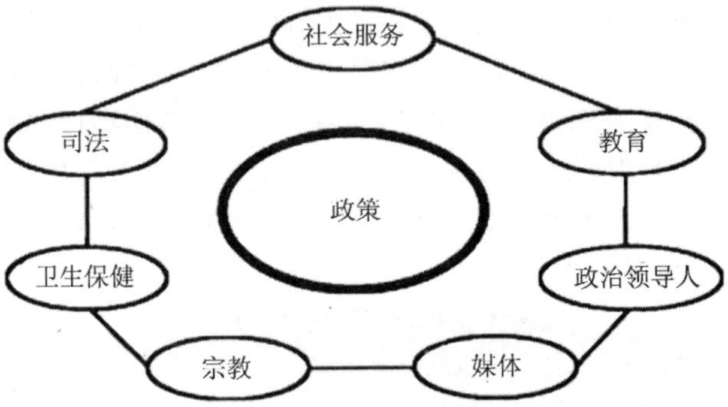

图 8-6　伤害预防的部门协作反应

4)预防暴力的建议。

(1)创建、实施和监测预防暴力的国家行动计划。

(2)加强收集暴力方面数据的能力。

(3)确定对暴力起因、后果、代价和预防的研究重点并支持研究工作。

(4)促进初级预防反应。

(5)加强针对暴力受害者的反应。

(6)把暴力预防纳入社会和教育政策并从而促进性别和社会平等。

(7)增进暴力预防方面的合作和信息交流。

(8)促进和监测遵守国际条约、法律及保护人权的其他机制的情况。

(9)探索针对全球毒品贸易和全球武器贸易的国际上商定的应用反应。

(王培宏)

第七节　突发公共卫生事件应急处理

近年来,发生了一系列重大突发公共卫生事件(emergency public health events),如印度鼠疫风暴、美国炭疽恐怖、英国口蹄疫事件、中国 SARS 疫情以及正在袭击全球越来越多国家的禽流感和甲型 H1N1 型流感疫情等,人们日益认识到突发公共卫生事件对当今社会经济发展的重大影响——突发公共卫生事件正在逐步成为世界各国共同关注的热点问题。

突发公共卫生事件的应对处置能力是指:突发公共卫生事件发生时,能够采取有效措施、及时控制和消除突发公共卫生事件危害的能力。突发公共卫生事件的应对处置能力是疾病预防控制能力的重要组成部分,我国应加强应急处置体系建设和人员的技术培训,做好物资储备,组建精良的应急处置队伍,随时应对突发的公共卫生事件，特别是要充分发挥疾病预防控制体系的作用。

一、突发公共卫生事件概述

（一）突发公共卫生事件的定义与主要危害

1.突发公共卫生事件的定义

我国《突发公共卫生事件应急条例》中规定，突发公共卫生事件是指突然发生，造成或者可能造成社会公众健康严重损害的重大传染病疫情、群体性不明原因疾病、重大食物和职业中毒以及其他严重影响公众健康的事件。

重大传染病疫情，指发生《中华人民共和国传染病防治法》规定的传染病或新的传染病暴发或流行严重的疫情，包括甲类传染病、乙类与丙类传染病暴发或多例死亡、罕见或已消灭的传染病、临床及病原学特点与原有疾病特征明显异常的疾病、新出现传染病的疑似病例等。

群体性不明原因的疾病，指在一定时间内，某个相对集中的区域内同时或者相继出现多个临床表现基本相似患者，但又暂时不能明确诊断的疾病。

重大食物和职业中毒事件，指危害严重的急性食物中毒和职业中毒事件等。

2.突发公共卫生事件的主要危害

突发公共卫生事件不仅给人民的健康和生命造成重大损失，对经济和社会发展也具有重要影响，主要表现在以下几个方面：

（1）损害人类健康：每次严重的突发公共卫生事件都造成众多的人群患病、伤残或死亡。

（2）造成心理伤害：突发公共卫生事件对于全社会所有人的心理都是一种强烈的刺激，必然会导致许多人产生焦虑、神经症和忧虑等精神神经症状。如 1988 年上海甲肝流行曾造成上海市和其他一些地区人群的恐慌。

（3）造成严重经济损失：一是治疗及相关成本高，如治疗一位传染性非典型性肺炎患者需要数万甚至数十万元；二是政府、社会和个人防疫的直接成本；三是疫情导致的经济活动量下降而造成的经济损失；四是疫情不稳定造成交易成本上升产生的损失。据专家估计，2003 年我国传染性非典型性肺炎流行至少造成数千亿元人民币的损失。

（4）国家或地区形象受损及政治影响：突发公共卫生事件的频繁发生或处理不当，可能对国家和地区的形象产生很大的负面影响，也可使医疗卫生等有关单位和政府有关部门产生严重的公共信任危机。严重突发公共卫生事件处理不当可能影响地区或国家的稳定，因此有些发达国家将公共卫生安全和军事安全、信息安全一并列入国家安全体系。

（二）突发公共卫生事件的基本特征

1.突发性和意外性

突发公共卫生事件虽然存在着发生征兆和预警的可能，但往往很难对其作出准确的预警和及时识别。首先，由于突发公共卫生事件发生的时间、地点具有一定的不可预见性，如各种恐怖事件、自然灾害引起的重大疫情、重大食物中毒等，很难预测其发生的时间和地点；其次，突发公共卫生事件的形成常常需要一个过程，开始可能事件的危害程度和范围很小，对其蔓延范围、发展速度、趋势和结局很难预测。例如，自 2002 年 11 月开始，我国广东等地发生的传染性非典型性肺炎，疫情开始时很难预测到会波及全国 24 个省（直辖市、自治区）和世界 32 个国家和地区，演变为特别重大的突发公共卫生事件。

2.群体性或公共性

突发公共卫生事件是一种公共事件，在公共卫生领域发生，危害的不是特定的个体，而是不特定的社会群体，具有公共卫生属性，往往同时波及多人甚至整个工作或生活的群体。如果所发生的突发公共卫生事件是传染病暴发或引起突发公共卫生事件的原因或媒介具有一定普遍性（如食品、疫苗或药物），还可能威胁其他地区。伴随着全球化进程的加快，突发公共卫生事件的发生具有一定的国际互动性。首先，一些重大传染病可以通过交通、旅游、运输等各种渠道在国家与国家之间远距离传播，如传染性非典型性肺炎在中国内地暴发后，不仅在国内传播，而且影响到周边地区和国家；其次，由于突发公共卫生事件影响对象主要是社会公众，政府应对突发公共卫生事件的能力、时效和策略反映了政府对公众的关心程度，也影响到政府的国际声誉。

3.严重性

由于突发公共卫生事件涉及范围大，影响严重，一方面对人们身心健康产生危害，甚至冲击医疗卫生体系本身、威胁医务人员自身健康、破坏医疗基础设施，可在很长时间内对公众心理产生负面影响；另一方面，由于某些突发公共卫生事件涉及社会不同利益群体，敏感性、连带性很强，处理不当可造成社会混乱，对社会稳定和经济发展产生重大影响。

4.复杂性

突发公共卫生事件种类繁多，原因复杂。我国因为地域辽阔，人口众多，自然因素和社会因素复杂，因而突发公共卫生事件发生的原因更是多种多样；其次引起传染病暴发的物质多种多样，全球已登记的引起中毒的化学物质种类超过 4 000 万种，对其毒性认识较深刻的仅数千种；第三，有的事件可直接造成人体或财物损害，有的只是潜在的威胁，但可能持续较长时间。有的事件本身还可能是范围更大的突发公共卫生事件的一部分。同类事件的表现形式千差万别，处理也难用同样的模式来界定，很难预测其蔓延范围、发展速度、趋势和结局。

5.阶段性

突发公共卫生事件不论大小都具有周期性，根据其发生、发展的过程可分为四个时期：潜在期即突发公共卫生事件发生前的先兆阶段，若先兆现象处理得好，突发公共卫生事件往往可以避免；暴发期即由于未能对其发生时间和地点进行预测，在先兆期未能识别，导致事件迅速演变，出现暴发的时期；持续发展期即突发公共卫生事件得到控制，但没有得到彻底解决的时期；消除期即突发公共卫生事件经过实施控制措施而得到完全解决的时期。

6.决策的紧迫性和时效性

突发公共卫生事件事发突然、情况紧急、危害严重，如不能采取迅速的处置措施，事件的危害将进一步加剧，造成更大范围的影响。所以，要求在尽可能短的时间内作出决策，采取针对性的措施，将事件的危害控制在最低程度。许多原因不明或特别严重的突发公共卫生事件发生时，由于事发突然、准备不足，使应对和处理工作更为艰难和紧迫。因此，突发公共卫生事件发生后，全力以赴救治患者，迅速调查事件原因，及时采取针对性的处置措施，控制事件的进一步扩大，就成为十分紧迫的任务。调查处理突发公共卫生事件的人员，必须争分夺秒，迅速、全面地开展工作，以求在最短时间内控制事态的发展。

7.处理的综合性和系统性

许多突发公共卫生事件不仅是一个公共卫生问题，还是一个社会问题，需要各有关部门共同协作，甚至全社会都要动员起来参与这项工作。因此，突发公共卫生事件的处理涉及多系统、多部门，政策性很强，必须在政府的领导下综合协调，才能最终控制事态发展，将危害降低到最低程度。

（三）突发公共卫生事件的分类和分级

1.突发公共卫生事件的分类

突发公共卫生事件的分类方法有多种，根据发生原因通常可分为：

（1）生物病原体所致疾病：主要指病毒、细菌、真菌、寄生虫等病原体导致的传染病区域性暴发、流行；预防接种出现的群体性异常反应；群体性医院感染等。

人类历史上，传染病曾肆虐数千年，造成过世界性巨大灾难，尽管随着科技进步，人类发明了抗生素及疫苗等药物和生物制剂，使传染病有所控制，但是目前传染病的发病率仍占全世界每年总发病率的第一位，原因是多方面的，包括一些已被控制的传染病如结核、疟疾等死灰复燃，卷土重来；一系列新传染病相继出现，如艾滋病、埃博拉病等，对人类构成严重威胁；特别是第一、二次世界大战期间和战后某些帝国主义国家研制烈性生物制剂并用于军事战争，即开展生物战（或细菌战），给人类带来危害和恐慌。

20 世纪 70 年代以来，相继发现了多种新的传染病，许多以暴发流行的形式出现。某些新传染病的危害已为世人所知，最典型的例子莫过于正在全球流行的艾滋病。1992年发现的新型霍乱，已使南亚数十万人发病，并呈世界性流行态势；在非洲出现的埃博拉出血热，其极高的死亡率使世人惊恐；莱姆病已在五大洲数十个国家和地区流行，严重感染者可致残，美国人称之为“第二艾滋病”。

目前，我国面临着工业化、城市化和人口老龄化，公共卫生随之出现许多新问题。有资料显示，全球发现的32种新现传染病中，有一半左右已在我国出现。我国乙肝病毒携带者占世界总数的1/3，结核患者占全世界总数的1/4，性病发病人数也正在大幅增长。

(2)食物中毒事件：指人摄入了含有生物性、化学性有毒有害物后或把有毒有害物质当作食物食入后出现的非传染性的急性或亚急性疾病，属于食源性疾病的范畴。

我国卫生部发布的2008年全国重大食物中毒的统计数字显示，通过网络直报系统共收到全国食物中毒报告431起，中毒13 095人，死亡154人，涉及100人以上的食物中毒13起。其中微生物性食物中毒的报告起数和中毒人数最多，分别占总数的39.91%和58.00%；有毒动植物食物中毒的死亡人数最多，占总数的51.95%。引起中毒的主要原因首先是投毒，其次为误食，还有的是因农药使用不合理污染食品而引起，主要涉及农药和鼠药。细菌性食物中毒问题仍然严重。食入有毒动植物中毒致死率高，误食的品种主要为河豚和毒蕈。

(3)有毒有害因素污染造成的群体中毒、死亡：指由于污染所致的中毒，如水体污染、大气污染、放射污染等，波及范围较广。据统计数据估计，全世界每分钟有28人死于环境污染，每年有1 472万人因此丧命；同时，有毒有害物质污染常常会对后代造成极大的危害。

我国是生产、消费消耗臭氧层物质(ODS)和排放二氧化硫最多的国家，二氧化硫排放量世界第二，国际环境履约面临巨大应激。近几年，我国酸雨污染比较严重，西南、华南等地区更是形成了继欧美之后的世界第三大酸沉降区。对1993年—2008年的酸雨观测站资料分析显示，近年来我国酸雨区主体位于青藏高原以东，覆盖了华南、江南、西南地区东南部、华中、华东和华北的大部分地区；非酸雨区主要位于我国西北地区中西部、西藏、内蒙古大部和川西地区。2006年，全国酸雨发生率在5%以上的区域占国土面积的32.6%，酸雨发生率在25%以上的区域占国土面积的15.4%。2008年酸雨发生面积约150万km^2，与2007年相比略有增加。

中国有毒有害因素污染总体范围在扩大、程度在加剧、危害在加重，一方保护，多方破坏，点上治理、面上破坏，边治理、边破坏，治理赶不上破坏速度。日趋严重的环境污染正在影响人民身体健康和社会经济的发展，如北京由于空气污染严重，呼吸道疾病在导致死亡的疾病中排第四位。

(4)自然灾害：主要指地震、洪涝、干旱等自然灾害造成的人员伤亡及疾病流行等，会在顷刻间造成大量生命财产的损失、生产停顿、物质短缺，灾民无家可归，眼见几代人为之奋斗创造的和谐生存条件毁于一旦，几十年辛勤劳动的成果付之东流，产生种种社会问题，并且还会带来严重的、包括社会心理因素在内的诸多公共卫生问题，从而引发多种疾病，特别是传染性疾病的暴发和流行。

由自然灾害引起的公共卫生问题是多方面的。如洪水淹没房屋倒塌所致外伤，破坏生态环境，影响生态平衡，造成疫源地扩散，环境条件恶化，尤其是饮用水严重污染引起肠道传染病暴发流行，食物匮乏导致营养缺乏症及食物中毒，夏、秋季节高温易发生中暑等。

(5)意外事故引起的死亡：煤矿瓦斯爆炸、飞机坠毁等重大生产安全事故让我们感到震惊，一些生活意外事故也在严重威胁着人们的安全。这类事件由于没有事先的准备和预兆，往往会造成巨大的经济损失和人员伤亡。有资料显示，在全球范围内，每年约有350万人死于意外伤害事故，约占人类死亡总数的6%，是除自然死亡以外人类生命与健康的第一杀手。

(6)不明原因引起的群体发病或死亡：指在短时间内，某个相对集中的区域内同时或者相继出现具有共同临床表现的多位患者，且病例不断增加，范围不断扩大，又暂时不能明确原因的疾病。这类事件由于系不明原因所致，通常危害较前几类要严重得多。一来该类事件的原因不明，公众缺乏相应的防护和治疗知识；同时，日常也没有针对该类事件的特定监测预警系统，使得该类事件常常造成严重的后果；此外，由于原因不明，在控制上也有很大的难度。

(7)职业中毒:指职业危害性因素造成的人数众多或者伤亡较重的中毒事件。

(8)“三恐”事件:主要指生物、化学和核辐射恐怖事件。

2.突发公共卫生事件的分级

在《国家突发公共卫生事件应急预案》中,根据突发公共卫生事件性质、危害程度、涉及范围,突发公共卫生事件划分为特别重大(Ⅰ级)、重大(Ⅱ级)、较大(Ⅲ级)和一般(Ⅳ级)四级。在《突发公共卫生事件分级内涵的释义(试行)》中,对不同等级的突发公共卫生事件分级情况给予了详细说明。

1)分级原则:突发公共卫生事件种类多,其性质和影响的范围以及造成的社会危害也各不相同,因此,采取的控制措施和管理的主体也不尽相同。为了加强突发公共卫生事件的报告和处理,确定突发公共卫生事件的管理主体,体现分级管理、分工责任明确,对突发公共卫生事件进行分级是十分必要的。

(1)危害第一原则:突发公共卫生事件的大小,主要以其对人民的生命、健康、社会和经济发展影响的大小或强弱为主要依据。对于传染病疫情主要以病死率高低、传播性强弱、对社会和经济发展影响大小以及人们对其认识程度为依据。例如,鼠疫虽然具有有效的预防控制手段,但其病死率高,传播力强,危害严重,所以对其标准划分就比较严格;对于传染性非典型性肺炎,虽然病死率不高,但由于是新现传染病,对社会和经济影响巨大,所以发现1例传染性非典型性肺炎病例就定位为较严重的突发公共卫生事件;对于食物中毒主要以中毒人数、影响的人群以及社会影响、经济损失为依据。

(2)区域第二原则:突发公共卫生事件大小的划分是以事件发生的区域为依据,因为事件发生地点不同,影响力也不同。例如,一起鼠疫疫情如果发生在大城市,可能传播快,波及的人数多,容易引起社会恐慌,对社会经济发展影响较大;而鼠疫若发生在偏远地区,由于人口密度小,交通不便,则可能造成的影响小。区域性原则还体现在以事件波及的范围为依据。如果事件涉及两个城市,甚至是两个省(自治区、直辖市),一方面说明事件有扩散趋势,需要引起重视;另一方面处理跨地区突发事件需要更高一层的政府部门进行协调,增大了应急指挥的难度。

(3)行政区划第三原则:我国现行的行政管理体制分为国家、省、地、县四级,为了明确每一行政级别在突发公共卫生事件应急反应中的职责,强调应急处理统一领导和分级负责的原则,将突发公共卫生事件也相应分为四级。

2)级别:突发公共事件划分为四级,由低到高划分为一般(Ⅳ级)、较大(Ⅲ级)、重大(Ⅱ级)和特别重大(Ⅰ级)四个级别。与之相对应,依据突发公共事件造成的危害程度、发展情况和紧迫性等因素,由低到高划分为一般(Ⅳ级)、较重(Ⅲ级)、严重(Ⅱ级)和特别严重(Ⅰ级)四个预警级别,并依次采用蓝色、黄色、橙色和红色来表示。

(1)特别严重突发公共卫生事件(Ⅰ级):肺鼠疫、肺炭疽在大、中城市发生,或人口稀少和交通不便地区,1个县(区)域内在一个平均潜伏期内发病10例及以上,疫情波及2个及以上的县(区);传染性非典型性肺炎疫情波及2个及以上省份,并有继续扩散的趋势;群体性不明原因疾病,同时涉及多个省份,并有扩散趋势,造成重大影响;发生新传染病,或我国尚未发现的传染病发生或传入,并有扩散趋势,或发现我国已消灭传染病;动物间发生传染病暴发或流行,人间疫情有向其他省份扩散的趋势,或波及2个及以上省份;一次放射事故中度放射损伤人数50人以上,或重度放射损伤人数10人以上,或极重度放射损伤人数5人以上;国务院卫生行政主管部门认定的其他特别严重突发公共卫生事件。

(2)严重突发公共卫生事件(Ⅱ级):在边远、地广人稀、交通不便地区发生肺鼠疫、肺炭疽病例,疫情波及2个及以上乡(镇),一个平均潜伏期内发病5例及以上,并在其他地区出现肺鼠疫、肺炭疽病例;发生传染性非典型性肺炎续发病例,或疫情波及2个及以上地(市);腺鼠疫发生流行,流行范围波及2个及以上县(区),在一个平均潜伏期内多点连续发病20例及以上;霍乱在一个地(市)范围内流行,1周内发病30例及以上,或疫情波及2个及以上地市,1周内发病50例及以上;乙类、丙类传染病疫情波及2个及以上县(区),一周内发病水平超过前5年同期平均发病水平2倍以上;我国尚未发现的传染病发生或传入,尚未造成扩散;动物间发生传染病暴发或流行,人间疫情局部扩散,或出现二代病例;发生群体性不明原因疾病,扩散到县(区)以外的地区;预防接种或学生预防性服药出现人员死亡;一次食物中毒人数超过100人并出现死亡病例，或出现10例及以上死亡病例；一次发生急性职业中毒50人以上，或死亡5人及以上；一次放射事故超剂量照射人数100人以上，或轻度放射损伤人数20人以上，或中度放射损伤人数3～50人，或重度放射损伤人数3～10人，或极重度放射损伤人数3～5人；鼠疫、炭疽、传染性非典型性肺炎、艾滋病、霍乱、脊髓灰质炎等菌种丢失；省级以上人民政府卫生行政主管部门认定的其他严重突发公共卫生事件。

(3)较重突发公共卫生事件(Ⅲ级)：在边远、地广人稀、交通不便的局部地区发生肺鼠疫、肺炭疽病例，流行范围在一个乡(镇)以内，一个平均潜伏期内病例数未超过5例；发生传染性非典型性肺炎病例；霍乱在县(区)域内发生，1周内发病10～30例，或疫情波及2个及以上县，或地级以上城市的市区首次发生；一周内在一个县(区)域内乙、丙类传染病发病水平超过前5年同期平均发病水平1倍以上；动物间发生传染病暴发或流行，出现人间病例；在一个县(区)域内发现群体性不明原因疾病；一次食物中毒人数超过100人，或出现死亡病例；预防接种或学生预防性服药出现群体心因性反应或不良反应；一次发生急性职业中毒10～50人，或死亡5人以下；一次放射事故超剂量照射人数51～100人，或轻度放射损伤人数11～20人；地市级以上人民政府卫生行政主管部门认定的其他较重突发公共卫生事件。

(4)一般突发公共卫生事件(Ⅳ级)：腺鼠疫在县(区)域内发生，一个平均潜伏期内病例数未超过20例；霍乱在县(区)域内发生，1周内发病10例以下；动物间发生传染病暴发或流行，未出现人间病例；一次食物中毒人数30～100人，无死亡病例报告；一次发生急性职业中毒10人以下，未出现死亡；一次放射事故超剂量照射人数10～50人，或轻度放射损伤人数3～10人；县级以上人民政府卫生行政主管部门认定的其他一般突发公共卫生事件。

3)别的判定部门。

(1)特别严重突发公共卫生事件：由国务院卫生行政部门组织国家级突发公共卫生专家评估和咨询委员会，会同省级专家对突发公共卫生事件的性质以及发展趋势进行评估确定。

(2)严重突发公共卫生事件：由国务院卫生行政部门会同省级卫生行政部门，组织突发公共卫生专家评估和咨询委员会对突发公共卫生事件发生情况、突发公共卫生事件的性质以及发展趋势进行评估确定。

(3)较重突发公共卫生事件：由省级卫生行政部门会同地市级卫生行政部门，组织突发公共卫生专家评估和咨询委员会对突发公共卫生事件调查情况、突发公共卫生事件的性质以及发展趋势进行评估确定。

(4)一般突发公共卫生事件：由地市级卫生行政部门会同县级卫生行政部门组织突发公共卫生专家评估和咨询委员会对突发公共卫生事件调查情况、突发公共卫生事件的性质以及发展趋势进行评估确定。

二、突发公共卫生事件的应急处理

(一)突发公共卫生事件的预警、监测和报告

1.突发公共卫生事件的形成因素

突发公共卫生事件的发生是不以人的意志为转移的客观现象。突发公共卫生事件的发生具有必然性和偶然性。其必然性是指随着经济全球化和知识经济的到来，国际旅行与全球商务活动的日益频繁，大大增加了传染病跨国传染与流行的机会；同时，食品安全性问题的应对，烟草、武器、有毒废弃物及威胁健康商品的贸易、战争的增加等，使各种各样的公共卫生事件随时可能在人们无法预料的时候发生和肆虐。突发公共卫生事件的出现似乎不可避免，而且其在什么时间出现、以什么样的方式出现、出现什么样的事件、出现在什么地方，都是人们无法预测和认知的，这就是它的偶然性。

从全球来看，整个公共卫生的形势是严峻的。国际上带有政治目的的核生化恐怖事件正在威胁着人类的安全。没有哪一个国家可以完全逃避传染病的危害，也没有哪一个国家可以号称在传染病面前高枕无忧。造成传染病流行的因素很多，如抗生素广泛应用致使耐药株、变异株引起传统传染病的再度暴发和流行；由于开垦荒地、砍伐森林、修建水坝等人类活动，造成居住环境改变，自然和生态环境恶化，引起传染病的发生和传播；全球性气候变暖，有利于一些病原微生物的生长和繁殖，造成一些传染病发生跨地区传播，尤其是扩大了虫媒传染病的疫区范围；人类生活方式和社会行为改变，助长了传染病的传播；人群易感

性高，为传染病暴发或流行创造了条件；经济一体化、全球化、现代交通及大量人员和物质的流动对传染病的防治提出了新的挑战，原本局限于某一国家和地区的疾病可能向全球扩散，传染病的传播速度大大加快；由于人口老龄化、免疫抑制剂的使用等因素，使免疫受损人群的增多。中国社会正处于大规模城市化转型期，人口密集和人员流动是传染病流行的温床。

2.突发公共卫生事件的预警与监测

1)建立突发公共卫生事件的预警系统。

(1)预警系统的背景：预警的概念起源于欧洲，是为了避免或降低随着工业的飞速发展导致对环境和人类健康产生危害而提出的方法，第一次是在 1984 年关于保护北海的国际会议上提出的。预警系统一般由 5 大部分组成，包括信息系统、预警评价指标体系、预警评价与推断系统、报警系统和预警防范措施。

(2)建立预警参数：中国疾病预防控制中心对传染病监测、疾病和症状监测、卫生监测、实验室监测等各类资料进行科学分析，综合评估，建立预警基线，提出预警参数。

(3)预警报告：中国疾病预防控制中心根据预警参数，对国内、外各种突发事件和可能发生突发事件的潜在隐患作出早期预测，提出预警报告，按照规定时限和程序报告国务院卫生行政部门。国务院卫生行政部门接到预警报告后，适时发出预警。

2)监测体系的建设原则。

(1)时效性和敏感性：以初次报告要快，进程报告要新，总结报告要全为原则，加强突发事件报告的时效性和敏感性。

(2)标准性和规范性：突发事件报告内容尽量采用数字化，以利于统计分析。系统采用的信息分类编码、网络通信协议和数据接口等技术标准，应严格按照国家有关标准或行业规范。

(3)安全性和保密性：建立安全保障体系，采用先进的软、硬件技术，实现网络的传输安全、数据安全、接口安全。

(4)开放性和扩充性：立足于长远发展，选用开放系统。采用模块化和结构化设计并保留足够的接口，使之具有较大的扩充性。

(5)综合性：突发公共卫生事件的监测比较复杂，既包括对具体的暴发事件的监测，也含有对引起或影响突发事件发生的自然、社会、生态等潜在危险因素的监测。因此，监测体系建设需综合性。

3)我国的监测体系：我国 1991 年建立了传染病重大疫情报告系统，其报告的方式是医院内的首诊医生填写传染病报告卡，并邮寄到辖区内的县级疾病预防控制机构，由县级疾病预防控制机构形成报表通过计算机网络逐级报告，报告的内容只是病例的总数，没有传染病病例的个案资料。2003 年，传染性非典型性肺炎疫情发生后，疫情报告突破了传统的报告方式，实现了传染病疫情的个案化管理和网络化直报，首次实现了传染病疫情的医院直报，保证了传染病疫情报告的准确性、实效性。与此同时，建立了全国疾病监测系统，在 31 个省(自治区、直辖市)建立了 145 个监测点，监测内容主要包括传染病疫情、死因构成等。此外，我国还根据部分传染病防治需要相继建立了多个专病监测系统，如计划免疫监测系统(麻疹)、艾滋病监测系统、性病监测系统、结核病监测系统、鼠疫监测系统等；同时，还建立了一些公共卫生监测哨点，如 13 省、市的食源性疾病的监测网络、饮水卫生的监测网络等。

3.突发公共卫生事件的报告和通报

1)突发事件的报告：国务院卫生行政部门制定突发事件应急报告规范，建立重大、紧急疫情报告系统。

(1)突发事件的责任报告单位和责任报告人：①县级以上各级人民政府卫生行政部门指定的突发事件监测机构；②各级各类医疗卫生机构；③卫生行政部门；④县级以上地方人民政府；⑤有关单位，主要包括突发事件发生单位、与群众健康和卫生保健工作有密切关系的机构或单位，如：检验检疫机构、环境保护监测机构和药品监督检验机构等；⑥执行职务的各级各类医疗卫生机构的医疗保健人员、疾病预防控制机构工作人员、个体开业医生等为责任报告人。

(2)突发事件的报告时限和程序：①突发事件监测报告机构、医疗卫生机构和有关单位应当在 2 小时内向所在地县级人民政府卫生行政管理部门报告；②接到报告的卫生行政部门应当在 2 小时内向本级人民政府报告，并同时向上级人民政府卫生行政部门和卫生部报告；③县级人民政府应当在接到报告后2小时内向对应的市级人民政府或上一级人民政府报告；④市级人民政府应当在接到报告后2小时内向省(自治区、直辖市)人民政府报告；⑤省(自治区、直辖市)人民政府在接到报告的1小时内，向国务院卫生行政部门报告；⑥卫生部对可能造成重大社会影响的突发事件，应当立即向国务院报告。

国家建立突发事件的举报制度，任何单位和个人有权向各级人民政府及其有关部门报告突发事件隐患，有权向上级政府及其有关部门举报地方人民政府及其有关部门不履行突发事件应急处理职责，或者不按照规定履行职责情况。

2)突发事件的通报：国务院卫生行政部门及时向国务院有关部门和各省(自治区、直辖市)人民政府卫生行政部门以及军队有关部门通报突发事件的情况；突发事件发生地的省(自治区、直辖市)人民政府卫生行政部门，应当及时向毗邻省(自治区、直辖市)人民政府卫生行政部门通报；接到通报的省(自治区、直辖市)人民政府卫生行政部门，必要时应当及时通知本行政区域内的医疗卫生机构；县级以上地方人民政府有关部门，已经发生或者发现可能引起突发事件的情形时，应当及时向同级人民政府卫生行政部门通报。

3)信息发布。

(1)发布部门：国务院卫生行政部门或授权的省(自治区、直辖市)人民政府卫生行政部门要及时向社会发布突发事件的信息或公告。

(2)发布内容：突发事件性质、原因；突发事件发生地及范围；突发事件人员的发病、伤亡及涉及的人员范围；突发事件处理和控制情况；突发事件发生地的解除。

(二)突发公共卫生事件现场应急处理

快速反应是应对处置突发公共卫生事件的关键所在。在事件发生后，应立即成立应急指挥部，统一指挥和协调社会各部门各负其责地投入到预防和控制事件的扩大蔓延及救治受害公众的工作中。同时，要采取果断措施快速处理突发公共卫生事件所造成的危害，彻底预防和控制进一步蔓延，最大限度地避免和减少人员伤亡、财产损失，降低社会影响，尽快恢复社会秩序，维护公众生命、财产安全，维护国家安全和利益。

1.医疗救护

1)突发公共卫生事件医学应急救援中的分级救治体系：对于突发公共卫生事件的应急医学救援大体可分为三级救治(rescus by three stages)：第一级为现场抢救；第二级为早期救治；第三级为专科治疗。

(1)一级医疗救治：又称为现场抢救，主要任务是迅速发现和救出伤员，对伤员进行一级分类诊断，抢救需紧急处理的危重伤员。抢救小组(医务人员为主)进入现场后，搜寻和发现伤员，指导自救互救，在伤员负伤地点或其附近实施最初的救治，包括临时止血、伤口包扎、骨折固定、搬运，预防和缓解窒息、简单的防治休克、解毒以及其他对症急救处置措施。首先要确保伤员呼吸道通畅，同时填写登记表，然后将伤员搬运出危险区，就近分点集中，再后送至现场医疗站和专科医院。

具体职责有：①初步确定人员的受伤方式和类型，对需要紧急处理的危重伤员立即进行紧急处理；对可延迟处理者经自救互救和初步去污后尽快撤离事故现场，到临时分类站接受医学检查和处理。②设立临时分类站，初步估计现场人员的受污剂量，并进行初步分类诊断，必要时酌情给予相应药物，如对于受到放射伤害的现场人员时给予稳定性碘或抗辐射药物。③对人员进行体表污染检查和初步去污处理，防止污染扩散。④初步判断伤员有无体内污染，必要时及早采取阻吸收和促排措施。⑤收集、留取可估计受污剂量的物品和生物样品。⑥填写伤员登记表，根据初步分类诊断，确定就地观察治疗或后送，对临床症状轻微、血象无明显变化的可在一级医疗单位处理；临床症状较重、血象变化较明显的以及一级医疗单位不能处理的应迅速组织转送到二级医疗救治单位；伤情严重，暂时不宜后送的可继续就地抢救，待伤情稳定后及时后送；伤情严重或诊断困难的，在条件允许下可由专人直接后送到三级医疗救治单位。

(2)二级医疗救治：又称为早期救治或就地救治，在现场医疗站对现场送来的伤员进行早期处理，检伤分类。主要任务是对中度和中度以下急性中毒患者、复合伤伤员、有明显体表和体内污染的人员进行确定诊断与治疗；对中度以上中毒或受照的伤员进行二级分类诊断，并将重度和重度以上中毒和复合伤伤员以及难以确诊和处理的伤员，在条件允许下尽早后送到三级医疗救治单位。具体职责范围：①收治中度和中度以下急性中毒、复合伤、放射性核素内污染人员和严重的常规损伤人员，对其中有危及生命征象的伤员继续抢救；②对体表沾污者进行详细的监测并进行进一步去污处理，对污染伤口采取相应的处理措施；③对体内污染的人员初步确定污染物的种类、污染水平以及全身或主要器官的中毒或受照剂量，及时采取相应的医学处理措施，污染严重或难以处理的伤员及时转送到三级医疗救治单位；④详细记录病史，全面系统检查，进一步确定人员受照剂量和损伤程度，并进行二次分类诊断，将重度以上急性中毒、复合伤患者送到三级医疗救治机构治疗，暂时不宜后送者可就地观察和治疗，伤情难以判定的可请有关专家会诊后及时后送；⑤必要时对一级医疗机构给以支援和指导。

(3)三级医疗救治：又称为专科治疗，由国家指定的具有各类伤害治疗专科医治能力的综合医院负责实施。主要任务是收治重度和重度以上的急性中毒和严重污染伤员，进一步作出明确的诊断，并给予良好的专科治疗。继续全面抗休克和全身性抗感染；预防创伤后肾衰、急性呼吸窘迫综合征、多器官功能障碍综合征等并发症，对已发生的内脏并发症进行综合治疗，酌情开展辅助通气，心、肺、脑复苏等，直至伤员治愈。有些伤员治愈后留下残疾，尚需作进一步康复治疗。具体职责范围是：①对不同类型、不同程度的中毒、放射损伤和复合伤作出确定性诊断，并进行专科医学救治。②对有严重体内、伤口、体表污染的人员进行全面检查，确定污染物成分和污染水平，估算出人员的受污剂量，并进行全面、有效的医学处理。③必要时，派出有经验的专家队伍对一、二级医疗单位给予支援和指导。

2)分级救治工作的基本要求：根据分级救治的特点，必须正确处理伤病员完整性治疗与分级救治、后送与治疗的关系。为此，应遵循下列基本要求：

(1)及时、合理，力争早日治愈：伤病救治是否及时合理，要从伤病病理过程进行判断。大出血、窒息可因迟延数分钟而死亡，应提早数分钟而得救，其及时性表现在几分钟之间。这就要求分秒必争，竭尽全力地组织抢救。对大多数伤员来说，及时性的标准是伤后12小时内得到清创处理。伤后至接受手术的时间长短，对病死率有明显影响。为此，必须做到快抢、快救、快送，迅速搬下和后送伤员。

(2)前、后继承，确保救治质量：为了保证分级救治的质量，还必须从组织上使各级救治工作前、后继承地进行，做到整个救治工作不中断，各级救治不重复。前一级要为后一级救治做好准备，创造条件，争取时间；后一级要在前一级救治的基础上，补充或采取新的救治措施，使救治措施前后紧密衔接，逐步扩大与完善。为实现上述要求，首先要加强急救医学训练，对突发公共卫生事件发生时伤病发生发展规律、救治的理论和处理原则要有统一的认识，保证工作上步调一致；其次要求各级救治机构树立整体观念，认真遵守上级规定的救治原则，正确执行本级的救治范围；最后，要按规定填写统一格式的医疗文件，为前、后继承救治提供依据。

(3)相辅相成，医疗与后送相结合：要实现分级救治，使伤病员获得完整救治。从伤病员转归来说，医疗是主导的，后送是辅助的，为了彻底治愈伤病员，必须实行积极的医疗，尤其对需要紧急拯救生命的伤病员。后送只是为了医疗，如果离开了医疗工作，后送就失去了意义。因此从整体上讲，医疗应当是医疗后送工作的主导方面。但在伤员获得确定性治疗之前，医疗的目的之一是为了保证伤病员安全后送。而具体在特定环境和条件下时，有可能后送问题突出，这时后送便成为主要方面。如当某一救治机构内伤病员过多而又无力为他们全部进行必要的救治时，必须想方设法地将伤病员送到有条件处理的救治机构，否则会对伤病员的救治带来不利影响，甚至造成不应有的死亡和残疾。为实现上述要求，要因时、因地制宜，不能墨守成规。只有及时正确的把医疗与后送有机结合起来，才有可能把在医疗后送线上纵深配置的救治机构连接起来，使伤病员在不断的后送中，逐步得到完善的医疗。

2.现场流行病学调查

尽快开展现场流行病学调查，有利于判断突发公共卫生事件的源头，其中以传染性疾病的流行病学调查尤为重要。流行病学调查人员应沿消毒通道按规定对现场人员进行调查登记，调查内容为可疑物品来源、性状、接触人员、污染范围等，并确定小隔离圈，设置明显标志(拉警戒线)，实施封锁。

(1)本底资料的调查：主要有以下几个方面。自然地理资料，主要是地形、气候、水文、土壤和植被以及动物等；经济地理资料，主要是地方行政、居民情况、工农业生产、交通运输状况等，尤其是注意突发公共卫生事件发生地放射源、化工生产、生物制品和相关领域的研究单位等；医学地理资料，主要是卫生行政组织、医疗卫生实力、医学教育、药材供应以及卫生状况等；主要疾病流行概况包括烈性传染病、自然疫源性疾病、虫媒传染病、呼吸道疾病、肠道传染病等；昆虫包括与疾病有关的蚊、蝇、蚤、蜱、螨等；动物包括啮齿动物、食虫动物的种类分布、季节消长等资料。

(2)现场可疑迹象调查：首先应迅速了解污染程度与范围以及人员受污剂量的大小，将监测结果和判定结果及时报告给上级应急领导小组，为采取医学急救和应急防护措施提供重要依据；其次要采集现场食品、饮用水、土壤和空气标本，鉴定可疑与事件发生相关的物品及其迹象；第三要了解现场地理位置及环境条件，追访目击者，询问附近人员，了解发现可疑情况及前后经过。根据当地医学动物本底，采集可疑动物标本，调查现场动物分布。

当有疫情发生或伤亡人员数量较多时，应进一步开展现场污染样品和人员体内污染的实验室测量分析，尽可能多地提供有关毒物及放射性物质数据及初步监测结果，以确定是否需要采取进一步的干预措施。需要调查的内容很多，除了需了解疫情或疾病发展趋势，调查可能扩散的原因，迅速作出初步临床诊断结果，指导防疫、治疗和病原学的特异性检测外，更困难的是判断患者发病与突发公共卫生事件的关系。

(3)事件中、后期调查：事件中期的调查应从早期已经开展的人员、地面和水体等周围环境污染巡测基础上，进一步增大调查地域范围，提升详细程度，并要采集水、食物、空气样品等，测定污染水平，掌握毒物的污染程度及变化趋势。

事件后期对表面污染、空气污染及环境物质进行必要补充测量，特别要对道路、建筑物、动物、土壤和周围环境设施进行污染水平监测，确定整个事件中所发生的污染水平和范围，为后期决策提供依据。

3.现场的洗消处理

现场洗消(on—the—spot decontamination)是突发公共卫生事件应急中的重要环节，应及时开展。对直接受事件影响的人员加以保护，恢复环境和公众的生活条件。开展恢复活动主要包括：

(1)环境监测和巡测：对污染事故造成的环境污染，继续进行不间断的环境监测和巡测，对可能被污染的各类食品和环境物质样品进行分析。受污染的食物和水做适当处理后方可食用，或从别处调运未受污染的食物和水供应公众。估算事故受污人员的个人和群体剂量，对事故定性定级。

(2)对事件现场分区，管制污染区进出通道：在应急干预的情况下，为了便于迅速组织有效的应急响应行动，以最大限度地降低突发公共卫生事件可能产生的影响，应尽快将事件现场进行分区管理。专家咨询组根据现场侦检和流行病学调查结果，对突发公共卫生事件性质、区域、污染物性质及污染程度进行分析，向应急指挥部报告分析结果，由指挥部确定突发公共卫生事件性质、区域，将事件现场划分为控制区、监督区和非限制区。

控制区是事故污染现场中心地域，用红线将其与以外的区域分隔开来。在此区域内，救援人员必须身着防护装备以避免被污染或受照射；监督区是控制区以外的区域，以黄色线将其与以外的区域分隔开来，此线也称为洗消线，所有出此区域的人必须在此线上进行洗消处理。在此区域内的人员要穿戴适当的防护装备，避免污染，并在分界处设立警示标识；非限制区是监督区以外的区域，伤员的现场抢救治疗、指挥机构等均设在此区。

另一方面，还要准确地划定污染区与疫区。污染区是指有害因子在地面通过空气运动(风)扩散而形成的对人有害的区域，或是携带有害因子的媒介生物的分布及其活动的区域。疫区是指当突发公共卫生事件为传染病流行，患者(包括病畜)和密切接触者在发病前后居住和活动的场所。限制人员出入污染区及在局部地区建筑物内居住。工作人员在不离开工作岗位的情况下，由个人单独或相互之间进行，主要是对暴露皮肤及个人用具或必须使用的装备进行紧急处理。

(3)区域环境现场去污与恢复：应急去污洗消小组赶赴事故现场对道路、建筑物、人员、车辆等受污染的场所与物品进行去污洗消，切断污染和扩散渠道。在监督区与非限制区交界处，设立污染洗消站。洗消站配备监测仪、洗消液等去除污染设备和用品。污染人员在后送救治前需经初步去污处理，运出控制区和监督区的被污染物品需经去污处理和检测后方可运出，避免二次污染。去污过程中产生的固体废物和废水，应妥善收集处理，以防进一步扩大污染。

在制订污染区的洗消计划时应考虑多种因素，包括事件对人群健康和生态环境的潜在影响、污染是否会导致长期影响、污染有无扩散的可能、污染对公众心理的影响、环境监测和评价标准、有无跨行政区域甚至跨境的影响、技术与资源的储备情况、人力和财力等，其中最重要的是要根据所发生事故的特性，环境条件和公众居住、膳食情况，确定恰当的环境去污方法，消除物质、人员外表面和环境中的污染物；将非固定性污染固定，以避免其扩散；用水泥、土壤等覆盖，或用深耕法将污染的表层土翻到地下深处。

应尤其注意对有害生物、化学毒物、放射性材料等污染源的处理，至少使其重新得到有效控制。高放射性废物必须送放射废物库储存；低中水平放射性固体可浅地层处置，对含有腐烂物质、生物的、致病性的、传染性的细菌或病毒的物质，自燃或易爆物质，燃点或闪点接近环境温度的有机易燃物质，其废物不得浅地层处置。

(4)事件中、后期的处置：对污染的水和食物实施控制是事故中、后期（特别是后期）针对食入途径采取的防护措施，用于控制和减少因食入污染的水和食物产生的损伤。通过采样检测可疑区域中各种食物和饮用水的各种生物、化学毒剂及放射性核素水平，决定是否对食品和饮用水进行控制。原则上，所有受到污染的食品应当禁止食用，并集中销毁。相对于食物而言，饮用水更容易被染毒，针对毒剂和放射性物质类型，采取针对性的检测和消毒措施，包括通过适当的水处理（混凝、沉淀、过滤及离子交换等方法）降低水中毒剂的含量、禁止使用污染的水源以及尽可能提供不受污染的水等。严禁将污染的水或食物与无污染的水或食物混合以稀释水或食物的污染水平，即便混合后的水或食物的污染水平低于相应的限制标准，也不能接受。

(5)人员撤离时的洗消处理：在突发公共卫生事件现场应急处置结束后，污染的人员、车辆、装备、服装等进行统一彻底的洗消，一般在划定的洗消场地进行。洗消站通常由人员洗消场、装备洗消场和服装洗消场组成：人员洗消场设有脱衣处、洗消处、穿衣处、伤员包扎处和检查处；装备洗消场设有装备洗消处、精密器材洗消处和重复洗消处；服装洗消场设有服装、装备和防护器材等消毒处或洗消处。3 个洗消处均应严格划分清洁区和污染区，污染区在清洁区的下风向，场所外设置安全警戒线，一般应距洗消场 500～1 000 m，警戒线处需设置专门岗哨。

(6)洗消行动的技术评估和持续监测：要对整个洗消过程中所用技术进行评估，行动中使用的技术和技术手段的性能要能够达到行动目标。要有良好的支持系统，保证供给，对职业人员和公众的安全风险符合要求，对于环境的影响小，符合审查、管理要求以及公众能够接受等。

为了确保污染现场经处置后仍旧可能遗留在现场的污染物不会给环境和人类带来不良后果，最常用的后续行动手段是监测，包括对工程屏障的稳定性的长期监测、污染现场及其下风向、下游区域内环境指标的监测、防护体系的维护、防止侵扰、许可管理的延续、监控的审查与管理、行动和后续行动资料的管理等。

4.突发公共卫生事件处置中的安全防护

突发公共卫生事件处置时的安全防护是指用物理手段阻止有害因子及其传播媒介对人体的侵袭，防止有害因子通过呼吸道或皮肤、黏膜侵入人体，免受污染或感染的措施。可分为处置时的个人防护、医院病房或隔离区防护和实验室防护等不同层次。

个人防护装备（personal protective equipment，PPE）分成三个级别：一级防护，穿工作服、隔离衣、戴12～16 层纱布口罩；二级防护，穿工作服、外罩一件隔离衣，戴防护帽和符合 N95 或 FFP2 标准的防护口罩，戴乳胶手套和鞋套，必要时戴护目镜，尽量遮盖暴露皮肤、口鼻等部位；三级防护，在二级防护的基础上，将隔离衣改为标准的防护服，将口罩、护目镜改为全面呼吸型面罩。生物防护措施主要针对两个方面，一是对气溶胶的防护，二是对媒介昆虫的防护。在生化防护中，如有相应疫苗或药物储备，可紧急接种疫苗或预防性服药，化学防护可着防毒服；在放射医学防护中，除使用铅制屏障外，还可服用稳定性碘，配备能报警的探测仪器、个人剂量仪。

对有可能对其他人造成威胁的患者或感染者应在有良好防护设施的病房或区域进行治疗或隔离，如高致病性传染病患者应在负压病房中进行治疗，放射损伤患者应在专科医院或综合性医院进行相应的专科进行治疗。

针对危险因子的实验操作具有高风险性，预防实验室污染或感染是突发公共卫生事件处置工作的重要一环。实验室安全相关的工作理应该贯穿于实验的整个过程，从取样开始到所有潜在危险的材料被处理，应努力做好危害评估工作，在有适当安全防护的实验室开展监测、检验工作，尽量减少实验室感染和污染环境的危险。感染性物质的运输要遵循国家《可感染人类的高致病性病原微生物菌（毒）种或样本运输管理规定》的要求。

5.社会动员

社会动员（social mobilization）指通过一定的手段，调动社会现有的和潜在的卫生资源，将满足社会民众需求的社会目标转化为社会成员广泛参与的社会行动的一个实践过程。其特点是要在特定环境中应用，在一定范围内开展，有系统地实施。为充分进行社会动员：

（1）处理好公共关系：是使自己与公众相互了解和相互适应的一种活动或职能，由社会组织（公共关系机构及其成员）、公众和传播三个要素构成。在突发公共卫生事件中要处理好三者的关系，充分利用三者之间的相互作用。

（2）利用好传播媒介：传播媒介指信息的传播所依附的物质载体。在突发公共卫生事件发生时要充分利用好人体媒介、印刷媒介、电子媒介、户外媒介、实物媒介等，及时发布公共信息，维护社会稳定。

（3）处理好医患关系：在突发公共卫生事件发生时，医患关系尤为突出，涉及技术因素、经济因素、伦理因素和法律因素等。要以主动一被动模式、指导一合作模式和相互参与模式相结合的方式，使医、患双方的共同利益得到满足。

（4）发挥民间社会的作用：民间社会指在政府和企业以外的、以民间组织为主要载体的民间关系总和。随着社会的发展，民间社会能弥补当地政府失灵和市场失灵时的缺陷，促进社会各界的共同参与。民间社会参与公共事务有其合法性、可及性和有效性。在突发公共卫生事件发生时要充分发挥民间社会的作用，共同参与突发公共卫生事件的应对处置工作。

6.心理干预（psychological intervention）

在发生突发公共卫生事件时，要关注人群在身体、心理、社会适应三个层面上的健康状况，及时恢复社会秩序，防止和减轻事件对社会心理的影响。应急组织和当地政府应重视舆论导向，统一发布和传播真实信息，及时通报处理措施和结果预测等，既不夸大也不隐瞒，使公众对信息感到真实、可信；邀请有关代表或个人参加环境和食品等监测、剂量估算及防护措施的实施等，使公众了解实情，增强信心；组织专门的危机心理干预队伍进行及时、有效的心理干预，有效的预防和处理心理应激损伤。

在实际工作中，精神病学临床医生要通过心理与环境（自然环境和社会环境，特别是社会环境）的统一性、心理活动自身的完整性和协调性、个性的相对稳定性对一个人是否具有精神障碍进行判断；并综合判断心理异常发生的频度、异常心理的持续时间和严重性，从而进行危机干预（crisis inter vention）。通过媒体宣传、集体晤谈和治疗性干预等心理干预方式，针对不同人群进行危机干预，使心理危机的症状立刻得到缓解和持久的消失，使心理功能恢复到危机前水平，并获得新的应对技能。心理干预的目标是积极预防、及时控制和减轻突发公共卫生事件的心理社会危机，促进心理健康重建，维护社会稳定，保障公众的心理健康。

（赵　岩）

参考文献

[1] 蔡柏蔷,李龙芸.协和呼吸病学[M].北京:中国协和医科大学出版社,2011.
[2] 曾学军,黄晓明.协和内科住院医生实习医生门诊手册[M].北京:中国协和医科大学出版社,2014.
[3] 程德云.呼吸系统症状鉴别诊断学[M].北京:人民卫生出版社,2010.
[4] 蒋小玲,王雯.内科医嘱速查手册[M].北京:化学工业出版社,2013.
[5] 董淑雯,曹文元.内科疾病防治[M].西安:第四军医大学出版社,2015.
[6] 彭佑铭,刘虹.内科医师处方手册[M].长沙:湖南科学技术出版社,2013.
[7] 博一明,闫立安.内科疾病防治[M].北京:人民卫生出版社,2015.
[8] 黄茂.呼吸内科临床处方手册[M].南京:江苏科学技术出版社,2015.
[9] 唐承薇,张澍田.内科学 消化内科分册[M].北京:人民卫生出版社,2015.
[10] 殷凯生.内科治疗指南[M].南京:江苏科学技术出版社,2014.
[11] 倪子俞.呼吸基础与临床[M].北京:中国医药科技出版社,2011.
[12] 钱桂生,任家顺.野战内科常见疾病诊断与治疗[M].重庆:西南师范大学出版社,2016.
[13] 聂青和.感染性腹泻病[M].北京:人民卫生出版社,2011.
[14] 柯元南.内科医师手册[M].北京:北京科学技术出版社,2011.
[15] 胡大一.内科[M].北京:中国医药科技出版社,2014.
[16] 郑亮.内科常见病诊治[M].石家庄:河北科学技术出版社,2013.
[17] 岳桂华,梁鸣来,王世钦.内科新医师手册[M].北京:化学工业出版社,2011.
[18] 范贤明,曾晓荣,徐勇.内科疾病及相关诊疗技术进展[M].北京:北京大学医学出版社,2014.
[19] 邵迴龙.内科疾病临床诊疗[M].石家庄:河北科学技术出版社,2013.
[20] 陈璐璐.内分泌科疑难问题解析[M].南京:江苏科学技术出版社,2009.
[21] 陈清兰,胡成平.呼吸疾病症状鉴别诊断学[M].北京:科学出版社,2009.
[22] 陈艳成.实用内科诊疗手册[M].北京:金盾出版社,2012.
[23] 陈信义,赵进喜.内科常见病规范化诊疗方案[M].北京:北京科学技术出版社,2015.
[24] 陈作忠,刘世青.呼吸系统疾病药物治疗学[M].北京:化学工业出版社,2010.
[25] 陈世耀.内科临床思维[M].北京:科学出版社,2012.
[26] 陈元美,王长谦.临床内科病例分析[M].上海:上海交通大学出版社,2015.
[27] 陈卫昌.内科住院医师手册[M].南京:江苏科学技术出版社,2013.
[28] 何胜虎.心血管内科简明治疗手册[M].武汉:华中科技大学出版社,2015.
[29] 杜晓峰.新编内科常见病防治学[M].郑州:郑州大学出版社,2012.
[30] 成强,孙克坚,栾学荣.内分泌外科理论与实践[M].北京:化学工业出版社,2011.

[31] 卢洪洲，张永信，张志勇.临床感染疾病治疗学[M].上海：上海交通大学出版社，2011.
[32] 王涤非.内科临床处方手册[M].北京：化学工业出版社，2012.
[33] 王海昌.心血管内科[M].西安：第四军医大学出版社，2014.
[34] 马迎民，刘又宁.内科住院医师手册[M].长沙：湖南科学技术出版社，2012.
[35] 丁震，苏颖，魏芬.内科查房问答精要[M].武汉：湖北科学技术出版社，2015.
[36] Eric H.Awtry，Cathy Jeon，Molly G.Ware.心脏病学[M].第 2 版.北京：人民卫生出版社，2010.
[37] (美)克荣勃.威廉姆斯内分泌学[M].北京：人民军医出版社，2011.
[38] (美)米勒.呼吸病[M].北京：人民卫生出版社，2010.
[39] (美)韦伯格，考克瑞尔，曼德尔.呼吸病学基本原理[M].天津：天津科技翻译出版公司，2010.
[40] (美)J.Larry Jameson.哈里森内分泌学[M].北京：人民卫生出版社，2010.
[41] 陈风昌.中西医结合治疗消化性溃疡临床研究[J].中医学报，2011，26(4)：485－486.
[42] 苏广炎.支气管哮喘的中西医治疗概述[J].中国老年保健医学，2011，9(3)：59－61.
[43] 孙妍，高邦如，薛军，等.动态心电图对冠状动脉粥样硬化性心脏病猝死的预测价值[J].医学综述，2010，16(24)：3755－3757.
[44] 吴泽鑫，吴太琴，陈桂芬.脂浊标本对 ELISA 法检测乙型肝炎表面抗原结果的影响.内蒙古中医药，2012，31(17)：107－108.
[45] 姚锋.社区糖尿病患者的糖尿病防治知识及需求调查.浙江预防医学，2012，24(11)：63－65.